PRIMARARZT DR. MED. ET PHIL. GEORG FUCHS

# DIE STRAHLENGEFÄHRDUNG DES MENSCHEN IN DER GEGENWÄRTIGEN ZIVILISATION

# DIE STRAHLENGEFÄHRDUNG DES MENSCHEN IN DER GEGENWÄRTIGEN ZIVILISATION

Von Dr. med. et phil. GEORG FUCHS

Primararzt und Vorstand
des Zentral-Röntgen-Institutes
im Kaiser-Franz-Josef-Spital Wien

*Mit 45 Abbildungen
und 78 Tabellen*

AKADEMIE-VERLAG · BERLIN · 1971

Erschienen im Akademie-Verlag GmbH, 108 Berlin, Leipziger Straße 3-4
Lizenz-Nr. 202 · 100/573/71
Gesamtherstellung: Paul Dünnhaupt KG, 437 Köthen
Bestell- und Verlags-Nr. 5767 · ES 17 F 1
EDV: 761 479 8
58,–

# Vorwort

Obwohl schon Jahrzehnte vor dem 2. Weltkrieg die mit den ionisierenden Strahlen verbundenen Gefahren weitgehend bekannt waren, hat doch erst die Entwicklung während des Krieges die Strahlengefährdung als weltweites Problem erkennen lassen. Der Abwurf der amerikanischen Atombomben auf Hiroshima und Nagasaki im August 1945 hat in der ganzen Welt Bestürzung und Besorgnis hervorgerufen, die in der intensiveren Beschäftigung mit den Strahlenschäden ihren Niederschlag fand. Die Strahlengefährdung, die früher nur einen kleinen Kreis von Fachleuten interessierte, ist jetzt zu einem Problem ersten Ranges geworden, die keinem für die Gegenwartsfragen aufgeschlossenem Menschen gleichgültig bleiben kann. Nach dem Abwurf der Atombomben über japanischem Boden wurde von Gegnern der Abrüstung und der Völkerverständigung der Versuch unternommen, die Folgen des militärischen Einsatzes der Kernwaffen zu verharmlosen, während andererseits verworrene Vorstellungen über die Gefahren der friedlichen Anwendung der Kernenergie und der Strahlen Verbreitung fanden. In den letzten Jahren erfolgte jedoch trotz dieser Widerstände eine immer stärkere Aufklärung weitester Bevölkerungskreise. Es gilt nun, diese Kenntnisse auch in konkrete wissenschaftliche Formen zu fassen. Das bedeutet, daß besonders dem Medizinstudenten in seiner Ausbildung eine weitaus bessere Möglichkeit geboten werden sollte, sich über das wichtige Problem der Strahlengefährdung des Menschen unter den gegenwärtigen Lebensbedingungen zu informieren. Dies gilt auch für die Ärzte des öffentlichen Gesundheitswesens, die jetzt mit Problemen der Strahlengefährdung konfrontiert werden, obwohl ein Teil von ihnen während der Ausbildungszeit kaum Gelegenheit hatte, sich hierfür ausreichende Kenntnisse anzueignen. Auch der Fachradiologe, obwohl er selbst mit ionisierenden Strahlen arbeitet, wird kaum mit allen Aspekten dieser Problematik vertraut sein, die ja teilweise von der klinischen Radiologie im eigentlichen Sinne des Wortes recht weit abseits liegen.

Der Verfasser dieses Buches, der Strahlenphysiker und Radiologe ist, hat sich die Aufgabe gestellt, das vorliegende Material über die Strahlengefährdung des Menschen in systematischer Weise darzustellen. Die Weite des Gebietes macht allerdings eine wirklich erschöpfende Darstellung unmöglich, und so wurde der Versuch unternommen, das Wesentliche auszuwählen und in ein System zu bringen.

Das Buch ist für Ärzte, Biophysiker und Molekularbiologen geschrieben, doch dürfte es auch den anderen Naturwissenschaftlern und Technikern zugänglich sein, sofern diese mit der medizinischen Terminologie einigermaßen vertraut sind.

Wien, im Frühjahr 1971 GEORG FUCHS

# Inhaltsverzeichnis

# Einleitung

Im letzten Dezennium des 19. Jahrhunderts erfolgten in kurzem Abstand die Entdeckung der Röntgenstrahlen und der Radioaktivität, beides Entdeckungen, deren Bedeutung zu jener Zeit noch nicht abzusehen war und erst in der Mitte unseres Jahrhunderts in ihrer vollen Tragweite erkannt wurde. Nicht zuletzt ist diese in der gesundheitlichen Gefährdung begründet, die heute, im Zeitalter der Atomenergie, die ganze Menschheit betrifft.

Es ist indessen nur wenig bekannt, daß erste Mitteilungen über derartige Gesundheitsschäden der Entdeckung und Erforschung der ionisierenden Strahlen schon um Jahrhunderte vorausgeeilt sind.

Schon in den Schriften des PARACELSUS VON HOHENHEIM und des Technikers AGRICOLA wurden die Symptome der Schneeberger Bergmannskrankheit erwähnt, eines chronischen Lungenleidens, von dem die Bergleute hinweggerafft wurden. Später wurden ähnliche Erkrankungen auch aus dem Bergwerk von St. Joachimsthal mitgeteilt, in dessen Stollen damals Silber zum Prägen von Münzen („Joachimsthaler", davon das Wort „Thaler") gewonnen wurde. HÄRTING und HESSE (1878) wiesen nach, daß es sich bei der Schneeberger Krankheit um Karzinome handelte, die von den Lungenwurzeln ihren Ausgang nehmen. Freilich war über die Kausalität der Erkrankung damit noch nichts gesagt, diese konnte vielmehr erst nach der Entdeckung der Radioaktivität geklärt werden. Heute wissen wir, daß es sich dabei um Bronchialkarzinome handelt, die durch jahrelanges Einatmen von Radon und seinen Folgeprodukten sowie radioaktivem Gesteinsstaub hervorgerufen werden. Auf die gesundheitlichen Gefahren, die mit dem Abbau radioaktiver Erze verbunden sind, werden wir in Abschnitt 5.1 noch ausführlich zurückkommen. Historisch interessant ist es, daß die Erforschung der Radioaktivität von der Uranpechblende ihren Ausgang nahm, die aus eben jenem Joachimsthal stammte.

Im November 1895 erfolgte die Entdeckung der X-Strahlen durch den Physiker Wilhelm Conrad RÖNTGEN in Würzburg. In den Sitzungsberichten der „Physikalisch-medizinischen Gesellschaft zu Würzburg" findet sich unter dem Datum vom 28. Dezember 1895 RÖNTGENS Veröffentlichung „Über eine neue Art von Strahlen". Dort heißt es:

„Läßt man durch eine HITTORFsche Vakuumröhre, oder einen genügend evakuierten LENARDschen, CROOKESschen oder ähnlichen Apparat die Entladungen eines größeren RUHMKORFFS gehen und bedeckt man die Röhre mit einem ziemlich eng anliegenden

Mantel aus dünnem schwarzem Karton, so sieht man in dem vollständig verdunkelten Zimmer einen in der Nähe des Apparates gebrachten mit Bariumplatinzyanür angestrichenen Papierschirm bei jeder Entladung hell fluoreszieren, gleichgültig ob die angestrichene oder die andere Seite des Schirmes dem Entladungsapparat zugewendet ist. Die Fluoreszenz ist noch in 2 m Entfernung vom Apparat bemerkbar".

Dann folgte die Beschreibung des Durchdringungsvermögens der Strahlen mit dem ersten Hinweis auf das unterschiedliche Absorptionsvermögen verschiedener Medien wie auch der photographische Nachweis der neuentdeckten Strahlen. Weiter heißt es dann:

„Hält man die Hand zwischen den Entladungsapparat und den Schirm, so sieht man die dunklen Schatten der Handknochen in dem nur wenig dunklen Schattenbild der Hand."

In diesen Worten sind zum ersten Male die großen diagnostischen Möglichkeiten der Röntgenstrahlen vorweggenommen. Zugleich sei aber daran erinnert, daß von vielen Pionieren der Röntgenologie dieser Versuch allzuoft unternommen wurde, wobei die eigene Hand als Demonstrationsobjekt oder zur Prüfung der Stärke des Röntgenlichtes herangezogen wurde. Jahre später stellten sich die traurigen Folgen ein, Röntgengeschwüre und Röntgenkarzinome, denen viele Pioniere der Strahlenforschung später zum Opfer fielen.

Röntgen selbst bezeichnete in seiner ersten Veröffentlichung wie auch in späteren Arbeiten die von ihm entdeckten Strahlen stets als X-Strahlen, wohl um auf ihre damals noch unklare Natur anzuspielen. Später bürgerte sich in den meisten Ländern und Sprachen die uns heute geläufige Bezeichnung „Röntgenstrahlen" ein, wenn auch im Englischen der Ausdruck „X-rays" und im Französischen die Bezeichnung „Rayons-X" verwendet werden. Auch in der Dosiseinheit „Röntgen", (abgekürzt: *R*), lebt der Name des Entdeckers der Strahlen fort.

Eine indirekte Folge der Röntgenschen Entdeckung war die Entdeckung der Radioaktivität durch Becquerel und das Ehepaar Pierre und Marie Curie. Aus dem Mineral Uranpechblende aus St. Joachimsthal wurden radioaktive, also strahlenaussendende Stoffe gewonnen und deren Eigenschaften erforscht. Das am stärksten strahlende Element oder wie wir heute sagen Radionuklid, wurde von Marie Curie als Radium bezeichnet. Sie hatte durch mühevolle chemische Methoden aus einer Tonne Pechblende einige Milligramm Radium darstellen können. Auch das Uran erwies sich als radioaktiv, ebenso das Polonium. Ersteres wurde später als Mutterelement, letzteres als Tochterelement des Radiums erkannt.

Die ersten, noch relativ harmlosen Schäden, z. B. Haarausfall an den Fingern und Händen von Röntgenologen, wurden schon bald nach der Entdeckung der Strahlen bekannt, später wurden Atrophie der Haut und Röntgenulzera beobachtet. Im Jahre 1902 berichtete Frieben über ein „Cancroid des Handrückens nach langdauernder Einwirkung von Röntgenstrahlen". Damit war zum ersten Male die Entstehung eines malignen Tumors als späte Strahlenfolge beschrieben worden. Während in den folgenden Jahren bereits zahlreiche Autoren über das Auftreten von „Röntgenkrebs" berichteten, erschien im Jahre 1911 eine Publikation über Leukämie als Strahlenfolge, die in ihrer vollen Tragweite damals noch nicht erkannt wurde. Es handelt sich um eine Publikation von JAGIC, SCHWARZ und SIEBENROCK, die über vier Leukämieerkrankungen bei Personen berichteten, die jahrelang beruflich mit Röntgenstrahlen beschäftigt waren. Diese Publikation wurde damals nur wenig beachtet und geriet bald in Vergessenheit, der sie erst entrissen wurde, als nach dem Ende des zweiten Weltkrieges Leukämien bei den Überlebenden der Atombombenangriffe auf Hiroshima und Nagasaki beschrieben wurden. Bis zu diesem Zeitpunkte waren Strahlenschäden, wenn man von bestrahlten Patienten absieht, nur bei Angehörigen bestimmter Berufssparten beobachtet worden: Bergarbeiter in Urangruben, Strahlenphysiker und Radiologen, später kamen noch Arbeiterinnen in Uhrenfabriken dazu, die leuchtende Zifferblätter herstellten (siehe Abschnitt 5.2). Aber erst als während des zweiten Weltkrieges und danach die Energie des Atomkernes erschlossen wurde, begann der Gedanke von der Strahlengefährdung als eines Problems der ganzen Menschheit hervorzutreten.

Ende 1938 war O. HAHN und seinem Mitarbeiter STRASSMANN die Spaltung des Urankernes geglückt und damit war der erste Fingerzeig zur Erschließung einer bis dahin für unzugänglich gehaltenen Energiequelle gegeben. Während des zweiten Weltkrieges wurde in verschiedenen Ländern an der Entwicklung eines Atomreaktors gearbeitet. In den USA arbeitete ein Team von hervorragenden Forschern unter der Leitung von R. OPPENHEIMER und am 2. Dezember 1942 wurde zum ersten Male die Kettenreaktion in Gang gesetzt. Die erste Kernexplosion erfolgte am 16. Juli 1945 auf dem Versuchsgelände von Alamogordo in Neu-Mexiko, wenige Wochen später folgte der erste militärische Einsatz der Atombomben in Hiroshima und Nagasaki. Die Folgen dieser Ereignisse führten zu einer bis dahin ungeahnten Belebung des Interesses an den Problemen der Strahlenschäden und zu der Erkenntnis, daß die potentielle Strahlengefährdung eines der aktuellsten Probleme der Gegenwart darstellt.

Während früher nur die Angehörigen bestimmter Berufe, also eine vergleichsweise kleine Personengruppe, von Strahlenschäden bedroht schienen, sieht sich jetzt die gesamte Menschheit mit den Problemen der Strahlengefährdung konfrontiert. Diese ergibt sich einerseits aus der leider auch heute noch nicht ausschließbaren militärischen Anwendung der Kernenergie, den Kernwaffen, andererseits aus der wachsenden Bedeutung der friedlichen Anwendung der Energie des Atomkernes. Allmählich brach sich die Erkenntnis Bahn, daß diese die eigentliche Energiequelle darstellt, auf welche die Menschheit in Zukunft angewiesen sein wird. Wenn man von der Energie der Wasserläufe absieht (die bekanntlich nicht überall und nicht jederzeit zur Verfügung steht) betreiben wir heute Raubbau an den natürlichen Energievorräten, wie Kohle oder Erdöl, die in nicht allzu ferner Zukunft erschöpft sein werden. Wenn auch die Schätzungen der Fachleute über das Ausmaß der vorhandenen Reserven von konventionellen Brennstoffen auseinandergehen, bleibt doch die Tatsache bestehen, daß es sich um den Verbrauch von Vorräten handelt, die in Millionen von Jahren entstanden sind und jetzt in Jahrhunderten konsumiert werden.

Was sonst noch ersonnen wurde, direkte Ausnützung der Sonnenstrahlung oder die Nutzung der Energie der Gezeiten, ist bis jetzt nur im Kleinmaßstab realisiert worden und bietet keine Perspektiven zur Lösung des globalen Energieproblems. So gesehen war die Erschließung der Kernenergie für friedliche Zwecke eine historische Notwendigkeit in der jetzigen Etappe der Menschheitsgeschichte.

Durch diese eben skizzierten Entwicklungen haben auch ältere Erkenntnisse, wie etwa die Strahlengenetik, eine neue weltweite Bedeutung erlangt. Dies war noch keineswegs der Fall als dieser Forschungszweig in den 20erJahren unseres Jahrhunderts begründet und ausgearbeitet wurde. Nachdem anfangs der 20er Jahre von verschiedenen Autoren auf die möglichen mutagenen Wirkungen der Röntgen- und Radiumstrahlen hingewiesen worden war, teilte 1927 H. J. MULLER seine bahnbrechenden Untersuchungen über genetische Strahleneffekte bei *Drosophila* mit, wobei er auch hervorhob, daß diese in ihrer überwiegenden Mehrheit biologisch abträglich seien. Obwohl im Rahmen der „Drosophilagenetik" schon die wichtigsten Gesetzmäßigkeiten erarbeitet wurden und insbesondere die kumulative Wirkung der genetischen Strahleneffekte erkannt wurde, fanden diese Ergebnisse damals noch nicht die entsprechende Resonanz. Diese setzte erst nach 1945 ein, in Zusammenhang mit der inzwischen erfolgten Erschließung der Kernenergie. Auch wurde der Nachweis von genetischen Strahlenschäden beim Menschen erstmals bei den Atombombenüberlebenden erbracht (siehe Abschnitt 2.). Heute stehen bei allen Strahlenschutzmaßnahmen strahlengenetische Überlegungen im Vordergrund.

Bevor wir uns aber den Problemen der Strahlenbiologie und der Strahlengenetik zuwenden, müssen wir uns mit den wichtigsten Gegebenheiten der Physik der ionisierenden Strahlen vertraut machen, mit denen sich Abschnitt 1. dieses Buches befaßt.

# 1. Kurzer Abriß der Strahlenphysik

Mit dem Ausdruck „Ionisierende Strahlen“ werden verschiedenartige Strahlengattungen, teils natürlichen, teils artifiziellen Ursprunges zusammengefaßt, denen die Eigenschaft gemeinsam ist, in der Luft und in anderen Medien Ionen, d.h. Ladungsträger, zu erzeugen. Infolge ihres Energiereichtums rufen die ionisierenden Strahlen im menschlichen Körper biologische Wirkungen hervor, die in der Strahlentherapie in sinnvoller Weise ausgenützt werden, die andererseits aber in Form von Strahlenschäden in Erscheinung treten können. Manche Arten von ionisierenden Strahlen wurden als elektromagnetische Wellenstrahlung erkannt, während sich andere als rasch bewegte Teilchen (Partikel) erwiesen. Dementsprechend unterscheidet man elektromagnetische Wellenstrahlungen und Korpuskularstrahlen (Teilchenstrahlen), bei letzteren die direkt ionisierenden von den indirekt ionisierenden Strahlungen, zu welchen beispielsweise die Neutronenstrahlung zählt.

Allerdings hat die neuere Entwicklung der Atomphysik, insbesondere die Quantenmechanik die Unterscheidung von Wellen- und Teilchenstrahlen etwas verwischt und viele gemeinsame Züge hervortreten lassen.

Die am längsten bekannte Art der ionisierenden Strahlungen sind die Röntgenstrahlen. Sie werden in evakuierten Röhren erzeugt, in welchen Kathodenstrahlen, d.h. freie Elektronen, auf eine Antikathode aufprallen und von dieser plötzlich abgebremst werden. Mit Röntgenstrahlen wurde schon jahrelang gearbeitet, obwohl die Frage nach der physikalischen Natur der Strahlen zunächst offen blieb.

Die Antwort auf diese Frage lieferte erst das klassische Experiment von Laue, Friedrich und Knipping (1912), welches zeigte, daß Röntgenstrahlen am Raumgitter eines Kristalles zur Interferenz gebracht werden können, was in der Beugung der Strahlen seinen sichtbaren Ausdruck findet. Voraussetzung für das Gelingen dieses Experimentes ist, daß die Wellenlänge der Strahlen und die Gitterkonstante des verwendeten Kristalles der gleichen Größenordnung angehören. Damit war mit einem Schlage die Wellennatur der Röntgenstrahlen bewiesen und ein Weg zur Bestimmung der Wellenlänge eröffnet worden. Gleichzeitig war der Grundstein zur röntgenographischen Erforschung von Kristallen und anderen Festkörpern gelegt. Es ergaben sich bei den spektrographischen Untersuchungen für die Wellenlänge der Röntgenstrahlen ziemlich beträchtliche Unterschiede, die mit dem Durchdringungsvermögen der Strahlen in Zusammenhang stehen.

Man unterscheidet „harte“ Strahlen mit großem Durchdringungsvermögen und kurzen Wellenlängen und „weiche“ Strahlen mit geringerem Durchdringungsvermögen und relativ größeren Wellenlängen. Kompliziert werden die Verhältnisse allerdings dadurch, daß die „Bremsstrahlung“ der Röntgenröhren ein Gemisch verschiedener Wellenlängen enthält. Die kürzeste in einer gegebenen Strahlung enthaltene Wellenlänge ist umgekehrt proportional zu der an der Röhre liegenden Spannung gemäß der Formel

$$\lambda_0 = 12{,}34/\mathrm{kV} \quad (\lambda_0 \text{ in } 10^{-8}\,\mathrm{cm},\ \mathrm{kV} = \text{Kilovolt}).$$

Während also das Spektrum am „kurzwelligen“ Ende eine scharfe Grenze aufweist, fällt die Intensität im langwelligen Bereich allmählich ab.

Für die weichsten in der Oberflächentherapie sowie auf dem Gebiete der Kristalluntersuchung verwendeten Röntgenstrahlen ergeben sich Wellenlängen der Größenordnung $10^{-8}$ cm. Etwas kürzer sind die in der Röntgendiagnostik angewandten Wellenlängen, welche ungefähr der Größenordnung $10^{-9}$ cm angehören. In der konventionellen Röntgentherapie werden etwas kürzere Wellenlängen verwendet, welche aber noch immer in die letztgenannte Größenordnung fallen, während die Wellenlängen um $10^{-10}$ cm bereits der ultraharten Röntgenstrahlung angehören. Da jede Therapieröhre ein Gemisch verschiedener Wellenlängen, also verschieden harte Strahlen erzeugt, müssen im allgemeinen durch Vorschaltung eines Filters die weicheren und nutzlosen Komponenten der Strahlung abgefangen werden. Lediglich für die Behandlung oberflächlicher Hautprozesse und für einzelne Spezialverfahren werden ungefilterte Strahlen verwendet. Der gleiche Filterungsvorgang spielt sich auch beim Eindringen der Strahlen in den menschlichen Körper ab, da die weichen Komponenten in den oberflächlichen Körperschichten relativ stärker absorbiert werden.

Während in früherer Zeit angenommen wurde, daß weichere Strahlen eine stärkere biologische Wirkung besitzen als harte Strahlen, daher auch schwerere Schäden verursachen könnten, hat sich später herausgestellt, daß diese älteren Beobachtungen durch fehlerhafte Messungen bzw. Meßanordnungen verfälscht wurden. Wie wir heute wissen, ist die biologische Wirkung harter und weicher Röntgenstrahlen am Orte ihrer Absorption im wesentlichen die gleiche, doch kommt es infolge des unterschiedlichen Eindringungsvermögens der Strahlen zu einer unterschiedlichen räumlichen Dosisverteilung. Da bei Anwendung härterer Strahlen der Bindegewebs-Gefäßapparat der Kutis und des subkutanen Gewebes eine relativ größere Strahlendosis erhält, so ist grundsätzlich mit einer stärkeren Reaktion und damit eventuell auch mit schwereren Schäden zu rechnen als bei der Einstrahlung weicher Strahlen, deren Energie zu einem relativ größeren Anteil in der Epidermis absorbiert wird. Aus dem gleichen Grunde ist die Gefahr einer Schädigung des Knochenmarkes und der inneren Organe bei harten Strahlen eine wesentlich größere als bei weichen Strahlen.

Besondere Verhältnisse herrschen allerdings im ultraharten Strahlenbereich. Viele Anzeichen sprechen dafür, daß die relative biologische Wirksamkeit bei diesen, zumindest in bezug auf manche Gewebe, eine geringere ist als bei der konventionellen Röntgenstrahlung. Wir werden auf diese Frage noch weiter unten zurückkommen.

Bereits einige Monate nach der Entdeckung der Röntgenstrahlen wurde von Becquerel, P. und M. Curie festgestellt, daß manche Elemente spontan Strahlen aussenden und dieses Phänomen als Radioaktivität bezeichnet. Die genannten Forscher arbeiteten mit dem Mineral „Uranpechblende" aus welchem das Ehepaar Curie später das Element Radium darstellte. In rascher Folge wurden dann andere radioaktive Elemente, Polonium, Actinium, Thorium, Mesothorium und andere isoliert, die sich als Glieder von drei „Familien" oder Zerfallsreihen erwiesen: die Uran-Radiumreihe, Thoriumreihe und Actiniumreihe.

Inzwischen hatte man erkannt, daß die Radioelemente drei Arten von ionisierenden Strahlen aussenden, welche nach einem Vorschlag von Rutherford Alpha-, Beta- und Gammastrahlen genannt wurden. Während die beiden erstgenannten korpuskulärer Natur sind, handelt es sich bei der Gammastrahlung um elektromagnetische Wellen, welche mit den Röntgenstrahlen wesensgleich sind. In älteren Darstellungen findet man zuweilen noch die Bemerkung, daß sich die Gammastrahlen von den Röntgenstrahlen durch größere Härte (kürzere Wellenlänge) unterscheiden, doch ist diese Unterscheidung durch die neuere Entwicklung der Technik, insbesondere auf dem Gebiete der Teilchenbeschleuniger, bereits überholt. Vielmehr spricht man heute von Röntgenstrahlen, sofern diese auf technischem Wege erzeugt werden, während die von Radionukliden ausgesandten Strahlen gleicher Natur Gammastrahlen genannt werden.

Röntgen- und Gammastrahlen werden ebenso wie das sichtbare Licht als elektromagnetische Wellenstrahlung aufgefaßt, die sich im leeren Raum mit Lichtgeschwindigkeit ($3 \cdot 10^{10}$ cm/sec) ausbreitet.

Die folgende Tabelle (Tabelle 1) gibt uns einen Überblick über die Wellenlängen der verschiedenen Strahlungen oder, wie man auch sagt, das elektromagnetische Spektrum. An mehreren Stellen kommt es auch zur Überschneidung der Wellenlängenbereiche, so etwa zwischen dem langwelligen Infrarot und den kürzesten elektrischen Wellen. Man erkennt auch leicht, daß wir es am oberen Ende der Tabelle mit elektrischen Wellen zu tun haben, die bereits dem Bereich der Hochfrequenzströme zugehören.

Die theoretische Auffassung der Röntgen- und Gammastrahlen als elektromagnetischer Schwingungsvorgang reichte aus, um einige wesentliche Eigenschaften der Strahlen wie Interferenz, Beugung und Polarisierbarkeit zu erklären, versagte aber bei jenen Prozessen, bei welchen die Strahlen mit der Materie in Wechselwirkung treten. Demgemäß erwies es sich als unmöglich, den Photoeffekt und die chemischen Wirkungen des Lichtes mit Hilfe der Undulationstheorie zu erklären. Auch die Strahlungsgesetze des „schwarzen Körpers" schienen zunächst unerklärlich.

Tabelle 1

*Die elektromagnetische Wellenstrahlung*

| | |
|---|---|
| Mittel- und Langwellen | 100 bis 1000 m |
| Kurzwellen | 10 bis 100 m |
| Ultrakurzwellen | 1 bis 10 m |
| Mikrowellen | 0,01 m bis 1 m |
| Infrarot (Wärmestrahlen) | von 800 mμ aufwärts |
| Sichtbares Licht | 380 bis 780 mμ |
| Ultraviolett | 100 bis 380 mμ |
| Ultraweiche Röntgenstrahlen | 1 bis 10 AE |
| Röntgenstrahlen für diagnostische Zwecke | 0,1 bis 0,2 AE |
| Röntgenstrahlen der konventionellen Röntgentherapie | 0,05 bis 0,1 AE |
| Gammastrahlung vom Radium C ($^{214}Bi$) | 0,005 bis 0,015 AE |
| Gammastrahlung von Kobalt 60 | 0,01 AE |

Die Schwierigkeiten, welche sich bei der Deutung dieser Erscheinungen ergaben, fanden ihre Lösung in der Quantentheorie des Lichtes, als deren eigentliche Schöpfer Max PLANCK und Albert EINSTEIN anzusehen sind. Wir stellen uns heute vor, daß bei der Emission und bei der Absorption des Lichtes dieses in Form von Lichtquanten oder Photonen auftritt. Ein Photon ist als eine Energiemenge vom Betrag $h\nu$ vorzustellen, worin $\nu$ die Frequenz (Schwingungszahl) des Lichtes und $h$ die PLANCKsche Konstante bedeutet. Letztere ist eine der universellen Konstanten der Physik und beträgt $6{,}62 \cdot 10^{-27}$ ergsec.

Die Frequenz in der Formel für die Energiequanten schlägt die Brücke zwischen der Wellentheorie und der Quantentheorie des Lichtes. Während PLANCK die Theorie der Energiequanten entwickelte, um die Energieverteilung in der Strahlung des „schwarzen Körpers" zu berechnen, suchte und fand EINSTEIN eine Erklärung für das Zustandekommen des Photoeffektes. Die Erfahrung hatte gezeigt, daß bei diesem die Geschwindigkeit der Photoelektronen von der Frequenz (beziehungsweise von der Wellenlänge) des eingestrahlten Lichtes abhängig ist, während die Zahl der emittierten Elektronen von der Lichtintensität abhängt. Diese Beobachtungen konnten aber mit der Undulationstheorie des Lichtes niemals in Einklang gebracht werden. Hingegen ergab sich die Erklärung aus der Quantentheorie zwanglos, da bei Einstrahlung von kurzwelligem Licht (z.B. Ultraviolett) größere Quanten zur Wirkung kommen, so daß die Elektronen eine größere kinetische Energie besitzen. Auch die photochemischen und radiochemischen Prozesse konnten erst durch die Quantentheorie des Lichtes einer befriedigenden Erklärung zugeführt werden.

Auf Grund der neueren Erkenntnisse der Strahlenphysik ergibt sich für die Vorgänge bei der Durchstrahlung eines gegebenen Mediums mit Röntgenstrahlen das folgende Bild. Dieses ist deswegen von grundlegender Bedeutung für die hier behandelten Probleme, weil sich bei der Bestrahlung der Gewebe des menschlichen Körpers im wesentlichen die gleichen Vorgänge abspielen.

Es sind vier verschiedene Elementarvorgänge zu unterscheiden:

1. Absorption,
2. Streuung
3. Paarbildung } nur bei ultraharter Strahlung
4. Kernphotoeffekt }

Beim Absorptionsvorgang wird die Energie des eingestrahlten Röntgenquants dazu verbraucht, ein Elektron aus dem kernnahen Bereich der Hülle jenes Atoms abzutrennen, durch das die Absorption erfolgte und dem Elektron eine bestimmte kinetische Energie mitzuteilen. Letzteres verläßt das Atom als Photoelektron. Auf der Elektronenhülle ist durch die erfolgte Emission ein Platz frei geworden, den ein Elektron der äußeren Schalen einnimmt. Bei diesem Vorgang — Übergang eines Elektrons von einem höheren zu einem tieferen Energieniveau — wird Energie frei, die in Form der „charakteristischen Röntgenstrahlung" ausgesendet wird. Es besteht aber auch die Möglichkeit, daß die gleiche Energie zur Emission eines anderen Elektrons verbraucht wird (AUGER-Effekt). Letzteres wird als AUGER-Elektron oder Photoelektron zweiter Art bezeichnet.

Der zweite Elementarprozeß bei der Durchstrahlung eines Mediums ist die Streuung der Strahlen. Im Röntgenstrahlenbereich unterscheiden wir den „klassischen" Streuvorgang, bei dem eine Richtungsänderung der Strahlen ohne Energieverlust eintritt, von der „comptonischen" Streuung (COMPTON-Effekt). Bei dem letzteren Vorgang wird die Energie des eingestrahlten Photons teilweise auf ein Elektron übertragen, welches als „COMPTON-Elektron" ausgestoßen wird. Infolgedessen steht für das gestreute Photon nur ein verminderter Energiebetrag zur Verfügung, weswegen die Streustrahlung langwelliger (also weicher) ist als die den Streuprozeß auslösende primäre Röntgenstrahlung. Die genaue Durchrechnung des Compton-Effektes zeigt, daß die Zunahme der Wellenlänge von der Größe des Streuwinkels abhängt.

Während die klassische Streuung vorwiegend bei sehr weicher Strahlung eine Rolle spielt, überwiegt bei härterer Strahlung die Comptonstreuung. Bei Röntgentiefenbestrahlungen kommt es im menschlichen Körper häufig zur mehrfachen Streuung eines Photons, was eine beträchtliche „Erweichung" der Streustrahlung zur Folge hat.

Photoelektronen und Comptonelektronen bilden zusammen eine korpuskuläre Sekundärstrahlung, welche man — nicht ganz folgerichtig — als „Primärelektronen" bezeichnet. Diese bei jeder Strahleneinwirkung im Gewebe umherfliegenden Primärelektronen bewirken ihrerseits neue Ionisationsakte, bei denen wieder Elektronen abgetrennt werden, die Sekundärelektronen heißen. Es wird angenommen, daß die biologische Wirksamkeit der Röntgen- und Gammastrahlen an die durch sie ausgelöste Elektronenstrahlung gebunden ist. So kommt es zu einer stufenweisen Dissipation der Energie, die letzten Endes als Wärmeenergie erscheint.

Die Analyse der atomaren Vorgänge bei der Absorption der ionisierenden Strahlen hat zur Entwicklung einer besonderen Forschungsrichtung geführt, welche als „Treffertheorie" der biologischen Strahlenwirkung bezeichnet wird. Das Gebiet, das an der Grenze zwischen Quantenphysik und Biologie steht, wird auch Quantenbiologie genannt. Dieser Theorie liegt die Vorstellung zugrunde, daß die Absorption der Strahlen in der Zelle in diskontinuierlichen Akten vor sich geht, die an besonders wichtigen Steuerungszentren angreifen. Derartige Akte, die „Treffer" genannt werden, sollen bei Ionisationsprozessen innerhalb oder in der unmittelbaren Nachbarschaft bestimmter zentraler Strukturen vorkommen. Die Treffertheorie hat in der Erklärung einzelner Strahleneffekte, wie der Strahlenmutationen oder der Inaktivierung von Viren große Erfolge aufzuweisen, doch hat sie sich auch bei der Deutung des Sehvorganges in der Retina als nützlich erwiesen.

Man unterscheidet „Eintreffer-Ereignisse" von „Mehrtreffer-Ereignissen", wobei sich bei den ersteren eine besonders einfache mathematische Darstellung ergibt. Wenn $n_0$ die Zahl der ursprünglich vorhandenen Einheiten und $n_D$ die Zahl der bei der Dosis $D$ getroffenen Einheiten bedeutet, so lautet die Formel für das Eintreffereignis:

$$n_D = n_0 \cdot (1 - e^{-D/D_0}).$$

$D_0$ bedeutet in dieser Formel jene Dosis, bei der auf jede Einheit durchschnittlich ein Treffer entfällt.

Geht man zur graphischen Darstellung dieser Formel über, so ergibt sich für die Zahl der „getroffenen" Gebilde eine Kurve, die anfangs steil ansteigt und später flacher verläuft. Betrachtet man aber nur den Anfangsteil der Kurve, also das Gebiet, in dem $n_D$ im Vergleich zu $n_0$ relativ klein ist, so erhält man die einfache Formel:

$$n_D = n_0 \cdot D/D_0.$$

Somit ist die Zahl der getroffenen Individuen der Dosis direkt proportional. Dieses Ergebnis wird auch dahingehend formuliert, daß die lineare Abhängigkeit des Effektes von der Dosis für ein Eintreffereignis spricht.

Tatsächlich haben Versuche zur quantitativen Abhängigkeit der Zahl der Punktmutationen der *Drosophila* von der Dosis diese lineare Abhängigkeit bestätigt (H. J. Muller, D. E. Lea, J. Patterson, N. W. Timofeeff-Ressovsky, K. G. Zimmer). Die Mutationsrate erwies sich zur Gesamtdosis direkt proportional, während sich keine Abhängigkeit von der Bestrahlungsdauer (Protrahierung) oder der Art der Fraktionierung, also der Unterteilung der Dosis, zeigte. So erhielten Timofeeff-Ressovsky und Zimmer stets — innerhalb der Fehlergrenzen — dieselbe Mutationsrate, wenn sie eine Dosis von 3600 *R* in dosi plena in 15 Minuten oder in 6 Stunden oder fraktioniert auf 6 Tage verteilt gaben.

Es wird daher angenommen, daß zumindest bei Insekten Strahlenmutationen als Eintreffereignisse aufgefaßt werden dürfen.

Diese bis zum atomaren Niveau vorgetriebenen Untersuchungen haben die Brücke von der Physik zur Biologie geschlagen und bilden daher einen wichtigen Baustein für die „Molekularbiologie".

Auch für „Mehrtreffervorgänge" sind auf Grund der Wahrscheinlichkeitsrechnung und der derzeitigen Vorstellungen über den Atombau mathematische Formeln entwickelt worden.

Nach BLAU und ALTENBURGER gelten für die Anzahl der nach 2, 3 oder $m$ Treffern nicht getroffenen Individuen $X_2$, $X_3$, ..., $X_m$ die folgenden Formeln:

$$X_2 = n_0 \cdot e^{-\alpha D} \cdot (\alpha D)^2/1 \cdot 2$$

$$X_3 = n_0 \cdot e^{-\alpha D} \cdot (\alpha D)^3/1 \cdot 2 \cdot 3$$

$$X_m = n_0 \cdot e^{-\alpha D} \cdot (\alpha D)^m/m!$$

($\alpha = 1/D_0$, e = EULERsche Zahl = 2,718 ..., $D$ = Dosis).

Es liegen auch Versuche vor, die Größe und eventuelle Unterteilung des Trefferbereiches, den Einfluß des Zeitfaktors usw. in die mathematische Theorie des Treffervorganges einzubauen.

Während einserseits versucht wurde, gewisse elementare Strahlenwirkungen mit den Mitteln der Atom- und Quantenphysik zu erklären, neigen andere Forscher dazu, die primäre Wirkung der Strahlen in chemischen Veränderungen, in der Entstehung von „diffusiblen Agentien" zu suchen. Nach dieser Ansicht entstehen zunächst im bestrahlten Gewebe Stoffe, die sich auf dem Wege der Diffusion ausbreiten und mittels chemischen Prozessen an den Zellen angreifen. Diese Lehre von der „indirekten Strahlenwirkung" hat einen starken Auftrieb erfahren, seitdem es gelungen ist, durch bestimmte chemische Verbindungen, wie das Zystein und seine Abkömmlinge, die Wirkung der Strahlen zu modifizieren und abzuschwächen.

Radiochemische Untersuchungen haben gezeigt, daß durch Bestrahlung des Wassers oder wäßriger Lösungen mit ionisierenden Strahlen in diesem „Radikale" entstehen, deren Lebensdauer allerdings nur etwa $10^{-5}$ sec beträgt. Da alle Zellen und Gewebe des menschlichen oder tierischen Körpers Wasser enthalten, so liegt die Vermutung nahe, daß dieses den eigentlichen primären Angriffspunkt der Strahlen bildet und die bei der Radiolyse des Wassers entstehenden sehr reaktionsfähigen freien Radikale dann mit den lebenswichtigen Strukturen der Zelle reagieren.

Nach Z. M. BACQ und P. ALEXANDER kann von indirekter Strahlenwirkung gesprochen werden.

„... wenn aktiviertes Wasser über eine Entfernung, die größer als ein paar Moleküldurchmesser ist, zum Orte der Reaktion hin diffundiert" (l. c., p. 47).

Zwischen den Anhängern der direkten und der indirekten Strahlenwirkung ist es in den letzten Jahren zu lebhaften Kontroversen gekommen, doch hat es andererseits nicht an Versuchen gefehlt (GRAY), die Vorstellungen der Treffertheorie auch auf indirekte Strahleneffekte zu übertragen. Während es noch vor 10 Jahren den Anschein hatte, als ob die radiochemischen Ansichten mehr und mehr an Boden gewinnen würden, neigen heute viele Strahlenforscher wieder dazu, die Lehre von den direkten Strahlenwirkungen weiter zu entwickeln. Große Beachtung haben z.B. die Versuche mit tief gefrorenen Hefezellen gefunden, die bei $-75\,°C$, also bei Temperaturen, bei denen eine Diffusion von Radikalen kaum möglich sein dürfte, die gleiche Strahlenempfindlichkeit zeigen wie bei $0\,°C$. In diesem Zusammenhang schreibt beispielsweise H. LANGENDORFF:

„Man neigt daher heute eher wieder dazu anzunehmen, daß die Mehrzahl der strahlenbedingten Effekte nicht auf dem Wege über Radikale und organische Peroxide zustande kommt, sondern viel eher auf einer direkten Einwirkung der strahlenden Energie auf wichtige Bausteine der lebenden Materie".

Verlassen wir jetzt diesen Exkurs in das Gebiet der theoretischen Strahlenforschung, um uns wieder den gegebenen Tatsachen zuzuwenden.

Die Existenz der Streustrahlung ist für den gesamten Strahlenschutz von grundlegender Bedeutung. Sie stellt deswegen ein ernstes Problem dar, weil sie sozusagen „um die Ecke geht" und daher nicht so leicht abgefangen werden kann wie die primäre Röntgenstrahlung, deren geradlinige Ausbreitung von dem als punktförmig angenommenen Brennfleck (*Fokus*) der Röntgenröhre einfachen geometrischen Gesetzen gehorcht. Wie jeder andere von Röntgenstrahlen getroffene Gegenstand wird auch der menschliche Körper zu einer Quelle von Streustrahlen. Bei jeder Röntgendurchleuchtung oder Aufnahme ist daher der Untersuchungsraum von Streustrahlung erfüllt, gegen welche die im Raum arbeitenden Personen durch besondere Maßnahmen geschützt werden müssen.

Im ultraharten Strahlungsbereich, wenn die an der Röntgenröhre liegende Spannung den Wert von 1022 keV übersteigt, erfolgt ein Teil des Schwächungsvorganges durch Paarbildung. Man versteht darunter die gleichzeitige Entstehung von je einem Elektron und einem Positron, welche dann einen Teil der Sekundärstrahlung bilden. Unterhalb einer Elektronenenergie von 1022 keV kann der Paarbildungsprozeß nicht stattfinden, bei 5 MeV ist die durch ihn bedingte Schwächung ungefähr ebensogroß wie die Schwächung der Strahlung durch den Comptoneffekt (siehe oben). Bei 30 MeV hat sich das Verhältnis bereits umgekehrt, der Paarbildungsvorgang übertrifft die Schwächung durch den Comptoneffekt um das 10fache.

Im Gebiete der extrem harten Strahlung tritt noch eine weitere Art der Energieumsetzung auf, der Kernphotoeffekt. Bei diesem dringt das Photon in den Atomkern ein und bewirkt den Austritt eines Neutrons oder eines Protons aus dem Kern. Diese Vorgänge, die als $(\gamma, n)$-Prozeß und $(\gamma, p)$-Prozeß bezeichnet werden, treten nur bei ultraharten Strahlungen auf. In vielen Fällen wird der Kern durch die Ausstoßung eines Nukleons in einen labilen Zustand versetzt und damit radioaktiv. Auf diesem Wege entstehen auch im Körper des Patienten radioaktive Elemente.

Bei der Bestrahlung mit ultraharten Strahlen werden ceteris paribus größere Tiefendosen erreicht, worauf die Überlegenheit dieser Strahlen gegenüber der konventionellen Röntgenstrahlung beruht. Auch zwei andere Vorteile der ultraharten Strahlen sind physikalisch bedingt. Einerseits ist die Belastung der oberflächlichsten Schichten durch Sekundärelektronen eine geringere als in der konventionellen Röntgentherapie. Diese Erscheinung, die auch „Aufbaueffekt“ genannt wird, ist für das relativ schwächere Erythem verantwortlich zu machen, auch „Skin-Effekt“ genannt.

Andererseits wirkt sich die relativ geringere Absorption der ultraharten Strahlen im Knochengewebe in der verminderten Strahlenbelastung aus. Dieser Umstand spielt besonders dann eine Rolle, wenn ein in der Tiefe liegender Tumor so bestrahlt wird, daß die Strahlen eine Knochenschicht durchdringen müssen, um den Tumor zu erreichen. Dieser Fall ist beispielsweise bei Bestrahlungen von Tumoren im Bereiche der Beckenorgane oder bei Hirntumoren realisiert. Die relativ geringe Absorption im Knochengewebe bewirkt einerseits eine größere Tiefenwirkung (Tiefendosis), andererseits eine im Vergleich zur konventionellen Röntgentherapie verminderte Strahlenbelastung der tela ossea, so daß die Gefahr einer Schädigung derselben beträchtlich vermindert erscheint.

Eine weitere Besonderheit der ultraharten Röntgenstrahlung ist die im Vergleich zur konventionellen Röntgenstrahlung verminderte Ionisationsdichte. Während bei der letzteren mit etwa 50 bis 60 Ionenpaaren pro 1 μ Weglänge eines Primärelektrons zu rechnen ist, beträgt die Ionisationsdichte bei der Gammastrahlung von Kobalt 60 etwa 8 Ionenpaare/μ. Es ist verschiedentlich die Ansicht ausgesprochen worden, daß die Verminderung der Ionisationsdichte und damit des „linear energy transfer“ (LET) zu einer verminderten relativen biologischen Wirksamkeit führen muß, doch gehen die Meinungen in diesem Punkte noch auseinander. Möglicherweise ist die relative biologische Wirksamkeit einer bestimmten Strahlenart auch eine verschiedene gegenüber verschiedenen Substraten, beziehungsweise Geweben (siehe weiter unten).

Die zweite Hauptgruppe der ionisierenden Strahlenarten sind die Teilchenstrahlen oder Korpuskularstrahlen. Diese Gruppe umfaßt positive Teilchen, wie Alphastrahlen, Protonen und Positronen, negative Teilchen, wie Betastrahlen bzw. Elektronenstrahlung, und schließlich die Ausstrahlung neutraler Partikel (Neutronenstrahlung).

Die beim radioaktiven Zerfall auftretende Alphastrahlung besteht aus Teilchen, die mit den Kernen von Heliumatomen identisch sind. Jedes Alphateilchen besitzt dementsprechend zwei positive Elementarladungen. Alphateilchen besitzen eine genau definierte Reichweite. Diese beträgt für die Alphateilchen des Radiums in der Luft einige Zentimeter, in den Geweben des menschlichen Körpers aber nur etwa $^1/_{20}$ mm. Alphastrahlen aussendende Radionuklide können daher im allgemeinen nur dann gefährlich werden, wenn sie in den menschlichen Körper eingedrungen sind und nicht sofort wieder ausgeschieden werden.

Die durch Alphateilchen hervorgerufene Ionisation ist außerordentlich dicht und wird auch für die hohe biologische Wirksamkeit verantwortlich gemacht. Man nimmt an, daß die „Relative biologische Wirksamkeit“ für Alphastrahlen ungefähr bei 20 gelegen ist.

Ein anderes positiv geladenes Teilchen ist das Positron, welches eine positive elektrische Elementarladung führt, die Masse eines Elektrons besitzt und daher als das positive Gegenstück des letzteren aufgefaßt werden kann. Das Positron wurde erstmalig 1932 von ANDERSON in der kosmischen Strahlung nachgewiesen. Der Grund für seine späte Entdeckung war seine kurze Lebensdauer, da es sich mit einem Elektron vereinigt, wobei zwei Photonen ausgestrahlt werden.

Die Betastrahlen der radioaktiven Elemente sind physikalisch mit den auf technischem Wege erzeugten Elektronenstrahlen identisch, da sie wie diese aus schnell fliegenden Elektronen bestehen. Sie sind demnach Partikel, deren Ladung einem negativen elektrischen Elementarquantum entspricht. Die Masse der Betateilchen beträgt im Ruhezustande $9{,}1 \cdot 10^{-28}$ Gramm, nimmt aber – wie die Masse jedes bewegten Körpers – bei der Bewegung zu, doch wird diese „relativistische“ Massenzunahme erst von Bedeutung, wenn die Teilchengeschwindigkeit der Größenordnung der Lichtgeschwindigkeit – $3 \cdot 10^{10}$ cm/sec – nahekommt. So werden in den modernen Teilchenbeschleunigern Betateilchen erzeugt, deren Masse etwa das 60fache der Ruhemasse beträgt.

Auch das Durchdringungsvermögen der Elektronen- bzw. Betastrahlung wächst mit zunehmender Geschwindigkeit. In der Tiefentherapie werden daher Elektronen mit Energien zwischen 20 und 40 MeV verwendet.

Die Neutronenstrahlung ist hingegen eine Korpuskularstrahlung, die aus ungeladenen Teilchen besteht. Das im Jahre 1932 von J. CHADWICK entdeckte Neutron ist einer der Grundbestandteile des Atomkernes. Sämtliche Atomkerne – mit Ausnahme des aus nur einem Proton bestehenden Wasserstoffkernes – sind aus Protonen und Neutronen aufgebaut. Die Masse des Neutrons, bezogen auf Sauerstoff = 16 beträgt 1,00898 30. Sie ist demnach etwa um zwei Elektronenmassen größer als die des Protons. Freie Neutronen sind relativ unbeständig, da sie mit einer Halbwertszeit von $12{,}0 \pm 1{,}5$ Minuten in ein Proton, ein Elektron und ein Neutrino zerfallen. Allerdings kommt dieser Neutronenzerfall relativ selten vor, da freie Neutronen in der Regel von einem Atomkern eingefangen werden. Infolge der Abwesenheit einer elektrischen Ladung können Neutronen relativ leicht in Atomkerne eindringen, so daß sie das wichtigste Hilfsmittel zur Durchführung von Kernreaktionen darstellen.

Die vom Standpunkte der Strahlengefährdung des Menschen wichtigsten Neutronenquellen sind Atombomben und Kernreaktoren. Nach Berechnungen des indischen Atomphysikers BHABA entstehen bei der Explosion einer Atombombe je Kilotonne TNT-Äquivalent $3{,}15 \cdot 10^{18}$ Neutronen (siehe Abschnitt 6).

Das Verhalten der Neutronen beim Durchgang durch Materie und die dabei auftretenden Wechselwirkungen sind in erster Linie von der kinetischen Energie der Neutronen abhängig. Auch die Wirkungen der Neutronenstrahlen auf den menschlichen Körper sind sowohl von der Zahl der eindringenden Neutronen wie von ihrer mittleren Energie abhängig. Es ist daher zweckmäßig, Neutronenstrahlungen nach dem energetischen Gesichtspunkt einzuteilen, wie dies Tabelle 2 veranschaulicht.

Tabelle 2

*Einteilung der Neutronenstrahlungen nach ihrer Energie E*

| | |
|---|---|
| Langsame Neutronen $E < 1$ keV | thermische Neutronen $E = 0,5$ eV |
| | epithermische Neutronen 0,5 eV–1 keV |
| Mittelschnelle Neutronen $E$ von 1 keV–0,5 MeV | |
| Schnelle Neutronen $E$ von 0,5 MeV–10 MeV | |
| Sehr schnelle Neutronen $E$ von 10 MeV–50 MeV | |
| Überschnelle Neutronen $E > 50$ MeV | |

Beim Durchgang von Neutronen durch die Materie kommt es zu Wechselwirkungen zwischen diesen und den Atomkernen. Maßgebend dafür sind die Kernkräfte, welche nur auf die Entfernung von $10^{-13}$ cm wirksam sind. Die Art und das Ausmaß der Wechselwirkungen ist einerseits von der kinetischen Energie des Neutrons, andererseits von der Kernart, also von der chemischen Zusammensetzung des Mediums abhängig. Auch bei den biologischen Wirkungen, die durch eine Neutronenbestrahlung im menschlichen Körper hervorgerufen werden, spielt die chemische Zusammensetzung, beziehungsweise atomare Zusammensetzung der einzelnen Organe und Gewebe eine maßgebliche Rolle. Eine besonders wichtige Rolle spielt der Wasserstoff, der im menschlichen Körper mit 60 Atomprozent vertreten ist.

Grundsätzlich kommen viele Arten von Wechselwirkungen vor, von denen uns aber nur jene beschäftigen müssen, die bei der Einwirkung von Neutronen auf den menschlichen Körper eine erhebliche Rolle spielen.

Als Potentialstreuung bezeichnet man einen Streuvorgang, bei welchem das Neutron lediglich von seiner ursprünglichen Bahn abgelenkt wird. Ein wesentlich andersartiger Prozeß ist der sogenannte Einfang eines Neutrons durch einen Kern. Es entsteht dabei ein „Zwischenkern", dessen Lebensdauer nur $10^{-12}$ bis $10^{-16}$ Sekunden beträgt. Nach dieser Zeit geht der Kern wieder auf ein niedrigeres Energieniveau über, wobei entweder Teilchen abgegeben oder Gammastrahlen ausgesendet werden. In letzterem Falle nennt man den Prozeß auch Strahlungseinfang. Wenn das ausgestoßene Teilchen wieder ein Neutron ist, so ist eine Neutronenstreuung eingetreten, welche sich aber von der vorher erwähnten Potentialstreuung sehr wesentlich unterscheidet. Wenn am Ende des Streuvorganges der Endkern in nichtangeregtem Zustand zurückbleibt, so wird von „elastischer" Streuung gesprochen. Im anderen Falle, bei der „unelastischen" Streuung wird ein Teil der kinetischen Energie des Neutrons zur Anregung des sogenannten „Targetkernes" verbraucht. Weitere Arten von Kernreaktionen, wie Spaltungen oder Spallationen treten nur beim Zusammentreffen mit sehr schweren Kernen auf, wie sie sich im menschlichen Körper nicht oder nur spurenweise vorfinden.

Kommt es zum Eindringen schneller Neutronen in den menschlichen Körper, so können verschiedenartige Elementarprozesse ablaufen. Einerseits spielen sich sogenannte $(n, p)$-Prozesse ab, bei denen Protonen aus dem Kern austreten. Im Gegensatz zu den Neutronen rufen sie eine sehr dichte Ionisierung hervor, wirken also als ionisierende Strahlen großer Ionisationsdichte. Daneben treten auch $(n, \gamma)$-Prozesse auf, die ebenfalls im Gewebe Ionen erzeugen. Andererseits verlieren aber die Neutronen durch wiederholte elastische Stöße immer mehr Energie, bis sie sich in thermische Neutronen verwandeln, die sich mit der Materie in thermischem Gleichgewicht befinden. Diese Vorgänge spielen sich allerdings mit unvorstellbar großer Geschwindigkeit ab. So wurde errechnet, daß sich ein schnelles Neutron im Gewebe schon nach einer Lebensdauer von nur $10^{-11}$ sec in ein thermisches Neutron verwandelt hat, das seinerseits eine Lebensdauer von $10^{-3}$ sec besitzt. Ferner entstehen im Gewebe unter dem Einfluß der eingestrahlten Neutronen auch Radionuklide, deren Strahlung gleichfalls auf das Gewebe einwirkt. So kann aus dem gewöhnlichen, im Kochsalz des Blutes und der Gewebe enthaltenen Natriumkern (Na 23) durch Neutroneneinfang das Radionatrium Na 24 entstehen, was bei Unfällen mit Kernreaktoren zu beobachten ist (siehe Abschnitt 5.). Ein anders bekanntes Beispiel ist die Entstehung von Radiophosphor P 32 im Knochengewebe der Atombombenopfer (siehe Abschnitt 6.).

Während die ältere Physik zwischen Korpuskularstrahlen und elektromagnetischer Wellenstrahlung noch einen prinzipiellen Unterschied sah, wissen wir auf Grund der neueren Forschungen, daß sich auch bewegte Teilchen in mancher Hinsicht wie Wellen verhalten. Dieses Verhalten wurde zuerst von DE BROGLIE theoretisch abgeleitet, der auch die Abhängigkeit der Wellenlänge vom Impuls des Teilchens berechnen konnte. Nach DE BROGLIE besitzt ein mit der Geschwindigkeit $v$ bewegtes Teilchen der Masse m eine Wellenlänge, welche durch die Gleichung $\lambda = h/mv$ gegeben ist ($h$ = PLANCKsche Konstante). Dieser theoretisch abgeleiteten Beziehung folgte bald die experimentelle Bestätigung. Da man es nach der obigen Formel in der Hand hat, durch die Anwendung verschiedener Geschwindigkeiten die Wellenlänge zu variieren, so gelingt es, Elektronenstrahlen mit Wellenlängen der Größenordnung $10^{-8}$ cm zu erzeugen. Da aber auch die Gitterabstände der Kristalle in der gleichen Größenordnung liegen, so ergibt sich die Möglichkeit, Elektronenstrahlen an Kristallen zur Interferenz zu bringen. Der Nachweis der Beugung von Elektronen an Kristallen (DAVISSON und GERMER) hat daher die Wellennatur der Elektronenstrahlung bestätigt. Auch das Elektronenmikroskop ist eine praktische Anwendung dieser Erkenntnis.

Stoffe, die ionisierende Kernstrahlen aussenden, werden als radioaktiv bezeichnet. Die einzelnen radioaktiven Kernarten der Elemente werden auch Radionuklide genannt. Man unterscheidet natürliche und künstliche Radionuklide. Die letzteren werden in nachlässiger Weise oft nur „Isotope" genannt, doch sind im Zusammenhang mit Strahlenschutzproblemen stets die radioaktiven Isotope gemeint. (Der Ausdruck „isotop“ bedeutet eigentlich nur, daß zwei oder mehr Nuklide den gleichen Platz im Periodensystem einnehmen.)

Die in der Natur vorkommenden Radionuklide bestehen in der Mehrzahl aus schweren Atomen. Sie bilden drei „Familien“ oder Zerfallsreihen, welche als Uran-Radiumreihe, Uran-Aktiniumreihe und Thoriumreihe bezeichnet werden.

Leichte in der Natur vorkommende Radionuklide sind beispielsweise Kalium 40 und das radioaktive Kohlenstoffisotop $^{14}C$.

Tabelle 3

*Die Uran-Radiumreihe*

| | | | Halbwertszeit |
|---|---|---|---|
| 238 | Uran I | $\alpha$ | $4{,}5 \cdot 10^{9}$ Jahre |
| 234 | Uran XI | $\beta$ | 23,8 Tage |
| | Uran X II  Uran Z | | |
| 234 | Uran II | $\alpha$ | $10^{6}$ Jahre |
| 230 | Ionium | $\alpha$ | $7{,}4 \cdot 10^{4}$ Jahre |
| 226 | Radium | $\alpha, \beta$ | 1580 Jahre |
| 222 | Radon (Radiumemanation) | $\alpha$ | 92 Stunden |
| 218 | Radium A | $\alpha$ | 3,05 Minuten |
| 214 | Radium B | $\beta, \gamma$ | 26,8 Minuten |
| 214 | Radium C | $\alpha, \beta, \gamma$ | 19,7 Minuten |
| | Ra C′  Ra C″ | | |
| 210 | Radium D | $\beta, \gamma$ | 16 Jahre |
| 210 | Radium E | $\beta, \gamma$ | 116 Stunden |
| 210 | Radium F (Polonium) | $\alpha$ | 136,5 Tage |
| 206 | Radium G (Blei) | | |

Die obenstehende Tabelle 3 zeigt uns die Uran-Radiumreihe. Die Zahlen in der ersten Spalte sind die Atomgewichte der in der zweiten Spalte angegebenen Nuklide. Aus der dritten Spalte sind die vorkommenden Strahlenarten und aus der vierten die Halbwertszeiten ersichtlich.

Wie man sieht, schwankt letztere von Milliarden Jahren, wie bei Uran I, zu Bruchteilen von Sekunden. Schon frühzeitig wurde erkannt, daß die Halbwertszeit, bzw. die Zerfallskonstante eine für jede Atomart charakteristische Konstante darstellt, deren Größe durch keinerlei Einflüsse, wie Druck oder Temperatur, verändert werden kann. Auch von der jeweiligen chemischen Bindung des Radionuklids ist die Halbwertszeit unabhängig.

Das Jahr 1934 markiert den Beginn einer neuen Ära der Atomforschung, da in diesem Jahre erstmals von dem Forscherehepaar JOLIOT-CURIE auf künstlichem Wege ein radioaktives Element erzeugt wurde.

Das entscheidende Experiment bestand im wesentlichen darin, daß ein Stück Aluminium den Alphastrahlen eines radioaktiven Elementes ausgesetzt wurde.

Durch das Einfangen der Alphateilchen durch Aluminiumatome entstand ein Phosphorisotop vom Atomgewicht 30, wobei gleichzeitig ein Neutron ausgestoßen wurde.

Formelmäßig ausgedrückt: ${}^{27}_{13}\mathrm{Al}\ (\alpha, n)\ {}^{30}_{15}P$.

Das grundsätzlich Neuartige an dieser Kernreaktion war nun, daß das entstehende Phosphorisotop kein stabiles Nuklid darstellt, sondern sich unter Abgabe eines Positrons in Silizium verwandelt. Dieser Atomzerfall erfolgt mit einer Halbwertszeit von 3 Minuten und 15 Sekunden. Somit wurde ein künstlich radioaktives Nuklid erzeugt.

In rascher Folge wurde eine große Zahl von Isotopen entdeckt, von denen viele in die Diagnostik und Therapie Eingang gefunden haben. Zu diesen zählen radioaktives Jod (J 131), radioaktiver Phosphor (P 32), Radiokobalt (Co 60), das in kolloidaler Form verwendete Radiogold (Au 198) und viele andere.

Während sowohl die künstliche wie die natürliche Radioaktivität letzten Endes darauf beruht, daß aus dem Atomkern ein einzelnes Elementarteilchen ausgestoßen wird, liegt der 1938 von HAHN und STRASSMANN entdeckten Kernspaltung des Urans ein wesentlich anderer Vorgang zugrunde. HAHN und STRASSMANN beobachteten, daß Urankerne beim Bombardement durch Neutronen in zwei ungefähr gleich große Bruchstücke zerbrechen können. Da bei diesem Vorgang wieder Neutronen freigesetzt werden, die ihrerseits weitere Urankerne spalten können, so war damit der Weg zur „Kettenreaktion" frei. Diese tritt dann ein, wenn der Vorgang so verläuft, daß mehr Neutronen frei werden, als bei den vorhergehenden Spaltungen verbraucht wurden, so daß sich die Kernspaltung nach Art einer Lawine ausbreitet. Aus physikalischen wie aus geometrischen Gründen muß das vorhandene spaltbare Material einen „kritischen" Wert überschreiten, damit die Kettenraktion eintritt und abläuft. Dieser kritische Wert ist sowohl von der Menge wie von der Konfiguration des spaltbaren Materials abhängig. Auf dem (stark vereinfacht) geschilderten Prinzip der Kernspaltung oder, wie man auch sagt, Fission des Urans beruht einerseits die Atombombe, bei der die Kettenreaktion rasch abläuft und eine ungeheure Energiemenge in kurzer Zeit freigesetzt wird, wie auch der Atomreaktor, bei dem der Prozeß in kontrollierter Weise verläuft. Zur Spaltung eignet sich nur das Uranisotop U 235, das in den natürlichen Fundstätten zum Uran U 238 im Verhältnis 1:140 steht.

Als „Brennstoff" für den Reaktor dient entweder natürliches oder angereichertes Uran. Der Reaktor hat die Herstellung von Isotopen in technischem Maßstabe erst ermöglicht.

Die zweite wichtige Anwendung des Reaktors erfolgt im Atomkraftwerk, bei welchem die im Reaktor erzeugte Wärme genutzt wird. Im wesentlichen besteht das Atomkraftwerk aus dem Reaktor, dem Wärmeaustauscher, aus welchem der Dampf zum Antrieb der Turbine austritt, der Turbine selbst und dem von ihr angetriebenen Generator, dessen Strom über ein Umspannwerk dem Netz zufließt.

Nicht nur bei der Spaltung schwerer Atomkerne, sondern auch bei der Verschmelzung (Fusion) leichter Kerne wird Energie freigesetzt. Bei der Verschmelzung von je 4 Protonen (Wasserstoffkernen) zu einem Heliumkern verschwindet ein Teil der Masse und wird in Form von Energie freigegeben. Da sich dieser Vorgang nur bei Temperaturen von vielen Millionen Grad abspielt, wird er auch als thermonuklearer Fusionsprozeß bezeichnet. Nach der jetzt allgemein akzeptierten Theorie von BETHE und WEIZSÄCKER wird auf diesem Wege die Strahlung der Sonne, die Vorbedingung für alles Leben auf der Erde, aufrecht erhalten. In technischem Maßstabe wird die Fusion in der Wasserstoffbombe verwendet, wobei je zwei Kerne des schweren Wasserstoffes (Deuterium) zur Verschmelzung gebracht werden. Die erforderliche hohe Temperatur wird durch Kernspaltung erzeugt.

Versuche, kontrollierte thermonukleare Prozesse zum Zwecke der Energieerzeugung auszuwerten, sind bis jetzt in kein praktisches Stadium getreten. Bei ihrer Verwirklichung wäre die Energieversorgung auf der ganzen Erde für die Dauer gewährleistet. Letzten Endes beruhen alle Wege zur Auswertung der Kernenergie auf der EINSTEINschen Erkenntnis der Möglichkeit der Verwandlung von Masse in Energie und umgekehrt. Nach A. EINSTEIN gilt für alle derartigen Prozesse die mathematische Beziehung:

$$E = m \cdot c^2 .$$

Hierin bedeutet $c$ die Lichtgeschwindigkeit im leeren Raum, $3 \cdot 10^{10}$ cm/s. Von größter Wichtigkeit ist die Messung der Strahlendosis, mit der sich ein besonderer Wissenszweig, die Dosimetrie beschäftigt. Die Dosimetrie blickt schon auf eine recht lange Entwicklung zurück und hat gerade in den letzten Jahren eine Revision älterer Begriffe vornehmen müssen. Die ersten Bemühungen auf diesem Gebiete befaßten sich aus begreiflichen Gründen mit der Messung von Röntgenstrahlen. Dazu war es aber in erster Linie erforderlich festzustellen, welche Größe gemessen werden soll. Ein wichtiger Schritt war es daher, daß der Schweizer Radiologe CHRISTEN im Jahre 1913 vorschlug, als Dosis die im Gewebe absorbierte Strahlenenergie zu definieren, also den Bruch $E/m$ als Dosis anzusehen. In einem inhomogenen Medium und ebenso in einem inhomogenen Strahlenfeld ist an Stelle dieses Bruches der Differentialquotient $dE/dm$ zu setzen. In der Begründung für diese Formulierung konnte sich CHRISTEN auf ein so allgemeines Gesetz wie das Prinzip von der Erhaltung der Energie berufen, denn das kausale Denken läßt ja gar keine andere Möglichkeit offen als die Umsetzung der im Gewebe absorbierten Energie in jene biologischen Vorgänge, die wir als primäre Strahleneffekte ansehen.

War also die Maßgröße per definitionem festgelegt, so fehlte noch die dazu passende Maßeinheit. Als man sich 1928 in internationalem Maßstabe auf das „r" einigte, war eine Einheit geschaffen, die mit der oben definierten Dosis nicht im Einklang stand. In der Folge wurde die Definition des r wiederholt abgeändert und lautete 1950 folgendermaßen:

„Das Röntgen ist eine solche Menge einer Röntgen- oder Gammastrahlung, daß die damit verbundene Korpuskularemission je 0,001293 g Luft Ionen in Luft erzeugt, die eine elektrostatische Einheit der Elektrizitätsmenge beiderlei Vorzeichens tragen."

Die Verwendung verschiedener Strahlenarten und die exaktere Erfassung der Elementarvorgänge, die sich bei der Bestrahlung biologischer Medien abspielen, hat die Experten dieses Gebietes später zu einer etwas geänderten Begriffsbildung veranlaßt. Die wichtigste internationale Expertengruppe ist die „International Commission on Radiological Units and Measurements", kurz ICRU genannt. Nach den Entschließungen dieser Kommission ist die Röntgeneinheit nur zur Messung der „exposure dose" („Ionendosis") geeignet. Als deren Symbol dient der Buchstabe R, da alle auf Personennamen beruhende Einheiten in Zukunft mit großen Buchstaben zu schreiben sind. Die neue Definition lautet:

„Die ‚exposure' $X$ ist der Quotient von $\Delta Q$ und $\Delta m$, wobei $\Delta Q$ die Summe der elektrischen Ladungen aller in Luft erzeugter Ionen eines Vorzeichens ist, wenn alle durch Photonen in einem Volumelement Luft mit der Masse $\Delta m$ freigesetzten Elektronen in Luft vollständig abgebremst werden:

$$X = \Delta Q / \Delta m .$$

Die spezielle Einheit der „exposure" ist das Röntgen (Kurzzeichen: R)

$$1\,\mathrm{R} = 2{,}58 \cdot 10^{-4} \cdot C/\mathrm{kg}\text{"}.$$

Der Buchstabe $C$ in der letzten Formel steht für die Einheit der Elektrizitätsmenge, das Coulomb, welches gleich $3 \cdot 10^9$ statischer Elektrizitätseinheiten ist.

Die durch die ICRU definierte Röntgeneinheit ist in numerischer Hinsicht mit der früheren Einheit r identisch.

Als kleinere Untereinheiten sind das Milliröntgen (mr) und das Mikroröntgen (μr) gebräuchlich. Ersteres ist ein Tausendstel, letzteres ein Millionstel eines R.

Zum Unterschied von dem oben gesagten versteht man unter „absorbed dose" („Energiedosis") die in einem gegebenen Volumelement der Masse $\Delta m$ absorbierte Strahlenenergie $\Delta E$, also den Bruch

$$D = \Delta E / \Delta m .$$

Die Einheit der Energiedosis heißt rad. Diese Dosiseinheit ist durch die Absorption einer Energiemenge von 100 erg in einem Gramm des betreffenden Mediums definiert. Nach dem oben gesagten sieht man leicht ein, daß mit der zuletztgenannten Einheit wieder auf die ursprüngliche Dosiskonzeption von Christen zurückgegriffen wurde.

Um sich die unterschiedlichen Bedeutungen der exposure und der absorbed dose klarzumachen, muß man verstehen, daß die erstere eigentlich eine Eigenschaft des Strahlungsfeldes charakterisiert, während bei der letzteren die Energieumsetzung im durchstrahlten Medium die Meßgröße darstellt.

Ferner sei erwähnt, daß bei der Bestrahlung von Weichteilgeweben mit Röntgenstrahlen oder Elektronen die Dosisangaben in R und in rad in numerischer Hinsicht praktisch zusammenfallen.

Ein weiterer Begriff ist die Integraldosis. Integriert man die in rad gemessene Dosis über den ganzen bestrahlten Körper, bildet man also den Ausdruck:

$$Integraldosis = \int D dm,$$

so erhält man die gesamte im durchstrahlten Körper absorbierte Strahlenenergie.

Mit dem letzteren Ausdruck ergibt sich zwanglos der Anschluß an den Dosisbegriff der Pharmakologie, der sich ja auch – wenigstens in den meisten Fällen – auf die gesamte in den Körper eingebrachte Menge eines Arzneimittels bezieht. Freilich liegen die Verhältnisse hier nicht ganz so einfach, da Arzneimittel unter Umständen auch unverbraucht wieder ausgeschieden werden können.

Um die biologische Wirksamkeit von Strahlen verschiedener Art miteinander vergleichen zu können wurde eine weitere Maßeinheit, das rem („roentgen equivalent man") eingeführt. Man versteht darunter jene Dosis einer beliebigen Strahlung, welche im menschlichen Körper die gleiche biologische Wirkung hervorruft wie die Röntgendosis 1 R. Der tausendste Teil eines rem heißt Millirem, abgekürzt mrem.

Mit dem rem soll demnach die Diskrepanz zwischen der physikalisch gemessenen Dosis und der biologischen Wirkung derselben überbrückt werden. Man war nun eine Zeitlang bestrebt, die Umrechnung von der physikalischen in die biologische Dosis durch Multiplikation mit einem einzigen Faktor, der „relativen biologischen Wirksamkeit" oder *RBW* durchzuführen. Die folgende Tabelle 4 gibt einen Überblick über die *RBW*-Werte einiger Strahlenarten.

Tabelle 4

| Strahlengattung | relative biologische Wirksamkeit |
|---|---|
| Röntgenstrahlen | 1 |
| Elektronenstrahlen (Betastrahlen) | 1 |
| Alphastrahlen | 20 |

In dieser Tabelle sind die Neutronen nicht enthalten, da es offensichtlich nicht gelungen ist, für diese einen allgemein gültigen Wert zu erhalten. So erhielt man bei Ganzkörperbestrahlungen von Säugetieren für die semiletale Dosis (LD $50_{30}$) einen Wert von 200 rad. Da man bei der Röntgenbestrahlung der gleichen Versuchtiere einen Wert von 500 rad ermittelt hatte, ergibt sich für die *RBW* der Wert von 2,5. Andererseits ist für die kanzerogene Wirkung von Neutronen eine *RBW* von 15 ermittelt worden. Bei Experimenten über die Entstehung von Katarakten nach Bestrahlung des Auges ergab sich sogar ein Wert von 16,5. Obwohl diese Untersuchungen noch keineswegs abgeschlossen sind, sprechen die bisherigen Ergebnisse doch dafür, daß für das Auftreten von Spätschäden nach Neutronenbestrahlung ein wesentlich größerer Wert anzunehmen ist als für das akute Strahlensyndrom.

Gegenwärtig wird die *RBW* nur noch für Probleme der Strahlenbiologie verwendet, während man auf dem Gebiete des Strahlenschutzes einen anderen Weg eingeschlagen hat. Für Strahlenschutzzwecke muß beachtet werden, daß den einzelnen Strahlenarten nicht nur am Orte der Absorption eine unterschiedliche Wirkung zukommt, sondern daß auch die unregelmäßige Verteilung der Strahlung im menschlichen Körper berücksichtigt werden muß. Dies gilt beispielsweise für die Strahlenbelastung infolge der Inkorporierung eines Radionuklides, welches im Körper ungleichmäßig verteilt ist. Diesen verwickelten Verhältnissen wurde durch die Einführung eines „Qualitätsfaktors“ und eines „Verteilungsfaktors“ Rechnung getragen. Die ICRU hat als Abkürzungen für diese Faktoren *QF* und *DF* („distribution factor“) vorgeschlagen. Das Produkt aus der physikalisch gemessenen Energiedosis (d.h. der absorbierten Strahlenenergie) und diesen Faktoren wird Dosisäquivalent (*DE*) genannt. Das Dosisäquivalent ist mithin das Produkt aus der Dosis, dem Qualitätsfaktor, dem Verteilungsfaktor und allfälligen anderen „modifizierenden Faktoren“. Es ergibt sich somit die Formel:

$$DE = D \cdot (QF) \cdot (DF) \cdots .$$

Die Einheit des Dosisäquivalentes ist das rem. Das Dosisäquivalent ist numerisch gleich der Dosis in rad, multipliziert mit den modifizierenden Faktoren.

Radioaktive Stoffe werden in der Maßeinheit „Curie“ oder deren Subeinheiten — Millicurie, Mikrocurie — gemessen. Ursprünglich definierte man das Curie als jene Menge von Radongas, die mit 1 Gramm Radiumelement im Gleichgewicht steht. Diese wurde zu $6{,}9 \cdot 10^{-6}$ Gramm ermittelt. Berechnungen ergaben, daß in dieser so definierten Menge und deren Zerfallsprodukten pro Sekunde 37,2 Milliarden Atome zerfallen. Wegen der Notwendigkeit, ein Maß zu schaffen, daß für sämtliche Radionuklide anwendbar ist, wurde später eine neue Festsetzung des Curie vorgenommen. Nach dieser versteht man unter 1 Curie eine solche Menge eines Radionuklids, in welcher pro Sekunde 37,0 Milliarden Zerfallsakte stattfinden. Gelegentlich verwendet man auch für den letztgenannten Ausdruck die Schreibweise $3{,}7 \cdot 10^{10}$ dps. („disintegrations per second“).

Als Abkürzung für Curie hatte man sich international auf C geeinigt, doch wird neuerdings — um Verwechslungen mit der Einheit der Elektrizitätsmenge Coulomb zu vermeiden — die Abkürzung Ci vorgeschlagen.

Die Untereinheiten des Curie sind:

1 Millicurie $= 10^{-3}$ Curie,

1 Mikrocurie $= 10^{-6}$ Curie,

1 Nanocurie $= 10^{-9}$ Curie,

1 Pikocurie $= 10^{-12}$ Curie.

„Spezifische Aktivität“ nennt man die Aktivität pro Gramm. Sie wird in Curie/Gramm angegeben.

Im älteren Schrifttum, namentlich in der Balneologie, wird auch noch die Macheeinheit (abgekürzt: ME) verwendet. Diese ist eine Einheit zur Angabe der Konzentration des in einem Gas oder einer Flüssigkeit enthaltenen, beziehungsweise gelösten Radons.

Zur Umrechnung in die jetzt gebräuchlichen Einheiten dient die Formel: 1 ME = $3{,}62 \cdot 10^{-10}$ Ci/l.

Zu therapeutischen Zwecken — Nahbestrahlung, Spickung — werden Radiumsalze in Platinröhrchen oder Nadeln eingeschmolzen, wobei das Platin gleichzeitig als Filter dient. Da die Alpha- und Betastrahlung durch 0,5 mm Platin absorbiert wird, so dringen nur die Gammastrahlen nach außen. In erster Annäherung können kleine Radiumträger als „punktförmige" Strahlenquellen angesehen werden, deren Strahlungsintensität umgekehrt proportional dem Quadrate der Entfernung abnimmt. Namentlich in der Nähe der Strahlenquelle nimmt die Strahlungsintensität dem Quadratgesetz entsprechend so schnell ab, daß daneben die Schwächung der Strahlen durch ihre Absorption im Gewebe vernachlässigt werden kann.

Eine als „punktförmig" angenommene Strahlenquelle, welche 1 mg Radiumelement enthält und deren Strahlung durch 0,5 mm Platin gefiltert wird, bewirkt in 1 cm Abstand eine Dosis von rund 8,5 R pro Stunde. Dieser Wert wird auch als „Dosiskonstante" bezeichnet (MINDER). Nach besonders präzisen Messungen von WHITE, MARINELLE und FAILLA beträgt ihr genauer Wert 8,47 R/Stunde. Wenn z.B. eine Patientin eine intrauterine Radiumeinlage von 100 mg Radiumelement erhalten hat, so wird eine in 2 m Entfernung befindliche Person einer Bestrahlung von 20 mR je Stunde ausgesetzt. Hingegen ist in 10 m Abstand die Strahlungsintensität bereits auf ungefähr 1 mR je Stunde abgesunken. Wir werden bei der Besprechung des Strahlenschutzes in der Radiumtherapie noch auf die Bedeutung des Quadratgesetzes zurückkommen.

Die Strahlungsintensität einer gegebenen Menge eines Radionuklids ist keine Konstante, vielmehr nimmt ihre Größe fortwährend ab. Stellt man die Intensität der Strahlung als Funktion der Zeit $t$ dar, so ergibt sich eine negative Exponentialfunktion entsprechend der Formel:

$$I_t = I_0 \cdot e^{-\lambda t},$$

worin $I_0$ die Intensität zu Beginn der Messung (zur Zeit $t = 0$), $I_t$ die Intensität nach Ablauf der Zeit $t$ bedeutet. Der Buchstabe $e$ bedeutet die EULERsche Zahl (2,718 ···), der Buchstabe $\lambda$ die für jedes Radionuklid charakteristische Zerfallskonstante. Wie aus der Formel ersichtlich ist, fällt die Strahlungsintensität um so rascher ab, je größer $\lambda$ ist.

Unter „Halbwertszeit" versteht man jene Zeit, nach welcher die Strahlungsintensität eines gegebenen Radionuklids auf die Hälfte des ursprünglichen Wertes abgefallen ist. Sie ist der Zerfallskonstante umgekehrt proportional entsprechend der Formel:

$$\textit{Halbwertszeit} = l\,2/\lambda = 0{,}693/\lambda.$$

Die Halbwertszeit von Uran beträgt mehrere Milliarden Jahre, von Radium 1600 Jahre, von Radon (Radiumemanation) rund 92 Stunden. Andere Radionuklide zeigen Halbwertszeiten, die nur winzige Bruchteile von Sekunden betragen. Die Halbwertszeit von Radiokohlenstoff (C 14) beträgt 5568 Jahre.

Ist es zur Inkorporierung eines radioaktiven Stoffes gekommen, so hängt das Ausmaß der biologischen Wirksamkeit und damit auch einer eventuellen Strahlenschädigung nicht nur von der Art und Menge des inkorporierten Radionuklids, sondern auch von der Geschwindigkeit der Ausscheidung aus dem Organismus ab. Die Dekorporierungstherapie; ein besonderer Zweig der Behandlung der Strahlenschäden, hat daher die Aufgabe, in den Körper eingedrungene Radionuklide möglichst rasch zur Ausscheidung zu bringen.

Zur Charakterisierung der Verweildauer eines Fremdstoffes im menschlichen Körper hat man den Begriff der „biologischen Halbwertszeit" aufgestellt. Man versteht darunter die Zeit, welche benötigt wird um 50% des eingedrungenen Fremdstoffes aus dem Körper zu eliminieren.

Das tatsächliche Ausmaß der Wirkung einer inneren Bestrahlung ist nun sowohl von der physikalischen wie von der biologischen Halbwertszeit ($T_{\text{phys.}}$ bzw. $T_{\text{biol.}}$) abhängig. Man hat dafür den Begriff der „effektiven" Halbwertszeit aufgestellt und versteht darunter jene Zeit, nach welcher die Strahlung des im Körper retinierten Radionuklids auf die Hälfte des Ausgangswertes gesunken ist. Die drei Größen stehen untereinander durch die im folgenden wiedergegebenen Formeln im Zusammenhang:

$$\frac{1}{T_{\text{eff.}}} = \frac{1}{T_{\text{phys.}}} + \frac{1}{T_{\text{biol.}}}$$

oder nach einfacher Umformung:

$$T_{\text{eff.}} = \frac{T_{\text{phys.}} \cdot T_{\text{biol.}}}{T_{\text{phys.}} + T_{\text{biol.}}}$$

Tabelle 5 gibt einen Überblick über einige biologisch bedeutsame Radionuklide.

Tabelle 5

| Nuklid | Symbol | Strahlenart | physikalische Halbwertszeit |
|---|---|---|---|
| Tritium | H 3 oder T | Beta | 12,4 Jahre |
| Radiokohlenstoff | C 14 | Beta | 6300 Jahre |
| Radionatrium | Na 24 | Beta | 15 Stunden |
| Radiophosphor | P 32 | Beta | 14,3 Tage |
| Eisen 59 | Fe 59 | Beta | 45,1 Tage |
| Radiokobalt | Co 60 | Beta, Gamma | 5,3 Jahre |
| Strontium 90 | Sr 90 | Beta | 28 Jahre |
| Radiojod 131 | J 131 | Beta, Gamma | 8 Tage |
| Radiogold | Au 198 | Beta | 2,69 Tage |

## 2. Strahlenbiologie

Die biologischen Folgen der Einwirkung ionisierender Strahlen auf den menschlichen Körper sind von verschiedenen Faktoren abhängig. Neben der Höhe der Dosis spielt auch der zeitliche Ablauf der Strahleneinwirkung eine bedeutende Rolle. Beträchtliche Unterschiede bestehen auch zwischen den Reaktionen auf Ganzkörperbestrahlungen und solchen nach Teilbestrahlungen einzelner Körperabschnitte oder einzelner Organe. Strahlenreaktionen, die zu gesundheitlichen Schäden führen, werden Strahlenschäden genannt. Herkömmlicherweise werden sie in akute und chronische, allgemeine und lokale Schädigungen eingeteilt. Eine besondere Stellung nehmen die Schäden an der Erbsubstanz, die genetischen Strahlenschäden ein, da diese sich nicht an dem betreffenden, der Strahlung exponierten Individuum, sondern an dessen Nachkommenschaft manifestieren. Sämtliche Strahlenschäden, mit Ausnahme der genetischen Schäden, werden somatische Strahlenschäden genannt. Damit soll zum Ausdruck kommen, daß es sich bei diesen um eine körperliche Schädigung des betreffenden Individuums handelt, im Gegensatz zu den genetischen Schäden, die eigentlich eine Schädigung der menschlichen Gesellschaft darstellen.

Wird der menschliche Körper zur *Gänze* einer einmaligen Bestrahlung mit ionisierenden Strahlen ausgesetzt, so entwickelt sich bei Überschreitung eines bestimmten Dosiswertes das Krankheitsbild der akuten Strahlenkrankheit oder wie man auch sagt das akute Strahlensyndrom. Wenngleich zweifellos individuelle Unterschiede in der Reaktionsweise des Patienten bestehen, ist doch das Ausmaß der gesundheitlichen Schädigung in erster Linie von der Strahlendosis abhängig, welcher der Körper ausgesetzt gewesen war.

Nach plötzlichen Ganzkörperbestrahlungen mit 5000 bis 6000 R und darüber entwickelt sich das cerebrale Strahlensyndrom, welches ausnahmslos zum „zentralnervös bedingten Strahlentod" führt. Das gleiche Krankheitsbild entsteht auch, wenn nicht der ganze Körper, sondern nur der Kopf mit einer so hohen Dosis bestrahlt wird. Das Anfangsstadium dieser Form der Strahlenkrankheit ist durch Übelkeit und Erbrechen gekennzeichnet, dann kommt es zu Apathie und rasch fortschreitendem Kräfteverfall, schließlich treten Krämpfe, Zittern und Ataxie auf. Bei der Obduktion finden sich Veränderungen an den Kernen der Ganglienzellen des Kleinhirnes, Encephalitis, Hirnödem sowie Schädigung der Hirngefäße. Auch an den Myelinscheiden der Nerven sind Veränderungen gefunden worden. Diese Form der Strahlenkrankheit verläuft immer letal.

Nach einmaliger Ganzkörperbestrahlung mit Dosen von 800 bis 5000 R — bzw. rem — entwickelt sich das gastro-intestinale Strahlensyndrom. Seine klinischen Symptome bestehen aus Übelkeit, Erbrechen und schweren Diarrhoen, welche mit der Zerstörung des gesamten Darmepithels einhergehen. Dieses zählt bekanntlich zu den Mausergeweben, bei welchen die Zellen einer ständigen Mauserung unterliegen. Unter dem Einfluß einer massiven Bestrahlung wird die Zellteilung in den LIEBERKÜHNschen Krypten gehemmt, so daß der Nachschub an Epithelzellen unterbleibt, während die verbrauchten Zellen an den Spitzen der Darmzotten abgestoßen werden. Im Tierversuch konnte nach Bestrahlungen mit 1000 bis 3000 R völlige Entblößung der Zotten bereits am dritten Tag nach der Bestrahlung nachgewiesen werden (CRONKITE und BOND). Durch die vom Epithel entblößte Schleimhaut werden große Mengen Flüssigkeit in das Darmlumen abgegeben. Schließlich führt der fortgesetzte Verlust von Wasser und Elektrolyten zum „gastro-intestinalen Strahlentod". Bei den Atombombenopfern von Hiroshima und Nagasaki, die in der ersten Woche nach dem Atomangriff verstarben, war in der Regel diese Form der Strahlenkrankheit die unmittelbare Todesursache.

Im Tierversuch konnten Tiere mit akutem gastrointestinalem Strahlensyndrom durch reichliche Zufuhr von Flüssigkeit und Elektrolyten einige Tage lang am Leben erhalten werden. Nach vier bis sechs Tagen begann die Regenerierung des Darmepithels, wobei sich die Symptome vorübergehend besserten. Zwei bis drei Wochen später verschlechterte sich der Zustand neuerlich infolge der inzwischen manifest gewordenen Strahlenschädigung des Knochenmarkes (s. unten).

Das Lebergewebe galt früher als besonders strahlenresistent. In den letzten Jahren häufen sich aber Beobachtungen über Strahlenschäden am Leberparenchym und an den Kupfferschen Sternzellen.

Nach einmaliger Ganzkörperbestrahlung mit Dosen zwischen 300 und 800 R — bzw. rem — kommt es zur Entwicklung des „hämopoetischen Strahlensyndroms", bei welchem die Strahlenschädigung der blutbildenden Gewebe vorherrscht. Bei den höheren Dosen führt dieses Krankheitsbild zum „hämatologisch bedingten Strahlentod". Auch diese Form der Strahlenkrankheit beginnt mit Erbrechen und Durchfall, was aber nur ein bis zwei Tage anhält. Dann tritt vorübergehend Wohlbefinden ein, doch entwickelt sich gleichzeitig Atrophie der Lymphknoten, der Milz und des Knochenmarkes. Das vollentwickelte hämopoetische Strahlensyndrom zeigt dann schwere Veränderungen sämtlicher Komponenten der blutbildenden Gewebe. Unmittelbar nach der Bestrahlung setzt die Lymphopenie ein, die ihren Höhepunkt nach 24 bis 36 Stunden erreicht. Die kleinen Lymphozyten verschwinden aus dem peripheren Blut gänzlich, doch wird das Auftreten von großen und atypischen Lymphozyten beobachtet. Übersteht der Patient die Krankheit, so kann die Lymphopenie noch jahrelang nachgewiesen werden.

Ähnliche Störungen zeigt auch die Reproduktion der Granulozyten. Unmittelbar nach der Bestrahlung kommt es zu einem leichten Anstieg der neutrophilen Leukozyten, nach einigen Wochen fällt die Leukozytenzahl und erreicht ungefähr 6 Wochen nach der Bestrahlung ihren tiefsten Punkt. In den nicht letal verlaufenden Fällen kann die Leukopenie noch ein Jahr lang und darüber beobachtet werden.

Zu den typischen Erscheinungen der akuten Strahlenkrankheit zählen auch die Hämorrhagien. Die Zahl der Thrombozyten kann in den ersten Tagen nach der Bestrahlung Steigerungen bis zu 50% erfahren, später kommt es zu einem starken Abfall. In der Regel wird der Minimalwert der Thrombozytenzahl nach 28 bis 32 Tagen erreicht. Unterschreitet sie den Wert von 20000 pro $mm^3$ so treten Blutungen auf. So waren bei den Atombombenüberlebenden in Japan ausgedehnte, flächenhafte subkutane Blutungen (Purpura hämorrhagica) häufig zu beobachten. Übersteht der Kranke die akute Strahlenschädigung, so kann es doch recht lange dauern, bis wieder normale Thrombozytenwerte auftreten. So waren bei den strahlengeschädigten Marshallesen nach der Explosion der Bikinibombe (im März 1954) noch zwei Jahre lang abnorm niedrige Thrombozytenzahlen zu beobachten.

Die Entstehung der Strahlenanämie beruht teils auf der vermehrten Blutungsneigung, teils auf der Hemmung der Erythropoese im Knochenmark nach der Bestrahlung desselben. Sofern keine Blutung besteht, nimmt die Zahl der Erythrozyten im peripheren Blut nur langsam ab, da deren Lebenszeit etwa 120 Tage beträgt.

Im Zusammenhang mit der Strahlenschädigung der blutbildenden Gewebe kommt es auch zur Beeinträchtigung der Entstehung der Antikörper und des Ablaufes der Immunreaktionen. Diese teilweise folgenschweren Veränderungen sind erst in den letzten Jahren von mehreren Autoren untersucht worden, obwohl eigentlich schon aus den Anfängen der strahlenbiologischen Forschung diesbezügliche Hinweise vorliegen. So hat Heineke schon im Jahre 1903 die hohe Strahlenempfindlichkeit des lymphatischen Gewebes beschrieben, welche darin zum Ausdruck kommt, daß dieses Gewebe schon durch Strahlendosen zerstört werden kann, die an den meisten anderen Strukturen keine erheblichen Schäden hervorrufen. Ferner beschrieben Benjamin und Sluka (1908) die Herabsetzung oder gänzliche Unterdrückung der Immunreaktionen durch Röntgen-Ganzkörperbestrahlungen. Diese Beobachtungen wurden durch Murphy (1913) dahingehend ergänzt, daß Säugetiere durch Röntgenbestrahlungen so „konditioniert" werden können, daß sie transplantierte Fremdgewebe akzeptieren. Diese Mitteilungen erfuhren eine glänzende Bestätigung durch die Erzeugung von „Strahlungschimären" (Barnes und Loutit). So gelang es beispielsweise, mit letalen Röntgendosen bestrahlte Mäuse dadurch am Leben zu erhalten, daß ihnen Knochenmark von Ratten implantiert wurde. Offensichtlich hatten die Körper der Tiere — um in der Sprache der Immunitätsforscher zu sprechen — die Fähigkeit zur Unterscheidung von „self" und „non-self" eingebüßt. Nachdem E. Lorenz und C. C. Congton (1957) gezeigt hatten, daß Tiere nach der

Verabreichung von supraletalen Strahlendosen mittels Knochenmarkstransfusionen am Leben erhalten werden konnten, wurde das Verfahren bei den Opfern eines Strahlenunfalles im Jahre 1958 erstmalig therapeutisch angewendet. Die Patienten, sechs jugoslawische Wissenschaftler, die letale bzw. supraletale Strahlendosen erhalten hatten, wurden auf dem Höhepunkt der Knochenmarkschädigung einer Behandlung mit Knochenmarkinfusionen unterzogen. Bei fünf der behandelten Patienten trat ein prompter Erfolg ein, der, soweit bekannt geworden ist, bis heute andauert.

Die Hemmung der Immunreaktionen führt nahezu zwangsläufig dazu, daß alle schwereren Formen des Strahlensyndroms durch Infekte verschiedener Art kompliziert werden. So starben viele Strahlenkranke in Hiroshima an Sepsis oder Infekten anderer Art, insbesondere an solchen, die vom Darm ausgingen. Vermutlich kommt es in diesen Fällen durch die Zerstörung des Schleimhautepithels und die gleichzeitige Schwächung der Abwehrkräfte zur Einwanderung pathogener Keime und schließlich zur Bakteriämie und Sepsis.

Auch im Tierexperiment ist der Verlauf von Infekten bei strahlengeschädigten Individuen nachgewiesen worden. So hat I. I. Prjachin bestrahlte Mäuse mit *Bacillus perfringens* infiziert. Bei einer Dosis von 300 R betrug die Mortalität 15%, bei 600 R stieg sie auf 60%, bei 800 R auf fast 100%.

Von mehreren Autoren (B. H. Chromow u.a.) wurde das Eindringen von Darmbakterien, wie *Enteritis-* und *Paraenteritisbakterien*, *Enterokokken*, *Anaerobier* usw. in die Blutbahn bei bestrahlten Tieren nachgewiesen. In diesem Zusammenhang ist auch die mehrfach beschriebene Tatsache zu erwähnen, daß bakterienfrei gezüchtete Versuchstiere supraletale Strahlendosen länger überleben als andere Tiere.

In die gleiche Richtung weisen auch Beobachtungen über die Beeinträchtigung des Properdinsystems nach Ganzkörperbestrahlungen (L. Pillemer, A. A. Bagdasarow u.a.).

Die Zusammenhänge zwischen Infekten, Immunitätsgeschehen und Strahlenwirkungen sind nicht nur für das Schicksal strahlengeschädigter Personen von großer Bedeutung. Darüber hinaus ist die experimentelle Bestrahlung zu einer wichtigen Methode in der Immunitätsforschung geworden.

Eine zwar unangenehme, aber relativ harmlose Strahlenreaktion soll hier Erwähnung finden, der sogenannte „Röntgenkater“, der gelegentlich nach therapeutischen Bestrahlungen auftritt. Die Symptome sind Müdigkeit, Nausea, Erbrechen usw. Der Strahlenkater bzw. Röntgenkater tritt erfahrungsgemäß vorwiegend nach Bestrahlungen der Bauch- und Beckenorgane auf, ist aber zweifellos auch von der individuellen Disposition des Patienten abhängig. Die Pathophysiologie des Strahlenkaters wird nicht einheitlich beurteilt, doch weisen die meisten Autoren auf Zusammenhänge und Analogien mit anderen „Streßsituationen“ hin. Primär dürfte aber doch der Untergang von Zellen nach hoch dosierten Bestrahlungen der auslösende Faktor sein.

Die Bestimmung der für den Menschen letalen Strahlendosis ist nur näherungsweise möglich gewesen. Mit Rücksicht auf die beträchtliche Streuungsbreite dieser Größe wurde der Begriff der mittleren letalen Dosis oder semiletalen Dosis eingeführt, wofür auch LD 50 geschrieben wird. Man versteht darunter jene Dosis, welche bei einmaliger, kurzzeitiger Einwirkung 50% der bestrahlten Individuen tötet, wobei vorausgesetzt wird, daß es sich um vorher gesunde Erwachsene handelt. In Hiroshima war es möglich auf Grund des quadratischen Abstandsgesetzes die Dosen zu rekonstruieren. Nach diesem verhalten sich die Dosen, die in verschiedenen Punkten wirksam waren, umgekehrt wie die Quadrate ihrer Abstände vom Explosionsort der Bombe. Berechnungen auf dieser Basis ergaben für den Menschen die mittlere letale Dosis zu rund 400 R. Dosen von 700 R und darüber sind absolut letal.

Auch für verschiedene Tiergattungen wurde die LD 50 bestimmt, wobei man eine Überlebenszeit von 30 Tagen als Grundlage der Berechnung verwendet. Das betreffende Symbol lautet dann LD $50_{30}$. Im allgemeinen sind diese Werte um so geringer, je höher die Organisationsstufe der betreffenden Tiergattung ist, doch bestehen anscheinend auch gewisse Unterschiede zwischen den einzelnen Säugetierarten. Tabelle 6 (nach G. Gerber) gibt einen Überblick über einige für die LD $50_{30}$ ermittelten Werte.

Tabelle 6

*LD 50 verschiedener Tiergattungen*

*(Ganzkörperbestrahlungen)*

| | |
|---|---|
| Fledermaus | 15000 R |
| Maus | 550 R |
| Ratte | 600 R |
| Meerschweinchen | 400 R |
| Kaninchen | 800 R |
| Hund | 300 R |
| Esel | 650 R |
| Ziege | 350 R |
| Schwein | 400 R |
| Rhesusaffe | 550 R |

Weitaus höher liegt die LD $50_{30}$ bei Insekten. Dieser Umstand dürfte damit zusammenhängen, daß im Insektenkörper die Mitosehäufigkeit sehr gering ist.

Mehrere Autoren (Rajewsky und Mitarbeiter) konnten auch Zusammenhänge zwischen Überlebenszeit und Dosis bei supraletalen Dosen feststellen. Im allgemeinen nahm die Überlebenszeit, wie zu erwarten war, mit steigender Dosis rasch ab. Eigenartigerweise blieb aber die Lebensdauer bei stufenweiser Steigerung der Dosis von 1200 R bis 12000 R konstant, so daß die „Dosis-Effekt-Kurve" in diesem Bereiche ein Plateau aufweist.

Eine Dosis von 40000 R überlebten die Tiere (z.B. Mäuse) etwa 24 Stunden lang, die Dosis von 1000000 R nur eine Stunde lang. Bei weiterer Steigerung der Dosis wird das Leben fast augenblicklich vernichtet, man nennt diesen Vorgang „molekularen Strahlentod".

Die hier beschriebenen Formen der Strahlenkrankheit treten nach einmaliger, plötzlicher Bestrahlung auf, auf welche sich auch die angegebenen Dosen beziehen. Wesentlich schwächere Wirkungen treten ein, wenn die Dosis in mehrere Teildosen zerlegt wird, die durch Pausen getrennt sind. Während diesen findet nämlich eine wenigstens partielle Erholung der Gewebe statt, wodurch die Gesamtwirkung eine Abschwächung erfährt. Die Zerlegung der Gesamtdosis in Teildosen wird Fraktionierung genannt. Ein anderer Weg zur Abschwächung der Strahlenwirkung ist die Verlängerung der Bestrahlungszeit bei gleichbleibender Dosis. Diese Modifikation wird auch Protrahierung genannt. Sowohl bei der Fraktionierung wie bei der Protrahierung der Bestrahlung ist deren zeitlicher Ablauf gegenüber der einmaligen Intensivbestrahlung geändert, woraus sich die große Bedeutung des „Zeitfaktors“ für die biologische Strahlenwirkung ergibt. Bei fraktionierter oder bei protrahierter Bestrahlung können die oben angeführten Dosen ohne letale Folgen um ein Vielfaches überschritten werden. Während die Bedeutung des Zeitfaktors im Bereiche des akuten Strahlensyndroms unbestritten ist, bestehen bei den Spätschäden teilweise weniger durchsichtige Verhältnisse, auf die wir später noch zurückkommen werden.

Zu den Schäden nach lokaler Strahleneinwirkung übergehend, wollen wir mit der Besprechung der Hautreaktionen beginnen. Alle von außen in den Körper eindringenden Strahlen müssen zuerst die Haut durchdringen, und wir können daher bis zu einem gewissen Ausmaße von den Hautveränderungen auf die Höhe der Strahlendosis schließen. Allerdings sind diese nicht nur von der Höhe der Gesamtdosis, sondern auch von der zeitlichen Verabfolgung derselben, sowie von der Art der einwirkenden Strahlen abhängig. Die einmalige Verabreichung einer Röntgenstrahlendosis von 300 bis 800 R, bzw. einer äquivalenten Dosis einer anderen Strahlengattung, führt zur Entstehung eines Erythems. Das Erythem ist eine reversible Reaktion des Hautorganes und daher noch nicht den Strahlenschäden zuzuzählen, obwohl es manchmal als Begleiterscheinung von Strahlenschäden auftreten kann. Seinem Wesen nach ist das Erythem eine Dilatation der Hautgefäße, die von allmählich einsetzender Pigmentierung gefolgt ist. Im Gegensatz zu dem nach Ultraviolettbestrahlung auftretenden Erythem („Sonnenbrand“), das schon nach einigen Stunden auftritt und nach Überschreitung seines Höhepunktes allmählich abklingt, zeigt das Röntgenerythem einen eher wellenförmigen Verlauf. Die erste Welle, das Früherythem, ist nach ein bis zwei Tagen zu beobachten und verschwindet später wieder. Das Haupterythem, das wesentlich stärker ausgeprägt ist als das Früherythem, tritt erst nach 8 bis 14 Tagen auf, um einige Tage nach Erreichung seines Gipfelpunktes langsam abzuklingen. Im weiteren Verlaufe sind meist noch ein bis zwei weitere Gipfelpunkte, die Späterythem genannt werden, zu verzeichnen. Zu diesem Zeitpunkt hat aber schon die Pigmentierung eingesetzt, so daß der Rötung der Haut ein brauner Farbton beigemischt wird. Ferner tritt an der behaarten Haut nach einer Dosis von 400 bis 500 R Epilation ein, doch regeneriert sich das Haarkleid nach etwa drei Monaten. Wird die Dosis auf 800 bis 1000 R gesteigert, so erscheint ein außerordentlich starkes Erythem, das mit düsterroter Verfärbung einhergeht. Bei weiterer Steigerung der Dosis auf 1600 bis 2000 R treten irreversible Veränderungen auf, die sich als Nekrose und Ulzeration äußern. Das Strahlenulkus ist sehr schmerzhaft und zeigt nur geringe Heilungstendenz, erst nach jahrelangem Bestande kann Vernarbung eintreten. In vielen Fällen ist aber das Röntgenulkus der Vorläufer der malignen Degeneration, des Röntgenkarzinoms, von dem weiter unten noch die Rede sein wird.

Wesentlich anders verlaufen die Hautreaktionen nach fraktionierter Strahleneinwirkung, wie sie in der Strahlentherapie üblich ist. Bei dieser kommt es nach Gesamtdosen von 3000 bis 4000 R zur Abstoßung der gesamten Epidermis, die je nach der Höhe der Dosis und nach der individuellen Reaktionsweise des Patienten als trockene Reaktion (Radioepidermitis sicca) oder als feuchte Reaktion (Radioepidermitis exsudativa) verläuft. Bei diesen fraktionierten Bestrahlungen wird der Bindegewebs-Gefäßapparat der Haut weitgehend geschont, so daß diese sich wieder völlig erholen kann. In manchen Fällen kommt es allerdings zu bleibenden Spätveränderungen bei Schwielenbildung oder Gefäßerweiterungen (Teleangiektasien). Im großen und ganzen verlaufen die Strahlenreaktionen an der trockenen Greisenhaut älterer Personen schwächer als bei jüngeren Personen, auch bestehen Einflüsse des Hormonhaushaltes.

Der hier geschilderte Ablauf der Strahlenreaktionen der äußeren Haut bezieht sich allerdings nur auf die Einwirkung der „konventionellen Röntgenstrahlung", d.h. der Strahlen, die mit Röhrenspannungen von höchstens 200 kV erzeugt werden. Bei der Bestrahlung mit ultraharten Strahlen, beispielsweise der Gammastrahlen von Radiocobalt (Co 60), ergeben sich bedeutend schwächere Reaktionen als Folge des Aufbaueffektes. Beim Übertritt dieser Strahlungen von der atmosphärischen Luft in den menschlichen Körper entsteht im Gewebe eine sekundäre Elektronenstrahlung (Comptonelektronen), die ins Körperinnere orientiert ist. Da es somit beim Eindringen der Gammastrahlen zu einem allmählichen Aufbau der Elektronenstrahlung kommt, bei der das Maximum der Ionisation im Falle von Co 60 in etwa 5 mm Tiefe erreicht wird, erhält die Haut eine Dosis, die nur 30 bis 50% der Dosis in der Schicht der maximalen Ionisation entspricht. Während der Aufbaueffekt zur Schonung der Haut beiträgt und bei der therapeutischen Anwendung der Strahlen außerordentlich wertvoll ist, kann bei einem Strahlenunfall mit Gammastrahlen aus dem gleichen Grunde die Hautreaktion nicht mehr als Anhaltspunkt für die eingestrahlte Dosis angesehen werden. Es besteht vielmehr die Möglichkeit, daß an inneren Organen schwere Strahlenschäden entstehen, ohne daß die Haut eine sichtbare Reaktion aufweist.

Analoge Veränderungen wie an der äußeren Haut treten auch an den Schleimhäuten auf. Sie äußern sich als Hyperämie und Ödem und können von Spasmen der glatten Muskulatur begleitet sein. Nach Bestrahlungen mit höheren Dosen entstehen Schleimhautulzera, die zu Narben und Fistelbildungen führen können. Auch können in den Hohlorganen durch schrumpfende Ulkusnarben Stenosen entstehen.

Die Drüsen reagieren auf Strahleneinwirkung, wenn auch in unterschiedlichem Ausmaße, mit Verminderung oder völliger Einstellung der Sekretion. Manche Drüsen, wie die Speicheldrüsen oder die Talg- und Schweißdrüsen der Haut stellen bereits nach relativ kleinen Strahlendosen temporär ihre Funktion ein, nach höheren Dosen kommt es zur Atrophie des Drüsenepithels und dauerndem Funktionsausfall. Die Niere galt lange als ziemlich strahlenresistent, doch mehren sich in den letzten Jahren Publikationen über das Auftreten einer Strahlennephritis als Spätschädigung. Diese äußert sich in der Zerstörung der Tubuli, Hyalinisierung der Glomeruli und fibrösen Veränderungen. Mehr oder weniger parallel mit den geweblichen Veränderungen in der Niere entwickelt sich auch Hypertension. P. B. KUNKLER, R. FARR und R. W. LUXTON berichteten über sieben Patienten mit letal verlaufenden Strahlenschäden der Niere und ähnliche Berichte liegen auch von anderen Autoren vor. Auch indirekte Strahlenschäden der Niere nach Bestrahlung anderer Körperregionen sind beschrieben worden, die auf Zellzerfall und nachfolgende Erhöhung des Harnsäurespiegels im Blut zurückgeführt werden.

Auch an den endokrinen Drüsen sind charakteristische — durch Strahlung bedingte Veränderungen — gefunden worden. Hinsichtlich der Schilddrüse ist seit langem bekannt, daß sie im Zustande der Überfunktion schon auf relativ kleine Strahlendosen mit Herabsetzung der Funktion reagiert, wovon in der Strahlentherapie der Hyperthyreosen Gebrauch gemacht wird. Hingegen galt die normal funktionierende, euthyreotische Drüse früher als strahlenresistent, doch sind in den letzten Jahren nach mit hohen Dosen durchgeführten Radiojodbehandlungen Fälle von Mixödem beschrieben worden. Die gefährlichste Form der Strahlenschädigung der Thyreoidea ist aber zweifellos das Karzinom, worüber weiter unten noch eingehend gesprochen werden soll.

Schon frühzeitig wurde erkannt, daß die Bestrahlung der Keimdrüsen nach Überschreitung einer bestimmten Dosis ausnahmslos Kastration und Sterilität zur Folge hat. Wir wissen heute, daß bei der weiblichen Keimdrüse eine Dosis von 500 R entweder auf einmal oder innerhalb weniger Tage in Teildosen verabreicht, zur dauernden Stillegung und Verödung führt. Die genetischen Strahlenschäden, die schon nach kleinsten Dosen auftreten können, werden uns weiter unten noch beschäftigen.

Auch an der Lunge sind nach Durchstrahlung mit hohen Dosen charakteristische Schäden beobachtet worden. Diese äußern sich in der Strahlenfibrose, die im wesentlichen eine Erkrankung des Lungengerüstes darstellt. In den Frühstadien stehen vermehrte Schleimabsonderung und pneumonische Infiltrate im Vordergrunde, nach deren Abklingen kann der Prozeß eine Zeitlang symptomlos verlaufen. Später kommt es zur Bindegewebswucherung, welche zur respiratorischen Insuffizienz führt und letal verlaufen kann.

Strahlenschäden des Herzens haben KUNKLER und WHITFIELD beschrieben („Röntgenkarditis"), sowie GUREVICH.

Unter den Sinnesorganen zeichnet sich das Auge durch eine hohe Strahlenempfindlichkeit aus. Eine sehr charakteristische Strahlenschädigung des Sehorganes ist die Kataraktbildung, welche durch die verschiedenartigsten Strahlengattungen hervorgerufen werden kann. So ist seit langer Zeit der Glasbläserstar als typische Berufsschädigung bekannt und man weiß, daß er durch eine Schädigung der Augenlinse durch die Infrarotstrahlung (Wärmestrahlung) hervorgerufen wird. Strahlenkatarakte können aber auch durch Röntgenstrahlen oder andere Arten der ionisierenden Strahlung hervorgerufen werden. Röntgenkatarakte können bei therapeutischen Röntgenbestrahlungen im Bereiche des Gesichtes entstehen, weswegen bei diesen die Augen des Patienten soweit wie möglich mittels Bleiplatten abgedeckt werden müssen. Dieselben Augenschäden sind in früheren Jahren bei Röntgentechnikern vorgekommen, die ohne Kenntnis dieser Gefahr ihr Gesicht der Strahlung ausgesetzt hatten. Auch M. CURIE, die Entdeckerin des Radiums und des Poloniums, erblindete an beiden Augen am grauen Star, der in diesem Falle durch die Gammastrahlung der radioaktiven Stoffe, mit denen sie experimentierte, hervorgerufen wurde. Offenbar besitzt die Augenlinse die Fähigkeit, kleine täglich verabreichte Strahlendosen so weit zu kumulieren, bis die kataraktogene Dosis erreicht wird. Die große Forscherin erlangte ihr Augenlicht durch eine Staroperation wieder und erlag Jahre später einer ebenfalls radiogenen Knochenmarkschädigung.

Im Gegensatz zu dieser chronisch entstandenen Linsenschädigung stehen die Strahlenkatarakte der Atombombenüberlebenden von Hiroshima und Nagasaki. Diese waren einer einmaligen kurzzeitigen Bestrahlung ausgesetzt, wobei neben der Gammastrahlung auch die Neutronen eine beträchtliche Rolle gespielt haben dürften. Diese Katarakte traten meist in den Jahren 1948 bis 1950 auf, also nach drei- bis fünfjähriger Latenzzeit. Sie betrafen vorwiegend jene Atombombenüberlebende, die Strahlendosen zwischen 400 bis 500 rem erhalten hatten. Jene Personen, die kleinere Dosen erhalten hatten, blieben in der Regel von dieser Komplikation verschont, während jene, die größeren Dosen ausgesetzt gewesen waren, nicht so lange überlebten, als daß sich Katarakten hätten bilden können.

Auch Strahlenschäden am Knochen sind seit langem bekannt. Bei diesen ist besonders die große Strahlenempfindlichkeit des wachsenden Skelettes bzw. des Ossifikationsprozesses an den Epiphysenfugen hervorzuheben, deren Schädigung zur Wachstumshemmung führt. Das Knochengerüst des Erwachsenen ist im allgemeinen viel weniger strahlensensibel als das des Kindes und des Jugendlichen, doch kommen bei hochdosierten therapeutischen Bestrahlungen Knochenschäden, sogenannte Osteoradionekrosen, vor. Da diese zu Spontanfrakturen führenden Nekrosen erfahrungsgemäß nur bei einem kleinen Prozentsatz der bestrahlten Patienten auftreten, muß angenommen werden, daß für ihre Entstehung eine besondere individuelle Disposition verantwortlich zu machen ist. Die Osteoradionekrose des Schenkelhalses, die gelegentlich nach gynäkologischen Bestrahlungen auftritt, führt zwar zur Schenkelhalsfraktur und damit zur zeitweiligen Invalidität, kann aber bei sachgemäßer Behandlung völlig ausheilen.

Besondere Beachtung verdienen Strahlenschäden der fötalen Gewebe, da sie schon durch relativ geringe Dosen hervorgerufen werden können. Diese Erfahrung geht auf die Frühzeit der Röntgentherapie zurück, in der mehrfach in Unkenntnis der Gefahren die Beckenorgane gravider Frauen durchstrahlt wurden. In manchen Fällen abortierten diese, in andern Fällen kamen lebensfähige Mißbildungen zur Welt. Die ältere Literatur über den „Röntgenabort" ist in der Monographie von W. FLASKAMP zusammengefaßt, doch ist bei den älteren Arbeiten die Dosis nur schwer zu rekonstruieren. Unter den strahlenbedingten Mißbildungen sind Störungen der Skelettentwicklung und Mikrokephalie vorherrschend. Besonders schwere Folgen treten auf, wenn die Strahleneinwirkung während der ersten drei Graviditätsmonate stattfindet, eine Erscheinung, die auch für Noxen anderer Art, wie Virusinfekte und Sauerstoffmangel zutreffend ist. Ähnliche Strahlenschäden wurden auch bei den Kindern in Hiroshima und Nagasaki beobachtet, die gleichfalls der Bestrahlung in utero ausgesetzt gewesen waren. So berichtete G. PLUMMER über Untersuchungen an 205 Kindern aus Hiroshima, die in den ersten Monaten des Jahres 1946 geboren wurden, daher im Mutterleib bestrahlt worden waren. Bei 11 dieser Kinder betrug die Distanz vom Hypozentrum der Bombe weniger als 1200 m und bei 7 von diesen bestanden Mikrokephalie und geistige Defekte. Auch R. W. MILLER berichtete über 24 Kinder mit Mikrokephalie, die in der 7. bis 15. Woche des Foetallebens der Strahlung der Hiroshimabombe ausgesetzt gewesen waren. Ähnliche Erfahrungen wurden von J. N. YAMAZAKI, St. W. WRIGHT und P. M. WRIGHT aus Nagasaki mitgeteilt.

Derartige an embryonalen Geweben hervorgerufene Strahlenschäden werden Fruchtschäden genannt und sind von den weiter unten zu besprechenden genetischen Schäden streng zu unterscheiden. Die Frage nach der geringsten Dosis, die geeignet ist Fruchtschäden zu erzeugen, ist begreiflicherweise wiederholt erörtert worden. Nach L. B. RUSSEL und W. L. RUSSEL sind beim Säugetier Fruchtschäden schon nach 25 R zu erwarten, wenn diese im Beginn der Schwangerschaft gegeben werden. In einer neueren Mitteilung berichtet aber R. RUGH, daß er bei Ratten schon mit einer Dosis von 10 R, wenn diese zwischen dem 7. und 13. Gestationstag gegeben wurde, Schäden am Zentralnervensystem erzeugen konnte. Manches spricht dafür, auch dem menschlichen Foetus eine ebensolche Strahlensensibilität zuzuschreiben.

Zu den eigentlichen Spätschäden zählen wir die Entstehung von Leukämie und malignen Tumoren, sowie die vorzeitige Alterung des Organismus. Hinzu kommen noch die genetischen Strahlenschäden, welche über das Individuum hinausreichen und somit eine Schädigung besonderer Art darstellen.

Die Entstehung von malignen Tumoren und Hämoblastosen als späte Folgen der Strahleneinwirkung ist sowohl in praktischer Hinsicht wie vom Standpunkte der Krebsforschung von größter Bedeutung. Auch ist festzuhalten, daß unsere Kenntnisse sich auf diesem Gebiete in den letzten Jahren bedeutend erweitert haben und manche Aspekte dieses Problemes noch sehr im Flusse sind. M. FRIEBEN (1902) war wohl der erste, der einen durch Röntgenbestrahlungen hervorgerufenen Hautkrebs beschrieben hat. Bald folgten weitere Veröffentlichungen anderer Autoren über ähnliche Beobachtungen und schon 1911 veröffentlichte O. HESSE eine Monographie über „Das Röntgenkarzinom“. In dieser gab er eine zusammenfassende Beschreibung von 94 bis dahin beobachteten Fällen von Röntgenkrebs, welche in der Mehrzahl durch berufliche Strahleneinwirkung entstanden waren. Die von HESSE beschriebenen Karzinome waren alle auf einer Hautpartie entstanden, welche bereits vor der malignen Entartung schwere, irreversible Strahlenschäden aufwies. In der Mehrzahl der Fälle entwickelte sich das Karzinom aus einem Röntgenulkus, manchmal aber auch aus einer Hyperkeratose. Histologisch handelte es sich in den meisten Fällen um verhornende Plattenepithelkarzinome. HESSE gab das Intervall zwischen initialer Strahleneinwirkung und Krebsentstehung mit durchschnittlich 9 Jahren an, doch wurden später auch viel längere, mehrere Jahrzehnte umfassende Intervalle beobachtet. Bemerkt sei noch, daß sich unter den von HESSE beschriebenen Tumoren auch ein Sarkom befand. Fast gleichzeitig beschrieb S. G. SCOTT ein Röntgenkarzinom an der Hand eines Röntgentechnikers, das zu Knochendestruktionen geführt hatte. Eine Zusammenstellung ähnlicher Fälle ist in der Monographie von FLASKAMP zu finden. Nicht wenige Pioniere der Röntgenologie, unter ihnen die Träger berühmter Namen, sind später den Lungenmetastasen des Röntgenkarzinoms erlegen. Sowohl die Röntgenkarzinome der Techniker und Ärzte wie die nach therapeutischen Bestrahlungen entstandenen, waren der Preis für die Erforschung des neuen Gebietes, dessen eigenartige Gefahren noch niemand kannte. Auch darf nicht vergessen werden, daß in jener Zeit keine Möglichkeit zur Messung der Strahlendosis bestand und daher die Menge der verabreichten Strahlung oft von zufälligen Faktoren abhängig war. Seit der Erfindung des Dosimeters (G. HOLZKNECHT, 1902) und namentlich seit der Einführung der Dosimetrie mit R-Einheiten sind derartige schwere Strahlenschäden bei Ärzten und Patienten, von Einzelfällen abgesehen, nicht mehr vorgekommen. Als Rarität beschrieben beispielsweise N. P. und H. E. ANDERSON mehrere Basalzellenkarzinome in der Mittellinie des Gesichtes, bzw. an der Nase eines Patienten. Es liegt nahe, die Entstehung solcher Tumoren auf Feldüberschneidungen und dadurch bewirkte Überdosierung zurückzuführen. Ein Fall von extrem langem Intervall zwischen Strahleneinwirkung und Krebsentstehung wurde von J. S. MITCHEL und J. L. HAYBITTLE beschrieben. Bei diesem handelte es sich um eine Patientin, bei der im Jahre 1898 wegen Nierensteinen Röntgenaufnahmen vorgenonmen wurden, bei welchen insgesamt eine Stunde lang (!) exponiert wurde. Später sollen an der Haut Blasen aufgetreten sein, die nach einiger Zeit wieder abheilten. Im Jahre 1947, also rund 50 Jahre nach der Strahleneinwirkung, entwickelte sich in der Bauchhaut ein Ulkus, welches sich als Plattenepithelkarzinom erwies. Wenngleich es in einem derartig weit zurückliegenden Falle unmöglich ist, die Höhe der gegebenen Dosis zu rekonstruieren, muß auf Grund späterer Erfahrungen doch angenommen werden, daß es sich um einige tausend R gehandelt haben muß. Es muß wohl nicht besonders betont werden, daß beim heutigen Stand der Röntgendiagnostik und Röntgentechnik eine solche Strahlenschädigung bei einer einfachen Röntgenuntersuchung völlig ausgeschlossen ist.

Während es sich bei den beschriebenen Fällen um Strahlenkrebse der Haut gehandelt hatte, wurden zu jener Zeit auf einem ganz anderen Gebiete innere Karzinome beschrieben. Wie schon in der Einleitung erwähnt worden ist, war die „Schneeberger Bergmannskrankheit" jahrhundertelang bekannt, bevor sie als radiogene Krebsgeschwulst erkannt wurde. Es waren HÄRTING und HESSE, die 1878 die Krankheit als Bronchialkarzinom erkannten, doch suchten sie die Ursache in der Inhalation von Arsenstaub. Nach der Entdeckung der Radioaktivität brach sich bald die Erkenntnis Bahn, daß diese die eigentliche Ursache der Schneeberger und Joachimsthaler Bergmannskrankheit sei. Im Jahre 1926 berichteten ROSTOSKI, SAUPE und SCHMORL, daß von 154 Bergleuten aus Schneeberg innerhalb weniger Jahre 13 an Bronchialkarzinomen verstorben seien, als deren Ursache sie die Inhalation des gasförmigen Radionuklids Radon und des radioaktiven Gesteinsstaubs erkannten. Später konnten B. RAJEWSKY, A. SCHRAUB und J. KAHLAU im Tierversuch durch Einatmung von Radon Lungentumoren erzeugen und damit den experimentellen Beweis für die kausale Rolle der Radioaktivität erbringen. Über Lungenkarzinome bei den Bergleuten in St. Joachimsthal berichteten A. BEUTEL und A. WOLDRICH sowie J. LÖWY. F. BEHOUNEK und M. FORT fanden in einer späteren Arbeit autoptisch sogar 45% Lungenkarzinome und einzelne Knochensarkome.

Etwa zur gleichen Zeit, als die Ätiologie der Schneeberger Lungenkarzinome aufgeklärt wurde, waren auch maligne Erkrankungen bei Arbeiterinnen in der Leuchtfarbenindustrie bekannt geworden, bei denen Inkorporierung von Radium stattgefunden hatte. Mehrere von diesen starben an Osteosarkomen und Osteochondrosarkomen, welche unter dem Einfluß von Dauerbestrahlungen durch das im Skelett fixierte Radium entstanden waren (H. S. MARTLAND und andere). In einer späteren Untersuchung fanden F. E. HOECKER und P. G. ROOFE im Skelett Radiummengen bis zu 50 $\mu$g. In den genannten Fällen war das Radium, wie nachträglich festgestellt wurde, in den Körper gelangt, da die Arbeiterinnen mit den Lippen den Pinsel anzufeuchten pflegten, mit dem sie die radioaktive Leuchtfarbe auf die Zifferblätter von Uhren auftrugen.

Eine weitere Gruppe von malignen Geschwülsten, die ihre Entstehung der Inkorporierung eines Radionuklids verdanken, sind die Thorotrastsarkome. Ihre Entstehung ist besonders tragisch, da es sich hier um die unbeabsichtigte Folge eines ärztlichen Eingriffes handelt. Doch ist andererseits die nicht unbeträchtliche Literatur über die Thorotrastkatastrophe sehr aufschlußreich, da in diesen Fällen die Menge des inkorporierten Radionuklids sowie der Zeitpunkt der Inkorporierung genau bekannt sind.

Als im Jahre 1928 das Thorotrast — ein Thoriumdioxidsol — in die Röntgendiagnostik zur Darstellung von Gefäßen sowie des Milz- und Leberparenchyms eingeführt wurde, da dachte man zunächst nur an den dichten Schatten, den das Thorium im Röntgenbild gibt. Erst Jahre später traten sowohl an der Einbringungsstelle wie an den Organen, in denen Thorium vorwiegend gespeichert wird, als Folge der kontinuierlichen Bestrahlung maligne Tumoren auf. Die Speicherung bzw. Anreicherung findet vorwiegend in der Milz, der Leber und im gesamten retikuloendothelialen System statt. Über das Thorotrastsarkom existiert eine recht große Literatur, die unter anderem in dem Werk „Das Krebsproblem“ von K. H. BAUER zusammenfassend referiert wird. Aus dieser Übersicht ergibt sich ein Intervall von 12 bis 18 Jahren, in Einzelfällen auch länger, zwischen der Einbringung des Thorotrasts und der Sarkomentstehung, der oft ein präkanzeröses Stadium vorangeht.

Experimentell wurden von ROUSSY, OBERLING und GUÉRIN bei Ratten durch subkutane Thorotrastinjektionen metastasierende Sarkome erzeugt. Am gleichen Tier erzeugte auch MIYAMOTO Thorotrastsarkome. Die von ihm behandelten Tiere entwickelten Spindelzellsarkome, welche nach einer Latenzzeit von durchschnittlich 321 Tagen auftraten und auf andere Tiere weiterverimpft werden konnten. Hingegen beobachteten F. RUF und K. PHILIPP ein Plattenepithelkarzinom am Unterlid, welches 35 Jahre nach der Injektion von Thorotrast in den Tränensack entstanden war. Messungen ergaben, daß in diesem Falle das Gewebe, welches schließlich maligne degenerierte, eine Dosis von etwa 20000 rem erhalten hatte. Auf Grund dieser und ähnlicher Erfahrungen wurde das Thorotrast aus der Medizin verbannt und seine Anwendung gilt heute als Kunstfehler. Als besonderer Fall sei noch eine Beobachtung von W. B. LOONEY über die Entstehung eines osteogenen Sarkoms nach einer Radonkur erwähnt. Es handelte sich um eine Patientin mit chronischer Polyarthritis, die durch Jahre hindurch immer wieder Trinkkuren mit radonhaltigem Wasser unterzogen wurde.

Das Auftreten einer Leukämie als Strahlenspätschädigung ist schon in vielen Fällen beobachtet worden. Die erste diesbezügliche Mitteilung aus dem Jahre 1911 wurde damals nicht in ihrer vollen Tragweite erkannt. In diesem Jahre berichteten N. JAGIC, G. SCHWARZ und L. SIEBENROCK aus der NORDENschen Klinik über Blutbefunde bei Röntgenologen, wobei sie einleitend erwähnten, daß innerhalb kurzer Zeit drei Röntgenologen und eine Radiumschwester an Leukämie verstorben seien. Diese Mitteilung scheint dann in Vergessenheit geraten zu sein, doch folgten ähnliche kasuistische Mitteilungen von anderer Seite. So berichtete C. AUBERTIN über die myeloische Leukämie eines Radiologen, ebenso W. EVANS und R. ROBERTS. J. NIELSEN veröffentlichte aus dem Kopenhagener Radiuminstitut die Krankengeschichte einer Schwester, die an myeloischer Leukämie verstorben war. Auf breiterer Grundlage wurde das Problem dann von H. C. MARCH aufgerollt. MARCH ermittelte die Todesursachen von 15762 Ärzten, die in den USA in den Jahren 1944 bis 1948 verstorben waren. Von diesen waren insgesamt 119 an Leukämie verstorben, was einem Prozentsatz von 0,72% entspricht. Bei den Radiologen ergaben sich für den gleichen Zeitraum 6 Leukämien bei insgesamt 124 Todesfällen, also 4,48%. Diese Häufung der Leukämien bei den Radiologen, die auch von H. ULRICH und F. GAWELEK bestätigt wurde, kann nur auf die Strahlenexposition während der Berufsarbeit zurückgeführt werden.

Es muß aber hervorgehoben werden, daß diese Aufstellungen auch viele Pioniere aus der Frühzeit der Radiologie umfaßt, die in den Anfängen des Faches ihre Arbeit ohne ausreichenden Strahlenschutz verrichteten. Es liegt bis jetzt kein Beweis dafür vor, daß unter den gegenwärtigen Bedingungen radiologisch tätige Ärzte öfter an Leukämie erkranken als der Durchschnitt der Bevölkerung. In den Strahlenschutzempfehlungen der ICRP (International Commission on Radiological Protection) wird festgelegt, daß das Knochenmark in der Berufsarbeit keine größere Dosis als 5 rem pro Jahr erhalten darf. Die sich daraus ergebende höchstzulässige Dosis von 0,1 rem/Woche ist in die Strahlenschutzgesetzgebung vieler Staaten aufgenommen worden.

Als Auswirkung der US-amerikanischen Atombombenangriffe auf Hiroshima und Nagasaki wurde die Menschheit mit den kanzerogenen und leukämogenen Effekten ionisierender Strahlen in einem Umfang konfrontiert, der alles zuvor Bekannte bei weitem übertraf. Die Folgen der Verbrechen von Hiroshima und Nagasaki führten zu zahlreichen Untersuchungen. In Hiroshima wurden 90000 strahlungsexponierte Personen sowie 10000 Personen ohne Strahlenexposition besonders genau untersucht („master sample"). Sowohl von japanischer Seite (M. Tsuzuki, N. Kusano, S. Watanabe und andere) wie von amerikanischen Autoren (R. Lange, M. Moloney) wurde eine beträchtliche Vermehrung der Anzahl der Leukämien, besonders der Myelosen, gegenüber der sonstigen japanischen Bevölkerung festgestellt. Während es vorübergehend den Anschein hatte, daß die Leukämiefälle im Jahre 1952 ihren Höhepunkt überschritten hätten, sind gerade in den letzten Jahren wieder zahlreiche Neuerkrankungen bekannt geworden.

In dieser Hinsicht ist eine statistische Übersicht von Watanabe über Neuerkrankungen an Leukämie aus den Jahren 1946 bis 1964 sehr aufschlußreich. Aus dieser ist zu entnehmen, daß in Hiroshima in den Jahren 1959 und 1961 wieder ein merkliches Ansteigen der Zahl der Neuerkrankungen zu verzeichnen war. Die graphische Darstellung der Leukämiefälle in Nagasaki zeigt eine zweigipflige Kurve, deren Maxima in die Jahre 1958 und 1961 fallen.

In den letzten Jahren ist es ferner zur Gewißheit geworden, daß bei den Atombombenüberlebenden als Folge der Ganzkörperbestrahlung auch Neoplasmen anderer Art aufgetreten sind. Diese wichtige Feststellung verdankte man anfangs der Auswertung des obenerwähnten „master sample". Aus dieser ergibt sich nicht nur eine beträchtliche Vermehrung der Anzahl der Neoplasmen, sondern auch eine deutlich ausgeprägte Abhängigkeit der Tumorrate von der Entfernung vom Hypozentrum, mithin von der Strahlendosis. Für eine Hypozentrum-Patientendistanz von 500 bis 999 m wurden vom 1. Mai 1957 bis zum 31. Dezember 1958 (nach M. Ishida) 863 Tumoren pro 100000 Personen gezählt, für die Distanzen 1000 m bis 1499 m waren es 336, für 1500 bis 2000 m 274. Erst bei Distanzen von mehr als 2000 m ergaben sich Erkrankungsziffern, die dem Durchschnitt der japanischen Bevölkerung entsprechen. Die Aufschlüsselung nach der Lokalisation zeigt Vermehrung von Lungen-, Magen- und Zervixkarzinomen, sowie von Ovarialtumoren. Sehr bedeutsam erscheint auch die

Altersverteilung der Neuerkrankten, über welche NISHIDA und KUSANO berichten. Von den strahlenexponierten Patienten sind demzufolge vor dem 20. Lebensjahr 10,27% an Tumoren (inkl. Leukämien) erkrankt, gegenüber 4,44% in der nicht exponierten Gruppe. Im 3. und 4. Lebensjahrzehnt beträgt der Wert 22,92% für die bestrahlte gegenüber 9,63% für die nicht strahlenexponierte Bevölkerung von Hiroshima.

Inzwischen wurde von der medizinischen Vereinigung in Hiroshima ein „Tumorregister" gegründet, das der exakten Untersuchung der malignen Neoplasmen und ihrer Abhängigkeit von der Strahlenexposition des Patienten dient. Wie aus einer Veröffentlichung von T. HARADA und M. ISHIDA hervorgeht, begann das „Tumorregister" am 1. Mai 1957 seine Tätigkeit auszuüben. Diese bestand in der Erfassung sämtlicher Patienten, bei denen in den Kliniken von Hiroshima gutartige und bösartige Neoplasmen nachgewiesen worden waren. In einer Zeitspanne von 20 Monaten wurden insgesamt 1750 bösartige und 810 gutartige Tumoren in das Register aufgenommen. Die Aufschlüsselung nach Art und Lokalisation der Tumoren ergab beispielsweise bei Magenkarzinomen eine Verdoppelung, bei Lungenkarzinomen und Ovarialtumoren eine Vervierfachung im Verhältnis zur nicht strahlenexponierten Bevölkerung.

Einen experimentellen Beitrag zum gleichen Problem lieferten J. FURTH, A. S. UPTON und A. W. KIMBALL, die Mäuse der Strahlung einer Atombombenexplosion aussetzten. Durch die Wahl verschiedener Entfernungen vom Hypozentrum wurden den Tieren abgestufte Dosen, nämlich 240, 396, 622 und 749 R gegeben. Die überlebenden Tiere zeigten eine dosisabhängige Vermehrung der Zahl der Leukämien, Lymphome, Tumoren der Mammae, der Ovarien, der Nebennieren und der Hypophyse.

In den letzten Jahren häufen sich auch Beobachtungen über die Entstehung von Neoplasmen und Leukämien bei Personen, die als Kleinkinder bestrahlt worden waren. Beträchtliches Aufsehen erregte die Mitteilung von C. L. SIMPSON, L. H. HEMPELMANN und L. FULLER über die Nachbeobachtung von Kindern, deren Hals wegen einer — wirklichen oder angeblichen — Hyperplasie der Thymus röntgenbestrahlt worden war. Es gelang den Autoren, das Schicksal von 1502 dieser Kinder zu verfolgen, wobei sich erwies, daß nicht weniger als 21 von diesen später an malignen Leiden, darunter 10 Schilddrüsenkarzinomen und 7 Leukämien erkrankt waren. Auch konnte ein Vergleich mit den Geschwistern der bestrahlten Patienten vorgenommen werden, der gleichfalls die kausale Rolle der Bestrahlung bestätigte. Ferner beobachteten D. ROONEY und P. POWELL 10 Patienten mit Schilddrüsenkarzinomen, von denen 7 als Kleinkinder bestrahlt worden waren. E. SAENGER, F. SILVERMANN, Th. STERLING und M. TURNER gingen dem späteren Schicksal von 1644 Kindern nach, die im Bereiche von Kopf, Hals oder Thorax bestrahlt worden waren. Unter diesen erkrankten später 11 an Thyreoideakarzinomen, während unter den Geschwistern dieser Kinder keine zu verzeichnen waren. J. DUFFY und P. FITZGERALD beobachteten 28 jugendliche Patienten mit Schilddrüsenkarzinomen, von denen 10 als Kleinkinder Röntgenbestrahlungen der Thymus bekommen hatten. Alle diese Beobachtungen beweisen die besondere Anfälligkeit des kindlichen Organismus für maligne Spätschäden, bei denen die Schilddrüse einen besonderen Platz einzunehmen scheint.

Auf Grund dieser Beobachtungen lag es nahe, auch für den fötalen Organismus eine mindestens ebenso große Bereitschaft zur Entstehung strahlenbedingter maligner Erkrankungen anzunehmen. Diese Vermutung wurde durch eine bedeutsame Mitteilung von A. Stewart, J. Webb und D. Hewitt vollauf bestätigt. Diese Autoren erfaßten in einer großangelegten Untersuchung sämtliche Kinder unter 10 Jahren, die in Großbritannien in den Jahren 1953 bis 1955 an Leukämie oder an malignen Tumoren verstorben waren. Insgesamt wurden dabei 792 Leukämien und 902 andere maligne Tumoren statistisch erfaßt. Es wurden bei diesen Kindern wie auch bei einer gleich großen und gleichartig zusammengesetzten „Kontrollgruppe" Erhebungen über alle während der Schwangerschaft vorgenommenen Röntgenuntersuchungen, insbesondere solche der Beckenorgane durchgeführt. Dabei ergab sich, daß in der Leukämie-Tumorgruppe in 178 Fällen pränatale Röntgenuntersuchungen vorangegangen waren gegenüber 93 in der gleich großen Kontrollgruppe. Die genaue statistische Auswertung dieser Zahlen spricht mit einer an Sicherheit grenzenden Wahrscheinlichkeit für die kausale Rolle der pränatalen Bestrahlung des foetalen Organismus. Diese Ergebnisse konnten in einer weiteren, unabhängigen Untersuchung von D. Ford, J. C. Patterson und W. L. Treuting vollauf bestätigt werden.

Zusammenfassend kann auf Grund der angeführten Beobachtungen gesagt werden, daß verschiedenartige Strahleneinwirkungen zur Entstehung maligner Erkrankungen führen können. Es verdient hervorgehoben zu werden, daß die Erfahrungen an drei verschiedenen Gruppen von Personen, nämlich bestrahlte Patienten, Radiologen und Atombombenüberlebende, im wesentlichen zu den gleichen Schlußfolgerungen geführt haben. Wie wir gesehen haben, entstehen Karzinome in den Fällen, bei denen eine lokale Bestrahlung mit einer Dosis von einigen tausend R zu einer Ulzeration geführt haben. Diese Tumoren sind der eigentliche „Röntgenkrebs", der sich aus einem Strahlenulkus nach jahrelangem oder jahrzehntelangem Bestand entwickeln kann. Andererseits können auch Ganzkörperbestrahlungen mit wesentlich kleineren Dosen als bei der erstgenannten Gruppe zur Entstehung einer Leukämie oder eines Malignoms führen. Diese Art von maligner Strahlenspätschädigung ist besonders genau an den Atombombenüberlebenden studiert worden. Auch diese malignen Leiden entstehen in den meisten Fällen erst viele Jahre oder Jahrzehnte nach der Strahleneinwirkung, wobei die Patienten in der Zwischenzeit, die treffenderweise auch Latenzzeit genannt wird, sich des besten Wohlergehens erfreuen. Wenngleich die Dauer dieser Latenzzeit von Fall zu Fall beträchtlich variiert, ist sie offensichtlich im allgemeinen bei den Karzinomen länger als bei den Leukämien. Ferner können, wie wir an mehreren Beispielen gesehen haben, maligne Tumoren auch nach der Inkorporierung von Radionukliden, also nach innerer Bestrahlung, entstehen, wobei diese Tumoren in den meisten Fällen von dem Gewebe ausgehen, in welchem das Isotop vorwiegend gespeichert wurde. Wie wir gesehen haben, war die Thorotrastkatastrophe das unbeabsichtigte Experiment, das diese Vorgänge aufgeklärt hat.

Die Mehrzahl der Strahlenbiologen und Kanzerologen stimmt ferner darin überein, daß die Kanzerisierung einer Zelle als Ausdruck einer somatischen Mutation aufzufassen ist. Nach dieser jetzt vorwiegend vertretenen Auffassung können alle Arten von ionisierenden Strahlen, die an den Keimzellen germinale Mutationen hervorrufen, in anderen Geweben somatische Mutationen erzeugen. Freilich bleibt der Zusammenhang zwischen Dosis und Effekt auf dem Gebiete der somatischen Mutationen noch weitgehend ungeklärt. Jedenfalls zeigt die Bereitschaft zur Entstehung somatischer Mutationen nicht nur eine deutliche Abhängigkeit von der Natur des bestrahlten Gewebes, sondern auch vom Alter des Gewebes, beziehungsweise vom Alter des Individuums. Die Erfahrungen über die besondere Anfälligkeit von Kindern und Jugendlichen hinsichtlich maligner Späterkrankungen sowie über kindliche Leukämie nach pränataler Strahleneinwirkung legen die Vermutung nahe, daß die Anfälligkeit um so größer ist, je jünger das Individuum. Wir dürfen demnach annehmen, daß diese Anfälligkeit in der Reihe Fötus—Kind—Jugendlicher—Erwachsener im großen und ganzen abnimmt.

Eine weitere Form der Strahlenspätschäden ist die vorzeitige Alterung, welche zur Verkürzung der Lebensdauer führt. Während die bis jetzt beschriebenen Strahlenschäden durchweg gut definierbare Krankeiten waren, haben wir es hier mit der Beschleunigung des natürlichen Alterungsprozesses, also eines physiologischen Vorganges zu tun. Dieser Umstand erklärt schon zur Genüge, daß die Erforschung der strahlenbedingten Alterungsvorgänge erst relativ spät einsetzte und noch nicht so weit vorgetrieben werden konnte, wie die der übrigen Strahlenschäden. Es muß auch bedacht werden, daß bis jetzt noch keine allgemein akzeptierte Definition für das Altern besteht, die als Kriterium herangezogen werden könnte. Auch ist zu berücksichtigen, daß zur Erforschung des Alterungsvorganges im Gegensatz zu den übrigen Strahlenschäden keine klinischen Erfahrungen an strahlenbehandelten Patienten herangezogen werden können, da diese ja als Kranke keinesfalls mit dem Bevölkerungsdurchschnitt vergleichbar sind. So muß sich die Untersuchung der strahlenbedingten Alterung auf die Beobachtung an berufsmäßig mit Strahlen beschäftigten Personen sowie auf die Nachbeobachtung der Atombombenüberlebenden stützen.

An der erstgenannten Personengruppe hat der amerikanische Radiologe S. Warren eine umfangreiche statistische Erhebung vorgenommen. Er überprüfte nämlich die Todesursache und die Lebensdauer von 82441 Ärzten, die in den Jahren 1930 bis 1954 verstorben waren. Auf Grund dieses umfangreichen Materials konnte er für die Radiologen eine mittlere Lebensdauer errechnen, die etwa um fünf Jahre geringer war als die der nichtradiologisch tätigen Ärzte. Wie nicht anders zu erwarten, ließ sich diese Verkürzung der Lebensdauer teilweise auf die Häufung maligner Erkrankungen bei den Radiologen zurückführen. Andererseits waren es aber auch nicht-maligne Erkrankungen, besonders

Herz- und Gefäßkrankheiten, die für die durchschnittlich verkürzte Lebensdauer verantwortlich zu machen waren. Bedenkt man, daß der physiologische Alterungsprozeß vorwiegend in Gefäßveränderungen zum Ausdruck kommt, so kann aus diesen Befunden mit gutem Grund auf ein beschleunigtes Altern als Auswirkung der berufsbedingten täglichen Strahlenexposition geschlossen werden. Allerdings sind die Schlußfolgerungen von WARREN nicht unwidersprochen geblieben. So untersuchten W. M. COURT-BROWN und R. DOLL die Mortalität von 1377 britischen Radiologen, die in den Jahren 1897 bis 1956 verstorben waren, wobei sie keine überzeugenden Beweise für eine „unspezifische" Lebensverkürzung finden konnten. Auch R. SELTSER und P. E. SARTWELL, die die Krankengeschichten bzw. Lebensdauer von Radiologen und — vergleichsweise — von Pathologen untersuchten, kamen zu keinen eindeutigen Ergebnissen.

Ähnlichen Schwierigkeiten begegnet man auch bei der Untersuchung der mittleren Lebensdauer von strahlenexponierten Personen aus Hiroshima und Nagasaki. Abgesehen von der bereits beschriebenen Vermehrung maligner Strahlenschäden bei dieser Personengruppe, die gleichfalls das Leben verkürzen, haben viele unter ihnen Verbrennungen und verschiedenartige andere Verletzungen erlitten, die naturgemäß zur Verkürzung der mittleren Lebensdauer beitragen können. Bedenkt man ferner die sozialen Folgen solcher Verletzungen, Arbeitslosigkeit, Hunger und Unterernährung, so wird es klar, daß die Zusammenhänge zwischen „reiner" Strahlenexposition und Lebensverkürzung nicht leicht überschaubar sind.

Dennoch haben die Untersuchungen der ABCC („Atomic Bomb Casuality Commission") die Existenz einer strahlenbedingten vorzeitigen Alterung sehr wahrscheinlich gemacht. So wurde bei der Nachuntersuchung von Todesfällen in Hiroshima in der Zeit vom 1. August 1950 bis zum 30. September 1954 gefunden, daß die Sterblichkeit bei Strahlenexponierten doppelt so hoch war wie bei der übrigen Bevölkerung, was mit einiger Wahrscheinlichkeit für die Hypothese der strahlenbedingten Lebensverkürzung spricht. S. NISHIDA hat in seiner Studie „Life span of the exposed" für die Strahlenexponierten eine jährliche Mortalität von 7729 je 1000 gegenüber 6210 je 1000 bei der sonstigen Bevölkerung von Hiroshima errechnet und führt die Differenz, wenigstens teilweise, auf die vorzeitige Alterung zurück. Auch N. KUSANO kommt auf Grund seiner Berechnungen zu einem ähnlichen Schluß.

Erwähnt sei in diesem Zusammenhange noch das von mehreren japanischen Autoren beschriebene „asthenische Syndrom" der A-Bombenüberlebenden, das zu neurovaskulären Störungen führen soll. Vielleicht stehen auch derartige späte Strahlenfolgen mit dem vorzeitigen Alterungsprozeß in Zusammenhang.

Die überzeugendsten Argumente für die Existenz strahlenbedingter Alterungsvorgänge haben aber bis jetzt die Tierversuche geliefert. Zu dieser Frage haben zahlreiche Autoren, wie J. FURTH, P. S. HENSHAW, E. LORENZ, H. J. KOHN, J. MAISIN, R. H. MOLE und andere wichtige Beiträge geliefert. R. F. KALLMANN und H. J. KOHN behandelten ihre Versuchtiere mit Ganz- und Teilkörperbestrahlungen bei verschiedener Dosierung. Sie fanden bei Ganzkörperbestrahlungen mit Dosen von über 300 R signifikante Lebensverkürzung, kamen aber bei kleineren Dosen oder bei Teilbestrahlungen zu keinen eindeutigen Ergebnissen. Ebenso betonte R. H. Mole, daß bei „chronischer“ Bestrahlung von Mäusen mit der relativ kleinen Dosis von 1 bis 2 R täglich keine signifikante Verkürzung der Lebensdauer erkennbar ist. Seine Ergebnisse lassen allerdings die Möglichkeit offen, daß bei so kleinen Dosen Späteffekte eintreten, die nicht mehr zur Auswirkung kommen, da ihre Latenzzeit die Lebensdauer der Tiere übersteigt. Im Gegensatz dazu kamen B. Rajewsky und Mitarbeiter zu dem Schluß, daß die Tag und Nacht fortgesetzte Dauerapplikation von 5 R in 24 Stunden die Lebensdauer der bestrahlten Tiere um durchschnittlich 40% verkürzt. Nach Rajewsky ist es sehr wohl möglich, daß für die lebensverkürzende Wirkung der Strahlen kein Schwellenwert existiert, ähnlich wie dies für die genetischen Schäden (siehe später) angenommen wird.

Während in den bisher erwähnten Versuchen die Beschleunigung des Alterungsprozesses aus der verkürzten Lebensdauer erschlossen wurde, hat der amerikanische Verhaltensforscher G. W. Meier das Problem von einer ganz anderen Seite her in Angriff genommen. Er behandelte Mäuse mit fraktionierten Bestrahlungen mit einer Gesamtdosis von 1000 R und unterwarf die Tiere dann verschiedenen Tests, welche sich auf den Ablauf bedingter Reflexe und das Lernvermögen bezogen. Neben weitgehenden Parallelen zwischen natürlicher und strahlenbedingter Alterung konnten auch Unterschiede zwischen diesen beiden Prozessen wahrscheinlich gemacht werden.

Wir verdanken ferner H. Cottier eine sehr gründliche Monographie über die „Strahlenbedingte Lebensverkürzung“, die sich auf ein sehr reiches histologisches Material stützt. Cottier bestrahlte weiße Mäuse mit einer Gesamtdosis von 600 R, wobei die Dosisleistung 24 R je Minute betrug. Es gelang ihm, als Ursache der verkürzten Lebensdauer der bestrahlten Tiere eine Vielfalt von degenerativen Veränderungen nachzuweisen. So wurde bei den Kranzarterien eine beträchtliche Vorverlegung des Verkalkungsprozesses gegenüber den unbestrahlten Kontrolltieren nachgewiesen, ferner vorzeitiges Auftreten von Amyloidose in verschiedenen Organen. Zusammenfassend erwies sich die Lebensverkürzung als Ergebnis eines sehr komplexen Vorganges, bei welchem sowohl der direkte Zelluntergang wie eine gewisse Einbuße des Reaktionsvermögens der Gewebe zur Auswirkung kommen.

Von mehreren Autoren wurde auch auf mögliche Zusammenhänge zwischen somatischen Mutationen und Altern hingewiesen. Nach dieser Auffassung würden daher gewisse Zusammenhänge mit den kanzerogenen und leukämogenen Strahleneffekten anzunehmen sein, die ja auch, wie erwähnt, von vielen namhaften Strahlenbiologen auf somatische Mutationen zurückgeführt werden. Bedenkt man, daß die meisten Tumoren, vor allem Karzinome, erst im höheren Lebensalter entstehen, so ist der Zusammenhang mit Alterungsvorgängen der beschriebenen Art nicht ohne weiteres abzulehnen.

Alle bis jetzt besprochenen Arten von Strahlenschäden werden unter dem

Namen „somatische" Schäden zusammengefaßt, da sie die körperliche Beschaffenheit des bestrahlten Individuums und nur diese betreffen. Im Gegensatz dazu stehen die genetischen Effekte der Strahlen, welche Veränderungen der Erbmasse betreffen. Genetische Strahlenschäden rufen bei dem bestrahlten Individuum keine klinisch faßbaren Symptome hervor, doch werden die mutierten Gene bei der Fortpflanzung an die nächste Generation vererbt. Da es sich vorwiegend um rezessive Vererbung handelt, ist es ungewiß, wo und wann die betreffende Erbschädigung sich manifestieren wird. Es handelt sich daher bei der genetischen Strahlenschädigung um keinen individuellen Vorgang, sondern um die gesundheitliche Gefährdung der Nachkommen und damit der menschlichen Gesellschaft. Zum besseren Verständnis der bei den genetischen Strahlenschäden ablaufenden Vorgänge ist es notwendig, sich die Grundtatsachen der Genetik vor Augen zu halten, wobei vorteilhafterweise der historische Weg eingeschlagen wird.

Die Vererbung bestimmter Eigenschaften eines Individuums auf seine Nachkommen ist eine so sinnfällige Erscheinung, daß sie begreiflicherweise schon in den Anfängen der Naturwissenschaft Beachtung gefunden hat. So bemühte sich schon ARISTOTELES im 4. Jahrhundert v.u.Z. um eine wissenschaftliche Erklärung des Vererbungsvorganges. Allerdings dauerte es mehr als 2000 Jahre, bevor es gelang, zu einem wirklichen Verständnis der Vererbung vorzudringen. Um 1865 schrieb Ernst HAECKEL:

„Jedes organische Individuum erzeugt bei der Fortpflanzung direkt oder indirekt ein ihm ähnliches Individuum".

Im gleichen Jahr, in welchem HAECKEL diesen etwas vagen Satz als Grundgesetz der Erblichkeit bezeichnete, war GREGOR MENDEL aber schon zur Einführung der experimentellen Methode in der Erbforschung übergegangen. Er fand bei der Kreuzung verschiedener Erbsensorten die bekannten Vererbungsgesetze, die heute als Mendelsche Gesetze allgemein bekannt sind. Diese gerieten bald wieder in Vergessenheit und wurden um die Jahrhundertwende von CORRENS, TSCHERMAK und DE VRIES wiederentdeckt. Nachdem 1902 von dem letzteren der Begriff der Mutation eingeführt worden war, brach sich die Erkenntnis Bahn, daß bei der Vererbung zwei verschiedene antagonistisch wirksame Vorgänge im Spiele sind, der konservativ wirkende eigentliche Vererbungsvorgang und die Mutationen, als sprunghafte Änderungen der Erbeinheiten. Noch blieb aber die Ursache des Mutationsvorganges ungeklärt.

In den folgenden Jahren wurde dann der Versuch unternommen, Mutationen durch physikalische Einwirkungen verschiedener Art künstlich hervorzurufen. Frühe Arbeiten aus dieser Zeit sind die Versuche von GERASSIMOW über die Erzeugung von Polyploidie durch Kälte oder die Röntgenbestrahlung von Spermien durch BARDEEN (1907). Es folgten in den Jahren 1911 bis 1920 die Versuche von G. HERTWIG mit der Bestrahlung von Eiern und Spermien von Seeigeln, Fischen und Amphibien.

Die systematische Begründung der Strahlengenetik erfolgte in den Jahren

1923 bis 1928 durch H. J. Muller, mit den berühmt gewordenen experimentellen Bestrahlungen bei *Drosophila melanogaster*. Bekanntlich besitzt dieses Insekt mehrere Eigenschaften, die es zum bevorzugten Objekt der Genetiker werden ließen, so die für die Verfolgung vieler Generationen wichtige kurze Lebensdauer und die leicht zu beobachtenden Riesenchromosomen in den Speicheldrüsen. Die wichtigsten Ergebnisse der „Drosophilagenetik", die von Muller herausgearbeitet und später von anderen Autoren bestätigt werden konnten, sind die folgenden: Alle Arten von ionisierenden Strahlen können mutagen wirken, wobei es sich um eine Direktwirkung handelt, die nur dann eintritt, wenn die Fortpflanzungsorgane in den Strahlengang geraten. Die erzielte Mutationsrate ist der Dosis direkt proportional, wobei kein unterer Schwellenwert existiert, da auch sehr kleine Dosen mutagen wirken können. Da sich bei diesen Versuchen kein Einfluß der Fraktionierung oder Protrahierung der Dosen auf die Mutationsrate ermitteln ließ, mußte angenommen werden, daß das genetische Material keiner Erholung von einer einmal gesetzten Strahlenveränderung fähig ist; ferner wurde kein Einfluß der Wellenlänge der Röntgenstrahlen auf die mutagene Wirkung gefunden, da Mutationen bei Versuchen mit Gammastrahlen und mit Röntgenstrahlen verschiedener Härte in gleichem Maße auftraten. Die geringere mutagene Wirkung von Alphastrahlen und Neutronen wurde mit der größeren Ionisationsdichte derselben in Zusammenhang gebracht und dem „Sättigungseffekt" zugeschrieben. Muller erkannte auch, daß die Strahlenmutationen in ihrer Mehrheit pathogen, bzw. biologisch abträglich sind, wobei die Skala der Schädigungen von den Letalfaktoren (Letalmutationen) über die „Detrimentals" bis zu relativ harmlosen, kaum wahrnehmbaren Veränderungen reicht. „... sind die Mutationen in großer Mehrzahl, bestimmt über 99% schädlich in irgendeiner Beziehung, wie man es von Zufallserscheinungen erwarten muß" (H. J. Muller, l.c.). Obwohl sich die Untersuchungen Mullers auf Insekten beschränkten, zeigten sich doch bald die praktischen Folgen für die medizinischen Anwendungen der Strahlen. Verantwortungsbewußte Radiologen begannen bald, sich mit diesem Problem zu beschäftigen und suchten nach Möglichkeiten zur Verminderung der Strahlenbelastung der Gonaden bei Röntgenuntersuchungen und Strahlenbehandlungen. Freilich begegneten diese Bestrebungen, mit denen wir uns im 4. Abschnitt noch eingehend beschäftigen werden, zunächst einiger Skepsis. Offenbar schien vielen Klinikern und Radiologen die Übertragung der damals nur an Insekten gewonnenen Erkenntnisse auf die Humangenetik doch nicht ausreichend fundiert. Auch ein zweiter Grund mag für die nur zögernde Aufnahme der neuen Erkenntnisse verantwortlich gewesen sein. Zu jener Zeit hatte die Radiologie die Gefahr der schweren Strahlenschäden, von denen die Pionierzeit des Faches überschattet war, eben erst überwunden, und man mußte sich erst allmählich mit dem Gedanken vertraut machen, daß auch mit einer gänzlich anderen Art von Schäden zu rechnen sei, die sich dem direkten Nachweis entzogen. Jedenfalls war die dann erfolgte Ausdehnung der experimentellen Strahlengenetik auf Säugetiere von großem praktischem Wert.

Die ersten Berichte über Strahlenmutationen bei Säugetieren wurden 1939 von PAULA HERTWIG mitgeteilt, die nach der Bestrahlung von Mäusen das Auftreten einer rezessiv-vererblichen Anämie sowie einer gleichfalls vererbbaren Oligodaktylie beobachten konnte.

Auf breiterer Basis wurde die Strahlengenetik der Säugetiere dann von W. L. RUSSEL und Mitarbeitern begründet und von T. C. CARTER weiter ausgebaut. Die von den Autoren angewandte Methodik bestand in der Bestrahlung von Männchen eines Wildtyps (Mäuse), die dann mit Weibchen eines für sieben autosomal-rezessive Gene homozygoten Zuchtstammes gepaart wurden. Bei der Paarung mit einem Männchen, bei welchem eine dieser Mutationen durch die vorangegangene Bestrahlung induziert worden war, muß dann das betreffende Merkmal in der $F_1$-Generation erscheinen, da diese für das Merkmal homozygot ist. Mit dieser Methodik konnten in ausgedehnten Versuchen Strahlenmutationen gefunden und ihr Erbgang ermittelt werden. Die erzielte Mutationsrate war bei den einzelnen Gen-Loci sehr verschieden, im allgemeinen aber, auf gleiche Dosen bezogen, wesentlich höher als bei der *Drosophila*. Auch die Abhängigkeit der Mutationsrate von der Dosis wurde untersucht, doch erwies sie sich als weniger einfach als bei der *Drosophila*. RUSSEL und Mitarbeiter fanden eine Verminderung der Mutationsrate um einen Faktor 1:4, wenn die Dosisleistung von 90 R/min auf 0,009 R/min, also im Verhältnis 10000:1 herabgesetzt wurde. Weitere Verminderung der Dosisleistung auf 0,001 R/min bewirkte aber keine weitere Verkleinerung der Mutationsrate. T. C. CARTER kam zu dem Ergebnis, daß die mutagene Wirkung auf Spermatogonien erwachsener Tiere bedeutend größer ist als die auf die Oozyten. Diese für den praktischen Strahlenschutz sehr bedeutungsvollen Befunde konnten indessen von anderer Seite noch nicht bestätigt werden. Wenngleich die mutagene Strahlenwirkung noch von manchem Geheimnis umgeben ist, muß damit gerechnet werden, daß auch sehr kleine Strahlendosen mutagen und daher schädigend wirken können.

Der nächste Schritt in der strahlengenetischen Forschung war der Nachweis von genetischen Strahlenschäden beim Menschen. Es war naheliegend, dieses Problem an einer Population zu untersuchen, die einer massiven Bestrahlung ausgesetzt gewesen war, nämlich den A-Bombenüberlebenden von Hiroshima und Nagasaki. Diese Untersuchungen, die den Beweis für das Vorkommen strahlenbedingter Letalfaktoren beim Menschen erbrachten, wurden von W. J. SHULL und J. NEEL wiederholt publiziert und von letzterem Autor in seiner 1963 erschienenen Monographie „Changing perspectives on the genetic effects of radiation" nochmals ausführlich dargestellt. Zunächst wurde mit negativem Erfolg dem Einfluß der elterlichen Strahlenexposition auf Totgeburten, Säuglingssterblichkeit, Geburtsgewicht und Mißbildungen nachgegangen. Hierauf wandten sich die Autoren der Untersuchung der Geschlechtsproportionen, also des zahlenmäßigen Verhältnisses der Knabengeburten zu den Mädchengeburten zu, und hier gelang es erstmalig, den genetischen Strahleneffekt nachzuweisen. Um diese Untersuchungen richtig verstehen zu können, muß man sich vor Augen halten, in welcher Weise die Proportion zwischen den beiden Geschlechtern durch die X-chromosomalen Letalfaktoren beeinflußt werden kann. Werden in einer Population die weiblichen Gonaden bestrahlt und damit Letalfaktoren induziert, so gehen nach erfolgter Befruchtung nur die männlichen Zygoten zugrunde, da bei diesen die rezessiven X-chromosomalen Letalfaktoren zur Auswirkung kommen, während dies bei den weiblichen Zygoten, die ja zwei X-Chromosomen besitzen, nicht der Fall ist. Das Endergebnis muß daher die relative Verminderung der Zahl der Knabengeburten sein, was sich in der Verschiebung der Geschlechtsproportion, der „sex ratio" zuungunsten des männlichen Geschlechtes äußert. Bei der Bestrahlung des männlichen Anteiles der Bevölkerung werden gleichfalls in den X-Chromosomen Letalfaktoren induziert, doch führen nur die dominanten Mutationen zu letalen Folgen und daher zum Untergang von weiblichen Zygoten, während das genetisch (ganz oder teilweise) leere Y-Chromosom keinen erkennbaren Einfluß ausübt. Zufolge des Überwiegens der Zahl der rezessiven über die der dominanten Mutationen muß das Gesamtergebnis der Strahleneinwirkung die relative Verminderung der Zahl der Knabengeburten sein. In eingehenden, sich über mehrere Jahre hinziehenden Untersuchungen konnte diese Erscheinung bei den Hiroshimakindern tatsächlich gefunden werden. Damit aber war der direkte Beweis für die Existenz genetischer Strahlenschäden beim Menschen erbracht worden. Diese Befunde wurden später durch die Untersuchung der Nachkommen von röntgenbestrahlten Patienten von R. TURPIN, J. LEJEUNE und M. O. RETHORÉ bestätigt. Zur richtigen Einschätzung dieser Ergebnisse muß man sich vor Augen halten, daß das Vorkommen letaler Mutationen, also der denkbar schwersten genetischen Schäden direkt nachgewiesen wurde, woraus auch auf die Möglichkeit anderer Schäden, die in Form von Erbkrankheiten auftreten, geschlossen werden darf.

Ungeklärt ist noch die Frage nach dem quantitativen Zusammenhang zwischen Gonadendosis und Mutationsrate, der durch die sogenannte Verdoppelungsdosis ausgedrückt wird. Während die ältere Fachliteratur Schätzungen verzeichnet, die zwischen 3 R und 150 R gelegen sind, meinen heute die meisten Experten, daß die Verdoppelungsdosis mit 50 R anzunehmen ist. Demnach wird eine über das Generationsalter verteilte Dosis von 50 R — bzw. 50 rem bei anderen Strahlengattungen — so viele Mutationen induzieren, daß ihre Zahl der spontanen Mutationsrate des Menschen gleichkommt.

Nach der herrschenden Ansicht ist die DNS (Desoxyribonukleinsäure) als Träger der genetischen Information anzusehen (O. T. AVERY u.a.). Dementsprechend müssen wir uns unter einer Punktmutation (Genmutation) eine intramolekulare Umlagerung in einem DNS-Molekül vorstellen, die in einer Änderung der Basensequenz und damit des „genetischen Code" zum Ausdruck kommt. Die Umsetzung der Energie der ionisierenden Strahlen im und am DNS-Molekül bildet eines der Hauptprobleme der „Quantenbiologie", die als besondere Forschungsrichtung von F. DESSAUER, J. A. CROWTHER, D. E. LEA, K. G. ZIMMER, N. TIMOFEEF-RESSOVSKY und anderen begründet wurde. Nach dem von WATSON und CRICK angegebenen Modell können wir uns das DNS-Molekül als

Doppelspirale vorstellen, die die gespeicherte genetische Information über die „Messenger-RNS" an die Bildungsstätte der Proteine weiterleitet.

Die molekulare Genetik hat neben vielen anderen Erkenntnissen die Wirkung sehr kleiner Strahlendosen unserem Verständnis nähergebracht. Die Spontanmutation erscheint molekulargenetisch als das Ergebnis eines „copy error", eines Fehlers in dem sehr komplizierten Vorgang bei der Reduplikation eines DNS-Moleküls.

Das Ausmaß der genetischen Strahlenschädigung wird in erster Linie durch die Höhe der Strahlenbelastung der gesamten Menschheit bestimmt, welche sich aus verschiedenartigen Komponenten, wie natürliche Strahlung, medizinische, industrielle und militärische Strahlenquellen zusammensetzt, die wir in den späteren Abschnitten dieses Buches noch eingehender besprechen werden. An dieser Stelle soll nur einiges über die Bedeutung der genetischen Strahlenschädigung für die menschliche Gesellschaft vorausgeschickt werden. Um diese richtig einzuschätzen, müssen wir uns zunächst an die grundlegenden Konzeptionen der Biologie und Evolutionslehre erinnern. Nach der derzeit herrschenden Ansicht ist die Rolle der Mutationen im Evolutionsgeschehen etwa die folgende: es treten fortwährend in der Erbmasse Mutationen auf, wobei die Mutationswahrscheinlichkeit für jeden einzelnen Genlocus verschieden sein dürfte. Diese Mutationen, wie sie heute verstanden werden, sind die Konkretisierung der „zufälligen Abweichungen", die in DARWINS Theorie als unentbehrliche Voraussetzung für die Evolution angesehen werden. Sie sind in ihrer überwiegenden Mehrzahl biologisch negativ, ihre Träger sind im Kampf ums Dasein dem Untergang geweiht. Die relativ seltenen Positivmutanten haben bessere Chancen zum Überleben, sie vererben ihren Genotypus auf ihre Nachkommen und heben so die Evolution auf eine höhere Stufe. Um mit DARWINS eigenen Worten zu sprechen:

„Natürliche Zuchtwahl wirkt ausschließlich durch Erhaltung und Häufung solcher Abweichungen, welche dem Geschöpfe, das sie betreffen, unter den organischen und unorganischen Bedingungen des Lebens, welchen sie in allen Perioden des Lebens ausgesetzt sind, nützlich sind. Das Endergebnis ist, daß jedes Geschöpf einer immer größeren Verbesserung im Verhältnis zu seinen Lebensbedingungen entgegenstrebt. Diese Verbesserung führt unvermeidlich zu der stufenweisen Vervollkommnung der Organisation der Mehrzahl der über die ganze Erdoberfläche verbreiteten Wesen" (Charles DARWIN, „*Über die Entstehung der Arten*").

So ist es im Tierreich, auf das ja DARWINS Theorie zugeschnitten war, und so mag es auch in den Anfängen der Menschheit, in der Urgesellschaft und auf der Stufe der Barbarei gewesen sein. Im Zuge der gesellschaftlichen Entwicklung, auf Grund der sozialen und medizinischen Fortschritte sind aber Bedingungen entstanden, unter denen auch der genetisch geschädigte Mensch heranwachsen kann und zur Fortpflanzung gelangt. Unsere Begriffe von der Würde des Menschen verlangen, daß jedem Kranken und Gebrechlichen jede nur mögliche Hilfe zuteil wird, obwohl diese im besten Falle den Phänotypus zu normalisieren vermag, den Genotypus aber unbeeinflußt läßt. Nur zwei Beispiele, an

Stelle von vielen, mögen dies verdeutlichen: während in der Vorinsulinära der kindlichen Diabetiker, in dem wir den homozygoten Typus sehen, vor Erlangen der Geschlechtsreife seinem Leiden erlag, kann er heute heranwachsen und seine Gene auf seine Nachkommen vererben. Während früher die chondrodystrophische Frau schon bei der Geburt des ersten Kindes zugrunde ging, kann sie heute mittels einer Sectio entbunden werden, in den meisten Fällen von einem gleichfalls chondrodystrophischen Kind. Es ist wohl unnötig zu sagen, daß wir auf diese therapeutischen Fortschritte stolz sind und sie niemals missen möchten. Aber gerade deswegen muß die Forderung erhoben werden, alles zu unterlassen, was zur Bildung zahlreicher neuer Mutationen führen muß, die eine progressive Belastung der menschlichen Gesellschaft zur Folge haben muß. Mit diesen Ausführungen haben wir, wenigstens in groben Zügen, die Bedeutung des genetischen Strahlenschutzes umrissen, der uns in den folgenden Abschnitten dieses Buches noch öfters beschäftigen wird.

Auf einem gänzlich anderen Gebiet ist es hingegen gelungen, aus den Strahlenmutationen Nutzen zu ziehen. Bei dem in der Landwirtschaft verwendeten Verfahren, das „Mutationszüchtung" genannt wird, werden Nutzpflanzen bestrahlt und dann auf Mutationen untersucht. Jene Mutanten, die in bezug auf Ernteertrag, Widerstandsfähigkeit usw. als positiv zu bewerten sind, werden dann weitergezüchtet, während die viel zahlreicheren minderwertigen Mutanten vernichtet werden. Es handelt sich hier also um einen artifiziellen Selektionsprozeß, bei dem trotz des zufallsmäßigen Charakters der Mutationen das Evolutionsgeschehen in die gewünschte Richtung gelenkt werden kann.

Seitdem C. Auerbach und J. M. Robson (1940) mit Senfgas Mutationen erzeugen konnten, wurden bei zahlreichen anderen chemischen Verbindungen mutagene Effekte gefunden. Seither hat sich die „Chemogenetik" neben der Strahlengenetik als besonderer Forschungszweig entwickelt, wobei sich viele Parallelen zwischen physikalischen und chemischen Mutagenen ergaben. Indessen liegt die Chemogenetik außerhalb des in diesem Buche behandelten Problemkreises.

# 3. Das natürliche Strahlungsmilieu des Menschen

Wie alle Lebewesen auf der Erde ist auch der Mensch einer Strahlung ausgesetzt, welche fortwährend, mit nahezu gleichbleibender Intensität auf ihn einwirkt. Diese natürliche Strahlung stammt aus verschiedenen Quellen, ein Teil derselben sind die irdischen Quellen der Umgebungsstrahlung, die andere Komponente der natürlichen Strahlung ist kosmischen Ursprungs.

Die Erforschung der kosmischen Strahlen war mit mehreren glanzvollen physikalischen Entdeckungen verbunden. Die Frage ihrer eventuellen biologischen Bedeutung wird weiter unten diskutiert werden, hier sei nur soviel vorausgeschickt, daß die Atmosphäre einen die Erde umhüllenden schützenden Mantel darstellt, der den weitaus größten Teil dieser Strahlung von der Erdoberfläche und ihren Bewohnern fernhält.

Die Entdeckung der kosmischen Strahlung wurde durch mehrere, scheinbar geringfügige Beobachtungen eingeleitet. Schon im Jahre 1901 bemerkten C. T. R. Wilson, sowie J. Elster und H. Geitel, daß in der atmosphärischen Luft stets Ladungsträger, also Ionen enthalten sind, deren Ursprung man sich zunächst nicht erklären konnte. Man vermutete daher anfangs, daß die Ionisierung durch geringfügige radioaktive Verunreinigungen im Material der verwendeten Luftbehälter oder durch Gammastrahlen aus dem Erdboden bedingt würde. Im Jahre 1910 unternahm Th. Wulf vergleichende Ionisationsmessungen an der Spitze des Eiffelturmes sowie am Fuße desselben. Zu seiner Überraschung fand er an der Spitze des Turmes eine Strahlungsintensität, welche nicht durch die aus dem Erdboden austretenden Gammastrahlen erklärt werden konnte.

Einen Wendepunkt brachte das Jahr 1912 mit den berühmt gewordenen Ballonaufstiegen von V. F. Hess, bei denen dieser in der Höhe von 300 m und darüber ein erhebliches Ansteigen der Ionisation feststellen konnte. Es mußte daher geschlossen werden, daß die Intensität der Strahlen mit wachsender Höhe zunimmt, die Strahlen demnach „von oben" kommen müssen, also kosmischen Ursprunges sind. Diese Gedankengänge bestimmten den weiteren Gang der Forschungen, in deren Verlauf W. Kohlhörster 1914 bereits in eine Höhe von 9300 m vordrang. Er stellte fest, daß in dieser Höhe die Strahlungsintensität schon 40mal größer war als in Meereshöhe und ferner, daß der Absorptionskoeffizient der Strahlen nur ein Zehntel des Absorptionskoeffizienten der Gammastrahlen des Radium C ($^{214}Bi$) betrug. Damit war erwiesen, daß es sich um eine gänzlich andere Strahlengattung handeln müsse. Weitere Meilensteine in der Erforschung der kosmischen Strahlen waren die Heranziehung der Wilsonkammer zur Untersuchung der Bahnspuren durch Skobelzyn (1929) sowie die Stratosphärenflüge von A. Piccard, P. Kipfer und Cosyns (1931), bei welchen diese Forscher eine Höhe von 16000 m erreichten. Im gleichen Jahre wurde auf Initiative von V. F. Hess auf dem Hafelekar bei Innsbruck eine Station zur Beobachtung der kosmischen Strahlen gegründet.

In den letzten Jahren wurden Raketen und künstliche Satelliten in den Dienst der Strahlenforschung gestellt, die es ermöglichten, Messungen in Höhen von einigen Hundert Kilometern durchzuführen. Mit diesen Hilfsmitteln gelang es, die kosmische Primärstrahlung selbst zu untersuchen, während bei allen früheren Untersuchungen stets nur sekundäre Erscheinungen beobachtet worden waren.

Auf Grund dieser Untersuchungen ergab sich, daß die kosmische Primärstrahlung aus Atomkernen, also aus positiv geladenen Teilchen, besteht. Dabei stehen die Häufigkeiten der unterschiedlichen Atomarten ungefähr im Verhältnis ihrer kosmischen Häufigkeiten. Etwa 79% der Partikel sind Protonen, also Wasserstoffkerne, rund 20% sind Heliumkerne. Die Kerne von Kohlenstoff, Stickstoff und Sauerstoff machen etwa 0,78% aus, während schwerere Kerne nur sehr selten auftreten. Beim Durchgang durch die Atmosphäre verlieren die kosmischen Primärstrahlen Energie, teils durch Ionisation, teils durch Kernreaktionen oder Strahlung. Es entstehen Sekundärstrahlen, welche Elektronen, Mesonen, Neutronen und Photonen enthalten. In Meereshöhe setzt sich die Strahlung etwa zu 80% aus Mesonen und zu 20% aus Elektronen zusammen. Charakteristisch ist ferner das Auftreten von Kaskadenschauern, die durch wiederholte Paarbildungsprozesse hervorgerufen werden und bis zur Erdoberfläche reichen können.

Die Intensität der kosmischen Strahlen nimmt mit steigender Höhe zu, da in diesem Falle die absorbierende Luftschicht abnimmt. Ferner besteht eine deutliche Abhängigkeit von der geomagnetischen Breite, was auf die Wirkung des Magnetfeldes der Erde zurückzuführen ist. Allerdings beschränkt sich dieser Einfluß auf die Breiten von 0° bis 55°. Kleine Intensitätsschwankungen werden ferner durch verschiedene meteorologische Faktoren, wie Schwankungen der Temperatur und des Luftdruckes hervorgerufen. Stärkere Intensitätsschwankungen, bis etwa 12%, stehen mit dem Auftreten von Sonnenflecken in Zusammenhang.

Die Intensität der kosmischen Strahlung in Seehöhe wird von den einzelnen Autoren etwas verschieden angegeben, die verläßlichsten derzeit verfügbaren Werte liegen zwischen 1,90 und 1,96 Ionenpaaren pro $cm^3$ und Sekunde.

Berücksichtigt man, daß einer Dosis von 1 R $2{,}08 \cdot 10^9$ Ionenpaare in 1 $cm^3$ Luft von 0 °C und 760 mm Hg entsprechen, so ergibt sich für die kosmische Strahlung in Seehöhe eine Dosis von etwa 28 mrad pro Jahr. Dieser Dosis sind also sämtliche Lebewesen in Meereshöhe ausgesetzt. Bei steigender Höhe über dem Meeresspiegel ist für die ersten 3000 m etwa mit einer Verdreifachung dieses Wertes zu rechnen. Über die Abhängigkeit der Ionisation und der jährlichen Dosis von der Meereshöhe siehe Tabelle 7, (nach einem Bericht von UNSCEAR = United Nations Scientific Committee on the Effects of Atomic Radiation).

Tabelle 7

*Strahlenbelastung durch die kosmische Strahlung*

| Höhe über dem Meeresspiegel in m | Ionenpaare pro $cm^3$ und sek | | Dosis in mrad/Jahr | |
|---|---|---|---|---|
| | 50. Breitengrad | Äquator | 50. Breitengrad | Äquator |
| 0 | 2,8 | 2,4 | 41 | 35 |
| 1500 | 4,5 | 3,0 | 66 | 44 |
| 3050 | 8,8 | 6,1 | 128 | 89 |
| 4580 | 18 | 12 | 263 | 175 |
| 6100 | 34 | 23 | 500 | 340 |

Die andere Komponente der natürlichen Strahlung ist terrestrischen Ursprunges. Diese Strahlen stammen aus den Radionukliden, die im Erdboden und in den Gesteinen enthalten sind. Hierzu kommen noch die radioaktiven Stoffe, die im Baumaterial der Häuser spurenweise enthalten sind. Ein Teil der natürlichen Radionuklide hat Halbwertszeiten, die nach Milliarden von Jahren zählen, wie etwa das Thorium 232 oder das Uran 238. Diese langen Halbwertszeiten, die größenordnungsmäßig dem geologischen Alter der Erde entsprechen, machten es möglich, daß diese Elemente gegenwärtig noch vorgefunden werden. Radium (Ra 226) hat zwar eine viel kürzere Halbwertszeit, doch ist es ein Tochterprodukt des wesentlich langlebigeren Urans.

Die Fundstätten der natürlichen radioaktiven Elemente sind weithin über die Erdoberfläche verstreut. So finden sich Uranerze in den USA, im Anschluß an Braunkohlenablagerungen und Erdöllager, sowie in den Phosphatfelsen von Florida, ferner Katanga, in Kanada, in der Sowjetunion, in der DDR, in Südafrika und in der ČSSR. In den Gruben von Jachymov (Joachimsthal) (ČSSR) wurde die Uranpechblende gewonnen, aus der das Ehepaar CURIE erstmalig Radium und Polonium darstellen konnte.

Thoriumhaltige Minerale werden in den USA (Rocky Mountains, Carolina), in Brasilien, sowie in Indien (besonders Kerala) gewonnen. In Kerala ist die Thoriumkonzentration im Sand so groß, daß die Umgebungsstrahlung um ein vielfaches stärker ist als im Durchschnitt der übrigen Länder. In der Regel sind die natürlichen radioaktiven Elemente in bestimmten Gesteinen enthalten, wie aus der Tabelle 8 hervorgeht.

Der Radiumgehalt im Boden ist gleichfalls eingehend untersucht worden, doch erwiesen sich die Werte in den unterschiedlichen Böden als recht ver-

Tabelle 8

| Gesteinsart | Ra 226 g/g · $10^{12}$ | Th 232 g/g · $10^{6}$ |
|---|---|---|
| Granit | | |
| Nordamerika, Grönland | 1,6 ± 0,1 | 8,1 |
| Finnland | 4,7 ± 0,4 | 28 ± 2,4 |
| Alpen | 4,4 ± 0,7 | 33 ± 5 |
| Basalt | | |
| Nordamerika, Grönland | 0,96 ± 0,7 | 9,8 ± 0,8 |
| Frankreich, Ungarn | 1,3 ± 0,1 | 8,8 ± 1,0 |
| Sedimentgestein | | |
| Sandstein | 0,3 | |
| Kalkgestein | bis 1,5 | 1 |
| Alaunschiefer | bis 120 | 0,6 bis 1,2 |

schieden. Die gemessenen Konzentrationen schwanken zwischen $10^{-11}$ und $10^{-13}$ Gramm Radium pro Gramm Gestein.

Die Radioaktivität des Trinkwassers beruht vorwiegend auf seinem Gehalt an Ra 226, jedoch enthalten viele Thermalwässer und Mineralwässer auch Radon. Letzteres ist ein Zerfallsprodukt aus der Uran-Radiumreihe (siehe Abschnitt 1.). Es sammelt sich daher in uranhaltigen Böden an, von wo es in die atmosphärische Luft diffundieren kann. Die Radonkonzentration der Luft in Bodennähe beträgt rund $10^{-13}$ Curie pro Liter. In geschlossenen Räumen werden aber mitunter bedeutend höhere Werte gefunden. Thoron ist ein Isotop des Radons, doch gehört es der Zerfallsreihe des Thoriums an. Es diffundiert aus thoriumhaltigen Gesteinen in die Luft und wird daher gleichfalls in der Atmosphäre angetroffen.

Tabelle 9 zeigt die Radiumkonzentration in verschiedenen Wasserproben (nach dem Bericht von UNSCEAR).

Ein Teil der Aktivität des Meerwassers wird durch das radioaktive Kaliumisotop K 40 bedingt. Seine Konzentration im Meerwasser beträgt 3 bis $5 \cdot 10^{-13}$ Curie/cm³.

In der Atmosphäre ist noch ein weiteres natürliches Radionuklid, der radioaktive Kohlenstoff C 14 vorhanden, welcher durch eine Kernreaktion der kosmischen Strahlen mit dem atmosphärischen Stickstoff entsteht. C 14 ist ein Betastrahler mit einer Halbwertszeit von 5568 Jahren. Berechnungen haben gezeigt, daß unter dem Einfluß der kosmischen Strahlen in der Erdatmosphäre jährlich 9,8 kg Radiokohlenstoff entstehen. Der Gesamtbestand der Erde an Radiokohlenstoff wird auf etwa 80 Tonnen geschätzt. Der in der atmosphärischen Luft vorhandene freie Radiokohlenstoff verbindet sich mit dem Luftsauerstoff zu Kohlendioxid. Da jede Pflanze, solange sie lebt, aus der Atmosphäre mit dem $CO_2$ auch geringe Mengen von C 14 aufnimmt, kann aus der Radioaktivität hölzerner Gegenstände auf deren Alter geschlossen werden

Tabelle 9

*Radiumkonzentration in Wasser in g/cm³* α

| | |
|---|---|
| Ozean | $0{,}7-7 \cdot 10^{-17}$ |
| Flüsse in den USA (durchschnittlich) | $7 \cdot 10^{-17}$ |
| Mississippi | $1-3 \cdot 10^{-15}$ |
| Leitungswasser in Schweden | $10^{-16}$ |
| UdSSR, Süßwasser (Mittelwert) | $0{,}42 \cdot 10^{-16}$ |
| Bad Gastein (Österreich) Leitungswasser | $6{,}2 \cdot 10^{-16}$ |
| Frankfurt am Main (Leitungswasser) | $1{,}4-3{,}1 \cdot 10^{-16}$ |
| Quellen in besonderen Gebieten | |
| Boulder, Colorado, USA | $3 \cdot 10^{-10}$ |
| Heiße Quellen in Japan | $7 \cdot 10^{-10}$ |
| Jachymov (Joachimsthal) ČSSR | $5 \cdot 10^{-10}$ |
| Bad Gastein, Österreich | $1 \cdot 10^{-10}$ |
| Frankreich | $0{,}3-1{,}4 \cdot 10^{-13}$ |

(W. F. Libby). Auf diesem Prinzip beruht die physikalische Datumsbestimmung, die in der Altertumsforschung zu umwälzenden Entdeckungen geführt hat.

Seit der Erfindung der Kernwaffen entsteht C 14 noch aus einer anderen Quelle, da bei der Detonation einer Atom- oder Wasserstoffbombe Neutronen ausgestrahlt werden, die auf dem Wege einer Kernreaktion atmosphärischen Stickstoff N 14 in C 14 verwandeln (Näheres Abschnitt 6).

Ferner entsteht in der Atmosphäre, gleichfalls unter der Einwirkung der kosmischen Strahlen, das radioaktive Wasserstoffisotop H 3, welches auch Tritium genannt wird. Von da gelangt es in Lebensmittel und Trinkwasser und schließlich in den menschlichen Organismus. Tritium ist ein Betastrahler, seine Halbwertszeit beträgt 12,5 Jahre. Man nimmt an, daß die Tritiumkonzentration in den Körpersäften ungefähr der im Trinkwasser und den Lebensmitteln entspricht.

Über die im Freien gemessene, im wesentlichen aus den Radionukliden der Gesteine stammende Gammastrahlung gibt die Tabelle 10 Auskunft (nach dem Bericht von UNSCEAR).

Innerhalb von Gebäuden kann die Strahlenbelastung unter Umständen etwas höher sein als im Freien, obwohl eine teilweise Abschirmung der kosmischen Strahlen stattfindet. Andererseits enthalten aber verschiedene Baumaterialien, wie Ziegel oder Beton spurenweise Radionuklide, die Gammastrahlen aussenden. Hinzu kommt noch, daß sich in mangelhaft gelüfteten Räumen radioaktive Gase wie Radon und Thoron ansammeln können.

Als Mittelwert kann man annehmen, daß die jährliche Dosis der aus dem Erdboden stammenden Gammastrahlen etwa 70 mrad beträgt. Hierzu kommt noch, wie oben ausgeführt wurde, die Strahlenbelastung durch die kosmischen Strahlen, die — in Meereshöhe — durchschnittlich 28 mrad pro Jahr beträgt.

Tabelle 10

*Strahlenbelastung durch Gammastrahlen terrestrischen Ursprunges, im Freien gemessen*

| Land | Dosis in mrad/Jahr | Bemerkungen |
|---|---|---|
| Großbritannien | 48 | |
| Frankreich | 45 bis 90 | |
| | 180 bis 350 | Granit und Schieferton |
| USA | 50 bis 160 | für 19 bewohnte Gebiete |
| Österreich | 58 | |
| Schweden | 85 | Straße in Stockholm |
| Schweden | 60 bis 120 | Feuerstein |
| Schweden | 50 | Ton |

So ergibt sich die gesamte natürliche Strahlenbelastung durch externe Strahlungen zu rund 100 mrad pro Jahr.

Allerdings handelt es sich dabei nur um einen Durchschnittswert, der für die meisten Länder und Erdteile Gültigkeit hat, in besonderen Gebieten aber um ein Vielfaches übertroffen wird. Einen solchen Spezialfall stellt beispielsweise der indische Staat Kerala dar, ein langgestreckter Küstenstreifen, der stellenweise nur einige hundert Meter breit ist. Die Strahlung des thoriumhaltigen Monazitsandes ist dort so stark, daß an manchen Stellen Jahresdosen von 3 bis 4 rad erreicht werden.

Eine weitere Komponente der natürlichen Strahlenbelastung des Menschen stammt aus den internen Strahlenquellen, d.h. aus der Strahlung der im menschlichen Körper enthaltenen Radionuklide. Von diesen sind C 14 und K 40 normale Bestandteile des menschlichen Körpers, Radium (Ra 226) wird mit dem Trinkwasser und den Nahrungsmitteln aufgenommen (Näheres Abschnitt 4). Ra 226 wird vorwiegend im Knochengewebe gespeichert, so daß insbesondere die Osteozyten seiner Alphastrahlung ausgesetzt sind. Man schätzt die von den Alphastrahlen herrührende mittlere Strahlenbelastung der Osteozyten auf etwa 38 mrem pro Jahr. Hingegen wird das Knochenmark von den Alphastrahlen, ihrer geringen Reichweite wegen, kaum belastet. Die jährliche Knochenmarkdosis durch die Betastrahlen des Radiums wird mit etwa 0,5 mrem angenommen.

Die gesamte Strahlenbelastung aus internen Strahlenquellen wird für die Gonaden mit 20 mrem pro Jahr, für die Osteozyten mit 50 mrem pro Jahr angenommen.

Tabelle 11 gibt uns eine zusammenfassende Übersicht über die natürliche Strahlenbelastung aus internen und externen Strahlenquellen (nach dem Bericht von UNSCEAR).

Für die Lunge kommt zu den in der Tabelle 10 ersichtlichen Werten noch die Strahlenbelastung durch die in der Atmosphäre enthaltenen radioaktiven Gase Radon und Thoron dazu. Durch die Strahlung dieser Gase, die beide

Alphastrahler sind, ergibt sich eine zusätzliche Strahlenbelastung der Schleimhaut der Atmungsorgane, eine weitere Strahlenbelastung entsteht durch die an Aerosole angelagerten radioaktiven Zerfallsprodukte. Diese zusätzliche Strahlenbelastung ist mit 25 bis 250 mrem pro Jahr anzunehmen.

Bezüglich der radioaktiven Kontaminierung der Luft durch die Atomexplosionen siehe Abschnitt 4.

Tabelle 11

*Die natürliche Strahlenbelastung in mrem pro Jahr*

| Externe Bestrahlung | Gonaden und andere Weichteile | Knochen |
|---|---|---|
| Kosmische Strahlen (in Meereshöhe) | 28 | 28 |
| Gammastrahlen im Freien | 47 | 47 |
| Interne Bestrahlung | | |
| K 40 | 19 | 11 |
| C 14 | 1,6 | 1,6 |
| Ra 226 | | 38 |
| Gesamtstrahlung | 95 | 125 |

Schließlich sei noch die naheliegende Frage erörtert, welchen Einfluß die natürliche Strahlung auf die Lebewesen und insbesondere auf den Menschen ausüben könnte. Beim gegenwärtigen Stand unseres Wissens ist hierzu folgendes zu sagen. Physiologische Wirkungen, also etwa Beeinflussungen bestimmter Organe oder Organsysteme, finden offenbar nicht statt, so daß die Vermutung naheliegt, daß der menschliche Organismus im Laufe der nach Millionen Jahren zählenden Phylogenese sich offenbar an diese Strahlung weitgehend adaptiert hat. Ob es gelingen wird, in besonderen Gebieten (z. B. Kerala), in denen der Strahlungspegel ein Vielfaches des bei uns gemessenen Wertes beträgt, irgendwelche besondere Effekte nachzuweisen, bleibt abzuwarten. Hingegen wird angenommen, daß ein Teil der in der Erbsubstanz auftretenden Spontanmutationen durch die natürliche Strahlung ausgelöst wird. Allerdings wird geschätzt, daß nur etwa 5% der spontanen Mutationsrate sich auf diesem Wege erklären läßt, es sich bei diesen also eigentlich um Strahlenmutationen handelt. Für die überwältigende Mehrzahl der Spontanmutationen wird, vom Standpunkte der „Molekularbiologie“ aus, angenommen, daß es sich bei diesen um einen „copy error“ im Verlaufe des sehr komplizierten Prozesses der Reduplikation eines DNS-Moleküls handelt. Eine Unterscheidungsmöglichkeit zwischen diesen beiden Arten des Mutationsvorganges besteht allerdings nicht. Schließlich ist noch die Frage aufgeworfen worden, ob die kosmische Strahlung nicht auch zur Entstehung von Leukämien und malignen Tumoren, etwa auf dem Wege einer somatischen Mutation, beitragen könnte, doch ist man in dieser Hinsicht nicht über Vermutungen hinausgekommen.

Die obenstehenden Überlegungen gelten indessen nur für den Menschen, der in seinem natürlichen Lebensbereich, auf der Erdoberfläche lebt, über sich die Lufthülle der Erde, die den weitaus größten Teil der kosmischen Strahlungsenergie von ihm abhält. Nicht aber für den Menschen, der sich, im Zeitalter der Kosmonautik, anschickt, die schützende Lufthülle zu verlassen und andere Gestirne, etwa den Mond zu betreten. Beim Aufenthalt im Weltraum ist der Mensch verschiedenartigen, viel stärkeren Strahlungen ausgesetzt. Die Intensität der galaktischen, kosmischen Strahlungen in 200 bis 600 km Höhe ist ziemlich gleichmäßig und wird auf etwa 10 mrad in 24 Stunden geschätzt. Beträchtlich größere Strahlungsintensitäten werden für die beiden VAN ALLENschen Gürtel angenommen. Diese beiden die Erde umgebenden Strahlungsgürtel wurden im Jahre 1958 von VAN ALLEN mit Hilfe des ersten amerikanischen Satelliten „Explorer 1" entdeckt. Es handelt sich dabei um elektrisch geladene Teilchen, deren Bahnen durch das Magnetfeld der Erde bestimmt werden. Der innere Strahlungsgürtel bildet einen Ringwulst von nierenförmigem Querschnitt, während die Form des äußeren einer Zwiebelschale gleicht. Man nimmt an, daß ein Raumschiff bei der Durchquerung des inneren Gürtels einer Dosis von etwa 20 rad pro Stunde ausgesetzt sein würde. Um dieser Bestrahlung zu entgehen, müßte eine Flugbahn nahe dem Nord- oder Südpol gewählt werden. Die größte Gefahr bilden aber vermutlich die stoßartig von der Sonne ausgesendeten Korpuskularstrahlen, vorwiegend Protonen, deren Ausstoßung mit den Sonneneruptionen („solar flares") zusammenhängt. Man hat berechnet, daß beispielsweise in der Zeit vom 10. bis 20. Juli 1960 Kosmonauten auf dem Wege zum Mond eine Dosis von rund 490 rad erhalten hätten. Diese hauptsächlich aus Protonen bestehenden Strahlen sind sehr durchdringend und könnten durch eine Strahlenschutzpanzerung des Raumschiffes nur teilweise abgeschirmt werden. Auch die sehr dünne Mondatmosphäre, deren Dichte mit nur $10^{-9}$ mm Hg angenommen wird, bietet keinen Schutz vor diesen Strahlen. Eine gewisse Schutzmöglichkeit mag dadurch gegeben sein, daß die Sonneneruptionen von der Erde aus gesehen werden können, was die Möglichkeit bieten würde, die Kosmonauten vor der tödlichen Strahlung zu warnen. Da sich nämlich die von der Sonne ausgehenden Teilchenstrahlen langsamer ausbreiten als Licht- oder Radiowellen (deren Geschwindigkeit im Vakuum beträgt 300 000 km pro Sekunde) könnten die Kosmonauten etwa 15 Minuten vor dem Eintreffen der Strahlen eine Warnung erhalten.

Wir müssen daher mit der Möglichkeit rechnen, daß die Raumfahrt mit einer besonderen Art der Strahlengefährdung verknüpft sein wird, die dem Menschen auf der Erdoberfläche erspart bleibt.

Die Strahlengefährdung, mit der der Mensch der Gegenwart sich konfrontiert sieht, stammt vielmehr von den artifiziellen Strahlenquellen verschiedener Art, mit denen wir uns in den nächsten Abschnitten dieses Buches zu beschäftigen haben.

# 4. Ionisierende Strahlen in der Medizin

„Alle Dinge sind Gift und nichts ist ohne Gift — allein die Dosis macht, daß ein Ding kein Gift ist."

*Paracelsus*

## 4.1. Röntgendiagnostik

Die weitaus häufigste medizinische Anwendung der ionisierenden Strahlen ist die Röntgendiagnostik. Die ärztliche Anwendung von Röntgenstrahlen für Zwecke der Diagnosestellung begann schon wenige Tage, nachdem W. C. Röntgen seine Entdeckung bekannt gegeben hatte. Eigentlich war es Röntgen selbst, der diese Anwendung der Strahlen inauguriert hat, da er schon in seinem ersten Vortrag eine „X-Strahlen-Photographie" einer menschlichen Hand demonstrierte und auf die Schattendifferenz zwischen Knochen und Weichteilen hinwies. Ebenso erwies sich die Schattendifferenz zwischen der lufthaltigen Lunge und den übrigen Geweben als physikalische Grundlage für die Röntgenuntersuchung der Thoraxorgane. Bis dahin waren es also ausschließlich natürliche Unterschiede in der Strahlenabsorption, welche als unterschiedliche Schattendichte zum Ausdruck kamen und somit die Möglichkeit zur radiographischen Darstellung boten. Die Tür zu einer unermeßlichen Erweiterung der diagnostischen Möglichkeiten wurde von H. Rieder aufgestoßen, der im Jahre 1904 den Wismutbrei zur röntgenologischen Darstellung des Magens angab und damit das erste Kontrastmittel in die Röntgendiagnostik einführte. Heute verfügen wir über Kontrastmethoden zur Darstellung sämtlicher Hohlorgane, des Magen-Darmtraktes, der Harnorgane, der Gallenwege, der Blut- und Lymphbahnen usw. Diese vielfältigen neuen Methoden haben zu einer vor wenigen Jahren noch ungeahnten Ausweitung der Röntgendiagnostik geführt. Nach unseren heutigen Begriffen ist die Untersuchung eines Kranken ohne Hinzuziehung des Röntgenverfahrens unvollständig, und die Unterlassung der Röntgenuntersuchung wird mit Recht als Fehler gerügt. Hinzu kommen noch die „Vorsichtsuntersuchungen" der prophylaktischen Medizin, deren Zahl und Umfang ebenfalls im Ansteigen begriffen ist. Nur einige Ziffern seien hier angeführt, die ein ungefähres Bild von der Anzahl der durchgeführten Röntgenuntersuchungen geben. So liegt aus Schweden ein Bericht vor, daß die Zahl der im Jahre 1955 vorgenommenen Röntgenuntersuchungen 1 900 000 betragen hat, wozu noch eine Million Schirmbilduntersuchungen kamen. Nach einem Bericht aus Frankreich wurden dort im Jahre 1957 achtundzwanzig Millionen Durchleuchtungen und fünf Millionen Röntgenaufnahmen durchgeführt.

Es ist nicht zu verwundern, wenn immer häufiger die Frage aufgeworfen wird, ob diese ungeheure Zahl von Röntgenuntersuchungen, abgesehen von ihrem unbestrittenen medizinischen Nutzen, nicht auch zu Strahlenschäden irgendwelcher Art führen könne. Bei der Erörterung dieser Frage ist zunächst darauf hinzuweisen, daß in den Anfangsstadien der Röntgenologie in vielen Fällen schwere Gewebsschäden aufgetreten sind, die heute — wenn man von Folgen grober Unkenntnis zunächst absieht — völlig unmöglich sind.

In der älteren Röntgenliteratur sind noch viele Fälle beschrieben worden, bei denen schon eine einzelne Röntgenuntersuchung, eine Durchleuchtung oder eine Aufnahme, zur Entstehung eines *Strahlenulkus* geführt hat. So finden wir beispielsweise in der Monographie von W. Flaskamp die Abbildung eines 11jährigen Knaben, bei dem eine zweimalige Magendurchleuchtung schon zu einem ausgesehnten Röntgenulkus am Rücken geführt hatte. Dieses Ulkus, das die ganze untere Rückenhälfte einnahm, war noch acht Jahre nach der Röntgenuntersuchung vorhanden. Seine Randpartien waren tief braun pigmentiert und von zahlreichen Teleangiektasien durchsetzt. Als Ursache für diese außerordentlich schwere Strahlenschädigung gibt Flaskamp die Verwendung einer mangelhaften Apparatur und Durchleuchtung ohne Zwischenschaltung eines Filters an. Wir können mit Befriedigung feststellen, daß heute ein derartiges Vorkommnis nach einer fachmännisch durchgeführten Durchleuchtung des Magens oder irgendeines anderen Organes gänzlich ausgeschlossen erscheint.

Dennoch soll an dieser Stelle daran erinnert werden, daß auch heute noch *Röntgenulzera* nach *Durchleuchtungen* vorkommen können, wenn diese von *unkundiger Hand* vorgenommen werden. Der nachfolgend geschilderte Fall, der Gegenstand eines Gerichtsgutachtens war, sei als warnendes Beispiel herangezogen.

Bei einer 40jährigen Frau war bei einem Unfall ein nadelförmiger Fremdkörper in den Daumenballen der linken Hand eingedrungen und dort steckengeblieben. Nach Einlieferung in das Krankenhaus wurden zunächst zwei Röntgenaufnahmen der Hand angefertigt, welche den metallischen Fremdkörper deutlich zeigten. Hierauf wurde dieser auf einer chirurgischen Abteilung entfernt, wobei während dieses Eingriffes die Hand der Patientin durchleuchtet wurde. Etwa 10 bis 12 Tage später entwickelte sich an der Hand eine Rötung, die allmählich an Intensität zunahm, gleichzeitig traten heftige Schmerzen auf. Es entwickelte sich in der Folge eine Blase von der Größe eines 50-Pfennig-Stückes, die von den behandelnden Ärzten abgetragen wurde. In diesem Stadium dachte noch niemand — wie aus der Krankengeschichte hervorgeht — an das Vorhandensein einer Röntgenschädigung. Vielmehr standen die behandelnden Ärzte unter dem Eindruck, es mit einer Phlegmone zu tun zu haben, weswegen die Patientin mit Alkoholumschlägen behandelt wurde. In der Folge kam es aber durch geschwürigen Zerfall des Blasengrundes zur Entstehung eines Ulkus. Da alle Behandlungen erfolglos blieben und die Patientin andauernd an heftigen Schmerzen litt, suchte sie eine dermatologische Universitätsklinik auf, wo das Leiden als *Röntgenulkus* erkannt wurde.

Da die Patientin sonst niemals mit Röntgenstrahlen in Berührung gekommen war, muß das Ulkus durch die mit der Fremdkörperentfernung verbundene Durchleuchtung der Hand verursacht worden sein. Dem entspricht auch die

Lage des Ulkus nahe dem Kleinfingerrande der Hand, welcher der Röntgenröhre zugewendet gewesen war, während der Operateur in der Nähe des radialen Randes der Hand operierte. Auch die geringe Heilungstendenz, die langanhaltenden heftigen Schmerzen gehören zum Krankheitsbild des Röntgengeschwürs. Bei dem Apparat, mit dem die Durchleuchtung vorgenommen wurde, handelte es sich um einen sogenannten Kleinapparat. Da der Operationsraum nicht verdunkelt werden konnte, bediente sich der Operateur für die Durchleuchtung während des Eingriffes eines Kryptoskopes. Aus der Analyse des ganzen Vorganges ergab sich, daß dem Operateur zur Dunkeladaptation seines Auges nur wenige Sekunden zur Verfügung standen, also eine Zeitspanne, die zur Erlangung einer tatsächlichen Adaptation keineswegs ausreicht. Eine Blende zur Ausblendung des Strahlenkegels war nicht vorhanden. Wohl gab es einen Aufnahmetubus, welcher einen Mindestabstand der Strahlenquelle von der Haut des Patienten von 20 cm gewährleistete, doch war dieser offenbar abgeschraubt und daher nicht verwendet worden. Bei einer Durchleuchtung ohne Tubus kann aber der Fokus—Haut-Abstand auf 7 cm verringert werden, und das war bei dieser Fremdkörperextraktion offenbar der Fall gewesen. Die Reduktion des Abstandes von 20 cm auf 7 cm bewirkt aber eine Steigerung der Dosisleistung auf das Neunfache.

Die Kombination von zwei Mißgriffen, zu kurzer Abstand und zu lange Durchleuchtung infolge ungenügender Adaptation des Untersuchers, führte zu einer beträchtlichen Überdosierung. Dosisberechnungen führten in Übereinstimmung mit dem klinischen Befund zu dem Ergebnis, daß die Haut eine Dosis von etwa 1500 bis 1800 R erhalten hat und diese Dosis bewirkte dann die Gewebsnekrosis und Ulzeration.

Daß dieser Fall leider nicht ganz vereinzelt dasteht, beweist eine Beobachtung, die in der Monographie „*Strahlenbelastung, Strahlengefährdung und Strahlenschutz in der Röntgendiagnostik*“ von G. Liess, E. Dörffel und W. Degner erwähnt ist. Wegen der bemerkenswerten Duplizität mit unserer Beobachtung sei die Stelle hier wörtlich wiedergegeben:

„Den schwersten Fall einer Strahlenschädigung, die zur groben Verstümmelung der Hand führte, haben wir bei einem jugendlichen Patienten gesehen, dem ein Chirurg eine Nadelspitze unter Röntgenlicht entfernte und dabei „um besser zu sehen“ die Hand des Patienten direkt auf das Strahlenaustrittsfenster der Siemenskugel auflegte (Fokus—Haut-Abstand dabei 7 cm) und in dieser Position mehrfach durchleuchtete“.

Diese eindrucksvollen Beispiele zeigen, daß auch unter den heutigen technischen Bedingungen die Gefahren der Röntgendurchleuchtung nicht unterschätzt werden dürfen. Auch bei der Benützung kleiner fahrbarer Diagnostikapparate sind technische und physikalische Kenntnisse erforderlich, da sonst schwerwiegende Fehler geschehen können. Andererseits kann bei sachkundiger Handhabung eine Röntgendurchleuchtung heute ohne jedes Risiko vorgenommen werden. In einem derartigen Falle wie dem eben beschriebenen kann die Durchleuchtung zur Lokalisation eines metallischen Fremdkörpers so vorgenommen werden, daß der untersuchte Körperteil, in diesem Falle die Hand, eine Dosis von etwa 2 bis 5 R erhält. Eine solche Dosis ist als völlig harmlos zu bezeichnen. Für chirurgische Zwecke werden in letzter Zeit in zunehmendem Umfang elektronische Bildverstärker mit Fernsehketten verwendet, was eine weitere Herabsetzung der Dosis ermöglicht. Hingegen sind Kryptoskope ihrer Gefährlichkeit wegen abzulehnen.

Während die Entstehung einer gröberen Gewebsschädigung, wie etwa eines Röntgenulkus, als Folge der Röntgenuntersuchung heute mit Sicherheit zu vermeiden ist, steht die Möglichkeit von Strahlenschäden anderer Art in den letzten Jahren wieder im Mittelpunkte der Diskussion. So ist mehrfach die Frage aufgeworfen worden, ob nicht Röntgenuntersuchungen, die zunächst keine sichtbaren Spuren hinterlassen, doch die Ursache einer nach Jahren auftretenden Leukämie sein könnten. Wir haben bereits im zweiten Abschnitt darauf hingewiesen, daß Röntgenbestrahlungen ebenso wie ionisierende Strahlen anderer Art eine Leukämie verursachen können. Die Zusammenhänge zwischen Röntgenbestrahlungen und Leukämie haben die Aufmerksamkeit der Radiologen auf das Problem der Strahlenbelastung des Knochenmarkes bei Röntgenuntersuchungen gelenkt. Auf kausale Zusammenhänge dieser Art hatten schon im Jahre 1911 N. Jagic, G. Schwarz und L. Siebenrock aufmerksam gemacht. Sie berichteten über das gehäufte Auftreten von Leukämien, das sie bei Radiologen beobachtet hatten, und sprachen die für die damalige Zeit gänzlich überraschende Vermutung aus, daß die Röntgenstrahlen ein ätiologischer Faktor für die Entstehung dieses Leidens sein könnten. Spätere Beobachtungen haben den Beweis dafür geliefert, daß sie mit dieser Vermutung durchaus recht hatten und einen gänzlich neuen Aspekt der Leukämieforschung erschlossen haben.

Zunächst häuften sich die Mitteilungen über das Auftreten von Leukämien und anderen Hämoblastosen bei Personen, die beruflich oder wissenschaftlich mit Röntgen- oder Radiumstrahlen beschäftigt waren. Derartige Fälle wurden von C. Aubertin, W. H. Evans, R. E. Roberts und J. Nielsen mitgeteilt. Ausgedehnte Statistiken über das vermehrte Auftreten von Leukämien bei Radiologen verdanken wir H. C. March und H. Ulrich, S. A. Reinberg sowie W. Pohl berichteten über Radiologen, die nach jahrzehntelanger Berufsarbeit an multiplen Myelomen erkrankten. Es sei hier erwähnt, daß der Verfasser die Leukämie einer Verkäuferin zu begutachten hatte, die jahrzehntelang in einem Schuhgeschäft einen Röntgenapparat bedient hatte (siehe Abschnitt 8.). Es besteht kaum ein Zweifel daran, daß die auffallende Häufung von Hämoblastosen bei mit Röntgenstrahlen Beschäftigten mit der Tatsache zusammenhängt, daß das Knochenmark tagtäglich kleinen Strahlendosen ausgesetzt ist, deren Kumulierung über viele Jahre und Jahrzehnte zu beträchtlichen Strahlendosen führen kann. Es muß aber festgehalten werden, daß die überwältigende Mehrzahl dieser Erkrankungen aus den Anfangsjahren der Radiologie stammt, in welchen der Strahlenschutz bei weitem nicht seinen heutigen Entwicklungsstand erreicht hatte. Bei jeder Röntgendurchleuchtung treten aus dem Körper des Patienten Strahlen aus, die durch den Leuchtschirm hindurchgegangen sind und dann den Körper des Untersuchers treffen, wenn der Leuchtschirm nicht, wie das heute selbstverständlich ist, mit einem Bleiglas zur Absorption der Strahlen versehen ist. Darüber hinaus gehen vom Körper des Patienten Sekundärstrahlen aus, die nach dem Auftreffen auf andere Gegenstände oder die Wände des Untersuchungsraumes auf den Radiologen wie auf den Patienten rückgestreut werden können. Gegen diese von allen Seiten vordringende diffuse Streustrahlung schützen wir uns heute durch das Tragen einer Bleigummischürze, durch Handschuhe und eine Schutzkanzel aus dem gleichen Material. Die Strahlenschutzexperten haben als höchstzulässige Gonaden- und Knochenmarkdosis für Radiologen und verwandte Berufe 5 R pro Jahr festgesetzt (siehe Abschnitt 9.).

Es darf angenommen werden, daß unsere Vorgänger in den Anfängen der Radiologie ihren Körper einer um ein Vielfaches größeren Dosis aussetzen mußten, und diese durch Jahre fortgesetzten Ganzkörperbestrahlungen führten in nicht wenigen Fällen zur Entstehung einer Hämoblastose (siehe Abschnitt 4.4.). Ausdrücklich sei aber betont, daß in einem gut eingerichteten und gut geführten Röntgeninstitut die maximal zulässige Dosis von 5 R pro anno nicht nur nicht überschritten werden darf, sondern daß es sehr wohl möglich ist, diesen Wert beträchtlich zu unterschreiten.

In Hinblick auf diese Überlegungen müssen wir uns die naheliegende Frage stellen, welche Dosis das Knochenmark unserer Patienten bei einer Röntgenuntersuchung erhält. Tabelle 12 gibt uns zunächst die Verteilung des aktiven Knochenmarkes bei gesunden Erwachsenen wieder.

Tabelle 12

*Verteilung des aktiven Knochenmarkes im Skelett von gesunden erwachsenen Personen*

| | |
|---|---|
| Wirbelsäule | 40% |
| Rippen und Sternum | 25% |
| Beckenknochen | 15% |
| Schädelknochen | 10% |
| Übrige Knochen | 10% |

Das Gesamtgewicht des aktiven Knochenmarkes des sogenannten „Standardmenschen" wird jetzt mit 1500 Gramm angenommen. Ältere Untersuchungen, so von N. Mechanik, hatten einen Wert von 1300 g ergeben. Bei Kleinkindern wird angenommen, daß sich das aktive Knochenmark über das gesamte Skelett verteilt, während die Verteilung bei größeren Kindern — je nach dem Alter des Kindes — unterschiedlich ist, so daß keine allgemein gültige Aussage möglich ist.

Man hat ferner, um zu vergleichbaren Angaben über die Strahlenbelastung des aktiven Markes zu gelangen, den Begriff der „mittleren Knochenmarkdosis" oder „mean marrow dose" geschaffen. Man versteht darunter den über sämtliche Abschnitte gemittelten Dosiswert, in noch genauerer Fassung: die Integraldosis des gesamten Knochenmarkes, geteilt durch die Masse desselben. Die in manchen Publikationen verwendete „mittlere Wirbelknochenmarkdosis" muß noch mit dem Faktor 0,4 multipliziert werden, um die mittlere Knochenmarkdosis zu erhalten.

Da die Knochenmarkdosis beim lebenden Menschen keiner direkten Messung zugänglich ist, müssen Messungen an geeigneten Phantomen herangezogen werden. Ein derartiges Phantom, welches sich röntgenphysikalisch wie der Thorax eines Erwachsenen verhält, wurde von G. Fuchs und K. Brezina angegeben. Es besteht aus einer hölzernen Form, die mit Paraffinwachs ausgegossen wurde, wobei aber Lufträume ausgespart wurden, die dem lufthaltigen Lungengewebe entsprechen. Mit einem sagittalen Durchmesser von 23 cm und einem Umfang von 96 cm simuliert das Phantom den Thorax eines erwachsenen Mannes mittlerer Größe (siehe Abb. 1).

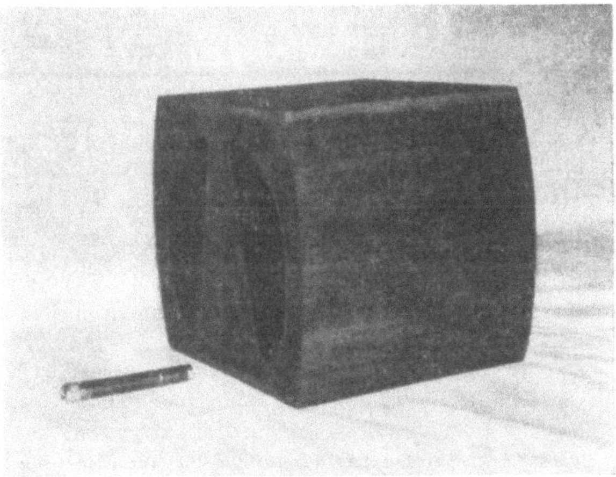

*Abb. 1:* Thoraxphantom mit Ionisationskammer zur Bestimmung der Knochenmarkdosis

In dieses Phantom wurde das vom 3. bis zum 10. Dorsalwirbel reichende Stück einer mazerierten Wirbelsäule eingegossen. In die aufgebohrte Wirbelsäule wurde dann ein Dosimeter so eingeführt, daß die Ionisationskammer in die Höhe des 9. Brustwirbelkörpers zu liegen kam. Röntgenaufnahmen dieses Phantoms unter normalen Aufnahmebedingungen boten ein dem Thorax weitgehend ähnliches Bild (Abb. 2). Tabelle 13 zeigt einige der gemessenen Werte der Knochenmarkdosis.

Wie zu erwarten war, zeigt die Filmaufnahme unter usuellen Bedingungen die kleinste Knochenmarkdosis sämtlicher Verfahren, nämlich rund 16 mR. Wesentlich höher war die bei der Hartstrahlaufnahme gemessene Dosis von etwa 28 mR. Bei entsprechender Bildqualität muß demnach bei Anwendung der Hartstrahltechnik mit einer um etwa 75% größeren Strahlenbelastung des

Knochenmarkes gerechnet werden. Die Ursache dieser noch wenig bekannten Erscheinung ist offenbar darin gelegen, daß die der höheren Röhrenspannung entsprechenden härteren Röntgenstrahlen den schützenden Kompaktamantel der Wirbelkörper leichter durchdringen können als die wesentlich weicheren

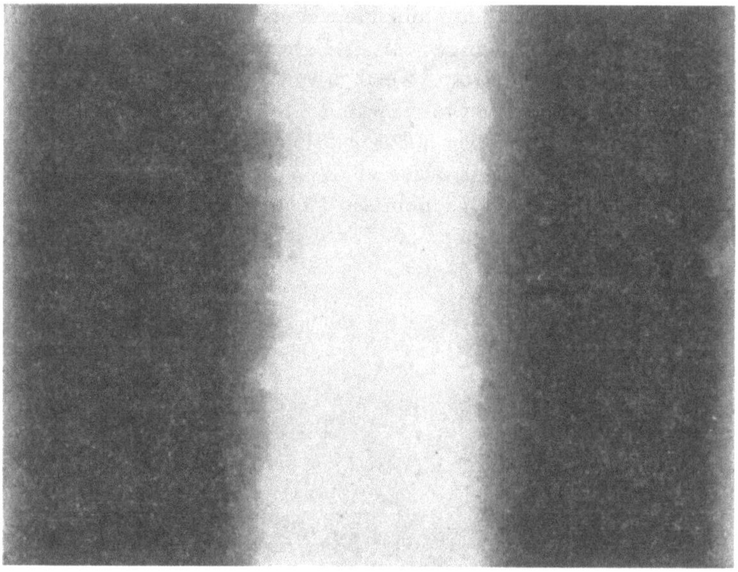

*Abb. 2:* Röntgenaufnahme des Thoraxphantoms bei konventionellen Aufnahmebedingungen

Tabelle 13

*Meßergebnisse im Brustwirbelkörper des Thoraxphantoms bei verschiedenen Arten der Lungenuntersuchung*)*

(Nach G. Fuchs und K. Brezina, Fortschritte a. d. Gebiete d. Röntgenstrahlen **95**, 100, 1961)

| | | | | |
|---|---|---|---|---|
| Lunge pa | 50 kV | 69 mAs | 150 cm Fokus - Film-Abstand keine Raster, Univ.-Folie | 16,1 mR |
| Lunge seitl. | 64 kV | 55 mAs | 150 cm Fokus – Film-Abstand kein Raster, Univ.-Folie | 46,2 mR |
| Lunge pa (Hartstrahlaufn.) | 120 kV | 6 mAs | 140 cm Fokus – Film-Abstand FF-Raster, Rubinfolie | 28,4 mR |
| Schirmbild | 65 kV | 80 mAs | | 127,4 mR |
| Schichtaufnahme | 58 kV | 220 mAs | 140 cm Fokus F-Raster Univ.-Folie | 54,6 mR |
| Durchleuchtung (1 Minute) | 61 kV | 3 mAs | | 96 mR |

*) Bei allen Aufnahmen Röhrenfilterung 2 mm Aluminium

Strahlen der konventionellen Aufnahmetechnik. Die Kompakta des Knochens wirkt offensichtlich als natürlicher Strahlenschutz für die zwischen den Spongiosabälkchen des Markraumes liegenden blutbildenden Gewebe.

Die aus der Tabelle 13 ersichtliche relativ große Dosis bei Schirmbildaufnahmen bezieht sich auf ein bestimmtes, von uns zur Messung verwendetes Gerät, welches mittels einer Fairchildkamera Aufnahmen eines Mittelformates lieferte. Bei Geräten bzw. Photokameras mit anderer Optik können diese Dosiswerte möglicherweise unterschritten werden. Dennoch muß man damit rechnen, daß die Röntgenübersichtsaufnahme mit erstklassigem Folien- und Filmmaterial jene Untersuchungsmethode ist, die mit der kleinsten Strahlenbelastung des Knochenmarkes auskommt.

Die von uns gemessenen Werte stehen im übrigen in recht guter Übereinstimmung mit den Werten, die von J. S. Laughlin, M. L. Meurk, L. Pullman und B. S. Sherman angegeben wurden, die ihre Messungen an einem Preßholzphantom mit eingebautem Skelett vorgenommen hatten. Auch an Leichen wurden Messungen in der Markhöhle von Knochen vorgenommen, so von L. Papagni und B. Roseo und anderen. Auch diese Messungen führten zu ähnlichen Dosiswerten.

In jüngster Zeit haben ferner J. Franzen, R. Wolf und K. H. Brod in einer speziell auf Schirmbilduntersuchungen ausgerichteten Studie die Knochenmarkdosen im Thoraxskelett nochmals eingehend untersucht. Sie verwendeten für ihre Untersuchungen ein Thoraxphantom, an welchem sie in 26 Punkten Dosimessungen bei verschiedenen Aufnahmebedingungen vornahmen. Besonderen Wert legen sie auf die Unterscheidung zwischen dem aktiven Knochenmark der vorderen und der rückwärtigen Hälfte des Thoraxraumes. Wenn man zur ersteren das Sternum und die vorderen Rippenanteile, zum letzteren die Wirbelsäule, die Schulterblätter und die dorsalen Rippenanteile rechnet, so ergibt sich, daß im dorsalen Thoraxanteil rund fünfmal so viel aktives Knochenmark enthalten ist wie im ventralen Gebiet. Schon aus dieser Überlegung ist beim Übergang zur ventrodorsalen Aufnahmerichtung im Vergleich zur üblichen dorsoventralen Aufnahmerichtung eine erhebliche Senkung der mittleren Knochenmarkdosis zu erwarten. Diese Vermutung fanden Franzen, Wolf und Brod bei ihren mittels eines Schirmbildgerätes und einer Odelca-Kamera hergestellten Röntgenaufnahmen des Phantoms vollauf bestätigt. Wie ihren Tabellen zu entnehmen ist, sinkt die mittlere Knochenmarkdosis allein durch die Umkehrung der Aufnahmerichtung ungefähr auf ein Drittel. Ob diese Methode sich in der Praxis durchsetzen wird, bleibt abzuwarten.

Auch für andere Skelettabschnitte wurden die Knochenmarkdosen ermittelt. Tabelle 14 gibt einen Überblick über die mittlere Knochenmarkdosis bei gebräuchlichen Röntgenaufnahmen (nach einem Bericht von UNSCEAR).

Hinsichtlich der biologischen, beziehungsweise gesundheitlichen Bewertung dieser an sich recht kleinen Dosen ist folgendes zu bemerken: es sind grundsätzlich zwei verschiedene Hypothesen möglich, zwischen denen bis jetzt noch nicht mit Sicherheit entschieden werden kann. Zufolge der einen Hypothese

Tabelle 14

*Knochenmarkdosen bei typischen Röntgenaufnahmen*

| Körperregion | Richtung und Zahl der Filme | mittlere Knochenmarkdosis in mR |
|---|---|---|
| Oberschenkel distal | 1 ap + 1 seitlich | 5 |
| Hüftgelenk und Oberschenkel | 1 ap + 1 seitlich | 30 |
| Becken | 1 ap | 20 |
| Lumbosakral | 1 ap + 1 seitlich + 2 schräg | 300 |
| Lendenwirbelsäule | 1 ap + 2 seitlich | 400 |
| Brustwirbelsäule | 1 ap + 1 seitlich + 2 schräg | 400 |
| Intravenöse Urographie | 5 ap | 200 |
| Retrogrades Pyelogramm | 2 ap | 100 |
| Ureteren und Blase | 1 ap + 1 seitlich + 2 schräg | 300 |
| Pelvimetrie (Beckenmessung) | 1 ap + 1 geneigt + 2 seitlich | 800 |
| Salpingographie | 3 ap | 100 |
| Abdomen-Übersicht | 1 ap | 50 |
| Unterer Verdauungstrakt | 2 ap + 3 pa | 700 |
| Oberer Verdauungstrakt | 1 ap + 2 pa + 1 seitlich | 500 |
| Gallenblasenfüllung | 4 pa | 400 |
| Thorax | 1 pa + 1 seitlich | 50 |
| Rippen und Sternum | 1 pa + 1 seitlich | 200 |
| Schultergelenk | 1 pa + 1 seitlich | 20 |
| Arm | 1 | 2 |
| Fuß | 1 | 2 |
| Schädelübersicht | 1 ap + 1 pa + 2 seitlich | 50 |
| Halswirbelsäule | 1 ap + 1 pa + 2 seitlich | 50 |
| Zahnaufnahme | 1 | 20 |
| Schirmbilduntersuchung | 1 | 100 |

besteht für die leukämogene Wirkung der ionisierenden Strahlen kein Schwellenwert, der Effekt ist der Dosis direkt proportional, die Dosis-Effekt-Kurve ist demnach eine gerade Linie, die durch den Ursprung des Koordinatensystems geht. In diesem Falle muß angenommen werden, daß die Gesamtzahl der in einer gegebenen Population auftretenden radiogenen Leukämiefälle in erster Linie von der mittleren Knochenmarkdosis pro Kopf der Bevölkerung abhängt. Es ist dies eine Größe, die wir noch nicht genau kennen, die aber sicher von einem Land zum anderen beträchtlich variiert. Diesbezügliche Berechnungen haben beispielsweise in Australien eine mittlere jährliche Knochenmarkdosis von 100 mR pro Kopf der Bevölkerung ergeben.

Die andere mögliche Hypothese nimmt an, daß für die leukämogene Wirkung der Röntgenstrahlen ein unterer Schwellenwert existiert, dessen Größe noch nicht bekannt ist. Auch nach dieser Theorie besteht ein Zusammenhang zwischen Dosis und leukämogenem Effekt der Strahlen, jedoch in komplizierterer Form als bei der erstgenannten Hypothese. Trifft diese Annahme zu, so wäre es nicht sinnvoll, von der mittleren Knochenmarkdosis der gesamten Bevölkerung zu sprechen, da ja die unterhalb des Schwellenwertes gelegenen Dosen nicht zur Entstehung einer Leukämie führen könnten. Die kritische Größe wäre dann vielmehr der Maximalwert der Dosis an einer Stelle des Knochenmarkes des betreffenden Individuums. Wenngleich manche Überlegungen für die Richtigkeit der Hypothese sprechen, müssen wir doch eingestehen, daß unser Wissen auf diesem Gebiete noch recht lückenhaft ist.

Nach diesen mehr allgemeinen Überlegungen müssen wir uns die Frage vorlegen, ob bis jetzt klinische Erfahrungen über einen kausalen Zusammenhang zwischen Röntgenuntersuchungen und Leukämie vorliegen. In mehreren Fällen ist ein solcher Zusammenhang tatsächlich mit gutem Grund angenommen worden.

Vor einigen Jahren erregte eine Mitteilung von H. BEGEMANN beträchtliches Aufsehen, der bei der jahrelangen Beobachtung von 1000 Patienten mit Lungentuberkulose bei vier derselben chronische Myelosen, bei zwei Fällen chronische Lymphadenosen und in einem Falle eine akute Leukämie feststellte. Es ergab sich demnach, daß bei 1000 an Lungentuberkulose leidenden Patienten in nicht weniger als sieben Fällen eine Leukämie aufgetreten war. Da es sich hier doch um eine recht auffällige Häufung handelt und über einen ätiologischen Zusammenhang zwischen Tuberkulose und Leukämie bis jetzt nichts bekannt ist, lag der Gedanke nahe, eine Strahlenschädigung des Knochenmarkes anzunehmen. Denn tatsächlich zählen ja Patienten mit chronischer Lungentuberkulose zu jenen Personen, die häufiger als Kranke anderer Art röntgenologisch untersucht werden. Sämtliche Verlaufskontrollen, Pneumothoraxnachfüllungen unter Durchleuchtungskontrolle, Schichtuntersuchungen usw. sind ja mit Strahlenbelastungen verbunden, die sich im Laufe der Jahre zu ansehnlichen Größen kumulieren können. Diesen Schlußfolgerungen wurde allerdings von G. NEUMANN entgegengetreten, der an Hand einer sehr sorgfältig ausgearbeiteten Morbiditätsstatistik in Stuttgart keine Häufung von Leukämien bei Tuberkulösen finden konnte. Nun sind aber in den letzten Jahren doch mehrere Einzelbeobachtungen mitgeteilt worden, die zumindest die Möglichkeit eines kausalen Zusammenhanges zwischen Röntgendiagnostik und Leukämie offenlassen. Es sei aber vorausgeschickt, daß es sich dabei um Fälle handelt, bei denen eine exzessiv große Zahl von röntgenologischen Untersuchungen durchgeführt worden war, so daß die kumulierten Knochenmarkdosen schon weit über den Rahmen von sogenannten „Kleindosen" hinausgingen.

So berichteten L. JUSTIN-BESANCON, H. PEQUIGNOT und J. F. MONSALLIER über eine Patientin, die von ihrem 18. bis zum 23. Lebensjahr wegen Lungentuberkulose in Behandlung stand. In dieser Zeit wurde sie nicht weniger als 180mal durchleuchtet, es wurden 10 Tomographien und 60 weitere Röntgenaufnahmen vorgenommen, wobei die Autoren die Gesamtdosis auf etwa 560 R schätzen. Im Alter von 26 Jahren erkrankte die Patientin an einer myeloischen

Leukämie, an der sie ein Jahr später verstarb. Ein sehr ähnlicher Fall wurde 1961 von E. W. DÖRFFEL beobachtet. Es handelte sich dabei um einen 35jährigen Mann mit kavernöser Lungentuberkulose, der an einer Leukämie erkrankte, nachdem er wegen seines Lungenleidens rund 100 Durchleuchtungen, 9 Tomographien und eine größere Zahl von Röntgenaufnahmen erhalten hatte. Auch in diesem Falle wurde eine nicht unbeträchtliche Dosis, vermutlich weit über 500 R, erreicht.

Betrachtet man die letzterwähnten Fälle, so muß man zugeben, daß es bei diesen zu einer exzessiven Kumulierung von Röntgenuntersuchungen gekommen ist, wie sie wohl bei keiner anderen Erkrankung als bei der Lungen-Tbc anzutreffen ist. Es kann keineswegs mit Sicherheit behauptet werden, daß die Strahlenbelastung durch die Röntgendiagnostik in diesen beiden Fällen wirklich der auslösende Faktor gewesen ist, daß es sich also um radiogene Leukämien gehandelt hat. Aber ebensowenig ist es statthaft, die kausale Rolle der Strahlen zu negieren. Was man wohl in diesen Fällen lernen muß, ist eine Mahnung zur Vorsicht bei allen Patienten, bei denen bereits eine größere Zahl von Röntgenuntersuchungen stattgefunden hat oder, der Natur des Leidens entsprechend, in Zukunft noch zu erwarten ist. In solchen Fällen wird man, soweit wie möglich, mit der Untersuchungsmethode auszukommen versuchen, die die geringste Strahlenbelastung mit sich bringt, nämlich mit der einfachen Filmaufnahme. Wie die oben erwähnten Phantommessungen gezeigt haben, ist bei dieser Untersuchungsmethode mit einer Knochenmarkdosis von etwa 16 mR (in der Brustwirbelsäule) zu rechnen, die auch bei hundertfacher Dosis noch nicht an jene Dosen heranreicht, wie sie bei den beiden letztbeschriebenen Fällen erreicht wurden. Inzwischen hat der Fortschritt der Röntgentechnik auf dem Gebiete der Schichtuntersuchungen eine beträchtliche Herabsetzung der Strahlendosen bei diesem Verfahren erreicht. Während nämlich früher für jede einzelne Schicht separat exponiert werden mußte, erlaubt es das Simultanschichtverfahren, sämtliche Filme mit einer Exposition zu belichten, wodurch sich eine beträchtliche Verminderung der Gesamtdosis ergibt. Ein anderer technischer Fortschritt, der sich gleichfalls in einer Verringerung der Strahlenbelastung des Patienten auswirkt, ist der elektronische Bildverstärker. Wo ein solcher zur Verfügung steht und sinnvoll angewendet wird, wird der Körper des Patienten und der des untersuchenden Arztes einer viel kleineren Streustrahlendosis ausgesetzt, so daß die gegen die Durchleuchtung gerichteten Vorbehalte nicht mehr das gleiche Gewicht besitzen.

Es sei aber ausdrücklich betont, daß diese Überlegungen und Mahnungen zur Vorsicht nur für jene Fälle berechtigt sind, die, wie beispielsweise chronisch Lungenkranke, einer exzessiv großen Zahl von Röntgenuntersuchungen unterzogen werden. Bei allen anderen Patienten, bei denen nur eine einmalige Untersuchung oder einige wenige Untersuchungen in Frage kommen, bildet die Strahlenbelastung; sachgemäße Durchführung vorausgesetzt, keinen Anlaß zur Sorge.

Eine immer wieder aufgeworfene Frage ist die nach der Gefährdung des

Fötus durch Röntgenuntersuchungen bei graviden Frauen, insbesondere wenn es sich um Untersuchungen der Bauch- und Beckenorgane handelt. Zweifellos können durch ionisierende Strahlen in größeren Dosen am fötalen Organismus schwere Schäden hervorgerufen werden, die dann zu Mißbildungen führen. Derartige Fruchtschäden — sie dürfen nicht mit den später zu besprechenden genetischen Schäden zusammengeworfen oder verwechselt werden — sind schon in den Anfangsjahren der Röntgenologie vielfach beobachtet und beschrieben worden. Meistens handelte es sich dabei allerdings um Röntgenbestrahlungen im Bereiche des Abdomens, die in Unkenntnis des Bestehens der Schwangerschaft vorgenommen wurden. Eine Fülle derartiger Beobachtungen sind in der älteren Röntgenliteratur verstreut anzutreffen. W. FLASKAMP gibt in seiner 1930 erschienenen Monographie „Röntgenschäden" einen Überblick mit mehreren sehr instruktiven Bildern. Wie sich aus den einschlägigen Publikationen ergibt, führen die pränatalen Bestrahlungen zu Entwicklungsstörungen, die sich hauptsächlich am Skelett, am Nervensystem und an den Augen manifestieren. Besonders häufig wurden Mikrokephalie und angeborener Schwachsinn festgestellt. Bereits 1926 wurde von ZAPPERT die „röntgenogene fötale Mikrokephalie" beschrieben, und seine Befunde haben seither vielfache Bestätigung gefunden. Ein erschütternder Fall von intrauteriner Röntgenschädigung wurde vor einigen Jahren von F. und P. LOMMATSCH mitgeteilt. Er betraf eine Patientin, die im Jahre 1917 geboren wurde, nachdem die Mutter während der Gravidität wegen eines vermeintlichen Myoms Röntgenbestrahlungen erhalten hatte. Nachdem sich schon unmittelbar nach der Geburt verschiedene Defekte, so das Fehlen des rechten Daumens gezeigt hatten, wurde die Frau im Alter von 40 Jahren eingehend untersucht. Es zeigten sich schwere Mißbildungen des Skeletts, dessen Bestandteile teilweise bizarre Formen angenommen hatten. Die Ellenbogengelenke waren kaum als Gelenk zu erkennen; statt dessen zeigten die Enden von Humerus und Ulna knollige Auftreibungen, wie man sie sonst kaum jemals zu sehen bekommt. Der Daumen war nur als zarte Knochenspange ausgebildet, die Handwurzel bestand nur aus vier Knochen, es bestand ferner ein Klumpfuß, Veränderungen der Wirbelsäule usw.

Eine experimentelle Studie von großem Wert ist in jüngster Zeit von R. RUGH, L. DUHAMEL, L. SKAREDOFF und C. SOMOGYI mitgeteilt worden. Sie bestrahlten Föten des Makaka-Affen, also ein dem Menschen relativ nahestehendes Tier, in utero. Einer der Föten wurde am 80. Tag des intrauterinen Lebens mit 200 R, ein anderer am 60. Tag mit 300 R bestrahlt. In beiden Fällen zeigten sich erwartungsgemäß Entwicklungsstörungen des Skeletts, der Schädelknochen, des Gehirns und der inneren Organe. Bei dem mit 300 R bestrahlten Tier entwickelte sich später eine hochgradige Mikrokephalie, das Gewicht des Gehirnes und Rückenmarkes war im Vergleich zu den durchschnittlichen Normalwerten auf 55% reduziert. Interessanterweise zeigten sich aber keine nennenswerten Störungen der Blutbildung. Da Versuche dieser Art am Menschen selbstverständlich nicht in Frage kommen, sind Experimente an derartigen höheren Tieren von großem Wert.

Eine Frage von größter praktischer Bedeutung, die immer wieder erörtert wird, ist die nach der Größe der Mindestdosis, bei der teratogene Effekte zu erwarten und zu befürchten sind. Hier ist zunächst darauf hinzuweisen, daß die Entstehung einer Mißbildung nicht nur von der Höhe der verabreichten Dosis, sondern auch vom Zeitpunkte der Bestrahlung abhängig ist. Alle Erfahrungen sprechen dafür, daß die größte Anfälligkeit während der ersten zwei bis drei Graviditätsmonate, also in der Periode der Organopoese besteht. Während aber H. Wintz noch annahm, daß Mißbildungen erst nach pränatalen Bestrahlungen von mehr als 50 R anzunehmen wären, wird heute die Grenze wesentlich niedriger gezogen. W. L. Russel hat vor einigen Jahren die Meinung vertreten, daß schon eine Dosis von 25 R teratogen wirksam sein kann, und die meisten Strahlenbiologen sind seiner Ansicht beigetreten. Von ganz anderer Seite hat kürzlich V. N. Semagin das Problem des Schwellenwertes der fötalen Strahlenschädigung wieder in Angriff genommen. Er bestrahlte die Föten von Ratten 20 Tage lang mit einer Dosis von je 1 R und beobachtete die Tiere dann durch zwei Jahre hindurch, wobei er seine Aufmerksamkeit besonders auf den Ablauf bedingter Reflexe richtete. Er stellte eine beträchtliche Abschwächung der Hemmungs- und Erregungsprozesse fest, die sich im Laufe der Zeit noch verstärkte. Bedenkt man, daß der Ablauf der bedingten Reflexe von der Funktion der Großhirnrinde abhängt, so muß man auch in diesen Beobachtungen einen Beweis für eine Schädigung des Nervensystems durch pränatale Bestrahlungen sehen. Wenn man schließlich die zweifellos gegebene individuelle Streuung derartiger Dosisschwellenwerte berücksichtigt, so darf man annehmen, daß die von Russel und von Semagin nach gänzlich verschiedenen Methoden ermittelten Werte recht gut übereinstimmen.

Gewissermaßen ein Gegenstück zu den Versuchen von Semagin bilden die Ergebnisse von S. J. Kaplan, R. Rugh und R. K. White, welche Rattenföten am 6., 7. und 12. Tage intrauterin bestrahlten und im Sinne des „Behaviorism" später Störungen des Verhaltens beobachteten, welche offenbar auch als Auswirkungen zerebraler Strahlenschäden gewertet werden müssen. Schließlich sei in diesem Zusammenhange noch eine neuere Mitteilung von L. Jacobsen erwähnt, der auf die Häufung von Anomalien der Augen bei in utero bestrahlten Kindern hinwies.

Während in früherer Zeit die Hauptgefahr der pränatalen Strahleneinwirkung in den teratogenen Effekten gesehen wurde, hat diese Frage vor einigen Jahren eine unerwartete Wendung genommen. Im Jahre 1958 traten A. Stewart, J. Webb und D. Hewitt mit der Mitteilung an die Öffentlichung, daß pränatale Röntgenuntersuchungen ein kausaler Faktor bei der Entstehung von Leukämien und anderen malignen Krankheiten im Kindesalter wären. Dieser außerordentlich wichtigen und viel diskutierten Publikation lagen folgende Fakten zugrunde. Die Autoren befaßten sich mit den Krankengeschichten von 1 694 Kindern, die in Großbritannien in den Jahren 1953—1955 im Alter von weniger als 10 Jahren an malignen Erkrankungen verstorben waren. Dabei handelte es sich um 792 Leukämien und um 902 maligne Tumoren. Jedes dieser

Kinder wurde mit einem „Kontrollkind" verglichen, d.h. mit einem Kind von gleichem Alter, Geschlecht und Wohnsitz. Sowohl bei den Verstorbenen wie bei den Kontrollkindern wurden sorgfältige Erhebungen hinsichtlich vorgeburtiger Röntgenuntersuchungen angestellt, wobei aus naheliegenden Gründen besonders nach Röntgenuntersuchungen der Bauch- und Beckenorgane gefahndet wurde. Von den überaus bedeutsamen Resultaten dieser statistischen Erhebungen sei nur das folgende hervorgehoben. In der Leukämie-Tumorgruppe fanden sich 178 Kinder, bei deren Müttern während der Gravidität abdominale Röntgenuntersuchungen vorgenommen worden waren, während sich in der gleich umfangreichen Kontrollgruppe nur 93 solche Kinder vorfanden. Wie man sieht, stehen die beiden Zahlen 178 und 93 im Verhältnis von 1,91:1,00, was schon prima vista auf einen erheblichen Einfluß der pränatalen Strahlenexposition hinweist. Genauere statistische Berechnungen, die an dieser Stelle nicht wiedergegeben werden sollen, liefern mit einer an Sicherheit grenzenden Wahrscheinlichkeit den Beweis für die kausale Rolle der pränatalen Röntgendiagnostik für die Genese der malignen Erkrankungen des Kindesalters. Aus den weiteren Ergebnissen der Autoren sei noch hervorgehoben, daß sich bei der Aufgliederung nach Fötalmonaten ergab, daß der schädigende Einfluß von Röntgenuntersuchungen in den ersten 5 Monaten um ein vielfaches größer sein muß als in den späteren Monaten der Schwangerschaft.

Während die Diskussion über die weitreichenden Konsequenzen der Publikation von Stewart, Webb und Hewitt noch in vollem Gange war, kam von jenseits des Ozeans eine weitere Mitteilung, welche die restlose Bestätigung brachte. D. Ford, J. C. Paterson und W. L. Treuting befaßten sich mit den Kindern, die in Louisiana in den Jahren 1951 bis 1955 an Leukämie und malignen Tumoren verstorben waren. Während bei 78 Leukämiekindern und bei 74 Malignomkindern je 21mal vorgeburtige abdominelle Röntgenuntersuchungen vorgenommen worden waren, war dies bei 306 „Kontrollkindern" nur 56mal der Fall gewesen. Auch bei dieser Beobachtungsreihe ergab die statistische Durchrechnung einen signifikanten Einfluß der pränatalen Röntgendiagnostik. Wir müssen uns daher mit dem Gedanken vertraut machen, daß Röntgenuntersuchungen bei Graviden jedenfalls mit einem potentiellen Risiko belastet sind und nicht ohne gut fundierte Indikation angeordnet und durchgeführt werden sollten.

Es soll aber keineswegs verschwiegen werden, daß auch mehrfache Versuche zur „Widerlegung" dieser Warnungen unternommen wurden. Ein Teil dieser Einwände, so z.B. die Mitteilungen von K. Gefferth und H. Kjesberg beziehen sich auf eine so geringe Patientenzahl, daß sie keine statistisch gesicherten Aussagen gestatten. Auch Versuche, die oben erwähnten statistischen Ergebnisse anders zu interpretieren (E. G. Mayer, F. Wachtler, F. X. Wolzogen) konnten nicht mit stichhaltigen Argumenten belegt werden. Wenn andererseits, wie z.B. von T. L. Lewis, an einem größeren Krankenhaus keine Häufung von Leukämien nach pränatalen Röntgenuntersuchungen gefunden werden konnte, so kann dies sehr wohl so interpretiert werden, daß in diesem Spital die radiographische Technik mit besonderer Sorgfalt gehandhabt wurde, die

Untersuchungen also mit einer geringeren Strahlenbelastung durchgeführt worden sind, als dies andernorts der Fall gewesen ist. Denn es kommt letzten Endes nicht so sehr darauf an, ob eine Röntgenaufnahme gemacht wird, sondern wie sie gemacht wird, ob also die Möglichkeiten zur Verminderung der Strahlenbelastung des Patienten voll ausgeschöpft wurden. Schließlich sei auch auf die Ansicht von W. Lorenz hingewiesen, daß die Anfälligkeit für radiogene Leukämien beim Fötus und beim Kleinkind etwa 30mal größer sei als beim Erwachsenen.

Es ist jetzt der Zeitpunkt gekommen, aus diesen Beobachtungen und Berechnungen die praktischen Schlußfolgerungen zu ziehen. Diese orientieren sich auf die Frage: Wann und in welchem Ausmaße dürfen bei Schwangeren Röntgenuntersuchungen vorgenommen werden? Bei der Behandlung dieser für die ärztliche Praxis eminent wichtigen Frage müssen zwei Gesichtspunkte gegeneinander abgewogen werden. Es sind dies einerseits die Erkenntnis der potentiellen Gefährdung des fötalen Organismus durch Röntgenstrahlen und andererseits die klinische Notwendigkeit für die Durchführung einer bestimmten Röntgenuntersuchung, die in jedem einzelnen Fall gesondert beurteilt werden muß. Es leuchtet ein, daß in Hinblick auf die unterschiedliche Dosis Röntgenuntersuchungen im Bereiche der Bauch- oder Beckenorgane anders zu bewerten sind als beispielsweise solche der Thoraxorgane.

Was zunächst Röntgenuntersuchungen der Thoraxorgane betrifft, so können diese bei Schwangeren unbedenklich durchgeführt werden, wobei allerdings vorausgesetzt werden muß, daß die Durchführung einem Radiologen anvertraut wird, dem die erforderlichen modernen Hilfsmittel zur Verfügung stehen. Bei einer exakt ausgeblendeten Thoraxaufnahme — wie sie mittels eines „Lichtvisiers“ unschwer ausgeführt werden kann — erhält der Fötus eine Dosis in der Größenordnung von 1 mR. (Diese Dosisangabe bezieht sich auf eine Röntgenaufnahme, die mit erstklassigem Film und Folienmaterial und einer Filterung von 2 mm Al vorgenommen wird, was jedem Fachradiologen geläufig ist.) Bei einem eindeutig negativen Befund kann im allgemeinen auf die Durchleuchtung verzichtet werden. Sollte diese aber doch erforderlich sein, so kann sie mit enggestellter Blende in möglichst kurzer Zeit vorgenommen werden, wobei die fötale Dosis gleichfalls die Größenordnung von 1 mR nicht überschreiten muß. Eine solche Dosis ist aber nach dem gegenwärtigen Stande unseres Wissens mit keiner konkret nachweisbaren Gefährdung des Kindes verbunden. Jedenfalls darf gesagt werden, daß eine Schädigung durch so kleine Dosen noch niemals nachgewiesen wurde. Auch eine andere Überlegung ist hier am Platze.

Wie wir im Abschnitt 3. gesehen haben, ist jedes Lebewesen der natürlichen Strahlung ausgesetzt, deren jährliche Dosis mit rund 100 mrad anzunehmen ist. Es muß daher gefolgert werden, daß das Kind im Mutterleib während der Dauer der Schwangerschaft eine Dosis von rund 75 mrad erhält. Keine Erfahrung und kein vernünftiger Grund zwingt uns aber zu der Annahme, daß die mit einer Thoraxröntgenuntersuchung verbundene zusätzliche Dosis von 1 bis 2 mrad eine erhebliche gesundheitliche Gefährdung bedeutet. Andererseits steht aber dem praktisch nicht existenten Strahlenrisiko der gesundheitliche Wert gegenüber, den die Untersuchung zweifellos für Mutter und Kind besitzt. Ausdrücklich sei nochmals hervorgehoben, daß sich diese Überlegung nur auf sachkundig durchgeführte Röntgenuntersuchungen bezieht, da anderenfalls bedeutend größere Dosen zur Wirkung kommen können.

Wesentlich anders liegen aber die Verhältnisse bei Röntgenuntersuchungen der Abdominalorgane, also vor allem des Magen-Darmtraktes. Sowohl bei der Magendurchleuchtung wie bei der Durchleuchtung des Dickdarmes (Irrigoskopie) ist es unvermeidlich, daß der Fötus oder Teile desselben in den direkten Strahlengang geraten und dabei Röntgendosen erhalten, die zu ernsten Schädigungen führen können. Auch ist es nicht leicht, die Dosen anzugeben, die bei der Vornahme einer Irrigoskopie erreicht werden, da differentialdiagnostische Schwierigkeiten, die während der Untersuchung auftreten, zu einer längeren Durchleuchtung und der Vornahme zusätzlicher Aufnahmen führen können, die mit erhöhter Strahlenbelastung verbunden sind. So können Dosen von 5 bis 20 R und darüber erreicht werden, die zweifellos teratogen wirken können und überdies mit dem potentiellen Risiko einer malignen Spätschädigung verbunden sind. Aus diesen Überlegungen heraus müssen wir die Schlußfolgerung ziehen: Sofern keine zwingende vitale Indikation besteht, Unterlassung jeder Magen- oder Darmdurchleuchtung bei Graviden!

In Hinblick auf die Möglichkeit des Vorliegens einer noch nicht erkannten Schwangerschaft vertreten namhafte Radiologen auch die Ansicht, bei jüngeren Frauen Irrigoskopien nur in den ersten Tagen post menstruationem vorzunehmen (W. Lorenz, L. B. Russel u. a.).

In diesem Zusammenhange ist eine Untersuchung von Bedeutung, die wir R. Rugh verdanken. Nach seinen Ergebnissen ist neben der Höhe der Dosis auch der Zeitpunkt beziehungsweise der Zeitabschnitt des intrauterinen Lebens von ausschlaggebender Bedeutung, in welchem der Embryo der Strahlung ausgesetzt wird. Nach Rugh ist wohl die Strahlenempfindlichkeit in der die ersten drei Wochen des intrauterinen Lebens umfassenden Zeitspanne am größten, doch kommt in diesem Zeitabschnitt die Strahlenschädigung weniger in der Entstehung einer lebensfähigen Mißbildung als vielmehr im Absterben der befruchteten Eizelle zum Ausdruck. Erfolgt hingegen die Strahlenexposition zwischen dem 20. und 30. Tag des Embryonallebens, also in der aktivsten Zeitspanne der Organopoese, so ist die Wahrscheinlichkeit für die Entstehung einer Mißbildung am größten. Hingegen sollen Bestrahlungen nach dem 30. Tag eher zu Gewebsschäden als zu Mißbildungen von Organen führen. Wie man sieht, liegen die Verhältnisse hier doch nicht so einfach, wie früher angenommen wurde, weswegen unser Wissen in dieser Frage noch recht lückenhaft ist. Gerade dieser Umstand muß uns aber darin bestärken, Röntgenuntersuchungen der Bauchorgane bei Graviden auf ein Mindestmaß zu beschränken.

Schließlich sei noch die Frage der eigentlichen Graviditätsaufnahme sub partum und der röntgenologischen Beckenmessung (Pelvimetrie) angeschnitten.

Die letztere Untersuchungsmethode ist zweifellos aus Gründen des Strahlenrisikos stark im Rückgang begriffen und an vielen Gebärkliniken völlig aufgegeben worden. Was die Schwangerschaftsaufnahme sub partum betrifft, ist ebenfalls ein starker Rückgang zu verzeichnen. Unseres Wissens wird sie von den meisten geburtshilflichen Kliniken immer seltener verlangt und durchgeführt. Nach K. BAUMGARTEN, O. WICHTL und W. ZDRAHAL sind als Indikation zur Röntgenuntersuchung während des 10.Lunarmonates anzusehen: Verdacht auf Fruchttod und Blasenmole, Plazenta praevia, enges Becken, Hydramnion, Verdacht auf Mißbildungen, Gemini und unklare geburtshilfliche Situationen. Die genannten Autoren waren durch die intensive klinische Betreuung der werdenden Mütter in der Lage, in vielen Fällen auf die Röntgenuntersuchung verzichten zu können, so daß der Prozentsatz der Schwangeren und Gebärenden, bei denen eine solche erforderlich wurde, auf 1% abgesunken ist.

Während die Beurteilung der Notwendigkeit dieser Untersuchung ausschließlich in die Kompetenz des Geburtshelfers fällt, ist der Radiologe verpflichtet, sie mit der geringsten möglichen Strahlenbelastung durchzuführen. Gute Aufnahmetechnik und Verwendung von erstklassigem photographischen Material sind Voraussetzungen für die Reduktion der Strahlendosis. Da mit teratogenen Schäden in diesem Stadium kaum zu rechnen ist, müssen nur der leukämogene Effekt und die genetische Strahlengefährdung berücksichtigt werden. Wo aber unmittelbare Gefahren für das Leben von Mutter und Kind bestehen, müssen diese Bedenken, die sich auf eine eventuelle und in gewisser Hinsicht problematische Gefährdung beziehen, zurückgestellt werden. Letzten Endes bleibt es unsere Aufgabe, die Gefährdung richtig einzuschätzen und die Risiken gegeneinander abzuwägen.

Abgesehen von dem eben besprochenen Spezialfall der Gravidität, gelten Röntgenuntersuchungen heute als relativ harmlose Maßnahmen, die ohne besondere Indikationen angeordnet und durchgeführt werden. Die stets wachsende Heranziehung der Röntgendiagnostik in der Präventivmedizin verzichtet ja bewußt auf eine eigentliche medizinische Indikation, die hier durch das Prinzip der Vorbeugung bzw. der frühzeitigen Diagnosestellung im präklinischen Stadium der Erkrankung ersetzt wird. Während bei der einwandfreien Durchführung von Röntgenuntersuchungen — von extremen Fällen abgesehen — keine somatischen Strahlenschäden irgendwelcher Art zu befürchten sind, ist die Möglichkeit genetischer Strahlenschäden in den Brennpunkt des Interesses gerückt.

Grundsätzlich muß die Möglichkeit einer Gefährdung der genetischen Substanz durch röntgendiagnostische Maßnahmen zugegeben werden. Denn einerseits besteht bei jeder Röntgenuntersuchung die Möglichkeit, daß die Keimdrüsen, sofern sie nicht im direkten Strahlengang liegen, der Sekundärstrahlung ausgesetzt sind. Während der erstere Fall nur bei relativ wenigen Untersuchungsmethoden gegeben ist, muß mit der Streustrahlung grundsätzlich bei sämtlichen Röntgenuntersuchungen gerechnet werden. Wohl aber stehen verschiedene Mittel zur Verfügung, um die von den Sekundärstrahlen herrührende Gonadendosis weitgehend zu reduzieren, worauf wir weiter unten noch eingehend zu sprechen kommen werden. Andererseits ist heute kein Zweifel mehr erlaubt, daß Röntgenstrahlen, ebenso wie ionisierende Strahlen anderer Art, bei der Absorption in den Keimdrüsen Mutationen auslösen können, die in ihrer überwiegenden Mehrheit als schädlich anzusehen sind. Wie schon im Abschnitt 3. auseinandergesetzt wurde, sind wir durch die Untersuchungen von H. J. MULLER, N. TIMOFÉEFF-RESSOVSKY, K. G. ZIMMER, P. HERTWIG, W. L. RUSSEL, T. C. CARTER, N. P. DUBININ und anderen darüber unterrichtet, daß sowohl bei Insekten wie bei Säugetieren schon durch relativ niedrige Strahlendosen genetische Schäden verschiedener Art und verschiedenen Ausmaßes hervorgerufen werden können. In Hinblick darauf, daß die Keimdrüsen bei den meisten röntgenologischen Untersuchungen relativ kleinen Strahlendosen ausgesetzt sind, spitzt sich die Frage darauf zu, ob für die Induktion genetischer Schäden ein unterer Schwellenwert existiert, bzw. ob dieser, wenn vorhanden, niedriger ist, als die mit Röntgenuntersuchungen normalerweise verbundenen Gonadendosen. Nach dem heutigen Stand der strahlenbiologischen Grundlagenforschung muß angenommen werden, daß ein Schwellenwert tatsächlich nicht vorhanden ist, daß also auch sehr kleine Strahlendosen mutagen wirken können, d.h., genetisch abträglich sind. Sowohl experimentelle Ergebnisse wie theoretische Überlegungen sprechen für die Richtigkeit dieser Vorstellung. Schon in den ersten Untersuchungen von H. J. MULLER über die Induktion von Strahlenmutationen bei der *Drosophila melanogaster* hatte sich eine lineare Abhängigkeit, also direkte Proportionalität zwischen Röntgendosis und Mutationsrate ergeben. Eine solche Relation, etwa von der Form Mutationsrate $= k \cdot Dosis$ ($k =$ Konstante) spricht aber eo ipso gegen das Vorhandensein eines Schwellenwertes, da sich beim Einsetzen beliebig kleiner Dosiswerte in die obige Formel zwar kleine, aber doch endliche Werte für die Mutationsrate ergeben. Die graphische Darstellung dieser Gleichung ist bekanntlich eine durch den 0-Punkt des Koordinatensystems gehende Gerade.

In den letzten Jahren sind aber für die mutagenen Wirkungen sehr kleiner Dosen auch direkte Beweise erbracht worden. So konnte M. DEMEREC bei *E. coli* durch Bestrahlung mit einer Dosis von 17 R Mutationen auslösen. Ferner erzielten E. GUYENOT, L. THELIN und V. KIORTSIS Strahlenmutationen nach Einzeldosen von je 1 R, die 20mal gegeben wurden. Schließlich bestrahlten H. B. GLASS und R. K. RITTERHOFF in einer großangelegten Versuchsreihe Drosophilafliegen mit einer einmaligen Dosis von nur 5 R, wobei sie gleichfalls Strahlenmutationen erzielen konnten. Diese Effekte kleiner Dosen konnten nur mit Hilfe außerordentlich mühevoller Versuche nachgewiesen werden. In den Versuchen von GLASS und RITTERHOFF mußten beispielsweise mehr als 600000 Tiere bestrahlt werden, um eine statistisch signifikante Erhöhung der Mutationsrate im Vergleich zu den Spontanmutationen der Kontrolltiere zu erzielen, die der einzige direkte Beweis für die mutagene Wirkung ist. Obwohl kein Beweis im strengen Sinne des Wortes dafür erbracht werden kann, daß die Ergebnisse in gleicher Weise auch für die menschliche Erbsubstanz gelten, wäre es unverantwortlich, das Gegenteil anzunehmen. Die Verantwortung, die wir bei der Verwendung von Röntgenstrahlen übernehmen, zwingt uns vielmehr dazu, stets von der Voraussetzung auszugehen, daß auch die kleinen röntgendiagnostischen Dosen, die wir täglich bei unseren Patienten anwenden, genetisch wirksam sind und bei ihrer wiederholten Anwendung eine Kumulierung der genetischen Effekte eintritt.

Es ist aber wesentlich, eine klare Vorstellung von der praktischen Bedeutung der genetischen Schädigung zu gewinnen. Denn hier haben wir es — im Gegensatz zu den somatischen Strahlenschäden — nicht mit der unmittelbaren gesundheitlichen Schädigung eines einzelnen bestrahlten Individuums zu tun. Denn das Individuum gibt beim Fortpflanzungsakt die mutierten Gene an seine Nachkommen weiter, welche ihrerseits die Mutationen, dem Erbgang folgend, ihrer Nachkommenschaft vermitteln. Da es sich in der Mehrzahl um rezessiv vererbbare Mutationen handelt, hängt es weitgehend vom Zufall ab, wo und wann die Manifestierung des genetischen Schadens erfolgen wird. So betrachtet sind die Strahlenmutationen eine Belastung der gesamten menschlichen Gesellschaft, welche den stets wachsenden „load of mutations“ zu tragen hat. Das Ziel unserer Untersuchungen wird daher nicht die Feststellung sein, welche Gonadendosis eine bestimmte Einzelperson erhalten hat, vielmehr gilt unser Interesse der gesamten genetischen Strahlenbelastung einer gesamten Population, in diesem speziellen Falle der durch Röntgenuntersuchungen bedingten Fraktion dieser Belastung. Es leuchtet ein, daß diese Überlegungen nur für solche Personen gelten, bei denen noch die Möglichkeit einer Fortpflanzung besteht, also nicht für Greise oder Personen gelten, die durch eine Erkrankung oder deren Behandlung (z. B. Uterusexstirpation) steril geworden sind. Es leuchtet weiterhin ein, daß die Bedeutung der genetischen Strahlenschädigung bei Kindern und Jugendlichen größer sein wird als bei Personen, die sich dem Ende ihrer Fertilitätsperiode nähern.

Diese Überlegungen haben zur Aufstellung des Begriffes der „genetisch signifikanten Dosis“ geführt, mit dem wir uns jetzt beschäftigen müssen. Auf den ersten Blick könnte es ausreichend erscheinen, durch statistische Erhebungen die jährlich an einer bestimmten Population vorgenommenen Röntgenuntersuchungen zu erfassen, die bei den einzelnen Untersuchungen zur Wirkung gekommenen Gonadendosen zu berechnen und schließlich die Gesamtsumme der Dosen durch die Einwohnerzahl zu dividieren. Auf diese Weise wird ein Wert berechnet, der als Gonadendosis/Kopf/Jahr zu bezeichnen wäre. Zweifellos bietet auch ein auf diese Art ermittelter Durchschnittswert einen gewissen Anhaltspunkt für die genetische Strahlengefährdung, doch ist eine solche Berechnung aus mehreren Gründen nicht zufriedenstellend.

Erstens wird bei dieser Art der Berechnung vorausgesetzt, daß die biologische Bedeutung der auf jedes einzelne Individuum entfallenden Gonadendosis vom Lebensalter unabhängig wäre. Diese Voraussetzung ist aber deswegen unbefriedigend und unplausibel, weil der „Erwartungswert“ der Kinderzahl vom Alter des Individuums abhängig ist und andererseits die genetische Bedeutung der Gonadendosis um so höher einzuschätzen ist, je mehr Kinder das betreffende Individuum — im Durchschnitt gerechnet — zu erwarten hat. Es leuchtet ein, daß z.B. dieser „Erwartungswert" aus biologischen wie aus sozialen Gründen bei einem 20jährigen Mann größer sein muß als bei einem 40jährigen.

Zweitens ist dieser Erwartungswert auch geschlechtsabhängig, also etwa bei einem 40jährigen Mann wesentlich höher als bei einer 40jährigen Frau, oder, um ein noch krasseres Beispiel heranzuziehen, bei einem 50jährigen Mann wesentlich größer als bei einer gleichaltrigen Frau, bei welcher er mit 0 einzusetzen ist.

Ferner ist zu berücksichtigen, daß in den einzelnen Altersstufen erfahrungsgemäß unterschiedliche diagnostische Probleme im Vordergrund stehen, woraus sich ebenfalls verschiedene Werte für die Gonadendosen ergeben.

Und schließlich ist auch innerhalb jeder Altersklasse die zur Wirkung kommende Gonadendosis geschlechtsabhängig. So ist beispielsweise die Röntgenuntersuchung des Magens aus anatomischen Gründen bei einer Frau mit einer größeren Gonadendosis verbunden als bei einem Mann. Endlich ist auch in Betracht zu ziehen, daß bestimmte Untersuchungen, wie etwa die Hysterosalpingographie oder Pelvimetrie, naturgemäß nur das weibliche Geschlecht belasten.

Auf Grund dieser Erwägungen wurde der Begriff der „mittleren genetisch signifikanten" Röntgendosis entwickelt, dessen Zweck es ist, eine Größe anzugeben, die das tatsächliche genetische Risiko repräsentiert. Es handelt sich dabei um jene Strahlendosis, welche die gleiche Strahlenbelastung, wie sie derzeit gegeben ist, bewirken würde, wenn sie von jedem Mitglied der gegebenen Population empfangen werden würde.

In der Definition des UNO-Komitees für die Wirkungen ionisierender Strahlen (UNSCEAR) heißt es wörtlich:

> „Die Dosis, welche, würde sie jedes Mitglied der Bevölkerung erhalten, dieser Bevölkerung die gleiche genetische Gesamtschädigung zufügen würde, wie die von den unterschiedlichen Individuen tatsächlich erhaltenen Dosen" (UNSCEAR-Report 1958).

Um den Sinn dieser zunächst etwas verwirrenden Definition und ihre tatsächliche Bedeutung zu verstehen, muß man sich die folgenden, bereits im zweiten Abschnitt kurz gestreiften Gegebenheiten vor Augen führen. Die genetischen Schäden stellen keine direkte Schädigung des der Strahlung ausgesetzten Individuums, sondern vielmehr eine Schädigung der menschlichen Gesellschaft in ihrer Gesamtheit dar. Während alle anderen Arten von Strahlenschäden — sie werden bekanntlich in ihrer Gesamtheit somatische Schäden genannt — zur Erkrankung des betreffenden Individuums führen, hinterläßt die genetische Strahlenschädigung an diesem Individuum keine sichtbaren Spuren. Diese treten vielmehr in Form von Mißbildungen, Krankheiten und anderen Anomalien erst bei den Nachkommen des Individuums, also in späteren Generationen in Erscheinung. Dabei kann es nicht gleichgültig sein, ob die genetische Schädigung bei einem jungen Menschen eingetreten ist, der später eine Familie gründen wird, oder bei einem Greis, bei dem nur eine sehr geringe Wahrscheinlichkeit dafür besteht, daß er überhaupt noch einen Nachkommen haben wird. Im ersteren Falle ist der mathematische Erwartungswert für die spätere Geburt erbkranker Kinder wesentlich größer als im letzteren Fall. Von diesem Gesichtspunkte aus war es erforderlich, ein Maß für die Quantität der genetischen Schädigung der Bevölkerung zu schaffen, welches zugleich ein Maß für das menschliche Leid ist, das die Schädigung des Erbgefüges zur Folge hat.

Diese Überlegungen führen zur Aufstellung der nachfolgenden Formel für die genetisch signifikante mittlere jährliche Dosis:

$$D = \frac{\sum_j \sum_k (N_{kj}^{(F)} \cdot w_{jk}^{(F)} \cdot d_{jk}^{(F)} + N_{jk}^{(M)} \cdot w_{jk}^{(M)} \cdot d_{jk}^{(M)})}{\sum_k (N_k^{(F)} \cdot w_k^{(F)} + N_k^{(M)} \cdot w_k^{(M)})} .$$

Das doppelte Summenzeichen im Zähler bedeutet, daß sowohl über die Indices $j$ wie über die Indices $k$ zu summieren ist.

Im einzelnen bedeuten die verwendeten Symbole folgendes:

$N_{jk}$ = Zahl der Individuen der Altersklasse $k$, die einer Untersuchung unterzogen werden, die mit einer Gonadendosis $j$ verbunden ist.

$N_k$ = Gesamtzahl der Individuen der Altersstufe $k$.

$w_{jk}$ = mittlere Kinderzahl der Personen der Altersklasse $k$, die einer Untersuchung mit einer Gonadendosis $j$ unterzogen werden.

$w_k$ = mittlere Kinderzahl, die Personen der Altersklasse $k$ zu erwarten haben.

$d_{jk}$ = Gonadendosis, die eine Person der Altersklasse $k$ zu erwarten $k$ bei einer Untersuchung vom Typus $j$ erhält.

Die in Klammern gesetzten Symbole $M$ und $F$ bedeuten „male" (männlich) und „female" (weiblich).

Wenngleich die oben angegebene Formel den exaktesten mathematischen Ausdruck für die genetische Strahlenbelastung durch Röntgenuntersuchungen darstellt, soll doch nicht verschwiegen werden, daß sich ihrer praktischen Anwendung oft erhebliche Schwierigkeiten entgegenstellen. Um nur eine derselben zu nennen, sei darauf verwiesen, daß oftmals ein und dieselbe Röntgenuntersuchungsmethode, wenn sie in verschiedenen Instituten oder Krankenhäusern durchgeführt wird, doch mit recht verschiedenen Gonadendosen verbunden sein kann. Dieser Umstand beruht letzten Endes darauf, daß unsere Untersuchungstechnik, wenigstens derzeit, keineswegs so weitgehend standardisiert ist, daß mit konstanten und allgemein gültigen Dosiswerten gerechnet werden darf. Berücksichtigt man ferner die sprunghafte Entwicklung der Untersuchungstechniken, so wird man wohl auch in Zukunft eine gewisse Streuung dieser Dosiswerte bei ein und derselben Untersuchungsart hinnehmen müssen.

In den letzten Jahren sind von zahlreichen Radiologen Messungen der Gonadendosen, die mit den unterschiedlichen typischen Röntgenaufnahmen verbunden sind, vorgenommen worden. Zu diesem Zweck stehen im wesentlichen zwei verschiedene Hilfsmittel zur Verfügung, Filmplaketten und kleine Ionisationskammern. Die ersteren enthalten einen Film, der durch die Strahlenexposition geschwärzt wird, so daß aus der Dichte der eingetretenen Schwärzung die Dosis errechnet werden kann. Die Taschendosimeter, die oft im Format einer Füllfeder ausgeführt sind, enthalten ein Elektrometer und eine Ionisationskammer, welche der Strahlung ausgesetzt wird. Dabei kommt es zur teilweisen oder vollständigen Entladung des Instrumentes, die an einer in mR geeichten Skala des Elektrometers abgelesen werden kann. Es leuchtet ein, daß die in verschiedenen Instituten gemessenen Werte untereinander nicht völlig übereinstimmen, da sie von den technischen Daten der verwendeten Apparaturen, vom Röhrenabstand, von der Röhrenfilterung, vom verwendeten Filmmaterial usw. in beträchtlichem Ausmaße beeinflußt werden.

Es bedarf keiner besonderen Begründung, daß die Gonadendosen bei der Untersuchung jener Organe, die in der Nähe des Genitales liegen, bedeutend größer sind als bei Röntgenaufnahmen des Kopfes oder der Thoraxorgane. Berechnungen haben ergeben, daß rund 75% der Gonadenbelastung der gesamten Bevölkerung auf einige wenige diagnostische Methoden entfallen, von denen in erster Linie die Röntgenaufnahmen der Beckenknochen und der Hüftgelenke, der Lendenwirbelsäule und der Harnorgane zu nennen sind. Gerade bei den letztgenannten Untersuchungsmethoden sind daher die weiter unten zu besprechenden besonderen Schutzmaßnahmen für die Gonaden unbedingt erforderlich. H. Holthusen hat an der Hamburger Bevölkerung sehr sorgfältige Untersuchungen hinsichtlich der Strahlenbelastung der Gonaden bei der Röntgendiagnostik angestellt, wobei der Beitrag der einzelnen Körperregionen zur gesamten genetisch signifikanten Dosis besonders beachtet wurde. Ähnliche Untersuchungen liegen auch von W. Seelentag aus Berlin vor. Tabelle 15 gibt einen Überblick über die erhaltenen Resultate, die sich bei den beiden Autoren in den Details etwas unterscheiden, aber doch gemeinsame Züge erkennen lassen (Tabelle 15 nach W. Seelentag).

Tabelle 15

*Aufgliederung der genetischen Belastung der Bevölkerung nach untersuchten Körperregionen*

| Untersuchte Körperregion | nach Seelentag<br>% der Untersuchungen | nach Seelentag<br>% der genetisch sign. Dosis | nach Holthusen<br>% der genetisch sign. Dosis |
|---|---|---|---|
| Becken, LWS, Oberschenkel | 9 | 61 | 39 |
| Abdomen, Nieren, Magen, Kolon | 15 | 35 | 58 |
| Thorax | 51 | 2 | 1 |
| Schädel, Extremitäten | 25 | 2 | 2 |

Im folgenden sollen die von namhaften Autoren angegebenen Dosiswerte für die Gonadendosen bei typischen Röntgenaufnahmen angeführt werden. Tabelle 16 zeigt die von E. W. WEBSTER und O. E. MERILL am Massachusetts General Hospital gemessenen Werte.

Tabelle 16

*Gonadendosen pro Untersuchung in mR*

| Untersuchte Körperregion | Durchschnittliche Zahl der Filme | männlich | weiblich |
|---|---|---|---|
| Schädel | 7 | 0,12 | 0,1 |
| Nasennebenhöhlen | 4 | 0,004 | 0,008 |
| Sämtliche Zähne | 10 | 8,0 | 1,0 |
| Schulter | 2 | 0,12 | 0,2 |
| Thoraxfilmaufnahme | 2 | 0,16 | 0,8 |
| Thorax-Schirmbild | 2 | 8,0 | 40,0 |
| Gallenblasenfüllung | 4 | 0,8 | 11,0 |
| Intravenöse Pyelographie | 4 | 50,0 | 500,0 |
| Magen-Duodenum | 2 | 8,0 | 120,0 |
| Irrigoskopie | 2 | 70,0 | 440,0 |
| Beckenübersicht | 1 | 430,0 | 115,0 |
| Sakro-iliakalgelenk | 2 | 2,0 | 26,0 |
| Lumbosakraregion | 3 | 75,0 | 440,0 |
| Hüftgelenk | 2 | 2530,0 | 525,0 |
| Femuschaft (untere $^2/_3$) | 2 | 560,0 | 45,0 |
| Kniegelenke | 2 | 0,8 | 0,2 |
| Unterschenkel | 2 | 2,0 | 0,4 |
| Oberarm und Ellenbogen | 2 | 0,28 | 0,06 |
| Handgelenk | 2 | 0,12 | 0,02 |

Bei Durchsicht der in der Tabelle 16 wiedergegebenen Werte erkennt man deutlich, daß die weitaus größten Gonadendosen bei jenen Aufnahmen gemessen wurden, bei welchen die Keimdrüsen in den direkten Strahlengang zu liegen kommen, also der Primärstrahlung ausgesetzt werden. Hingegen erreicht die Gonadendosis bei Untersuchungen von genitalfernen Körperregionen, bei denen nur die Streustrahlung zur Wirkung kommt, in der Regel nur Werte von einigen Zehntel mR. Der extrem hohe Wert bei der Hüftgelenksaufnahme beruht gleichfalls darauf, daß bei der seitlichen Aufnahme die Testes der direkten Primärstrahlung ausgesetzt sind.

Tabelle 17 zeigt uns die von W. SEELENTAG gemessenen Gonadendosen typischer Röntgenaufnahmen.

Ein Vergleich der in den Tabellen 16 und 17 verzeichneten Werte zeigt bei einigen typischen Untersuchungsarten recht gute Übereinstimmung, während bei anderen wieder recht beträchtliche Diskrepanzen bestehen, die offenbar der verschiedenen Untersuchungstechnik zuzuschreiben sind. Auffallend ist ferner,

Tabelle 17

*Durchschnittliche Gonadendosis pro Untersuchung (in mR)*

| Untersuchte Körperregion | männlich | weiblich |
|---|---|---|
| Intravenöses Pyelogramm | 380,0 | 290,0 |
| Irrigoskopie | 290,0 | 440,0 |
| Abdomen-Übersicht | 63,0 | 48,0 |
| Magen-Duodenum | 19,0 | 149,0 |
| Gallenblasenfüllung | 5,6 | 44,0 |
| Beckenübersicht | 370,0 | 240,0 |
| Lendenwirbelsäule (in zwei Ebenen) | 44,0 | 126,0 |
| Knie und Unterschenkel | 2,0 | 2,0 |
| Oberschenkel (in zwei Ebenen) | 190,0 | — |
| Schädel (ap und seitlich) | 1,12 | — |
| Sämtliche Zähne | 6,0 | 0,28 |
| Thorax-Schirmbild | 0,59 | 0,28 |
| Thoraxdurchleuchtung (2 min) | 1,12 | 1,9 |
| Thorax-Filmaufnahme | 0,06 | 0,11 |
| Spezialuntersuchungen | | |
| Tomographie (8 Schichten) | 5,3 | — |
| Bronchographie (5 Filme) | 7,3 | — |

daß bei manchen Untersuchungsarten für Männer kleinere Gonadendosen gemessen werden als für Frauen, während bei anderen Untersuchungen das Gegenteil der Fall ist. Diese Unterschiede gehen darauf zurück, daß bei manchen Aufnahmen, z.B. bei Nierenaufnahmen, die Ovarien im direkten Strahlengang liegen, während die Testes nur der Streustrahlung ausgesetzt sind, daher eine viel geringere Dosis erhalten. Bei anderen Untersuchungsarten ist indessen das weibliche Geschlecht im Vorteil, da die Ovarien in der Tiefe des Körpers durch die über ihnen befindlichen Gewebe abgeschirmt werden, während die Testikel einen solchen Schutz entbehren.

Tabelle 18

*An den Testes gemessene Dosen bei Röntgenaufnahmen im Säuglingsalter*

| Untersuchte Körperregion | Dosis in mR |
|---|---|
| Handgelenk | 0,045 |
| Lunge | 0,09 |
| Schädel | 0,10 |
| Herz | 0,106 |
| Obere Extremität | 0,207 |
| Schläfenbein | 0,294 |
| Zielaufnahme des Pylorus | 0,338 |
| Untere Extremität | 0,648 |

Während sich die in den Tabellen 16 und 17 angegebenen Werte auf Erwachsene bezogen, bringen wir zum Vergleich in der Tabelle 18 die Gonadendosen, die an Säuglingen männlichen Geschlechtes gemessen wurden. (Nach K. HARTUNG: „*Strahlenbelastung und Strahlenschutz in der pädiatrischen Röntgendiagnostik*".)

In der gleichen Monographie bringt K. HARTUNG auch sehr wertvolle Vergleichsmessungen zwischen Säuglingen und älteren Knaben, die wir in der Tabelle 19 wiedergeben.

Tabelle 19

*Gonadendosen bei Knaben je Aufnahme (in mR)*

| Untersuchter Körperteil | Säuglinge | Knaben von 2—14 Jahren |
|---|---|---|
| Handgelenk | 0,045 | 0,031 |
| Lunge | 0,09 | 0,037 |
| Schädel | 0,101—0,202 | 0,057—0,174 |
| Untere Extremität | 0,648 | 0,235 |

Wie aus der Tabelle 19 ersichtlich, ist die Gonadendosis bei Säuglingen und Kleinkindern stets etwas größer als bei älteren Kindern. Es ist offensichtlich, daß die Differenz durch die kleineren Körperdimensionen in der ersteren Gruppe bedingt ist. Denn durch diese liegen die Keimdrüsen näher am Strahlenkegel und sind daher einer relativ stärkeren Streustrahlung ausgesetzt.

Naturgemäß stößt die Bestimmung der Gonadendosis bei Kindern weiblichen Geschlechtes auf größere Schwierigkeiten, da am Ovar, im Gegensatz zu den Testes, nicht direkt gemessen werden kann. Auch Dosismessungen in der Vagina sind aus naheliegenden Gründen bei Kindern nicht durchführbar. Messungen an Leichen und verschiedene Berechnungen sprechen aber dafür, daß im allgemeinen mit etwas größeren Gonadendosen gerechnet werden muß als bei Knaben (HARTUNG, SEELENTAG u.a.).

Von Interesse ist auch die Kenntnis der Gonadendosis bei Thoraxdurchleuchtungen im Verhältnis zu jener bei der Filmaufnahme. Eigene Messungen (G. FUCHS und K. BREZINA, 1959) wurden mit kleinen Ionisationskammern durchgeführt, welche bei Männern unmittelbar am Skrotum, bei Frauen an der Rückenhaut über dem Ovar angebracht waren. Tabelle 20 zeigt die erhaltenen Werte.

Wenngleich die tatsächliche Dosis im Ovar nur etwa $^1/_{10}$ der Oberflächendosis betragen dürfte, ist doch bei der Durchleuchtung mit einer wesentlich höheren Strahlenbelastung zu rechnen als bei der Aufnahme.

Betrachtet man die in den Tabellen 15 bis 20 angeführten Werte für die Gonadendosen, so muß man sich, um zu einer richtigen Einschätzung ihrer tatsächlichen Bedeutung zu kommen, vor Augen halten, daß sie für das betref-

Tabelle 20

*Vergleichsmessungen der Gonadendosen bei Thoraxaufnahmen und -durchleuchtungen (in mR)*

| | Männer | Frauen |
|---|---|---|
| Aufnahme | unter 0,1 | 0,26 |
| kurze Durchleuchtung | 0,2 | 5,1 |

fende Individuum selbst irrelevant sind. Ihre Bedeutung liegt vielmehr ausschließlich auf dem genetischen Gebiete, da die in den Keimdrüsen absorbierten Strahlen die Ursache der germinalen Mutationen sind, welche beim Befruchtungsakt an die nächste Generation weitergegeben werden. Von diesen wissen wir aber, daß sie in ihrer überwältigenden Mehrzahl, wahrscheinlich über 99%, Veränderungen des Erbgefüges im negativen Sinne darstellen, also zum Auftreten von Erbkrankheiten und anderen Defekten führen. Da Strahlenmutationen meistens rezessiven Erbgang zeigen, kann die Manifestierung auch in einer späteren Generation erfolgen. Wie wir im Abschnit 2. gesehen haben, besteht für das Auftreten von Strahlenmutationen nach dem gegenwärtigen Stand der Grundlagenforschung dieses Gebietes kein Schwellenwert, so daß wir damit rechnen müssen, daß auch die an und für sich recht kleinen Gonadendosen der Röntgendiagnostik genetisch wirksam sind. Nochmals sei aber betont, daß es sich dabei nicht um eine Schädigung des unmittelbar exponierten Individuums handelt, sondern um die Schädigung der Population, also der menschlichen Gesellschaft in ihrer Gesamtheit. Von diesem Standpunkte aus ist es also gleichgültig, ob 1000 Individuen eine Gonadendosis von je 10 R oder 100000 Individuen eine Gonadendosis von je 0,1 R erhalten haben. In dieser Hinsicht sind jene Untersuchungen besonders wichtig, welche die Gonadenbelastung einer gesamten Population zum Gegenstand haben. Diesen wollen wir uns jetzt zuwenden.

Grundsätzlich sind, wie oben schon ausgeführt wurde, zwei Möglichkeiten vorhanden, um die genetische Strahlenbelastung einer Bevölkerungsgruppe zu präsentieren. Die erstere, einfachere Methode besteht in der Angabe der Gonadendosis/Kopf/Jahr. Um diesen Wert zu erhalten, müssen die von jedem Individuum der Bevölkerung, bzw. Bevölkerungsgruppe empfangenen Gonadendosen addiert werden, worauf der so erhaltene Wert durch die gesamte Personenzahl dividiert wird. Nach dieser Methode wurde von A. Howard für Großbritannien eine mittlere Gonadendosis von 23 mR pro Kopf und Jahr errechnet (A. Howard, 1956). Ein nur wenig größerer Wert, nämlich 26 mR, wurde von E. Hammer-Jacobsen für Dänemark ermittelt (E. Hammer-Jacobsen, 1957). Dabei wird die in der dänischen Publikation angegebene gesamte Gonadendosis folgendermaßen aufgegliedert: Insgesamt 122313 R, davon Männer: 69599 R, Frauen: 30612 R und Föten: 22102 R. Die weitaus größten mittleren Gonadendosen wurden bisher aber aus den Vereinigten Staaten berichtet. In dem im

Jahre 1956 von der US National Academy of Science veröffentlichten Bericht wird eine jährliche mittlere Gonadendosis von 100 mR errechnet. Ist dieser Wert tatsächlich zutreffend, so hat in den USA die durch die Röntgendiagnostik bedingte Gonadendosis bereits nahezu den gleichen Wert wie die natürliche Strahlenbelastung erreicht (vgl. Abschnitt 3.). Mit anderen Worten, die Röntgendiagnostik hätte zu einer Verdoppelung der mittleren Gonadendosis geführt. Bei einem Vergleich der für einzelne Länder errechneten Gonadendosen wird man sich vor Augen halten müssen, daß alle diese Berechnungen und Abschätzungen mit beträchtlichen Fehlerquellen belastet sein müssen. Während die Ursachen der zwischen den hochindustrialisierten Ländern aufscheinenden Differenzen nicht ohne weiteres ersichtlich sind, wird man wohl annehmen dürfen, daß in den Entwicklungsländern mit ihrem nur wenig ausgebauten Gesundheitswesen mit geringeren durchschnittlichen Gonadendosen zu rechnen ist. Denn zweifellos führt ein höheres Niveau der ärztlichen Versorgung und des Gesundheitswesens auch zu einer größeren Zahl von Röntgenuntersuchungen und damit zu einer größeren Strahlenbelastung. Andererseits haben gerade in den letzten 10 Jahren verstärkte Bemühungen zur Verminderung der Gonadendosen eingesetzt (siehe unten).

In kritischer Hinsicht muß aber nochmals hervorgehoben werden, daß die mittlere jährliche Gonadendosis doch nur ein recht grobes Bild der tatsächlichen genetischen Gefährdung vermittelt. Aus diesem Grunde wurde der bereits oben behandelte Begriff der „genetisch signifikanten Dosis" eingeführt, der jetzt in steigendem Maße für Strahlenschutzuntersuchungen Anwendung findet.

Tabelle 21 gibt eine Zusammenstellung der Gonadendosen sowie der genetisch signifikanten Dosen aus 8 Staaten (nach UNSCEAR).

Kein vernünftiger Mensch wird daran zweifeln, daß die durch Röntgenuntersuchungen bedingte potentielle Schädigung der genetischen Substanz durch den Nutzen der Untersuchungen für die Erhaltung und Wiederherstellung der

Tabelle 21

*Röntgendiagnostische Gonadendosen und mittlere genetisch signifikante Dosen (in mR)*

| Staat | Jahr der Untersuchung | genet. sign. Dosis | mittl. Gon. Dosis |
|---|---|---|---|
| Australien | 1955–57 | 160 | 150 |
| Österreich | 1955–57 | – | 16–24 |
| Dänemark | 1956–57 | 17 | 25 |
| England und Wales | 1955 | 23 | 23 |
| Frankreich | 1957 | 57 | 57 |
| Japan | 1956 | – | 10–13 |
| Schweden | 1955 | 38 | – |
| USA | 1955–56 | 141 | 170 |

Gesundheit reichlich aufgewogen wird. Jede ärztliche Betreuung, jedes Gesundheitswesen müßte rettungslos zusammenbrechen, wenn auf die Röntgendiagnostik verzichtet würde. Dennoch haben zahlreiche Radiologen und Röntgenphysiker in den letzten Jahren überaus erfolgreiche Bemühungen unternommen, um die mit der Röntgendiagnostik verbundene Strahlenbelastung des Patienten so weit wie möglich zu reduzieren. Diesen Verfahren, unter denen die zur Verminderung der genetischen Strahlenbelastung entwickelten Methoden an erster Stelle stehen, wollen wir uns jetzt zuwenden.

Von grundlegender Bedeutung ist die Verwendung von erstklassigem Filmmaterial, wie es jetzt von den führenden Filmfabriken hergestellt wird, eine leistungsfähige Apparatur und eine gut durchgearbeitete Aufnahmetechnik. Von großer Wichtigkeit ist auch die Verwendung von erstklassigen Verstärkungsfolien, durch deren Fluoreszenzlicht das Röntgenbild bekanntlich entsteht. Eine weitere Möglichkeit zur Reduzierung der Patientendosis ist die ausreichende Filterung der Strahlen. Durch die Vorschaltung eines Filters werden die weichsten, d.h. am wenigsten durchdringenden Komponenten der Primärstrahlung der Röhre ausgeschaltet. Diese weichen Strahlen, die zur Bildentstehung nichts beitragen, bewirken eine nutzlose zusätzliche Strahlenbelastung des Patienten. Während die „International Commission on Radiological Protection" vor einigen Jahren für röntgendiagnostische Anlagen eine Filterung von 2 mm Aluminium empfohlen hatte, wurde in letzter Zeit von mehreren Radiologen eine Verstärkung der Filterung auf 3 bis 5 mm Aluminium vorgeschlagen (G. M. Ardran und H. E. Crooks, R. Pape und J. Zakovsky u.a.). Von größter Wichtigkeit ist zweifellos die Begrenzung des Strahlenkegels auf den tatsächlich benötigten Querschnitt. Diesem Zwecke dient bei der Durchleuchtung die verstellbare Blende, während bei den Aufnahmen die auf die Röntgenröhre aufgesetzten Tubusse den Strahlenkegel begrenzen. Sehr wertvoll ist auch in dieser Hinsicht die Verwendung eines Lichtvisiers, welches das Eintrittsfeld der Strahlung in den Körper hell beleuchtet. Mit diesem Hilfsmittel kann der Strahlenkegel auf die untersuchte Körperpartie begrenzt werden, wodurch die nutzlose Durchstrahlung anderer Körperteile vermieden wird. Es sei in diesem Zusammenhange nur erwähnt, daß beispielsweise F. W. Spiers bei Kontrolluntersuchungen in mehreren britischen Krankenhäusern feststellte, daß bei etwa 25% der Röntgenaufnahmen die exponierte Körperoberfläche doppelt so groß war wie der verwendete Film.

Auch die Körperhaltung eines Patienten während der Aufnahme ist nicht ohne Einfluß auf die Strahlenbelastung. So können bei ungeschickter Anordnung sogar bei der Aufnahme einer Hand oder bei einer Zahnaufnahme die Gonaden in den direkten Strahlengang geraten. Ferner ist zu beachten, daß die Patientendosis bei einer Aufnahme ceteris paribus bedeutend geringer ist als bei der Durchleuchtung, so daß man, soweit wie möglich, der ersteren den Vorzug geben wird (siehe weiter unten). Namentlich bei Kindern und Jugendlichen wird man bemüht sein, mit Filmaufnahmen auszukommen. Wo es möglich ist, wird man bei der Untersuchung jüngerer Menschen bestrebt sein, die Wiederholung von Röntgenuntersuchungen, wie sie manchmal organisatorische Mängel mit sich bringen, zu vermeiden.

Wiederholt ist der Vorschlag gemacht worden, durch die Anwendung der sogenannten Hartstrahltechnik bei der Herstellung von Röntgenaufnahmen die Strahlenbelastung des Patienten zu verringern, insbesondere die Strahlendosis, der die Gonaden des Patienten ausgesetzt sind, herabzusetzen. Eine einfache physikalische Überlegung zeigt, daß dies sehr wohl möglich ist, wenn sich die Gonaden im direkten Strahlengang befinden. Da bei Verwendung von härteren Strahlen, d.h. größerer Röhrenspannung und stärkerer Filterung, die Strahlendosis im Körper des Patienten weniger steil abfällt als bei Verwendung weicherer Strahlen, so ist bei gleicher Filmschwärzung mit einer Verringerung der Einfallsdosis und der Integraldosis zu rechnen. Nehmen wir weiter an, daß sich die Ovarien ungefähr in der Mitte zwischen der vorderen und der dorsalen Begrenzung des Körpers befinden, so muß auch die Ovarialdosis gleichsinnig herabgesetzt werden. Eigene Messungen und Berechnungen haben beispielsweise ergeben, daß bei Vergleichsaufnahmen des Abdomens mit 80 und 120 kV in letzterem Falle die Ovarialdosis um etwa 50% verringert wird. Weitaus weniger günstig liegen hingegen die Verhältnisse, wenn Thoraxaufnahmen mit Hartstrahltechnik aufgenommen werden. Dieser Fall ist deswegen von beträchtlicher praktischer Bedeutung, weil Thoraxaufnahmen in großer Zahl bei gesunden und jungen Menschen, im Verlaufe von Reihen- und Vorsichtsuntersuchungen vorgenommen werden und daher eine möglichst niedrige Gonadendosis angestrebt werden muß. Nun liegen bei einer gut ausgeblendeten Thoraxaufnahme die Gonaden selbstverständlich weit außerhalb des direkten Strahlenkegels, so daß die oben angestellte Überlegung in diesem Falle keine Gültigkeit hat. Wohl ist die Strahlenbelastung der Thoraxorgane bei der Anwendung der Hartstrahltechnik eine wesentlich geringere, doch ist die Streustrahlung bedeutend härter, so daß ein größerer Teil derselben die Gonaden erreicht. So geht der Vorteil der geringeren Oberflächen- und Integraldosis wieder verloren, wobei zu berücksichtigen ist, daß die Verringerung der Gonadendosis das Ziel ist, das wir eigentlich anstreben müssen. Wir können daher die Verminderung der Gonadendosis, wie sie von L. Etter, A. Kammer und J. A. Pattoli und anderen der Hartstrahltechnik zugeschrieben wird, auf Grund unserer Messungen nicht bestätigen. Auch A. Schaal fand bei mit verschiedener Strahlenhärte vorgenommenen Phantommessungen ein deutliches Ansteigen der Streustrahlendosis mit wachsender Röhrenspannung. Ebenso hat in jüngster Zeit H. D. Claus bei Thoraxaufnahmen mit Hartstrahltechnik, d.h. 120 bis 150 kV und zusätzlicher Filterung, ein beträchtliches Ansteigen der Gonadendosis im Vergleich zur üblichen Aufnahmetechnik festgestellt. Wir kommen daher zu dem Schluß, daß bei Röntgenaufnahmen der Thoraxorgane eine möglichst niedrige Gonadendosis in erster Linie durch die exakte Begrenzung des Strahlenbündels gewährleistet werden muß. Namentlich bei Reihenuntersuchungen von Kindern und Jugendlichen sollte immer eine einwandfreie Aufnahmetechnik angewendet werden.

Eine stattliche Reihe von Vorrichtungen und Verfahren sind zum direkten Schutz der Gonaden angegeben worden. Aus naheliegenden Gründen ist der Strahlenschutz der Gonaden bei Männern leichter und wirksamer durchzuführen als bei Frauen. Das einfachste Hilfsmittel ist zweifellos die Umhüllung des Hodensackes mit einem oder mehreren Bleigummistreifen. Der durch diese bewirkte Schatten liegt weit außerhalb der zu untersuchenden Körperpartie und stört daher die Befundung des Röntgenbildes in keiner Weise. Namentlich bei Urogrammen, Aufnahmen der Hüftgelenke, der Beckenknochen usw. sollte diese einfache Maßnahme niemals unterlassen werden. Da genetische Schäden, soweit wir heute wissen, irreversibel sind, sollte die Abschirmung der Gonaden in jedem Lebensalter, angefangen vom Kleinkind bis zum erwachsenen Mann in keinem Falle unterlassen werden.

Auch besondere Vorrichtungen sind angegeben worden. So wurde von F. E. Stieve eine zweiteilige Kapsel mit einem Bleigleichwert von 2 mm angegeben, die die Testes allseitig umhüllt. Dem gleichen Zwecke dient eine von B. S. Epstein angegebene Vorrichtung. Diese besteht aus einer runden Bleiplatte, die auf einem Arm schwenkbar angeordnet ist. Bei der Aufnahme wird sie durch eine einfache Bewegung in den Strahlengang eingeschwenkt, wobei man sich durch ein Lichtvisier von der korrekten Lage der Bleiplatte überzeugen kann. Die Größe der abgeschirmten Fläche kann durch Auf- oder Abwärtsbewegen der Bleiplatte reguliert werden, da aus geometrischen Gründen die abgeschirmte Fläche bei Annäherung des Schirmes an die Röntgenröhre größer wird. Auf einem ähnlichen Prinzip beruht auch der „Gonadenprotektor" von G. Whitehead und J. T. Griffith. Dieser verfügt über verschieden geformte Bleischilder, die auf einer drehbaren Prospexscheibe angeordnet sind. Durch die Drehung der Scheibe kann der gewünschte Bleischild in den Strahlengang gebracht werden. Obwohl also verschiedenartige, mehr oder weniger komplizierte Vorrichtungen zur Abschirmung der Testes zur Verfügung stehen, bevorzugen manche Radiologen doch die Anlegung einfacher Bleigummistreifen (K. H. Michalek u.a.). Es ist offenbar unwesentlich, nach welcher Methode abgeschirmt wird, viel wichtiger ist es, daß die Abschirmung in die tägliche Routinearbeit eingebaut und vom technischen Personal regelmäßig durchgeführt wird.

Abb. 3 zeigt einen Patienten mit angelegter Bleikappe, während in Abb. 4 der Schatten der Bleigummikappe auf einem Pyelogramm zu erkennen ist. Wie man sieht, wird die Beurteilung der Bilder durch diese Art der Abschirmung der Keimdrüsen in keiner Weise beeinträchtigt.

Wesentlich schwieriger gestaltet sich der Gonadenschutz beim weiblichen Geschlecht, da hier ein Teil des zu untersuchenden Gebietes verdeckt wird. Es sind entweder querovale Bleigummiplatten, die auf das Abdomen in der Höhe der Ovarien gelegt werden, oder es werden zwei kleine nierenförmige Bleischilde verwendet, die je ein Ovar abschirmen (K. Gefferth u.a.). Während die topographische Lage der Eierstöcke bei der erwachsenen Frau von den Salpingographien her gut bekannt ist, muß beim Säugling und Kleinkind, entsprechend dem allmählichen descensus des Ovars weiter kranial abgeschirmt werden. Bei Kindern mit kongenitaler Hüftgelenkslokalisation, bei denen erfahrungsgemäß eine größere Zahl von Röntgenbildern erforderlich ist, sollte auf

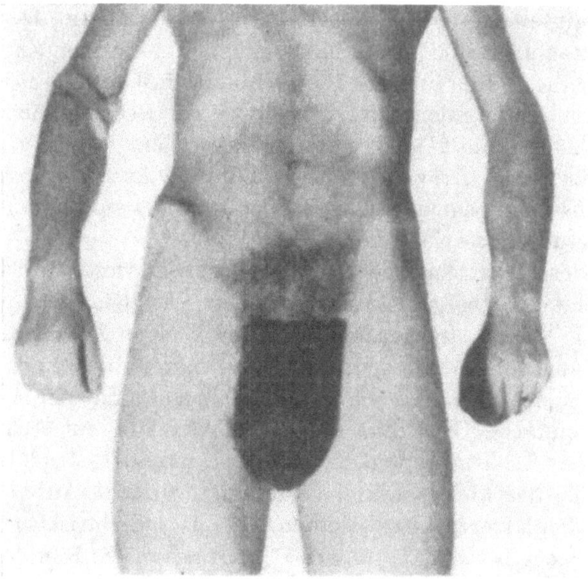

*Abb.3:* Abschirmung der Testikel bei einer Pyelographie

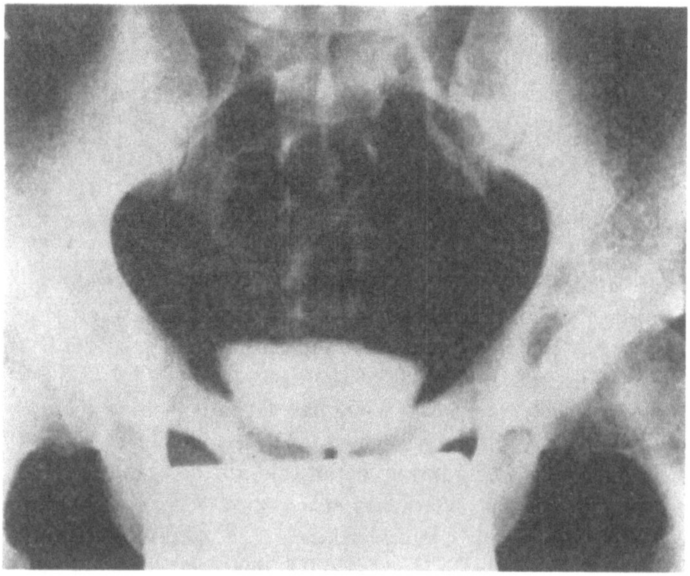

*Abb.4:* Röntgenaufnahme der Blase mit Abschirmung der Testes

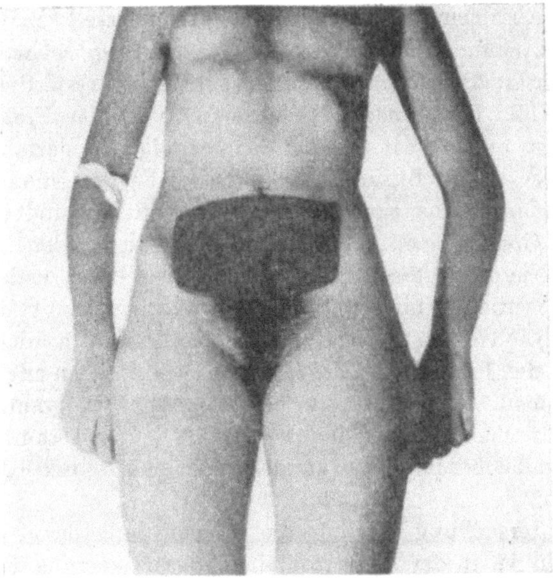

*Abb.5:* Abschirmung der Ovarien bei einer Pyelographie

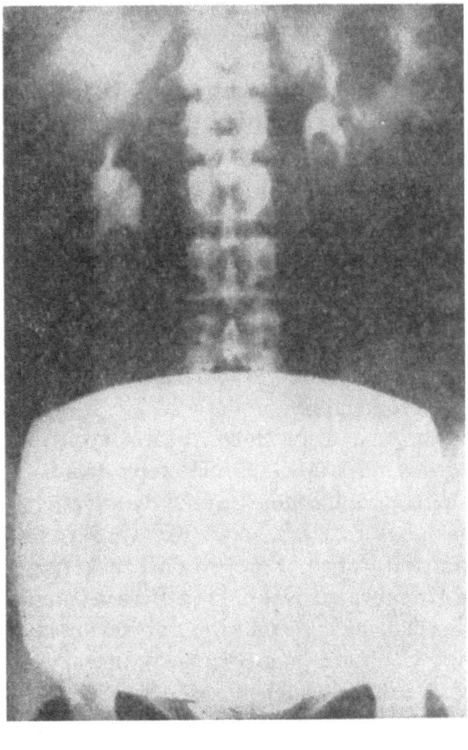

*Abb.6:* Darstellung der Nierenbecken bei abgeschirmten Ovarien

keinen Fall die Abschirmung der Keimdrüsen unterbleiben, die überdies in diesen Fällen den diagnostischen Wert der Untersuchung nicht beeinträchtigt. Etwas schwieriger ist die Situation bei der Urographie resp. Pyelographie, bei der der Ovarialschild naturgemäß den unteren Anteil der Ureteren verdeckt. Bei diesen Untersuchungen hat sich bei uns das folgende Verfahren am besten bewährt (G. Fuchs und K. Brezina, 1960). Bei den Patientinnen werden Leeraufnahmen der Harnorgane zum Nachweis von Steinen und ebenso Blasenaufnahmen ohne Gonadenschutz angefertigt, während bei den Aufnahmen zur Darstellung der Nierenkavitäten die Ovarien durch einen ovalen Bleigummischild geschützt werden. Abb. 5 zeigt uns eine Patientin mit angelegtem Gonadenschutz, Abb. 6 das Röntgenbild der gleichen Patientin mit Nierenfüllung. Somit werden bei den Frauen etwa die Hälfte der Aufnahmen mit dem Gonadenschutz aufgenommen. Da andererseits bei Männern Pyelogramme immer mit Gonadenschutz durchgeführt werden, so ergibt sich insgesamt, gleiche Zahl männlicher und weiblicher Patienten vorausgesetzt, eine Reduktion der Gonadendosis um etwa 75%.

Eine Spezialuntersuchung, bei der die Abschirmung der Ovarien niemals möglich ist, haben wir in der Hysterosalpingographie vor uns. Bei diesem Verfahren wird sowohl das Cavum uteri wie die Tube beiderseits mittels eines jodhaltigen Kontrastmittels dargestellt. Der Zweck der Untersuchung ist die Diagnostik der Lage- und Formanomalien des Uterus, intrauteriner Tumoren, besonders aber die Prüfung der Durchgängigkeit der Tuben bei Sterilität. Wegen der engen Nachbarschaft zwischen Salpynx und Ovar ist an eine Abschirmung des letzteren nicht zu denken, da durch die Anwendung eines Bleischildes od. dgl. ein wichtiger Teil des Bildes verdeckt werden würde, wodurch der Zweck der Untersuchung hinfällig wird. Zahlreiche Untersucher haben daher der Strahlenbelastung der Eierstöcke bei dieser Untersuchungsmethode besondere Aufmerksamkeit zugewendet, wobei besonders berücksichtigt werden muß, daß zur erfolgreichen Durchführung der Salpingographie sowohl die Durchleuchtung wie mehrere Aufnahmen erforderlich sind. Da die Dosis am Ovar einer direkten Messung nicht zugänglich ist, sind einerseits Dosismessungen mit in das Rektum eingeführten Ionisationskammern durchgeführt worden, andererseits Berechnungen auf Grund der auf die Haut der Patientin eingestrahlten Dosis vorgenommen worden.

Die von den einzelnen Autoren ermittelten Dosen sind dabei recht verschieden. So wird nach W. G. MacGregor und R. Oliver bei einer vollständigen hysterosalpingographischen Untersuchung eine Ovarialdosis von 6 R erreicht, während sowohl S. R. Kjeesberg wie W. Bernaschek Ovarialdosen von 2,5 bis 4,5 R ermittelt haben. Eine wesentlich geringere Dosis ermittelten E. Barnett und D. K. Bewley. Nach ihren Berechnungen wird bei einer eine Minute dauernden Durchleuchtung und zwei anterior-posterioren Aufnahmen am Ovar eine Dosis von 1,7 R erreicht, die sich durch eine zusätzliche seitliche Aufnahme auf 3,2 R erhöht. Nach unseren eigenen Messungen sind diese Dosisangaben doch etwas zu hoch gegriffen, sofern eine sorgfältige und gut durchgearbeitete Aufnahmetechnik angewendet wird. So betrug bei unseren Salpingographien, bei denen wir in posterior-anteriorer Richtung durchleuchten und zwei Aufnahmen in umgekehrter Richtung anfertigen, die Dosis am Ovar rund 500 mR. Vermutlich kann diese Dosis durch Anwendung des Bildverstärkers noch weiter herabgesetzt werden. Wenngleich die Gonadendosis bei der Hystero-Salpingographie wesentlich größer ist als bei den meisten anderen röntgendiagnostischen Verfahren, so ist ihr Beitrag zur mittleren genetisch signifikanten Dosis wahrscheinlich nicht sehr erheblich, da die Methode im großen und ganzen doch recht selten angewendet wird. Sie wird in den meisten Fällen bei sterilen Frauen zum Nachweis der Ursache der Sterilität und im Hinblick auf die einzuschlagende Therapie angewendet. Nur falls die Therapie zur Behebung der Sterilität geführt hat, ist die Strahlendosis, die die Ovarien erhalten hatten, von genetischer Bedeutung. Jedenfalls ist es ratsam, derartige Spezialuntersuchungen nur bei Vorliegen einer Indikation vorzunehmen und eine besonders sorgfältige radiographische Technik anzuwenden. Wo ein elektronischer Bildverstärker zur Verfügung steht, sollte er gerade bei der Salpingographie vorzugsweise angewendet werden.

Die große Bedeutung der auf Dosiseinsparung gezielten Maßnahmen ergibt sich aus einer vergleichenden Untersuchung von S. B. Osborn. In dieser wurden Dosismessungen, die an verschiedenen Stellen bei insgesamt 5414 Röntgenuntersuchungen vorgenommen worden waren, miteinander verglichen. Es ergab sich, daß die in verschiedenen Instituten bei der Untersuchung des gleichen Organes angewandten Methoden so weit differieren, daß sich eine unerwartet große Streuung der Werte nachweisen ließ. So wurde bei Magen- und Dünndarmdurchleuchtungen für die Oberflächendosis ein Mittelwert von 22 R gefunden, die einzelnen Messungen lagen aber zwischen 2 R und 100 R. Diese beträchtliche Streuung ist offenbar nur so zu verstehen, daß nicht an allen Instituten der Strahlenbelastung des Patienten die gebotene Aufmerksamkeit geschenkt wurde. Alarmierend sind die Angaben Osborns über die Gonadendosis bei den Magen-Duodenum-Durchleuchtungen bei männlichen Patienten. Hier wurden Werte zwischen 1 mR und 5000 mR gefunden, wobei die höchsten Werte offensichtlich bei jenen Untersuchungen erreicht wurden, bei denen die Tests im direkten Strahlengang lagen. Diese vergleichenden Untersuchungen zeigen mit großer Eindringlichkeit, in welchem Ausmaße die Strahlenbelastung des Patienten und insbesondere die Gonadendosis reduziert werden kann, wenn eine sorgfältig ausgearbeitete Untersuchungstechnik verwendet wird.

Zweifellos bedeutet ein gewissenhaft durchgeführter genetischer Strahlenschutz für den Radiologen eine zusätzliche Arbeit, die dennoch jeder von uns, im Bewußtsein unserer Verantwortung, gerne auf sich nehmen wird. Unbedingt ist in dieser Hinsicht W. Lorenz zuzustimmen:

„Der Strahlenschutz des zu untersuchenden Patienten wird bestimmt durch unser Wissen, Können und Gewissen."

Die folgende Tabelle 22 gibt einen Überblick über die in verschiedenen Ländern in den letzten Jahren ermittelten mittleren genetisch-signifikanten Röntgendosen in der Röntgendiagnostik. Die in der Tabelle genannten Werte basieren auf einer Aufstellung der „United Nations Scientific Committee on the Effects of Atomic Radiation" (UNSCEAR).

Tabelle 22

*Mittlere genetisch signifikante Dosen infolge der diagnostischen Anwendung von Röntgenstrahlen (in mR pro Jahr)*

| | |
|---|---|
| Argentinien (Buenos Aires) | 37 |
| Dänemark | 27,5 |
| Westdeutschland (Hamburg) | 27,5 |
| Frankreich | 58,2 |
| Italien | 43,4 |
| Japan | 39,0 |
| Holland (Leyden) | 6,8 |
| Norwegen | 10,0 |
| Schweden | 37,8 |
| Schweiz | 22,3 |
| Vereinigte Arabische Republik (Alexandrien) | 7,0 |
| Vereinigte Arabische Republik (Kairo) | 7,0 |
| Großbritannien | 14,1 |

Es ist auffallend, daß sich zwischen den einzelnen Staaten so beträchtliche Unterschiede ergeben, besonders wenn es sich um Länder mit annähernd gleichen Lebensbedingungen und ähnlichem Lebensstandard handelt, wie etwa Holland und Frankreich. Andererseits darf nicht übersehen werden, daß die Berechnung der genetisch signifikanten Dosen für die gesamte Bevölkerung eines Landes doch mit recht großen Fehlerquellen belastet ist, so daß die in Wirklichkeit bestehenden Differenzen nicht so groß sein müssen, wie es nach Tabelle 22 den Anschein hat. Im allgemeinen kann gesagt werden, daß die durchschnittliche Dosis einerseits mit dem Ausbau des Gesundheitswesens und der Verbesserung der Qualität der ärztlichen Betreuung ansteigt, andererseits durch strikte Strahlenschutzmaßnahmen gesenkt werden kann. Auf Grund der Definition der mittleren genetisch signifikanten Dosis ergibt sich ferner, daß diese bei einer überalterten Bevölkerung ceteris paribus niedriger sein muß als bei einer Bevölkerung, die sich aus relativ mehr jüngeren Mitgliedern zusammensetzt.

Im Zusammenhang mit den oben angeführten Werten für die einzelnen röntgenologischen Untersuchungsmethoden soll noch eine weitere Frage angeschnitten werden. Die schon erwähnten Messungen der Strahlenbelastung durch Röntgendurchleuchtungen haben nämlich auch zu Diskussionen darüber geführt, ob es nicht möglich oder zweckmäßig wäre, die Durchleuchtung durch Aufnahmen zu ersetzen. Es unterliegt keinem Zweifel, daß die Gonadendosis des Patienten bei einer mit erstklassigem Film- und Folienmaterial hergestellten Röntgenaufnahme bedeutend kleiner ist als bei einer

Röntgendurchleuchtung von usueller Dauer. Das gleiche gilt, wenn auch praktisch weniger wichtig, von der mittleren Knochenmarkdosis. Hinzu kommt noch die Überlegung, daß Röntgenaufnahmen weitgehend standardisiert werden können, während die Standardisierung des Durchleuchtungsvorganges eo ipso unmöglich ist. Denn bei der Röntgendurchleuchtung ist die persönliche Erfahrung des Untersuchers, sein individueller „Durchleuchtungsstil" von ausschlaggebender Bedeutung. Der erfahrene Untersucher beginnt die Durchleuchtung erst nach Erreichung voller Dunkeladaptation seiner Augen, wozu, falls ein Aufenthalt in einem hell beleuchteten Raum vorhergegangen ist, eine Zeitspanne von 10 bis 20 Minuten erforderlich ist, auch führt er die Untersuchung rascher durch als der weniger Geübte. Die kürzere Durchleuchtungsdauer ist aber ceteris paribus mit einer geringeren Strahlenbelastung des Patienten, daher auch einer geringeren Gonadendosis verbunden. Ein weiterer sehr wesentlicher Faktor ist die richtige Betätigung der Durchleuchtungsblende. Der erfahrene Röntgenologe arbeitet fast immer mit enggestellter Blende, also mit einem engen Strahlenbündel und daher mit geringerer Integraldosis als jener, die bei weit geöffneter Blende zur Wirkung kommt. Bei enggestellter Blende entstehen im Körper des Patienten auch relativ weniger Streustrahlen, was gleichfalls die Strahlenbelastung vermindert und den Kontrast des Durchleuchtungsbildes steigert. Dadurch ergibt sich aber zugleich eine bessere Detailerkennbarkeit, wodurch einerseits die diagnostische Ausbeute verbessert wird, andererseits eine raschere Durchführung der Durchleuchtung ermöglicht wird, was aber wiederum eine geringere Strahlenbelastung zur Folge hat.

Ferner ist zu berücksichtigen, daß der Informationswert der Durchleuchtung innerhalb der Röntgendiagnostik der einzelnen Organe sehr unterschiedlich ist. Zunächst muß festgestellt werden, daß die Röntgenuntersuchung des Magen-Darmtraktes ohne Vornahme einer Durchleuchtung unmöglich beziehungsweise wertlos ist. Speziell für den Magen und das Duodenum wurde eine Untersuchungstechnik mit Durchleuchtung bei dosierter Kompression des Organes und durchleuchtungsgezielten Aufnahmen entwickelt, die sehr gute Erfolge aufzuweisen hat. Bei der Untersuchung des Schleimhautreliefs, der Darstellung von kleineren Ulkusnischen und anderen Einzelheiten kann weder auf die Durchleuchtung noch auf die durchleuchtungsgezielten Aufnahmen verzichtet werden. Denn viele, für die Diagnosestellung unentbehrliche Details können nur bei einer bestimmten Projektionsrichtung, die vor dem Durchleuchtungsschirm eingestellt werden muß, mittels der gezielten Aufnahme zur Darstellung gebracht werden.

Etwas anders ist die Rolle der Durchleuchtung bei der Thoraxuntersuchung einzuschätzen. Hier sind es vor allem Bewegungsvorgänge, die Pulsationen der einzelnen Herzabschnitte, die Zwerchfellbewegungen usw., die bei der Durchleuchtung beobachtet werden. Daneben dient die Durchleuchtung bei Drehung des Patienten in verschiedene Richtungen auch der Untersuchung der räumlichen Verhältnisse und der topographischen Beziehungen. Andererseits ist die Detailerkennbarkeit zweifellos bei einer Filmaufnahme viel größer als bei der

Schirmdurchleuchtung, so daß die Aufnahme jedenfalls einen unentbehrlichen Bestandteil der Thoraxuntersuchung bildet. Diese Überlegungen haben ja auch dazu geführt, daß die Kombination der Röntgendurchleuchtung mit der Filmaufnahme zur Standardmethode der Röntgenuntersuchung der Thoraxorgane geworden ist. Dabei kommt der Durchleuchtung die Rolle der allgemeinen Orientierung zu, während die Filmaufnahme dem Erfassen und Festhalten von Details dient. Auch kann bei der Durchleuchtung festgestellt werden, ob und welche zusätzliche Aufnahmen in anderen Projektionsrichtungen erforderlich sind. Andererseits gibt es zweifellos viele Thoraxuntersuchungen, die keine besonderen Schwierigkeiten bereiten und bei denen man mit einer Übersichtsaufnahme ausreicht. Insbesondere gilt dies für Patienten, die nicht zum ersten Mal zur Untersuchung kommen, also für sogenannte Verlaufsbeobachtungen. In solchen Fällen kann im Interesse der Verringerung der Strahlenbelastung auf die Durchleuchtung des Patienten verzichtet werden. Besonders bei Kleinkindern, bei denen infolge der Unruhe des Kindes die Durchleuchtung nicht allzuviele Informationen bringt, wird man auf sie oft verzichten können.

Während derzeit die Tendenz besteht, aus Gründen der Strahlenbelastung in manchen Fällen auf die Durchleuchtung zu verzichten, hat die Entwicklung des elektronischen Bildverstärkers und des Fernsehens der ganzen Frage einen neuen Aspekt verliehen. Neben anderen Vorteilen, wie etwa der Möglichkeit in nicht ganz verdunkelten Räumen zu durchleuchten, gestattet der Bildverstärker eine recht beträchtliche Reduktion der Strahlenbelastung, etwa auf 10 bis 15% der bei den herkömmlichen Durchleuchtungsgeräten erforderlichen Dosen. In letzter Zeit waren zwar auch kritische Bemerkungen über dieses Verfahren zu hören, da es gelegentlich zu übermäßig langen Durchleuchtungen verleiten soll, was wieder zum Ansteigen der Patientendosis führen muß (FENDEL, SEELENTAG). Dennoch ist das Verfahren, sinnvolle Anwendung vorausgesetzt, vom Standpunkt der Strahlengefährdung aus als echter Fortschritt anzusehen. Wo Bildverstärker und Fernsehketten zur Verfügung stehen, die sinngemäß angewendet werden, kommen die gegen die Durchleuchtung vorgebrachten Argumente in Wegfall. Jedenfalls ist vom strahlenbiologischen Standpunkt aus die allgemeine Anwendung des Bildverstärkers anzustreben. Anläßlich eines Vortrages über die ärztliche Verantwortung in der Röntgendiagnostik wurde die gegenwärtige Situation von R. GLAUNER folgendermaßen dargestellt:

„Eine Alarmstimmung über die Belastung des Patienten durch medizinische Anwendungen ionisierender Strahlen ist nicht berechtigt ... Es besteht aber die Verplichtung für den Arzt zu einer möglichst dosissparenden Untersuchung."

## 4.2. Röntgentherapie

Schon die Anfänge der Röntgentherapie waren durch das Auftreten von Strahlenschäden überschattet und seither bildet das Studium der Röntgenschäden und das Auffinden von Methoden zu ihrer Verhütung ein Problem von ständiger Aktualität. Die Problematik dieser Frage wird klar, wenn man bedenkt, daß sowohl die therapeutischen Effekte der Röntgenstrahlen wie die Röntgenschäden letzten Endes auf die gleichen strahlenbiologischen Effekte, mithin auf eine gemeinsame Grundlage zurückzuführen sind. Denn die wichtigste Anwendung der therapeutischen Röntgenbestrahlung ist bis heute die Behandlung der malignen Neoplasmen und verwandter Erkrankungen. Das Wesen dieser Behandlung besteht aber darin, Tumorzellen zu zerstören, d.h., diese so schwer zu schädigen, daß sie sich nicht mehr vermehren können, sondern zugrunde gehen. Zu diesem Zwecke sind aber sehr große Strahlendosen erforderlich, die grundsätzlich auch die gesunden Gewebe zerstören könnten, hätte die Röntgenologie nicht besondere Methoden ausgearbeitet, derartige Schäden weitgehend zu vermeiden. In populären Darstellungen wird nicht selten die Vorstellung verbreitet, daß pathologische Gewebe, sozusagen von Natur aus, strahlensensibler seien als normale Gewebe, so daß es ein leichtes wäre, die ersteren zu zerstören, die letzteren aber zu schonen. Leider ist dies in Wirklichkeit aber nicht der Fall. So sind wir nicht selten gezwungen, beispielsweise Karzinome der Stimmbänder zu bestrahlen, die dieselbe Strahlenempfindlichkeit zeigen, wie ihr Muttergewebe, das Schleimhautepithel, von dem sie abstammen. Tumoren wie etwa die malignen Melanome und manche Sarkome müssen wir mit Strahlen behandeln, obwohl sie weniger strahlensensibel sind als die Gewebe in ihrer unmittelbaren Umgebung. Die Handhabung der Röntgentherapie derartiger Tumoren setzt umfangreiche Kenntnisse voraus, die nur durch vieljährige Erfahrung erworben werden können. Sind diese Voraussetzungen aber gegeben, so ist die Röntgentherapie, neben der Operation, die zweite wichtige Methode zur Behandlung und Heilung der malignen Neoplasmen und Tumoren und sie ist, wenigstens derzeit, aus der modernen Medizin nicht mehr wegzudenken. Obwohl die Problematik der Vermeidung von Therapieschäden in der Röntgentherapie eigentlich die gleiche ist wie in der Chirurgie und in der internen Medizin, soll im folgenden doch auf einige besondere Gefahren bei der therapeutischen Anwendung der Röntgenstrahlen hingewiesen werden.

Die erste systematische Anwendung der Röntgenstrahlen für therapeutische Zwecke erfolgte im Herbst 1896 durch L. Freund in Wien. Angeregt durch Mitteilungen über Haarausfall bei Personen, die beruflich mit Röntgenstrahlen zu tun hatten, bestrahlte Freund ein damals 4jähriges Mädchen, welches mit einem den ganzen Rücken bedeckenden Tierfellnävus — naevus pigmentosus piliferus — geboren worden war. Erwartungsgemäß fielen nach den Bestrahlungen die Haare aus, doch trat später ein Ulkus auf, welches erst nach jahrzehntelangem Bestand vernarbte. Durch einen eigenartigen Zufall kamen wir (G. Fuchs und J. Hofbauer, 1966) in die Lage, die Patientin 70 Jahre nach der Röntgenbestrahlung zu untersuchen. Der Rücken der 74jährigen Frau zeigte in der Lumbalgegend eine strahlige Narbe, deren Zentrum von einer dicken Kruste bedeckt war (Abb. 7). Schäden an den inneren Geweben oder am Knochenmark waren nicht nachzuweisen, die Wirbelsäule zeigte eine hochgradige

Osteoporose, die zu beträchtlicher Verkrümmung geführt hatte. Da im Jahre 1896 noch kein Instrument zur Dosismessung existierte — L. FREUND selbst hat später ein radiochemisches Dosimeter angegeben — kann die Höhe der damals gegebenen Dosis nicht rekonstruiert werden, doch dürfen wir annehmen, daß es sich um weiche Strahlen gehandelt hat, welche großenteils in der Haut und in der Subcutis absorbiert wurden, so daß die inneren Organe nur einen relativ geringen Teil der Strahlung erhielten.

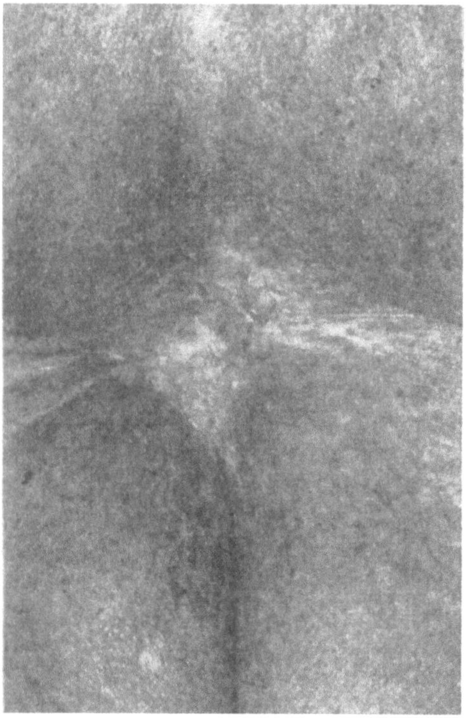

*Abb. 7:* Vernarbtes Röntgenulkus, 70 Jahre nach der Bestrahlung (Die historische erste Röntgenbestrahlung)

Auch heute noch erfordern die Strahlenreaktionen der Haut die ständige Aufmerksamkeit des Röntgentherapeuten, zumindest wenn es sich um die Anwendung konventioneller Röntgenstrahlung handelt. Während das nach kleineren Dosen auftretende Röntgenerythem noch nicht als Schaden im eigentlichen Sinne aufzufassen ist, handelt es sich bei der Epilation um eine temporäre Schädigung des Hautorganes, die bei vielen Bestrahlungen nicht zu vermeiden ist. Abb. 8 zeigt die Epilation des Haupthaares bei einem Patienten, der wegen eines Hirntumors bestrahlt wurde. Das Wachstum der Haare setzt drei bis vier Monate nach der Bestrahlungsserie neuerlich ein, schließlich kommt es zur völligen Regeneration des Haarkleides.

Nach größeren Dosen kann es allerdings auch zu dauernder Epilation kommen, die in der Regel mit einer deutlichen Atrophie der Haut verbunden ist.

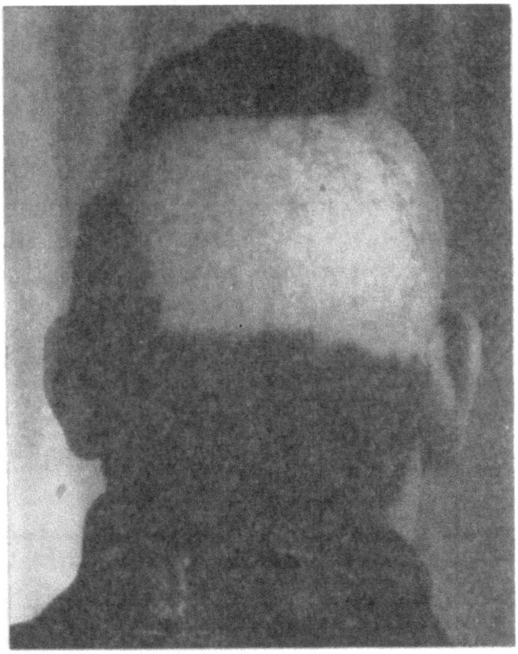

*Abb. 8:* Epilation nach Röntgenbestrahlung eines Hirntumors

Abb. 9 zeigt einen Patienten, bei dem es durch unbeabsichtigte Überdosierung zur Dauerepilation und Hautatrophie gekommen ist. Der junge Mann wurde wegen eines schuppenden Ekzems der Kopfhaut zur Röntgentherapie zuge-

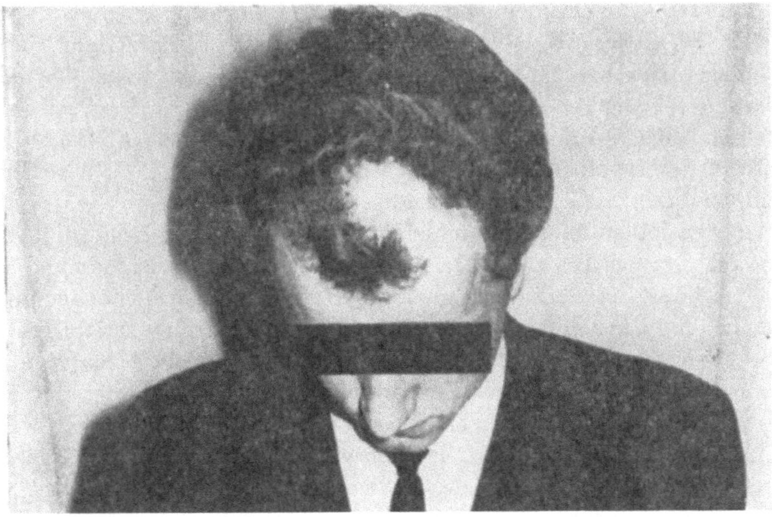

*Abb. 9:* Epilation und Hautatrophie nach Überdosierung

wiesen. Es war beabsichtigt gewesen, die erkrankte Haut mit sehr weicher Strahlung — Röhrenspannung 10 kV — und Entzündungsdosen zu behandeln. Unglücklicherweise wurde aber mit höherer Spannung und einer viel größeren Dosis bestrahlt, so daß es zu einer sehr intensiven Hautreaktion mit Blasenbildung kam, nach deren Abheilen Hautatrophie mit dauernder Kahlheit einer umschriebenen Stelle zurückblieb.

Bei der fraktionierten Röntgenbestrahlung maligner Tumoren, wie sie heute allgemein geübt wird, tritt fast immer eine Radioepidermitis auf. Bei der trokkenen Form derselben steht die Abschilferung des Epithels im Vordergrund, während sich bei noch höherer Dosierung die gesamte Epidermis abhebt und die Kutis entblößt wird, wodurch die sogenannte feuchte Reaktion entsteht. Beide Formen der Strahlenreaktion der Haut sind reversibel, da bei der richtig durchgeführten fraktionierten Röntgenbestrahlung der Bindegewebs-Gefäß-Apparat der Haut weitgehend geschont wird. Ist ein maligner Tumor mit hohen Strahlendosen geheilt worden, so muß die Haut schonend behandelt werden, um das Auftreten von Spätschäden zu verhindern. Gewisse leichtere Veränderungen, wie Atrophie der Haut oder Teleangiektasien wird man allerdings manchmal in Kauf nehmen müssen. Solche Veränderungen wird man als unerheblich ansehen müssen, wenn es gelungen ist, eine so schwere Erkrankung wie einen malignen Tumor zu heilen.

Abb. 10 zeigt einen Patienten, der wegen eines malignen Tumors der axillären Drüsen mit einer sehr großen Dosis bestrahlt worden war. Die Haut in der Axilla ist weitgehend atrophisch und von einem dichten Netz von Teleangiektasien durchzogen.

Bei einer bestimmten Bestrahlungstechnik, der Sieb- oder Gitterbestrahlung, kommt es zu einer ungleichmäßigen Strahlenbelastung der Haut, so daß die Spätveränderungen derselben manchmal bizarre Formen annehmen. Abb. 11 zeigt eine Patientin, bei welcher wegen eines Mammakarzinoms derartige Bestrahlungen durchgeführt worden waren. Einige Jahre später hatten sich fleckförmige Teleangiektasien ausgebildet, die den Löchern des Bestrahlungssiebes entsprechen. (Auf die Frage der Zweckmäßigkeit der Gitterbestrahlung in der Behandlung von Tumoren soll, da mit unserem Thema nicht zusammenhängend, an dieser Stelle nicht eingegangen werden.)

In manchen Fällen kann eine fehlerhafte Einstellung der Bestrahlungsfelder zur Entstehung von Teleangiektasien und anderen Hautschäden führen. Das ist nämlich dann der Fall, wenn mehrere Hautfelder nebeneinander angelegt werden, bei der Einstellung der Bestrahlung aber eine unbeabsichtigte Überlappung zweier Felder zustandekommt. In diesem Bereich erhält die Haut dann eine doppelt so große Dosis als beabsichtigt war. Abb. 12 zeigt eine Patientin, die vor vielen Jahren wegen eines Genitalkarzinoms Röntgenbestrahlungen erhalten hatte. Bei diesen Bestrahlungen wurde offenbar zwischen den beiden dorsalen Feldern kein ausreichender Zwischenraum eingehalten, weswegen sich die Felder überschnitten und im Bereiche der Überschneidung Teleangiektasien als Ausdruck der Spätschädigung entstanden.

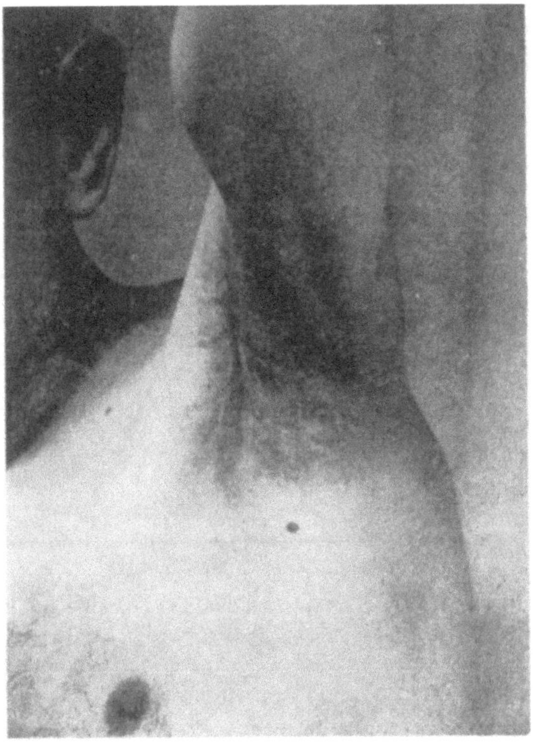

*Abb. 10:* Spätveränderungen der Haut nach Röntgenbestrahlung. Atrophie und Teleangiektasien

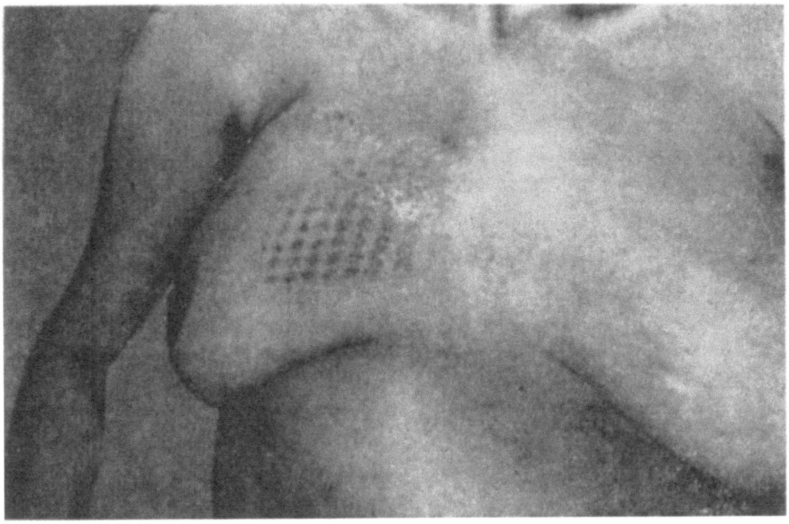

*Abb. 11:* Hautreaktion nach Siebbestrahlung

Eine andere Veränderung der Haut ist die Röntgenschwiele, die auch als chronisch induriertes Hautödem bezeichnet wird und bei schonender Behandlung einer weitgehenden Rückbildung fähig ist. Bei der Anwendung der fraktionierten Bestrahlungstechnik sind solche Veränderungen relativ selten.

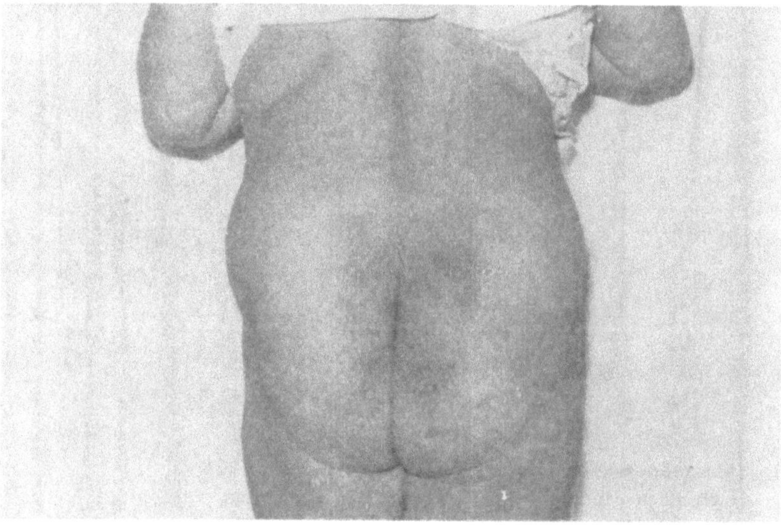

*Abb. 12:* Teleangiektasien als Spätfolge von Röntgenbestrahlungen. Überdosierung durch Überschneidung der Bestrahlungsfelder

Während wir bei der Therapie mit konventionellen Röntgenstrahlen, d.h. bei Röhrenspannungen bis etwa 200 kV, gewohnt sind, die schwersten Strahlenreaktionen an der Haut ablaufen zu sehen, verlagert sich bei der Anwendung von ultraharten Strahlen das Maximum der Reaktion in die Subcutis. Dieser Umstand hängt mit den physikalischen Eigenschaften der ultraharten Strahlen zusammen, die von denen der konventionellen Röntgenstrahlung in mehrfacher Weise abweichen. Die Gammastrahlen des Kobalt 60, des Betatrons, des Linearbeschleunigers usw. besitzen einerseits ein wesentlich größeres Durchdringungsvermögen als die konventionelle Röntgenstrahlung. Schon durch diesen Umstand, der den Hauptvorzug der ultraharten Strahlen und das stärkste Argument für ihre Bevorzugung darstellt, können beträchtliche Strahlenbelastungen an den inneren Organen entstehen, die durch eine gut ausgearbeitete Bestrahlungstechnik vermieden werden müssen. Hinzu kommt aber noch eine besondere Eigenschaft der ultraharten Strahlen, die als Aufbaueffekt („building up") bezeichnet wird. Die im Gewebe während der Bestrahlung entstehende sekundäre Elektronenstrahlung orientiert sich mit zunehmender Strahlenhärte immer mehr in die Richtung der Primärstrahlung. Da aber diese Elektronenstrahlung beim Eindringen der Röntgenquanten in den menschlichen Körper erst allmählich entsteht und gegen das Körperinnere gerichtet ist, so bildet sich eine Randschicht mit verminderter Elektronendichte aus. Während die Epidermis und Teile der Kutis, die in die Randschicht zu liegen kommen, relativ schwache Reaktionen aufweisen, wird das Elektronengleichgewicht und damit die volle Stärke der sekundären Elektronenstrahlung in den tieferen Schichten der Kutis und in der Subkutis erreicht. Dementsprechend sieht man bei der Behandlung mit ultraharten Strahlen im allgemeinen schwächere Hautreaktionen ablaufen als bei der Bestrahlung mit einer gleich großen Dosis unter konventionellen Bedingungen, doch zeigen sich zu einem späteren Zeitpunkt die Folgen der stärkeren subkutanen Strahlenbelastung. Diese äußern sich in erster Linie in einer vermehrten Produktion von Bindegewebe, die zur kutanen und subkutanen Fibrose führt.

Ein Röntgenulkus, das Ergebnis einer Gewebsnekrose, darf beim derzeitigen Stand der Röntgentherapie nicht mehr auftreten. Allerdings ist jede mit Tumordosen bestrahlte Hautpartie zeitlebens als locus minoris resistentiae anzusehen, von dem alle stärkeren Reize, wie Sonnenbäder, irritierende Salben, Einreibungen, Heizkissen oder andere thermische Reize unbedingt fernzuhalten sind. Derartige zusätzliche Belastungen können auf der bestrahlten Haut sogenannte Kombinationsschäden hervorrufen, gelegentlich auch zu Ulzerationen führen. Besondere Vorsicht erfordern Bestrahlungen an den Fußsohlen, da deren Haut durch das gesamte Körpergewicht belastet ist, was gleichfalls das Auftreten einer Kombinationsschädigung begünstigt.

Derartige Kombinationsschäden führen nicht selten zu Schadensersatzansprüchen gegen den Röntgenologen, der die Bestrahlung vorgenommen hat. Bei einem Fall, der von uns forensisch begutachtet wurde, handelte es sich um einen 40jährigen Anstreicher, der an der Fußsohle mehrere Hyperkeratosen hatte. Da diese auf Druck ziemlich schmerzhaft waren, und der Patient häufig auf Leitern steigen mußte, war er bei seiner Berufsarbeit ziemlich behindert. Er suchte daher einen Röntgenologen auf, der auf eine der Hyperkeratosen mit einer Nahbestrahlungsröhre eine einmalige Dosis von 3000 R verabreichte. Die Röhrenspannung betrug 50 kV, das Feld hatte einen Durchmesser von 3 cm. Nach 10 bis 14 Tagen bildete sich an der bestrahlten Stelle eine Blase, welche nach einigen Wochen platzte. Nun wurde der Blasengrund nekrotisch, es entstand ein Ulkus. Da dieses keine Tendenz zur Heilung zeigte, mußte es schließlich exzidiert werden, worauf der Defekt mit einer Plastik geschlossen wurde. Es handelte sich in diesem Falle um eine recht hohe Dosis, die aber, an einer anderen Hautstelle verabreicht, wahrscheinlich zu keinem ernsteren Schaden geführt hätte. In diesem Falle und bei dieser Lokalisation mußte aber die röntgenbestrahlte Hautpartie, namentlich beim Besteigen einer Leiter, das gesamte Körpergewicht des Patienten tragen. Dieser zusätzlichen Beanspruchung war aber das bestrahlte Gewebe nicht mehr gewachsen, weswegen es zu einer Ulzeration kam, die als Röntgenkombinationsschaden aufzufassen ist.

Die Strahlenreaktionen der Schleimhäute verlaufen ähnlich denen der äußeren Haut. So werden nach Bestrahlungen der Bauch- und Beckenorgane als Frühreaktionen Enteritis und Zystitis beobachtet. Während es sich hier um lokale Strahlenreaktionen meist passagerer Natur handelt, sind die nach Strahlenunfällen beobachteten oropharyngealen Schleimhautentzündungen und Ulzerationen als Ausdruck einer Allgemeinschädigung anzusehen.

Die Strahlenempfindlichkeit der drüsigen Organe ist recht unterschiedlich. Besonders strahlensensibel sind die Talg- und Kneueldrüsen der Haut, sowie die Speicheldrüsen. Die vorübergehende Trockenheit der Mundhöhle, die nach Bestrahlungen im Bereiche des Gesichtsschädels häufig auftritt, beruht auf dem Funktionsausfall der Speicheldrüsen, sofern diese sich im Strahlengang befunden haben. Die Nieren galten früher als wenig strahlenempfindlich, doch sind in letzter Zeit nicht wenige Fälle von Strahlennephritis beschrieben worden, worauf bei der Anordnung der Bestrahlungsfelder bei abdominalen Bestrahlungen Rücksicht genommen werden muß. Eine Sonderstellung in strahlenbiologischer Hinsicht nehmen die Keimdrüsen ein. Während Bestrahlungen mit größeren Dosen Kastration und Sterilität zur Folge haben, können kleinere Dosen, bei erhaltener Fertilität, zu genetischen Schäden führen. Auf die besondere Problematik genetischer Strahlenschäden bei röntgenbestrahlten Patienten kommen wir weiter unten noch zurück.

Strahlenschäden der Lungen und Pleuren werden in erster Linie nach der Bestrahlung von intrathorakalen Tumoren beobachtet. Die Strahlenfibrose der Lungen ist eine Erkrankung des Lungengerüstes (E. Uehlinger u.a.). In den Frühstadien stehen die pneumonischen Erscheinungen im Vordergrund, nach einem oft symptomlos verlaufenden Zwischenstadium kommt es zur Wucherung des Bindegewebes mit respiratorischer Insuffizienz. Abb. 13 zeigt eine derartige Veränderung im rechten Oberlappen. Auch Strahlenschäden des Herzmuskels sind wiederholt beschrieben worden. Es wäre aber ein arges Mißverständnis, wenn man glauben würde, daß nach jeder Bestrahlung am Oberkörper derartige Schäden auftreten müssen. Die Röntgentherapie verfügt heute über mehrere Möglichkeiten, trotz Bestrahlung mit hohen Dosen Schäden an Lungen und Pleuren zu vermeiden, mindestens aber diese auf ein erträgliches Maß zu beschränken. Daß das tatsächlich möglich ist, beweisen unsere Erfahrungen mit der Bestrahlung von Mammakarzinomen. Das Mammakarzinom, bekanntlich beim weiblichen Geschlecht eine der häufigsten Tumorarten, wird fast immer präoperativ oder postoperativ röntgenbestrahlt, wozu Tumordosen benötigt werden. Trotzdem gelingt es bei gut durchgearbeiteter Bestrahlungstechnik in den meisten Fällen, schwerere Schäden an den Lungen und Pleuren zu vermeiden. Ein Mittel zur Verhütung dieser Schäden ist die Tangentialbestrahlung, ein anderer Weg ist die Verwendung weicher Strahlen, die nur in geringem Maße in die Lunge eindringen. Ein unserer Erfahrung nach sehr wesentlicher Faktor ist auch die fraktionierte Bestrahlung mit monate- bis jahrelangen Pausen zwischen den einzelnen Bestrahlungsserien.

Strahlenschäden am Skelett sind bei Kindern und Jugendlichen schon seit Jahrzehnten bekannt. Das im Wachstum befindliche Skelett des jungen Menschen zeigt nach Röntgenbestrahlungen Störungen der Ossifikation und infolgedessen Hemmung des Längenwachstums. Die schwersten derartigen Schäden sind nach der Bestrahlungen des Fötus beobachtet worden, wofür in der älteren Röntgenliteratur viele Beispiele zu finden sind. Auch nach Abschluß des Wachstums können nach der Anwendung großer Röntgendosen Osteoradionekro-

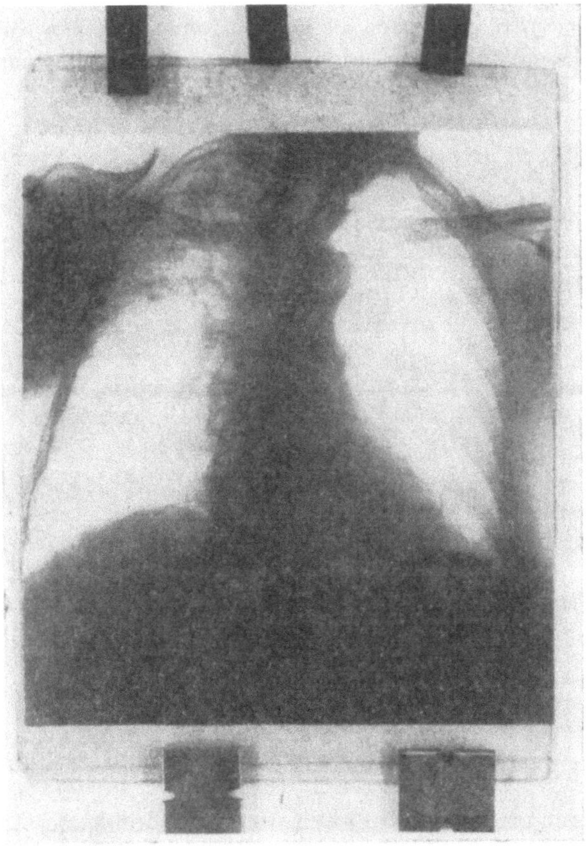

*Abb. 13:* Strahlenfibrose im rechten Oberlappen mit Pleuraspitzenschwiele. Strahlenschädigung der Lunge und der Pleura nach erfolgreicher Röntgenbestrahlung eines Karzinoms der rechten Mamma. Patientin 86 Jahre alt, kein Tumorrezidiv

sen auftreten, die zur Spontanfraktur führen. So können nach der Bestrahlung von Uteruskarzinomen Schenkelhalsfrakturen auftreten, in analoger Weise Rippenfrakturen nach der Bestrahlung von Mammakarzinomen. W. Oelssner hat in seiner Monographie „Veränderungen des Thoraxröntgenbildes bei Brustkrebspatienten" zahlreiche Beispiele für radiogene Nekrosen der Rippen und Schlüsselbeine gebracht. Diese Befunde wurden in jüngster Zeit von A. Gregl und Mitarbeitern vollauf bestätigt. Die Pathogenese der Osteoradionekrosen ist noch recht wenig erforscht, da sie aber nur bei einem kleinen Prozentsatz gleichartig bestrahlter Patienten aufzutreten pflegen, wird man wohl neben der Strahlenwirkung eine besondere Disposition des Knochengewebes, vielleicht eine ungünstige Gefäßversorgung, für ihr Auftreten verantwortlich machen müssen. Bei geeigneter Behandlung heilen diese Nekrosen völlig aus, so daß sie den Wert der Strahlentherapie in keiner Weise beeinträchtigen (vgl. Abb. 14 bis 16). Es darf angenommen werden, daß bei der Telekobalttherapie radiogene Nekrosen weitaus seltener auftreten werden als bei der konventionellen Röntgenbestrahlung, da es zur Homogenisierung der Strahlenabsorption an Knochen und Weichteilen kommt.

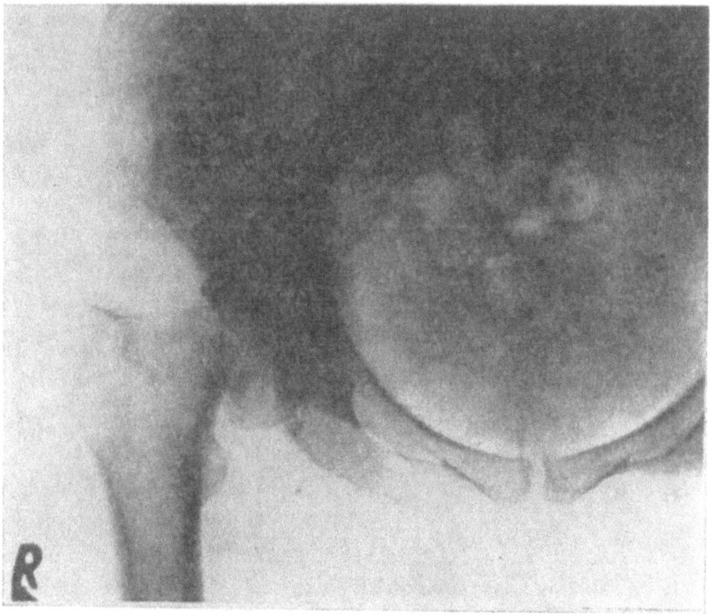


*Abb. 14:* Radiogene Schenkelhalsfraktur nach Bestrahlung eines Uteruskarzinoms

Röntgenschäden am Zentralnervensystem sind in letzter Zeit in größerer Zahl beschrieben worden, nachdem früher das Nervengewebe des Erwachsenen als besonders strahlenresistent gegolten hatte. Nach Röntgenbestrahlungen des Kopfes werden öfters Frühreaktionen unter dem Bilde des Hirnödems beobachtet, während als Spätschäden Hirnnekrosen auftreten können. Analog dazu ist die Rückenmarknekrose, auch Strahlenmyelitis genannt. Derartige Schäden treten nur bei Anwendung der großen Dosen auf, die bei Tumoren gegeben werden. Obwohl es wahrscheinlich kein unfehlbares Mittel zur Verhütung derartiger Komplikationen gibt, lassen diese sich, unserer Erfahrung nach, in den meisten Fällen durch die Anwendung fraktionierter Bestrahlungen, die auf mehrere Jahre verteilt werden müssen, weitgehend vermeiden.

Diese von uns stets vertretene Ansicht wurde in jüngster Zeit (1971) von S. Den Hoed, J. Kaalen und P. Crezee bei der Nachbeobachtung von kobaltbestrahlten Lungenkarzinomen bestätigt.

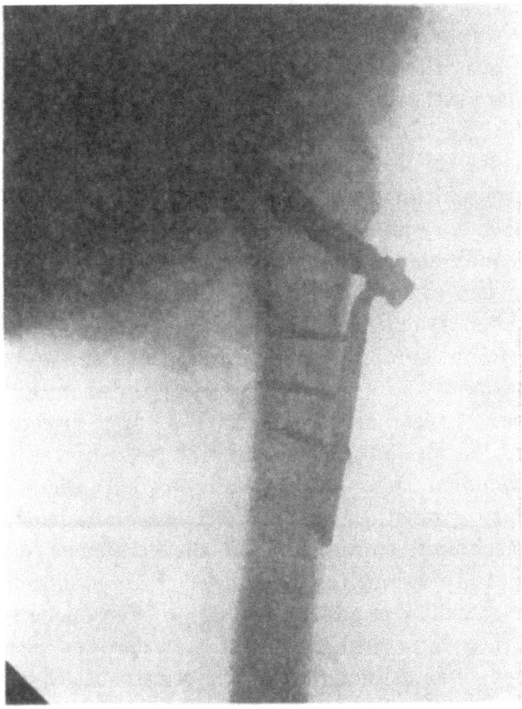

*Abb. 15:* Radiogene Schenkelhalsfraktur (nach Nagelung)

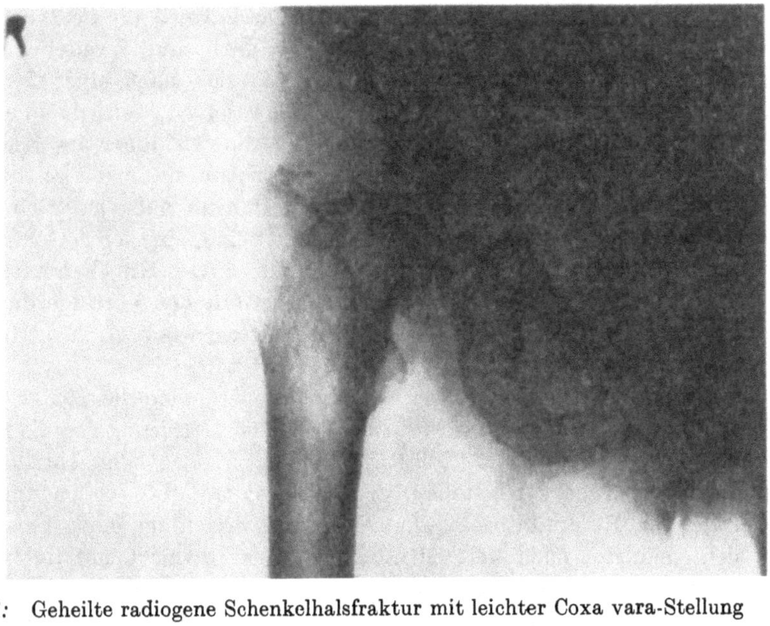

*Abb. 16:* Geheilte radiogene Schenkelhalsfraktur mit leichter Coxa vara-Stellung

Unter den Strahlenschäden der Sinnesorgane sind in erster Linie Augenerkrankungen zu nennen. Eine typische Strahlenschädigung des Auges, die Kataraktbildung, wurde bereits in einem früheren Abschnitt erwähnt. Ihre Manifestierung erfolgt in der Regel nach einer mehrjährigen Latenzzeit, etwa drei bis fünf Jahre nach der Strahleneinwirkung. Wo es erforderlich ist, müssen daher bei Bestrahlungen im Bereiche des Gesichtsschädels die Augen sorgfältig abgeschirmt werden. Strahlenschäden anderer Sinnesorgane spielen demgegenüber nur eine untergeordnete Rolle.

Während der Gravidität dürfen keine therapeutischen Röntgenbestrahlungen gegeben werden, da diese schwere Mißbildungen des Fötus zur Folge haben können. In der älteren Röntgenliteratur, beispielsweise in der schon erwähnten Monographie von FLASKAMP, sind Beispiele von Mißbildungen nach pränataler Röntgentherapie beschrieben und abgebildet. Die Mindestdosis, welche teratogen wirkt, ist zwar noch immer nicht genau bekannt, doch sind in den letzten Jahren Mißbildungen und Entwicklungsstörungen nach immer kleineren Dosen beschrieben worden. Diese Beobachtungen haben schließlich dazu geführt, daß auch die Röntgendiagnostik bei Graviden immer mehr eingeschränkt wurde, da auch die vergleichsweise kleinen, bei Durchleuchtungen und Aufnahmen verwendeten Röntgendosen nicht mit Sicherheit als völlig unschädlich angesehen werden dürfen (siehe oben).

Das Knochenmark zählt zu den am meisten strahlenempfindlichen Geweben, und es sind daher bei therapeutischen Röntgenbestrahlungen Veränderungen des Blutbildes zu erwarten. Das Ausmaß derselben hängt von verschiedenen Faktoren ab, von denen in erster Linie die Höhe der Dosis, die Unterteilung beziehungsweise zeitliche Verteilung der Dosen sowie die Feldgröße und im Zusammenhang damit die Raumdosis zu erwähnen sind. Zweifellos gehört das blutbildende Gewebe zu jenen Geweben, die sich nach einer Strahlenschädigung, besonders wenn diese lokaler Natur gewesen ist, weitgehend erholen können. Fraktionierte Röntgenbestrahlungen wirken sich daher am Knochenmark wie im peripheren Blut in viel geringerem Maße aus als einzeitige Intensivbestrahlungen, da bei den fraktionierten Bestrahlungen nach jeder einzelnen Teildosis Erholungsvorgänge einsetzen, die geeignet sind, eine schwere Strahlenschädigung des hämopotischen Systems zu verhindern. Das Knochenmark zählt zu den Mausergeweben, welche auf Bestrahlungen mit der Verringerung oder völligen Einstellung der Zellteilungsvorgänge reagieren, wodurch im peripheren Blut ein Absinken der geformten Elemente bewirkt wird.

Von B. CHONÉ liegen sehr exakte Untersuchungen über die Reaktion des Knochenmarkes auf Bestrahlungen mit verschiedener Dosierung vor. So konnte er nach lokaler Bestrahlung mit 1000 R fast immer eine deutliche Abnahme der Zellzahl im Knochenmark feststellen, nach 3000 R trat das Knochenmark in das Stadium der Retikulofibrose ein. Nach Verabreichung einer Dosis von 6000 R sieht man nur noch weitgehend fibrosiertes Fettmark mit nur vereinzelten Zellinseln. Diese Befunde wurden von mehreren Autoren bestätigt, doch betonen A. MORCZEK und K. H. KLARE, daß sie nicht nur beim Mark verschiedener Knochen eine sehr unterschiedliche Strahlensensibilität vorfanden, sondern daß auch beim Mark ein- und desselben Knochens Areale von sehr unterschiedlicher Radiosensibilität bestehen.

Obwohl die Blutbildungsstätten zu den Geweben gehören, die hochgradig radiosensibel sind, können bei einer richtig durchgeführten Röntgentherapie, auch bei Anwendung von Tumordosen, ernstere Schäden der Hämopoese fast mit Sicherheit vermieden werden. Dieser Umstand hängt offensichtlich mit der lokalen Applikation und der lokalen Wirksamkeit der Röntgenbestrahlungen zusammen, bei der nur Teile des Knochenmarkes im direkten Strahlenkegel liegen, während die Streustrahlung offenbar zu schwach ist, um weiter entfernt gelegene Gebiete des Knochenmarkes ernsthaft zu schädigen. Morzcek und Klare haben bei 18 Patientinnen, bei welchen wegen eines Genitalkarzinomes die Beckenorgane mit Tumordosen bestrahlt wurden, Sternalpunktionen vorgenommen, womit sie in der Lage waren, das Knochenmark fern vom Bestrahlungsort zu untersuchen. Es ergab sich dabei, daß in mehr als der Hälfte der bestrahlten Patienten die Zellzahl im Sternalmark nicht nur nicht abnahm, sondern sogar einen deutlichen Anstieg zeigte. Man wird kaum umhin können, diesen Befund als vikariierendes Einsetzen der Blutbildung in den von der Bestrahlung nicht unmittelbar betroffenen Knochenmarkgebieten zu deuten. Auf Grund unserer eigenen Erfahrungen mit Blutbildkontrollen bei röntgenbestrahlten Patienten sind wir in der Lage, diese Befunde weitgehend zu bestätigen. So fanden wir bei unseren gynäkologischen Patientinnen, die wir mit Tumordosen nachbestrahlen, in der Mehrzahl der Fälle keine erheblichen Veränderungen des Blutbildes. Bedenkt man, daß der sogenannte „Standardmensch“ in den Beckenknochen nur 15% seines aktiven Knochenmarkes trägt, so ist es leicht zu erklären, daß die verminderte Produktion von Blutkörperchen in diesem Anteil des Knochenmarkes keinen nennenswerten Ausfall im gesamten strömenden Blut zur Folge hat. Bei Bestrahlungen im Bereiche des Kehlkopfes oder des Rachens konnten wir, auch wenn wir extrem hohe Dosen zu geben gezwungen waren, überhaupt keine Veränderungen des Blutbildes konstatieren. Auch diese Befunde sind leicht erklärbar, wenn man sich vor Augen hält, daß bei Röntgenbestrahlungen im Halsbereich nur ein geringer Teil des Knochenmarkes in den Strahlenkegel zu liegen kommt.

Offensichtlich ist die Röntgentherapie als lokale Behandlungsmethode in dieser Hinsicht in einer viel günstigeren Position als die Behandlung mit radioaktiven Isotopen, die sich im ganzen Körper ausbreiten und daher sämtliche Blutbildungsstätten in ihrer gesamten Ausdehnung gleichzeitig bestrahlen. Dasselbe gilt auch mutatis mutandis von den Zytostatika und anderen „radiomimetischen“ Medikamenten, die nach ihrer Einbringung in den menschlichen Körper nicht mehr gesteuert werden können und daher auf sämtliche Zellteilungsprozesse, auch solche in normalen Geweben, simultan einwirken. Nach unserer Erfahrung sind Knochenmarkschäden nach kombinierter Anwendung von Bestrahlungen und zytostatischen Medikamenten fast immer auf das Konto der letzteren zu setzen.

Im Gegensatz zum lymphatischen und leukopoetischen Gewebe ist das erythropoetische Gewebe recht wenig strahlenempfindlich. Auch bei Patienten, die recht große Röntgendosen erhalten haben, wird man kaum Veränderungen im roten Blutbild vorfinden. Auch die Thrombozytenzahl erfährt durch Röntgenbestrahlungen keine erheblichen Veränderungen.

Ein Problem besonderer Art, dem eine sehr große praktische Bedeutung zukommt, ist die mögliche Entstehung maligner Erkrankungen nach therapeutischen Röntgenbestrahlungen. Es leuchtet ein, daß jede Mitteilung über die Entstehung von malignen Spätschäden, namentlich von Karzinomen und Hämoblastosen, das betreffende Heilverfahren besonders dann in Mißkredit bringen kann, wenn es zur Behandlung einer relativ harmlosen, nichtmalignen Erkrankung herangezogen worden war. Dies war der Fall, als etwa um das Jahr 1950 einige Publikationen erschienen, aus welchen zu entnehmen war, daß Patienten, deren Wirbelsäule wegen einer Spondylarthrose bzw. M. Bechterew bestrahlt worden war, später an Leukämien erkrankten. Fast gleichzeitig wurden Mitteilungen veröffentlicht, die besagten, daß eine gewisse Anzahl von Schilddrüsenkarzinomen beobachtet worden waren, die Personen betrafen, die in ihrer Kindheit Röntgenbestrahlungen am Hals erhalten hatten. Diese beiden Gruppen von Beobachtungen erfordern eine eingehende Diskussion.

Großes Aufsehen rief die Publikation von W. M. COURT-BROWN und J. D. ABBATT aus dem Jahre 1955 hervor, in welcher sie mitteilten, daß von 9334 Patienten, deren Wirbelsäule röntgenbestrahlt worden war, später nicht weniger als 25 an Leukämie erkrankt waren. Bei vier dieser Patienten bestand allerdings die Leukämie schon vor dem Beginn der Röntgentherapie. Bei der Betrachtung dieser Ziffern ist es naheliegend, an die kausale Rolle der Röntgenbestrahlung zu denken, wobei auch zu berücksichtigen ist, daß sich beim Erwachsenen rund 40% des aktiven Knochenmarkes in der Wirbelsäule befinden. Auffallend ist ferner, daß in der Publikation bei sämtlichen Patienten als Diagnose und Indikation zur Röntgenbestrahlung „ankylosierende Spondylitis“ angegeben wird. Man könnte vermuten, daß es sich bei einem Teil der bestrahlten Patienten eher um Spondylarthrosen gehandelt hat, doch ist diese diagnostische Unklarheit für die hier behandelte Problematik von untergeordneter Bedeutung. Nach dem klinischen bzw. hämatologischen Typus ergibt sich die folgende Aufschlüsselung der beobachteten Leukämien:

| Klinik | | Histologie | | | | |
|---|---|---|---|---|---|---|
| akut | chronisch | lymphat. | myel. | monozyt. | unspezifisch | |
| 16 | 9 | 2 | 14 | 5 | 4 | Fälle |

Über die angewandte Dosierung ist aus der Publikation nichts Genaueres zu entnehmen, was damit zusammenhängen dürfte, daß es sich um ein Sammelreferat aus 37 verschiedenen radiotherapeutischen Instituten handelt. Indirekt kann aber aus der Zahl der verabreichten Bestrahlungsserien wenigstens ein Anhaltspunkt über den Einfluß der Dosis gewonnen werden. Während nämlich bei den Patienten, die nur eine Serie erhielten, 1 Patient von 1033 später an Leukämie erkrankte, war das Verhältnis bei den Patienten, die mehr als eine Serie erhielten, 1:211. Dieses Zahlenverhältnis gibt aber einen unzweideutigen Hinweis für die Bedeutung der verabreichten Gesamtdosis für die spätere Erkrankung an Leukämie. Wir werden weiter unten bei der Diskussion der Arbeit von COURT-BROWN und ABBATT noch auf diese Frage zurückkommen.

In einer wenige Jahre später (1958) erschienenen Veröffentlichung kamen J. D. ABBATT und A. J. LEA nochmals auf diese Problematik zurück, wobei sie auf mögliche Zusammenhänge zwischen der Leukämieentstehung und der Natur des bestrahlten Grundleidens hinwiesen, aber doch die überwiegende kausale Rolle der Bestrahlung nochmals unterstrichen.

In dieselben Fußstapfen trat H. VAN SWAAY, der gleichfalls Patienten mit „ankylosierender Spondylitis" bestrahlte. Unter 7 letal verlaufenden Fällen befanden sich fünf myeloische Leukämien und zwei aplastische Anämien. Die pro Feld verabreichten Dosen lagen zwischen 900 R und 5950 R. Bei dem Patienten, der die nahezu grotesk große Dosis von 5950 R erhielt, handelte es sich um einen 60jährigen Mann, die Myelose, an der der Patient später verstarb, soll schon $2^1/_2$ Monate nach der Bestrahlung ausgebrochen sein.

Schließlich seien noch sechs von W. C. MOLONEY beobachtete akute Leukämien erwähnt, die 2 bis 21 Jahre nach therapeutischen Röntgenbestrahlungen aufgetreten waren. Allerdings waren die Bestrahlungen in diesen Fällen zur Behandlung maligner Leiden vorgenommen worden. In derartigen Fällen, in welchen eine maligne Erkrankung schon vor der Röntgentherapie bestanden hat, bleibt die kausale Rolle der Strahlen etwas problematisch.

Eine andere Gruppe von Publikationen verweist auf kausale Zusammenhänge zwischen Röntgenbestrahlungen bei Kleinkindern und späteren malignen Erkrankungen, insbesondere Malignomen der Schilddrüse. Größtes Aufsehen und Bestürzung riefen die Mitteilungen von C. L. SIMPSON, L. H. HEMPELMANN und L. M. FULLER hervor, die sich mit der Nachbeobachtung von Kindern beschäftigten, deren Thymus wegen einer — wirklichen oder nur vermuteten — Hyperplasie Röntgenbestrahlungen erhalten hatte. Es gelang den Autoren, das spätere Schicksal von 1502 dieser Kinder zu verfolgen, wobei sich erwies, daß nicht weniger als 21 von diesen an malignen Leiden erkrankten. Unter diesen waren 10 Schilddrüsenkarzinome und 7 Leukämien. Der Prozentsatz der malignen Erkrankungen war bei diesen Kindern in signifikantem Ausmaße höher als bei den Geschwisterkindern der bestrahlten Patienten. Bemerkenswerterweise war die Mehrzahl der Kinder, die später maligne Leiden entwickelten, zur Zeit der Röntgenbehandlung jünger als ein Jahr gewesen.

In einer späteren Mitteilung nahmen dann J. W. PIFER, E. T. TOYOOKA, R. W. MURRAY, W. R. AMES und L. H. HEMPELMANN auf noch breiterer statistischer Basis zu dieser Frage nochmals Stellung. Sie konnten sich in der späteren Publikation auf die Beobachtung von insgesamt 2809 Kindern stützen, die — großenteils noch während des ersten Lebensjahres — Röntgenbestrahlungen der Thymus erhalten hatten. Auch bei dieser Gruppe von Kindern, welche auch die früher untersuchte Patientengruppe einschloß, konnte eine Häufung von malignen Erkrankungen, insbesondere Schilddrüsenkarzinomen und Leukämien, gefunden werden. Dies ergab sich sowohl aus dem Vergleich mit den Geschwisterkindern der bestrahlten Kinder wie auch mit anderen Kindern der gleichen Altersstufe.

Auch andere Autoren traten mit ähnlichen Mitteilungen hervor. So beobachteten D. ROONEY und P. POWELL 10 Patienten mit Schilddrüsenkarzinomen, von denen 7 als Kleinkinder bestrahlt worden waren. Insgesamt konnten die Autoren 357 Kinder mit Schilddrüsenkarzinomen ausforschen, wobei in 114 Fällen Röntgenbestrahlungen vorangegangen waren. E. SAENGER, F. SILVERMAN, Th. STERLING und M. TURNER gingen dem späteren Schicksal von 1644 Kindern nach, die im Bereiche von Kopf, Hals oder Thorax bestrahlt worden waren. Unter diesen erkrankten 11 später an Thyreoideakarzinomen, während unter den Geschwistern derselben kein solches zu verzeichnen war. A. GOOLDEN berichtete über 18 Pharynxkarzinome, die durchschnittlich 25 Jahre nach Röntgenbestrahlungen des Halses aufgetreten waren. J. DUFFY und P. FITZGERALD beobachteten 28 jugendliche Patienten mit Schilddrüsenkarzinomen, von denen 10 als Kleinkinder Röntgenbestrahlungen der Thymus erhalten hatten. Weitere 11 Fälle dieser Art wurden auch von G. CRILE beschrieben. Ferner beobachtete D. E. CLARC 13 Kinder, beziehungsweise Jugendliche mit Schilddrüsenkarzinomen, welche in ihrer Vorgeschichte Röntgenbestrahlungen aufwiesen. Bei drei dieser Patienten war die Thymus wegen einer angeblichen Hyperplasie bestrahlt worden, bei drei weiteren waren entzündliche Lymphome der Halsgegend bestrahlt worden, bei weiteren fünf handelte es sich um Hypertrophie der Tonsillen oder adenoide Vegetationen. M. GARETT berichtete über 8 Fälle von Larynx-, beziehungsweise Pharynxkarzinomen bei Frauen, welche Röntgenbestrahlungen wegen Hyperthyreosen erhalten hatten. Es ist ferner bemerkenswert, daß in diesen Fällen zwischen dem Zeitpunkte der Röntgenbestrahlung und dem Auftreten der Karzinome Zeitintervalle von 20 bis 44 Jahren gelegen waren. P. ANDRÉ und PINEL beobachteten Schilddrüsenkarzinome bei zwei Patienten, die als Kleinkinder Röntgenbestrahlungen des Larynx wegen eines Kehlkopfpapilloms erhalten hatten. Ein weiterer Fall dieser Art wurde von P. BERNARD, P. ANDRÉ und J. PINEL publiziert. R. KOCH hat die „Strahlenvorgeschichte" von 251 leukämiekranken Kindern erhoben. Er fand unter den Kindern, die Röntgenbestrahlungen der Thymus erhalten hatten, sechsmal häufiger Leukämien als unter anderen Kindern. Ein seltener Fall wurde von I. M. SCHARNAGEL und G. PACK mitgeteilt; es handelte sich um ein Kind, das kurz nach der Geburt eine einzige Röntgenbestrahlung in der Thymusregion erhalten hatte. Als das Kind 5 Jahre alt war, entwickelten sich im Bereiche des Bestrahlungsfeldes nicht weniger als 100 Basalzellenkarzinome.

Diese auffälligen Beobachtungen, welche bei unterschiedlichen Details doch unverkennbare gemeinsame Züge aufweisen, zwingen uns zu einer kritischen Stellungnahme. Diese zahlreichen Beobachtungen über ernste, oftmals letale Spätschäden nach der Röntgenbestrahlung wegen relativ harmlosen, nicht malignen Erkrankungen, können nicht einfach negiert werden, wie dies von, einzelnen Autoren (E. G. MAYER, E. UHLMANN u.a.) vergeblich versucht wurde, da ein solches Vorgehen einer Vogel-Strauß-Politik gleichen würde. Andererseits muß betont werden, daß manche Radiologen — unter diesen der Verfasser dieses Buches — in jahrzehntelanger röntgentherapeutischer Tätigkeit, die sich auf viele Tausende von Patienten erstreckte, keine derartigen Schäden registrieren mußten. Wir müssen also mehr in die Tiefe dieses Problems vordringen, um einen richtigen Standpunkt in dieser Frage zu erarbeiten.

Zunächst zum behaupteten kausalen Zusammenhang zwischen Röntgenbestrahlung der Wirbelsäule und Leukämie. Röntgenbestrahlungen der Wirbelsäule, dies sei vorausgeschickt, werden zur Behandlung von deformierender Spondylose, Spondylarthrosis, M. Bechterew, Radiculitis, Lumbago und Ischias vorgenommen. Der Verfasser hat aus derartigen Indikationen viele Tausende von Röntgenbestrahlungen durchgeführt, wobei in keinem einzigen Falle nachteilige Folgen entstanden sind. Um zu einer Klärung dieser Diskrepanz zwischen der eigenen Erfahrung und den oben zitierten Publikationen zu kommen, wollen wir nochmals zu der Veröffentlichung von COURT-BROWN und ABBATT zurückkehren.

Die Autoren berichten über 9334 Patienten, deren Wirbelsäule wegen entzündlichen und degenerativen, jedenfalls nicht malignen Leiden röntgenbestrahlt wurden. Unter den 25 Patienten, die an Leukämie erkrankten, befinden sich vier, bei denen nach Angabe der Autoren die Leukämie schon vor Beginn der Röntgenbestrahlungen vorhanden war, die also konsequenterweise aus der Statistik der Strahlenschäden ausgeschieden werden müssen. Je nachdem diese vier Patienten in die Statistik aufgenommen werden oder nicht, ergibt sich, daß 2‰ oder $2^1/_2$‰ der Patienten an Leukämie erkrankt sind. Betrachtet man aber die Mortalitätsstatistiken einer beliebigen europäischen Großstadt, so ergibt sich, daß 3 bis 5‰ aller Menschen an Leukämie sterben. Wenn wir ferner berücksichtigen, daß bei Leukämiestatistiken immer ein gewisser Spielraum einzuräumen ist, da manche der Leukämie verwandte Hämoblastosen in den Statistiken unter den Leukämien aufscheinen können, so ergibt sich, daß von einer Häufung von Leukämien bei den röntgenbestrahlten Patienten eigentlich nicht gesprochen werden kann. Vielmehr sind COURT-BROWN und ABBATT bei der Nachbeobachtung der röntgenbestrahlten Patienten im wesentlichen auf die natürliche Inzidenz der Leukämie gestoßen. Wir können daher mit großer Wahrscheinlichkeit annehmen, daß die von der zitierten Publikation ausgegangenen Befürchtungen und Warnungen vor der Röntgentherapie der Spondylosen unberechtigt waren.

Dennoch müssen wir aus der Publikation von COURT-BROWN und ABBATT eine Lehre ziehen, die sich auf die angewendete Dosierung bezieht. Leider ist in der Publikation die Dosis nicht angegeben. Wohl aber enthält die Arbeit einen Hinweis auf einen möglichen Zusammenhang zwischen Leukämiehäufigkeit und der Anzahl der gegebenen Bestrahlungsserien. Während nämlich bei den Patienten, die nur eine Serie erhielten, ein Patient unter 1033 später an Leukämie erkrankte, war das Verhältnis bei den Patienten, die mehr als eine Bestrahlungsserie erhielten 1:211. Bei der erstgenannten Gruppe ergab sich somit eine Leukämiehäufigkeit von rund 1‰, bei der zweiten Gruppe eine solche von 5‰. Wenn man die wohl recht plausible Annahme gelten läßt, daß die Gesamtdosis mit der steigenden Zahl der Serien ebenfalls anstieg, so darf man aus dem Vergleich der beiden Teilgruppen einen gewissen Einfluß der Dosis herauslesen. Denn eine Leukämiehäufigkeit von 5‰ verweist doch mit gewisser Wahrscheinlichkeit auf einen kausalen Einfluß der Bestrahlung. Vermutlich haben die Autoren doch eine zu große Dosis gewählt, bzw. durch eine zu häufige Wiederholung der Bestrahlungen in zu kurzer Zeit eine zu hohe Gesamtdosis erreicht. Die in einem Falle von VAN SWAAY erwähnte Dosis von 5950 R pro Feld ist weitaus zu hoch gewesen. Die richtige Dosis zur Röntgenbestrahlung von Spondylarthrosen und verwandten Erkrankungen ist 30 bis 50 R pro Feld und Sitzung; diese Dosis kann ohne Gefahr 3- bis 4mal wiederholt werden. Gerade bei dieser Krankheitsgruppe, bei der doch nur symptomatische Erfolge zu erwarten sind, kann der Erfolg nicht durch eine übergroße Dosis erzwungen werden. Nach den Erfahrungen des Verfassers kann man bei vorsichtiger Dosierung bei der Hälfte bis zwei Drittel der Patienten einen zufriedenstellenden Erfolg erzielen, doch sollten die Patienten, die nicht gut reagieren, einer anderen Behandlungsmethode zugeführt werden. Bei kunstgerechter Durchführung, so können wir abschließend sagen, ist die Röntgentherapie der Spondylarthrosen mit keinem erheblichen Risiko verbunden.

Und jetzt zu den malignen Spätschäden nach der Bestrahlung der Thymushyperplasie. Hinsichtlich dieser Serie des Problems können wir uns wesentlich kürzer fassen als bei den Wirbelsäulenbestrahlungen, da die Thymushyperplasie der Kleinkinder als Indikation der Röntgentherapie obsolet geworden ist. Die Mehrzahl der Pädiater steht heute auf dem Standpunkt, daß Atembeschwerden von Säuglingen und Kleinkindern nichts mit der Thymus zu tun haben und daher keine Veranlassung besteht, solche Kinder der Röntgentherapie zuzuführen.

Andererseits scheint aus den Untersuchungen von C. L. SIMPSON, L. H. HEMPELMANN und L. M. FULLER doch hervorzugehen, daß Schilddrüsenkarzinome doch nur bei solchen Kindern aufgetreten sind, bei denen die Drüse eine Dosis von mindestens 200 R erhalten hat. Wo es sich darum handelt, entzündliche Erkrankungen in der Halsregion, also etwa zervikale Lymphome bei Kindern zu bestrahlen, kann dies ohne Gefahr mit kleinen Dosen, etwa 20 bis 40 R pro Feld und Sitzung erfolgen. Wo es technisch möglich ist, die Schilddrüse durch das Auflegen eines Bleigummilappens abzuschirmen, wird man auch von dieser zusätzlichen Vorsichtmaßnahme Gebrauch machen. Bei richtiger Durchführung der Röntgenbestrahlung besteht daher kein Grund zu übertriebener Ängstlichkeit.

Diese Sätze sollen aber nicht in dem Sinne verstanden werden, daß die Röntgentherapie ein harmloses Verfahren ist. Nach wie vor gilt vielmehr die Regel, daß von unkundiger Hand vorgenommene Röntgenbestrahlungen unermeßlichen Schaden verursachen können. Als besonders krasses Beispiel sei nur auf die sogenannten „Trichoinstitute" hingewiesen, die in den USA eine Zeitlang tätig waren und Epilationen zu kosmetischen Zwecken versprachen J. SCHUBERT und R. E. LAPP schildern die Vorgangsweise bei diesen „kosmetischen" Bestrahlungen wie folgt:

„In den zwanziger Jahren gründete ein New Yorker Arzt das ‚Trichoinstitut'. Er behauptete, er habe eine harmlose Methode entwickelt, um unerwünschte Körperhaare zu entfernen. Er nannte diese Methode ‚Trichosystem', um die Erwähnung der Röntgenstrahlen zu vermeiden und vermietete Röntgenapparate an Schönheitssalons. Die Kosmetikerinnen, die den Apparat bedienen sollten, erhielten zwei Wochen Unterricht. Die Kundinnen wurden alle zwei Wochen bestrahlt. Bei der 6. Behandlung fiel das Haar aus. Nachdem das Haar ausgefallen war, wurden noch weitere Röntgenbestrahlungen vorgenommen, damit das Haar nicht wiederkam."

Im Laufe der Jahre beobachteten Dermatologen in allen Teilen des Landes Strahlendermatitis, schwere Verbrennungen, schmerzhafte Geschwürsbildungen und Krebs als Folge des Trichosystems. Jahre nach Beendigung der Behandlung kam es dann zu den gefährlichen Folgen, vor denen schon die Röntgenpioniere gewarnt hatten.

„Es läßt sich nicht genau feststellen, wie viele Fälle von Röntgenverbrennungen, Krebs und Tod das Trichosystem verursacht hat, weil sie nicht registriert wurden. Aber es müssen Tausende gewesen sein."

Obwohl bei uns in Europa sich nichts ähnliches abgespielt hat, ist es doch nicht ohne Interesse, derartige Vorfälle zu erwähnen. Denn sie zeigen, welche Gefahren mit Röntgenbestrahlungen stets verbunden sind, wenn sie auch zu scheinbar einfachen Zwecken angewendet werden. Es gibt in Wirklichkeit keine harmlosen Röntgenbestrahlungen, vielmehr ist jede therapeutische Anwendung der Röntgenstrahlen als ein ernstzunehmender Eingriff anzusehen, der dem erfahrenen Facharzt überlassen bleiben muß.

Ein Problem besonderer Art ist die Möglichkeit genetischer Schäden nach therapeutischen Röntgenbestrahlungen durch die Mitbestrahlung der Keimdrüsen. Ebenso wie in der Röntgendiagnostik handelt es sich auch in diesem Falle um keine Gefährdung des betreffenden Individuums, sondern um eine potentielle Gefährdung der menschlichen Gesellschaft (siehe oben). Vielfach ist heute noch die irrige Ansicht verbreitet, daß die Röntgentherapie für die genetische Substanz der Menschheit eine größere Gefahr bedeutet als die Röntgendiagnostik. Diese Ansicht beruht aber auf einem Fehlschluß, der damit zusammenhängt, daß das Einzelindividuum bei einer therapeutischen Röntgenbestrahlung eine weitaus größere Dosis erhält als bei einer Röntgendurchleuchtung oder bei einer Röntgenaufnahme. Es gehört aber, wie schon vorher ausgeführt wurde, zum Wesen der genetischen Strahlenbelastung, daß der Gonadendosis des Einzelindividuums keine praktische Bedeutung zukommt, vielmehr der Gesamtheit der Gonadendosen der Population. Unter bestimmten Umständen verkehrt sich der Einfluß der Dosisgröße sogar ins Gegenteil, wenn nämlich nach Überschreitung der Kastrationsdosis das betreffende Individuum steril wird und bleibt und daher nicht mehr in der Lage ist, seine mutierten Gene weiter zu vererben.

Wir haben daher den Versuch unternommen, in unserem Arbeitsbereich die Gonadenbelastung infolge von therapeutischen Röntgenbestrahlungen empirisch zu bestimmen (G. Fuchs und J. Hofbauer, 1960). Unsere Berechnung der mittleren Gonadendosis beruht auf der Auswertung der von uns im Laufe eines Jahres durchgeführten Röntgenbestrahlungen. In unserem Krankenhaus befinden sich Abteilungen für sämtliche medizinischen und chirurgischen Fächer mit einer Gesamtbelegung von 1 100 Betten. In dem betreffenden Jahr, auf welches sich die Berechnung bezieht, wurden von uns 8 461 Röntgenbestrahlungen an stationären und ambulanten Patienten durchgeführt. Eine nennenswerte Abwanderung in andere Spitäler oder Institute hat in diesem Jahre nicht stattgefunden. Bei der Berechnung der Gonadendosen wurde nach folgenden Richtlinien vorgegangen. Zunächst wurden von der Berechnung jene Patienten ausgeschlossen, bei denen keine Möglichkeit der Vererbung gegeben ist. Zu dieser Gruppe zählen unter anderem die Nachbestrahlungen nach Uterusexstirpationen bzw. Radikaloperationen, ferner Mammakarzinome, die operativ oder radiologisch kastriert worden waren, sowie die Mehrzahl der Prostatakarzinome. Wir haben ferner von der Berechnung Frauen im Alter von über 50 Jahren und Männer im Alter von mehr als 60 Jahren in die Berechnung der Gonadendosen nicht aufgenommen. Denn obwohl die Zeugungsfähigkeit auch nach dem 60. Lebensjahr noch vorhanden sein kann, ist aus sozialen Gründen nicht anzunehmen, daß in diesem Alter noch eine Familie gegründet wird und Kinder gezeugt werden. Einzelne Ausnahmen von dieser Regel können aber das Ergebnis einer letzten Endes statistischen Untersuchung nicht erheblich beeinflussen. Aus naheliegenden Gründen wurden ferner die Gonadendosen der Patienten nicht mitgerechnet, die während der Behandlung im Krankenhaus verstorben sind.

Für die Berechnung der Gonadendosis aus der Oberflächendosis verwendeten wir ein Schema, welches auf dem Ergebnis zahlreicher Dosismessungen beruht. Die Umrechnungsfaktoren sind dabei so gewählt, daß sie die obere Grenze der möglichen Dosiswerte liefern. Bei Bestrahlungen im Bereiche des Kopfes oder des Gesichtes wurde 0,1‰ der Oberflächendosis als Gonadendosis angenommen. Bei Larynx- oder Pharynxbestrahlungen wurden 0,5‰, bei Thoraxbestrahlungen 1‰ der Berechnung zugrunde gelegt. Sowohl bei den oberen wie bei den unteren Extremitäten ergaben unsere Berechnungen 1‰ der Oberflächendosis als Maximalwert der Gonadendosis. Röntgenbestrahlungen der Beckenorgane wurden bei weiblichen Patienten nicht vorgenommen, es sei denn zum Zwecke der Kastration. Bei männlichen Patienten, bei denen in der lumbosakralen Region bestrahlt wurde, wurden an den Testes 3‰ der in der Feldmitte gemessenen Dosis abgelesen.

Die nach diesen Richtlinien durchgeführte Berechnung ergab, daß die durch die Röntgentherapie bedingte Gonadenbelastung im Verlaufe eines Jahres insgesamt 99,8 R betragen hat. Wir dürfen annehmen, daß diese Dosis auf eine

Population von 130000 Personen bezogen werden darf, da diese Zahl dem Anteil der Wiener Bevölkerung entspricht, welche das Einzugsgebiet unseres Krankenhauses ist. Die mittlere Gonadendosis pro Person und Jahr ergibt sich demnach zu 99800 mR:130000 = 0,77 mR/Kopf/Jahr. Dieser Wert ist also sowohl im Vergleich mit der natürlichen Strahlenbelastung (siehe Abschnitt 3.) wie auch im Vergleich mit der Gonadendosis durch die Röntgendiagnostik relativ gering. Was die einzelnen Faktoren betrifft, die zur Erzielung dieses niedrigen Wertes für die Gonadenbelastung beigetragen haben, so ist zunächst auf die technischen Maßnahmen zur exakten Abgrenzung der Bestrahlungsfelder und die Abschirmung der Keimdrüsen zu verweisen. Ferner wirkt sich auch die Tatsache aus, daß der Großteil der Röntgentherapiepatienten teils des vorgerückten Alters wegen, teils aus anderen Gründen für die Fortpflanzung nicht mehr in Frage gekommen ist. Jedenfalls ergibt sich, daß die Röntgentherapie — sachkundige Durchführung vorausgesetzt — für die menschliche Erbmasse keine erhebliche Gefahr bildet. Nach neueren Messungen (G. Fuchs und J. Hofbauer, 1969) ist die Gonadenbelastung bei der Telekobalttherapie geringer als bei der konventionellen Röntgenbestrahlung.

## 4.3. Nuklearmedizin

Die Nuklearmedizin umfaßt sämtliche Methoden, bei welchen Radionuklide (radioaktive Isotope) für diagnostische oder therapeutische Zwecke in den menschlichen Körper eingeführt werden. Dazu kommen noch einige Verfahren, bei welchen Radionuklide zur äußeren Bestrahlung der Körperoberfläche Verwendung finden. Es ist selbstverständlich, daß die Einführung von strahlenden Stoffen in den menschlichen Körper mit Gefahren verbunden sein muß, da bei diesen Methoden der ganze Körper oder Teile desselben einer inneren Bestrahlung ausgesetzt werden. Ähnlich wie in der Röntgenologie waren auch in der Nuklearmedizin langjährige klinische Erfahrungen sowie tierexperimentelle Arbeiten erforderlich, um zu einem klaren Verständnis und einer richtigen Einschätzung der Gefahren zu gelangen.

Die ersten traurigen Erfahrungen auf diesem Gebiete erfolgten schon einige Jahre vor der Begründung der eigentlichen Nuklearmedizin mit den Thorotrastschäden. Thorotrast, ein 25%iges Thoriumdioxidsol, wurde im Jahre 1928 in die Diagnostik eingeführt. Es enthält das natürliche Radionuklid Thorium, einen Alphastrahler mit einer Halbwertszeit von einigen Milliarden Jahren. Paradoxerweise wurde es gar nicht seiner Strahlung wegen in die Medizin eingeführt, sondern als Kontrastmittel für Röntgenuntersuchungen, da es vermöge seines großen Atomgewichtes einen sehr dichten Schatten gibt. Die Verwendung erfolgte anfangs für Angiogramme, später auch zur Darstellung von Milz und Leber, da das Präparat in diesen beiden Organen gespeichert wird. Gerade diese Speicherung sollte aber zum Verhängnis werden, da die Speicherorgane auf Lebensdauer der Alphastrahlung ausgesetzt waren, die zuerst zu entzündlichen

Granulomen führt, während im weiteren Verlauf maligne Tumoren, vorwiegend Sarkome entstehen. Als besonders verhängnisvoll muß der Umstand angesehen werden, daß hier ein Radionuklid in den menschlichen Körper eingeführt wurde, dessen Strahlung weder durch den natürlichen Zerfall, noch durch die Ausscheidung aus dem Körper wesentlich abnimmt. Hinzu kommt noch als zusätzliches Gefahrenmoment die große relative biologische Wirksamkeit der Alphastrahlen (siehe Abschnitt 1.). Durch das Zusammenwirken dieser Faktoren erhielten bestimmte Organe außerordentlich große Strahlendosen. So berichteten F. Ruf und K. Philipp über ein Plattenepithelkarzinom am Unterlid, das 35 Jahre nach der Injektion von Thorotrast in den Tränensack entstanden war. Nach ihren Messungen war das Gewebe maligne entartet, nachdem es eine Dosis von 20000 rad erhalten hatte.

Grundsätzlich können maligne Tumoren sowohl am Ort der Applikation wie am Orte der Speicherung des Thoriums auftreten.

Tabelle 23

*Maligne Thorotrasttumoren am Ort der Applikation entstanden*

| Autor | Anlaß | Alter | Latenzzeit (Jahre) | Lokalisation | Histologie |
|---|---|---|---|---|---|
| Zollinger | Pyel. | 48 | 16 | Nierenbecken | Spindelzell-Sa |
| Rudolphi | Dacryocystogr. | 16 | 35 | Unterlid | Plattenepith. Ca |
| Hofer | Kieferhöhl. Unters. | — | — | Kieferh. | Plattenep. Ca |
| Voegtlin | Bronchogr. | — | 18 | Lunge | Carcinom |
| Struppler | Angiogr. | — | 23 | Kieferwinkel u. Schädelbasis | — |
| Heitmann | Echinokokkus | 39 | 22 | Choledochos | Adenoca |
| Plenge | Angiogramm | 54 | 6 | Injekt.-Stelle | Fibro-Sa |
| Gros | Kieferh. Darst. | — | 15 | Kieferhöhle | Plattenepith. Ca |
| Scheibe | Fistelfüllg. | 60 | 17 | intraperit. | Sa |
| Boehmke | retr. Pyel. | — | — | Niere | Karzinom |
| Budina-Gershon | Mammographie | — | 17 | Mamma | Karzinom |
| Budina-Gershon | — | — | — | Dickdarm | Karzinom |
| Hackenthal | Bronchogr. | — | 16 | Bronchus | Karzinom |
| Schwenzer | Salpingogr. | 22 | 23 | Ovar | Ca |
| Plenge | Angiogramm | — | 6 | lokal | Sarkom |
| K. H. Bauer | Mammographie | 40 | 19 | Mamma | Ca solid. |
| Roth | Bronchusfistel | — | 13 | Bronchus | Karzinom |
| Jakob | Pyelogramm | 49 | — | Niere | Karzinom |
| Weiser | Fistelfüllung | — | 12 | Lunge | Karzinom |
| Gielzer | Vesiculographie | — | 14 | Samenblase | Ca |
| Nielson | Pyelogramm | — | 22 | Niere | Ca sol. |
| Alken | Pyelogr. | — | 23 | Niere | Ca sol. |
| Feinau u. Leonhardt | Pyelogramm | 53 | 18 | Nierenbecken | Ca |

Tabelle 23 gibt uns einen Überblick über die bisher am Orte der Applikation beobachteten Thorotrasttumoren sowie den Namen des Autors der betreffenden Beobachtung (nach K. H. Bauer).

Tabelle 24

*Maligne Thorotrasttumoren, die am Orte der Speicherung entstanden sind*

| Autor | Anlaß | Alter | Latenz-zeit (Jahre) | Lokalisation | Histologie |
|---|---|---|---|---|---|
| MacMahon | Hepat. Lien. | 46 | 12 | Leber | Endoth. Sa |
| Abrahamson | Hepat. Lien. | — | 16 | Lungen | Alveol. Ca |
| Thomas | Arteriogr. | — | 9 | Leber | Adeno-Ca |
| Lüdin | Arteriogr. | — | 14 | Milz u. Leber | Hämangio-endotheliom |
| Da Horta | Arteriogr. | — | 3 | Leber | Spindelzell-Sa |
| Mathes | Hepatolienogr. | 40 | 21 | Leber | Adeno-Ca |
| Frühling | Hepatolienogr. | — | 12 | Leber, Milz, Knochenmark | Hämang.-sarkomatose |
| Tesluk | Hepatolienogr. | 54 | 14 | Leber | Hämang-Endoth. |
| Grossiord | Arteriogr. | — | 21 | Leber | Adeno-Ca |
| Lauche | Arteriogr. | — | 12 | Leber | Leberzellen-Ca |
| Matthes | Hepatoliengr. | — | 21 | Leber | Hämangio-Sa |
| Matthes | Hepatoliengr. | — | 23 | Leber | Hämangio-Sa |
| Caroli | — | — | — | Leber | Hämang-Sa |
| Federlin | Angiogr. | — | 13 | Leber | Leberzell. Ca |
| Batzenschläger | Arteriogr. | — | 11 | Leber | Leberzell. Ca |
| Roberts | Hepatoliengr. | — | 12 | Leber | Adeno-Ca |
| Da Silva | Aortographie | — | 22 | Leber | Hämang-Endoth. |
| K. H. Bauer | Arteriogr. | 61 | 16 | Leber | Adeno-Ca |
| Wuketich u. Mark | Arteriogr. | 70 | 13 | Pankreas-Niere | Pankr. Ca u. Hypernephr. |
| Hieronymi | Arteriogr. | 49 | 15 | Leber | Hämangio-endoth. |
| Pasinetti | — | — | — | Leber | Leber-Sa |
| Crampa | Hepatolien. | — | 24 | Leber | Hämang. Sa |
| Werthmann | Arteriogr. | — | 20 | Leber | Leberzell. Ca |
| Morgan | i. v. Injekt. | — | 24 | Leber | Leberzell. Ca |
| Nielson | Hepat. Lienogr. | — | 24 | Lunge | Bronchus-Ca |
| Rosenbaum | Angiogr. | 49 | 14 | Leber | Hämang. Sa |
| Perkin | intraossal | — | 18 | Leber | Hämang. Sa |
| Friedrich | Arteriogr. | 55 | 20 | Niere | Hypernephrom |
| Schreiner | — | — | — | Leber | Hämang. Endoth. |

Nach Einbringung in das Gefäßsystem kommt es zur Speicherung des Thoriumdioxids im retikulo-endothelialen System, insbesondere Milz und Leber. Diese Organe sind daher einer inneren Dauerbestrahlung ausgesetzt, die in nicht wenigen Fällen zur Entstehung von malignen Tumoren geführt hat. Tabelle 24 gibt einen Überblick über die am Orte der Speicherung beobachteten malignen Thorotrasttumoren, sowie die Namen der Autoren der betreffenden Publikation (nach K. H. Bauer).

Diese stattliche Aufzählung wäre noch durch eine Beobachtung von R. Verhaak zu ergänzen, die 1965 mitgeteilt wurde. Es handelte sich um einen Patienten, bei welchem 24 Jahre nach einer mit Thorotrast vorgenommenen retrograden Pyelographie ein maligner Nierentumor aufgetreten war. Alle diese Beobachtungen zeigen eindringlich die großen Gefahren, die mit der Inkorporierung eines Radionuklids ohne Berechnung und Berücksichtigung der Strahlenbelastung verbunden sind. Die langen, oft mehrere Jahrzehnte währenden Latenzzeiten haben wesentlich dazu beigetragen, daß die Gefahren so spät erst erkannt wurden, so daß das Unheil Zeit hatte, seinen Lauf zu nehmen. Eine eigene Beobachtung dieser Art sei zur Illustration angeführt. Es handelte sich dabei um einen Patienten, der mit unklaren Beschwerden, vorwiegend zerebralen Symptomen, erkrankte. Zur diagnostischen Klärung wurde im Jahre 1944 eine Angiographie der Arteria carotis interna vorgenommen, bei der als Kontrastmittel Thorotrast verwendet wurde. Bei dieser Untersuchung wurde ein zerebrales Hämangiom mit aterio-venösen Kurzschlüssen vorgefunden. Auf einer 13 Jahre später angefertigten Übersichtsaufnahme des Abdomens erkennt man deutlich eine dichte, stellenweise etwas körnige Verschattung von Milz und Leber, die durch das im Parenchym gespeicherte Thorotrast hervorgerufen wird (Abb. 17).

Als völlig unbegreiflich muß es aber bezeichnet werden, daß im Jahre 1949, als die Thorotrastschäden, zumindest viele von ihnen, bekannt waren, ein anderes Medikament eingeführt wurde, das ein Radiumisotop enthielt: das „Peteosthor", ein Platin, Eosin und Thorium X enthaltendes Präparat, das zur Behandlung von Knochen- und Gelenkstuberkulose empfohlen wurde. Dabei ist zu erwähnen, daß Thorium X ein Isotop des Radiums ($^{224}$Ra) ist, sich daher metabolisch wie letzteres verhält. Das Mittel hat sich, den Literaturberichten zufolge, bei der Tuberkulose als gänzlich unwirksam erwiesen, doch verschuldete es ebenfalls die Entstehung maligner Tumoren. So berichtete Rathke im Jahre 1955 über zwei Knochensarkome, die nach der Peteosthorbehandlung aufgetreten waren. Im folgenden Jahre berichtete Spiess über die Nachuntersuchung von 53 mit Peteosthor behandelten Kindern. Bei nicht weniger als 11 von diesen hatten sich 4 bis 7 Jahre nach dem Beginn der Behandlung maligne Knochentumoren entwickelt.

Messungen der Dosisverteilung nach der intravenösen Zufuhr von Thorium X, die kürzlich von F. Schales mitgeteilt wurden, liefern die physikalische Erklärung für diese schweren Schädigungen. Werden dem Organismus 1,7 mCi Th X injiziert, so erhält in den der Injektion folgenden 15 Jahren das Knochen-

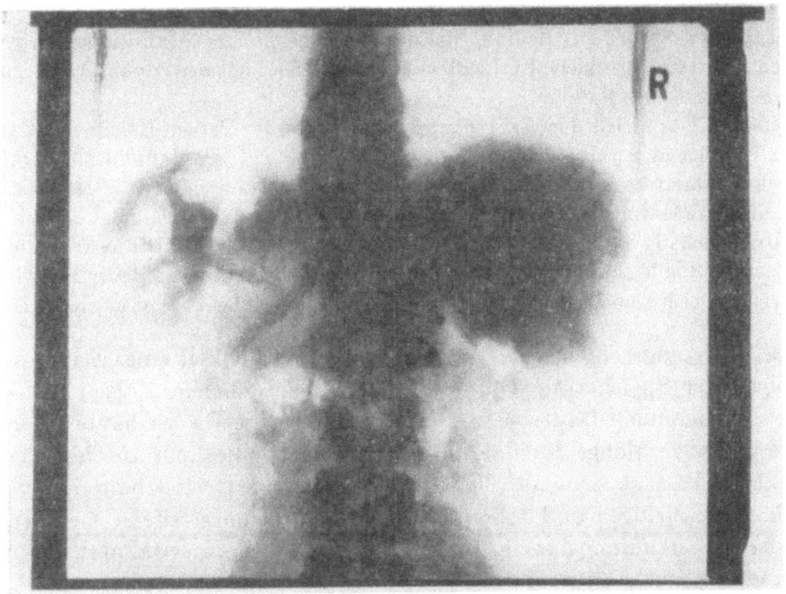


*Abb. 17:* Thoratrastspeicherung in Milz und Leber nach Angiographie wegen eines arteriovenösen Aneurysmas des Gehirnes. Röntgenaufnahme 13 Jahre später

gewebe eine Dosis von 900 rad, das Knochenmark 140 rad. Da Th X ein Alphastrahler ist, so erhalten wir, unter Berücksichtigung der RBW der Alphastrahlen für das Knochengewebe eine Dosis von 9000 rem. Die Entwicklung von malignen Tumoren nach einer derartig großen Dosis entspricht durchaus den strahlenbiologischen Erfahrungen.

Die katastrophalen Folgen der Thorotrastanwendung haben dazu geführt, daß dieses oder ähnliche Mittel von keinem verantwortungsbewußten Radiologen angewendet werden. Längst stehen auch ausgezeichnete Kontrastmittel anderer Art — organische Jodverbindungen — für die Röntgenuntersuchung der Gefäße zur Verfügung. Obwohl die Thorotrastkatastrophe mit der eigentlichen Nuklearmedizin noch nichts zu tun hat, ist sie doch eine heilsame Warnung gewesen, bei der Anwendung der künstlichen Radionuklide in der Diagnostik und in der Therapie der Strahlengefährdung von allem Anfang an größte Beachtung zu widmen.

Zuvor sei aber noch eine kurze Bemerkung über die verheerenden Folgen der innerlichen Verabreichung von Radiumpräparaten vorausgeschickt. Wie sich aus der Fachliteratur entnehmen läßt, scheint diese Therapie eine Zeitlang in Amerika in Mode gewesen zu sein, merkwürdigerweise noch zu einem Zeitpunkt, zu dem die Gefahren der Inkorporierung von Radium eigentlich schon bekannt gewesen sind.

So berichten J. Schubert und R. E. Lapp unter der Überschrift „Radium-Kuren" in ihrem Buch „*Radiation*" die folgende Krankengeschichte:

„Mann, Alter 76. Der Patient, ein Arzt und Zahnarzt, wurde vor etwa 18 Jahren von einem anderen Arzt intravenös mit Radiumchlorid gegen unbestimmte „arthritische" Schmerzen in beiden Schultern behandelt. Im Laufe von 9 Monaten erhielt der Patient wahrscheinlich 700 bis 800 Mikrocurie Radium.

Ungefähr 2 Jahre nach den Radiuminjektionen hatte der Patient Beschwerden an den Kiefern. Im folgenden Jahre verlor er alle Zähne und die vordere Hälfte des Unterkiefers. Vor etwa 5 Jahren begann er „arthritische" Schmerzen im rechten Hüftgelenk zu verspüren, die stärker wurden und schließlich die Beweglichkeit einschränkten.

Die Untersuchung ergab einen Radiumgehalt im Körper von 10,7 Mikrocurie. Röntgenaufnahmen zeigten leichte bis schwere Knochenveränderungen infolge Radiumeinwirkung. Es entwickelte sich eine fortschreitende aplastische Anämie, der Patient starb 1952."

Diese Krankengeschichte zeigt also mit der Deutlichkeit eines Experimentes die Folgen der Speicherung von Radium im menschlichen Körper, sowie der daraus resultierenden Dauerbestrahlung des Skelettes. Da wir heute 0,1 μCi als höchste zulässige Menge für das im Körper fixierte Radium ansehen, hat der unglückliche Patient also das 100fache der zulässigen Dosis erhalten.

Noch merkwürdiger und schon fast ans Kriminelle streifend ist allerdings ein anderer Behandlungsbericht, den wir gleichfalls dem erwähnten Buch von Lapp und Schubert entnehmen.

„Noch 1931, als das tragische Schicksal der mit Leuchtzifferblättern Beschäftigten schon erhebliches Aufsehen erregt hatte, zeigte ein Vorfall im mittleren Westen, wie wenig die giftige Wirkung der Radiumsalze noch immer beachtet wurde.

In diesem Jahre wurden 39 psychiatrischen Patienten im Elgin State Hospital in Illinois 6 Monate lang lösliche Radiumsalze intravenös injiziert. Die Salze enthielten 70 bis 450 Mikrogramm Radium 226. Die Experimente wurden gemacht, um die geistigen Störungen zu behandeln. Man glaubte, auf diese Weise Besserungen im Zustand der Patienten erreichen zu können."

Obwohl solche „Behandlungen" unseres Wissens in Europa niemals durchgeführt wurden, sollen sie hier nicht unerwähnt bleiben. Derartige Behandlungsmethoden waren nicht nur grotesk, sondern es wurde verhängnisvollerweise ein so langlebiges Nuklid wie Ra 226 verwendet, das nach Fixierung im menschlichen Körper mit unverminderter Intensität den Patienten bis an sein Lebensende bestrahlt. Demgegenüber werden in der gegenwärtigen Nuklearmedizin zur internen Behandlung nur relativ kurzlebige Radionuklide verwendet.

Die breiteste Anwendung in der Nuklearmedizin findet bis jetzt das radioaktive Jod, insbesondere das Nuklid mit dem Atomgewicht 131, J 131. Es ist ein Betastrahler mit einer Halbwertszeit von 8 Tagen. Ebenso wie inaktives Jod zeigt auch J 131 eine hervorragende Affinität zur Schilddrüse, es wird daher nach oraler oder parenteraler Einbringung in den Körper im Schilddrüsengewebe gespeichert und dann in das Schilddrüsenhormon eingebaut. Man unterscheidet daher beim Jodstoffwechsel zwei verschiedene Phasen:

1. Die anorganische Phase, d.h. die Aufnahme des Elementes durch das Schilddrüsengewebe.

2. Die organische Phase, in welcher das Jod in die Schilddrüsenhormone eingebaut wird. Das an Eiweißverbindungen gebundene Jod gelangt dann auf dem Blutwege zu den einzelnen Organen, wird dann abgebaut und schließlich durch die Nieren ausgeschieden.

Bei jeder diagnostischen oder therapeutischen Anwendung von Radiojod durchwandert dieses also zweimal den Organismus, wobei der ganze Körper, einschließlich der Gonaden, der Strahlung ausgesetzt ist. Die stärkste Strahlenbelastung erfährt aber die Thyreoidea, welche daher als „kritisches" Organ für radioaktives Jod anzusehen ist. Die therapeutische Anwendung von J 131 beruht auf seiner Betastrahlung, die eine mittlere Energie von 0,205 MeV besitzt. Die diagnostische Anwendung beruht hingegen auf der Gammastrahlung, die infolge ihres großen Durchdringungsvermögens auch außerhalb des Körpers gemessen werden kann, wodurch es möglich ist, den Weg zu verfolgen, den das Radionuklid im Organismus zurücklegt. Namentlich die Schilddrüsendiagnostik mit J 131 — Radiojodtest und Szintigramm — beruht auf der Gammastrahlenmessung am Hals des Patienten.

Die häufigste therapeutische Anwendung von J 131 erfolgt bei den Hyperthyreosen, bei welchen die Radiojodtherapie die ältere Röntgentherapie weitgehend verdrängt hat. Wie sich aus der Fachliteratur ergibt, ist bei sachkundiger Anwendung bei den Hyperthyreosen mit 82% therapeutischen Erfolgen zu rechnen, doch ist diese Therapie keineswegs frei von Gefahren. Zahlreiche Autoren haben über das Auftreten von Leukämien nach Radiojodtherapie berichtet. So beobachteten S. Werner und E. Quimby eine 28jährige Frau, die wegen ihrer Hyperthyreose 2,1 mCi Radiojod erhielt und 18 Monate später an akuter myeloischer Leukämie verstarb. Ferner berichteten J. D. Abbatt, H. E. Farran und R. Greene über eine 67jährige hyperthyreotische Patientin, die nach einer Radiojodtherapie mit der ungewöhnlich großen Dosis von 17 mCi an akuter Leukämie verstarb. H. Vetter und R. Höfer berichteten über einen 50jährigen Patienten, der mit 7,1 mCi J 131 behandelt worden war und später an akuter Leukämie verstarb. Bei einer Patientin von E. Pochin, N. Myant und B. Corbett handelte es sich um eine 43jährige Frau, die wegen ihrer Hyperthyreose mit 7,1 mCi Radiojod behandelt worden war und zwei Jahre später an akuter lymphatischer Leukämie verstarb. Bei einem Patienten von W. M. Kennedy und R. G. Fish handelte es sich um einen 38jährigen Mann, der gleichfalls wegen seiner Hyperthyreose 5,5 mCi Radiojod erhalten hatte. In diesem Falle erfolgte der Tod zwei Jahre später an akuter Granulozytenleukämie.

K. McCormack und G. E. Sheline teilen zwei weitere Fälle von Leukämie nach Radiojodtherapie wegen Hyperthyreoidismus mit. Der eine Patient erhielt je eine Dosis J 131 von 9,5, 8,2 und 6,9 mCi in Abständen von je drei Monaten, drei Jahre später trat die Leukämie auf. Der andere Patient erhielt eine einmalige Dosis von 2,7 mCi J 131 und erkrankte 14 Jahre später an Leukämie. Die beiden Autoren halten es indessen für recht zweifelhaft, ob ein kausaler Zusammenhang zwischen der Radiojodtherapie und dem späteren Auftreten der Leukämie besteht.

Tatsächlich ist es bei den vorerwähnten und ähnlichen Beobachtungen keineswegs sicher, ob die Radiojodtherapie als Ursache der Leukämie anzusehen ist. Diese Annahme ist durchaus nicht auszuschließen, da nach der Inkorporierung von J 131 der gesamte Körper des Patienten, einschließlich der blutbildenden Gewebe, einer Bestrahlung ausgesetzt ist. Andererseits darf aber nicht übersehen werden, daß die Überfunktionen der Schilddrüse eine sehr häufige Erkrankung sind und heute vermutlich in den meisten Fällen mit J 131 behandelt werden. Es ist daher, bis jetzt wenigstens, ein zufälliges Zusammentreffen der beiden Erkrankungen am gleichen Patienten keineswegs mit Sicherheit auszuschließen.

Die eigentliche Gefahr der Methode ist aber zweifellos die große Strahlenbelastung der Schilddrüse, die eventuell zur späteren Entstehung eines Karzinoms führen könnte. Bei den heute üblichen Dosen von 4 bis 10 mCi erhält das Schilddrüsengewebe eine Dosis von 8000 bis 10000 rad und darüber. Insbesondere bei jüngeren Menschen, deren Schilddrüse, wenigstens in manchen Fällen, eine gewisse Neigung zur Entstehung von radiogenen malignen Tumoren zeigt, sollte diese Behandlungsmethode nicht angewendet werden. Radiogene Schilddrüsenkarzinome entwickeln sich in den meisten Fällen 20 bis 30 Jahre nach der Strahleneinwirkung, so daß bei der Anwendung an älteren Menschen diese Gefährdung an Gewicht verliert.

E. E. Pochin hat auf Grund langjähriger Erfahrungen die Gefahren der Therapie der Hyperthyreosen mit J 131 folgendermaßen zusammengefaßt: Die Entstehung von radiogenen Leukämien nach dieser Behandlungsmethode ist offenbar statistisch nicht gesichert, bei den in der Literatur mitgeteilten Fällen handle es sich um zufällige Koinzidenzen. Ebenso ist die Entstehung radiogener Karzinome der Schilddrüse bei Erwachsenen bis jetzt nicht bewiesen worden, während bei Kindern offenbar recht häufig nach Verabreichung von J 131 Knoten in der Drüse entstehen, aus denen sich später manchmal Karzinome entwickeln. Diese Auffassung ist inzwischen auch durch verschiedenartige Tierversuche untermauert worden. So wurden bei Ratten von mehreren Autoren durch Verfütterung von J 131 in einem erheblichen Prozentsatz maligne Schilddrüsentumoren erzeugt. Überdies haben S. Marks und L. K. Bustad Radiojod an Schafe verfüttert. Bei 13 Tieren, die so behandelt worden waren, entwickelten sich in 10 Fällen ein Adenom, in je einem Falle ein Karzinom und ein Sarkom der Schilddrüse.

Der zweite Grund, aus welchem jüngere Menschen nicht mit J 131 behandelt werden sollten, ist die keineswegs unerhebliche Strahlenbelastung der Gonaden. So haben z.B. Messungen und Berechnungen von H. E. Duggand, D. B. Scott und D. L. Wejer ergeben, daß bei einer Patientin nach Applikation von 9 mCi J 131 die Ovarien eine Dosis von etwa 9 rad erhalten hatten. Obwohl die Gonadendosis von individuellen Faktoren wie Körpergewicht und Stoffwechsellage abhängig ist, wird man doch im Durchschnitt mit einer Gonadendosis von etwa 1 rad je mCi Radiojod rechnen müssen. Aus diesem Grunde wird man gut daran tun, die Radiojodtherapie nur bei älteren Menschen, etwa bei

Männern jenseits des 50. Lebensjahres, bei Frauen nach dem Klimakterium anzuwenden.

Eine relativ harmlose Folge der Radiojodtherapie scheint das Mixödem zu sein, das Resultat der weitgehenden Zerstörung des Schilddrüsengewebes. Da dieses bei der Radiojodtherapie der Hyperthyreosen, zumindest an manchen Stellen, Dosen von 8000 bis 15000 rad erhält, sind Schädigungen bis zur völligen Zerstörung des Gewebes nicht als unerwartet zu bezeichnen. In diesem Zusammenhange sei darauf verwiesen, daß nach den Erfahrungen des Verfassers die Röntgenbestrahlung der Hyperthyreosen, bei der viel kleinere Dosen gegeben werden, dieselben kurativen Erfolge mit viel geringeren Schäden erreicht.

Es leuchtet ein, daß bei Personen mit Karzinomen der Schilddrüse, insbesondere wenn schon Metastasen bestehen, hinsichtlich der Gonadendosis keine Bedenken bestehen werden. Die durchwegs ungünstige Prognose und die kurze noch zu erwartende Lebensspanne lassen es zwecklos erscheinen, auf die genetische Strahlenbelastung noch Rücksicht zu nehmen. Auch erscheint es nicht sinnvoll, bei der Behandlung eines infaust verlaufenden malignen Leidens die möglichen kanzerogenen und leukämogenen Effekte eines Heilmittels zu fürchten. Vielmehr müssen wir dankbar dafür sein, daß den Patienten mit metastasierten Schilddrüsenkarzinomen, zumindest in den Fällen mit ausreichender Jodspeicherung, durch die Radiojodtherapie geholfen wird.

Im Gegensatz zur Radiojodtherapie sind in der Schilddrüsendiagnostik mit J 131 bedeutend geringere Aktivitäten erforderlich, die zu viel kleineren Strahlenbelastungen führen. Ähnlich wie in der Röntgendiagnostik ist auch in der Isotopendiagnostik ein deutlicher Trend zur Verminderung der Strahlenbelastung zu verzeichnen. Während in den Anfängen der Nuklearmedizin für einen einfachen Radiojodtest manchmal eine Aktivität von 100 µCi verwendet wurde, ist es jetzt möglich, auch mit 1 µCi den Test durchzuführen. Sowohl die Verbesserung der Apparatur wie die Verfeinerung der Methodik haben demnach zur Verringerung der Strahlenbelastung des Patienten im Verhältnis 1:100 geführt. Nach einer Veröffentlichung von W. Schumacher und D. Frost kann der Radiojodtest als Standardmethode sogar mit nur 0,5 µCi J 131 durchgeführt werden. Diese Aktivität entspricht einer Dosis von 0,6 rad für die Schilddrüse und einer mittleren Dosis von 0,9 mrad für den ganzen Körper, mit Ausnahme der Schilddrüse. Man darf daher annehmen, daß auch die Gonaden des Patienten keiner größeren Dosis ausgesetzt sind. Mit Recht wird von den Nuklearmedizinern darauf hingewiesen, daß derartige Dosen denen der Röntgendiagnostik entsprechen, beziehungsweise diese noch unterschreiten. Auch bei der Szintigraphie der Schilddrüse, bei der in der Regel Dosen von 40 bis 100 µCi verwendet werden, sind seit Jahren Bemühungen im Gange, die Strahlenbelastung der Schilddrüse und die des Gesamtkörpers zu verringern.

Eine sehr wertvolle Möglichkeit zur Verminderung der Strahlendosis ist die in letzter Zeit vielfach geübte Anwendung von J 132 an Stelle von J 131. Das

Jodisotop J 132 ist ein Beta- und Gammastrahler mit einer Halbwertszeit von nur 2,4 Stunden. Während es sich metabolisch wie J 131 verhält, ist die Strahlenbelastung des Patienten dank der kürzeren Halbwertszeit bzw. mittleren Lebensdauer bedeutend kürzer.

Auch durch die Verwendung des kurzlebigen Te 99m kann in analoger Weise die Strahlenbelastung reduziert werden. Eine weitere Möglichkeit zur Reduzierung der Dosis ist die Verwendung von J 125, das keine Betastrahlen aussendet. Nach S. Dressler und R. Gabriel beträgt die mittlere Schilddrüsendosis bei einem mit J 132 und Te 99 m durchgeführten Radiojodtest nur 0,3 rad. Auch F. Wolf und E. Krönert teilten ähnliche Werte mit.

Als sehr wertvoll hat sich die Anwendung von J 132 bei der Isotopenplazentographie erwiesen. Die Isotopenplazentographie, ein Verfahren zur Lagebestimmung der Plazenta, beruht auf der Anreicherung von HSA (Human Serum Albumin) in dieser. Der Nachteil des Verfahrens ist darin gelegen, daß sich die Strahlenquelle in unmittelbarer Nähe des Fötus befindet, welcher daher eine nicht unbeträchtliche Dosis erhält. Auch bei dieser Untersuchungsmethode kann die Dosis durch Anwendung von J 132 an Stelle von J 131 offenbar beträchtlich verringert werden, wenn auch die Angaben der einzelnen Autoren infolge der besonderen Schwierigkeiten der Berechnung stark divergieren. Nach M. Tautz erhalten die Gonaden des Fötus bei einer Plazentographie mit J 132 eine Dosis zwischen 1,9 bis 5,8 mrad gegenüber 30 bis 90 mrad bei Verwendung von J 131. Nach Berechnungen von B. M. Hibbard und R. J. Herbert, welche von einem anderen mathematischen Modell ausgingen, erfolgt bei Verwendung von mit J 132 markiertem HSA eine Verminderung der Gonadendosis des Kindes von 4,8 mrad auf 0,43 mrad.

Die folgende Übersicht gibt einen Überblick über die Strahlenbelastung der Gonaden und des gesamten Körpers bei einigen häufiger angewendeten nuklearmedizinischen Untersuchungen.

| | | | |
|---|---|---|---|
| Schilddrüsenszintigraphie | | | |
| | 20 μCi J 131 | Gesamtkörper 20 mrad, | Gonaden 20 mrad |
| Nephrographie | | | |
| | 15 μCi J 131-Hippurat | Gesamtkörper 2 mrad | Gonaden 2,5 mrad |
| Nierenszintigraphie | | | |
| | 100 μCi Hg 203-Neohydrin | Gesamtkörper 0,5 rad | Gonaden 50 mrad |
| Leberszintigraphie | | | |
| | 100 μCi Au 198 | | Gonaden 10 mrad |

Neben der im Einzelfalle angewendeten Dosis ist auch die genetische Strahlenbelastung der Gesamtbevölkerung durch die Nuklearmedizin von großer praktischer Bedeutung. Dazu ist zu bemerken, daß trotz der großen Vielfalt der in Anwendung stehenden Isotope für die genetisch signifikante Dosis in erster Linie das Radiojod maßgebend ist. Das hängt damit zusammen, daß andere

Isotope, wie z.B. P 32 oder Au 198 im großen und ganzen bei inkurablen Patienten, namentlich bei malignen Hämoblastosen und Tumormetastasen zur Anwendung kommen, bei denen kaum mit Nachkommen zu rechnen ist. Wenn bei vielen dieser Patienten die Möglichkeit zur Fortpflanzung im biologischen Sinne noch besteht, wird eine solche aber aus sozialen Gründen kaum in Frage kommen. Demgegenüber wird radioaktives Jod bei jüngeren Patienten in wachsendem Ausmaße zur Diagnostik nichtmaligner Erkrankungen verwendet. Nach Berechnungen einer gemeinsamen Studiengruppe der ICRP (International Commission on Radiological Protection) und der ICRU (International Commission on Radiological Units) beträgt die durch nuklearmedizinische Methoden bedingte mittlere genetisch signifikante Dosis etwa 1 mrem pro Kopf und Jahr. Wenngleich diese Berechnung aus dem Jahre 1957 stammt, ist sie im großen und ganzen noch heute richtig. Denn einerseits haben in den seither vergangenen Jahren die nuklearmedizinischen Verfahren in der Diagnostik und in der Therapie eine bedeutende Ausweitung erfahren, doch sind andererseits bei den Bestrebungen zur Verringerung der Strahlenbelastung beträchtliche Erfolge erzielt worden, wodurch gewissermaßen ein Gleichgewichtszustand erreicht wurde. Tatsächlich berichtet der UNSCEAR-Report von 1962, daß die genetisch signifikante mittlere Jahresdosis durch Isotopendiagnostik auf 0,01 bis 0,03 mrem geschätzt wird. Die Schätzung des Wertes für Isotopentherapie wird in dem gleichen Bericht mit 0,15 bis 0,40 mrem pro Jahr angegeben.

Eine eigenartige Gefahrenquelle, die bei der medizinischen Verwendung von strahlenden Präparaten immer wieder in Erscheinung tritt, ist der Verlust der Strahlenquelle, mit dem stets die Gefahr verbunden ist, daß sie in unbefugte Hände gelangt. Da die Aneignung eines radioaktiven Präparates durch fremde Personen nicht nur einen materiellen Verlust für den rechtmäßigen Besitzer bedeutet, sondern auch für den Finder mit erheblichen gesundheitlichen Gefahren verbunden ist, sind spezielle Verfahren zur Auffindung verlorener Präparate entwickelt und in vielen Fällen mit Erfolg angewendet worden. Der erste derartige Fall des Verlustes und Wiederfindens eines radioaktiven Präparates wurde in der medizinischen Literatur schon im Jahre 1914 mitgeteilt. In vielen anderen, seither bekannt gewordenen Fällen handelte es sich meist um Radiumträger oder Radiumröhrchen, die mit Verbandmaterial am Körper des Patienten befestigt waren, und dann von unkundiger Hand entfernt und weggeworfen wurden. R. B. TAFT hat in einer im Jahre 1938 erschienenen Monographie „*Radium lost and found*" nicht weniger als 107 derartige Vorfälle zusammengestellt. Bei der Suche nach den verlorenen Präparaten wurden in früherer Zeit Elektroskope verwendet, die die Ionisierung der Luft in der Nähe der Strahlenquelle anzeigten, die inzwischen aber durch die empfindlicheren und handlicheren Kernstrahlungsmeßgeräte ersetzt wurden. Nach TAFT sind von 107 verlorengegangenen Präparaten 59 komplett und 11 teilweise wiedergefunden wurden, während 36 endgültig verloren gegeben werden mußten. Nach den Erfahrungen von TAFT ist absichtlicher Diebstahl, wohl in Anbetracht der Schwierigkeiten der Verwertung, in keinem Falle vorgekommen.

Ein erschütternder Strahlenunfall dieser Art ist vor wenigen Jahren von R. Gonzales und L. Berumen aus Mexiko City mitgeteilt worden. Diese Tragödie begann damit, daß eine fünfköpfige Familie am 21. März 1962 in ein Haus einzog, in dessen Hof der 10jährige Sohn eine Kobalt-60-Strahlenquelle fand, die eine Aktivität von 5 Ci besaß. In völliger Unkenntnis der Gefährlichkeit des Fundes steckte das Kind die Kapsel mit dem Co 60 in seine Hosentasche. Nachdem das Kind am 1. April erkrankt war, legte seine Mutter die Strahlenquelle in eine Küchenschublade, wo sie bis zum 20. Juli verblieb. Bei dem Knaben entwickelte sich ein Strahlenulkus an der linken Hüfte, welches sekundär infiziert wurde. Der Knabe starb an den Folgen der Strahlenschädigung am 29. April, seine 27jährige Mutter am 15. Juli des gleichen Jahres. Ende Juli verstarb die dreijährige Schwester des Knaben, seine 57jährige Großmutter am 15. Oktober. Der Vater der Kinder war inzwischen gleichfalls an einer Strahlenschädigung erkrankt, doch erholte er sich später wieder. Bei den vier Todesfällen wurden schwere Schäden am Knochenmark, aber keine Magen- oder Darmstörungen beobachtet. Die spätere Rekonstruktion der Tragödie ergab, daß der Knabe eine Dosis von 4 700 R erhalten hatte, die Mutter durch die in der Küche aufbewahrte Strahlenquelle eine Ganzkörperbestrahlung mit etwa 3 500 R. Das dreijährige Kind dürfte eine solche von 2 850 R, die Großmutter rund 3 000 R erhalten haben. Die Dosis des Vaters, der sich vermutlich mehr außerhalb des Hauses aufgehalten hatte als die übrigen Familienmitglieder, wurde zu 1 200 R errechnet. Infolge dieser Dosis zeigte sich bei ihm eine mäßige Leukopenie von rund 4 000 Leukozyten pro $mm^3$ und eine Thrombozytenzahl von 180 000 pro $mm^3$. Diese relativ geringen Strahlenschäden stehen vermutlich mit der Protrahierung der Dosis über einen Zeitraum von einigen Wochen im Zusammenhang. Erwähnenswert ist noch die Tatsache, daß sich bei sämtlichen Personen eine deutliche Pigmentierung der Fingernägel entwickelte. Ein ähnliches Symptom wurde auch bei den Marshallesen beobachtet, welche dem Fallout der Bikinibombe ausgesetzt gewesen waren.

## 4.4. Die Strahlengefährdung des Radiologen

Die berufliche Beschäftigung mit ionisierenden Strahlen ist mit Risiken verbunden, die kaum in einer anderen Berufssparte anzutreffen sind. Besonders in den ersten Jahren nach der Entdeckung der Strahlen wurden Strahlenschädigungen bekannt, die später einen tragischen Verlauf nahmen. Da damals die ionisierenden Strahlen in der Technik und in der Industrie noch kaum verwendet wurden, handelte es sich vorwiegend um Ärzte, die sich der Röntgenologie und der Radiumtherapie widmeten und dann Opfer ihres Berufes und ihrer Forschungsarbeit wurden. Die schädlichen Wirkungen der Strahlen kamen zu jener Zeit völlig überraschend und das Fehlen aller Schutzmaßnahmen hat zweifellos zum verhängnisvollen Ablauf beigetragen. Soweit bekannt ist, hat FRIEBEN als erster die Entstehung von Krebsgeschwülsten als Folge der Einwirkung von Röntgenstrahlen beschrieben. Aber schon 1911 beschrieb O. HESSE 94 Fälle von Röntgenkrebs, die zum größten Teil durch berufliche Strahlenexposition verursacht worden waren. Diese Krebsfälle betrafen Röntgenologen und Röntgentechniker, die in ihrer Berufsarbeit ihre Hände und Unterarme Tag für Tag der Strahlung ausgesetzt hatten. Wenn man der mündlichen Überlieferung Glauben schenken will, so sollen in jener Zeit sogar manche Röntgenologen ihre eigenen Hände zur Prüfung der Strahlenintensität oder der Härte der Strahlung häufig verwendet haben. Durch die täglich wiederholte Strahleneinwirkung mußte es aber zur Kumulierung der Dosen kommen, die verhängnisvolle Konsequenzen nach sich zog.

Für die zu jener Zeit entstandenen Tumoren, die man heute gelegentlich den „klassischen Röntgenkrebs" nennt, waren die folgenden Merkmale charakteristisch. Die Tumoren, in ihrer Mehrzahl Karzinome, entwickelten sich in einer Hautpartie, welche dem Einfluß lokaler Röntgenbestrahlungen mit hohen Gesamtdosen ausgesetzt gewesen war. Sie entwickelten sich ferner in einer Hautpartie, welche bereits vor der Malignisierung schwere Strahlenveränderungen aufgewiesen hatte. In der Mehrzahl der bekannt gewordenen Fälle entstand der Röntgenkrebs auf dem Boden eines Röntgenulkus, manchmal waren aber auch die Hyperkeratosen, die sich nicht selten auf den Händen der alten Radiologen fanden, der Ausgangspunkt des malignen Prozesses. HESSE beschrieb auch die multizentrische Entstehung, ferner das jahrzehntelange Intervall zwischen der initialen Strahlenschädigung und der Karzinomentwicklung, sowie die spätere Metastasierung in die axillären Lymphdrüsen und schließlich in den Thoraxraum. In histologischer Hinsicht handelte es sich bei den Röntgenkarzinomen um Plattenepithelkrebs, der teilweise zur Verhornung neigte. Es sind nicht wenige Fälle bekannt, unter ihnen die Träger berühmter Namen, bei denen der durch die Metastasierung bedingte letale Ausgang 30 bis 40 Jahre nach der ersten Strahlenschädigung erfolgte. Erwähnt sei auch aus der älteren Literatur die Beschreibung einer bei einem Röntgentechniker aufgetretenen Krebsgeschwulst durch S. G. SCOTT, welche durch Übergreifen auf das Handskelett zur Knochendestruktion geführt hatte. In vielen derartigen Fällen wurden Amputationen der ganzen Extremität durchgeführt, die aber keinen kurativen Erfolg hatten und den letalen Ablauf nicht zu verhindern vermochten. Derartige Strahlenschäden können heute nur mehr historisches Interesse beanspruchen, da sie bei dem derzeitigen Stand des Strahlenschutzes, sofern nicht grobe Fahrlässigkeit im Spiele ist, nicht mehr auftreten können. Wir werden weiter unten noch eingehender über die bei Röntgenuntersuchungen erforderlichen Maßnahmen zum Schutze des Radiologen und seiner Gehilfen zu berichten haben.

Ein erschütterndes Dokument aus den Anfängen der Röntgenologie ist die Leidensgeschichte des Schweizer Röntgentechnikers H. S., eines Pioniers der radiographischen Technik.

„S. arbeitete zunächst ohne alle Schutzvorrichtungen, wie uns eine alte Photographie zeigt. Seine Hände waren nicht nur während der langen, damals üblichen Expositionszeit der Strahlen der offenen Röhre ausgesetzt, sondern er pflegte auch während der häufig vorgenommenen Durchleuchtungen den Leuchtschirm mit ungeschützten Händen zu halten. Später stand er auch bei den langen therapeutischen Sitzungen immer in nächster Nähe des Kranken.

Schon in jener Zeit, das heißt nach zweijähriger Praxis, zeigten sich die ersten Anzeichen der Strahlenschädigung. Die Haut der Handrücken veränderte sich, sie wurde trocken und schuppend, die Haarfollikel atrophierten, die Elastizität des Unterhautzellgewebes ließ nach, und wenn man die Haut in Falten hochhob, so blieben diese bestehen, ohne sich zu verändern. Zu der Schädigung durch die Strahlen trat noch die durch die photographischen Bäder hinzu. Im folgenden Jahre, 1903, nahm die Radiodermatitis den Charakter eines Ekzems an. Die Haut war noch mehr gealtert, rissig, pergamentartig und schuppte an allen 10 Fingern. Stellenweise traten nässende Exkoriationen auf, die sich mit Krusten bedeckten. Kleine Teleangiestasien zeigten, daß auch in der Tiefe bereits Zirkulationsstörungen vorhanden waren. Ein unstillbarer Pruritus begleitete alle diese Veränderungen. Heftige Bewegungen und starke Beugung der Finger riefen Fissuren in der Haut hervor. Die Haut war spröde wie ein trockener Lack. Die Nägel wurden rauh und brüchig und bekamen längliche Rillen. Die Hautränder um die Nägel herum sprangen auf und bekamen grobe Hornauflagerungen. Zunächst schienen Verbände den Zustand der Haut zu bessern. Die Benutzung von Bleihandschuhen sollte außerdem das Fortschreiten der Sklerose verzögern. Leider war das nicht der Fall. Der Nagel des linken Zeigefingers fiel ab. Im Jahre 1906 trat auf dem Rücken des linken Mittelfingers eine schmerzlose Ulzeration auf, die unregelmäßige, wie ausgestanzte Ränder mit leichten Proliferationen hatte. Seit jener Zeit trug S. diesen Finger dauernd verbunden, bis er schließlich amputiert werden mußte. Die torpide Ulzeration war bereits der Anfang einer karzinomatösen Umwandlung. Trotz aller Schutzmaßnahmen traten später auf der Rückseite der Finger weitere Ulzerationen auf. Trotzdem versah S. seine tägliche Arbeit weiter.

Im Jahre 1909 entwickelten sich auf dem linken Handrücken neoplastische Warzen. Der Allgemeinzustand ging zurück. Ein kurzer Aufenthalt in Leysin brachte nur eine vorübergehende Besserung. Bald zeigte sich, daß auch der Knochen angegriffen war. Es mußte wieder eine Amputation vorgenommen werden. Die Axilla wurde mitausgeräumt, sie enthielt bereits karzinomatöse Drüsen.

Kurz nach der Operation nahm S. seine Arbeit wieder auf. Die Gefährlichkeit seiner Krankheit war ihm durchaus klar. Im Jahre 1912 machten Schmerzen in der Tiefe und eine Fistel am Mittelfingergrundgelenk, wo die Amputation erfolgt war, eine neue Operation nötig. Es wurde eine Plastik versucht, die zunächst zu gelingen schien. Einige Monate später trat am Rande derselben jedoch wieder eine Geschwürsbildung auf. S. selbst verlangte jetzt, man solle ihm seine Hand amputieren, und zwar ziemlich hoch, da das Röntgenbild bereits eine Atrophie der Unterarmknochen zeige. Der Stumpf vernarbte gut. Er wußte ihn geschickt zu benutzen, ebenso wie seine rechte Hand, die stark atrophisch, aber nach einem Erholungsurlaub im Süden vernarbt war. 1913 übernahm er von neuem die Leitung des Laboratoriums und arbeitete Pläne für die Röntgenabteilung im neuen Bau der chirurgischen Klinik aus. Im November trat jedoch ein Drüsenrezidiv auf, das geschwürig zerfiel. Die Pleura wurde mitbefallen und im Dezember ereilte ihn der Tod." (Aus dem „*Ehrenbuch der Röntgenologen und Radiologen aller Nationen*", München 1959.)

Dieses Martyrium war zu jener Zeit kein Einzelfall, Hunderte von Pionieren der Radiologie und der Röntgentechnik ereilte ein ähnliches Schicksal. Oft erstreckte sich die Leidensgeschichte über mehrere Jahrzehnte mit kurzen Verzögerungen und Remissionen, die durch operative Eingriffe bewirkt wurden. Diesem chronischen Verlauf ist es zuzuschreiben, daß manche dieser Pioniere der Radiologie erst in den 30er und 40er Jahren unseres Jahrhunderts das Ende ihres Leidensweges erreichten.

Eine andere Art der Berufserkrankungen der Radiologen, die radiogene Leukämie wurde wesentlich später erkannt und anerkannt als der „Röntgenkrebs". Der erste Hinweis auf diese finden wir in einer Arbeit aus dem Jahre 1911 von N. JAGIC, G. SCHWARZ und L. SIEBENROCK, welche über mehrere Radiologen berichteten, die an Leukämie verstorben waren. Im Anschluß an diese Beobachtungen analysierten die Autoren die möglichen Zusammenhänge zwischen der Strahleneinwirkung und der Leukämie, soweit dies nach dem damaligen Wissensstand möglich war. Weitere kasuistische Beiträge zu dieser Frage verdanken wir ferner NIELSEN, der über die myeloische Leukämie einer Radiumschwester berichtete, sowie AUBERTIN, der die gleiche Erkrankung bei einem Radiologen beobachtete. Ähnliche kasuistische Mitteilungen wurden von EVANS und ROBERTS, GAWELLEK und anderen beigesteuert. Von größtem Wert zur Klärung dieser Frage war aber die statistische Erhebung von H. C. MARCH über die Todesfälle an Leukämie bei den nordamerikanischen Ärzten. Auf Grund der bekannt gewordenen Todesursachen von 15762 in den Jahren 1944 bis 1948 verstorbenen Ärzten errechnete MARCH, daß Radiologen etwa sechsmal häufiger an Leukämie verstorben waren als die in anderen Fächern tätigen Ärzte. Zu ähnlichen Ergebnissen gelangten auch H. ULRICH und S. WARREN. Aus einer von dem letzteren Autor aufgenommenen Todesfallstatistik ergab sich, daß die mittlere Lebensdauer der Radiologen im Vergleich mit der übrigen Ärzteschaft um durchschnittlich fünf Jahre verkürzt ist. Vielfach wird angenommen, daß bei der Verkürzung der Lebensdauer neben den malignen Spätschäden auch ein beschleunigter Alterungsprozeß beteiligt ist, eine Auffassung, die auch tierexperimentell gestützt erscheint (siehe Abschnitt 2.). Es darf aber nicht übersehen werden, daß die erwähnten kasuistischen Mitteilungen und statistischen Vergleiche auch Radiologen aus den Anfangsjahren der Röntgenologie und Radiologie umfassen, in denen keine oder nur unzureichende Strahlenschutzvorkehrungen vorhanden waren. Andererseits liegen keinerlei Anhaltspunkte dafür vor, daß die Arbeit in einem modernen und gut geführten radiologischen Institut mit gesundheitlichen Gefahren verbunden wäre, die über das Ausmaß des Risikos hinausgehen, das mit der Arbeit in den meisten anderen Berufssparten verbunden ist. Diese Feststellung gilt mutatis mutandis auch für das technische Hilfspersonal des Radiologen.

Diese völlig geänderte Situation ist das Ergebnis der Entwicklung von Strahlenschutzmaßnahmen, die in den meisten Ländern auch in der Gesetzgebung ihren Niederschlag gefunden haben. Es leuchtet ein, daß in der Röntgenologie, Nuklearmedizin und Radiumtherapie, den unterschiedlichen Arbeitsweisen entsprechend, verschiedenartige Methoden des Strahlenschutzes entwickelt wurden.

Dennoch wäre es falsch, die früheren Erfahrungen in Vergessenheit geraten zu lassen. Als ein Beispiel für viele sei hier der Verlauf der Knochenmarkschädigung eines bekannten österreichischen Röntgenologen geschildert, der zeigt, wie ungenügend der Strahlenschutz noch in den 20er Jahren gewesen ist.

„C.'s Erkrankung begann ganz schleichend. Er erzählte, daß er zunächst des Abends starkes Klopfen der Karotiden verspürt hätte, die er auf abnorme Erregbarkeit im Sinne eines Basedowoids zurückführen zu sollen glaubte. Später fiel er seiner Umgebung durch große Blässe auf, war aber noch vollkommen arbeitsfähig, bis er eines Tages wegen Kreuzschmerzen und leichter Abgeschlagenheit seine Temperatur zu messen begann. Da stellte sich heraus, daß allabendlich Steigerungen bis über 38 °C vorhanden waren. Nun erst begab er sich in ärztliche Behandlung. Es wurde eine Blutuntersuchung vorgenommen, die keine wesentliche Veränderung im weißen Blutbild, dagegen hochgradige Verminderung der roten Blutkörperchen auf etwa $2^1/_2$ Millionen ergab. Der Befund in den einzelnen Organen war durchaus negativ. Das subjektive Befinden außerhalb des Fiebers, das zunächst malariaähnlichen Verlauf nahm (Steigerungen über 39 °C jeden zweiten Tag), war gut. Da man von vornherein an eine septische Erkrankung dachte, wurde eine Blutkultur angelegt. Ergebnis: Streptokokken.

Der weitere Verlauf der Erkrankung gestaltete sich folgendermaßen: Die Zahl der roten Blutkörperchen sank immer tiefer. Jedesmal, wenn die Zahl von 1800000 erreicht war, wurde eine Bluttransfusion vorgenommen. Unter dem Einfluß dieser (es waren schließlich im ganzen 26 während sieben Monaten) trat immer wieder Remission des Fiebers und Besserung des Gesamtbefindens ein. Auch Leberpräparate wurden gegeben. $2^1/_2$ Monate hindurch stieg die Temperatur nicht über 37,6 °C. Im Sommer 1931 aber setzten wiederum schwere Schüttelfröste ein. Die Bluttransfusionen konnten immer weniger leicht ausgeführt werden, da nach und nach alle zugänglichen Venen eben durch die Transfusionen thrombosiert waren. Schließlich trat eine nekrotisierende Entzündung an den Tonsillen und am Rachenring auf, welche unter gleichzeitigem Leukozytensturz das letale Ende herbeiführte. Bei der Obduktion fand man keine pyämischen Herde in den Organen. Epikritisch müssen wir heute sagen, daß die Annahme einer Röntgenanämie gemacht werden muß." (Aus dem „*Ehrenbuch der Röntgenologen und Radiologen aller Nationen*", München 1959.)

Neben dem „Röntgenkrebs" und den verschiedenen Formen der Knochenmarkschädigung (Leukämie, aplastische Anämie) wurden die Radiologen aber auch von einer dritten Art der beruflichen Strahlenschädigung heimgesucht, die lange Zeit nicht als solche erkannt wurde, nämlich von Infekten, die durch verminderte Abwehrkräfte entstanden waren und oft einen tragischen Verlauf nahmen. Seitdem in Hiroshima und Nagasaki dasselbe Krankheitsgeschehen beobachtet und als Folge der Strahlenschädigung des Knochenmarkes erkannt worden war, müssen auch diese Fälle als typische Berufserkrankung der Radiologen angesehen werden. Es handelt sich dabei teils um septische Krankheitsbilder, teils um progressiv verlaufende Tuberkulosen, die sich unter dem Einfluß der Strahlenschädigung aus einer seit langem bestehenden inaktiven Tuberkulose entwickelt haben. Die Akkumulierung kleiner Strahlendosen bei der täglichen Berufsarbeit führt hier zum gleichen Resultat wie die einmalige, massive Strahlenexposition bei den Atombombenopfern. Auch für diese Form der indirekten Strahlenschädigung sei hier ein Beispiel, die Todeskrankheit des Wiener Röntgenologen P. gebracht.

„Im Frühherbst 1935 erkrankte er unter unklaren Erscheinungen. Temperatursteigerungen von septischem Charakter ohne erkennbare Ursache, dabei im Verhältnis zum Fieber niedrige Leukozytenwerte (etwa 4000 bis 5000). Allmählich entwickelte sich das Bild einer Anämie unter gleichzeitig ständig abnehmender Zahl der weißen Blutkörperchen bis zu etwa 2000. Dabei bestand eine beträchtliche Lymphopenie (etwa 10% der Leukozyten). Im Januar 1936 traten Lungen- und Kehlkopferscheinungen dazu. Das Röntgenbild der Lunge ergab eine reichliche miliare Aussaat, die Larynxuntersuchung zunächst einzelne Knötchen, die binnen weniger Tage an Zahl und Größe rapid zunahmen und rasch exulzerierten. Unter qualvollen lokalen Erscheinungen und starkem Kräfteverfall dauerte dieser Zustand etwa 6 Wochen an, bis er schließlich von seinem schweren Leiden erlöst wurde." (Aus dem „*Ehrenbuch der Röntgenologen und Radiologen aller Nationen*", München 1959.)

In der Röntgenologie war zweifellos der Strahlenschutz des Untersuchers bei der Durchleuchtung lange Zeit hindurch mangelhaft. Viele Strahlenschäden in der Frühzeit der Röntgendiagnostik sind ohne Zweifel gerade bei der Durchleuchtung entstanden. Denn während bei Röntgenaufnahmen und bei therapeutischen Bestrahlungen der Arbeitsplatz zur Bedienung der Apparatur sich räumlich vom Patienten trennen läßt, befindet sich bei der Durchleuchtung der untersuchende Arzt in unmittelbarer Nähe des Patienten. Der enge Kontakt ist ganz besonders bei der Untersuchung des Magens und des Darmtraktes eine wichtige Voraussetzung für den erfolgreichen Ablauf der Untersuchung, da diese wiederholtes Palpieren, Durchleuchtung in verschiedenen Richtungen, die durch Drehen des Patienten erreicht wird, und andere Kunstgriffe erfordert, die nur vor dem Leuchtschirm, also in unmittelbarer Nähe des Patienten durchgeführt werden können. Die Praxis des Apparatebaues und die Gerätetechnik haben diesen Anforderungen schon längst Rechnung getragen. Als wichtigstes Material zum Schutz vor den Röntgenstrahlen wird Blei verwendet, das sich für diesen Zweck dank seines großen Absorptionskoeffizienten besonders gut eignet. Dazu kommt noch seine Verwendbarkeit in Form von Bleigummi, der infolge seiner Biegsamkeit und Elastizität ein besonders gut brauchbares Material darstellt. Die Röntgenröhren sind mit einem Bleimantel versehen, der den Austritt der Strahlung, des sogenannten Nutzstrahlenbündels, auf das dazu vorgesehene Röhrenfenster begrenzt. Außerdem ist eine verstellbare Blende vorgesehen, die die Ausblendung der Strahlung auf den für die Durchleuchtung erforderlichen Querschnitt begrenzt. Der Durchleuchtungsschirm ist zur Gänze mit einem Bleiglas belegt, welches die Röntgenstrahlen absorbiert, die Sichtbarkeit des Schirmbildes aber nicht beeinträchtigt. Nach der Strahlenschutznorm DIN 6811 muß das Glas bei einer maximalen Röhrenspannung von 90 kV einen Bleigleichwert von 1,5 mm besitzen, während für eine Spannung von 125 kV 2 mm Bleichgleichwert vorgeschrieben sind.

Unterhalb des Leuchtschirmes und seitlich von diesem befinden sich Bleigummilappen, welche die aus dem Körper des Patienten austretenden Streustrahlen absorbieren. Der Röntgenologe steht oder sitzt hinter einer mit Bleigummi versehenen Schutzkanzel, die Unterkörper, Beine und Füße abschirmt. Außerdem wird eine Bleigummischürze getragen, welche einem Bleigleichwert von mindestens 0,2 mm Pb entsprechen muß. Bei der sogenannten schweren Schutzschürze beträgt der Bleigleichwert das Doppelte, nämlich 0,4 mm Pb. Die Schürze umschließt einerseits den Schultergürtel, andererseits soll sie bis knapp über den Fußboden reichen, so daß eine weitgehende Überlappung mit der Schutzkanzel gewährleistet wird.

Für die technischen Strahlenschutzvorkehrungen medizinischer Röntgeneinrichtungen gelten in beiden deutschen Staaten die Normen DIN 6811, 6812 und 6813. Durch technische Maßnahmen kann die Streustrahlung zwar nicht gänzlich ausgeschaltet werden, doch wird die Dosis, die der Körper des untersuchenden Arztes erhält, auf Werte herabgesetzt, die tief unter den zulässigen Höchstwerten liegen.

Besondere Beachtung erfordert der Strahlenschutz für die Hand des Untersuchers bei der Palpation, die vor allem bei der Magen-Duodenumuntersuchung und bei der Irrigoskopie absolut notwendig ist. Für diesen Zweck werden meist Bleigummihandschuhe verwendet, die aber die palpierende Hand nicht vollständig schützen, da sie doch einen Teil der Strahlung durchtreten lassen. Auch bei Verwendung eines solchen Strahlenschutzhandschuhes, der einen Bleigleichwert von 0,2 mm besitzen muß, darf niemals in das ungeschwächte Nutzstrahlenbündel, sondern nur in die aus dem Patienten austretende, bereits geschwächte Strahlung gegriffen werden.

Der ideale Strahlenschutz für die Hand ist aber der von Holzknecht angegebene Distinktor, ein doppelt gebogener Handgriff, der am Ende eine Pelotte aus strahlendurchlässigem Material trägt. Während mit dieser Pelotte palpiert wird, befindet sich die Hand, die den Distinktor hält, vor dem Schirm, also an geschützter Stelle. Ferner wird, im Gegensatz zum Bleihandschuh, die palpierte Gegend durch keinen schattengebenden Bestandteil verdeckt. Es ist erstaunlich, daß dieses von G. Holzknecht vor einem halben Jahrhundert entworfene Werkzeug noch nicht von allen Radiologen verwendet wird.

Sehr genaue Untersuchungen über die Größe und die räumliche Verteilung der Streustrahldosen bei der Durchleuchtung wurden von R. Glocker vorgenommen. Tabelle 25 zeigt, etwas modifiziert, die von R. Glocker gemessenen Werte.

Bemerkenswert ist in der Tabelle 25 unter anderem die relativ große Dosis, welche ein neben dem durchleuchtenden Arzt mitbeobachtender zweiter Arzt erhält. Auch ist darauf hinzuweisen, daß durch die Fortlassung des unterhalb des Durchleuchtungsschirmes angebrachten Bleigummilappens die Strahlenbelastung des Röntgenologen fast auf das Zehnfache gesteigert wird. Im großen und ganzen sind die Dosen, die der Durchleuchter erhält, recht gering. Bei der praktischen Durchführung, bei der der Erfahrene fast niemals mit weit geöffneter Blende arbeitet, ergeben sich vermutlich noch kleinere Werte.

In diesem Zusammenhange sei vorausgeschickt, daß nach den Empfehlungen der ICRP (International Commission on Radiological Protection) für den Gesamtkörper des Radiologen, bzw. anderer in Strahlenbetrieben beschäftigter Personen, Dosen von 5 R pro Jahr zulässig sind. Verteilt sich diese Dosis auf

Tabelle 25

*Streustrahlung bei der Röntgendurchleuchtung am stehenden Patienten (Vierventil-Apparatur, 70 kV, 4 mA, Gesamtfilterung 1,4 mm Aluminium)*

Arzt stehend

| Ort der Messung | | | Dosisleistung |
|---|---|---|---|
| Unterschenkel | Thoraxdurchleuchtung | Blende weit offen | 0,15 mR/min |
| Unterschenkel | Magendurchleuchtung | Blende $^1/_3$ offen | 0,30 mR/min |

Arzt sitzend

| Ort der Messung | | | Dosisleistung |
|---|---|---|---|
| Leistengegend | Thoraxdurchleuchtung | Blende weit offen | 0,07 mR/min |
| Leistengegend, nach Abnahme des Bleigummilappens | Thoraxdurchleuchtung | Blende weit offen | 0,60 mR/min |

Mitbeobachter, links seitlich vom Untersucher

| Ort der Messung | | | Dosisleistung |
|---|---|---|---|
| Brust | Thoraxdurchleuchtung | Blende weit offen | 4,5 mR/min |
| Leistengegend | Thoraxdurchleuchtung | Blende weit offen | 3,5 mR/min |
| Leistengegend | Magendurchleuchtung | Blende $^1/_4$ offen | 0,3 mR/min |

rund 250 Arbeitstage und wird annähernd gleichförmige Arbeitsverteilung vorausgesetzt, so ergeben sich 20 mR als höchste zulässige Dosis pro Arbeitstag (siehe Abschnitt 9.).

Vielfache Erfahrungen haben gezeigt, daß Chirurgen und Unfallchirurgen bei der Arbeit mit Röntgenstrahlen, vor allem bei der Durchleuchtung, viel mehr gefährdet sind als Fachröntgenologen. Diese Erfahrungen hat die Deutsche Gesellschaft für Chirurgie und die Deutsche Röntgen-Gesellschaft zur Abfassung eines „Warnblattes" bewogen, in dem es unter anderem heißt:

Die Röhrenspannung soll mindestens 70 kV betragen. Die Filterung soll mindestens 3 mm Al sein. Mindestens Fokus—Hautabstand 35 cm.

Ferner wird angeraten, Durchleuchtungen, soweit angängig, durch Filmaufnahmen zu ersetzen. Diese aus der Praxis stammenden, außerordentlich wertvollen Anregungen sind heute dahingehend abzuändern, daß Chirurgen und Unfallärzte wenn möglich, mit Bildverstärkern und Fernsehketten arbeiten sollten. Bei sinngemäßer Anwendung bietet der elektronische Bildverstärker die Möglichkeit, die Durchleuchtungsdosis auf 10 bis 20%, im Verhältnis zum konventionellen Durchleuchtungsgerät, zu verringern.

Hingegen ist das sogenannte „Kryptoskop" vom Standpunkt der Strahlengefährdung restlos abzulehnen. Dieses antiquierte Instrument, das eine Zeitlang in vielen Operationssälen anzutreffen war, hatte die Form einer abgestumpften Pyramide, an deren Grundfläche sich der Leuchtschirm befand. Dieses Ende wurde dem Patienten, also der Röntgenröhre zugewendet, während der Arzt das andere Ende des Gerätes vor das Auge hielt. Bei diesen Durchleuchtungen war weder eine ausreichende Dunkeladaptation des Auges möglich, noch war für den Strahlenschutz des Kranken oder des Arztes gesorgt.

Bei der Vornahme der routinemäßigen Röntgenaufnahmen ist es immer möglich, diese von einem strahlengeschützten Platz aus auszulösen. Die Schalttische zur Bedienung der Apparatur und des Röntgengerätes müssen sich hinter einer mit einem Bleibelag versehenen Schutzwand befinden. Hinter dieser Schutzwand hat während der Exposition des Filmes das gesamte anwesende Personal zu verbleiben. Strengstens ist es untersagt, während der Aufnahme den Patienten zu stützen oder zu halten. Muß dieser in der erforderlichen Lage fixiert werden, so müssen einfache Behelfe, wie Polster, Sandsäcke usw. zu diesem Zwecke verwendet werden. Ebenso ist es untersagt, daß während einer intraoralen Zahnaufnahme der Zahnfilm von einem Angehörigen des Röntgeninstitutes gehalten wird, vielmehr muß dies ausschließlich mit dem Finger des Patienten selbst geschehen. Für den Zeigefinger des Patienten ist die einmalige Strahlenexposition bei der Zahnaufnahme belanglos, während sie beim Arzt oder der Assistentin, die es sich zur Gewohnheit gemacht haben, Zahnfilme zu halten, im Laufe der Jahre zu einer nicht ungefährlichen Kumulierung der Dosen führen kann.

Wie die Erfahrung in den meisten Instituten gezeigt hat, ist die praktische Durchführung des Strahlenschutzes nicht nur von dem Vorhandensein der Strahlenschutzwand und anderer technischer Hilfsmittel abhängig, sondern es muß auch die ganze Arbeitsweise, der „Arbeitsstil" auf den Strahlenschutz ausgerichtet sein. Die für viele Strahlenschäden charakteristische lange Latenzzeit und andere Umstände begünstigen zweifellos bei manchen Personen eine gewisse Leichtsinnigkeit, der der verantwortliche Leiter des Institutes in angemessener Weise entgegentreten muß.

Während die meisten Radiologen heute unter so guten Bedingungen ihre Tätigkeit ausüben, daß ihre Berufsarbeit mit keinem größeren Risiko verbunden ist als beispielsweise die Arbeit des praktischen Arztes, scheint es doch einzelne Gruppen von Röntgenologen zu geben, die von diesem Ziel noch ziemlich weit entfernt sind. So haben kürzlich G. A. Jacobson und D. E. van Farowe eine Studie über die Arbeitsbedingungen der tierärztlichen Röntgenologen in Michigan, USA veröffentlicht. Bei der Überprüfung der Röntgengeräte von 175 Tierärzten stellte sich beispielsweise heraus, daß bei 125 Geräten kein Tubus zur Begrenzung des Strahlenkegels vorhanden war und überdies bei 135 Geräten ohne ausreichende Filterung gearbeitet wurde. Nicht weniger als 25 Tierärzte arbeiteten noch mit Kryptoskopen, die frei in der Hand gehalten werden mußten. Weiter heißt es in dem Bericht, daß 30 Tierärzte keine Bleihandschuhe und keine Bleigummischürze besaßen. Die Autoren kommen, zweifellos mit Recht, zu dem Schluß, daß die meisten Tierärzte, deren Röntgengeräte untersucht worden waren, ihren Körper einer 10mal größeren Strahlendosis aussetzten, als dies bei Einhaltung geeigneter Schutzmaßnahmen notwendig wäre.

Besondere Strahlenschutzprobleme ergeben sich bei solchen Spezialuntersuchungen, bei denen sich der Arzt aus technischen Gründen in unmittelbarer

Nähe des Patienten aufhalten muß, z.B. bei der Angiographie, beim Herzkatheterismus, bei der retrograden Pyelographie usw. Wie die Erfahrung gezeigt hat, kann aber immer für einen ausreichenden Strahlenschutz des untersuchenden Arztes und des technischen Personals gesorgt werden, sofern besondere Bemühungen in dieser Hinsicht unternommen werden. Eine solche Spezialmethode, welche den Aufenthalt des Arztes dicht neben dem Patienten erfordert, ist z.B. die Angiographie. Bei der zerebralen Angiographie (Kontrastfüllung der Arteria carotis interna) mit Aufnahmen in zwei Ebenen muß sich der die Arterie punktierende Arzt während der ganzen Prozedur neben dem Patienten aufhalten. Dennoch konnten wir den Strahlenschutz auch bei dieser Untersuchung so gestalten, daß am Sternum des Arztes eine Dosis von nur 1 mR, an seiner Hand 3 mR gemessen wurden. Beide Werte beziehen sich auf eine komplette Untersuchung, bei der in sagittaler und in frontaler Richtung je 4 Aufnahmen gemacht werden.

Der Schutz vor den Gammastrahlen des Radiums und des Kobalt 60 ist wesentlich schwieriger als bei den konventionellen Röntgenstrahlen. Gammastrahlen sind ihrem Wesen nach identisch mit Röntgenstrahlen, doch ist ihre Härte, d.h. das Durchdringungsvermögen wesentlich größer als das der in der Diagnostik verwendeten Röntgenstrahlen. Während letztere schon durch Bleischichten von einigen Millimetern Dicke abgeschirmt werden können, sind bei Gammastrahlen dezimeterdicke Bleiplatten erforderlich. Daher ist auch die in der Röntgendiagnostik übliche Schutzkleidung (Bleischürze, Bleigummihandschuhe, siehe oben) bei Arbeiten mit Radium oder mit Co 60 völlig unwirksam. Man hilft sich daher so, daß man vor und neben den Arbeitsplätzen für Radiumeinlagen dicke Bleiwände aufstellt, die wenigstens den Rumpf des Arztes und der Assistentin bei der Einführung von Radiumträgern schützen. Ebenso sind die Arbeitsplätze zum Manipulieren von Radium- oder Kobaltpräparaten mit dicken Bleiwänden versehen. Ein wichtiger Faktor des Strahlenschutzes ist die Entfernung, da die Strahlungsintensität mit dem Quadrate der Entfernung von der Strahlenquelle abnimmt. Aus diesem Grunde darf das Manipulieren der Präparate nur mit langstieligen Instrumenten erfolgen, ebenso ist beim Tragen des Präparates für einen möglichst großen Abstand zu sorgen.

Patienten, in deren Körper Radium oder Co 60 eingeführt wurde, senden selbst Strahlen aus und müssen daher von anderen Patienten isoliert werden. Wenn beispielsweise einem Patienten ein Radiumträger von 100 mg Radiumelement eingeführt worden ist, so ist in 1 m Abstand von dem Patienten mit einer Strahlungsdosis von 80 mR pro Stunde zu rechnen. Aus diesem Grunde ist auch der Aufenthalt von Pflegepersonen in der Nähe des Kranken auf möglichst kurze Zeiten zu beschränken.

Der Strahlenschutz bei der äußeren Bestrahlung mit Gammastrahlen, z.B. bei der Telekobalttherapie, ist zwar aufwendig, aber eigentlich viel leichter zu gewährleisten. Ärzte und Krankenschwestern befinden sich hinter meterdicken Betonmauern und beobachten den Patienten während der Bestrahlung durch ein dickes Bleiglasfenster oder durch eine Fernsehanlage.

Eine berufliche Schädigung durch die Gammastrahlung von Radium, die wohl einzig dasteht, ist vor einigen Jahren von D. Müller, H. Fischer, W. Degner, F. Gietzelt und E. W. Dörffel mitgeteilt worden. Es handelte sich um eine 28jährige Krankenschwester einer Frauenklinik, die bei der Applikation von Radiumröhrchen assistierte. Sie versah diesen Dienst 12 Monate lang vor der Konzeption und weitere 6 Monate nach dieser, da sie die Gravidität verheimlichte. Die Dosis, der sie monatlich ausgesetzt war, wurde nachträglich zu 3 bis 5 R monatlich errechnet, so daß sie insgesamt 50 bis 90 R erhalten haben dürfte. Diese ungewöhnlich hohe Strahlenbelastung war durch besondere Umstände, namentlich durch Personalmangel bedingt, der zur Folge hatte, daß sie den gesamten Radiumbestand der Klinik, 220 mg Radiumelement und 110 mg Radium-Äquivalent Mesothorium allein zu verwalten hatte, bzw. mit dem Packen, Umpacken und Reinigen der Präparate beschäftigt war. Bei der Geburt war das Kind 3550 g schwer, es schrie kräftig und trank ausreichend. Sofort nach der Geburt wurde eine Deformierung des Schädels festgestellt, die als Akrocephalus zu bezeichnen ist. Das Vorderhaupt sprang dreieckig vor, die Nasenwurzel war tief eingesunken, die Augenbrauen waren zusammengewachsen. Die Fossa temporalis war auf beiden Seiten vertieft und gegen das Os zygomaticum mit einer Stufe abgesetzt. Der übrige Schädel war normal geformt, die Fontanelle lag in Knochenebene, ihr Durchmesser betrug 3 bzw. 4 cm. Im Alter von 6 Jahren fand sich eine Körperlänge von 114 cm, das Gewicht des Kindes betrug 17,7 kg. Es bestand ein dolichocephaler Schädel von 52,5 cm Umfang. Die Fossae temporales waren noch immer tief eingesunken. Es bestand ferner eine dreieckförmige Vorwölbung der ganzen Stirne mit tastbarer Nahtverdickung und Stufenbildung beim Übergang in die Scheitelbeine. Auf der Röntgenaufnahme des Schädels sieht man die tiefen Fossae temporales beiderseits. Die Lamina cribrosa ist verschmälert, so daß die beiden Orbitae nahe aneinandergerückt sind, die Dächer der Orbitae stehen ungewöhnlich hoch und werden überdies noch durch große supraorbitale Pneumatisationen überhöht. Aus der Konfiguration des Schädels im Bereiche der vorderen Schädelgrube muß auf eine Mißbildung des Stirnhirnes geschlossen werden. Diese war auch von den entsprechenden psychischen Symptomen begleitet. Mangelnde Konzentration und Lernfähigkeit, das Kind kann nur wenige Sätze sagen, hat nicht richtig sprechen gelernt, asoziales Verhalten gegenüber anderen Kindern, Kontaktarmut usw. Auch diese Symptome sprechen für Dysplasie des Frontalhirnes. Es bestand demnach eine durch die Einwirkung der Gammastrahlen entstandene Mißbildung des Frontalhirnes und des vorderen Hirnschädels.

In der Nuklearmedizin müssen die Schutzmaßnahmen in erster Linie die Inkorporierung von Radionukliden in den Körper des behandelnden Arztes und seiner Helfer verhindern. Ferner muß auch das Festhaften von radioaktivem Material auf der Haut verhindert werden. Diesem Zwecke dienen Schutzanzüge bzw. Schutzhandschuhe aus Kunststoffen, die keineswegs die Strahlung absorbieren können, aber das Haften von pulverförmigen radioaktiven Teilchen auf der Haut verhindern. Niemals dürfen diese mit bloßen Händen angegriffen werden. Zum Schutze vor der äußeren Strahleneinwirkung dienen Arbeitstische mit dicken Wänden aus Beton oder Blei, ferner langstielige Werkzeuge zur Fernbedienung, die sogenannten künstlichen Hände. Wo ein strahlendes Isotop injiziert werden soll, wird eine mit Blei gepanzerte strahlengeschützte Spritze verwendet.

Merkwürdigerweise hat es sehr lange gedauert, bevor auf die Gefährdung des Personals in den sogenannten Radiumbädern hingewiesen wurde. Diese sind eigentlich als Radonbäder zu bezeichnen, da nur Radon, das erste Tochterelement des Radiums, therapeutisch verwendet wird. Nach den Untersuchungen der Staatlichen Zentrale für Strahlenschutz der DDR (D. B. Herrmann) müssen die sogenannten Emanatoren einen Bleipanzer erhalten, um das Bedienungspersonal gegen die Gammastrahlung zu schützen. Ferner muß durch eine Be- und Entlüftungsanlage das Radongas aus den Baderäumen entfernt werden, schließlich muß kontrolliert werden, ob nicht durch undichte Stellen Radium in das Radonwasser übertritt. Vermutlich hat der Umstand, daß Trink- und Badekuren mit Radonwässern schon Jahrzehnte vor der Entstehung der eigentlichen Nuklearmedizin angewendet wurden, zur Unterschätzung der bei diesen Verfahren auftretenden Strahlenbelastungen geführt.

Besondere Sorgfalt ist beim Arbeiten mit radioaktivem Goldkolloid Au 198 erforderlich. Dieses darf niemals mit der Haut des Patienten oder des Arztes in direkten Kontakt kommen, da sonst die Haut der direkten Bestrahlung ausgesetzt sein würde. Wenn trotzdem etwas radioaktives Goldkolloid auf die Haut gekommen ist, so muß dieses sofort mit Wasser abgewaschen werden, da es sonst eintrocknet und dann nur mehr schwer entfernt werden kann. Auch für die Behandlung mit Au 198 müssen mit Blei verkleidete Injektionsspritzen verwendet werden.

H. Bartolmäs, F. H. Glaser und E. Schmidt haben kürzlich die Strahlendosen gemessen, denen die Ärzte, das technische Personal und das Pflegepersonal bei dieser Therapie ausgesetzt sind. Eine Schwester, die 25 mit $^{198}$Au behandelte Patienten pflegt, kann beispielsweise eine jährliche Dosis von 2,5 rem erhalten. Auch sind goldseedtragende Patienten von den anderen Kranken aus Strahlenschutzgründen zu isolieren.

In Abteilungen für Nuklearmedizin müssen fortlaufende Messungen mit Filmplaketten durchgeführt werden. Diese Plaketten, die von allen im Betrieb Beschäftigten während der Arbeitszeit getragen werden müssen, enthalten ein Stück Film, dessen Schwärzungsgrad bei der Auswertung photometrisch bestimmt wird. Auf diesem Wege wird die Personendosis gemessen, die der betreffende Mitarbeiter der Abteilung erhalten hat. Neben den Filmplaketten werden noch kleine Taschendosimeter verwendet, die eine Ionisationskammer enthalten und eine momentane Ablesung der Dosis ermöglichen. Jede Überschreitung der höchsten zulässigen Dosis muß der Anlaß zur eingehenden Untersuchung des betreffenden Arbeitsvorganges sein.

Neben der physikalischen Überwachung mit Filmplaketten ist aber auch die ärztliche Untersuchung unbedingt erforderlich. Bei der periodischen Untersuchung von Ärzten, Physikern, Assistentinnen usw. ist neben der Beachtung von eventuellen Hautveränderungen auch die Blutuntersuchung mit Differentialzählung unbedingt notwendig. Gegen die regelmäßige Überwachung des Blutbildes ist gelegentlich eingewendet worden, daß sie eine recht grobe Methode zum Nachweis von Strahlenschäden darstellt, die unter ungünstigen Umständen auch versagen kann. Diese Einwände erscheinen uns aber nicht stichhaltig zu sein, da die periodische Blutuntersuchung jedenfalls eine zweite Kontrollmöglichkeit bietet, die gegebenenfalls eine Lücke in der physikalischen Dosisüberwachung aufzudecken vermag. Andererseits erfordert die Beurteilung des Blutbildes sehr gründliche hämatologische Kenntnisse, damit nicht belanglose Veränderungen irrtümlich als Strahlenschädigung angesehen werden.

Eine weiteres Problem, das hier wenigstens gestreift werden soll, ist die Radioaktivität von Leichen. Stirbt ein Patient während oder nach Beendigung einer Behandlung mit Radionukliden, so verbleiben diese im Körper des Verstorbenen, so daß dieser selbst zu einer Strahlenquelle geworden ist. Es leuchtet ein, daß dieser Fall um so öfter eintreten muß, da bekanntlich ein erheblicher Teil der mit Radionukliden behandelten Kranken inkurabel ist. Sowohl für die Autopsie wie für die nachfolgende Bestattung oder Einäscherung sind bereits besondere Schutzmaßnahmen ausgearbeitet worden. Durch die zunehmende Anwendung von Radionukliden in der Medizin ist also der Kreis der potentiell strahlengefährdeten Berufe wesentlich erweitert worden, da nicht nur die Obduzenten und ihre Hilfskräfte, sondern auch Angestellte von Bestattungsinstituten usw. mit den radioaktiv gewordenen Leichen in Berührung kommen können.

# 5. Kernenergie und Strahlen in der Industrie

## 5.1. Die Urangewinnung

Wie die Geschichte der Medizin uns lehrt, wurden durch Strahleneinwirkung verursachte Tumoren schon zu einer Zeit beobachtet, in der der Begriff der ionisierenden Strahlen noch völlig unbekannt war. Bereits in den Schriften des PARACELSUS VON HOHENHEIM tauchten Berichte über damals rätselhafte Erkrankungen auf, denen die Bergleute in Schneeberg in Sachsen in großer Zahl zum Opfer fielen. Auch AGRICOLA erwähnt die Scheneberger Bergmannskrankheit in seinem Werke „De re metallica". Seit 1470 wurde in Schneeberg Silber, später auch Arsen, Kobalt und Uran gewonnen — aus dem Uran wurden damals Farben hergestellt — und stets starb ein beträchtlicher Teil der Bergleute unter pulmonalen Symptomen. Aber erst im Jahre 1878 wurde die Bergmannskrankheit von HÄRTING und HESSE als Bronchialkarzinom erkannt, dessen Entstehung sie zunächst auf das Einatmen von arsenhaltigem Gesteinsstaub zurückführten. Obwohl wir heute wissen, daß die Radioaktivität zweifellos die Hauptursache des Schneeberger Lungenkrebses ist, kann doch das ebenfalls kanzerogene Arsen als Mitursache der Erkrankung angenommen werden. K. H. BAUER hat die gleichzeitige Einwirkung von Arsen enthaltendem Gesteinsstaub und der Strahlung der radioaktiven Stoffe als Beispiel einer „Synkarzinogenese" hervorgehoben.

Nach einer oft zitierten Untersuchung von O. ROSTOSKI, E. SAUPE und G. SCHMORL verstarben von 154 Bergleuten in Schneeberg 60% an Lungenkarzinomen, während unter 362 Einwohnern von Schneeberg, die nicht im Bergbau beschäftigt waren, kein einziges Lungenkarzinom beobachtet wurde. Bei einem Viertel der Karzinompatienten fanden sich Doppelkarzinome, was leicht erklärlich ist, wenn man bedenkt, daß die krebserzeugenden Faktoren auf die gesamte respiratorische Oberfläche gleichzeitig einwirken.

In diesen Gruben wurde seit dem Jahre 1516 Silber gewonnen. Später wurde aus Uranpechblende dieser Gruben Uran gewonnen, und aus dem gleichen Mineral wurde von P. und M. CURIE erstmals Radium dargestellt. Schon 1929 berichtete J. LÖWY über zwei Fälle von Bronchialkarzinom bei den Grubenarbeitern. Wenig später berichteten A. BEUTEL und A. WOLDRICH über einen 45jährigen Bergarbeiter, bei dem sich ein Bronchialkarzinom im rechten Unterlappen entwickelt hatte, nachdem er 26 Jahre lang in den Urangruben gearbeitet hatte. Der Vater des Patienten, auch ein Bergmann, war mit 36 Jahren und sein Bruder, der den gleichen Beruf ausübte, mit 48 Jahren an einem Bronchialkarzinom verstorben. Im Jahre 1941 erschien dann eine umfassende Studie von BEHOUNEK und FORT, die sich auf 63 Obduktionsbefunde stützen konnte. Bei diesen ergab sich in 45% der Fälle als Todesursache ein Bronchialkarzinom, in manchen Fällen waren auch ein Pleurakarzinom und ein Knochensarkom aufgetreten. Bei den Grubenarbeitern ergab sich eine mittlere Lebensdauer von 42 Jahren gegenüber 59 Jahren bei der übrigen Bevölkerung von Jachymov.

Inzwischen war das Problem der Schneeberger Bergmannskrankheit auch von der experimentellen Seite her in Angriff genommen worden. HUECK brachte Tiere in den Schneeberger Stollen und konnte bei etwa einem Viertel derselben die Entwicklung von Tumoren beobachten. Schließlich konnten B. RAJEWSKY, A. SCHRAUB und B. KAHLAU bei Versuchstieren durch Einatmen von Radon Lungentumoren erzeugen. Sie beschrieben auch Atypien des Bronchialepithels, adenomatöse und karzinomatöse Wucherungen desselben. Nach diesen experimentellen Befunden, die im wesentlichen die klinischen und patho-anatomischen Erfahrungen reproduzierten, kann kein Zweifel darüber bestehen, daß es sich hier um die Spätfolgen der inneren Bestrahlung handelt, wobei als Strahlenquelle sowohl Radon samt Tochterprodukten wie inhalierter radioaktiver Gesteinsstaub in Frage kommen. Zu dieser Frage liegt auch eine neuere Untersuchung von Z. S. JAWOROWSKI vor, der die Konzentration von Radium D in den Haaren, den Knochen und den mediastinalen Lymphknoten untersuchte. Messungen der Konzentration von Radon in der Luft der Urangrube im Vergleiche mit der Radioaktivität des Knochens sprachen dafür, daß die letztere zum größten Teil aus dem radioaktiven Gesteinsstaub stammen müsse. Die stärkste Radioaktivität, nämlich 14 pCi je Gramm Gewebe fand JAWOROWSKI in den mediastinalen Lymphdrüsen, was insofern nicht überraschend ist, als diese das Abflußgebiet für die Lunge bilden. Nach JAWOROWSKI erhielten bei den später ad exitum gekommenen Fällen die mediastinalen Lymphdrüsen eine Dosis von einigen Hundert mrem pro Woche, was die Entstehung der Karzinome an den Lungenwurzeln hinlänglich erklären dürfte.

Nach V. KUSAK kommt in den Gruben von Jachymov den Schimmelpilzen pathogenetische Bedeutung zu. So speichert *Aspergillus flavus* radioaktive Stoffe bis zu 95% seines Gewichtes, auch soll er einen karzerogenen Stoff absondern.

Mehrfach ist auch die naheliegende Frage aufgeworfen worden, wieso das Auftreten von Lungenkarzinomen nur bei den Arbeitern in den Gruben von Schneeberg und Jachymov, nicht aber bei den Bergleuten in anderen Urangruben beschrieben wurde. Die Aufklärung dieses scheinbaren Widerspruches dürfte darin gelegen sein, daß in vielen außereuropäischen Urangruben kein langjähriges Stammpersonal beschäftigt wurde, sondern meist Arbeiter tätig waren, die nach einigen Jahren den Arbeitsplatz wieder wechselten. Solche Personen sind naturgemäß einer viel kleineren Strahlenbelastung ausgesetzt als die mehr seßhaften Bergleute im Erzgebirge, bei denen sich die Strahlendosen im Laufe der jahrzehntelangen Tätigkeit kumulieren mußten. Nachdem aber die Urangruben in den Rocky Mountains 10 Jahre lang und darüber in Betrieb gewesen waren, traten bei den dort Beschäftigten bereits die ersten Lungenkarzinome auf (siehe weiter unten).

In den Jahrzehnten von der Jahrhundertwende bis zum Ausbruch des zweiten Weltkrieges beschränkte sich der radioaktive Bergbau auf die Gewinnung von Radium und Mesothorium, das für medizinische Anwendungen und für die Herstellung von Leuchtfarben verwendet wurde. Die große Wende brachte das Jahr 1938, in dem O. Hahn die Kernspaltung des Urans entdeckte. So enthüllte sich eine weitere Eigenschaft des Urans, die noch größere Konsequenzen haben sollte als die schon seit Becquerel bekannte natürliche Radioaktivität. Man erkannte, daß das Uran eine Energiequelle von gewaltigem Ausmaße darstellt, die auch die plötzliche, explosionsartige Freisetzung von Energie ermöglicht.

Unter größter Geheimhaltung wurde während des zweiten Weltkrieges in den USA an der Erschließung der Kernenergie gearbeitet. Die Weltöffentlichkeit erfuhr von dieser neuen Entwicklung am 6. August 1945, zugleich mit der Nachricht vom Abwurf der Atombombe über Hiroshima, worauf im Abschnitt 6. noch eingegangen wird. Hier sei nur so viel vorausgeschickt, daß nach dem Ende des zweiten Weltkrieges in allen Teilen der Welt eine äußerst intensive Suche nach Uranerzen begann, da diese mit einem Schlage zu den meist gesuchten Rohstoffen gehörten. Während bis dahin die Nachfrage nach Uran relativ gering war, da Uranerze nur zur Gewinnung von Radium gebraucht wurden, ist jetzt das Uran zum wichtigsten Rohstoff für den Betrieb von Kernreaktoren wie zur Herstellung von Kernwaffen geworden.

Nun wendeten sich Personen und Institutionen der Uransuche und Urangewinnung zu, die nichts von den gesundheitlichen Gefahren des Uranbergbaues und der Uranverarbeitung wußten. Vielfach bestand auch keine Kenntnis von den Untersuchungen über die Strahlengefährdung im Uranbergbau, die wir oben erwähnt haben. Das Bulletin der Internationalen Atomenergiebehörde schildert die Situation, die sich daraus ergab, folgendermaßen:

„Als in zahlreichen Ländern begonnen wurde, mit großer Dringlichkeit nach Uran zu suchen, wurden neue Minen erschlossen, ohne daß für adäquate Vorsichtsmaßnahmen gesorgt wurde. Dieser Mangel wurde teilweise durch verschiedenartige örtliche Schwierigkeiten bedingt. In Gegenden wie dem Colorado Plateau in den Vereinigten Staaten von Amerika oder in Teilen von Südafrika waren weder Wasser zur Staubbeseitigung noch Energie für Ventilatoren verfügbar. Viele Betriebe waren recht klein, und wo Wasser nur über große Entfernungen erreichbar war oder Spezialausrüstungen für Ventilatoren erforderlich gewesen wären, wurden diese Dinge vernachlässigt.

Teilweise aber war es der Mangel an Kenntnissen, der für den Mangel an Vorsichtsmaßnahmen verantwortlich zu machen ist. Nur wenig war über die gefährlichen Substanzen bekannt, die angetroffen wurden, ihr Vorkommen und ihre Konzentration, sowie über das Ausmaß an Bemühungen, die zu ihrer Beherrschung erforderlich sind. Weder wurden ihre physiologischen Wirkungen richtig verstanden noch die Art und Weise, in der die radioaktiven Stoffe den Körper gefährden.

Um 1950 begannen gründlichere Untersuchungen über die Arbeitsbedingungen in Urangruben und Verarbeitungsbetrieben. Bereits das erste Ergebnis war die Aufdeckung einer sehr gefährlichen Situation an vielen Arbeitsstätten, da die vorgefundene Strahlenbelastung weitaus zu hoch war. Besonders arge Bedingungen entstanden durch die Kombination von Radon mit exzessiver Staubentwicklung in vielen Minen. Das erste und naheliegendste Mittel zur Abhilfe war daher die Sorge für bessere Durchlüftung oder richtiger: „Bewetterung" und strengere Staubkontrolle, vorwiegend durch Gebrauch von Wasser. Sofortige Verbesserungen erfolgten, doch beschränkten sie sich auf eine Art von „erster Hilfe".

Ausreichende Bewetterung, Vermeidung von Staub und persönliche Hygiene bleiben auch weiterhin die Grundlagen des Gesundheitsschutzes. Aber es ist erforderlich, darüber mehr zu wissen, beispielsweise hinsichtlich der Frage nach dem Ausmaß der Durchlüftung. Ihre Beantwortung hängt mit der Messung der Radioaktivität zusammen sowie mit der Bestimmung der Konzentration der Radionuklide, die als besonders gefährlich bekannt sind. Das hängt aber wieder mit der Kenntnis ihrer biologischen Effekte zusammen und besonders der Formarten, die am leichtesten in den Organismus eindringen. Neben der Einrichtung der Strahlenmessung erhebt sich die Frage periodischer ärztlicher Untersuchungen, ferner Fragen der Verhütung der Kontamination der Umgebung."

Diese Zustände führten dazu, daß die Behörden der USA im Jahre 1950 ein umfangreiches Forschungsprogramm über die gesundheitlichen Bedingungen in den Urangruben und Aufbereitungsanlagen starteten. Diese Frage war um so dringlicher geworden, da eine große Anzahl von kleinen, schwer kontrollierbaren Betrieben des Uranbergbaues über Nacht entstanden waren. Als der „Boom" seinen Höhepunkt erreicht hatte, waren bereits 600 Urangruben in Betrieb. Die diesbezüglichen Untersuchungen brachten im wesentlichen eine Bestätigung der älteren europäischen Erfahrungen über die Zusammenhänge zwischen Radioaktivität und Lungenkarzinomen unter den Bedingungen des Uranbergbaues. Zuvor sei ein Überblick über die uranhaltigen Mineralien vorausgeschickt. Tabelle 26 gibt einen Überblick über die wichtigsten von ihnen (nach L. Erichsen).

Tabelle 26

*Die wichtigsten Uranmineralien und ihre Vorkommen*

| Mineral | Zusammensetzung | Wichtigste Lagerstätten |
|---|---|---|
| Uraninit (Pechblende) | $(UO_2)_x(UO_3)_y$ | Jachymov, Schneeberg, Katanga, Gr. Bärensee, Canada, Athabscasee, Saskatch Urgeirica, Portugal |
| Brannerit | $(U, Ca, Fe, Th, Y)_3Ti_5O_{16}$ | Blind River, Ontario |
| Davidit | $(Fe, Ce, U)(Ti, Fe, V, Ce)_3(O, OH)_7$ | Radium Hill, Australien |
| Autunit | $CaO \cdot 2UO_3 \cdot P_2O_5, 8H_2O$ | Colorado Plateau, USA |
| Carnotit | $K_2O \cdot 2UO_3 \cdot V_2O_5 \cdot 8H_2O$ | Colorado Plateau, USA |
| Tuyamunit | $CaO \cdot 2UO_3 \cdot V_2O_5 \cdot 8H_2O$ | Ferghana, Sibirien |
| Thorianit | $(ThU)O_3$ | Madagaskar |

Tabelle 27 gibt einen Überblick über die Uranreserven verschiedener Länder (nach einem EURATOM-Bericht, 1963).

Tabelle 27

| Land | Metall (in Tonnen) | Urangehalt des Erzes in % |
|---|---|---|
| Kanada | 145000 | 0,1 |
| USA | 134000 | 0,2 |
| Südafrika | 115000 | 0,017 |
| Frankreich | 26000 | 0,14 |
| Australien | 10000 | 0,09–0,15 |
| Kongo | 8000 | 0,3 |
| Portugal | 5500 | 0,12 |
| Gabon | 5000 | 0,45 |
| Argentinien | 3800 | 0,1–0,2 |
| Italien | 1600 | 0,10 |
| Spanien | 1500 | 0,11 |
| Indien | 1200 | 0,06 |
| Japan | 1000 | 0,042 |
| Westdeutschland | 800 | 0,2–0,5 |

Im August 1963 fand in Wien ein Symposium über die gesundheitliche Gefährdung im Uranbergbau statt, welches von der Internationalen Atomenergiebehörde (IAOA) in Zusammenarbeit mit der Weltgesundheitsorganisation (WHO) und der Internationalen Arbeitsorganisation (ILO) veranstaltet wurde.

Die jetzt vorliegenden Berichte dieser Tagung bilden die Zusammenfassung unseres derzeitigen Wissens über die im Uranbergbau bestehenden Gefahren, die Methoden zu ihrer Erkennung und Verhütung. Auch die bei der weiteren Verarbeitung der Uranerze entstehenden Gefahren wurden eingehend besprochen. In beiden Zweigen der Urangewinnung „mining" und „milling" bestehen zusätzlich zu den gesundheitlichen Gefahren anderer metallurgischer Betriebe die besonderen Probleme, die sich aus der Radioaktivität des Materials ergeben. Ein auf der Tagung gehaltenes Referat von V. E. Archer, B. E. Carrol, H. P. Brinton und G. Saccomanno befaßte sich mit den Ergebnissen der gesundheitlichen Überwachung von 6929 Bergarbeitern, die in den Jahren 1950 bis 1960 in den Urangruben des Colorado Plateau beschäftigt gewesen waren. Die Aufmerksamkeit der Untersucher richtete sich dabei, schon in Hinblick auf die früheren europäischen Erfahrungen, besonders auf Veränderungen im Bereiche des Respirationstraktes. Dabei wurde gehäuftes Auftreten von chronischer Bronchitis, Emphysem und Pneumonokoniosen vorgefunden. Im Sputum von Bergleuten, namentlich solchen, die mehr als sieben Jahre untertags gearbeitet hatten, fanden sich atypische Zellen, die als Zeichen einer Präkanzerose bzw. eines inzipienten Karzinoms der Bronchialschleimhaut gedeutet werden. Das Referat von J. K. WAGONER, V. E. ARCHER, B. E. CARROLL, D. A. HOLADAY und P. A. LAWRENCE bezog sich auf die Analyse der in der Zeit von 1950 bis 1962 bei den Uranarbeitern verzeichneten Todesfälle. Von insgesamt 5370 erfaßten Personen waren in der Berichtszeit 297 verstorben. Die Aufgliederung der Todesursachen ergab eine signifikante Vermehrung der Todesfälle an malignen Tumoren des Atmungstraktes. D. A. HOLADAY und N. N. DOYLE gingen dem Zusammenhang zwischen der Radonkonzentration in der Luft der einzelnen Gruben und dem Gesundheitszustand der Bergleute nach. Seit den Untersuchungen von W. F. BALE (1951) wird neben der Inhalation von Radon besonders der Belastung durch die Tochterelemente, vor allem Radium A ($^{218}$Po) und Radium C′ ($^{214}$Po) die größte Bedeutung zugemessen. Diese Untersuchungen haben unsere Kenntnisse von der Strahlengefährdung im Uranbergbau um zahlreiche Einzelheiten bereichert, gleichzeitig aber gezeigt, daß dort, wo mehrjährige Arbeit unter schlechten gesundheitlichen Bedingungen geleistet wurde, die gleichen Erkrankungen auftreten, die schon aus den älteren europäischen Erfahrungen her bekannt waren.

Bei der gesundheitlichen Überwachung der Arbeiter im Uranbergbau scheint der regelmäßigen Untersuchung des Urins besondere Bedeutung zuzukommen. So ergibt sich aus den Untersuchungen von R. F. BELL und J. C. GILLIAND, daß die Bestimmung des Bleiisotops Pb 210 im Urin einen guten Anhaltspunkt für die Strahlenbelastung durch Radon und dessen Tochterelemente ergibt. Überdies konnte im Tierversuch durch die Anwendung von Chelatbildnern eine beschleunigte Ausscheidung von Pb 210 erzielt werden. Als besonders wirksam hat sich dabei EDTA (Äthylendiaminotetraessigsäure) erwiesen. Die eigentliche Prophylaxe der gesundheitlichen Gefahren des Uranbergbaues liegt offenbar auf technologischem Gebiete, da durch Staubbeseitigung, Durchlüftung der Gruben und Atemschutzgeräte die Strahlenbelastung der Bergleute wesentlich verringert werden kann.

Besondere gesundheitliche Gefahren bestehen auch in Isotopentrennanlagen, bei denen Uranverbindungen in gasförmigem Zustande verarbeitet werden. Die Trennung der beiden Uranisotope mit den Atomgewichten 235 und 238 hat bei der Entwicklung der Kernreaktoren und der Atombombe eine bedeutende Rolle gespielt und ist auch heute noch die Voraussetzung für die Anreicherung des spaltbaren Isotops U 235. Im natürlichen Uran stehen die beiden Isotope U 235 und U 238 im Verhältnis 1:140, doch kann nur das erstere durch thermische Neutronen gespalten werden. Es mußten daher Verfahren gefunden werden, die beiden Isotope voneinander zu trennen, wobei, wegen der chemischen Gleichartigkeit der beiden Atomgattungen, eine chemische Abtrennung von vornherein nicht in Frage kam. Ein möglicher Weg zur Isotopentrennung war die Überführung des Urans in gasförmige Verbindungen, wie z.B. Uranhexafluorid $UF_6$ und die nachfolgende Trennung auf dem Wege der Diffusion. Da nämlich die Diffusionsgeschwindigkeit von Gasmolekülen von deren Masse abhängt, bestand die Möglichkeit die unterschiedliche Diffusionsgeschwindigkeit der beiden Isotope zu ihrer Trennung auszunützen. Tatsächlich gelang es, zu diesem Zwecke geeignete Membranen zu entwickeln, die die Anreicherung von U 235 ermöglichen, doch muß der Diffusionsprozeß einige tausend Male wiederholt werden, um die erforderliche Anreicherung, „Bombenreinheit", zu erzielen. Die Einzelheiten des Verfahrens gehören zu den am strengsten gehüteten Geheimnissen der Atommächte. Bei derartigen Verfahren, bei welchen mit gasförmigen Uranverbindungen gearbeitet wird, sind besondere Vorsichtsmaßnahmen erforderlich, um das Inhalieren derselben zu vermeiden.

Ein weiteres Problem des radiologischen Schutzes wurde durch die radioaktiven Abfälle der Uranerzaufbereitung aufgeworfen. So wurde in den Vereinigten Staaten von Amerika, im Colorado Hochland, bei der Urangewinnung und -verarbeitung, eine bedrohliche Anhäufung von radioaktivem Sand festgestellt. Durch Windverwehungen gelangte dieser in verschiedene Flüsse und Bäche, die in den Coloradofluß einmünden. Als Folgeerscheinung zeigte sich eine beträchtliche Speicherung von Radium in der Vegetation. So wurde bei manchen Algen eine Konzentration von 3560 pCi je kg, bei Luzernen 1160 pCi je kg gefunden. In einem der Flüsse betrug die Konzentration des weggeschwemmten Radiums zeitweise 88 pCi pro Liter Wasser. Diese und ähnliche Beobachtungen haben gezeigt, daß nicht nur der Uranbergbau und die Betriebe der Uranverarbeitung, sondern auch die Wasserläufe in der Umgebung dieser Industriezweige eine fortlaufende radiologische Überwachung erfordern.

Die geschilderten Erfahrungen im Uranbergbau und andere Beobachtungen haben dazu geführt, daß die Frage aufgeworfen werden mußte, welches die größte Menge von Radium ist, die der menschliche Körper ohne ernste gesundheitliche Gefährdung speichern kann. Zunächst ist darauf hinzuweisen, daß das Radium, ebenso wie Plutonium und Strontium, zu den „knochensuchenden', oder osteotropen Radionukliden zählt, die vorzugsweise im Skelett abgelagert und gespeichert werden. Das soll aber keineswegs besagen, daß die gesamte inkorporierte Menge von Radium tatsächlich in der tela ossea retiniert wird. Vielmehr wird ein Teil des inkorporierten Radiums zunächst in den weichen Geweben aufgenommen und später wieder ausgeschieden. Immerhin konnte experimentell gezeigt werden, daß im Tierversuch drei Stunden nach der intravenösen Injektion eines Radiumsalzes schon die Hälfte desselben in Knochen abgelagert war.

Es wird heute angenommen, daß für die definitive Speicherung von Radium im menschlichen Körper 0,1 $\mu$g die höchste zulässige Menge ist. Ferner wird angenommen, daß bei der Speicherung von 0,1 $\mu$g Radium im Skelett die Osteozyten eine Strahlendosis von 0,8 rem pro Woche oder 40 rem pro Jahr erhalten. Diese für den „Standardmenschen" errechneten Werte sind indessen nicht unwidersprochen geblieben. Mehrere Autoren, wie etwa W. B. LOONEY haben, wohl mit Recht, darauf hingewiesen, daß es sich um Strahlendosen handelt, die auf anderen Gebieten als unzulässig hoch eingeschätzt wurden. Bedenkt man beispielsweise, daß bei der beruflichen Beschäftigung mit ionisierenden Strahlen als höchste zulässige Ganzkörperdosis 5 rem pro Jahr angesehen werden, so bestehen diese Einwände zweifellos zu Recht. Ferner ist darauf hinzuweisen, daß die Ablagerung von Radium im Skelett niemals vollständig gleichmäßig erfolgt, sich daher an manchen Stellen des Knochengewebes auch weitaus höhere Dosen ergeben können. Dadurch ist aber die Festsetzung der höchsten zulässigen Speicherung von Radium mit einem weiteren Faktor der Unsicherheit belastet. Andererseits sind auch gegenteilige Ansichten geäußert worden, da sich herausgestellt haben soll, daß nach der Injektion von Radiumpräparaten auch erheblich größere Speicherungen ohne nachweisbaren Schaden vorgekommen sind. Wir werden auf dieses Problem noch im Abschnitt 9. zurückkommen.

Es leuchtet ein, daß die gründliche Kenntnis und die realistische Einschätzung der im Uranbergbau bestehenden Gefahren der Arbeitshygiene ein reiches Feld zur prophylaktischen Betätigung eröffnet haben. Ausreichende Zufuhr von frischer Luft, Staubvermeidung und Staubbeseitigung, Sauberkeit und andere hygienische Maßnahmen sind ebenso wichtig wie die regelmäßige ärztliche Überwachung des gesamten Personals. Bei der periodischen ärztlichen Untersuchung ist auf den Zustand der Atmungsorgane ebenso zu achten wie auf die Kontrolle des Blutbildes. Ferner scheint der Urinuntersuchung eine wesentliche Rolle zuzukommen, da die Ausscheidung von Uran und seiner Zerfallsprodukte Rückschlüsse auf die Strahlenbelastung des gesamten Organismus ermöglicht. Untersuchungen in den jugoslawischen Urangruben durch D. Djuric und Mitarbeiter sprechen dafür, daß besonders die Ausscheidung von Polonium einen wichtigen Indikator der Strahlenbelastung der Bergleute darstellt. Man nimmt an, daß etwa 50% des im Urin ausgeschiedenen Poloniums aus den Tochterelementen des Radons stammen. In Anbetracht der großen Bedeutung, die jetzt den „daughters" beigemessen wird, dürfte der Urinuntersuchung auf Polonium eine wichtige Rolle zukommen.

Fortlaufende Messungen der Radioaktivität in den Gruben, an den einzelnen Arbeitsplätzen sowie am Körper der betreuten Personen stellen weitere wichtige Maßnahmen zur Vermeidung von Strahlenschäden dar. Diese Maßnahmen müssen auch in die gesetzliche Regelung des Strahlenschutzes mit einbezogen werden (siehe Abschnitt 9.).

## 5.2. Radioaktive Leuchtfarben

Ein weiteres Produktionsgebiet, in dem schon vor Jahrzehnten die Entstehung maligner Tumoren als Spätfolge von Strahleneinwirkungen bekannt geworden ist, ist die Uhrenindustrie, soweit es sich um selbstleuchtende Zeiger und Zifferblätter handelt. Die ersten diesbezüglichen Erfahrungen sind in der Fachliteratur als die „Katastrophe von New Jersey" beschrieben worden. In dieser Stadt wurde nämlich im Jahre 1917 eine Fabrik zur Herstellung von im Dunkeln leuchtenden Zifferblättern eröffnet. Die zu diesem Zwecke verwendete Leuchtmasse bestand aus Zinksulfid mit einem geringen Zusatz von Radium und Mesothorium. Bereits im Zeitraum von 1922 bis 1924 starben neun Fabrikarbeiterinnen an Kiefernekrose, Sepsis und Anämie, denen in den nächsten Jahren noch zahlreiche andere folgten, da die Krankheit nicht rechtzeitig als Strahlenschädigung erkannt worden war. Die Inkorporation des Radiums war, wie sich später herausstellte, dadurch entstanden, daß die Arbeiterinnen die Gewohnheit hatten, den Pinsel zum Auftragen der Leuchtfarbe mit den Lippen anzufeuchten. Bei diesem Vorgange gelangten Tag für Tag kleine Radiummengen in den Körper, in welchem sie nach erfolgter Resorption größtenteils im Skelett abgelagert wurden. Als man die Ursache der Erkrankungen und den Weg des Eindringens des Radiums erkannt hatte, wurde der Arbeitsprozeß geändert und man hoffte, daß keine weiteren Erkrankungen mehr auftreten würden. Diese Hoffnungen erfüllten sich aber nicht, denn im Laufe der nächsten Jahre erkrankten und verstarben mehrere Arbeiterinnen an Knochensarkomen, unter ihnen auch solche, die diese Arbeit schon vor längerer Zeit aufgegeben hatten. Die Tumoren entwickelten sich an jenen Stellen des Skelettes, an denen es zu dauernder Ablagerung von Radium und damit zur Dauerbestrahlung gekommen war, bei der in erster Linie die Alphastrahlung zur Wirkung kam.

Einen Fall, der einen außerordentlich protrahierten Verlauf genommen hat, schilderten J. Schubert und R. E. Lapp in ihrem Buch „Radiation" folgendermaßen:

„Die Patientin bemalte von 1918 bis 1919 Zifferblätter bei der US Radium Corporation. Sie begann mit dieser Arbeit im Alter von 21 Jahren. Während ihrer einjährigen Arbeit leckte sie den Pinsel ab. Im Jahre 1935 klagte sie über unbestimmte Knochenschmerzen und wurde auf Arthritis behandelt. Im Jahre 1940 wurde sie von S. Martland untersucht, der die Diagnose Radiumvergiftung stellte. Die Patientin hatte ihre frühere Tätigkeit als Leuchtzifferblatt-Arbeiterin ganz vergessen ... 1944 ... Röntgenaufnahmen zeigten Knochensarkom im Frühstadium. Sie starb 1945 in Kalifornien, 26 Jahre, nachdem sie aufgehört hatte, Zifferblätter anzustreichen."

Im Jahre 1951 untersuchten F. E. Hoecker und P. G. Roofe die Radioaktivität der Skelette von zwei Frauen, die 20 Jahre vorher verstorben waren. Sie fanden in den Skeletten eine enorme Menge Radium, das aber außerordentlich inhomogen verteilt war. Eine der Patientinnen, in deren Skelett eine Radiummenge von insgesamt 50 $\mu$g Radium gespeichert war, hatte ein Osteochondrosarkom der Skapula. Bei der anderen Patientin wurde ein Sarkom des Schambeines gefunden, die gespeicherte Radiummenge betrug in diesem Falle 8 $\mu$g Radiumelement. Für die an den einzelnen Stellen des Skelettes wirksamen Dosen wurden infolge der inhomogenen Verteilung des Radiums sehr unterschiedliche Dosen, 1 bis 23 rad pro Tag, errechnet. An den Orten maximaler Strahlungsintensität ergaben sich somit Dosen von rund 8000 rad pro Jahr, was bei Berücksichtigung der RBW für Alphastrahlen einer Dosis von 80000 rem entspricht.

Eine verspätete Beobachtung ähnlicher Art wurde dann im Jahre 1957 von H. Q. Woodard mitgeteilt. Ein damals 16jähriges Mädchen hatte im ersten Weltkrieg für die amerikanische Armee Leuchtzifferblätter gemalt. Sie bekam 39 Jahre später, nachdem in der Zwischenzeit früher Zahnverlust und Arthrosen aufgetreten waren, ein Osteosarkom am unteren Femurende mit Übergreifen des Tumors auf den proximalen Anteil der Tibia. Die Radioaktivität des Skelettes konnte durch eine Autoradiographie der amputierten Extremität nachgewiesen werden, ferner wurde Radon in der Atemluft nachgewiesen (zitiert nach K. H. Bauer).

Eine interessante zytologische Untersuchung zu diesem Thema wurde in jüngster Zeit von J. T. Boyd mitgeteilt. Er untersuchte die Blutkörperchen von Arbeiterinnen, die in der Uhrenindustrie leuchtende Zifferblätter bemalt hatten, mittels der Zellkultur. Dabei konnten strukturell abnorme Chromosomen bei diesen Personen festgestellt werden, und zwar häufiger als dies sonst der Fall ist. Die Vermutung liegt nahe, daß es sich auch bei diesen Befunden um Spätfolgen der langandauernden inneren Bestrahlung gehandelt hat.

Bei diesen Arbeiterinnen entstand, wie wir gesehen haben, ein für diese Art der Radiumintoxikation charakteristisches Krankheitsbild. Seine Pathogenese ist dahingehend einwandfrei aufgeklärt worden, daß das Radium vom Magen-Darmtrakt aus resorbiert wurde, in den Kreislauf kam, um schließlich im Knochengewebe fixiert zu werden. An dieser Stelle soll aber ergänzend eine andere Art von Radiumschädigung erwähnt werden, bei welcher die Inkorporierung über den Atmungstrakt erfolgte und sich folgerichtig ein wesentlich anderes Krankheitsbild ergab. Im Jahre 1949 berichteten H. Muth und H. Roth über einen ,,Fall von gewerblicher Radiumvergiftung mit tödlichem Ausgang". Es handelte sich um einen Chemiker, der 10 Jahre lang mit offenen Radiumlösungen von beträchtlicher Aktivität beschäftigt gewesen war. Nachträgliche Berechnungen ergaben, daß er während seiner Berufstätigkeit mit radioaktiven Salzlösungen gearbeitet hatte, die insgesamt 15150 mg Radium und 7200 mg Mesothorium enthielten. Er erkrankte fast gleichzeitig an Strahlengeschwüren der Finger und an pulmonalen Symptomen, die auf eine Strahlenfibrose der Lunge zurückgeführt wurden. Während die Ulzera offenbar durch direkte lokale Strahleneinwirkung entstanden waren, muß die Lungenerkrankung auf die fortgesetzte Inhalation von radioaktivem Material zurückgeführt werden. Schließlich entwickelte sich noch eine schwere aplastische Anämie, der der Patient erlag. Intra vitam durchgeführte Messungen der aus dem Körper des Patienten austretenden Gammastrahlung ließen darauf schließen, daß in diesem 3 bis 4 μCi Radium retiniert worden waren. Die Autopsie bestätigte die Diagnose vollständig, es wurden außer der Knochenmarkschädigung ausgedehnte fibröse Veränderungen in der Lunge und Pleuraschwielen vorgefunden. Die gesamte Aktivität des Körpers wurde post mortem zu 3,5 μCi bestimmt. Der Schluß ist naheliegend, daß die Lungenveränderungen als direkte Strahlenschädigung des Lungengerüstes anzusehen sind, die den nach therapeutischen Röntgenstrahlungen beobachteten Strahlenschäden durchaus analog sind (siehe

Abschnitt 4.2.). Interessanterweise wurde ein sehr ähnlicher Fall noch im Jahre 1957 beobachtet, zu einem Zeitpunkt also, zu dem die Gefahren der Inkorporierung von Radium schon wohlbekannt waren. Bei der von H. Muth und A. Schraub mitgeteilten Beobachtung handelte es sich um einen Chemiker, der mehr als 15 Jahre lang in einem Radium verarbeitenden Betrieb tätig gewesen war. Er arbeitete mit stark radioaktiven Lösungen von Ra 226, Ra 228 und Thorium, wobei er fortwährend radioaktives Material inhalierte. Auch in diesem Falle entwickelte sich ein vorwiegend pulmonales Krankheitsbild. Anfangs klagte der Patient über Husten und Atemnot bei Anstrengungen, dann trat zunehmende Müdigkeit auf und schließlich dauernde Atembeschwerden, selbst bei völliger Ruhe. Röntgenologisch wurden in der Lunge streifenförmige Verschattungen vorgefunden, die als fibröse Veränderungen gedeutet wurden. Außerdem entwickelten sich Pleuraschwarten, während das Blutbild keine wesentlichen Veränderungen zeigte. Schließlich kam der Patient durch eine Grippepneumonie ad exitum. Bei der Autopsie wurde erwartungsgemäß eine ausgedehnte Lungenfibrose mit pleuraler Schwiele vorgefunden. Die gesamte, im Körper gespeicherte Aktivität betrug 4 $\mu$Ci, davon entfielen auf die Lunge 0,6 $\mu$Ci, auf das Skelett 2,2 $\mu$Ci. Berechnungen ergaben, daß das Lungengewebe durch die Alphastrahlung eine Dosis von 10 rem pro Woche erhalten haben dürfte.

Vergleicht man die eben geschilderten Krankheitsberichte mit dem Krankheitsbild, das sich bei den Leuchtfarbenarbeiterinnen entwickelt hat, so erkennt man deutlich den Einfluß, den der Weg der Inkorporierung auf die Pathologie der Erkrankung ausgeübt hat. Nimmt man noch die im Abschnitt 4.3. beschriebenen Folgen der therapeutischen Verabreichung von Radiumsalzen und Thorotrast hinzu, so rundet sich das Bild ab, das wir heute von der Pathologie der Erkrankungen besitzen, die nach Inkorporierung von Alphastrahlern entstehen.

## 5.3. Kernreaktoren und Kernkraftwerke

Kernreaktoren dienen zur Freisetzung von Kernenergie mit Hilfe der kontrollierten Kettenreaktion der Kernspaltung. Als am 2. Dezember 1942 erstmalig in Chicago die kontrollierte Kettenreaktion in dem Reaktor „CP—1“ in Gang gesetzt wurde, war damit der Beweis erbracht, daß es möglich ist, die Energie des Atomkernes der Menschheit nutzbar zu machen. Wenngleich diese Entdeckung zu jenem Zeitpunkte durch die Kriegsereignisse überschattet wurde, die ja auch der eigentliche Anlaß für das rasche Vorantreiben der Atomforschung waren, muß doch daran festgehalten werden, daß diese Erfindung einen Wendepunkt der technologischen und industriellen Entwicklung bedeutete. Die im 18. und 19. Jahrhundert ablaufende industrielle Revolution hatte zu einer verstärkten Ausbeutung der fossilen Brennstoffe geführt, wie eine solche niemals zuvor der Fall gewesen ist. Wenngleich noch heute in verschiedenen Ländern neue Erdöllager erschlossen werden, kann doch kein Zweifel darüber bestehen, daß es sich bei der Energieerzeugung aus Kohle, Erdöl und anderen fossilen Brennstoffen um den Verbrauch von Vorräten handelt, die in Millionen von Jahren entstanden sind und jetzt in wenigen Jahrhunderten verbraucht werden. Obwohl die Meinungen der Fachleute über die Ergiebigkeit von Kohle und Erdöllagern noch auseinandergehen, muß doch damit gerechnet werden, daß diese Vorräte im Laufe des kommenden Jahrhunderts zur Neige gehen werden. Hat man sich das aber klar gemacht, so ist leicht zu verstehen, von welcher vitaler Wichtigkeit die Erschließung der Kernenergie gerade in unserem Jahrhundert gewesen ist. Denn ohne die Energie des Atomkernes wäre es nicht möglich, den wachsenden Energiebedarf der Menschheit zu befriedigen und die Zivilisation aufrechtzuerhalten. Denn das Absinken der Energieproduktion hätte zwangsläufig zum Absinken der Warenproduktion und damit zur Senkung des Lebensstandards der gesamten Menschheit geführt. Hinzu kommt noch, daß gerade die fossilen Brennstoffe wichtige Rohmaterialien für verschiedene chemische Industriezweige darstellen, so daß ihre Verheizung eigentlich als Raubbau und Vergeudung angesehen werden muß. Demgegenüber ist das ,,Brennmaterial" der Kernkraftwerke, das Uran, in so großer Menge vorhanden, daß der Energiebedarf auf viele Jahrhunderte hinaus, wenn nicht länger, gedeckt werden kann.

Das erste Kernkraftwerk der Welt wurde im Jahre 1954 in Obninsk (UdSSR) in Betrieb genommen und lieferte eine Leistung von 5 MW. Es folgten 1956 Calder Hall (Großbritannien) und 1957 Shippingport (USA).

Die Aussichten für die langfristige Deckung des Energiebedarfes sind insbesondere dann sehr günstig, wenn es gelingen wird, in größerem Maßstabe schnelle Brutreaktoren in der Praxis einzusetzen. Mit Hilfe der ,,Breeder" kann auch das Uran 238, das in viel größerem Maßstabe als U 235 zur Verfügung steht, der Energiewirtschaft nutzbar gemacht werden.

Energieexperten in den USA und in der Sowjetunion sind der Ansicht, daß spätestens im Jahre 2000 die Energieproduktion der Kernkraftwerke die der konventionellen Kraftwerke bereits übertreffen wird. Irgendwann, der Zeitpunkt ist freilich heute noch nicht vorauszusagen, wird es gelingen, mittels der kontrollierten Kernverschmelzung eine Energiequelle zu erschließen, die nahezu unerschöpflich ist.

Während die Kernkraftwerke der Energieerzeugung dienen, werden in anderen Reaktoren künstliche Radionuklide hergestellt, die in der Medizin, Technik und Industrie unentbehrlich geworden sind. Weitere Reaktoren dienen dem Unterricht und der Forschung.

Hinzu kommt noch eine weitere Aufgabe, nämlich die Beschaffung von Trinkwasser für die stets wachsende Erdbevölkerung, die nur mittels der Kernenergie möglich ist. Denn schon heute, bei einer Weltbevölkerung von etwa 3,3 Milliarden Menschen, besteht in vielen Erdteilen ein drückender Mangel an

Trinkwasser. Diesem Mangel kann aber nur durch die Entsalzung des Meerwassers abgeholfen werden, die in wirtschaftlicher Weise nur mittels der Kernenergie bewältigt werden kann. Den wirtschaftlichen Anforderungen wird am besten der Doppelzweck-Reaktor gerecht, dessen Wärmeproduktion teilweise zur Stromerzeugung, teilweise zur Destillation von Meerwasser Verwendung findet. Schon in naher Zukunft werden solche Mehrzweckreaktoren in den Entwicklungsländern praktische Verwendung finden und damit Voraussetzungen für die Hebung des Lebensstandards der Bevölkerung dieser Länder schaffen.

Die außerordentlich intensive Strahlung, die im Inneren des Reaktors herrscht, wie auch die Produktion erheblicher Mengen radioaktiver Spaltprodukte stellt zweifellos ein sehr ernstes Gefahrenmoment dar, das nur durch sehr umfassende Maßnahmen unter Kontrolle gehalten werden kann. Wir müssen uns daher jetzt mit den gesundheitlichen Gefahren beschäftigen, die zweifellos bei der friedlichen Nutzung der Kernenergie zu erwarten sind. Dabei sollen zunächst die mit dem normalen Reaktorbetrieb verbundenen Gefahren erörtert werden, anschließend werden wir uns mit den sogenannten Reaktorunfällen und -zwischenfällen zu beschäftigen haben. Kein Vernünftiger kann die Möglichkeit solcher Unfälle negieren, und es ist leicht einzusehen, daß die meisten gegen die Kernkraftwerke vorgebrachten Bedenken mit der Möglichkeit von Reaktorzwischenfällen zusammenhängen. Um so wichtiger erscheint es, ein klares Bild von der Natur und dem möglichen Ausmaß derselben zu gewinnen.

Im Inneren des Reaktor-Cores herrscht eine unvorstellbare intensive Strahlung, die, wenn sie ungehindert nach außen dringen würde, in weitem Umkreis den Tod aller Lebewesen unausbleiblich zur Folge hätte. Um sich ein Bild von der Menge des im Reaktor enthaltenen Radioaktiven Materials zu machen, genügt die Feststellung, daß schon ein verhältnismäßig kleiner Reaktor von 1 MW Leistung pro Tag 1 Gramm U 235 spaltet. Dabei entsteht eine ebenso große Menge von Spaltprodukten, die eine Aktivität von 500 Ci besitzen. Zum Schutze gegen die im Inneren des Reaktors wirksame Gamma- und Neutronenstrahlung ist der Reaktor mit einer Abschirmung zum Abfangen dieser Strahlungen versehen, die in der Reaktortechnik „biologischer Schild („biologic shielding") genannt wird. Entsprechend den beiden Strahlengattungen, die absorbiert werden müssen, werden an den Strahlenschutz des Reaktors zwei verschiedene Anforderungen gestellt, die eigentlich einander widersprechen. Denn während die Gammastrahlen am wirksamsten durch Medien von großem Atomgewicht, bzw. hoher Ordnungszahl absorbiert werden, sind zur Abschirmung der Neutronenstrahlung Atomkerne um so geeigneter, je weniger sich ihre Masse von der des Neutrons unterscheidet. In der Praxis der Reaktortechnik umgibt man den Reaktor mit einer mehrere Meter dicken Mauer eines besonders dichten, gleichzeitig aber wasserhaltigen Betons.

Die Reaktoren von dem Typ, wie sie im britischen Atomkraftwerk Calder Hall Verwendung finden, enthalten als „Brennstoff" natürliches, also nicht angereichertes Uran, in Form von zahlreichen, dünnen Rundstäben, die von Magnesium ummantelt sind. Die Ladung beträgt 130 Tonnen Natururan, als Moderator dient Graphit, zur Kühlung $CO_2$. Der Strahlenschutz wird durch einen Betonpanzer von mehr als 2 Meter Dicke gewährleistet.

Um sich einen Begriff von der Intensität der Strahlung an der Oberfläche des Reaktors, also innerhalb der Strahlenschutzmauer, zu verschaffen, seien folgende Zahlen genannt: Aus einem Reaktor von 1 MW Leistung treten Gammastrahlen mit einer Intensität von 50 Millionen R pro Stunde sowie Neutronen mit einer Dosisleistung von 10 Millionen rad je Stunde aus. Dennoch bietet die Abschirmung gegen die äußere Strahlung, zumindest wenn es sich um ortsgebundene Reaktoren handelt, eigentlich keine besonderen Probleme.

Beträchtlich größere Schwierigkeiten bereitet die Beseitigung der radioaktiven Abwässer des Reaktors, bei welchen man Kühl-, Leck- und Spülwasser unterscheidet. Diese Abwässer erlangen ihre Radioaktivität vorwiegend durch Aktivierung mineralischer Bestandteile beim Durchlauf durch den Reaktor. Bei der unkontrollierten Ableitung derartiger radioaktiver Abwässer in Flüsse würde das Flußwasser radioaktiv werden und daher eine beträchtliche Gefahr für die Anrainer des Flusses darstellen. Die hauptsächliche Gefährdung bildet dabei die Inkorporierung des radioaktiven Flußwassers, bei welcher auch die Alpha- und Betastrahlung zur Wirkung kommt. Abgesehen von der direkten Inkorporierung ist auch das zusätzliche Gefahrenmoment zu berücksichtigen, daß solche kontaminierte Flußwässer zur Bewässerung von Wiesen und Feldern in der Umgebung herangezogen werden könnten. Damit ist aber die Möglichkeit gegeben, daß die im Wasser gelösten Radionuklide von Ackerpflanzen aufgenommen werden und auf diesem Umwege in den menschlichen Organismus gelangen.

Eine weitere Gefahrenquelle ist durch die Anreicherung von Radionukliden im Körper von eßbaren Süßwasserfischen gegeben. So haben Messungen im Columbia River, USA, ergeben, daß beispielsweise der Radiophosphor im Körper von Fischen im Verhältnis 1:100000, in bestimmten grünen Algen sogar im Verhältnis 1:250000 angereichert wird. Aus diesem Grunde sind fortlaufende Kontrollen der Aktivität der Abwässer und gegebenenfalls Maßnahmen zu deren Dekontaminierung erforderlich. Für diesen Zweck stehen verschiedenartige Verfahren, wie Destillation, Fällung oder Anwendung von Ionenaustauschern zur Verfügung.

Es leuchtet ein, daß bei der Überwachung der Radioaktivität von Flüssen, welche eine Staatsgrenze überqueren, die Notwendigkeit einer internationalen Zusammenarbeit auf dem Gebiete der Strahlungsüberwachung gegeben ist. So heißt es in Artikel 35 des Gründungsvertrages der Europäischen Atomgemeinschaft (EURATOM):

„Jeder Mitgliedsstaat schafft die notwendigen Einrichtungen zur ständigen Überwachung des Gehaltes der Luft, des Wassers und des Bodens an Radioaktivität sowie zur Überwachung der Einhaltung der Grundnormen."

Tabelle 28 zeigt die von der IAEA zugelassenen maximalen Konzentrationen der einzelnen Radionuklide im Wasser.

Tabelle 28

*Maximale Aktivitätskonzentrationen im Wasser*

| Nuklid | μCi/ml | mCi/m³ |
|---|---|---|
| H 3 | $2 \cdot 10^{-1}$ | 200 |
| C 14 | $3 \cdot 10^{-3}$ | 3 |
| Na 24 | $8 \cdot 10^{-3}$ | 8 |
| P 32 | $2 \cdot 10^{-4}$ | 0,2 |
| S 35 | $5 \cdot 10^{-3}$ | 5 |
| Cl 36 | $4 \cdot 10^{-3}$ | 4 |
| K 42 | $3 \cdot 10^{-3}$ | 3 |
| Ca 45 | $1 \cdot 10^{-4}$ | 0,1 |
| Cr 51 | $2 \cdot 10^{-2}$ | 20 |
| Mn 56 | $3 \cdot 10^{-3}$ | 3 |
| Fe 55 | $5 \cdot 10^{-3}$ | 5 |
| Fe 59 | $1 \cdot 10^{-4}$ | 0,1 |
| Co 60 | $4 \cdot 10^{-4}$ | 0,4 |
| Ni 59 | $4 \cdot 10^{-3}$ | 4 |
| Cu 64 | $5 \cdot 10^{-3}$ | 5 |
| Zn 65 | $2 \cdot 10^{-3}$ | 2 |
| As 76 | $2 \cdot 10^{-4}$ | 0,2 |
| Rb 86 | $3 \cdot 10^{-3}$ | 3 |
| Sr 89 | $7 \cdot 10^{-5}$ | 0,07 |
| Sr 90/Y 90 | $8 \cdot 10^{-7}$ | 0,0008 |
| Zr 95/Nb 95 | $6 \cdot 10^{-4}$ | 0,6 |
| Mo 99 | $3 \cdot 10^{-3}$ | 3 |
| Ag 111 | $5 \cdot 10^{-4}$ | 0,5 |
| Cd 109/Ag 109 | $7 \cdot 10^{-2}$ | 70 |
| Sn 113 | $2 \cdot 10^{-3}$ | 2 |
| Te 129m | $2 \cdot 10^{-4}$ | 0,2 |
| J 131 | $6 \cdot 10^{-5}$ | 0,06 |
| Cs 137/Ba 137 | $2 \cdot 10^{-3}$ | 3 |
| Ba 140/La 140 | $3 \cdot 10^{-4}$ | 0,3 |
| Tl 204 | $1 \cdot 10^{-3}$ | 1 |
| Pb 210 + Folgeprodukte | $2 \cdot 10^{-6}$ | 0,002 |

Ein weiteres besonders heikles Strahlenschutzproblem besteht bei den gasgekühlten Reaktoren. In der zur Kühlung verwendeten Luft, die mittels eines Gebläses durch den Reaktor getrieben wird, ist auch eine geringe Menge des Edelgases Argon enthalten. Durch Neutroneneinfang entsteht aus diesem das radioaktive Isotop Argon 41, ein Gammastrahler mit einer Halbwertszeit von 1,8 Stunden. Außerdem enthält die Kühlluft stets auch kleine Staub-

und Nebelteilchen, welche durch Neutronen aktiviert werden können. Um eine radioaktive Kontaminierung der bodennahen Luftschichten zu vermeiden, sind bei diesen Reaktortypen Kamine von etwa 30 m Höhe und darüber vorgesehen, die außerdem Filter zur Retinierung der radioaktiven Staubteilchen enthalten. Da die Erfahrung aber gezeigt hat, daß trotz aller erdenklichen Vorsichtsmaßnahmen ein Kontakt von radioaktiven Abgasen mit dem Gelände in der Umgebung des Reaktors nicht völlig vermieden werden kann, muß schon bei der Wahl des Standortes für den Reaktor auf diese Verhältnisse Rücksicht genommen werden. (Zur Standortfrage siehe weiter unten.)

Zu den schwierigeren Problemen des Strahlenschutzes im weiteren Sinne des Wortes, die bis heute noch nicht befriedigend gelöst sind, müssen wir die Beseitigung der radioaktiven Abfälle rechnen. Diese, die auch als „Atomasche" oder „Atommüll" bezeichnet werden, fallen in um so größerer Menge an, je größer die Leistung des Reaktors ist. Da der radioaktive Zerfall ein Vorgang ist, der nicht willkürlich gebremst oder zerstört werden kann, handelt es sich also darum, eine Methode zur strahlensicheren und daher ungefährlichen Verwahrung der radioaktiven Abfälle zu finden. Da in den meisten Fällen eine Verwahrung der Abfallstoffe in der unmittelbaren Umgebung des Reaktors nicht in Frage kommt, gliedert sich das Problem der radioaktiven Abfallstoffe in die folgenden Teilprobleme: Abtrennung und Verfahren zur Konzentrierung, Transport und schließlich endgültige sichere Verwahrung.

Die Verarbeitung, bzw. ihr erster Schritt, die Abtrennung der Spaltprodukte, ist wegen deren starker Radioaktivität ein sehr schwieriges und gefährliches Vorhaben. Der erste Schritt des Verfahrens dient der Wiedergewinnung des unverbrauchten Urans und der Abtrennung von Plutonium 239, welches aus U 238 durch Neutroneneinfang entstanden ist. Diesem kommt im Brutreaktor, im sogenannten „Breeder", besondere Bedeutung zu, da in diesem mehr spaltbares Material entsteht, als gleichzeitig verbraucht wurde. Solche Reaktoren mit „positiver Spaltstoffbilanz" liefern große Mengen von Plutonium, die wieder als Brennstoff für Reaktoren, aber auch zur Herstellung von Atombomben, verwendet werden können. Nach der Abtrennung von Uran und Plutonium liegen die Spaltprodukte in mineralsauren Lösungen, in Form von Niederschlägen oder Schlämmen vor.

Um einen Begriff von der Größenordnung des Problems der radioaktiven Abfallstoffe zu geben, sei darauf verwiesen, daß schon im Jahre 1970 in Europa Kernkraftwerke mit einer Leistung von insgesamt 8000 bis 10000 MW in Betrieb sind. Das würde aber einen jährlichen Anfall von ungefähr 12 Tonnen Spaltprodukte erwarten lassen, was einer Radioaktivität von rund $10^{10}$ Curie entspricht.

Schon in wenigen Jahrzehnten, etwa gegen Ende dieses Jahrtausends, ist mit einem jährlichen Anfall, auf die ganze Erde bezogen, von rund 1000 Tonnen Spaltprodukten zu rechnen. Unter diesen stellen die langlebigen Radionuklide Sr 90 und Cs 137, mit Halbwertszeiten von 28 bzw. 27 Jahren, ein besonderes Problem dar. Als einziger Ausweg wird die Abtrennung und eventuelle Wiedergewinnung von Cäsium und Strontium aus der Masse der übrigen Spaltprodukte angesehen. Diese restlichen Spaltprodukte zeigen eine relativ rasche Abnahme ihrer Strahlungsintensität, die nach 5 Jahren auf $^1/_{100}$, nach 15 Jahren auf $^1/_{10000}$ des ursprünglichen Wertes abgesunken ist.

Auch der Abtransport der radioaktiven Abfälle an die Stätten ihrer endgültigen Verwahrung ist wegen ihrer starken, durchdringenden Strahlung, ein recht schwieriges Unternehmen. Zur Abfangung der Gammastrahlen werden feste Abfallstoffe in dickwandige Bleibehälter eingeschlossen, ebenso radioaktive Flüssigkeiten. Auch erfordert der Transport dieser Bleikisten den Einsatz von besonderen Spezialfahrzeugen. In den meisten Staaten bestehen für den Transport radioaktiver Stoffe überdies sehr strenge Schutzvorschriften (siehe Abschnitt 9.).

Das weitaus schwierigste Problem bildet aber zweifellos die endgültige Verwahrung der radioaktiven Stoffe an Orten, an welchen sie kein Strahlenrisiko für die Bevölkerung darstellen. Wenn man von phantastischen, nicht realisierbaren Projekten absieht, wie etwa dem Vorschlag, die radioaktiven Abfallstoffe mit Raketen in den Weltraum zu schießen, so zeichnen sich die folgenden Möglichkeiten ab:

Eine Möglichkeit, von der nur in sehr beschränktem Ausmaß Gebrauch gemacht wurde, ist die Lagerung der Spaltprodukte in der Nähe des Reaktors. Wenngleich für diesen Zweck besondere Tanks aus Edelstahl verwendet werden, ist der Sicherheitsgrad bei diesem Vorgehen recht gering. Eine andere Möglichkeit ist das Vergraben der Spaltprodukte in der Erde, mit Einschluß in Asphalt- oder Bitumenkörper. Auch in diesem Falle ist keine wirkliche Sicherheit zu erzielen, da stets die Gefahr bestehen bleibt, daß es nach längerer Zeit zum Leckwerden der Behälter kommt. Damit ist aber die Gefahr des Austrittes von radioaktivem Material aus den Behältern gegeben, die im weiteren Verlauf zur radioaktiven Kontaminierung des Grundwassers führen müßte. Ist aber das Grundwasser radioaktiv geworden, so besteht die Gefahr des weiteren Transportes des aktiven Materials durch Grundwasserströme in weitere Entfernungen. Wird dieses Grundwasser dann bebauten Böden zugeführt, so ist die radioaktive Kontaminierung der Vegetation, von Futter- und Ackerpflanzen, die unvermeidliche Konsequenz. Letzten Endes ist dann auf diesem Wege mit der Inkorporierung der radioaktiven Stoffe in den menschlichen Körper zu rechnen.

Mit ähnlichen Gefahren ist auch ein sehr naheliegender Weg zur Beseitigung der Spaltprodukte, nämlich das Versenken derselben in die Tiefen des Meeres, belastet. Ursprünglich glaubte man, in der Versenkung in 5000 bis 6000 m tiefe Meeressenken einen Ausweg gefunden zu haben. Man nahm nämlich an, daß im Ozean eine horizontale Schichtung bestehe, die höchstens durch Diffusionsprozesse gestört wird. Da aber die Diffusion bekanntlich ein sehr langsam ablaufender Prozeß ist, der bei so großen Tiefen Jahrhunderte dauern würde, so glaubte man zunächst, eine brauchbare Lösung für die Beseitigung der Spaltprodukte gefunden zu haben. Leider erwies sich aber diese Annahme als unzutreffend, da in den Ozeanen auch vertikale Wasserströmungen vorkommen, die das in der Tiefe versenkte radioaktive Material wieder an die Oberfläche bringen würden. Eine weitere zusätzliche Gefahrenquelle ergibt sich aus der Fähigkeit mancher Meerestiere, Radionuklide in ihrem Körper zu konzentrieren und zu speichern. Dadurch ist aber in hohem Maße die Gefahr gegeben, daß die radioaktiven Abfallstoffe letzten Endes durch die Fischnahrung in den menschlichen Körper gelangen. Auf Grund dieser Erwägungen wird die Ablagerung von radioaktivem Material in den Ozeanen von allen Experten dieses Gebietes einmütig abgelehnt.

So ergibt sich als letzte Möglichkeit die Ablagerung bzw. das Vergraben der radioaktiven Abfallstoffe in Wüstengebieten. In solchen Gegenden, in denen kein Grundwasser und damit auch keine Gefahr der Korrosion vorhanden ist, würden die Spaltstoffe endgültig verwahrt sein. Für diesen Zweck werden besonders solche Gegenden in Aussicht genommen, in denen erfahrungsgemäß keine Niederschläge stattfinden, so z.B. Atacama in Chile oder die Namib in Afrika.

Während also die mit dem normalen Reaktorbetrieb verbundenen Gefahrenquellen schon heute relativ unter Kontrolle sind, ist nach wie vor die Möglichkeit eines Reaktorunfalles als hauptsächliche Gefahrenquelle anzusehen. Tatsächlich gehen auch die meisten in der breiteren Öffentlichkeit diskutierten Befürchtungen auf die Möglichkeit von Reaktorunfällen oder Zwischenfällen zurück.

Wohl die ärgste „Verdächtigung", die gegen die Errichtung von Reaktoren und Kernkraftwerken vorgebracht wurde, ist die, daß der Reaktor gleich einer Atombombe explodieren könnte. Es ist klar, daß derartige Befürchtungen durch unklare Vorstellungen über das Wesen der im Reaktor ablaufenden physikalischen Prozesse, der kontrollierten Kettenreaktion, hervorgerufen werden. Tatsächlich ist eine Kernexplosion in einem Reaktor noch niemals eingetreten und sie ist auch aus physikalischen Gründen nicht möglich. Wie wir im Abschnitt 6. noch näher ausführen werden, besteht eine Atombombe im wesentlichen aus „bombenreinem" spaltbarem Material, Uran 235 oder Plutonium 239. Ein weiterer Hauptbestandteil, der zur Auslösung einer Kernexplosion unbedingt erforderlich ist, dient zur Zündung der Bombe. Diese wird dadurch ausgelöst, daß das spaltbare Material plötzlich ein Volumen einnimmt, welches das kritische Volumen überschreitet. Ein möglicher Auslösungsmechanismus besteht beispielsweise darin, daß zwei Stücke U 235 oder Pu 239, jedes von unkritischer Größe, durch die Explosion einer konventionellen Sprengladung so plötzlich aneinander geschleudert werden, daß das kritische Volumen in Bruchteilen einer Sekunde überschritten wird. Da die Kritikalität nicht nur von der Masse, sondern auch von deren Geometrie abhängt, kann der gleiche Effekt auch durch die Implosion einer Hohlkugel erzielt werden. Auf diesem Wege kommt eine mit großer Geschwindigkeit ablaufende Kettenreaktion, die Kernexplosion, zustande. Im Gegensatz dazu ist im Reaktor das spaltbare Nuklid, z.B. U 235 mit dem durch thermische Neutronen nicht spaltbaren U 238 vermischt. Bei manchen Reaktoren wird als „Brennstoff" natürliches Uran verwendet, in dem U 235 in einer Konzentration von nur 0,7% enthalten ist, andere Reaktoren arbeiten mit angereichertem Uran, d.h. solchem, das mehr U 235 als das natürliche Uran enthält. Das überwiegend vorhandene U 238 ist durch thermische Neutronen nicht spaltbar, vielmehr werden diese durch einen resonanzartigen Vorgang eingefangen und gehen damit für die Kernspaltung verloren. Um diesen Neutroneneinfang in bestimmten Grenzen zu halten, enthält der Reaktor auch Moderatorelemente, meist aus Graphit oder schwerem Wasser bestehend, deren Aufgabe es ist, die schnellen Neutronen auf die Geschwindigkeit thermischer Neutronen abzubremsen und damit dem Spaltungsprozeß nutzbar zu machen. Dieses ist das Wesen der kontrollierten Kettenreaktion, die im Reaktor abläuft. Es handelt sich demnach um einen von der Kernexplosion grundlegend verschiedenen Prozeß.

Sind also demnach atomare Explosionen bei einem Reaktor nicht zu befürchten, so besteht andererseits selbstverständlich die Möglichkeit, daß der Reaktor durch einen Schadensvorgang anderer Art zerstört wird, wodurch es zum plötzlichen Austreten von hochgradig radioaktivem Material kommen kann. Ein solcher Fall kann beispielsweise eintreten, wenn der Reaktor durch ein Erdbeben zerstört wird, ein gewiß sehr seltener, aber kaum zu verhindernder Fall.

Die bisher umfassendste Übersicht über sämtliche bekannt gewordenen Reaktorzwischenfälle verdanken wir E. H. Schulz, der diesem Thema seine im Jahre 1966 erschienene Monographie „Vorkommnisse und Strahlenunfälle in kerntechnischen Anlagen" gewidmet hat. Schulz tritt dafür ein, an Stelle des Ausdruckes „Unfall" die mehr neutralen Bezeichnungen „Vorfall" oder „Vorkommnis" zu verwenden. Diese Monographie, die sich auf mehr als 900 Einzelbeobachtungen stützt, sei als wichtiges Nachschlagewerk empfohlen.

Im folgenden sollen nur einige charakteristische Beispiele von Reaktorzwischenfällen angeführt werden, die eine realistische Einschätzung der tatsächlichen Gefahren ermöglichen sollen.

Ein eigenartiger Unfall, der fast zu einer größeren Katastrophe geführt hätte, ereignete sich beispielsweise im Atomkraftwerk Calder Hall am 28. Juni 1958. Damals wurde eine Turbine des Kraftwerkes durch Zentrifugalkräfte zerrissen, doch wurde infolge eines glücklichen Zufalles der Reaktor selbst durch die umherfliegenden Trümmer nicht zerstört. Wäre dies der Fall gewesen, so wäre der Austritt von radioaktivem Material, also ein schwerer Strahlenunfall, die Folge gewesen.

Tabelle 29 gibt einen Überblick über die gewaltigen Mengen von radioaktivem Material, die ein Reaktor enthält (nach G. H. Howells).

Im Falle der Totalzerstörung eines Reaktors ist mit dem Austritt einer radioaktiven Wolke zu rechnen, deren Ausbreitung naturgemäß von der Windstärke und Windrichtung abhängen wird. Man hat z.B. berechnet, daß ein Reaktor von 1000 MW Leistung eine Wolke ausstoßen würde, die, wenn sie nur 1% der radioaktiven Spaltprodukte enthält, noch in 3 km Abstand eine Strahlungsdosis von 100 rad hervorrufen würde. Allerdings sind derartige Modellvorstellungen und die auf ihnen beruhenden Berechnungen des Strahlungsrisikos mit vielen Unsicherheitsfaktoren belastet.

Tabelle 29

*Zusammensetzung von 1 t Uranbrennstoff nach 1000 MW und 100 Tagen Abklingzeit*

| Element | Gewicht in Gramm | Aktivität in Ci |
|---|---|---|
| U | $998 \cdot 10^3$ | – |
| Pu | 800 | – |
| Cs | 110 | 13100 |
| Sr | 40 | 41500 |
| Ba | 40 | 4200 |
| Y | 20 | 51000 |
| La | 40 | – |
| Ce | 100 | 174000 |
| Pr (+ seltene Erden) | 155 | 15000 |
| Zr | 115 | 112000 |
| Nb | 5 | 203000 |
| Mo | 85 | – |
| Tc | 25 | – |
| Ru | 55 | 37000 |
| Rh | 12 | – |
| Übrige Elemente | 40 | 2000 |
| Gesamtaktivität | | 652800 |

Eine besondere Schwierigkeit für die Abschätzung der Auswirkungen eines Reaktorzwischenfalles besteht nun darin, daß sich die in der radioaktiven Wolke enthaltenen gasförmigen Radionuklide teilweise in feste Nuklide verwandeln. Eine derartige Reaktionskette kann beispielsweise nach dem folgenden Schema ablaufen:

$$\text{Kr } 89 \xrightarrow[3{,}2\text{ min}]{\beta} \text{Rb } 89 \xrightarrow[15\text{ min}]{\beta} \text{Sr } 89 \xrightarrow[51\text{ Tage}]{\beta} \text{Y } 89 .$$

Auf diesem durch das obenstehende Schema bezeichneten Wege kann aus dem radioaktiven Edelgas Krypton 89 das feste Element Sr 89 entstehen. Dieses ist ein Betastrahler, seine Halbwertszeit ist wesentlich kürzer als die von Sr 90, nämlich 54,5 Tage. Obwohl auch Sr 89 zu den „knochensuchenden" Radionukliden gehört und daher eine innere Bestrahlung der Tela ossea und des Knochenmarkes bewirken kann, sind die gesundheitsschädlichen Auswirkungen vermutlich bedeutend geringer als die des langlebigen Sr 90.

Eine beträchtliche Rolle bei Reaktorunfällen dürfte hingegen, soweit die bisherigen Erfahrungen und experimentelle Untersuchungen zeigen, dem Radiojod zukommen, das vorwiegend in der Schilddrüse von Mensch und Tier gespeichert wird. Bei dem in der Fachliteratur ausreichend dokumentierten Reaktorunfall von Windscale, auf den weiter unten noch zurückzukommen ist, wurde auf einem 600 $km^2$ großen Gebiet die Milch der Weidetiere durch die Ausscheidung von Radiojod ungenießbar.

Neben der direkten Inkorporierung von Radionukliden ist auch der indirekten Inkorporierung Rechnung zu tragen. So müssen beim Auftreten einer radioaktiven Wolke alle ungeschützt, also offen gelagerten Vorräte von Lebensmitteln und Trinkwasser vernichtet werden, da sie mit großer Wahrscheinlichkeit kontaminiert sind, so daß bei ihrem Genuß die radioaktiven Stoffe in den Körper eindringen würden. Auch die Möglichkeit der Verschleppung von radioaktivem Material in weiter entfernte Gebiete durch Pflanzen, Wasserpflanzen, Fische und sonstige Nahrungsmittel ist zu berücksichtigen.

Ein Reaktorzwischenfall, der in allen Einzelheiten studiert werden konnte und in der Fachliteratur ausführlich behandelt wurde, ist der „Betriebszwischenfall" des Windscale Reaktors vom Oktober 1957. Bei diesem handelte es sich um einen „Breeder", einen Brutreaktor zur Erzeugung von Plutonium, also eine Plutoniumfabrik. In diesem Reaktor wird Graphit als Moderator verwendet, die Kühlung erfolgt durch einen Luftstrom. Im Graphit spielt sich ein als „Wignereffekt" bekannter Vorgang ab, der beim Zustandekommen des Zwischenfalles eine bestimmte Rolle spielte. Da nämlich unter dem Einfluß der Neutronenbestrahlung im Kristallgitter des Graphits sogenannte „Wignerenergie" gespeichert wird, erweist es sich als notwendig, diese in bestimmten Abständen freizusetzen. Als am 7. Oktober 1957 eine derartige Wigner-Auslösung eingeleitet wurde, kam es zu einer stärkeren Erhitzung als ursprünglich beabsichtigt gewesen war. Die Folge davon war ein Durchbrennen der Umhüllungen einzelner Brennstoffelemente, gefolgt von einem Austritt radioaktiver Gase. Es konnte später nicht mehr geklärt werden, ob die Hüllen einzelner Brennstoffelemente schon vorher defekt gewesen waren, oder ob sie es erst infolge der unvorhergesehenen Erhitzung wurden. Jedenfalls erreichte am 10. Oktober die Radioaktivität an der Spitze des Schornsteins des Reaktors den 10- bis 15fachen Wert des Normalwertes. Auch Messungen in der Umgebung und solche, die von Hubschraubern in der umgebenden Luft durchgeführt worden waren, zeigten einen beträchtlichen Anstieg der Radioaktivität. In den darauf folgenden Tagen war ein weiteres Ansteigen der Aktivität zu verzeichnen, die hauptsächlich durch den Austritt des Jodisotops J 131 aus dem Reaktor verursacht wurde. Es kam in der Folge zur Inkorporierung dieses Nuklides sowohl bei Personen wie bei den Weidetieren. Am 12. Oktober zeigte deren Milch bereits eine Aktivität von 0,8 $\mu$Ci/Liter, worauf dann deren Verwendung untersagt wurde. Anschließend wurden insgesamt rund 3 Millionen Liter Milch vernichtet. Bei den Strahlenmessungen am Körper des Reaktorpersonals wurden an den Schilddrüsen Aktivitäten bis zu 0,5 $\mu$Ci gemessen. Ein Kind aus der Landbevölkerung soll eine solche Speicherung von Radiojod in der Thyreoidea aufgewiesen haben, daß es eine Dosis von 16 rad erhalten hat. Soweit aus der Fachliteratur zu entnehmen ist, wurden weder bei den am Reaktor beschäftigten Personen noch unter der Bevölkerung in der Umgebung gesundheitliche Schäden irgendwelcher Art beobachtet. Hervorzuheben ist noch, daß der Windscale-Reaktor aus Sicherheitsgründen in einem ländlichen, dünn besiedelten Gebiet an der Westküste Englands errichtet worden war, eine Vorsichtsmaßnahme, welche durch den geschilderten Vorfall vollauf gerechtfertigt worden ist.

Es muß damit gerechnet werden, daß nicht nur bei Reaktoren Zwischenfälle auftreten können, sondern auch bei bestimmten Nebenbetrieben der Reaktorindustrie. Insbesondere besteht die Möglichkeit von sogenannten „Kritikalitätsunfällen“ in Betriebsteilen, die der Anreicherung von Uran, der Herstellung oder Aufbereitung von Brennstoffelementen oder ähnlichen Prozessen dienen. Im Gegensatz zu den konventionellen, also chemischen Brennstoffen, bei denen die bloße Anhäufung des Materials noch zu keiner Selbstentzündung führen kann, tritt bei spaltbaren Substanzen die Kettenreaktion ein, wenn durch Aneinanderlagerung mehrerer unterkritischer Massen plötzlich Kritikalität hergestellt wird. Auch durch das Zusammengießen wäßriger Lösungen von spaltbarem Material können derartige Unfälle entstehen. Bei solchen Kritikalitätsunfällen können innerhalb einer Sekunde $10^{15}$ bis $10^{17}$ Spaltneutronen auftreten, und man hat errechnet, daß in der unmittelbaren Nähe des Behälters Strahlungen mit einer Dosis von einigen Zehntausend rad auftreten können.

Derartige Unfälle sind ganz besonders in den Anfängen der Atomtechnik eingetreten, da damals spaltbares Material aus Einzelstücken mit der Hand oder mit Benützung sehr primitiver Behelfe zusammengesetzt wurden. Über einen solchen Strahlenunfall ist folgende Darstellung gegeben worden (zitiert nach J. Schubert und R. E. Lapp):

„Der 26jährige, unverheiratete Mann wurde 25 Minuten nach dem Unfall ins Krankenhaus eingeliefert. Er hatte gerade den Versuchsbau berührt, als die Kettenreaktion eintrat. Die Strahlen verteilten sich nicht gleichmäßig über seinen Körper. Seine Hände erhielten eine sehr starke Strahlendosis, die rechte mehr als die linke. Wahrscheinlich erhielt die rechte Hand 20000 bis 40000 rem weicher Strahlen, die linke Hand 5000 bis 15000 rem. Nach einer Berechnung belief sich die Dosis für den ganzen Körper auf das Äquivalent von 480 R Röntgenstrahlen und 110 R Gammastrahlen. Nach einem 24stündigen Anfangsstadium mit Magenbeschwerden und allgemeiner Erschöpfung besserte sich der Zustand des Patienten, er blieb aber weiter sehr schwach. Das Gefühl der Taubheit in beiden Händen ging in immer heftigere Schmerzen über, die während der ersten Tage das auffallendste Symptom blieben. Am 5. Tag stieg die Temperatur, in Verbindung mit Tachykardie. Das Fieber stieg immer weiter, bis es am 24. Tag über 41 Grad (rektal) erreichte. Der Zustand des Patienten verschlechterte sich ständig. Er verlor an Gewicht und sein Aussehen veränderte sich sichtlich. Während des ersten Krankheitsstadiums war zeitweilige Bewußtseinstrübung zu beobachten. Am 24. Tag setzte Bewußtlosigkeit ein und der Patient starb am Vormittag dieses Tages.“

„An den Händen entwickelten sich mehrere Blasen. Nach 36 Stunden hatten einige davon einen Durchmesser von 5 cm erreicht. Die Gesichtshaut und die Haut am Oberkörper waren sehr rot, wie stark sonnenverbrannt, am 20. Tag sah es wie eine Verbrennung dritten Grades aus. Der Patient klagte über Brennen und Tränen der Augen, bis zum 19. Tag hatte er das Haar an den Schläfen, am Vorderkopf, Kinn, Körper und in der Schamgegend verloren. Merkwürdigerweise blieben die Augenbrauen erhalten, doch konnte man einzelne Haare mit Leichtigkeit herausziehen ... Während der ersten 24 Stunden nach dem Unfall hatte der Patient Perioden, in denen er aufstieß und erbrach, und eine Zeitlang übergab er sich fast ununterbrochen ..., die Urinausscheidung blieb normal."

In dieser Schilderung des Verlaufes der Strahlenkrankheit sehen wir ein Nebeneinander allgemeiner und lokaler Strahlenschäden. Das starke, schon nach wenigen Stunden eintretende Erythem, die darauf folgende Blasenbildung sind die Zeichen einer Strahlenschädigung der Haut, ebenso wie die Epilation. Daneben entwickelte sich das hämatologische Strahlensyndrom als Ausdruck einer Allgemeinschädigung als Folge der Ganzkörperbestrahlung. Das hohe Fieber war vermutlich die Folge eines Infektes nach der Strahlenschädigung des leukozytären Apparates. Das gleichzeitig aufgetretene Erbrechen ist vermutlich auf die Schädigung der Magen- und Darmschleimhaut zurückzuführen. Im wesentlichen zeigt hier die Strahlenkrankheit die gleichen Symptome wie das Strahlensyndrom, das bei den Atombombenüberlebenden in Hiroshima und Nagasaki beobachtet wurde (siehe Abschnitt 6.).

Ein weiterer Strahlenunfall, der gleichfalls letal verlief, ereignete sich am 21. Mai 1946. Er wird von J. Schubert und R. E. Lapp folgendermaßen geschildert:

„Der Patient, ein 32jähriger unverheirateter Mann, wurde eine Stunde nach dem zweiten Unfall in das Krankenhaus eingeliefert. Er berührte die Versuchsmasse mit der linken Hand, als die Kettenreaktion eintrat. Seine Arme und einige Teile des Körpers waren verschieden stark der Strahlung ausgesetzt ... Im ganzen wird die Strahlung, die sein Körper erhielt, auf das Äquivalent von 1930 R Röntgenstrahlen und 114 R Gammastrahlen geschätzt.

Bei der Aufnahme war der Patient unruhig und klagte über Übelkeit. Er hatte vor der Untersuchung einmal erbrochen und erbrach sich während der folgenden Stunden noch mehrmals. Er war gut entwickelt und schien in ausgezeichneter körperlicher Verfassung ... Während der ersten 5 Tage befand sich der Kranke in gutem Allgemeinzustand. Er fühlte sich verhältnismäßig wohl, und nachdem er sich von der ersten Reaktion des Magen-Darm-Traktes erholt hatte, waren seine Haltung und seine Stimmung ausgezeichnet. Am 5. Tag fiel die Zahl der Leukozyten steil ab. Den Tag darauf stiegen Temperatur und Puls plötzlich stark an. Von da an verfiel der Patient rasch. Während der letzten Tage verlor er sichtlich an Gewicht. Am 7. Tag litt der Patient zeitweilig an Bewußtseinstrübung. Er sank allmählich in Bewußtlosigkeit und starb ohne Kampf am 9. Tag."

Die Analyse der geschilderten Symptome spricht mit großer Wahrscheinlichkeit dafür, daß sich in diesem Falle, wie im vorerwähnten, hämatologische und gastrointestinale Symptome nebeneinander entwickelt haben. Sowohl von den Tierversuchen wie aus den Berichten aus Japan ist bekannt, daß das gastrointestinale Strahlensyndrom nach Dosen von 800 bis 1000 R aufzutreten pflegt.

Nach den vorliegenden Dosisangaben hat der Patient 1930 R Röntgenstrahlen sowie 114 R Gammastrahlen erhalten. Wenn man annimmt, daß von der eingestrahlten Röntgenstrahlung 50%, d.h. etwa 965 R die Magen- und Darmschleimhaut erreicht haben, so ergibt das zusammen mit der Gammastrahlung eine Tiefendosis von rund 1080 R, eine Dosis, die bei einmaliger, kurzzeitiger Verabreichung zweifellos zu einer schweren Schädigung des Schleimhautepithels führen muß.

Bei dem gleichen Unfall waren auch mehrere Personen zugegen, die eine wesentlich kleinere Strahlendosis erhielten, weswegen sich bei ihnen ein weniger schweres Krankheitsbild entwickelte, das folgendermaßen geschildert wurde:

„Der Patient, ein 34jähriger Mann, wurde innerhalb einer Stunde nach dem zweiten Unfall in das Krankenhaus eingeliefert. Im Augenblick der Kettenreaktion war er 90 cm von der Versuchsanordnung entfernt. Die Strahlendosis wurde gleichmäßiger über den ganzen Körper verteilt als im ersten Fall. Er war teilweise von den Strahlen abgeschirmt, so daß Kopf, Schultern und linker Arm eine stärkere Strahlendosis erhielten als der übrige Rumpf Die durchschnittliche Strahlendosis auf seinen Körper wurde auf das Äquivalent von 390 R Röntgenstrahlen und 26 R Gammastrahlen berechnet.

Der Patient befand sich vor dem Unfall in guter Gesundheit, er war verheiratet und hatte ein Kind. Seine berufliche Vorgeschichte ist wichtig, denn er hatte mehrere Jahre mit ionisierenden Strahlen gearbeitet. Er war ihnen ständig ausgesetzt, doch war bekannt, daß die Dosis unter 0,1 R pro Tag blieb. Nur in zwei Ausnahmefällen hatte er im Laufe einer Woche mehrere R erhalten. Vor dem Unfall war er 18 Monate lang keiner Strahlung ausgesetzt gewesen.

Der Patient fühlte sich zwar bei seiner Aufnahme ins Krankenhaus wohl, erbrach sich aber mehrere Stunden später. Im Laufe der nächsten 12 Stunden verschwand die Übelkeit, und der Appetit kehrte zurück. Der Patient hatte keinen Durchfall und keine Störungen im Verdauungstrakt. Mehrere Tage nach der Strahleneinwirkung fühlte er sich schwach und müde, er erschien schlaff, zeigte aber im übrigen keine besonderen Symptome. Am 5. Tag der Krankheit stieg die Temperatur etwas an, am Tag darauf erreichte sie 39,9 Grad. Der Patient klagte über Müdigkeit, Appetitlosigkeit und Verstopfung ..., es wurde mit Penizillinbehandlung begonnen ..., die Temperatur fiel langsam und war am 10. Tag wieder normal. Das Allgemeinbefinden besserte sich ... und es trat kein Rückfall ein, als der Patient nach dem 10. Tag täglich eine Minute aufstand. Am 18. Tag nach der Strahleneinwirkung begann der Patient die Haare zu verlieren. Die Haare fielen weiter aus, bis man mit Leichtigkeit Hände voll herausziehen konnte. Mehrere Tage später bemerkte der Patient, daß sein Bartwuchs nachließ. Diese Veränderungen setzten sich fort, bis er an der linken Schläfe alle Haare verloren hatte und kein Bartwuchs mehr vorhanden war. Etwa einen Monat später begannen Haar und Bart langsam nachzuwachsen. Vier bis fünf Monate hindurch waren Kopfhaar und Bartwuchs schwächer als sonst. Das neue Haar unterschied sich in Farbe und Beschaffenheit nicht von dem vorhandenen. Die Augenbrauen waren nicht ausgefallen. ... Am 15. Tag wurde der Patient aus dem Krankenhaus entlassen. Es wurden ihm noch mehrere Wochen Ruhe verordnet. Er war schwach, leicht ermüdbar und klagte über einige geringe Beschwerden, fühlte sich aber im übrigen wohl ... Die leichte Steigerung der körperlichen Bewegung, die der Entlassung aus dem Krankenhaus folgte, wurde schlecht vertragen. Der Patient brauchte noch 16 Stunden Bettruhe am Tag und ermüdete nach der leisesten Anstrengung. Allmählich kehrten Kraft und Gewicht zurück. Am Ende der 6. Woche nach der Bestrahlung war das Gewicht des Patienten wieder normal. Er konnte ohne Ermüdung anderthalb Kilometer spazierengehen. Ungefähr 10 Wochen nach der Strahleneinwirkung waren Kraft und Ausdauer des Patienten wieder normal, und er nahm seine Arbeit wieder auf. Seither hat er ein völlig normales Leben geführt, schwer gearbeitet und Freiluftsport getrieben. 28 Monate nach dem Unfall zeigte sich bei Untersuchung des Samens und des Hodengewebes, daß der Patient durch die Bestrahlung zeitweilig steril geworden war, ohne daß sich Libido und sekundäre Geschlechtsmerkmale verändert hätten. Etwa 5 Jahre nach dem Unfall war die Spermienzahl wieder normal, und der Patient wurde Vater eines gesunden, normalen Kindes. Eine andere Nebenwirkung des Unfalls war eine Linsentrübung. Sie begann 32 Monate nach dem Unfall im linken Auge. Sechs Monate später hatte sich ein mäßig fortgeschrittener Strahlenstar entwickelt. Nach 58 Monaten zeigte sich auch im rechten Auge eine Linsentrübung. Sonst war der Patient in ausgezeichneter Verfassung."

In dieser Krankengeschichte werden neben den Erscheinungen eines mäßig schweren Strahlensyndromes auch bestimmte charakteristische lokale Strahlenschäden geschildert. Die nach etwa 3 Wochen einsetzende Epilation ist eine gut bekannte Strahlenreaktion, die nach einer Dosis von rund 400 R aufzutreten pflegt, ebenso die spätere Regeneration des Haarkleides. Das Defluvium capillorum ist nicht nur bei den Opfern von Strahlenunfällen oder bei Atombombenüberlebenden beobachtet worden, sondern zählt auch zu den relativ harmlosen Begleiterscheinungen von therapeutischen Röntgenbestrahlungen, beispielsweise bei der Strahlenbehandlung von Hirntumoren (siehe Abschnitt 4.2.). Eine weitere lokale Strahlenschädigung, die in diesem Falle zu beobachten war, ist die Strahlenkatarakte, die sich an beiden Augen entwickelte. Auch das Auftreten von Linsentrübungen nach einer Latenzzeit von 3 bis 5 Jahren ist ein wohlbekanntes Symptom. In Übereinstimmung damit ist der graue Star bei den Überlebenden von Hiroshima und Nagasaki in den Jahren 1948 bis 1950 beobachtet worden (Näheres siehe Abschnitt 6.). Auch bei therapeutischen Bestrahlungen am Kopf oder im Bereiche des Gesichtes ist immer an die Möglichkeit dieser sehr schwerwiegenden Strahlenschädigung zu denken, die aber in der Regel durch sorgfältige Ausblendung des Strahlenkegels und Abdeckung der Augen mit Bleiplatten vermieden werden kann. Wenn die wiedergegebene Krankengeschichte mit der Bemerkung schließt, daß der Patient 6 Jahre nach dem Strahlenunfall, von der Strahlenkatarakte abgesehen, in ausgezeichneter Verfassung war, ist diese Aussage leider mit einer gewissen Reserve aufzunehmen. Denn die Erfahrung, unter anderem bei den Atombombenüberlebenden, hat gezeigt, daß in solchen Fällen Spätfolgen, wie Leukämien und maligne Tumoren, noch viele Jahre nach dem Abheilen sichtbarer Strahlenfolgen auftreten können. Da aber die Latenzzeit für radiogene Leukämien 5 bis 15 Jahre, für andere Neoplasmen noch länger beträgt, ist die Prognose mit einer gewissen Reserve zu stellen. Dasselbe gilt, in noch höherem Maße für die Prognose hinsichtlich eventueller genetischer Strahlenschäden. Die Tatsache, daß der Patient einige Jahre nach dem Strahlenunfall ein Kind zeugte, das gesund zur Welt kam, schließt das Bestehen rezessiver Erbschäden nicht aus.

Eine weitere Quelle der Strahlengefährdung bei Reaktorunfällen ist dadurch gegeben, daß im Körper selbst durch die von außen eindringenden Neutronenstrahlen Radionuklide entstehen können, die dann den Körper einer inneren Bestrahlung unterziehen. Kommt es im Verlaufe eines derartigen Unfalles zum Strahlungsaustritt, so handelt es sich in der Regel um ein Gemisch von Gamma- und Neutronenstrahlung. Es entstehen demnach ähnliche Verhältnisse wie bei den A-Bombenüberlebenden in Japan, die, zumindest teilweise, gleichfalls der Neutronenbestrahlung ausgesetzt waren. Japanische Forscher (S. AMANO und andere) fanden bei der Autopsie der Strahlenkranken erhöhte Radioaktivität in verschiedenen Organen, vor allem aber in den Knochen und im Gehirn. Da der Mineralgehalt des Knochengewebes aus Kalziumphosphat besteht und auch das Gehirngewebe organische Phosphorverbindungen enthält, kann angenommen werden, daß die erhöhte Radioaktivität auf die Entstehung von P 32 zurückzuführen ist. In ähnlicher Weise sind auch bei manchen Reaktorunfällen im Blut der davon betroffenen Patienten Radiophosphor und Radionatrium nachgewiesen worden. Diese durch die Neutronenstrahlung induzierte Radioaktivität kommt neben der äußeren Strahleneinwirkung als zusätzliche Strahlenbelastung in Betracht.

Die Messung der Radioaktivität, des im Blut und im Gewebe entstandenen Natriumisotops Na 24 ist auch die Grundlage für die Bestimmung der Neutronendosis, die das betreffende Individuum erhalten hat. Diese als „Bioassay" bezeichneten Verfahren werden bei allen Reaktorunfällen mit Erfolg angewendet. Ferner ist auch ein Fall bekannt geworden, bei welchem eine Goldkrone in den Zähnen eines Patienten durch die Neutronenstrahlung so stark aktiv geworden ist, daß ihre Ausstrahlung Ulzerationen der Mundschleimhaut zur Folge hatte. Diese sollen erst abgeheilt sein, nachdem es gelungen war, die Strahlung des Metalls abzuschirmen.

Bei der richtigen Einschätzung der Gefährdung durch Reaktoren darf allerdings nicht übersehen werden, daß sich die geschilderten Strahlenunfälle in den Anfangsjahren der Atomtechnik abgespielt haben. Seither sind nicht nur unsere Kenntnisse der Kritikalitätsunfälle und ihrer Ursachen fortgeschritten, sondern auch die Überwachung und Betriebssicherheit der Reaktoren hat bedeutende Fortschritte erzielt.

Ein viel diskutierter Strahlenunfall ereignete sich im Oktober 1958 an einem Kernreaktor im „Boris-Kidric-Institut" in Vinca, Jugoslawien. Bei diesem Strahlenunfall, dessen Hergang später sehr genau erforscht und rekonstruiert werden konnte, wurde zum ersten Male die sehr erfolgreiche Behandlung mit Knochenmarktransplantation vorgenommen.

Der ersten Anwendung dieser Behandlungsmethode an strahlengeschädigten Patienten sind sehr umfangreiche tierexperimentelle Untersuchungen vorausgegangen. Diese hatten gezeigt, daß nach Ganzkörperbestrahlungen mit so hohen Dosen, daß das Knochenmark und das lymphatische Gewebe vorübergehend ausgeschaltet und die Immunreaktionen soweit unterdrückt werden, sowohl arteigenes wie artfremdes Gewebe transplantiert werden kann. C. E. FORD, J. L. HAMERTON, D. W. BARNES und J. F. LOUTIT konnten Mäusen nach einer Ganzkörperbestrahlung das Knochenmark von Ratten implantieren, wobei sie zeigen konnten, daß das Transplantat tatsächlich funktionsfähige Blutkörperchen lieferte. Derartige, aus Geweben verschiedener Arten bestehende Lebewesen, die auch „Strahlungschimären" genannt werden, sind nicht nur von größtem theoretischem Interesse, sie waren auch der Ausgangspunkt für die bisher einzige wirksame Therapie der schwereren Formen des Strahlensyndroms. Denn mit diesen Versuchen war gezeigt worden, in welcher Weise der durch die Bestrahlung bewirkte Verlust der Immunitätsreaktionen kurativ ausgewertet werden kann.

Bei dem Strahlenunfall in Vinca erhielten sechs Personen Ganzkörperbestrahlungen mit Gammastrahlen und Neutronen. Die Dosen waren entsprechend dem Aufenthaltsort der Patienten während der sehr kurzen Bestrahlungszeit unterschiedlich, sie werden auf 400 bis 1000 rem geschätzt (H. Jammet und Mitarbeiter). Die Patienten litten an Erbrechen, Diarrhoe, äußerlich zeigten sie ausgedehnte Erytheme und Epilation. Hämatologisch zeigte sich rasch zunehmende Leukopenie und Thrombozytopenie, als Folge der letzteren traten Hämorrhagien auf. Sämtliche 6 Patienten wurden nach Paris in des Institut Curie gebracht, wo sie zunächst mit Transfusionen, Diät und Bettruhe behandelt wurden. Nach etwa drei Wochen wurde mit der Verpflanzung von Knochenmark begonnen, welches aus dem Sternum und den Beckenknochen der Spender entnommen worden war. Während ein Patient verstarb, nachdem es zu Ileus und Darmperforation gekommen war, wurden die anderen 5 geheilt und sind, soweit bekannt geworden ist, bis heute bei bestem Wohlbefinden. Wie verschiedene Laboratoriumsuntersuchungen (Agglutinationen) gezeigt haben, handelte es sich bei den geheilten Patienten um eine echte Transplantation des Knochenmarkes, da dieses Blutkörperchen ins strömende Blut abgab. Im März 1965, rund $6^1/_2$ Jahre nach dem Strahlenunfall, wurde in den Tageszeitungen mitgeteilt, daß eine der geheilten Patientinnen ein gesundes Kind zur Welt brachte. Das Mädchen, das 49 cm lang war und 3100 Gramm wog, wurde bei eingehenden Untersuchungen als völlig normal befunden. Bereits einige Jahre vorher, im April 1960, hatte die IAEA (International Atomic Energy Agency) eine Kommission bestellt, die den Versuch unternahm, den Reaktor neuerlich in Betrieb zu setzen und den seinerzeitigen Strahlenunfall noch einmal ablaufen zu lassen. Bei dieser Rekonstruktion des Reaktorunfalles konnten auch Dosismessungen der Gamma- und Neutronenstrahlung vorgenommen werden.

Weniger bekannt als die eigentlichen Reaktorunfälle sind jene Strahlenunfälle, die sich in bestimmten Hilfsbetrieben mit radioaktivem Material ereignen können. Namentlich in den Betrieben, die sich mit der Aufarbeitung oder Wiedergewinnung von spaltbarem Material beschäftigen („fuel reprocessing"), kann die Kettenreaktion unbeabsichtigterweise in Gang gesetzt werden. Dazu kann es beispielsweise kommen, wenn durch Aneinanderlagerung von mehreren Stücken von spaltbarem Material die kritische Größe überschritten wird. Es sind auch Fälle bekannt geworden, bei welchen durch Zusammenschütten von Uranlösungen in ein größeres Gefäß plötzlich Kritikalität eingetreten ist. Auch in diesem Falle können alle Beteiligten, ohne daß es zu einer

Kernexplosion kommen würde, einer plötzlichen Bestrahlung mit Gammastrahlen und Neutronen ausgesetzt werden.

Die geschilderten Strahlenunfälle mit Atomreaktoren, so schwerwiegend ihre Folgen auch gewesen sind, vermochten die weitere Entwicklung auf dem Gebiete der Kernreaktoren und Kernkraftwerke nicht aufzuhalten. Wohl aber ist die Frage aufgetaucht, in welchen Gegenden diese Anlagen mit einem noch vertretbaren Risiko für die Bevölkerung errichtet werden können. In letzter Zeit beginnen sich bestimmte Lösungen für das sogenannte „Standortproblem" abzuzeichnen. Es hat sich wohl allgemein die Ansicht durchgesetzt, daß Reaktoren größerer Leistung, vor allem Kernkraftwerke, in ländlichen, möglichst dünn besiedelten Gebieten errichtet werden sollen, da im Falle der Freisetzung von radioaktiven Stoffen und Kontaminierung der Umgebung eine kleine Zahl von Menschen leichter evakuiert werden kann.

Bei der Wahl des Standortes müssen auch meteorologische Gesichtspunkte herangezogen werden, wobei besonders die in dem betreffenden Gebiet vorherrschenden Luftströmungen Berücksichtigung finden müssen. Als besonders geeigneter Standort gelten z.B. Küstengebiete mit einer zum offenen Meer gerichteten Winddrift. Andererseits trachtet man der Nähe größerer Wasserläufe auszuweichen, da diese radioaktiv kontaminiert werden könnten und die Radioaktivität, unter eventueller Zwischenschaltung biologischer Ketten, auf weitere Entfernungen verschleppt werden könnte. Jedenfalls ist es schon zu einer feststehenden Praxis geworden, Kernkraftwerke in einiger Entfernung von größeren Städten zu errichten, wenn auch über die zwischen der Stadt und dem Reaktor einzuhaltende Distanz noch keine festen Regeln angegeben werden können.

Durch die Aufzählung dieser Vorsichtsmaßnahmen darf aber nicht die Vorstellung hervorgerufen werden, daß beim regelmäßigen Betrieb eines Reaktors oder eines Kernkraftwerkes ständig mit einer Katastrophe größten Ausmaßes gerechnet werden müßte. Wie schon oben erwähnt wurde, ist die Explosion eines Reaktors nach Art einer Atombombe aus physikalischen Gründen unmöglich. Dieses, vom Laien vielleicht am meisten gefürchtete Ereignis kann deshalb nicht eintreten, weil Kernexplosionen nur in reinem spaltbaren Material auftreten können, und auch in diesem nur dann, wenn plötzlich eine überkritische Masse dieses Materials entsteht. Reaktoren enthalten aber kein „bombenreines" spaltbares Material, noch sind Vorgänge denkbar, wie sie in einer Atombombe zur Auslösung der Kettenreaktion erforderlich sind.

Andererseits hat die bisher vorliegende Erfahrung gezeigt, daß zwar Reaktorunfälle vorkommen können, diese aber keineswegs katastrophenartige Formen annehmen müssen, da sich ihre unmittelbaren Folgen durch geeignete Gegenmaßnahmen durchaus beherrschen lassen. In diesem Zusammenhang sei nochmals an den oben schon beschriebenen Reaktorunfall von Windscale erinnert, der kein einziges Menschenleben gefordert hat, sondern nur die Vernichtung von Milch, also einen Sachschaden verursachte. Es wurde auch schon auf experimentellem Wege versucht, einen Reaktorunfall zu erzeugen, um das Ausmaß der Gefährdung, insbesondere die radioaktive Kontaminierung der Umgebung, direkt studieren zu können. Ein solches Experiment wurde in Idaho, USA, vorgenommen, indem ein Absorberstab aus dem Core des Reaktors absichtlich herausgeschleudert wurde. Die unmittelbare Folge davon war, daß die Leistung des Reaktors innerhalb von 2,5 Millisekunden auf das Dreifache anstieg. Infolge dieser plötzlichen Erhitzung wurde das Core geschmolzen, ferner strömten Wasserdampf und radioaktive Gase aus. In der Umgebung des Reaktors wurden Aktivitätsmessungen angestellt und die „Isodosen", die Kurven gleicher Strahlendosis, ermittelt. So wurde in 50 m Abstand eine Strahlungsintensität von 50 mR pro Stunde, in 120 m Abstand 10 bis 15 mR je Stunde gemessen. Es handelte sich dabei vorwiegend um die Strahlung von radioaktivem Jod und Tellur. Wenngleich derartige Dosen bei langdauernder Einwirkung keineswegs harmlos sind, können sie keinen ernsteren Schaden bewirken, wenn die davon betroffenen Personen in angemessener Zeit aus dem Unfallgebiet evakuiert werden. Gerade darin liegt aber das Hauptargument für die Errichtung von Reaktoren in dünnbesiedelten Gebieten, weil im Ernstfall die Zahl der zu evakuierenden und ärztlich zu betreuenden Personen relativ klein ist.

In einer sehr interessanten theoretischen Arbeit hat kürzlich L. A. König die mögliche Strahlenbelastung bei einem Reaktorunfall errechnet. Es wurde dabei der Fall angenommen, daß durch das Leckwerden verschiedener Reaktorbestandteile Radionuklide austreten, die zu Strahleneinwirkungen verschiedener Art führen. Als solche sind anzuführen:

1. Die direkte Belastung durch die in den Sicherheitsbehälter freigesetzte Aktivität.
2. Die Strahlenbelastung infolge der Direktstrahlung aus der Abluftfahne.
3. Die Belastung durch Inhalation kontaminierter Luft und die sich daraus ergebende Inkorporation.
4. Die Belastung durch Ablagerung aus der radioaktiven Wolke auf den Boden und die daraus resultierende Direktbestrahlung und
5. Die Belastung infolge des Konsums kontaminierter Nahrungsmittel pflanzlicher oder tierischer Herkunft.

Für die durch direkte äußere Bestrahlung erhaltenen Dosen werden folgende Werte errechnet, die mit der Leistung (in MW) zu multiplizieren sind (Tabelle 30).

Was die Bestrahlung durch die Inkorporierung von Radionukliden im Gefolge eines Reaktorunfalles anlangt, so kann der Genuß kontaminierter Lebensmittel wohl außer Acht gelassen werden, weil die Vernichtung solcher Nahrungsmittel zu den primitivsten Maßnahmen des Strahlenschutzes zählt und allgemein bekannt ist. Die bedeutendste Gefahrenquelle der inneren Bestrahlung ist hingegen die Inkorporierung von radioaktivem Jod über die Atemwege. Für die Strahlenbelastung der Schilddrüse durch inhaliertes J 131 gilt nach L. A. König die Formel $D = 0{,}3$ P (in rem), wobei $P$ die in Megawatt ausgedrückte Leistung des Reaktors bedeutet.

Tabelle 30

*Dosis der direkten Strahlung in R in Abhängigkeit von der Entfernung r und der Einwirkungszeit T*

| r in m | 1 h | 1 d | 1 Woche | 100 d |
|---|---|---|---|---|
| 300 | 0,72 | 9,2 | 48 | 240 |
| 600 | $3{,}6 \cdot 10^{-2}$ | 0,44 | 2,4 | 10 |
| 900 | $3{,}0 \cdot 10^{-3}$ | $3{,}2 \cdot 10^{-2}$ | 0,17 | 0,68 |
| 1200 | $3{,}2 \cdot 10^{-4}$ | $3{,}2 \cdot 10^{-3}$ | $1{,}7 \cdot 10^{-2}$ | $6{,}8 \cdot 10^{-2}$ |
| 1500 | $4{,}0 \cdot 10^{-5}$ | $3{,}8 \cdot 10^{-4}$ | $2{,}2 \cdot 10^{-3}$ | $6{,}8 \cdot 10^{-3}$ |
| 1800 | $5{,}4 \cdot 10^{-6}$ | $5{,}0 \cdot 10^{-5}$ | $3{,}9 \cdot 10^{-4}$ | $9{,}2 \cdot 10^{-4}$ |

Manche Reaktorzwischenfälle, wie z.B. das viel beschriebene „Durchgehen eines Reaktors", müssen überhaupt nach außen hin nicht zur Wirkung gelangen, da moderne Reaktoren in weitem Ausmaße zur Selbstregulierung fähig sind. Eine solche inhärente Leistungsregulierung besitzt beispielsweise der Siedewasserreaktor. Kommt es bei diesem zu einer plötzlichen, unvorhergesehenen Leistungssteigerung, so entstehen in dem gleichzeitig als Kühlmittel und als Moderator dienenden Wasser in vermehrtem Ausmaße Dampfblasen, durch welche die Bremswirkung des Wassers für Neutronen verringert wird, so daß die Leistung des Reaktors abnimmt. Durch eine solche automatische Leistungsregulierung wird daher das „Durchgehen" des Reaktors verhindert.

Während demnach die Strahlenschutzprobleme der ortsfesten Reaktoren und Kernkraftwerke schon als weitgehend gelöst betrachtet werden können, tauchen naturgemäß beim Betrieb ortsveränderlicher Reaktoren neue Probleme auf. Relativ wenige Schwierigkeiten bereiten jene zwar ortsveränderlichen, aber nicht auf Fahrzeuge montierten Reaktoren, wie etwa das sowjetische Kleinkraftwerk „Arbus". Bei einer elektrischen Leistung von 750 kW beträgt das Gesamtgewicht 360 Tonnen, die sich auf mehrere transportable Blocks verteilen. Dieser Reaktor eignet sich daher besonders zur zeitweiligen Aufstellung in entlegenen Gebieten, in denen geologische Untersuchungen od. dgl. durchgeführt werden sollen. Als Moderator und Kühlstoff dient eine organische Flüssigkeit, hydrostabilisiertes Gasöl, welches bei Durchfließen des Reaktors nicht radioaktiv wird. Durch diese Eigenschaft werden die Strahlenschutzprobleme der Turbinenanlage dieses Kraftwerkes sehr vereinfacht.

Wesentlich schwierigere Probleme werden beim Strahlenschutz für Fahrzeuge mit Atomantrieb zu erwarten sein, wobei derzeit nur Schiffe in Frage kommen dürften. Dabei soll von den Atom-U-Booten, die mit Kernwaffen bestückt sind, völlig abgesehen werden, da diese Massenvernichtungswaffen mit Wirkungen sind, denen gegenüber die Gefährdung durch den Reaktorantrieb vernachlässigt werden kann. Andererseits sind aber Reaktoren auch zum Antrieb für Schiffe herangezogen worden, die friedlichen Zwecken dienen. So wurde 1959 in der Sowjetunion der Eisbrecher „Lenin" in Betrieb genommen, der mit drei Druckwasserreaktoren ausgerüstet ist, die mit angereichertem Uran arbeiten. Die besonderen Probleme des Strahlenschutzes auf einem Schiff werden schon dadurch charakterisiert, daß etwa $^2/_3$ des Gewichtes der 3017 Tonnen wiegenden Kraftanlage auf die Strahlenschutzwände entfallen. Das Schiff soll Brennstoffelemente für eine Fahrt von zwei Jahren mit sich führen, ein Vorteil, der wohl dem besonderen Zweck des Schiffes entspricht.

Nachdem das amerikanische Atom-Handelsschiff „Savannah", soweit bekannt geworden ist, seit dem Jahre 1961 unfallfrei in Verwendung steht, ist 1964 in Kiel das Atomschiff „Otto Hahn" von Stapel gelaufen, ein besonders für den Transport von Erzen geeigneter Frachter mit einer Wasserverdrängung von 25950 Tonnen. Zum Antrieb dient ein Druckwasserreaktor von 10000 PS Leistung. Obwohl von keinem der genannten Schiffe bisher ein Unfall bekannt geworden ist, erhebt sich immer wieder die Frage nach einer möglichen Strahlengefährdung im Falle eines Schiffszusammenstoßes oder einer anderen Seekatastrophe. Trotzdem alle erdenklichen Maßnahmen ergriffen werden, um eine Zerstörung des Reaktors und damit den Austritt beträchtlicher radioaktiver Massen zu verhindern, ist es wahrscheinlich nicht möglich, völlig kollisionssichere Reaktoren zu bauen. Die Folge eines solchen Ereignisses würde aber, abgesehen von der unmittelbaren Strahlengefährdung der Mannschaft, die Kontaminierung des Ozeans in unkontrollierbarem Ausmaß sein. Vielleicht ergibt sich eine gewisse Verminderung der Gefahren in der Verwendung von organischen Moderatoren und Kühlsubstanzen, wie z. B. dem Terphenyl. Dieses soll bei einem Schiffsuntergang im Wasser zu einer wachsartigen Masse erstarren, die sich wie ein Mantel um den Reaktor legt und den Austritt von radioaktivem Material verhindert. Während über das tatsächliche Strahlenrisiko bei einem atomgetriebenen Schiff noch nichts Sicheres bekannt ist, und die vorhandenen Atomschiffe eher als Versuchsfahrzeuge anzusehen sind, werden alle Vorschläge zum Bau von atomgetriebenen Kraftwagen oder Flugzeugen als utopisch angesehen.

Die Strahlengefährdung durch Kernkraftwerke hat dazu geführt, daß bestimmte medizinische Maßnahmen zum Schutze des Personals ausgearbeitet wurden, die sich sowohl auf normale Betriebsverhältnisse wie auch auf eventuelle Strahlenunfälle beziehen. Alle in oder bei einem Reaktor beschäftigten Personen müssen ständig hinsichtlich der Strahlendosis, der sie ausgesetzt sind, überwacht werden. Zur Messung der Personendosis dienen Filmplaketten, die während der Arbeit am Körper getragen werden und daher die gleiche Strahlendosis erhalten wie der Körper ihres Trägers. Sobald die Filme entwickelt sind, wird ihr Schwärzungsgrad photometrisch gemessen und aus diesem die Dosis bestimmt. Ein anderes Instrument, das häufig als Taschendosimeter ausgebildet ist, enthält ein Elektroskop, das über eine Ionisationskammer entladen wird. Solche Dosimeter, die in der Größe von Füllfedern angefertigt werden, ermöglichen eine sofortige Ablesung der Dosis.

Nach den Empfehlungen der ICRP dürfen Personen, die beruflich mit ionisierenden Strahlen beschäftigt sind, keiner höheren Dosis als 5 rem pro Jahr ausgesetzt sein, wobei sich diese Höchstdosis einerseits auf eine Ganzkörperbestrahlung, andererseits auf die Dosis an den Gonaden und den blutbildenden Geweben bezieht. (Diese Organe erhalten bei einer homogenen Ganzkörperbestrahlung eo ipso die gleiche Dosis wie der übrige Körper.) Bei annähernd gleichförmiger Verteilung der Dosis über das ganze Jahr ergibt sich eine zulässige Höchstdosis von 100 mrem je Woche (Näheres siehe Abschnitt 9.).

Unbedingt erforderlich sind periodische ärztliche Untersuchungen, die unter anderem auch Blutuntersuchungen mit Differentialzählung einschließen müssen. Ebenso erfordern eventuelle Hautveränderungen besondere Beachtung.

Für den Fall eines Strahlenunfalles ist eine umfassende Vorausplanung erforderlich, um gegebenenfalls ein Maximum an ärztlicher Hilfe in möglichst kurzer Zeit geben zu können. Für alle ärztlichen Maßnahmen ist es von größter Wichtigkeit, möglichst bald einen Überblick darüber zu gewinnen, welcher Strahlendosis der Patient ausgesetzt gewesen ist. Einen ersten Anhaltspunkt für die Dosis einer von außen einwirkenden Strahlung liefern die von den Betreffenden getragenen Filmplaketten oder sonstige Dosisanzeigegeräte. Handelt es sich um die mögliche Inkorporierung von Radionukliden, so sind sofort Aktivitätsmessungen des Urins und anderer Ausscheidungen vorzunehmen. Wenn ein Ganzkörperzähler (whole-body counter) verfügbar ist, so besteht die Möglichkeit, die Radioaktivität des Körpers direkt zu messen. Allerdings sind diese Vorrichtungen nur anwendbar, wenn es sich um Nuklide handelt, die Gammastrahlen oder energiereiche Elektronen aussenden. Bei Reaktorunfällen, bei denen die Patienten einer Neutronenstrahlung unbekannter Dosis ausgesetzt gewesen waren, besteht die Möglichkeit, bei der sogenannten „Neutronenhavariedosimetrie" aus der im Körper induzierten Aktivität die Dosis zu ermitteln. Bei dieser Methodik des „Bioassay" wird besonders von der Aktivierung des Natriums Gebrauch gemacht, da dessen mittlere spezifische Aktivität leicht bestimmt werden kann, und dann als Maß für die Neutronen dient, die in 1 $cm^3$ Gewebe eingefangen wurden. Bei einer durchschnittlichen Masse von 70 kg enthält der menschliche Körper rund 105 g Natrium, wobei 1 $cm^3$ weiches Gewebe 1,66 mg Na enthält. Diese Zahl gilt als ziemlich konstant und kann daher zum Ausgangspunkt für die Berechnung der Neutronendosis gemacht werden, Diese kann auch aus dem Blute errechnet werden, welches normalerweise 2,1 mg Na je ml enthält. Eine rasche Blutabnahme und die Bestimmung der Aktivität von Na 24 ist daher eine wichtige Hilfe für die weitere ärztliche Versorgung der Patienten bei Strahlenunfällen.

Eine wesentliche Voraussetzung für die wirksame ärztliche Hilfe ist auch ein ständiger Kontakt mit einem über eine radiologische Abteilung verfügendes Krankenhaus. Diese muß mit Vorrichtungen zur Strahlenmessung, Dekontaminierung, Dekorporationstherapie usw. ausgerüstet sein und auch über die entsprechenden Fachkräfte verfügen können.

Zum Abschluß dieses Kapitels sei auf eine Übersicht von E. H. Schulz hingewiesen, der die Gesamtzahlen der Opfer von Unfällen in kerntechnischen Anlagen ermittelt hat. Nach dieser Übersicht haben sich in den Jahren 1945 bis 1965 insgesamt 845 Schadensfälle ereignet, bei denen 27 Personen tödliche Strahlendosen erhielten. Weitere 379 Personen erhielten durch unfallartige Ereignisse in kerntechnischen Anlagen Strahlendosen von mehr als 3 rem. Schließlich erhielten weitere 1093 Personen Strahlendosen von weniger als 3 rem, die nicht als ernste Gefährdung der Gesundheit anzusehen sind.

## 5.4. Strahlen und Radionuklide in der Industrie

In mehreren Zweigen der Technologie werden in den letzten Jahren Strahlenquellen verschiedener Art verwendet, die besondere Schutzmaßnahmen erfordern. Es handelt sich dabei um recht verschiedenartige Strahlenquellen, so daß auch Art und Ausmaß der gesundheitlichen Gefährdung recht unterschiedlich sind. Eine grobe Einteilung unterscheidet zunächst umschlossene und offene Strahlenquellen. Während bei den ersteren die gesundheitlichen Schäden von der Möglichkeit einer äußeren Bestrahlung herrühren, besteht bei den offenen Strahlenquellen, z. B. beim Arbeiten mit sogenannten Leitisotopen, die im allgemeinen viel ernstere Gefahr einer inneren Bestrahlung nach der Inkorporierung von Radionukliden.

Bei den umschlossenen Strahlenquellen handelt es sich teilweise um Verfahren, bei welchen ein Teil der in das Medium eingestrahlten Strahlung aus dieser wieder austreten muß, während dies bei anderen Anwendungen nicht der Fall ist. Zur ersteren Gruppe zählen die verschiedenen Methoden der Materialprüfung oder Defektoskopie. Schon seit Jahrzehnten wird von der Möglichkeit Gebrauch gemacht, mit Hilfe durchdringender Strahlungen „zerstörungsfreie" Materialprüfungen vorzunehmen, beispielsweise Schweißnähte, Brückenträger, Kurbelwellen usw. mittels radiographischer Verfahren auf kleine, mit freiem Auge nicht wahrnehmbare oder in der Tiefe verborgene Fehler zu untersuchen. Für diese Verfahren werden unterschiedliche Strahlenquellen herangezogen, z. B. radioaktive Isotope, Röntgenröhren, Teilchenbeschleuniger oder Reaktoren, wobei die Beschaffenheit und Dicke des untersuchten Materials für die Wahl der Methodik und der Strahlenquelle maßgebend sind. So können Stahlplatten bis zu 70 mm Dicke mit Röntgenstrahlen durchleuchtet werden, wenn eine Röntgenröhre verfügbar ist, die mit einer Spannung von 400 kV betrieben wird. Liegt die Plattendicke zwischen 70 und 100 mm, so kann die Gammastrahlung von Co 60 oder Cs 137 verwendet werden, während bei Stahlplatten von mehr als 100 mm Dicke Teilchenbeschleuniger herangezogen werden müssen. Für die Defektoskopie von Stahlstücken dieser Dicke hat sich besonders das Betatron, ein Zirkularbeschleuniger, als sehr verwendbar erwiesen. Dieser Beschleunigertyp, erstmalig von R. Wideroe 1922 vorgeschlagen, im Jahre 1940 von D. W. Kerst realisiert, beruht auf der Beschleunigung von Elektronen in einem Magnetfeld, wobei diese Energien von 40 MeV und darüber aufnehmen, dann auf ein „Target" auffallen, von welchem dann eine sehr durchdringungsfähige Röntgenstrahlung ausgeht.

Auch in der Strahlungsintensität bestehen bei den einzelnen Strahlenquellen sehr beträchtliche Unterschiede. So wird beispielsweise in Australien zur Sterilisierung von Ziegenhaar eine Kobaltapparatur mit einer Strahlenquelle von 500000 Ci verwendet, in den USA wird eine Quelle von 1300000 Ci zur Lebensmittelsterilisierung benützt (siehe weiter unten). Vergleichsweise sei angeführt, daß in der Telekobalttherapie in der Regel Strahlenquellen von 2000 bis 3000 Ci angewendet werden. Je nach dem Durchdringungsvermögen und der Intensität der Strahlen sind zum Schutze des Bedienungspersonales entsprechende Strahlenschutzwände erforderlich, um die Überschreitung der höchstzulässigen Strahlendosis zu verhindern (siehe weiter unten und Abschnitt 9.).

Geschlossene Strahlenquellen werden ferner bei verschiedenen Verfahren verwendet, bei denen die gesamte Strahlung in dem bestrahlten Medium absorbiert werden soll. Derartige Verfahren arbeiten mit „strahlenchemischen Reaktionen" und finden in wachsender Zahl Anwendung. So werden in der Kunststoffindustrie als „inter-linking" und „cross-linking" bezeichnete Reaktionen an den großen Kettenmolekülen ausgelöst und damit bessere mechanische und thermische Eigenschaften erreicht. Beispielsweise wird die Haltbarkeit der Tintenpatronen von Kugelschreibern durch die Bestrahlung wesentlich verbessert. Auch die Strahlensynthese von Äthylbromid wird schon in großem Maßstabe durchgeführt. Für derartige Zwecke sind in der Regel Strahlendosen in der Größenordnung Megarad erforderlich.

Sehr charakteristische Strahlenschäden des Auges wurden bei Wissenschaftlern und Technikern festgestellt, die mit dem Zyklotron arbeiten. Dieser von E. O. Lawrence erfundene Apparat gehört gleichfalls zur Gruppe der Zirkularbeschleuniger. In den großen Teilchenbeschleunigern werden Partikel auf Geschwindigkeiten gebracht, die vielen Millionen eV entsprechen, was für bestimmte Kernumwandlungen erforderlich ist. Während man ursprünglich versuchte, den bewegten Teilchen in einem einzigen Akt eine so große Energie zu erteilen, beruht das Zyklotron darauf, daß ein und dieselbe Vorrichtung, welche eine Potentialdifferenz von der Größenordnung 100000 Volt besitzt, viele Male durchlaufen wird, wobei das Teilchen jedesmal die gleiche kinetische Energie aufnimmt, die sich zu der schon vorhandenen zuaddiert. Der charakteristische Bestandteil des Zyklotrons sind die beiden „$D$", d.h. zwei $D$-förmige hohle Metallteile, die gegeneinander isoliert sind und elektrostatische Aufladungen entgegengesetzten Vorzeichens tragen. Ein positiv geladenes Teilchen wird also von dem positiven $D$ abgestoßen und vom negativen $D$ angezogen, wobei es eine der Potentialdifferenz entsprechende Energie aufnimmt. Nun befindet sich aber die ganze Anordnung zwischen den Polen eines starken Elektromagneten, dessen Feld das Teilchen auf eine spiralförmige Bahn zwingt, so daß es die Anordnung, deren Polarität inzwischen gewechselt hat, nochmals durchlaufen muß. Dieser Vorgang wird viele Male wiederholt, wobei das Teilchen immer wieder Energie aufnimmt. Ist das Teilchen z. B. ein Deuteron und läßt man es auf ein Berylliumtarget auffallen, so verwandelt sich dieses in das Borisotop B 11, welches unter Aussendung eines Neutrons in B 10 übergeht.

Das Zyklotron dient als Neutronenquelle für Kernumwandlungen, ist aber in vereinzelten Fällen auch für therapeutische Neutronenbestrahlungen herangezogen worden (R. S. STONE).

Im Dezember 1948 wurde erstmals bekannt, daß fünf Physiker, die mit einem Zyklotron gearbeitet hatten, an grauem Star erkrankt waren. Da es sich durchweg um jüngere Leute handelte, ihr Alter betrug durchschnittlich 31 Jahre, so bestand kein Zweifel darüber, daß eine Schädigung der Augenlinse vorlag, die durch aus dem Gerät ausgetretene Neutronenstrahlen verursacht worden war. Diese Vermutung wurde noch dadurch gestützt, daß die Entstehung von Strahlenkatarakten durch Röntgen- und Radiumstrahlen schon seit längerem bekannt war. Auch bestehen gute Gründe für die Annahme, daß die Katarakte der A-Bombenüberlebenden vorwiegend durch Neutronen hervorgerufen werden (siehe Abschnitt 9.).

Hierauf wurde von P. H. ABELSON und P. G. KRUGER nachgeforscht, ob auch in anderen Hochenergielaboratorien ähnliche Augenerkrankungen aufgetreten waren. Diese Nachforschungen führten zur Entdeckung von mindestens 10 Patienten mit Neutronenkatarakten, die alle mit einem Zyklotron gearbeitet hatten, wobei es sich um Neutronenenergien bis zu 20 MeV handelte. Die Autoren teilten die Patienten je nach der Schwere der Erkrankung in drei Gruppen. Zur Gruppe *A* gehörten drei Personen, bei denen schwere Veränderungen der Augenlinse, namentlich dichte Opazitäten in der dorsalen Rindenschicht der Linse gefunden wurden. In der Gruppe *B*, die vier Patienten umfaßte, wurden geringere Veränderungen der dorsalen Rindenschicht, ferner zarte Verschleierung und Vakuolisierung in der vorderen Rinde gefunden. Bei Gruppe *C* wurden nur relativ unbedeutende Linsentrübungen nachgewiesen. Tabelle 31 gibt eine Übersicht über die Neutronendosen und ihre zeitliche Verteilung bei den einzelnen Patienten (nach ABELSON und KRUGER).

Tabelle 31

*Neutronenkatarakte bei Zyklotronarbeitern*

| Patient | Datum der Exposition | Dosis in n-Einheiten | Zeitdauer der Exposition (in Wochen) |
|---|---|---|---|
| 1 | 1944 | 135 | 200 |
| 2 | 1943–1944 | 80 | 25 |
| 3 | 1943–1944 | 80 | 25 |
| 4 | 1941–1947 | 30–40 | 250 |
| 5 | 1947–1948 | 30–100 | 10 |
| 6 | 1947–1948 | 20–100 | 30 |
| 7 | 1943–1944 | 10 | 25 |
| 8 | 1939–1942 | 70 | 100 |
| 9 | 1947–1948 | 4–25 | 10 |
| 10 | 1938–1940 | 15 | 80 |

Bei den ersten 3 Patienten hatten die Neutronenkatarakte zu schweren Sehstörungen geführt, bei den Patienten 4 bis 7 waren Sehstörungen leichteren Grades aufgetreten. In keinem einzigen Falle wurde die Retina geschädigt, so daß die Patienten mit guter Aussicht auf Erfolg operiert werden konnten. Diese Beobachtungen haben unter anderem dazu geführt, daß den Neutronen eine außerordentlich große *RBW* (beziehungsweise Qualitätsfaktor) in bezug auf ihre kataraktogene Wirkung zugeschrieben wird (vgl. auch Abschnitt 2. und 9.).

Nicht nur bei so hochgezüchteten Teilchenbeschleunigern, sondern auch bei verhältnismäßig einfachen Apparaturen mit wenig durchdringender Strahlung sind schwerere Strahlenunfälle durchaus möglich. So berichteten K. G. Burdick und F. Miraldi über die Erkrankung eines jungen Mannes, die durch die Bedienung eines Röntgenspektrographen verursacht worden war. Diese Geräte verfügen über eine Röntgenröhre, die relativ weiche Röntgenstrahlen mit sehr großer Strahlenintensität aussendet, die zur Herstellung von Beugungsbildern (Laue-Diagramm, Drehkristallaufnahme) verwendet werden. Bei dem erwähnten Spektrographen wurde einmal das untersuchte Präparat bei eingeschalteter Röhre ausgewechselt, so daß bei dieser Gelegenheit die Hände des jungen Mannes einer kurz dauernden Bestrahlung ausgesetzt waren. Infolge der außerordentlich großen Strahlenintensität dieses Apparates war aber die Dosis so groß, daß kurze Zeit später am Handgelenk ein Röntgenulkus auftrat.

Über einen sehr ähnlichen Strahlenunfall berichteten vor einiger Zeit R. Grabiger und O. Mehrkorn. Auch in diesem Falle wurde die Hand für etwa 5 Sekunden der Primärstrahlung der Röhre eines Röntgenspektrographen ausgesetzt, wobei die Haut eine so große Dosis erhielt, daß ein Ulkus entstand. Die Dosis betrug vermutlich 10000 bis 12000 R einer sehr weichen Strahlung, da die Röhre mit einer Spannung von 50 kV betrieben wurde.

In den letzten Jahren werden auch offene Strahlenquellen, namentlich als sogenannte Leitisotope in wachsendem Ausmaße verwendet. Diese „Tracers" wurden schon viele Jahre vor der Entdeckung der künstlichen radioaktiven Isotope von G. Hevesy unter dem Namen „radioaktive Indikatoren" eingeführt.

„Bei derartigen Problemstellungen, bei denen das Radioelement nicht Objekt, sondern Mittel der Untersuchung ist, spricht man davon, daß die Radioelemente als Indikatoren dienen." (G. Hevesy und F. Paneth, l. c.)

Während zu jener Zeit aber nur natürliche Radionuklide zur Verfügung standen, dienen heute die künstlichen Radionuklide, die in viel größerer Vielfalt zur Verfügung stehen, diesem Zweck, wodurch sich das Anwendungsgebiet der Tracermethoden in vorher ungeahnter Weise vergrößert hat.

So werden in der pharmazeutischen Industrie die verschiedenartigsten Verbindungen mit H 3 oder C 14 „markiert", so daß ihr Weg durch den menschlichen Körper mit radiometrischen Methoden verfolgt werden kann. Auf technischem Gebiete werden Leitisotope zur Untersuchung von Grundwasserströmungen und anderen Wasserläufen, für die Lecksuche bei Rohrleitungen, für das Prospektieren und den Betrieb von Ölleitungen und viele ähnliche

Verfahren angewendet. Bei derartigen Verfahren müssen die radioaktiven Stoffe in offener Form verwendet werden, da sie dem betreffenden Medium in einer Form zugesetzt werden müssen, die eine möglichst homogene Vermischung mit dem untersuchten Medium gewährleistet. Bei derartigen Untersuchungen sind eine Reihe von Strahlenschutzmaßnahmen erforderlich, die sich wesentlich von jenen unterscheiden, die bei geschlossenen Strahlenquellen Anwendung finden. In erster Linie werden kurzlebige Radionuklide verwendet, deren Strahlung sich am Wege zum Verbraucher schon großenteils erschöpft hat. Bei der Verwendung von sehr kurzlebigen Radionukliden als Leitisotopen ist das Strahlenrisiko hauptsächlich im Anfangsstadium der Untersuchung gegeben, wenn eine relativ hohe Aktivität dem zu untersuchenden Medium zugesetzt wird. Bei diesen Arbeitsvorgängen sind besondere Vorsichtsmaßnahmen, wie z. B. Arbeiten mit langen Zangen oder sonstigen langstieligen Instrumenten, Schutzkleidung, Schutzbrillen, gegebenenfalls, wenn die Möglichkeit der Staubbildung besteht, Atemmasken usw. erforderlich.

Weitere Anwendungsgebiete für offene radioaktive Präparate sind Untersuchungen über den Materialverschleiß, die Beseitigung von statischen elektrischen Aufladungen usw.

Bei allen derartigen Arbeitsvorgängen, bei welchen strahlende Stoffe in irgendeiner Form Anwendung finden, sind fortlaufende Strahlenmessungen an sämtlichen Arbeitsplätzen und bei sämtlichen beschäftigten Personen erforderlich, um sicherzustellen, daß die höchstzulässigen Strahlendosen nicht überschritten werden (siehe weiter unten).

Bei Arbeiten mit offenen radioaktiven Präparaten bestehen die verschiedenartigsten Möglichkeiten, die letzten Endes zum Eindringen von radioaktiven Nukliden in den Körper führen können. Neben dem Eindringen durch Mund und Nase ist stets auch an die Möglichkeit der Resorption durch offene Wundflächen u. dgl. zu denken.

Als Beispiel für einen Laboratoriumsunfall, der zur Inkorporierung eines Radionuklids geführt hatte, sei ein Unfall mit radioaktivem Schwefel angeführt, der sich vor einigen Jahren zugetragen hat. A. R. Maass, T. L. Flanagan, D. Blackburn und M. Smyth berichteten über diesen Unfall, bei welchem eine Glasampulle zerbrach, welche elementaren S 35 mit einer Aktivität von 1,27 Ci, in Benzol gelöst, enthielt. Der radioaktive Schwefel, S 35, ist ein Betastrahler mit einer Halbwertszeit von 87,1 Tagen. Ein in der Nähe befindlicher Chemiker wurde dabei äußerlich und innerlich kontaminiert, doch wurde sofort mit der Dekorporationsbehandlung begonnen, wobei unter anderem auch inaktiver Schwefel verabreicht wurde. Diese Behandlung war insofern erfolgreich, als der größte Teil des inkorporierten S 35 innerhalb von 5 Tagen zur Ausscheidung gebracht werden konnte. Die gesamte in den Körper eingedrungene Aktivität wurde auf 13 bis 26 μCi S 35 geschätzt. Bei dreijähriger Nachbeobachtung sind keine Strahlenschäden festgestellt worden.

In den letzten Jahren hat die Strahlenkonservierung von Lebensmitteln beachtliche Fortschritte gemacht, die eine gesteigerte Verwendung dieser Methoden für die nächste Zukunft erwarten lassen. Diese Tendenz steht zweifellos mit der Gesamtsituation auf dem Gebiete der Ernährung in Zusammenhang. Das rasche Anwachsen der Weltbevölkerung, die schon vor einigen Jahren die Dreimilliardengrenze überschritten hat, sowie der niedrige Lebensstandard in den Entwicklungsländern zwingen zur rationellen Ausnützung der vorhandenen Lebensmittel. Zu dieser gehört auch die Entwicklung von Methoden zur Konservierung von Nahrungsmitteln, bei möglichst weitgehender Erhaltung der in ihnen enthaltenen Wirkstoffe. Bedenkt man, daß unter primitiven Verhältnissen noch immer ein erheblicher Teil der Ernte durch Fäulnis, Insektenfraß usw. zugrunde geht, so erkennt man die Wichtigkeit der Aufgabe, vor der die Strahlenanwendung auf diesem Gebiete steht.

Die zur Bestrahlung von Lebensmitteln angewendeten Verfahren bezwecken teils eine Verlängerung der Haltbarkeit, bzw. Genußfähigkeit der betreffenden Produkte, teils die Vernichtung von Mikroorganismen und anderen Parasiten. Im ersteren Falle spricht man von Strahlenkonservierung im eigentlichen Sinne des Wortes, während die Tötung von Mikroorganismen durch ionisierende Strahlen mit einem neu gebildeten Ausdruck „Radicidation“ genannt wird.

Die Vorgeschichte dieser Verfahren reicht schon ziemlich weit zurück. Schon in den ersten Jahren nach der Entdeckung der Röntgenstrahlen wurden von einzelnen Forschern Hinweise auf die bakterizide Wirkung der Strahlen gegeben (F. Minck 1896, S. C. Prescott 1904). Ausgedehntere Studien über die Sterilisierung von Bakterienkulturen durch Bestrahlungen stammen insbesondere von R. G. Wickoff. Neue Impulse erhielt dieses Forschungsgebiet durch die Untersuchungen von D. E. Lea, die in dessen klassischem Werk „*Actions of Radiations on Living Cells*“ zusammengefaßt sind.

Während diese Publikationen noch keine Verbindung mit praktischen Anwendungen zeigten, erlangte O. Wüst bereits im Jahre 1930 ein Patent für ein Verfahren zur Sterilisierung von Lebensmitteln mit Hilfe von Röntgenstrahlen. Dennoch war bis zur tatsächlichen praktischen Anwendung derartiger Methoden noch ein weiter Weg zurückzulegen. Obwohl die Bestrahlung von Lebensmitteln grundsätzlich auch mit konventioneller Röntgenstrahlung möglich gewesen wäre, erfolgte der Durchbruch zur industriellen Anwendung erst nach der Entdeckung der neuen Strahlenquellen. Im Jahre 1943 folgten Versuche von Proctor, van de Graaff und Fram, wobei der elektrostatische Generator von van de Graaff mit einer Spannung von 1 MeV verwendet wurde. Schon 1944 erhielt L. B. Borst ein Patent für ein Verfahren der Lebensmittelbestrahlung mit radioaktiven Spaltprodukten, welches aber aus militärischen Rücksichten geheimgehalten wurde. Nach 1945 wurden in den Vereinigten Staaten in großem Maßstabe Untersuchungen über die praktische Verwendbarkeit der Bestrahlung von Lebensmitteln vorgenommen. Im Jahre 1950 wurde ein Forschungsprogramm der USAEC (United States Atomic Energy Commission) aufgenommen. Einen vorläufigen Höhepunkt erreichten die Arbeiten auf diesem Gebiete mit einem Symposion, das im Jahre 1966 in Karlsruhe stattfand. Die Veranstalter waren die IAEA (International Atomic Energy Agency) und die FAO (Food and Agriculture Organization).

Für den Zweck der Lebensmittelsterilisierung bzw. Desinfektion von Nahrungsmitteln sind grundsätzlich alle Arten von ionisierenden Strahlen verwendbar, doch werden in der Praxis fast ausschließlich entweder Gammastrahlen von Co 60 oder schnelle Elektronen verwendet, wobei letztere entweder mit dem Betatron oder dem Linearbeschleuniger erzeugt werden. B. Rajewsky hat im Jahre 1957 eine Spezialröntgenröhre für Lebensmittelbestrahlung entwickelt. Die Röhre wird mit einer Spannung von 60 kV betrieben und liefert bei einer Röhrenstromstärke von 2 Ampere die erstaunlich große Dosisleistung von 2 Millionen R pro Minute. Diese enorme Dosisleistung ist insofern von Vorteil, als gerade auf diesem Gebiete hohe Dosen, in der Größenordnung Megarad, benötigt werden. Während die ultraharten Strahlen der Kobaltquellen sowie die schnellen Elektronen der Linearakzeleratoren auch zur Durchstrahlung größerer Stücke geeignet sind, kann die konventionelle Röntgenstrahlung, ihrem geringeren Durchdringungsvermögen entsprechend, nur bei dünneren Schichten angewendet werden.

Die direkte Gefährdung des Bedienungspersonals derartiger Apparaturen bietet keine besonderen Probleme, da der Strahlenschutz mit den gleichen Vorrichtungen erfolgen kann, die bei den medizinischen Bestrahlungsgeräten angewendet werden. Neuartige Probleme bietet aber die Entstehung von künstlichen Radionukliden in den bestrahlten Lebensmitteln und die Frage einer eventuellen Strahlengefährdung bei Genuß dieser Lebensmittel. Hinzu kommt noch das Problem, ob nicht unter dem Einfluß der Bestrahlung toxische Stoffe entstehen können oder Veränderungen von Geschmack und Geruch, die die Bekömmlichkeit der bestrahlten Lebensmittel beeinträchtigen würden.

Bei einigen Lebensmitteln wurde bereits eine beträchtliche Verlängerung der Genußfähigkeit erzielt. So kann das Auskeimen von Zwiebeln und von Kartoffeln schon durch Bestrahlung mit Dosen von 10000 bis 20000 rad verhindert werden, wodurch sich eine beträchtliche Verlängerung der zulässigen Lagerungszeit bis zum Verbrauch ergibt. Solche Dosen von einigen Tausend rad gelten auf dem Gebiete der Lebensmittelbestrahlung als „kleine" Dosen. Hingegen wurden bei Schinken, der mit der Gammastrahlung von Co 60 oder mit 10 MeV-Elektronen behandelt wurde, Dosen von 4,5 Megarad benötigt. Da der Verdacht bestand, daß aus dem Fett durch so große Strahlendosen kanzerogene Stoffe entstehen könnten, wurde das bestrahlte Schinkenfett an Tiere verfüttert, die aber keine signifikante Zunahme maligner Tumoren erkennen ließen.

Eine sehr wertvolle Anwendung der ionisierenden Strahlen in der Lebensmittelindustrie bildet die Vernichtung von Salmonellen, die jetzt auch „Salmonella radicidation" genannt wird. So können in Eiern enthaltene Salmonellen durch Dosen von etwa 0,5 rad restlos vernichtet werden.

Ein anderes Anwendungsgebiet der Bestrahlung ist die „Entwesung" („Disinfestation") von Getreide. Die zu diesem Zwecke angestellten Versuche haben zur Entwicklung eines besonderen Zweiges der Radiologie, der „Radiation

Entomology" geführt. Dabei konnten die verschiedenen Schädigungsstufen, die die Insekten durch abgestufte Strahlendosen erleiden, weitgehend geklärt werden. Nach Dosen von 10000 bis 20000 rad kommt es zur kompletten Sterilisierung der Insekten, welche einige Wochen nach der Bestrahlung absterben. Diese Dosis ist zugleich eine Vorbeugung gegen Re-Infestation des Getreides, da die Insekten sich bei Anwesenheit so vieler steriler Individuen nicht mehr neuerlich vermehren können. Hingegen führt die Bestrahlung mit höheren Dosen, etwa 100000 rad zum Strahlentod der Insekten, der einige Tage nach der Bestrahlung eintritt. Schließlich führen Dosen von 300000 bis 500000 rad zum sofortigen Tod der Insekten. In diesem Zusammenhang sind in den USA angestellte Versuche von Interesse, die ergeben haben, daß Getreide durch Bestrahlungen mit Dosen von 2,75 bis 5,58 Mrad keine Qualitätsveränderung erfährt. Es liegen auch Versuchsserien vor, bei denen bestrahltes Getreide bzw. Getreideprodukte durch mehr als 6 Monate an Tiere verfüttert wurden, ohne daß diese gesundheitliche Schäden irgendwelcher Art erkennen ließen.

Bei der Bestrahlung von Lebensmitteln mit schnellen Elektronen im Energiebereich von 10 bis 30 MeV, wie sie zur Lebensmittelkonservierung herangezogen werden, ist in den bestrahlten Medien mit dem Auftreten von Kernprozessen zu rechnen, bei welchen künstliche Radionuklide entstehen. Es war naheliegend, die Frage aufzuwerfen, ob der Konsum bestrahlter Lebensmittel nicht mit der Inkorporierung von Radionukliden und daher mit gesundheitlichen Gefahren verbunden ist. Tatsächlich liegen Beobachtungen vor, daß bei der Bestrahlung von Kartoffeln mit schnellen Elektronen Radionuklide wie C 11 und O 15 entstehen, doch handelt es sich in beiden Fällen um sehr kurzlebige Nuklide. Werden diese Bestrahlungen mit einer Dosis von 20000 rad vorgenommen, was eine Lagerungsdauer von 30 Wochen ermöglicht, so ist bereits wenige Stunden nach der Bestrahlung keine Aktivität mehr nachweisbar. Da die Bestrahlung der Kartoffel den Zweck verfolgt, diese erst zu einem späteren Zeitpunkt dem Konsum zuzuführen, kann ihr Genuß als ungefährlich angesehen werden.

Bei der Bestrahlung von Schinken mit 24-MeV-Elektronen wurden das Isotop J 126 und das Natriumisotop Na 22 nachgewiesen. Das erstere kann auf Grund seiner Kurzlebigkeit außer Betracht bleiben, während für die Strahlenbelastung durch Na 22 ein Höchstwert von 0,26 mrem pro Jahr errechnet wurde.

Während demnach bei der Lebensmittelkonservierung mit Hilfe von schnellen Elektronen Aktivitäten entstehen, die als unbedeutend und unbedenklich anzusehen sind, darf festgestellt werden, daß bei der Bestrahlung mit den Gammastrahlen von Kobalt 60 oder mit konventioneller Röntgenstrahlung überhaupt keine Radioaktivität induziert wird. Mit diesem kurzen Überblick über den derzeitigen Stand der Lebensmittelbestrahlung soll aber keineswegs der Eindruck hervorgerufen werden, als ob auf diesem Gebiete gar keine Probleme mehr bestehen würden. Vielmehr sind nach wie vor Untersuchungen im Gange, die sich mit der eventuellen Entstehung von toxischen Zwischenprodukten, der Zerstörung von Wirkstoffen usw. in den einzelnen Nahrungsmitteln beschäftigen. Solche Untersuchungen gestalten sich sehr langwierig, da es sich nicht nur um akute Intoxikationen, sondern auch den Ausschluß von Spätfolgen handelt.

Während demnach auf dem Gebiete der Lebensmittelbestrahlung noch manche Probleme zu lösen sind, hat die Strahlensterilisierung von chirurgischen Instrumenten, chirurgischem Nahtmaterial, Injektionsspritzen und Nadeln schon breite praktische Verwendung gefunden. Durch die hermetische Verpackung und nachträgliche Bestrahlung erhält man Spritzen und Nadeln, die dauernd steril bleiben und bei dringlichen Fällen sofort verwendungsfähig sind.

Zu den interessantesten strahlenbiologischen Methoden gehört die Bekämpfung schädlicher Insekten mit Hilfe von ionisierenden Strahlen. Auch bei diesem Verfahren handelt es sich indirekt um die Vermehrung der verfügbaren Lebensmittel, da jene Insekten bekämpft werden müssen, die in der Landwirtschaft größere Schäden hervorrufen. Das erste Insekt, das mit Hilfe der Strahlensterilisierung erfolgreich bekämpft werden konnte, war der „screw worm", die Schraubenwurmfliege in den Vereinigten Staaten. Namentlich in den südlichen Gebieten der USA hat der Schraubenwurm enorme Schäden in der Landwirtschaft hervorgerufen, da diese Insekten ihre Eier unter die Haut der Haustiere legen und die Larven dann schwere Gewebsschäden verursachen. Die enormen Verluste der Landwirtschaft zwangen dann die maßgebenden Stellen nach Methoden zur Bekämpfung der Insekten zu suchen. Eine solche fand man in der sogenannten „Male sterilization", die im Jahre 1950 von E. F. Knipling angegeben wurde. Das Verfahren besteht darin, daß die männlichen Insekten durch Gammastrahlen sterilisiert werden, wozu durchschnittlich eine Dosis von 8000 rad benötigt wird. Die steril gewordenen Insekten werden dann in großer Zahl, bis zu 70 Millionen Tiere pro Woche, freigelassen. Da die Weibchen sich nur einmal paaren, so besteht eine recht große Wahrscheinlichkeit dafür, daß die Paarung mit einem sterilen Männchen erfolgt, so daß das Weibchen unbefruchtete Eier legt. Diese Methode der „Male sterilization" hatte sofort nach ihrer ersten Anwendung bedeutende Erfolge, so daß in weiten Gegenden die Insektenplage beseitigt werden konnte. So konnte im Jahre 1954 auf Curacao die Schraubenwurmfliege gänzlich ausgerottet werden. In der Folge wurde die Strahlensterilisierung auch zur Bekämpfung von anderen schädlichen Insekten, wie z. B. der Mittelmeerfliege oder der Melonenfliege auf der Insel Rota erfolgreich angewendet.

Die radiologischen Verfahren zur Bekämpfung von Insekten haben gegenüber den herkömmlichen Insektenvertilgungsmitteln bedeutende Vorteile. Alle chemischen Insektizide bzw. Pestizide bleiben an den Pflanzen, also auch an Obst und Gemüse haften und gelangen so schließlich in den menschlichen Körper. Auch werden unvermeidlicherweise manchmal unschädliche Tiergattungen durch die Anwendung derartiger giftiger Chemikalien vernichtet. Die bekannte Biologin R. Carson hat in ihrem weitverbreiteten Werk „Der stumme Frühling" („Silent spring") in eindringlicher Weise vor der Anwendung von chemischen Pestiziden und der damit verbundenen Störung des Gleichgewichtes in der Natur gewarnt. Alle diese Folgen können aber durch die Strahlensterilisierung der Insekten mit Sicherheit vermieden werden. Es ist daher sehr bemerkenswert, daß die oft gefürchteten ionisierenden Strahlen sich auf diesem Gebiete als viel weniger schädlich erwiesen haben als die herkömmlichen chemischen Mittel. Denn selbstverständlich werden die mit Gammastrahlen behandelten Tiere nicht radioaktiv, so daß von dieser Seite her keine Gefahr irgendwelcher Art besteht.

Bei sämtlichen technischen, industriellen oder landwirtschaftlichen Anwendungen von Strahlenquellen irgendwelcher Art sind umfangreiche Schutzmaßnahmen zu treffen. Diese beziehen sich in erster Linie auf den Strahlenschutz von Personen, die in dem betreffenden Betrieb oder Betriebsteil beschäftigt sind, teils auf Personen, die in einem anderen Betriebsteil tätig sind oder in der Nähe des „Strahlenbetriebes" wohnen oder sich aufhalten, die sogenannten Anrainer. Darüber hinaus ist aber auch der Strahlenschutz der „Bevölkerung", also der Allgemeinheit zu berücksichtigen, unter Bedachtnahme darauf, daß sich unter dieser auch Kinder und schwangere Frauen befinden.

Zur Abschirmung gegen äußere Bestrahlung werden Schutzwände aus Blei, Bleiglas, ferner Betonmauern, eventuell mit Zusatz von Baryt verwendet. Unsere Abb. 18 zeigt Strahlenschutzwände aus Blei, die auf Rollen verschiebbar sind (Buchler & Co, Braunschweig). Wo die Beobachtung eines Vorganges von einem strahlengeschützten Platze aus erforderlich ist, werden Bleigläser verwendet, die für optisches Licht durchlässig, also durchsichtig sind, gleichwohl

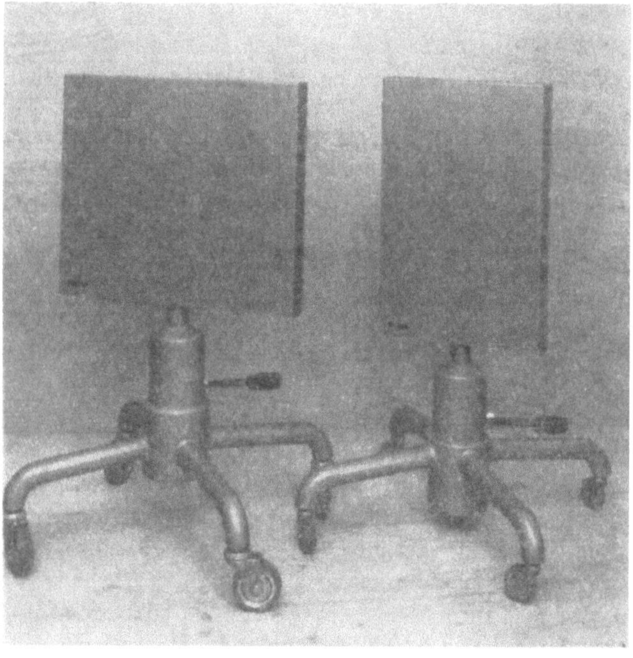

*Abb. 18:* Verschiebbare Bleiwände zum Strahlenschutz

aber vermöge ihres Bleigehaltes ionisierende Strahlen abfangen. Abb. 19 zeigt ein derartiges Bleiglasfenster der Firma Schott & Gen. in Mainz.

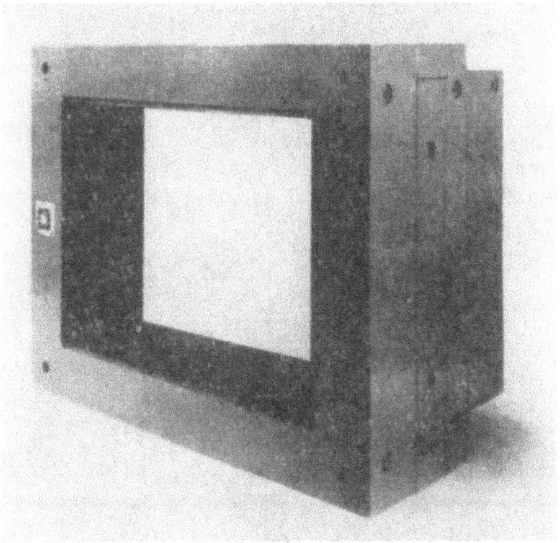

*Abb. 19:* Strahlenschutzfenster aus Bleiglas

Für die Abschirmung sehr durchdringender Strahlen oder von Strahlungen sehr großer Intensität erweist es sich oft als notwendig, mehrere Bleigläser hintereinander zu schalten. Für die Beobachtung durch Bleiglasfenster ist es hinderlich, daß sich diese unter dem Einfluß der von ihnen absorbierten Strahlen verfärben, was die Durchsichtigkeit beeinträchtigt. Durch einen Zusatz von Ceroxid kann man Gläser erzeugen, die gegen derartige Verfärbungen resistent sind. Solche ,,cerstabilisierte" Gläser finden in der Strahlenschutztechnik neuerdings häufig Verwendung.

Ein anderes Hilfsmittel zur Beobachtung eines Vorganges von einem strahlengeschützten Ort aus ist die Verwendung von Fernsehanlagen. Durch die beliebig weite Trennung der Fernsehkamera vom Beobachtungsschirm werden für den Strahlenschutz sehr günstige Voraussetzungen geschaffen.

Besondere Vorsichtsmaßnahmen erfordern alle Arbeiten mit offenen, das heißt nicht gekapselten Radionukliden, da bei diesen die Gefahr der Inkorporierung in den menschlichen Körper und damit der inneren Bestrahlung gegeben ist.

Abb. 20 zeigt einen von den Siemens-Reiniger-Werken AG., Erlangen, entworfenen Arbeitsplatz zur Verarbeitung offener, radioaktiver Präparate. Zum Strahlenschutz dient eine Bleiziegelwand mit Durchblickfenster aus Bleiglas. Rechts im Bilde sieht man einen Labor-Monitor, der über ein Zählrohr die Aktivität der Luft im Arbeitsraum kontinuierlich überwacht und bei Gefahr einen Summerton abgibt. Bei solchen Arbeitsplätzen verwendet man Ferngreifinstrumente, die das Manipulieren radioaktiver Materialien aus größerer Entfernung ermöglichen. Abb. 21 zeigt einen ,,Ferngreifer" sowie Instrumente zum Halten und Öffnen von Ampullen, sowie langstielige Pinzetten (Buchler & Co,

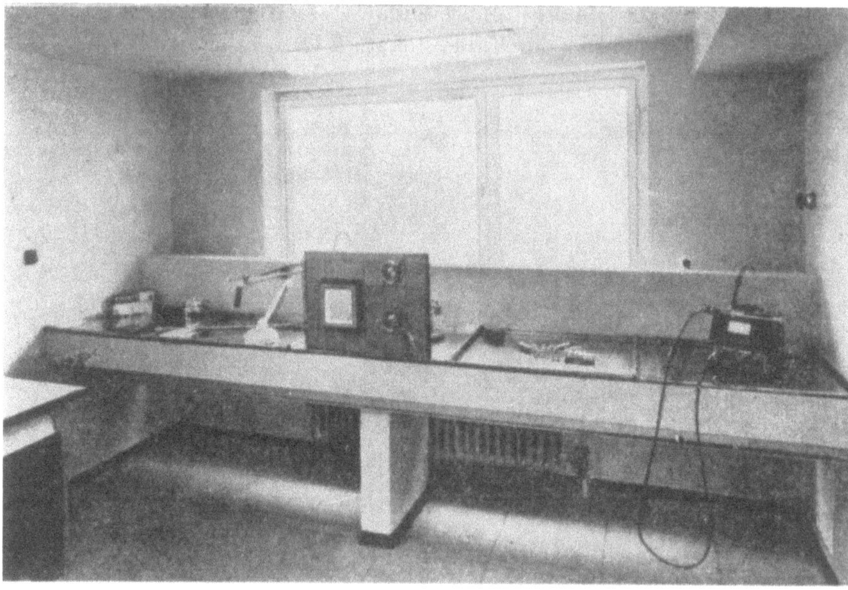

*Abb.20:* Arbeitsplatz für Arbeiten mit offenen Radionukliden

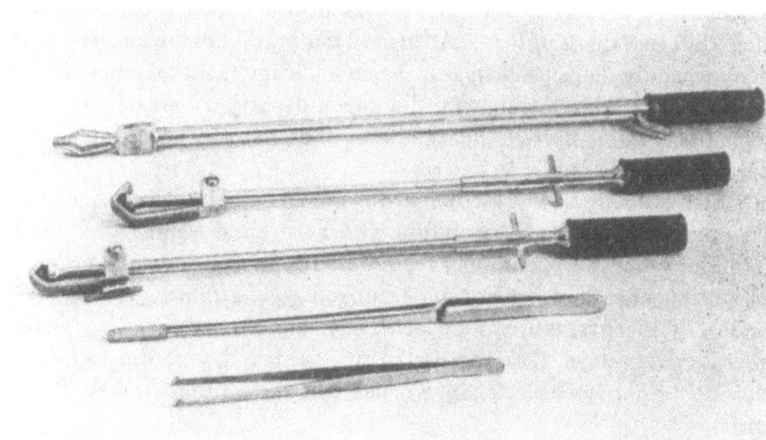

*Abb.21:* Ferngreifer und langstielige Instrumente zum Manipulieren von Radionukliden

Braunschweig). Da die Intensität jeder punktförmigen Strahlenquelle mit dem Quadrate der Entfernung, also sehr rasch, abnimmt, wird durch derartige „Teleinstrumente" die Strahlenbelastung der Hände und des ganzen Körpers beträchtlich herabgesetzt. Dem gleichen Zweck dient auch die in Abb. 22 dargestellte „Glove box", die nach innen gestülpte Handschuhe besitzt (Buchler & Co, Braunschweig). Beim Arbeiten mit der Glove box ist der Rumpf des

Untersuchers vor der Strahlung geschützt, während die Handschuhe nur vor dem Haften von radioaktivem Material an der Haut der Finger und Hände schützen. Abb. 23 zeigt einen bleigepanzerten Tresor zur strahlensicheren Verwahrung von radioaktiven Präparaten (Buchler & Co, Braunschweig).

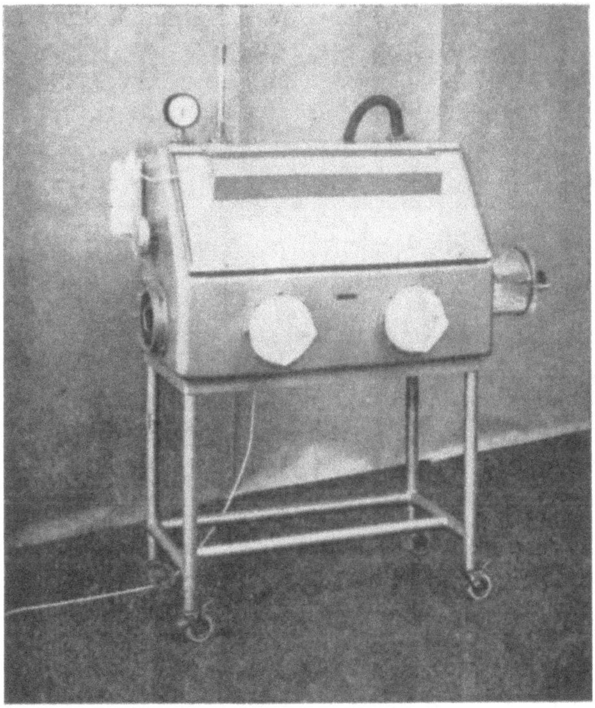

*Abb. 22:* „Glove Box"

Man hat sämtliche Radionuklide nach ihrer „Radiotoxizität" in mehrere Gruppen eingeteilt. Zum Verständnis des Begriffes der Radiotoxizität sei vorausgeschickt, daß die Wirkungen der inneren Bestrahlung durch inkorporierte Radionuklide grundsätzlich dieselben sind wie die Wirkungen einer von außen kommenden Bestrahlung. Die sich dennoch ergebenden Unterschiede resultieren aus dem sogenannten Verteilungsmuster der Radionuklide im menschlichen Körper, unter Berücksichtigung des Umstandes, daß die Strahlenschädigung verschiedener Organe sehr unterschiedliche Folgen haben kann. Für sogenannte knochensuchende Nuklide, wie Sr 90 oder Ra 226 ist das Knochengewebe und das angrenzende Knochenmark das kritische Organ, durch dessen Schädigung der Tod des Individuums herbeigeführt werden kann. Hingegen ist beispielsweise für J 131 und andere radioaktive Jodisotope die Schilddrüse, in denen sie selektiv gespeichert werden, das kritische Organ. Weitere Unterschiede zwischen innerer und äußerer Bestrahlung ergeben sich auch daraus, daß bei der ersteren die Strahleneinwirkung in der Regel über eine längere Zeitspanne protrahiert ist, woraus sich eine geringere Strahlenintensität ergibt.

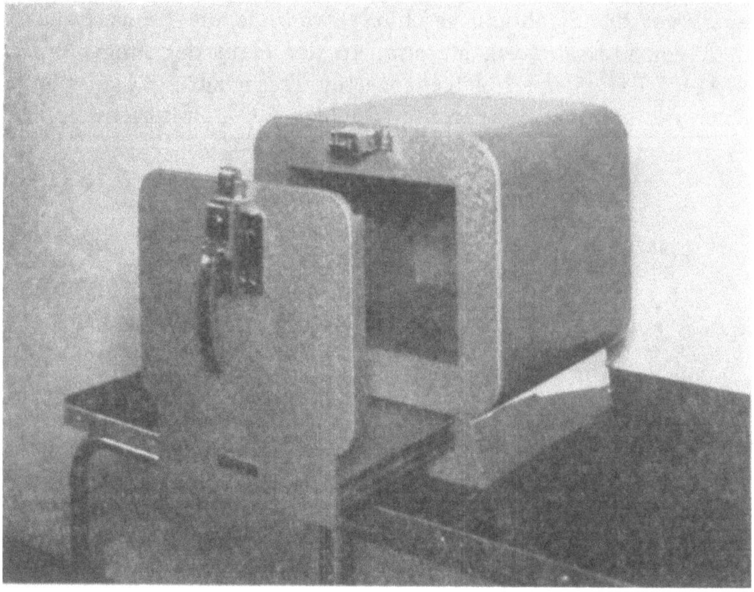

*Abb. 23:* Bleigepanzerter Tresor zur Strahlensicheren Verwahrung radioaktiver Präparate

Auch von seiten der IAEA (International Atomic Energy Agency) wurde der Versuch unternommen, zu einer schärferen Definition des Begriffes der Radiotoxizität zu gelangen, da dieser ein Schlüsselbegriff für viele Regeln und Maßnahmen auf dem Gebiete des Strahlenschutzes geworden ist. Die IAEA versteht unter der Radiotoxizität eines Nuklides im wesentlichen dessen Fähigkeit, im Falle seiner Inkorporierung vermöge seiner Strahlung Schädigungen hervorzurufen.

Man kann die Radionuklide nach ihrer akuten Radiotoxizität in drei Gruppen einteilen, wobei das Kriterium für die Zugehörigkeit zu einer der Gruppen die $LD_{50}$ bildet (bez. der Definition dieses Begriffes vgl. Abschnitt 2.). Als Nuklide mit besonders hoher Radiotoxizität bezeichnet man solche, bei welchen die $LD_{50}$ kleiner als 1 μCi pro Gramm Körpergewicht ist. Nuklide mittlerer Radiotoxizität sind solche, bei denen die $LD_{50}$ zwischen 1 und 20 μCi/g Körpergewicht gelegen ist. Jene Nuklide, bei welchen die $LD_{50}$ größer als 20 μCi/g Körpergewicht ist, sind als wenig toxisch zu bezeichnen. Zu der letztgenannten Klasse gehören Nuklide, die energiearme Betastrahlen aussenden, eine sehr geringe effektive Halbwertszeit besitzen oder solche, die sich vorzugsweise in nicht lebenswichtigen oder wenig strahlensensiblen Geweben ablagern. So ist beispielsweise die Radiotoxizität von Cs 137 als ziemlich niedrig anzusehen, da sich dieses Nuklid vorwiegend in der Muskulatur ablagert, wo seine Strahlung keinen für das Leben des Individuums erheblichen Schaden hervorrufen kann.

Eine andere, vielfach verwendete Einteilung, die vier Klassen der Radiotoxizität unterscheidet, ist in unserer Tabelle 32 wiedergegeben.

Es muß aber beachtet werden, daß sich die Angaben über die Zugehörigkeit zu einer bestimmten Klasse der Radiotoxizität ausschließlich auf das betreffende Radionuklid in elementarer Form beziehen. Ist das betreffende Element in einer Verbindung enthalten, so erfolgt seine Metabolisierung gemeinsam mit dieser, wodurch sich ein gänzlich anderes Verteilungsmuster im menschlichen Körper ergeben kann, das zu einer anderen Art der Strahlenbelastung und damit der gesundheitlichen Gefährdung führen kann.

Tabelle 32

(In dieser Tabelle sind nur die praktisch wichtigsten Nuklide enthalten)

Klasse A (sehr hohe Radiotoxizität)

Sr 90 + Y 90, Pb 210 + Bi 210 (Ra D + E), Po 210, Ac 211, Ra 226, Ac 227, U 233, Pu 239, Am 241, Cm 242

Klasse B (große Radiotoxizität)

Ca 45, Fe 59, Sr 89, Y 91, Ru 106, Rh 106, J 131, Ba 140 + La 140, Ce 144 + Pr 144, Sm 151, Eu 154, Tm 170, Th 234 + Pa 234, natürliches Thorium, natürliches Uran.

Klasse C (mäßige Radiotoxizität)

Na 22, Na 24, P 32, S 35, Cl 36, K 42, Sc 46, Sc 47, V 48, Mn 52, Mn 54, Mn 56, Fe 55, Co 59, Co 60, Ni 59, Ca 64, Zn 65, Ga 72, As 74, As 76, Br 82, Rh 86, Zr 95 + Nb 95, Mo 99, Tc 96, Rh 105, Pd 103, Rh 103, Ag 105, Ag 111, Cd 109 + Ag 109, Sa 113, Te 127, Te 129, J 132, Cs 137 + Ba 137, La 140, Pr 143, Pm 147, Ho 166, La 147, Ta 182, W 181, Re 183, Ir 190, Pt 191, Pt 193, Au 196, Au 198, Au 199, Tl 200, Tl 202, Tl 204, Pb 203.

Klasse D (geringe Radiotoxizität)

H 3, Be 7, C 14, F 18, Cr 51, Tl 201.

Ergänzend soll noch darauf verwiesen werden, daß bei manchen Radionukliden auch die chemische Toxizität in den Vordergrund tritt und die Radiotoxizität unter Umständen an Wichtigkeit übertreffen kann. Als Beispiel für ein derartiges Verhalten sei das Uranisotop U 238 erwähnt, das mit einer Halbwertszeit von 4,5 Milliarden Jahren eine relativ schwache Strahlung aussendet. Der akut-toxischen Dosis von 5 μg U 238/g entspricht eine Radioaktivität von $4 \cdot 10^{-4}$ μCi/g, welche um zwei Zehnerpotenzen kleiner ist als die anderer Alphastrahler mit kürzeren Halbwertszeiten. Unter Berücksichtigung dieser Werte muß daher angenommen werden, daß bei der Inkorporierung von U 238 die chemisch bedingte Toxizität im Vergleich mit der Radiotoxizität von überwiegender Bedeutung ist.

Die in der Tabelle 32 wiedergegebene Einteilung der Radionuklide ist von großer praktischer Bedeutung, denn für die einzelnen Klassen der Radiotoxizität wurden maximale Aktivitäten festgelegt, die sich auf ihre Bearbeitung in einer bestimmten Laboratoriumstype beziehen. Unter die Laboratoriumstype 1 werden radiochemische Speziallaboratorien („heiße Zellen") eingeordnet, wie sie in der Industrie im allgemeinen nicht anzutreffen sind. Die Type 2 umfaßt Laboratorien, die über besondere Einrichtungen für Arbeiten mit radioaktiven

Isotopen verfügen. Zu diesen zählen Vorrichtungen zur Strahlenmessung, zur Vermeidung, Verringerung oder Beseitigung der radioaktiven Kontaminierung, Abzüge für Gase, Be- und Entlüftung, Handschuhkästen (siehe oben) u.dgl. Als Type 3 gilt das normale Industrielaboratorium mit guter Entlüftung, glatten, leicht zu säubernden Flächen usw. Von besonderer Bedeutung für die gesundheitliche Betreuung aller mit Radionukliden beschäftigter Personen ist aber stets die richtig durchgeführte Strahlungsüberwachung („Monitoring").

Das Monitoring bezieht sich sowohl auf die Strahlungsüberwachung von im Strahlenbetrieb beschäftigten Personen wie auf Bekleidungsstücke, Luft, Wasser, Fußböden usw. Abb. 24 zeigt eine Vorrichtung zur Strahlungsmessung an den Händen einer in einem Isotopenlabor beschäftigten Person (EMI Elec-

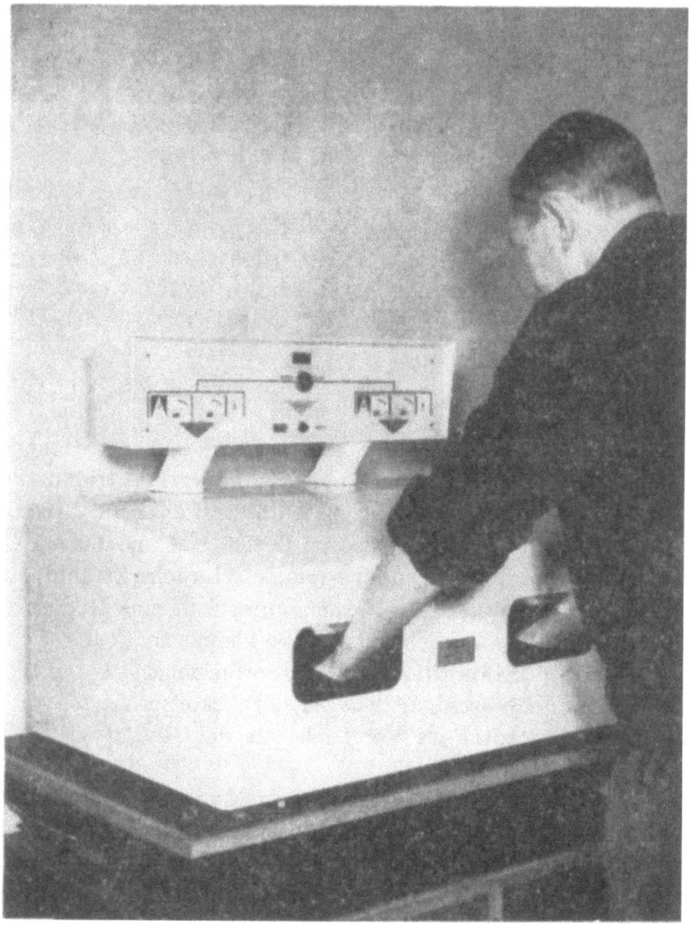

*Abb. 24:* Strahlungsmessung an den Händen der in einem Isotopenlaboratorium beschäftigten Personen

tronics Ltd, Middlesex, England). Die Abb. 25 und 26 zeigen Geräte für das „Monitoring" von Kleidern und Schuhen (EMI Electronics Ltd., Middlesex, England). Eine andere Ausführung eines „Kontaminationsmonitors", der hauptsächlich zur Untersuchung von Wäschestücken geeignet ist, zeigt die Abb. 27 (Frieseke & Hoepfner GmbH, Erlangen).

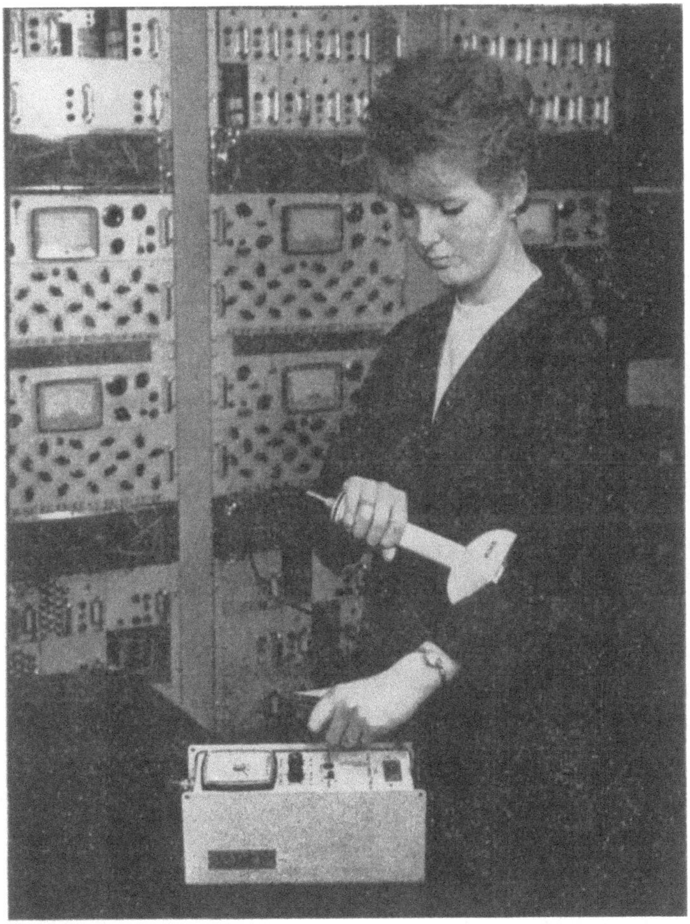

*Abb. 25:* Strahlungsmessung an Bekleidungsstücken

Da bei Arbeiten mit offenen radioaktiven Präparaten stets eine Verstreuung derselben auf die Fußböden befürchtet werden muß, soll auch dieser in die Strahlenüberwachung mit einbezogen werden. Abb. 28 zeigt uns ein Gerät der EMI Electronics zur Messung der Kontamination von Fußböden.

Abb. 29 und 30 zeigt eine andere Ausführung eines „Fußboden-Kontaminations-Monitors" in zwei Ansichten (Frieseke & Hoepfner GmbH, Erlangen).

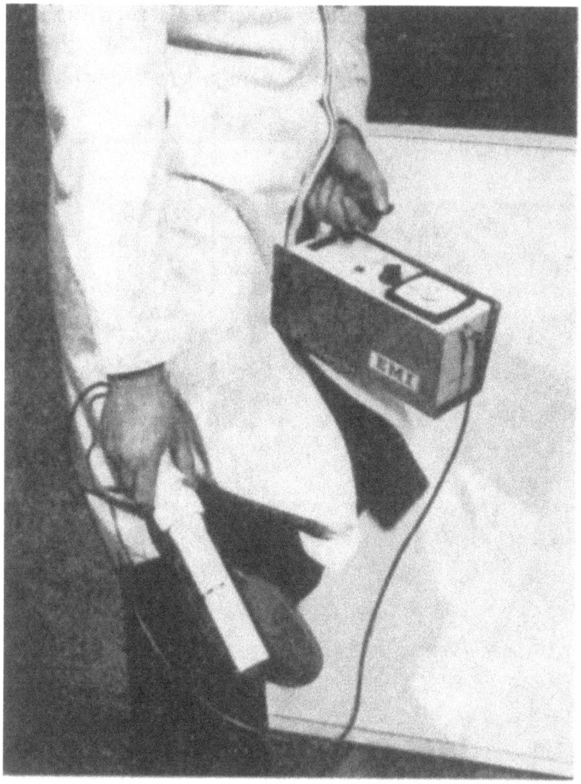

*Abb. 26:* Strahlungsmessung an Schuhen

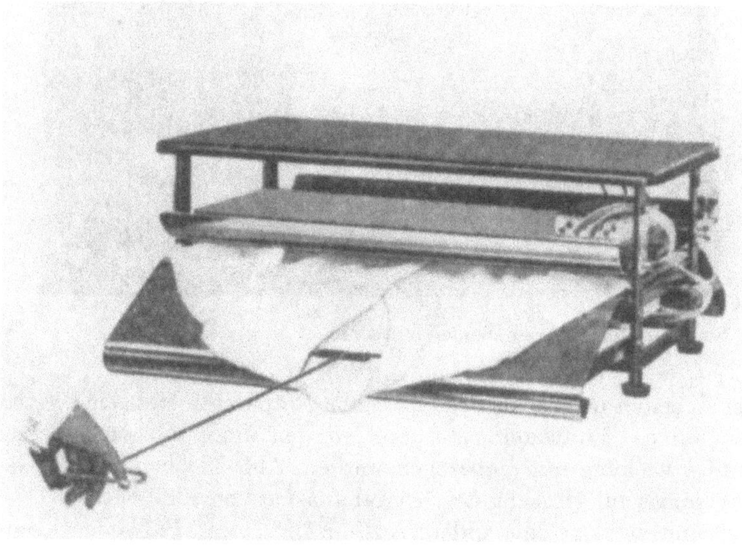

*Abb. 27:* Untersuchung von Wäschestücken auf radioaktive Kontaminierung

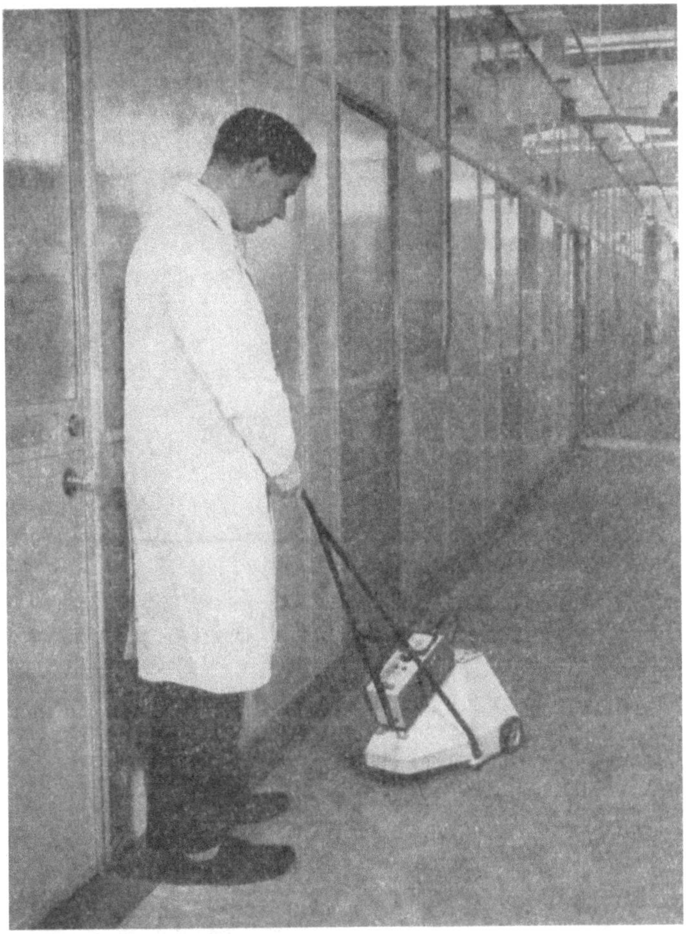

*Abb. 28:* Untersuchung des Fußbodens auf radioaktive Kontaminierung

Für jede Laboratoriumstype sind maximale Werte der Aktivitäten errechnet worden, die nicht überschritten werden sollen. Tabelle 33 zeigt eine mögliche Einteilung, die sich an Empfehlungen der IAEA anschließt.

Tabelle 33
(Größte Mengen von radioaktivem Material, das verwendet werden soll)

| Radiotoxizitäts-klasse | Lab. Type 3 | Lab. Type 2 |
|---|---|---|
| A | 10 μCi | 100 μCi – 1 mCi |
| B | 100 μCi | 1 – 10 mCi |
| C | 1 mCi | 10 – 100 mCi |
| D | 10 mCi | 100 mCi – 1 Ci |

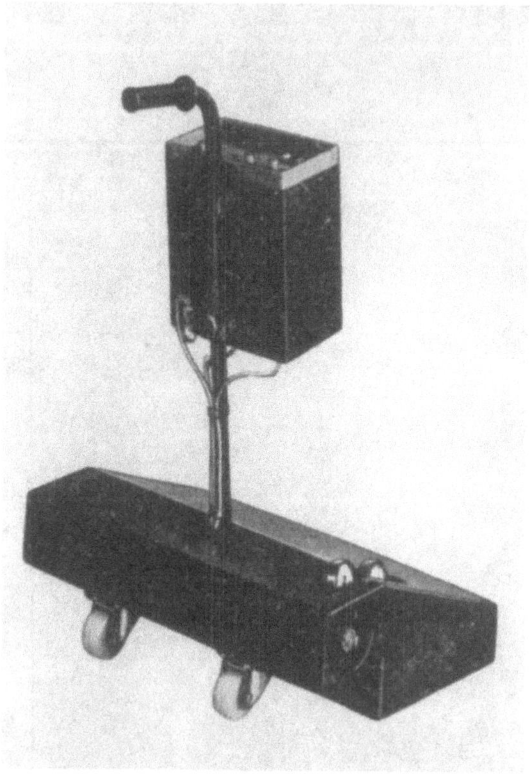

*Abb. 29:* Strahlungsmeßgerät zur Untersuchung der radioaktiven Kontaminierung des Fußbodens

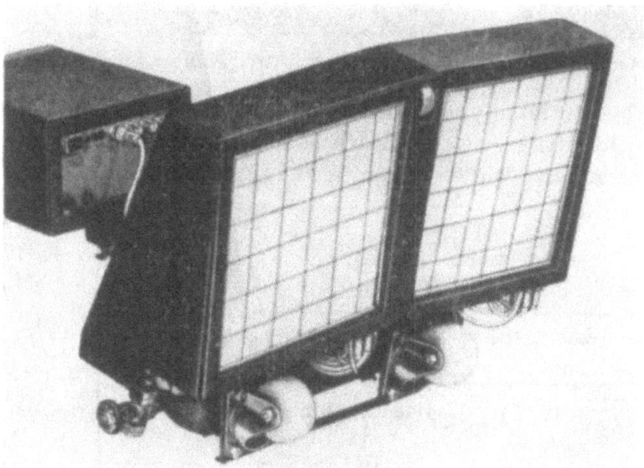

*Abb. 30:* Das gleiche Gerät wie in Abb. 29, Ansicht von unten

Einen besonderen Platz in der Fachliteratur nimmt die Intoxikation mit Plutonium ein, die anscheinend häufiger vorgekommen ist, als allgemein bekannt wurde. Dieser Umstand hängt vermutlich damit zusammen, daß Plutonium ein Hauptbestandteil der Atombombe ist, weswegen seine Herstellung den Geheimhaltungs- und Sicherheitsbestimmungen unterliegt.

Plutonium oder Pu 239 ist ein transuranisches Element mit der Ordnungszahl 94, es steht demnach im periodischen System der Elemente um zwei Plätze nach dem Uran, dem letzten in der Reihe der natürlichen Elemente. Pu 239 entsteht aus U 238 durch Neutroneneinfang, wobei U 239 und Neptunium als Zwischenprodukte gebildet werden. Pu 239 ist ein Alphastrahler, der sich mit einer Halbwertszeit von 24000 Jahren in das Uranisotop U 235 verwandelt.

Die hohe Radiotoxizität des Plutoniums beruht darauf, daß es einerseits die biologisch stark wirksamen Alphastrahlen aussendet, andererseits aber aus dem menschlichen Körper nur sehr langsam ausgeschieden wird, so daß dieser einer dauernden inneren Bestrahlung ausgesetzt ist. Da sich etwa 50% des inkorporierten Nuklides im Skelett ablagern, zählt Plutonium zu den „knochensuchenden" oder „skelettaffinen" Isotopen. Die genauere Lokalisation mittels der Autoradiographie hat ergeben, daß die Speicherung von Plutonium vorwiegend im Periost, im Endost, sowie in den Knochentrabekeln erfolgt. Außerdem erfolgt in etwas geringerem Ausmaße eine Speicherung in der Milz und in der Leber. Es liegen zahlreiche tierexperimentelle Arbeiten vor, die gezeigt haben, daß die Speicherung von Plutonium im Skelett zur Entstehung von malignen Knochentumoren führen kann. So hat beispielsweise P. FINKEL bei Mäusen osteogene Knochensarkome erzeugt, indem er den Tieren Plutonium in einer Dosis von 0,16 $\mu$Ci je kg Körpergewicht injiziert hat. G. N. TAYLOR und W. S. JEE injizierten Hunden Plutonium. Fast alle Tiere, die mehr als 0,1 $\mu$Ci Pu je kg Körpergewicht erhalten hatten, entwickelten später maligne Knochentumoren. Wie die Autoren berichten, gingen 95% der Tumoren von der Spongiosa und nur 5% von der Kompacta aus, was mit der oben erwähnten Speicherung des Nuklides in den Knochentrabekeln gut übereinstimmt.

Diese und ähnliche Erfahrungen zwingen uns dazu, jeder möglichen Kontaminierung mit Plutonium besondere Aufmerksamkeit zuzuwenden, um so mehr als berichtet wurde, daß Plutonium in saurer Lösung sogar durch die intakte Haut resorbiert werden kann. Jedenfalls erfolgt aber eine sehr rasche Resorption durch jede mit Plutonium verunreinigte Wundfläche, was eine sehr energische und aktive Therapie jeder derartigen Wunde nahelegt. Es liegen auch Versuche mit Schweinen vor, denen Plutonium intrakutan gespritzt wurde. Acht Tage nach der Injektion befanden sich noch 70% des Plutoniums an der gleichen Stelle, nach 565 Tagen waren es aber nur mehr weniger als 2%. Analoge Beobachtungen liegen auch aus der menschlichen Pathologie vor. So ereignete sich in Los Alamos (USA) im Jahre 1955 ein Unfall, bei dem ein Angestellter sich mit einem Glassplitter verletzte, der von einer Flasche herrührte, die mehrere mg Plutonium enthalten hatte. Die Wunde wurde sofort exzidiert, wobei in dem exzidierten Gewebe einige µg Plutonium vorgefunden wurden. Wiederholte Urinuntersuchungen in den nächsten Tagen zeigten an Stelle der erwarteten Abnahme der Plutoniumausscheidung ein langsames Ansteigen derselben. Aus diesem Befund wurde der Schluß gezogen, daß die Wundexzision nicht ausgereicht hatte, das gesamte radioaktive Material aus der Wunde zu entfernen, daß daher die Resorption desselben noch weiter andauerte. Eine neuerliche, erweiterte Exzision bestätigte diese Vermutung, da nach dieser die Plutoniumausscheidung im Urin beträchtlich abnahm.

Eine weitere Möglichkeit der Intoxikation mit Plutonium ist durch dessen Eindringen durch die Atemwege gegeben. So wurde aus den Anlagen der Atomenergiekommission in Hanford berichtet, daß ein Strahlenunfall bei Arbeiten an einer Drehbank aufgetreten ist. Offenbar wird Plutonium für bestimmte Zwecke mechanisch bearbeitet, wobei sich Späne bilden, die sehr feuergefährlich sind. Kommt es zur Entzündung dieser Späne, so kann das Plutonium eingeatmet werden und auf diesem Wege in den menschlichen Körper eindringen. Als höchste zulässige Menge für die Speicherung von Plutonium im Körper wird eine Menge von 0,5 µg Plutonium für den Gesamtkörper angenommen.

Ist es zur Inkorporierung dieses Nuklides gekommen, so muß abgesehen von der mechanischen oder chirurgischen Reinigung und Dekontamination einer eventuellen Wunde, sofort die „Dekorporationstherapie" eingeleitet werden. Unter den dafür in Frage kommenden Medikamenten stehen die sogenannten Chelatbildner, wie EDTA (Äthylendiamintetraessigsäure) an erster Stelle. Eine neuere Entwicklung, der große Wirksamkeit zugeschrieben wird, ist DTPA (Diäthylentriaminpentaessigsäure). Diese Verbindungen werden in Form ihrer Kalziumsalze angewendet.

Die verschiedenartigen Möglichkeiten der äußeren oder inneren Bestrahlung bei der Gewinnung oder Verarbeitung von Radionukliden erfordern sehr weitgehende Schutzvorschriften, die den unterschiedlichen Arten der Strahlengefährdung Rechnung tragen. Nach den Empfehlungen der ICRP, die für die in vielen Staaten existierenden Strahlenschutzgesetze als Vorlage gedient haben, sollen bei Angehörigen des „radiologischen Personals" die Gonaden, die blutbildenden Gewebe und die Augenlinse keine größere Strahlendosis als 5 rem pro Jahr erhalten, was bei gleichmäßiger Verteilung über die gesamte Arbeitszeit mit 0,1 rem pro Woche gleichbedeutend ist. Da im Falle einer Exposition des ganzen Körpers diese Dosis die obere Grenze setzt, müssen die meisten Strahlenschutzvorschriften auf die Einhaltung dieses Dosiswertes ausgerichtet werden. Für die Körperoberfläche, d.h. die Haut, gilt als höchster zulässiger Wert 30 rem pro Jahr, für die Haut der Füße, Unterschenkel, Hände und Vorderarme 75 rem pro anno.

Die „Recommandations" der ICRP werden alle paar Jahre revidiert und an den neuesten Stand der Strahlenbiologie angeglichen. Sie haben zwar keine Gesetzeskraft, sind aber außerordentlich wertvolle Richtlinien, die die Gesetzgebung vieler Staaten maßgebend beeinflußt haben (Näheres siehe Abschnitt 9.).

## 5.5. Kernexplosionen für friedliche Zwecke

In den letzten Jahren sind Bestrebungen im Gange, Kernexplosionen für friedliche Zwecke verschiedener Art auszuwerten. Wenn diese Bestrebungen auch bisher noch nicht über das Stadium der Planung und einzelne Vorversuche hinausgelangt sind, müssen wir uns doch schon heute mit ihnen beschäftigen, da sie mit gesundheitlichen Gefahren besonderer Art belastet sind, die bei den in den vorhergehenden Kapiteln besprochenen industriellen Verfahren nicht in Frage kommen. Auch lassen Meldungen in den Tageszeitungen vermuten, daß in mehreren Ländern die Vorarbeiten für derartige Verfahren schon sehr weit vorgeschritten sind, so daß mit ihrer praktischen Verwirklichung schon zu einem nicht mehr allzu fernen Zeitpunkt gerechnet werden muß.

Das seit dem Jahre 1955 in den USA im Gange befindliche Forschungsvorhaben trägt den Namen „Plowshare", auf deutsch also „Pflugschar". Dieser Name ist zugleich ein Hinweis auf eines der möglichen Anwendungsgebiete, nämlich die Bewegung großer Erdmassen beim Bau von Kanälen, künstlichen Häfen u. dgl. Sollten diese Pläne jemals realisiert werden, so würde die Kernenergie tatsächlich als „Pflugschar" von gewaltigem Ausmaße wirken. Allerdings stehen auch noch andere Projekte zur Diskussion, so die energetische Ausnützung der Kernexplosionen, die Erschließung von unzugänglichen Erdöllagern usw. (siehe weiter unten).

Zum Verständnis des folgenden müssen wir, auf den Abschnitt 6. vorgreifend, einiges über die Physik der Kernexplosionen vorausschicken. Die plötzliche, explosionsartige Freisetzung der Energie des Atomkernes kann auf zwei grundsätzlich verschiedenartigen, ja entgegengesetzten Wegen erfolgen. Das eine Verfahren wird als Kernspaltung oder „Fission", das andere als Kernverschmelzung oder „Fusion" bezeichnet. Die Kernspaltung ist das Prinzip der Atombomben im engeren Sinne des Wortes. Sie beruht auf der Tatsache, daß schwere Atomkerne wie der des Urans U 235 oder des Plutoniums Pu 239 durch Neutronen gespalten werden können. Wenn die Abmessungen des spaltbaren Materials größer als die sogenannten „kritischen" Abmessungen sind, so werden bei der Spaltung mehr Neutronen freigesetzt, als gleichzeitig verbraucht werden, so daß die Kernspaltungen nach Art einer Kettenreaktion ablaufen. Im Gegensatz zur kontrollierten Kettenreaktion im Kernreaktor läuft die Kettenreaktion in der Bombe plötzlich ab, es findet eine Kernexplosion statt. Bei der Spaltung eines einzigen Kernes von U 235 wird eine Energie von rund 200 MeV freigesetzt. Könnte man sämtliche in einem Gramm U 235 enthaltenen Atomkerne spalten, so würde die gleiche Energiemenge frei werden wie bei der Explosion von 20 Tonnen Trinitrotoluol. In Wirklichkeit werden allerdings nur wenige Prozente dieses Energiebetrages frei, da die Bombe sehr schnell auseinanderbricht, wobei einzelne Bestandteile von „unterkritischen" Abmessungen entstehen.

Die andere Art der Atombomben, die Wasserstoffbombe, beruht auf der Kernverschmelzung oder Fusion, also auf einem Vorgang der der Kernspaltung bis zu einem gewissen Grade entgegengesetzt verläuft. Da die Kernverschmelzung nur bei außerordentlich hohen Temperaturen, etwa 20 Millionen Celsiusgrade und darüber, stattfindet, spricht man auch von thermonuklearen Reaktionen. Diese Reaktionen bestehen darin, daß mehrere leichte Atomkerne zu einem schwereren Kern verschmolzen werden, wobei an Stelle der „eingesparten" Masse Energie ausgestrahlt wird. Diese Umsetzung erfolgt entsprechend der von EINSTEIN aufgestellten Formel, nach welcher die freigesetzte Energie $E$ durch den Ausdruck

$$E = m \cdot c^2$$

gegeben ist ($m$ = Masse, $c$ = Lichtgeschwindigkeit).

Die eigentlichen „Brennstoffe" für die Kernfusion sind der schwere Wasserstoff, auch Deuterium genannt (D oder H 2) und der überschwere Wasserstoff Tritium, der mit T oder H 3 bezeichnet wird. Die wichtigsten thermonuklearen Reaktionen sind durch die folgenden Gleichungen gegeben:

$$\mathrm{D + D \rightarrow H + T + 4{,}0\,MeV},$$

$$\mathrm{D + D \rightarrow He\,3} + n + 3{,}25\,\mathrm{MeV},$$

$$\mathrm{D + T \rightarrow He\,4} + n + 17{,}6\,\mathrm{MeV}.$$

Da aber die Herstellung und Lagerung von Tritium recht kostspielig ist, verwendet man als eigentliches Bombenmaterial Lithiumdeuterid, d.h. eine chemische Verbindung von Lithium 6 mit Deuterium. Jede Wasserstoffbombe benötigt aber zu ihrer Zündung eine Fissionsbombe, da auf anderem Wege die zur Kernverschmelzung notwendigen enormen Temperaturen nicht erreicht werden können. Die bei der Kernspaltung frei werdenden Neutronen reagieren dann mit dem Lithium folgendermaßen:

$$\mathrm{Li\,6} + n \rightarrow \mathrm{T + He\,4} + 4{,}8\,\mathrm{MeV}.$$

Dann erfolgt die Reaktion:

$$\mathrm{T + D \rightarrow He\,4} + n + 17{,}6\,\mathrm{MeV}.$$

Da die Neutronen in weitere Kernreaktionen eintreten, kann die Reaktion auch folgendermaßen geschrieben werden:

$$\mathrm{Li\,6 + D \rightarrow 2\,He\,4 + 22{,}4\,MeV}.$$

Zum Verständnis des nachfolgenden sei noch festgehalten, daß jede thermonukleare Bombe einen auf der Fission beruhenden Sprengsatz enthält. Dadurch werden aber radioaktive Teilchen erzeugt, die eine ernste gesundheitliche Gefährdung darstellen (siehe unten).

Zur Charakterisierung der Sprengkraft einer Atombombe wurde der Begriff des TNT-Äquivalentes geschaffen. So hatte die Hiroshima-Bombe beispielsweise ein Äquivalent von 20 Kilotonnen TNT, d.h., bei ihrer Zündung wurde die gleiche Energiemenge freigesetzt wie bei der Explosion von 20000 Tonnen Trinitrotoluol.

Die kleinste jemals vorgenommene Kernexplosion wurde beim CERES-Versuch im Oktober 1958 durchgeführt, bei welchem ein Sprengsatz von 670 kg TNT-Äquivalent gezündet wurde. Die Sprengkraft der thermonuklearen Dreiphasenbomben ist hingegen nach oben zu nahezu unbegrenzt (Näheres Abschnitt 6.).

Die gesamte, bei einer Kernexplosion freiwerdende Energie erscheint in Form anderer Energieformen. Rund 50% macht die mechanische Energie der Druckwelle aus, 35% wird in Form von Wärmeenergie ausgestrahlt, während die restlichen 15% als ionisierende Strahlung ausgesendet werden. Die großen Megatonnenbomben sind nach dem Dreiphasenprinzip konstruiert. In der ersten Phase wird durch die Kernspaltung Energie frei, welche zur Ingangsetzung der thermonuklearen Reaktionen benötigt wird, die bei dieser freiwerdenden schnellen Neutronen spalten den aus U 238 bestehenden äußeren Mantel der Bombe, durch welchen Vorgang neuerlich Kernenergie freigesetzt wird. Da somit bei jeder Kernexplosion radioaktive Spaltprodukte entstehen, kann es grundsätzlich keine wirklich „sauberen" Kernexplosionen geben, bei allen diesen Vorgängen kommt es daher zur radioaktiven Kontaminierung der Atmosphäre.

Eine der naheliegendsten friedlichen Anwendungen von Kernexplosionen ist, wie eingangs schon erwähnt wurde, die Bewegung großer Erdmassen beim Bau von Kanälen, künstlichen Hafenbecken usw. Dazu sind sogenannte „kratererzeugende" Explosionen vorgesehen, d.h. die Kernbomben werden zwar unterirdisch gezündet, doch bricht der Feuerball zur Erdoberfläche durch, wobei er einen Krater hinterläßt. Der Bau eines Kanales besteht demnach in der Aneinanderreihung derartiger Krater, wofür eine entsprechend große Zahl von Wasserstoffbomben benötigt wird. Ein konkretes Projekt dieser Art ist die Planung eines zweiten Panamakanales, der die Meerenge ungefähr 170 km östlich vom jetzigen Kanal durchstechen soll. Dieser soll den bestehenden Kanal entlasten, der offensichtlich den Schiffsverkehr zwischen dem Pazifik und dem karibischen Meer nicht mehr zu bewältigen vermag. Ein anderes, ähnliches Projekt, das unter dem Namen CHARIOT bekannt geworden ist, sieht den Bau eines künstlichen Hafens an der Westküste von Alaska vor. Berechnungen haben ergeben, daß das projektierte Hafenbecken durch die Zündung von fünf nuklearen Sprengkörpern, teils von 20, teils von 200 Kilotonnen TNT-Äquivalent, ausgehoben werden kann.

Es ist klar, daß für den Techniker bei dieser Art von „Geographic Engineering" die Verwendung von nuklearen Sprengstoffen sehr verlockend ist. Mit Nachdruck müssen wir hingegen vor den schwerwiegenden gesundheitlichen Gefahren warnen, die hier heraufbeschworen werden. Eine erste Vorstellung von diesen gab schon die im Oktober 1958 in der Nevadawüste vorgenommene NEPTUN-Explosion. Obwohl diese mit einem Sprengsatz von nur 0,09 Kilotonnen TNT-Äquivalent einen relativ kleinen Modellversuch darstellte, kam es doch zu einem gewaltigen Durchbruch von heißen radioaktiven Gasmassen zur Erdoberfläche, bei welchem ganze Felsblöcke mitgerissen wurden. Es entstand ein Krater von 10 m Tiefe und 60 m größtem Durchmesser, in welchem eine Strahlungsintensität von 1000 R pro Stunde gemessen wurde. Es zeigte sich ferner, daß radioaktive Teilchen von sehr unterschiedlicher Größe in die Atmosphäre geschleudert wurden. Jene Teilchen, deren Durchmesser größer als 0,04 mm war, bildeten einen lokalen „fall out", der im wesentlichen in einem Umkreis von 300 m Radius abgelagert wurde. Die kleineren Teilchen wurden aber in größere Höhen, teilweise bis zur Stratosphäre emporgeschleudert. Erfahrungsgemäß können Teilchen in der Stratosphäre jahrelang schweben, wobei sie Entfernungen von einigen Tausend Kilometern zurücklegen können. So trägt jede solche Explosion zur globalen radioaktiven Kontaminierung bei.

Wie sehr diese Bedenken gerechtfertigt sind, zeigten Beobachtungen über den Anstieg des Radiojodpegels. im Fallout im Mittelwesten der Vereinigten Staaten von Amerika. Insbesondere im Mai 1962 wurde einige Tage nach einer Versuchsserie von unterirdischen Explosionen ein beträchtlicher Anstieg der Werte von J 131 in der Milch festgestellt. Die Ursache dieser Erscheinung ist darin zu suchen, daß aus dem Explosionskrater neben J 131 auch das Antimonisotop Sb 131 und das Tellurisotop Te 131, aus denen sich dann gleichfalls J 131 bildet, in die atmosphärische Luft übertreten. J 131 wird aus der Atmosphäre niedergeschlagen, führt dann zur Kontaminierung der Graspflanzen, mit denen es in den Körper der Weidetiere gelangt. Schließlich kommt es über die Milch der Weidetiere in den menschlichen Körper, wo es in der Schilddrüse gespeichert wird. Begreiflicherweise sind davon in erster Linie Kinder, besonders Kleinkinder betroffen. J 131 sendet Beta- und Gammastrahlen aus und hat eine Halbwertszeit von ungefähr 8 Tagen. Jede Speicherung dieses Isotopes in der kindlichen Schilddrüse führt aber zu einer inneren Bestrahlung derselben, wobei schon nach wenigen Tagen recht hohe Dosen erreicht werden. Infolge der unregelmäßigen Verteilung der radioaktiven Niederschläge zeigt die der Schilddrüse zugeführte Radioaktivität beträchtliche lokale Unterschiede. Es liegen Berechnungen vor, nach welchen die Schilddrüsen der Kinder in dem östlich vom Versuchsgelände von Nevada („Nevada Test Site") gelegenen Bezirk Washington Country seit dem Jahre 1952 mindestens siebenmal Dosen zwischen 5 und 100 rad erhalten haben (W. Bauer und V. Brodine, E. A. Martell u.a.). Derartige Strahlenbelastungen bringen aber die Gefahr mit sich, daß sich bei den davon betroffenen Kindern später Karzinome der Thyreoidea entwickeln. Sowohl Erfahrungen mit Röntgenbestrahlungen wie mit Radionukliden sprechen dafür, daß die Schilddrüse von Säuglingen und Kleinkindern in besonders hohem Maße dazu neigen, nach der Bestrahlung mit relativ kleinen bzw. mittleren Dosen maligne Tumoren zu entwickeln. Da solche Karzinome noch nach einer Latenzzeit von 10 bis 30 Jahren aufzutreten pflegen, kann es nicht als Gegenbeweis dieser Befürchtungen angesehen werden, daß bei den Kindern von Nevada und Utah bis jetzt keine Vermehrung der Erkrankungen dieser Art nachgewiesen werden konnte. Auf diesem Gebiete sind weitere, sich über Jahrzehnte erstreckende Untersuchungen mit sorgfältiger statistischer Auswertung notwendig, um die Gefahren richtig einzuschätzen.

Abgesehen davon kommt es aber auch zur Kontaminierung eines andern Mediums, nämlich des Grundwassers. Dieser Vorgang findet auch bei jenen unterirdischen Kernexplosionen statt, die nicht zur Oberfläche durchbrechen. Das durchsickernde Wasser nimmt aus dem zertrümmerten Gestein unter anderem das Radiostrontium Sr 90 und das radioaktive Caesium Cs 137 auf. Beide Nuklide können aber in der Folge über die Nahrungsmittelketten in den menschlichen Körper gelangen, wo sie zu einer langandauernden inneren Bestrahlung führen. Sr 90 ist als sogenanntes knochensuchendes Isotop bekannt, es wird in der tele ossea abgelagert, wo es praktisch unbegrenzt lange die Osteozyten und das Knochenmark bestrahlt. So sind derartige Vorgänge letzten Endes mit den gleichen gesundheitlichen Gefahren verbunden, wie dies bei den zu militärischen Zwecken durchgeführten Atomtests der Fall ist (siehe den nächsten Abschnitt).

Ein weiteres Gefahrenmoment ist auch die nicht abzuleugnende Abhängigkeit der Verteilung der radioaktiven Niederschläge von meteorologischen Faktoren, vor allem von der Windrichtung. So ist beispielsweise bei bestimmten Varianten des Panamaprojektes vorgesehen, die Sprengungen bei Südwind vorzunehmen, der die radioaktiven Teilchen vom Festland forttragen soll, dafür diese aber in die Richtung der Insel Jamaika trägt. Beispielsweise wurde für eine Windgeschwindigkeit von 20 Knoten für die Bewohner von Jamaika eine Dosis von 10 R errechnet. Es leuchtet ein, daß derartige Unternehmungen mit zahlreichen Unsicherheitsfaktoren verbunden sind, die zu einem ernsten gesundheitlichen Risiko führen können.

Dasselbe gilt auch für die andere Möglichkeit der Nutzung der unterirdischen Kernexplosionen, nämlich die Gewinnung von Energie.

Es sei vorausgeschickt, daß es sich hier um einen prinzipiell anderen Vorgang handelt er den, der in den Kernreaktoren abläuft. Wie wir bei der Besprechung der Kernkraftwerke und der mit diesen verknüpften gesundheitlichen Gefahren ausgeführt haben, beruhen alle derzeit funktionierenden Kernkraftwerke auf dem Prinzip der kontrollierten Kettenreaktion. Bei dieser handelt es sich um eine kontrollierte Kernspaltung, deren Energie einem Wärmeaustauscher und über diesen einem Turbinenaggregat zugeführt wird. Während nach diesem Prinzip arbeitende Kernkraftwerke in wachsendem Ausmaße erbaut und in Betrieb genommen werden, hat es sich bis jetzt als unmöglich erwiesen, zu dem gleichen Zwecke kontrollierte Kernverschmelzungsvorgänge heranzuziehen. Ein solches, auf der Kernverschmelzung (Fusion) beruhendes Kraftwerk würde die Energieprobleme der Menschheit auf unabsehbare Zeit hinaus lösen, doch stellen sich seiner Verwirklichung bis jetzt unüberwindliche Hindernisse entgegen. In erster Linie ist kein Material bekannt, das den außerordentlich großen Temperaturen standhalten würde, die eine Voraussetzung des Fusionsprozesses sind. Die offensichtliche Unmöglichkeit, die Kernverschmelzung zu „bändigen", hat die Idee hervorgebracht, die „ungebändigte" Kernverschmelzung der Wasserstoffbombe zur Energieerzeugung heranzuziehen. Die Anhänger dieser Idee sind offenbar der Meinung, den langen und unsicheren Weg zur Erschließung der kontrollierten Kernverschmelzung überspringen zu können.

Ein erster Vorversuch in dieser Richtung war das im Dezember 1961 durchgeführte GNOME-Experiment. Bei diesem Versuch wurde eine 5-Kilotonnen-Bombe in 370 m Tiefe zur Explosion gebracht. Um hohe Temperaturen erreichen zu können und damit die Bedingungen für ein Kernkraftwerk von hohem Wirkungsgrad zu schaffen, wurde bei diesem Versuch die Bombe in einem unterirdischen Salzlager gezündet. Obwohl der GNOME-Versuch als streng unterirdische Explosion ohne Durchbruch zur Erdoberfläche geplant war, stieg zur allgemeinen Überraschung über dem Versuchsgelände eine radioaktive Wolke auf. Schon dieses unvorhergesehene Ereignis gab einen Anhaltspunkt für die bei solchen Versuchen möglichen Gefahren. Vom energetischen Standpunkt aus soll der Versuch sehr erfolgreich gewesen sein, da es gelang, ein unterirdisches Wärmereservoir zu schaffen und die Bedingungen seiner Auswertung zu studieren.

Das eigentliche Ziel dieser Bestrebungen ist aber das kontinuierlich betriebene Nuklearkraftwerk. Dieses, bis jetzt nur auf dem Papier existierende Kraftwerk, besteht im wesentlichen aus zwei unterirdischen Kammern oder Kavernen von je 600 m Durchmesser. Der periodisch ablaufende Arbeitsvorgang beginnt damit, daß in einer der beiden Kavernen, der zu $^3/_4$ mit Wasser gefüllten ,,Explosionskaverne", eine Wasserstoffbombe gezündet wird. Berechnungen sollen ergeben haben, daß das Wasser nach der Zündung einer 20-Megatonnenbombe unter einem Druck von 1500 bar eine Temperatur von 700 °C erreicht. Das überhitzte Wasser wird durch eine Rohrleitung einem Wärmeaustauscher zugeführt, der die Wärmeenergie einem Dampfkessel zuleitet, der über eine Turbine einen Generator antreibt. Hierauf wird das Wasser der zweiten unterirdischen Kaverne, der sogenannten Speicherkaverne zugeführt. Aus den Berechnungen soll sich ergeben haben, daß die Explosion einer einzigen 20-Megatonnenbombe ausreicht, um durch 40 Wochen hindurch ein Kernkraftwerk mit einer durchschnittlichen Leistung von 600 MW zu betreiben. Nach dieser Zeit tauschen die ,,Explosionskaverne" und die ,,Speicherkaverne" ihre Funktion, eine weitere Wasserstoffbombe wird gezündet, und das Spiel beginnt von neuem.

Es braucht wohl nicht besonders hervorgehoben zu werden, daß das ganze Projekt phantastische Züge aufweist und vermutlich noch weit von seiner Realisierung entfernt ist. Trotzdem muß man sich aber schon jetzt darüber im klaren sein, daß die Gefahren für Leben und Gesundheit enorm sind und derartige Vorgänge wohl niemals in allen Konsequenzen überblickt werden können. Abgesehen davon, daß, wie der GNOME-Versuch gezeigt hat, der Durchbruch radioaktiver Teilchen zur Erdoberfläche niemals ganz ausgeschlossen werden kann, ist die Gefahr der radioaktiven Kontaminierung des Grundwassers zweifellos gegeben. Sind erst mehrere derartige Kraftwerke in Betrieb, so würden dem Grundwasser radioaktive Stoffe in unkontrollierbarer Weise zugeführt werden. Selbst wenn solche Kraftwerke in unbewohnten oder nur dünn besiedelten Gegenden stehen sollten, kann doch keine Gewähr dafür übernommen werden, über welche Entfernungen die Grundwasserströmungen die Radionuklide verschleppen würden. Früher oder später würden diese aber, unter ihnen besonders Sr 90 und Cs 137 ihren Weg in die Futter- und Nahrungspflanzen und damit in den menschlichen Körper finden.

Zur Vermeidung von allen Mißverständnissen soll aber nochmals hervorgehoben werden, daß derartige, mit Kernexplosionen arbeitende Kraftwerke von den heute bereits im Betrieb befindlichen Kernkraftwerken grundlegend verschieden sind. Alle in Betrieb oder im Bau befindlichen Kernkraftwerke beruhen auf der Freisetzung von Energie durch die kontrollierte Kernspaltung, die als Kettenreaktion abläuft und jederzeit reguliert oder gänzlich unterbrochen werden kann. Im Gegensatz dazu beruht das oben geschilderte Kraftwerk auf der Explosion einer Wasserstoffbombe, also einem gänzlich anderen Vorgang, der mit ungleich größeren und schwer abschätzbaren Gefahren verbunden ist. Abgesehen von der viel größeren Anfälligkeit gegen Unfälle und den oben geschilderten Gefahren der Radioaktivität, muß die Inbetriebnahme solcher Anlagen auch den Vorurteilen gegen die friedliche Verwertung der Kernenergie neuen Auftrieb verleihen. Solche Vorurteile, die der weiteren Entwicklung der Energiewirtschaft sicher nicht zuträglich sind, bestehen aber bei Laien, die sich den Unterschied zwischen einer A-Bombenexplosion und den Vorgängen in einem Reaktor nicht klarmachen können. Würden die Pläne zur Energiegewinnung aus A-Bomben jemals verwirklicht werden, so müßte das zu noch größerer Verwirrung der öffentlichen Meinung führen, da die gegen die Kernreaktoren gehegten Vorurteile eine scheinbare Rechtfertigung erhalten würden.

Der Vollständigkeit halber soll noch erwähnt werden, daß die Pläne zur friedlichen Nutzung von Kernexplosionen noch einige andere Projekte umfassen, so die Errichtung von Staudämmen, die Erschließung von bisher unzugänglichen Erdöllagern, ferner zur Erdbeben- und Wetterforschung. Auch die Beeinflussung von Wirbelstürmen und anderen Wetterkatastrophen durch Kernexplosionen ist schon erwogen worden. Alle derartigen Projekte sind mit ernsten gesundheitlichen Gefahren belastet, die wir oben schon bei der Besprechung der Kanal- und Hafenprojekte aufgezeigt haben.

# 6. Kernwaffen und ihre Wirkungen

## 6.1. Atom- und Wasserstoffbomben

Die Entdeckung und Erforschung der Radioaktivität in den letzten Jahren des 19. Jahrhunderts war nicht unmittelbar von praktischen Anwendungen gefolgt. Zunächst standen die theoretischen Konsequenzen im Vordergrunde des Interesses, und es wurde bald klar, daß sie einen Umsturz im wissenschaftlichen Weltbild jener Zeit einleiteten. Die genauere Untersuchung der Zerfallsreihen der radioaktiven Elemente lieferte den Beweis dafür, daß die Atome nicht unteilbar sein können, wie man bis dahin angenommen hatte. Damit mußte aber auch die Vorstellung von der Unveränderlichkeit der chemischen Elemente aufgegeben werden, da die Aussendung eines atomaren Teilchens offenkundig zum Übergang eines Elementes in ein anderes, zur Transmutation der Elemente führte.

Abgesehen von der therapeutischen Anwendung der Radioaktivität, die wir an anderer Stelle besprochen haben (siehe Abschnitt 4.), beschränkte sich die praktische Anwendung jahrzehntelang auf die Herstellung von Leuchtfarben, also auf ein Gebiet von verhältnismäßig geringer Bedeutung. Es konnte zwar keinem Zweifel mehr unterliegen, daß die Energie der Ausstrahlungen aus der Energie des Atomkernes stammen müsse, doch zeigte sich damals noch kein gangbarer Weg zur Freisetzung dieser Energie in größerem Maßstabe. Die Gedankengänge der Relativitätstheorie lieferten einen Begriff von der Größe der Energie, die in den Atomkernen gebunden ist. Denn nach EINSTEIN gilt für die Umwandlung von Masse in Energie (oder umgekehrt) die Beziehung:

$$E = m \cdot c^2,$$

die bei allen Kernreaktionen gewahrt bleibt. Es ist aber bemerkenswert, daß sich gerade die hervorragendsten Atomforscher in bezug auf eine mögliche Nutzung der Atomkernenergie lange Zeit hindurch sehr skeptisch verhielten. RUTHERFORD, der eigentliche Entdecker des Atomkernes, soll noch in seinen letzten Lebensjahren die praktische Ausnutzung der Kernenergie für kaum durchführbar erklärt haben. EINSTEIN wurde anläßlich eines Vortrages von einem Zuhörer auf die scheinbar paradoxe Tatsache hingewiesen, daß von der in der Materie enthaltenen gewaltigen Energiemenge nichts zu merken sei. Er antwortete sehr treffend mit dem Vergleich mit einem reichen Mann, von dessen Reichtum so lange nichts zu bemerken sei, so lange er nichts von seinem Geld ausgibt. Auch nach der Entdeckung der künstlichen Radioaktivität beharrten die meisten Atomphysiker auf dem Standpunkt, es handle sich dabei um Einwirkungen „von Atom zu Atom", wodurch die Freisetzung größerer Energiemengen in technischem Maßstabe ausgeschlossen wäre.

Die Situation änderte sich mit einem Schlage, als O. Hahn und F. Strassmann die Spaltung des Atomkernes durchführten. Im Gegensatz zum radioaktiven Zerfall, bei welchem der Atomkern Teilchen ausstößt, die nur einen relativ kleinen Teil seiner Masse besitzen, zerfällt das durch Neutronen gespaltene Uran in zwei annähernd gleich große Trümmer, wobei außerdem weitere Neutronen freigesetzt werden. Der letztere Umstand bildet aber die Voraussetzung für eine neuerliche Kernspaltung, bei der in Form einer Kettenreaktion gewaltige Energiemengen freigesetzt werden (siehe weiter unten). Freilich war durch die Hahnsche Entdeckung nur das Prinzip gegeben, welches der späteren Entwicklung die Richtung wies. Wohl erkannten die für dieses Gebiet spezialisierten Physiker die prinzipielle Möglichkeit der Freisetzung der Kernenergie, doch blieb zunächst die Frage noch offen, ob dies in absehbarer Zeit auch praktisch möglich sein werde.

Als die Hahnsche Entdeckung am Vorabend des zweiten Weltkrieges bekannt wurde, warfen die kommenden Ereignisse schon ihre Schatten voraus, und von diesen wurde die weitere Entwicklung der Atomforschung maßgebend beeinflußt. Die Bemühungen zur Freisetzung der Kernenergie, die damals in verschiedenen Ländern einsetzten, hatten als erstes Ziel die Herstellung von Atombomben. In den Vereinigten Staaten von Nordamerika begann die planmäßige Arbeit auf diesem Gebiete im Jahre 1939 zunächst in verhältnismäßig bescheidenem Maßstabe. In den folgenden Jahren wurde dann die Basis der Projekte schrittweise so schnell vergrößert, daß es sich zum größten geplanten Forschungsvorhaben entwickelte, das jemals in der Geschichte der Wissenschaft durchgeführt worden war. Es stand 1943—1945 unter der wissenschaftlichen Leitung von R. Oppenheimer. Am 16. Juli 1945 wurde auf dem Versuchsgelände Los Alamos mit der Explosion der „Trinity-Bombe", die erste Kernwaffe, zur Detonation gebracht.

Die Kettenreaktion, die in der Atombombe mit außerordentlich großer Geschwindigkeit abläuft, hat die Anwesenheit einer solchen Menge von spaltbarem Material zur Voraussetzung, daß das „kritische" Volumen überschritten wird. Als spaltbares Material eignen sich das Uranisotop U 235 sowie andere schwere Atomkerne mit ungerader Massenzahl. Da im natürlichen Uran, das vorwiegend aus U 238 besteht, das Isotop U 235 nur in einer Konzentration von 0,7% enthalten ist, mußten besondere Verfahren zur Isotopentrennung entwickelt werden, um reines U 235 zu erhalten. Die Hauptschwierigkeit dieser Isotopentrennung besteht darin, daß sich beide Isotope in chemischer Hinsicht identisch verhalten, weswegen eine chemische Abtrennung nicht möglich ist. So konnten nur physikalische Methoden herangezogen werden, die sich den relativ geringen Massenunterschied der beiden Isotope zunutze machen. Indessen gibt es noch ein zweites Element, aus dem Atombomben hergestellt werden können, nämlich das „transuranische" Element Plutonium oder Pu 239 (siehe unten).

Die Uranbombe wurde am 6. August 1945 in einer Höhe von ungefähr 600 m über der japanischen Stadt Hiroshima gezündet. Am 9. August 1945 erfolgte der Abwurf der Plutoniumbombe über Nagasaki, zu einem Zeitpunkt, als der Ausgang des II. Weltkrieges längst entschieden war.

Kurz nach der Kapitulation Japans am 15. August 1945, also bereits wenige Tage nach dem Einsatz der Massenvernichtungswaffen, war eine amerikanische Ärztegruppe zur Stelle und begann mit klinischen und pathologischen Untersuchungen. Daraus läßt sich ersehen, daß die Amerikaner Hiroshima und Nagasaki als Massenversuchsfeld ansahen.

Bis heute ist es nicht möglich gewesen, die Zahl der Menschen genau anzugeben, die in Hiroshima sofort getötet wurden oder in den ersten Wochen an den Folgen der Verletzungen, Verbrennungen und Strahlenschäden zugrunde gingen. Einzelne japanische Quellen (S. Nagaoka) nennen 240000 Todesopfer, während andere japanische Institutionen über kleinere Zahlen berichteten. So teilte die Präfektur von Hiroshima am 2. Februar 1946 folgende Ziffern mit:

| | |
|---|---|
| Verstorbene: | 78150 |
| Vermißte: | 13963 |
| Schwerverletzte: | 9428 |
| Leichtverletzte: | 27997 |
| Anderweitig Geschädigte: | 176987 |

Die namhaften amerikanischen Autoren A. W. Oughterson und S. Warren berichten in dem wichtigen Quellenwerk „*Medical Effects of the Atomic Bomb in Japan*", daß innerhalb der ersten vier Monate in Hiroshima 64000, in Nagasaki 39000 Menschen verstorben sind.

Fragt man nach der Ursache dieser beträchtlichen Diskrepanzen, so sind mehrere Gründe anzuführen. Der Zusammenbruch der Verwaltung und jeder staatlichen Ordnung nach dem Atombombenangriff führte zu Notbeerdigungen bzw. sofortigen Verbrennungen von Leichen, viele Menschen sind infolge der enormen Hitze überhaupt verschwunden oder zu unkenntlichen Aschenresten verbrannt, andere sprangen brennend ins Wasser und wurden nie mehr gesehen.

Der dunkle Fleck in Abb. 33 markiert die Stelle, auf der ein Mensch gesessen hat, dessen Körper in der von der Atombombe ausgestrahlten Hitze verdampft ist. Ein erschütterndes Bild, das uns zeigt, wie ein Menschenleben restlos ausgelöscht wurde.

Als weitere Momente der Unsicherheit werden noch die folgenden genannt: schon vor dem Atombombenangriff beherbergte Hiroshima Flüchtlinge, die aus anderen Gegenden Japans dorthin gekommen waren und über deren Anzahl anscheinend genaue Unterlagen fehlten, ferner lagen in der Stadt auch militärische Einheiten, deren Stärke nach Kriegsende nicht mehr zu ermitteln war. Übereinstimmung herrscht hingegen darüber, daß in Nagasaki wesentlich weniger Opfer zu beklagen waren als in Hiroshima, da Nagasaki auf einem hügeligen Terrain gelegen ist und die Strahlung in manchen Stadtvierteln durch die Bodenerhebungen abgefangen wurde.

In den letzten Jahren ist eine außerordentlich umfangreiche Literatur entstanden, die sich mit den Spätschäden bei den Atombombenüberlebenden, ferner mit den Gefahren der Testexplosionen vom Atom- und Wasserstoffbomben befaßt. Um zu einem klaren Verständnis der durch die Strahleneinwirkung hervorgerufenen Krankheitsbilder und zu einer richtigen Einschätzung der Gefährdung durch die Atomtests zu gelangen, ist es erforderlich, den physikalischen Vorgang der Kernexplosion und die damit verbundenen Strahlungsvorgänge richtig zu verstehen. Zunächst müssen wir daher mit den grundlegenden Begriffen der Kernspaltung vertraut werden.

Man versteht unter Kernspaltung oder Fission einen Prozeß, bei welchem der Kern eines schweren Nuklids, beispielsweise Uran, in zwei oder mehr Kerne aufgespalten wird. Die mit der Kernspaltung verbundene Energiefreisetzung erklärt sich aus dem Umstand, daß die Gesamtmasse der entstandenen Spaltprodukte kleiner als die Masse des ursprünglichen Kernes ist. Gemäß der oben erwähnten EINSTEINschen Gleichung muß aber die verlorene Masse in Form von Energie wieder erscheinen. So wird bei der Spaltung von einem Urankern eine Energiemenge von 200 MeV freigesetzt. Es hat sich gezeigt, daß der Urankern sich auf etwa 40 verschiedene Arten spalten kann, wobei rund 80 verschiedenartige Spaltprodukte entstehen, die großenteils radioaktiv sind. Bei der Spaltung kommt eine Eigentümlichkeit des Periodensystems der Elemente zur Auswirkung, die schon seit langem bekannt ist. Sie besteht darin, daß mit steigender Ordnungszahl die Anzahl der im Kern enthaltenen Neutronen schneller zunimmt als die der Protonen (vergleiche auch Abschnitt 1.). Entstehen nun bei der Spaltung eines schweren Kernes zwei mittelschwere Kerne, so bildet sich bei diesem Vorgang ein Überschuß von durchschnittlich 6 Neutronen, von denen zwei bis drei als sogenannte „Prompte Neutronen“ freigesetzt werden. Die restlichen Neutronen verbleiben in den Kernen der Spaltprodukte, wobei teilweise eine Umwandlung in Protonen erfolgt. Da bei diesem Vorgang Elektronen abgegeben werden, entspricht er der Aussendung von Betastrahlen, die von Gammastrahlen begleitet sind. Für das Zustandekommen einer Kernexplosion ist es nun von wesentlicher Bedeutung, daß bei jeder Kernspaltung ungefähr doppelt so viele Neutronen entstehen wie bei der vorausgegangenen. Da somit die Zahl der Neutronen in einer geometrischen Reihe — 2, 4, 8, 16, 32, usw. anwächst, ist nach 90 „Generationen“ eine so große Zahl von Neutronen entstanden, daß alle Urankerne in 50 kg Uran gespalten worden wären. Derartige Kettenreaktionen können allerdings nur in den Kernen von bestimmten Isotopen ablaufen, von denen in erster Linie U 233, U 235 und Plutonium (Pu 239) zu nennen sind. Da das spaltbare Isotop U 235 im natürlichen Uran nur in einer Konzentration von 0,7% enthalten ist, müssen die beiden Isotopen wie bereits erwähnt, in Isotopentrennanlagen separiert werden. Die bisher erfolgreichste Methode zu ihrer Trennung ist, soweit bekannt geworden ist, die

Diffusionsmethode. Diese beruht darauf, daß die Diffusionsgeschwindigkeit eines Gases von seinem Molekulargewicht abhängig ist. Um dieses Prinzip auf die beiden Uranisotope anwenden zu können, ist es zunächst notwendig, das feste Metall Uran in das Gas Uranhexafluorid überzuführen. Bei der Diffusionstrennanlage wird der allerdings sehr kleine Unterschied der Diffusionsgeschwindigkeiten der Hexafluoride von U 235 und U 238 ausgewertet. Die Einzelheiten des jeweiligen Verfahrens werden streng geheimgehalten, doch ist es klar, daß der Trennprozeß in sehr vielen Stufen durchlaufen werden muß, bevor „bombenreines" Uran gewonnen wird.

Die Entwicklung der Isotopentrennanlagen war eine grundlegende Voraussetzung für die Herstellung der Atombombe. Da die Isotopentrennung von Anfang an mit sehr großen Schwierigkeiten verbunden war, so wurde auch der zweite mögliche Weg, die Herstellung von Plutonium gleichzeitig beschritten. Sie beruht darauf, daß aus dem Uranisotop U 238 durch Neutroneneinfang zunächst das Isotop U 239 entsteht, welches sich durch einen Betazerfall in das „transuranische" Neptunium 239 verwandelt. Aus diesem entsteht durch eine neuerliche Betaumwandlung Plutonium 239, welches vom Uran auf chemischem Wege abgetrennt werden kann. Nach diesem Prinzip wird in den sogenannten Brutreaktoren oder „Breeder" das Plutonium erzeugt, das zur Herstellung von Atombomben oder als Kernbrennstoff für andere Reaktoren verwendet werden kann.

Eine weitere Voraussetzung für das Zustandekommen einer Kernexplosion ist die plötzliche Herstellung einer „überkritischen" Masse des Spaltstoffes. Zu diesem Zwecke sind mindestens zwei verschiedenartige Vorrichtungen erfunden worden, von denen eine nach dem „Kanonenprinzip", die andere nach dem sogenannten „Implosionsprinzip" arbeitet. Die erstere besteht im wesentlichen darin, daß zwei oder mehrere, an sich „unterkritische" Massen durch einen kanonenschlagähnlichen Vorgang plötzlich vereinigt werden, wodurch eine überkritische Masse des spaltbaren Stoffes entsteht. Das Implosionsprinzip beruht auf der Tatsache, daß die Kritikalität des spaltbaren Materials nicht nur von seiner Masse, sondern auch von seiner geometrischen Konfiguration abhängt. Das Spaltmaterial hat bei diesen Bomben zunächst die Form einer Hohlkugel oder Kugelschale und ist in diesem Zustande unterkritisch. Die Auslösung der Kernexplosion erfolgt dann durch eine chemische Explosion, welche die Kugelschale plötzlich zu einem Klumpen zusammendrückt, wodurch plötzlich Kritikalität eintritt.

Wird ein Kilogramm U 235 vollständig gespalten, so wird dabei eine Explosionsenergie freigesetzt, die der Detonation von 20000 Tonnen des Sprengstoffes TNT (Trinitrotoluol) entspricht. Man nennt eine solche 20-Kilotonnenbombe auch „Nominalbombe niederer Energieausbeute". Allerdings muß diese Bombe etwa 50mal so viel Uran enthalten, da dieses bei der Explosion keineswegs restlos gespalten wird. Soweit bekannt geworden ist, war die Hiroshimabombe eine 20-Kilotonnen-Uranbombe, die nach dem Kanonenprinzip gezündet wurde. Über Nagasaki wurde eine Plutoniumbombe der gleichen Stärke nach dem Implosionsprinzip gezündet.

Wie P. M. Boffey kürzlich (1970) in der „Science“ mitteilte, sollen nachträgliche Berechnungen für die Hiroshimabombe eine Sprengkraft von 12,5 Kilotonnen ergeben haben.

Da die Auslösung der Kernexplosion an den Eintritt der Kritikalität gebunden ist, so könnte man vermuten, daß kleinere Kernwaffen nicht hergestellt werden können. Dennoch ist es durch verschiedene Konstruktionen, vor allem durch Anwendung von Neutronenreflektoren, die eine bessere Ausnutzung der Neutronen ermöglichen, gelungen, auch kleinere Kernexplosionen auszulösen. So wurde bei der unterirdischen Explosion RAINIER im Jahre 1957 eine Kernladung von 1,7 Kilotonnen gezündet, bei Explosionen auf Stahltürmen wurde die Kernladung sogar bis auf 57 Tonnen TNT-Äquivalent vermindert.

Andererseits wurde die Zerstörungskraft der Bomben durch die Anwendung des Fusionsprozesses in gigantische Ausmaße gesteigert. Das Prinzip der Kernverschmelzung oder Fusion, das in der Wasserstoffbombe zur Anwendung kommt, ist gewissermaßen die Umkehrung der Kernspaltung. Sie beruht darauf, daß mehrere leichte Kerne zu einem schwereren Kern vereinigt werden, ein Vorgang, bei welchem pro Masseneinheit rund dreimal so viel Energie freigesetzt wird als bei der Kernspaltung. Da Fusionen nur bei extrem hohen Temperaturen ablaufen können, spricht man auch von thermonuklearen Prozessen. Die auf diesem Prinzip beruhenden Bomben werden thermonukleare Bomben, Wasserstoffbomben oder kurz H-Bomben genannt. Da die erforderlichen hohen Temperaturen von einigen Millionen Grad auf chemischem Wege nicht erzeugt werden können, ist zur Auslösung einer thermonuklearen Explosion immer eine auf der Spaltung beruhende Atombombe erforderlich. Als eigentliche Kernexplosivstoffe finden bei der Fusionsbombe die Wasserstoffisotope Deuterium und Tritium Anwendung. Deuterium ist der „schwere“ Wasserstoff, dessen Masse etwa doppelt so groß ist wie die Masse des gewöhnlichen Wasserstoffatoms. Hingegen ist Tritium der „überschwere“ Wasserstoff mit der dreifachen Massenzahl des H-Atoms.

Da, wie oben schon kurz erwähnt worden ist, die Lagerung von verflüssigtem Deuterium und Tritium sehr schwierig ist, wird als „Fusionsmischung“ Litiumdeuterid verwendet, welches eine feste Substanz ist. Die bei der auslösenden Kernspaltung freiwerdenden Neutronen reagieren mit dem Lithium, wobei sich folgende Kernreaktionen abspielen:

$$\mathrm{Li}\,6 + n \rightarrow \mathrm{T} + \mathrm{He}\,4 + 4{,}8\,\mathrm{MeV},$$

$$\mathrm{T} + \mathrm{D} \rightarrow \mathrm{He}\,4 + n + 17{,}6\,\mathrm{MeV}.$$

Da die Neutronen wieder mit Lithiumkernen reagieren, so erhält man den Zyklus:

$$\mathrm{Li}\,6 + \mathrm{D}\,2 \rightarrow 2\mathrm{He}\,4 + 22{,}4\,\mathrm{MeV}.$$

Der als zweites Glied auf der rechten Seite der Gleichung stehende Energiebetrag von 22,4 MeV wird bei einem einzigen Kernprozeß frei, die Summe dieser Energiebeträge ergibt die gewaltige Energie der thermonuklearen Explosion.

Ein anderer Weg zur Kernverschmelzung, der ebenfalls an das Vorhandensein extrem hoher Temperaturen gebunden ist, geht von Deuterium aus, wobei sich zwei, etwa gleich wahrscheinliche Kernreaktionen ergeben

$$D + D \rightarrow H + T + 4{,}0 \text{ MeV}$$

und

$$D + D \rightarrow He\,3 + n + 3{,}25 \text{ MeV}.$$

Der Eintritt der Kernfusion ist an keine kritische Masse gebunden, es besteht daher, zumindest in der Theorie, die Möglichkeit, nach diesem Prinzip beliebig starke Bomben zu bauen. Andererseits ist es erforderlich, dafür zu sorgen, daß der Fusionsprozeß hinreichend lange aufrecht erhalten wird. Zu diesem Zwecke muß der Sprengkörper von einem Mantel umgeben sein, der aus einem ausreichend festen und wärmeisolierenden Material gefertigt ist.

Als Material für diesen Mantel wird bei den sogenannten Superbomben das Uranisotop U 238 verwendet, welches zusätzlich noch die Eigenschaft hat, daß es von schnellen Neutronen gespalten werden kann. Die bei der Fusion freiwerdenden Neutronen verfügen über eine Energie von mehr als 1 MeV und spalten das U 238 des Mantels, wobei pro Atom eine Energie von 200 MeV freigesetzt wird. Bei diesem Vorgang handelt es sich allerdings nicht um eine atomare Kettenreaktion, sondern um einen von außen aufrecht erhaltenen Spaltprozeß.

Die nach diesem Prinzip funktionierenden Sprengkörper werden Fission-Fusion-Fission-Bomben oder kurz Dreiphasenbomben genannt. Man nimmt an, daß mindestens 80% ihrer Explosionsenergie aus der Kernspaltung stammen. Die meisten Dreiphasenbomben besitzen eine Stärke von 10 oder 20 Mt TNT-Äquivalent, doch sollen angeblich auch 100 Mt-Bomben existieren. Die 20 Mt-Bombe wird in der Fachliteratur auch „Nominalbombe hoher Energieausbeute" genannt. Die sogenannte Kobaltbombe besitzt an Stelle des U 238-Mantels einen solchen aus Kobalt. Das gewöhnliche Kobalt wird durch die Einwirkung der Neutronen in das radioaktive Kobalt 60 umgewandelt, durch die Explosion pulverisiert und dieses stark radioaktive Pulver würde für die Überlebenden eine zusätzliche Gefahr darstellen.

Da, wie erwähnt, jede Thermonuklearwaffe zu ihrer Auslösung eine Fissionsbombe besitzt, entstehen bei jeder Explosion Spaltprodukte, von denen viele radioaktiv sind. Da diese zur radioaktiven Kontaminierung führen, ist jede Wasserstoffbombe, auch wenn sie keinen äußeren Uranmantel besitzt, eine sogenannte „schmutzige" Bombe. Während die Fissionsbombe zu 100% eine schmutzige Bombe ist, spricht man bei der Wasserstoffbombe oder bei der Dreiphasenbombe von einer „relativen Schmutzigkeit", die vom Verhältnis der Fissionsenergie zur Fusionsenergie abhängig ist. Denn bei der Fusion entstehen keine Spaltprodukte, wohl aber werden von der Neutronenstrahlung Radionuklide erzeugt. Da aber diese neutroneninduzierte Radioaktivität im Verhältnis zur Aktivität der Spaltprodukte relativ gering ist, kann sie dieser gegenüber vernachlässigt werden. Die „relative Schmutzigkeit" einer Bombe wird meist nach der folgenden Formel berechnet:

$$\textit{Relative Schmutzigkeit} = \frac{100}{15} \cdot P\%.$$

In dieser Formel bedeutet $P$ den in % ausgedrückten Anteil der Radioaktivität an der gesamten freigesetzten Energie. Wenngleich dieser prozentuelle Anteil bei den verschiedenen Typen von Kernwaffen wahrscheinlich stark verschieden ist, müssen wir uns doch darüber im klaren sein, daß es gänzlich „saubere" Kernwaffen nicht gibt, da bei der Detonation jeder Art von Kernwaffen Spaltprozesse im Spiele sind, bei denen Radionuklide entstehen. Diese staubförmigen Nuklide bilden radioaktive Niederschläge, die Leben und Gesundheit aufs schwerste gefährden, worauf wir weiter unten noch eingehender zurückkommen werden.

Als gänzlich „unsauber" sind auch die radioaktiven Kampfstoffe zu bezeichnen, deren Anwendung die „radiologische Kriegsführung" im eigentlichen Sinne des Wortes ist. Man versteht darunter Radionuklide, die in flüssigem oder pulverisiertem Zustand im Krieg Anwendung finden sollen. Diese radioaktiven Kampfstoffe werden, soweit dies bekannt geworden ist, aus den Abfällen der kerntechnischen Industrie gewonnen. Es liegen Angaben vor, nach welchen bei einem Kernreaktor einer Wärmeleistung von 3000 MW während eines 100tägigen pausenlosen Betriebes so viele radioaktive Stoffe abfallen, daß sie zur Kontaminierung einer Fläche von 8000 km$^2$ ausreichen. In diesem Bereiche wäre die Radioaktivität so stark, daß allein durch die Gammastrahlung jedermann eine Dosis von 200 R pro Tag erhalten würde. Derartige Kampfstoffe können durch Flugzeuge, hohe Artilleriegeschosse usw. zum Einsatz gebracht werden. Im Gegensatz zur A- und H-Bombe ist bei diesen Kampfmitteln keine Kernexplosion vorgesehen, vielmehr ist die Strahlung der ausgestreuten Radionuklide die eigentliche Waffe. Da diese durch Mund und Nase leicht eindringen können, so ist auch mit der inneren Bestrahlung der Opfer dieser Waffengattung zu rechnen. Inzwischen hat die Bikinikatastrophe uns erstmalig die Krankheitsbilder vor Augen geführt, die durch staubförmige Radionuklide entstehen können (siehe später).

Bei den Kernexplosionen unterscheidet man, abgesehen von der Stärke der Explosion, verschiedene Explosionstypen, je nach dem Medium, in welchem die Kernwaffe gezündet wurde. Erfolgt die Zündung so hoch über dem Erdboden, daß der Feuerball die Erdoberfläche nicht mehr berühren kann, so spricht man von einer Luftexplosion. Berührt der Feuerball hingegen die Erde, so handelt es sich um eine Oberflächen- oder Kontaktexplosion. Bei den unterirdischen Kernexplosionen unterscheidet man kraterbildende von völlig unterirdischen Explosionen. Bei der ersteren erfolgt die Zündung in relativ geringer Tiefe, so daß die Explosion nach oben zu, also in die Atmosphäre durchbricht. Ein anderer Typ der Kernexplosion ist die Unterwasserexplosion.

Bei allen atmosphärischen Kernexplosionen entsteht ein Feuerball, in dessen Innerem durch die Freisetzung ungeheurer Energiemengen eine Temperatur von mehreren Millionen Grad herrscht. Der Druck innerhalb des Feuerballes wird auf einige Hunderttausend Atmosphären geschätzt. Unmittelbar nach der Explosion steigt der Feuerball nach Art eines Heißluftballons in die Höhe, wobei er allmählich an Größe zunimmt. Der maximale Radius $R_m$ steht mit der Explosionsenergie in folgendem Zusammenhang:

$$R_m = 70 \cdot W^{2/5}$$

($R_m$ = Maximalradius in Metern, $W$ = Explosionsenergie in Kilotonnen).

Durch die Kraft der Explosion werden an der Erdoberfläche Steine, Erdbrocken und Staubteilchen emporgerissen. Diese bilden den Stiel der bekannten pilzförmigen Gestalt, deren Kopf die Atomwolke bildet. Die Atomwolke selbst entsteht durch die allmähliche Abkühlung des langsam aufsteigenden Feuerballes, in ihr schweben zahllose feste Teilchen, welche teils aus Spaltprodukten, teils von Bombentrümmern herrühren. Die Atomwolke ist anfangs von roter bis rotbrauner Farbe, später nimmt sie dann die Farbe einer gewöhnlichen Wolke an.

Die Energie der Kernexplosion verwandelt sich nach folgendem Schema in andere Energieformen:

| | |
|---|---|
| Mechanische Energie der Druckwelle | 50% |
| Wärmestrahlung | 35% |
| Ionisierende Strahlen | 15% |

Der Ausbreitungsradius der durch die einzelnen Energieformen verursachten Schäden ist sehr verschieden. Bei der Luftexplosion einer 20-Kilotonnenbombe können mechanische Körperverletzungen mittleren Grades noch bis zu einer Distanz von 2,4 km, entsprechend einem Druck von 0,2 at hervorgerufen werden. Demgegenüber kann die thermische Ausstrahlung der gleichen Bombe noch bis zu einer Entfernung von 4 km lebensbedrohliche Verbrennungen hervorrufen. Hingegen beträgt die Dosis der ionisierenden Strahlen — Gammastrahlen und Neutronen — in 1,8 km Abstand noch 30 rem und ist nicht mehr geeignet, schwerere Formen des akuten Strahlensyndromes zu erzeugen. Die thermische Ausstrahlung hat daher, wenn man hier von den weiter unten zu besprechenden radioaktiven Niederschlägen absieht, bei weitem den größten Wirkungsradius.

Von den auf die ionisierende Strahlung entfallenden 15% sind 5% der in der ersten Minute ausgestrahlten Initialstrahlung zuzurechnen, die anderen 10% entfallen auf die Rest- oder Residualstrahlung.

Die gewaltige mechanische Energie, die bei der Explosion einer Kernwaffe freigesetzt wird, kommt in sinnfälliger Weise in der Größe und Tiefe des entstehenden Bombenkraters zum Ausdruck. Tabelle 34 bringt die Abmessungen des Bombenkraters für die Kontaktexplosion von 20-kt- bzw. 10-Mt-Äquivalent.

Diese Werte beziehen sich auf trockenen Boden, bei anderer Bodenbeschaffenheit sind die sogenannten Bodenfaktoren zu berücksichtigen. So ist die angegebene Kratertiefe bei sehr hartem Gestein mit dem Faktor 0,8, bei wasser-

Tabelle 34

*Tiefe und Durchmesser des Bombenkraters*

| | 20-kt-Bombe | 10-Mt-Bombe |
|---|---|---|
| Tiefe | 15,7 m | 80 m |
| Durchmesser | 105 m | 800 m |

gesättigtem Boden mit 0,7 zu multiplizieren. Die Kratertiefe der Megatonnenbombe läßt deutlich erkennen, daß gegenüber dem direkten Einschlag derselben keine wirksame Schutzmöglichkeit existiert.

Die von der explodierenden Bombe nach allen Richtungen ausgehende mechanische Druckwelle pflanzt sich anfangs mit einer Geschwindigkeit fort, welche die Schallgeschwindigkeit um ein Vielfaches übertrifft. In weiterer Entfernung nimmt die Geschwindigkeit dann ab, bis sie schließlich die Schallgeschwindigkeit erreicht. Beim Auftreffen der Druckwelle auf die Erdoberfläche wird sie von dieser reflektiert, weiterhin kommt es zur Vereinigung der direkten und der reflektierten Druckwelle, wobei aus der Überlagerung der beiden Wellenfronten die sogenannte Machfront entsteht. Die Machfront steht zur Erdoberfläche senkrecht, ihr Fortschreiten erfolgt parallel zu dieser. So erklärt es sich, daß sich die Druckwelle auf Häuser und sonstige Bauwerke als seitlicher Schub auswirkt, was zu verheerenden Folgen führt. Denn bekanntlich sind Gebäude, die normalerweise nur das Gewicht, also eine vertikale Kraft zu tragen haben, gegen Seitenkräfte sehr anfällig.

Tabelle 35 zeigt die Druckverteilung bei einer 20-Mt-Luftexplosion.

**Tabelle 35**

*Druckverteilung bei einer 20-Mt-Luftexplosion*

| Entfernung vom Hypozentrum in km | Druck in at |
|---|---|
| 1,4 | 3 |
| 3,4 | 1,65 |
| 6,6 | 1,0 |
| 14,6 | 0,45 |
| 24 | 0,2 |
| 32 | 0,12 |

Im Vergleich dazu ist in der Tabelle 36 die Druckverteilung bei einer 20-Mt-Kontaktexplosion wiedergegeben.

Um von den Auswirkungen der mechanischen Druckwelle eine richtige Vorstellung zu erhalten, muß man sich vor Augen halten, daß schon der Überdruck von 1 Atmosphäre eine Fläche, etwa die Seitenwand eines Hauses, mit der gewaltigen Kraft von 10000 Kilopond pro Quadratmeter belastet.

Tabelle 36

*Druckverteilung bei einer 20-Mt-Kontaktexplosion*

| Entfernung vom Hypozentrum in km | Druck in at |
|---|---|
| 2,6 | 9 |
| 4,0 | 3 |
| 5,4 | 1,65 |
| 6,8 | 1,0 |
| 10,7 | 0,45 |
| 18,0 | 0,2 |
| 26,0 | 0,12 |

Abb. 31 zeigt uns, was von Hiroshima nach der Explosion der A-Bombe übriggeblieben ist. Der weiße Pfeil in der Abbildung markiert das Hypozentrum der Atomexplosion.

Obwohl Menschen allein durch den Druck getötet werden können, ist der Tod wohl in den meisten Fällen durch das Zusammenwirken von mechanischem Druck, Hitze und Strahlung eingetreten. Bei den direkten Druck-

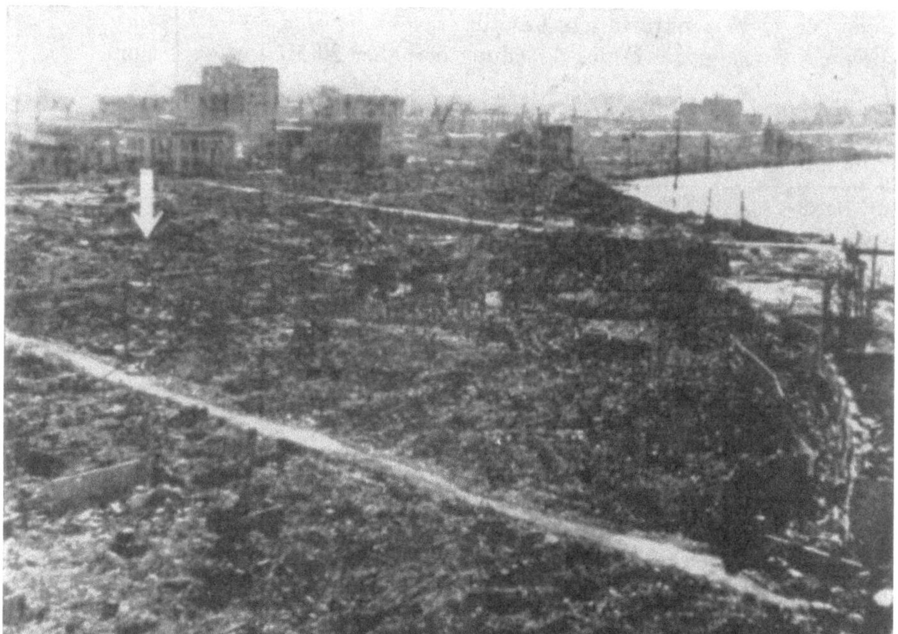

*Abb. 31:* Die Atomwüste von Hiroshima. Der weiße Pfeil zeigt auf das Hypozentrum

wirkungen handelt es sich um Verletzungen der Trommelfelle, des Magens, der Lunge und anderer innerer Organe. Ein Druck von 6 Atmosphären führt in der Regel schon zu ernsthaften Verletzungen, bei 15 bis 20 Atmosphären tritt der Tod ein. Allerdings ist die Schwere der Verletzungen nicht nur von der Höhe des Druckes abhängig, sondern auch von der Geschwindigkeit des Druckanstieges.

Ein Teil der mechanischen Verletzungen entfällt auch auf das „Kompressionssyndrom" oder „Crushsyndrom", das auch bei Kriegsverletzungen durch konventionelle Waffen in großer Zahl beobachtet wird. So liegen Angaben britischer Autoren vor, nach welchen bei den Luftangriffen auf London während des zweiten Weltkrieges 37% der Verletzungen auf das Crushsyndrom entfielen. Nach M. I. Kuzin sind an der Pathogenese dieses Krankheitsbildes verschiedene Faktoren, wie Schmerz, Plasmaverlust und traumatische Toxikose auf Grund der Gewebsquetschung beteiligt. Naturgemäß kompliziert sich bei Atombombenverletzungen das Kompressionssyndrom durch die Kombination mit Verbrennungen und Strahlenschäden. In Experimenten mit bestrahlten Hunden konnte E. A. Kovalenko zeigen, daß das Kompressionssyndrom einen wesentlich schwereren Verlauf nahm, wenn die Hunde vorher mit einer Dosis von 350 R bestrahlt worden waren.

Weitaus häufiger als die direkten Verletzungen durch den mechanischen Druck sind allerdings die indirekten Druckverletzungen, d.h. solche, die durch die umherfliegenden Trümmer verursacht werden. Untersuchungen in Hiroshima und Nagasaki haben ergeben, daß noch in Entfernungen von 3 bis 4 km vom Hypozentrum tödliche Verletzungen durch umherfliegende Trümmer, Steine, Glassplitter usw. verursacht worden sind.

Wiederholt ist auch auf den ungünstigen Verlauf hingewiesen worden, den Frakturen bei gleichzeitiger Strahleneinwirkung zu nehmen pflegen. Diesbezügliche Beobachtungen aus Hiroshima sind durch experimentelle Untersuchungen untermauert worden. So konnten A. G. Zemljanos und T. F. Ivanova zeigen, daß die Konsolidierung von Frakturen bei bestrahlten Tieren wesentlich mehr Zeit erfordert als bei unbestrahlten Kontrolltieren. Auch S. S. Tracenko verweist auf die beträchtliche Verzögerung der Kallusbildung bei bestrahlten Tieren. Umgekehrt konnte I. L. Krupko die ungünstige Beeinflussung des Strahlensyndroms durch einfache und besonders durch infizierte Frakturen experimentell nachweisen.

## 6.2. Wärmestrahlung und Verbrennungen

Vom Feuerball der Atombombe, in dessen Innerem eine Temperatur von einigen Millionen Celsiusgraden herrscht, geht eine außerordentlich intensive Wärmestrahlung aus, die rund 35% der gesamten Explosionsenergie enthält. Obwohl diese Strahlung als thermische Strahlung bezeichnet wird, umfaßt sie in Wirklichkeit ein viel größeres Spektrum als die Wärmestrahlung im eigentlichen Sinne des Wortes. Dieses Spektrum reicht von den weichen Röntgenstrahlen mit einer Wellenlänge von rund $10^{-6}$ cm über das Ultraviolett, das sichtbare Licht bis in den Bereich des Infrarot, entsprechend einer Wellenlänge von rund $10^{-2}$ cm. Unmittelbar nach der Explosion der Kernbombe erreicht der Feuerball das Stadium der sogenannten „isothermen Kugel", deren Lichtblitz bis auf Entfernungen von einigen Hundert Kilometern sichtbar ist. Zufolge der außerordentlich hohen Temperatur dehnt sich der Feuerball rasch aus und erzeugt dabei die Druckwelle, die sich nach allen Richtungen ausbreitet. Die starke und plötzlich einsetzende Luftkompression führt in der Folge zur Erhitzung der Luft auf eine Temperatur von etwa 2100 °Celsius. In diesem Stadium beginnt die erhitzte Luft selbst zu leuchten, ist aber andererseits für die vom Feuerball ausgehende Strahlung undurchsichtig. In diesem Entwicklungsstadium ist das isotherme Gebiet für einen Beobachter nicht sichtbar, vielmehr erscheint diesem die selbstleuchtende Druckwellenfront als Feuerball. Später breitet sich die Druckwellenfront weiter aus, ihre Temperatur fällt ab, bis ihre Lichtausstrahlung erloschen ist. Der Moment des Erlöschens des Eigenleuchtens der Druckwelle wird in der Fachliteratur vielfach als das Ende der ersten Periode in der Entwicklung des Feuerballes bezeichnet. In der dann einsetzenden zweiten Periode wird die Lufthülle durchsichtig, so daß der eigentliche Feuerball, also das isotherme Gebiet, wieder sichtbar wird. Hierdurch kommt es zu einem neuerlichen Ansteigen der Temperatur der sichtbaren Oberfläche bis auf etwa 8000°, nach der Überschreitung dieses zweiten Temperaturgipfels sinkt die Temperatur allmählich ab, bis sie nach 2 bis 3 Sekunden unter 2000° gefallen ist. Im Zuge der weiteren Abkühlung ändert sich die Farbe des Feuerballes von Weiß über Weißblau, Hellgelb zu Orange und Rot.

In der ersten Periode erreicht der Feuerball eine sehr hohe Temperatur, das Maximum der Ausstrahlung liegt daher im Bereiche des Ultravioletts, doch wird in dieser Etappe nur etwa 1% der gesamten thermischen Energie ausgestrahlt. 99% der Gesamtenergie werden hingegen in der zweiten Phase ausgestrahlt, doch hat sich infolge der inzwischen eingetretenen Abkühlung das Temperaturmaximum in den Bereich des sichtbaren Lichtes und der Infrarotstrahlung verlagert.

Mit wachsender Distanz vom Zentrum der Explosion nimmt die Intensität der Wärmestrahlung ab, wobei zwei verschiedenartige Vorgänge im Spiele sind. Einerseits erfolgt ein Intensitätsabfall aus rein geometrischen Gründen, da sich jede, von einem Punkt bzw. Zentrum ausgehende Strahlung über immer größere konzentrische Kugeln verteilt. Da die Oberfläche der Kugeln mit dem Quadrate des Radius wächst, so sinkt die pro Flächeneinheit eingestrahlte Energie umgekehrt mit dem Quadrate des Radius, also des Abstandes von der Strahlenquelle. Neben dieser ausschließlich geometrisch bedingten Intensitätsabnahme erfolgt aber eine weitere Verringerung der Strahlungsintensität durch Streuung und Absorption an den Gasmolekülen der Luft, Wassertröpfchen und Staubpartikeln der Atmosphäre. Die Wirksamkeit dieser Vorgänge hängt allerdings in hohem Maße von den atmosphärischen Bedingungen ab, die man als gute oder schlechte „Sicht“ bezeichnet. Findet beispielsweise die Kernexplosion oberhalb einer Wolkendecke oder einer dichten Nebelschicht statt, so gelangt nur ein kleiner Teil der thermischen Strahlung bis auf die Erdoberfläche, da ein namhafter Anteil teilweise durch Reflexion, teils durch Absorption abgehalten wird.

Man nimmt an, daß in Hiroshima im Bereiche des Hypozentrums eine Temperatur von 3000 bis 4000°C geherrscht hat, in einer Entfernung von 1300 m vom Hypozentrum betrug die Temperatur noch immer 1600°C.

Der Einfluß so hoher Temperaturen auf unbelebte Objekte hängt in erster Linie von deren Beschaffenheit ab, in beträchtlichem Ausmaße auch von der Farbe der Oberfläche. An einer sehr hellen Oberfläche wird ein erheblicher Teil der Strahlung reflektiert, so daß sich der betreffende Gegenstand ceteris paribus weniger stark erhitzt als ein solcher mit dunkler oder schwarzer Oberfläche, die sämtliche Strahlen absorbiert. Daneben hängt die Erhitzung auch von der Wärmeleitfähigkeit des betreffenden Mediums ab. Des weiteren spielt die Entflammbarkeit des betreffenden Materials eine beträchtliche Rolle, namentlich was die Entstehung von Bränden betrifft. Leicht entflammbare Stoffe, wie Holz, Papier, Textilien, Laub oder trockenes Gras entzünden sich rasch und können damit der Anlaß zur Entstehung von großflächigen Bränden werden.

Tabelle 37 zeigt uns die Wirkung der thermischen Strahlung auf verschiedene Materialien in Abhängigkeit von der eingestrahlten Wärmeenergie (nach „The Effects of Atomic Weapons“).

Tabelle 37

*Wirkung der thermischen Strahlung in Abhängigkeit von der eingestrahlten Energie*

| Material | Effekt | eingestrahlte Energie in cal/cm² |
|---|---|---|
| Haut | leichte Brandwunden | 2 |
| Haut | mittlere Brandwunden | 3 |
| weißes Papier | wird verkohlt | 8 |
| weißes Papier | entflammt | 10 |
| schwarzes Papier | entflammt | 3 |
| graues Baumwollgewebe | versengt | 8 |
| graues Baumwollgewebe | entflammt | 10 |
| weißes Baumwollgewebe | versengt | 10 |
| weißes Baumwollgewebe | entflammt | 17 |
| derbes, dunkelblaues Tuch | einzelne Fasern brennen | 7 |
| Kammgarnwolle (khaki) | versengt | 4 |
| Kammgarnwolle | entflammt | 15 |
| Gabardine (grün) | entflammt | 10 |
| synthetischer Kautschuk | entflammt | 8 |
| Bakelit | verkohlt | 75 |

Abb. 32 zeigt uns einen Teil eines Gasbehälters in Hiroshima, etwa 2000 m vom Hypozentrum entfernt, dessen Farbanstrich durch die plötzliche Erhitzung zerstört wurde. Lediglich der Teil der Oberfläche, der durch das Ventil vor der sich geradlinig ausbreitenden Strahlung geschützt war, blieb unversehrt, so daß der „Schatten" des Ventiles zurückgeblieben ist.

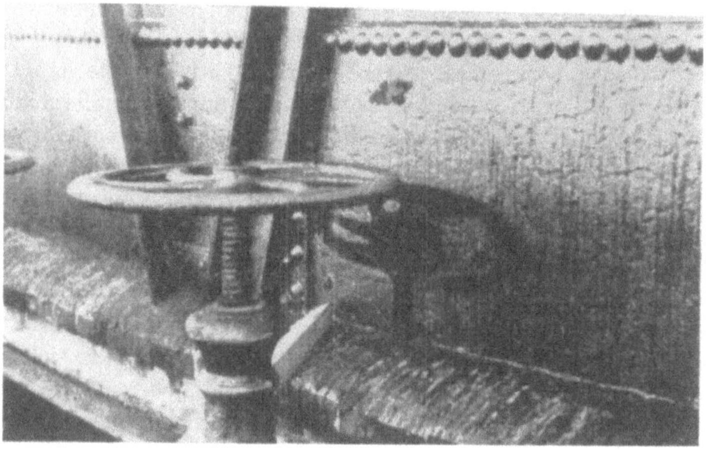

*Abb. 32:* Wirkung der Wärmestrahlung der Atombombe auf einen Gasbehälter. Man erkennt den Schatten des Ventils

Ein ähnliches physikalisches Phänomen von erschütternder Tragik zeigt uns die Abb. 33, ebenso wie die vorhergehende eine Originalaufnahme aus Hiroshima. Der Körper eines Menschen, der im Moment der Atomexplosion auf den Stufen gesessen hatte, wurde verdampft, doch ist an dieser Stelle ein schwärzlicher Fleck zurückgeblieben.

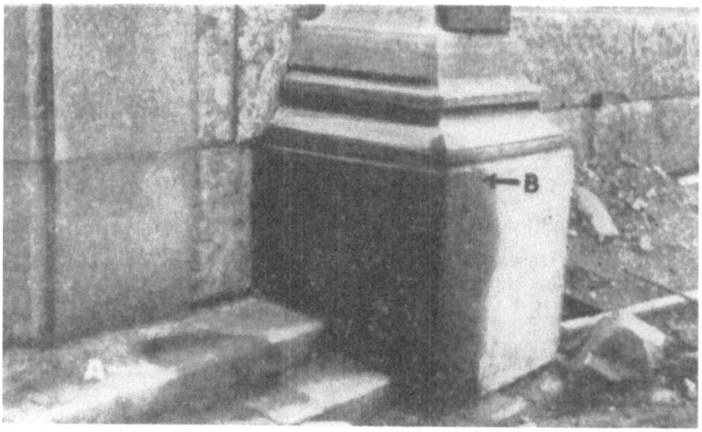


*Abb. 33:* Der Körper eines auf den Stufen sitzenden Menschen ist verdampft

Kommt es zur Kontaktexplosion einer 20-Mt-Bombe, so entstehen beim Aufenthalt im Freien, in einer Entfernung bis zu 44 km Verbrennungen 1. Grades bis zur Distanz von 27 km solche vom 3. Grad. Mit dem Auftreten verstreuter Brände ist bis 21 km zu rechnen, zahlreiche Brände, welche sich zu Flächenbränden verdichten können, dürften bis zum Abstand von rund 15 km auftreten.

Nach Berechnungen von Ardenne können Thermonuklearbomben von je 10 Mt, wenn sie in 45 km Höhe und in gleichen Abständen von ebenfalls 45 km gezündet werden, an der Erdoberfläche eine nahezu gleichmäßige Einstrahlung von 40 cal/cm² bewirken, die geeignet ist, jedes Leben zu zerstören.

Bei der Explosion einer Kernwaffe entstehen aber Verbrennungen nicht nur durch die direkte Einstrahlung thermischer Energie, sondern auch durch den sogenannten Feuersturm.

Zwanzig Minuten, nachdem über Hiroshima die Atombombe explodiert war, setzte ein Feuersturm ein, der von allen Seiten her, also in zentripetaler Richtung, auf die brennende Stadt gerichtet war. Nach zwei bis drei Stunden erreichte der Feuersturm seine maximale Stärke mit einer Windgeschwindigkeit von 50 bis 70 km/Stunde, wobei sich die Feuer von zahlreichen verstreuten Bränden zu einem gewaltigen Flammenmeer vereinigten. Höchstwahrscheinlich sind im Feuersturm viel mehr Menschen verbrannt als durch die direkte Einwirkung von Wärmestrahlen. Nach etwa 6 Stunden Dauer begann der Feuersturm allmählich abzuflauen, inzwischen hatte intermittierender Regen eingesetzt.

Der Feuersturm ist, obwohl eine der verhängnisvollsten Wirkungen der Atomexplosion, nicht an nukleare Explosionen gebunden, da er im Verlaufe des zweiten Weltkrieges auch nach dem Abwurf einer größeren Zahl von Brandbomben verschiedener Art beobachtet wurde. Seine Entstehung wird damit erklärt, daß die gewaltigen, stark erhitzten Luftmassen senkrecht nach oben steigen, wobei von der Seite her, in zentripetaler Richtung kältere Luft nachströmt. Steigt die Luft in höhere Regionen unter gleichzeitiger Abkühlung auf, so kommt es zur Kondensation des Wasserdampfes und Bildung von Wassertröpfchen an den im Luftstrom emporgerissenen kleinen Staub- und Ascheteilchen. Einerseits begrenzt der Feuersturm den Brand auf das ursprünglich durch die thermische Strahlung entzündete Areal, andererseits bewirkt er das Übergreifen des Feuers auf vorher verschonte Gebiete, so daß alles erbarmungslos niedergebrannt wird.

Abb. 34 zeigt in einer Originalaufnahme aus Hiroshima eine verkohlte Leiche.

In Japan lernte man einen bis dahin noch nicht bekannten Verbrennungstypus kennen, der „flash-burns" genannt wurde und in der deutschsprachigen Literatur jetzt „Blitzverbrennung" heißt. Daneben wird auch der Ausdruck „Lichtverbrennung" verwendet, der aber nicht ganz zutreffend ist, weswegen auch in der deutschen Literatur häufig das Wort Flash-burns beibehalten wird. Eigentlich handelt es sich dabei um Versengungen, d.h. um Verbrennungen durch strahlende Wärme. Bekanntlich kann sich die Wärmeenergie auf verschiedenartige Weise, so durch Wärmeleitung, Wärmestrahlung und Wärme-

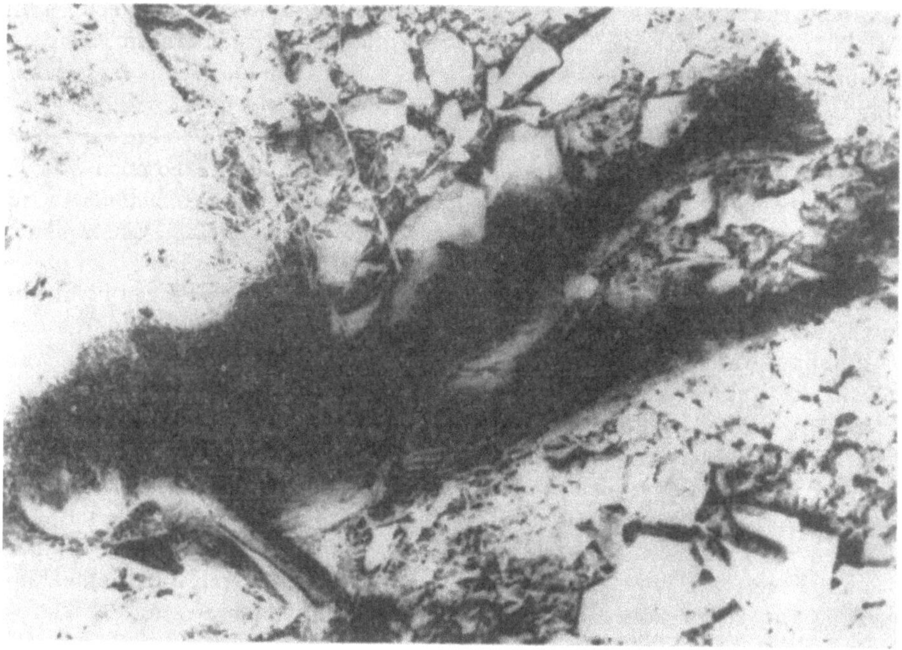

*Abb. 34:* Verkohlte Leiche in Hiroshima

strömung, auch Konvektion genannt, ausbreiten. Während es sich bei der Verbrennung nach Berührung eines heißen Gegenstandes um Wärmeleitung handelt, erfolgt bei der Wärmestrahlung der Übergang der Wärmeenergie vom wärmeren zum kälteren Körper durch eine Ausstrahlung elektromagnetischer Wellen, die bei herkömmlichen Verbrennungsprozessen großenteils dem infraroten Spektralbereich angehören. Gemäß einem von den Physikern STEFAN und BOLTZMANN schon im 19. Jahrhundert entdeckten Naturgesetz verlagert sich das Maximum der Energieemission mit steigender Temperatur in der Richtung kürzerer Wellenlängen, also zum sichtbaren Licht und zum Ultraviolett. Die Wärmestrahlung des Feuerballes mit seiner außerordentlich hohen Temperatur übersteigt daher nicht nur quantitativ die thermische Strahlung konventioneller Explosionen, sondern weist auch eine andere spektrale Verteilung auf. So ist es auch zu erklären, daß sich die flash-burns von den alltäglichen Versengungen in klinischer und in pathologischer Hinsicht wesentlich unterscheiden.

Obwohl es sich also bei diesen Verbrennungen nicht um Strahlenschäden im eigentlichen Sinne des Wortes handelt, sind sie in dieser Form doch nur bei den A-Bombenüberlebenden gefunden worden. Es beruht dies offenbar darauf, daß nur bei einer Kernexplosion thermische Energie, einschließlich sichtbarem und ultraviolettem Licht, mit so großer Intensität so plötzlich eingestrahlt werden kann. Dadurch kommt es aber zu einer enormen Erhitzung der Körperoberfläche, während in der kurzen Zeitspanne keine Ableitung der Wärme in die Tiefe des Körpers möglich ist. Abb. 35 zeigt eine ausgedehnte Verbrennung dieser Art am Rücken einer Japanerin aus Hiroshima. In manchen Fällen soll sich die verkohlte Haut im Momente der Verbrennung als zusammenhängende Schicht abgelöst haben, so daß die Subkutis entblößt wurde. Es wurde auch die Vermutung ausgesprochen, daß der plötzliche Temperaturanstieg zur Entstehung von Dampf in den tieferen Hautschichten geführt habe, wodurch die Abhebung der oberflächlichen Schichten erklärt werden könnte.

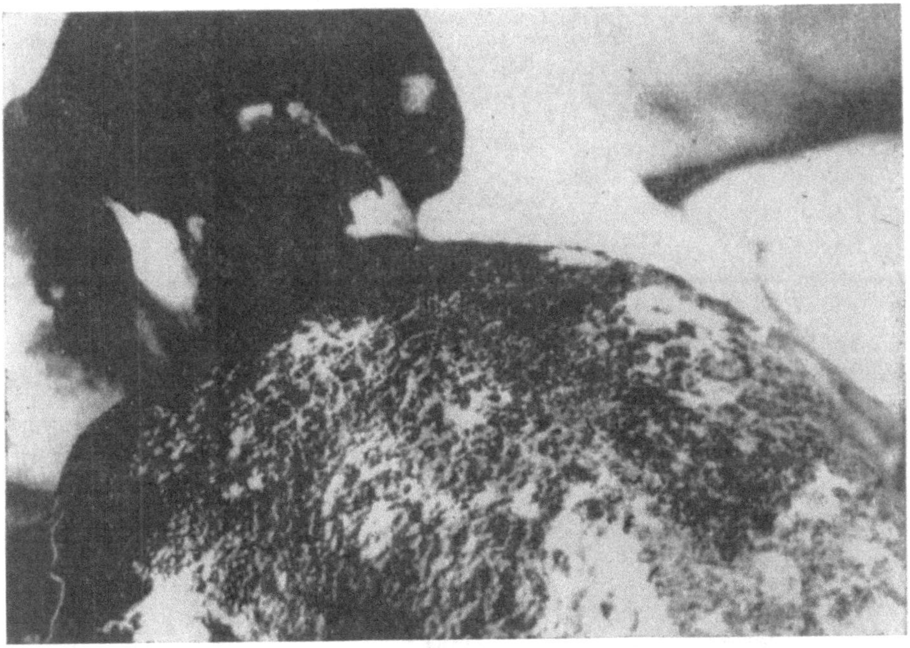

*Abb. 35:* „Flash Burns"

Man unterscheidet bei den Flash-burns, wie bei Verbrennungen anderer Art, je nach der Schwere des Krankheitsbildes, drei verschiedene Grade, die sich aber nicht immer leicht differenzieren lassen. Der erste Grad ist durch erweiterte Kapillaren und Hautödeme charakterisiert. Beim zweiten Grad kommt es zur Entstehung von Blasen sowie zu oberflächlichen Hautnekrosen. Beim dritten Grad sind sämtliche Hautschichten nekrotisch, eine Reepithelisierung kann daher nur von der Peripherie aus erfolgen.

Eine besondere Kategorie der Flash-burns sind die sogenannten Profilverbrennungen. Bei diesen zeigen, entsprechend der geradlinigen Ausbreitung der Strahlen, die Ränder des verbrannten Gebietes die Konturen vorgelagerter Objekte, eventuell auch der eigenen Körperteile des Patienten.

Von großer Bedeutung für die Schwere und die Ausdehnung der Verbrennungen waren auch die Beschaffenheit und besonders die Farbe der Kleidung.

Weiße Stoffe werfen das Licht zurück und schützen daher, im Gegensatz zu dunkler oder schwarzer Bekleidung, weitgehend vor Verbrennungsfolgen. In den Fällen, in welchen die Bekleidung schwarz-weiße Musterung zeigte, kam es zur Abbildung dieses Musters auf der Haut, wie Abb. 36 veranschaulicht. Es handelt sich auch hier um eine Originalaufnahme aus Hiroshima, der Abstand vom Hypozentrum konnte in diesem Falle nicht ermittelt werden.

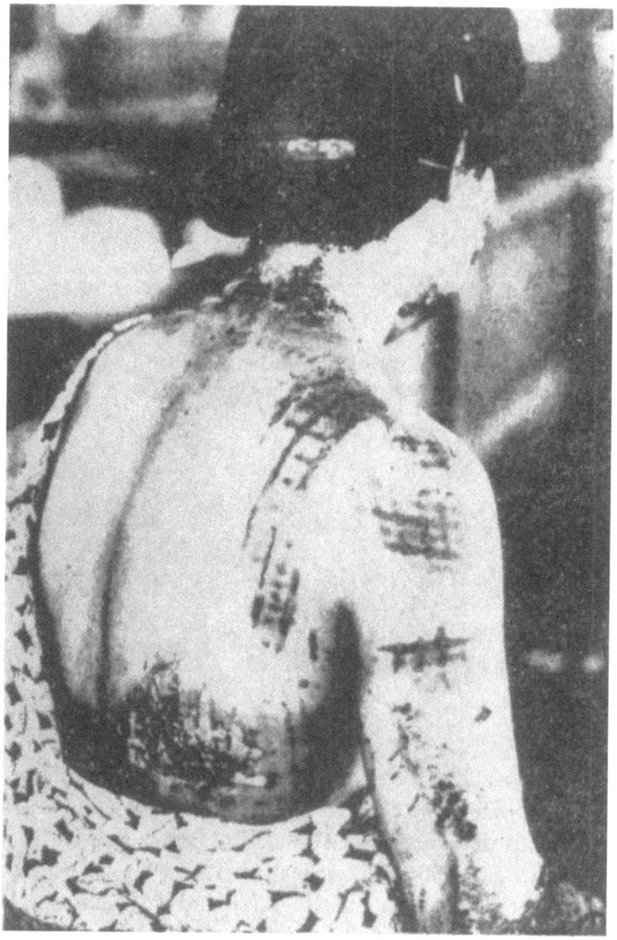

*Abb. 36:* Verbrennungen, die das Muster des Kleides wiedergeben

TSUZUKI hat den klinischen Verlauf der Flash-burns folgendermaßen geschildert:

„Die obere Hautschicht hatte sich sofort, spätestens jedoch einige Tage danach abgelöst. Statt dessen war eine glänzende Fläche von rotbrauner Farbe geblieben. Die verbrannte Kruste bestand aus zerstörten Stücken der äußeren Epithelschicht und einer Ansammlung von miliaren Bläschen im Epithel. Der Gesamteindruck dieser verbrannten Kruste erinnerte etwa an das Bild eines Herpes. Waren Teile der Körperoberfläche bei der Einstrahlung bedeckt gewesen, sei es auch nur durch ganz dünne Kleidung, so fehlten oft jegliche Anzeichen einer Verbrennung. Die Grenzlinie zwischen verbrannter und unverbrannter Haut war scharf."

Tsuzuki hat ferner darauf hingewiesen, daß auch bei diesem Verbrennungstypus tiefer reichende Läsionen aufgetreten wären, wenn die Dauer des Lichtblitzes eine längere gewesen wäre. Im allgemeinen war bei den Patienten mit kleinerem Abstand vom Hypozentrum stärkere Ausdehnung der Verbrennung in die tieferen Schichten nachweisbar.

Während diese Blitzverbrennungen eine neuartige Form der thermischen Verbrennungen darstellten, wurden in vielen anderen Fällen Flamm- und Kontaktverbrennungen beobachtet, die im wesentlichen dem bekannten Krankheitsbild der Verbrennung entsprechen. Eine Besonderheit dieser Verbrennungen besteht allerdings darin, daß sie im allgemeinen eine viel geringere Heilungstendenz zeigen, als dies sonst bei Brandwunden der Fall ist. Vielfach wird vermutet, daß diese geringe Heilungstendenz auf die gleichzeitige Schädigung des Gewebes durch die Gamma- und Neutronenstrahlen zurückzuführen ist.

Nach einer Statistik des Marinehospitals in Ohura bei Nagasaki ergibt sich das folgende Gesamtbild:

42,4% aller Patienten hatten Verbrennungen,
28,6% aller Patienten hatten ausschließlich Verbrennungen,
46,0% aller Patienten mit Verbrennungen starben,
50,3% der ausschließlich verbrannten Patienten starben,
75,6% aller verstorbenen Patienten hatten Verbrennungen.

A. W. Oughterson und S. Warren bringen in „*Medical Effects of the Atomic Bomb in Japan*" eine Übersicht über das zahlenmäßige Verhältnis der unterschiedlichen Verbrennunsgtypen bei 1921 Patienten in Hiroshima und 1004 Patienten in Nagasaki (siehe Tabelle 38).

Tabelle 38

*Art der Verbrennung bei Personen, die 20 Tage überlebt hatten*

| Zahl der Patienten | | Blitz-verbrennungen | Flamm-verbrennungen | Blitz- und Flamm-verbrennungen |
|---|---|---|---|---|
| Hiroshima | 1921 | 83,2% | 1,9% | 14,9% |
| Nagasaki | 1004 | 90,9% | 3,9% | 5,7% |

Hatano und Mitarbeiter haben 1945 die prozentuale Häufigkeit von Verbrennungen bei den Atombombenüberlebenden in Abhängigkeit von der Distanz vom Hypozentrum festgestellt und kamen zu folgendem Ergebnis (Tabelle 39).

Berücksichtigt man, daß die Intensität der Strahlung mit der Entfernung rasch abnimmt, so sind diese relativ niedrigen Zahlen bei den Abständen von

Tabelle 39

*Prozentsatz der Verbrennungen bei den A-Bombenüberlebenden in Abhängigkeit von der Entfernung vom Hypozentrum*

| | |
|---|---|
| 0–0,5 km | 0% |
| 0,6–1,0 km | 14,8% |
| 1,1–1,5 km | 60,8% |
| 1,6–2,0 km | 85,0% |
| 2,1–2,5 km | 72,8% |
| 2,6–3,0 km | 26,9% |
| 3,1–3,5 km | 11,1% |
| 3,6–4,0 km | 0,0% |

weniger als 1 km offenbar so zu erklären, daß es in diesem Bereiche nur wenige Überlebende gab. Die hohe Mortalität in der Nähe des Hypozentrums ist dem Zusammenwirken von mechanischen Verletzungen und Verbrennungen zuzuschreiben.

Von HATANO wurden auf Grund von 709 Fällen die Häufigkeiten der Lokalisation der Verbrennungen folgendermaßen ermittelt (siehe Tabelle 40).

Tabelle 40

| | |
|---|---|
| Hände | 71,3% |
| Gesicht | 69,9% |
| Vorderarme | 64,8% |
| Hals | 46,8% |
| Oberarme und Schultern | 46,6% |
| Thorax | 32,0% |
| Beine | 31,0% |
| Füße | 26,3% |
| Oberschenkel | 19,7% |
| Rücken | 7,7% |
| Kopf | 7,1% |
| Gürtelgegend | 0,5% |
| Abdomen | 3,6% |

Die Abb. 37 und 38 zeigen als Beispiele schwere Verbrennungen bei Atombombenüberlebenden. Beide Abbildungen sind Originalaufnahmen aus Hiroshima.

Die weitere Untersuchung und Nachbeobachtung der Verbrennungspatienten in Japan zeigte verschiedene, teilweise recht ungewöhnliche Spätveränderungen. So wurden verschiedene Pigmentstörungen, insbesondere Hyperpigmentierungen, beobachtet. Eine sehr auffallende Art der Hyperpigmentierung im Bereiche der Gesichtshaut hat in der Fachliteratur den Beinamen „Maske von

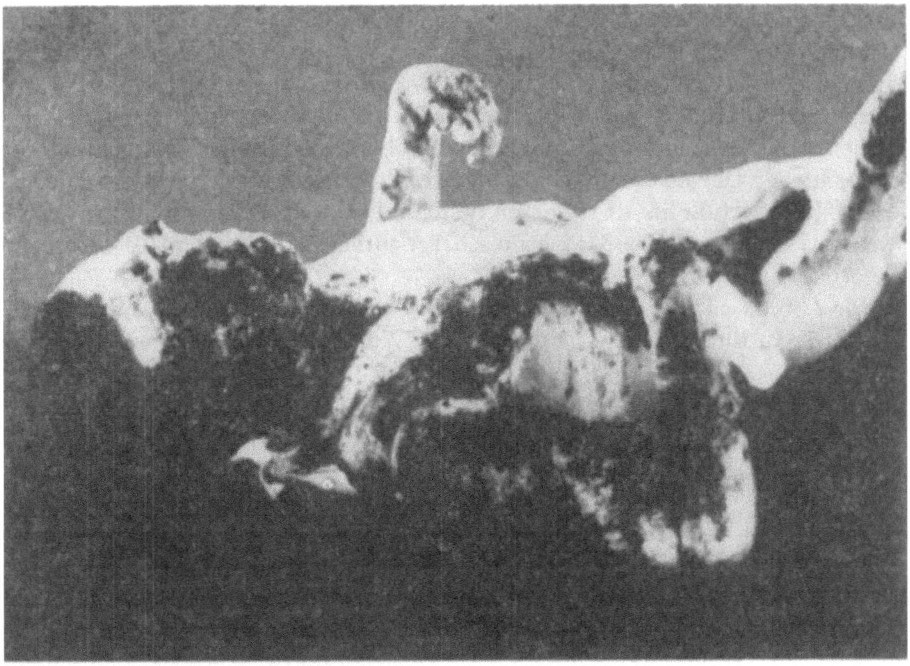

*Abb. 37:* Teilweise verkohlte Leiche in Hiroshima

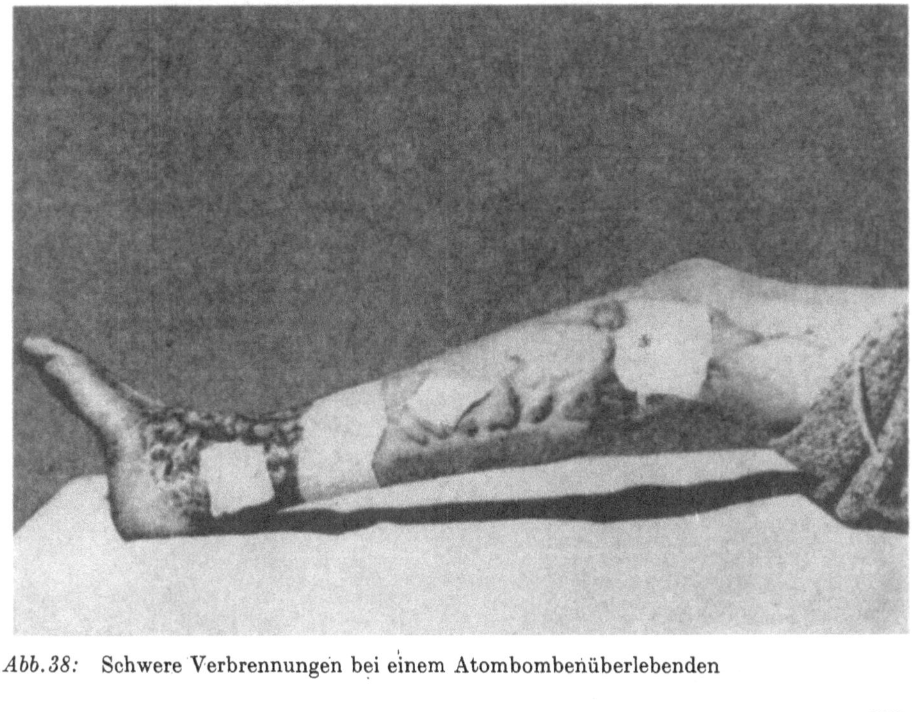

*Abb. 38:* Schwere Verbrennungen bei einem Atombombenüberlebenden

Hiroshima" erhalten. Ferner zeigten sich in vielen Fällen Hypertrophie der Brandnarben mit Übergangsformen zu den bekannten und oft beschriebenen Keloiden, auf welche wir weiter unten noch zurückkommen. Auch Kontrakturen auf Grund älterer Verbrennungsnarben sind beobachtet worden. In manchen Fällen kam es zu Sekundärinfektionen der Brandwunden, namentlich im Bereiche der Ohrmuscheln scheint das recht häufig der Fall gewesen zu sein. Diese Infekte führten im weiteren Verlaufe zur Chondritis des Ohrknorpels, woraus Verkrümmungen der Ohrmuschel resultierten, die auch als Blumenkohldeformität bezeichnet werden.

Die Abb. 39 und 40 zeigen ausgedehnte Keloide bei A-Bombenüberlebenden aus Hiroshima und sagen mehr, als Worte schildern können. Dort, wo

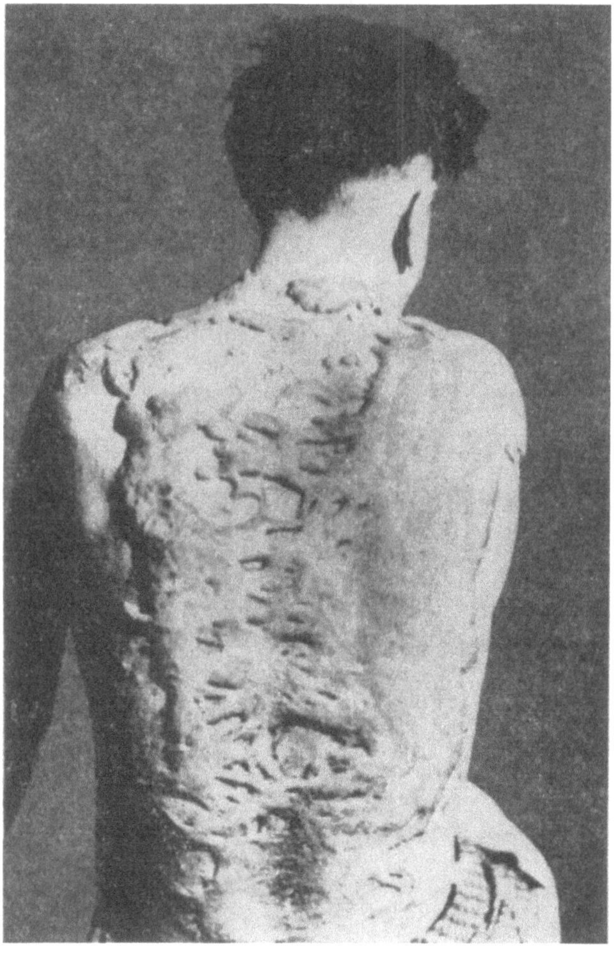

*Abb. 39:* Ausgedehntes Keloid am Rücken eines Atombombenüberlebenden

Keloide über Gelenke ziehen, führen sie naturgemäß zur Einschränkung der Beweglichkeit, bei Keloiden, die Gesicht und Hals betreffen, ist der Kopf kaum mehr beweglich, da er in den Keloidmassen geradezu eingemauert ist. Vor allem aber haben die Patienten unter der schweren Entstellung zu leiden, da sie von anderen Menschen gemieden werden und ihnen auch Arbeit und Berufsausübung erschwert sind.

Da niemals zuvor Keloidbildungen dieses Ausmaßes gesehen wurden, entstanden bald verschiedenartige Theorien über ihre Pathogenese. Aus den vielgestaltigen Hypothesen, welche über die Pathogenese der Keloide aufgestellt wurden, hat TSUZUKI vier Theorien herausgearbeitet.

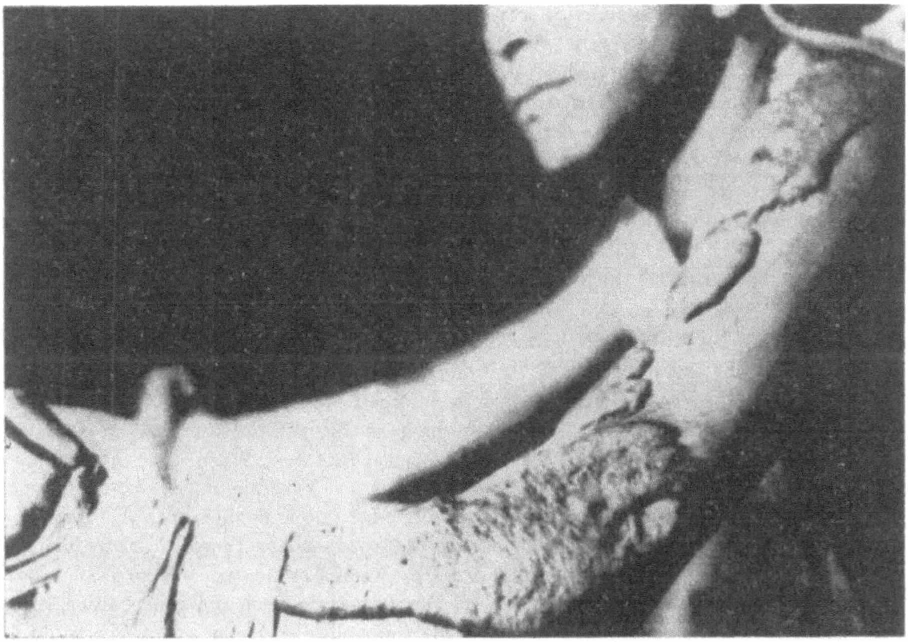

*Abb. 40:* Keloid am Arm mit starker Bewegungseinschränkung des Ellenbogengelenkes

1. Die erste Theorie, die unter japanischen Ärzten zahlreiche Anhänger gefunden hat, nahm an, daß die Keloidbildung durch unsachgemäße Pflege, Hunger und Elend und andere Begleiterscheinungen der den Atomangriffen folgenden chaotischen Zustände verursacht wurde. Diese Theorie kann kaum als befriedigend angesehen werden, da sie wesentliche Umstände außer acht läßt. Man wird auch darauf hinweisen müssen, daß auch in Kriegen, die mit konventionellen Waffen geführt werden, oft triste Zustände herrschen, die keine sachgemäße Pflege und Behandlung der Verwundeten zulassen. Niemals sind aber bei den Opfern solcher Kriege, auch unter den Opfern der Napalm- und Phosphorbomben, Keloide in diesem Ausmaß gesehen worden.
2. Die sogenannte Diathesetheorie will die Entstehung der Keloide auf eine unter den Japanern vorhandene Disposition, also letzten Endes auf einen genetischen Faktor

zurückführen. Gegen diese Theorie konnte bald mit Recht eingewendet werden, daß von japanischen Ärzten bei ihren Landsleuten bei keiner anderen Gelegenheit mit solcher Häufigkeit Keloide angetroffen worden sind. Wohl ist es nach Mitteilungen aus der dermatologischen Klinik der Universität Tokio wahrscheinlich, daß sich unter den Japanern Keloide aus Verbrennungsnarben etwas häufiger entwickeln als bei Europäern, doch reicht auch diese Tatsache nicht aus, um das tatsächliche Ausmaß der Keloidbildungen in Hiroshima und Nagasaki zu erklären.

3. Die sogenannte „radioaktive Theorie", die in Japan viele Anhänger gefunden hat, will die Keloidbildung auf das Zusammenwirken von thermischer Strahlung und ionisierenden Strahlen, also Gamma- und Neutronenstrahlen, zurückführen. Diese Hypothese hat auf den ersten Blick manches für sich, sie drängt sich gewissermaßen auf, da ja die Keloide tatsächlich bei Personen aufgetreten sind, die thermischen und ionisierenden Strahlen simultan ausgesetzt waren.
   Dennoch sind ernste Zweifel an der Richtigkeit der Theorie erlaubt, wenn man bedenkt, daß nach Röntgenbestrahlungen nicht nur niemals Keloide auftreten, sondern diese sogar durch Röntgenbestrahlungen geheilt oder gebessert werden können. Die erfolgreichste Therapie der Keloide besteht bis heute darin, diese zu exzidieren und unmittelbar darauf die frische Wunde mit Röntgenstrahlen zu behandeln. Angesichts dieser Tatsache ist es schwer einzusehen, wieso die Gammastrahlen der Atombombe, die sich nur quantitativ von Röntgenstrahlen unterscheiden, zur Entstehung von Keloiden führen sollen. Daß sich auch die Keloide der Atombombenopfer in dieser Hinsicht nicht anders als die uns bekannten Keloide verhalten, beweisen die Erfahrungen des japanischen Radiologen T. Harada, der im Jahre 1955 die Röntgentherapie zur Behandlung der Keloide der A-Bombenüberlebenden eingeführt hat und über recht gute Erfolge berichten konnte.
4. Die vierte Theorie, der man nach dem heutigen Stand unseres Wissens wohl den Vorzug geben muß, sieht in der Keloidbildung ein Charakteristikum jener besonderen Art der Verbrennung, die als „Flash-burn" bezeichnet wird. Wie oben schon erwähnt wurde, handelt es sich dabei um einen völlig neuen Verbrennungstypus, der zuvor niemals aufgetreten ist. Wir müssen annehmen, daß durch die plötzliche Einstrahlung thermischer Energie in den oberflächlichen Hautpartien eine Temperatur von einigen Hundert Celsiusgraden hervorgerufen wird, die andere pathologische Prozesse auslöst als Verbrennungen herkömmlicher Art. Die Frage, ob auch die gleichzeitige Einwirkung von Ultraviolettstrahlung für das Zustandekommen des Krankheitsbildes wesentlich ist, konnte bis jetzt nicht geklärt werden. Bemerkt sei noch, daß die histologische Untersuchung der Keloide bei den Japanern keinen Unterschied gegenüber den Keloiden anderer Genese erkennen ließ.

Die außerordentlich intensive thermische Strahlung, die auch sichtbares und ultraviolettes Licht einschließt, kann naturgemäß auch zu ersten S c h ä d e n  a m  A u g e führen. So wurden bei den Atombombenüberlebenden zahlreiche Fälle von Konjunktivitis, Konjunktivalödem, sowie narbige Lidschrumpfungen und Ektropium beobachtet.

Nach S. Tamura sind vier verschiedene Arten von mechanischen und thermischen Verletzungen zur Beobachtung gekommen:

1. Verbrennungen durch Wärmestrahlung, Licht- und Ultraviolettstrahlung.
2. Mechanische Verletzungen des Bulbus durch die Druckwelle der Atombombe.

3. Mechanische Verletzungen des Auges durch umherfliegende Trümmer und Splitter.
4. Vorübergehende Augenschäden durch Rauch und Staub.

Auch andere Autoren beschrieben Fälle von akuter Konjunktivitis, Verbrennungswunden an der Kornea, die später zu Hornhautnarben führten usw. Begreiflicherweise sind bei vielen Patienten mit Verbrennungen der Gesichtshaut auch solche am Auge aufgetreten.

Die Druckverletzungen des Auges haben eine besonders eingehende Beschreibung durch die Ophthalmologen der Kyishu-Universität erfahren. Unmittelbare Folgen dieser „blast injuries" waren Rupturen der Kornea und Sklera, Verletzungen der Iris, Luxation der Augenlinse, Blutungen in dem Glaskörper und traumatische Netzhautablösung. Ferner wurde eine besondere Form der Chorioretinitis gesehen, die 10 Tage nach der A-Bombenexplosion auftrat und mit Blutungen und Exsudaten verbunden war.

In einzelnen Fällen wurden auch Netzhautschäden beobachtet, die offenbar als Fokussierungseffekte aufzufassen sind. So beobachtete Tokuyama einen 32jährigen Soldaten, der die Explosion der Atombombe in Hiroshima aus einer Entfernung von etwa 1,5 km beobachtete. Bei dem Patienten entwickelte sich später eine Retinitis centralis solaris mit zentralem Skotom. Ferner beschrieb Masuda die Erkrankung eines 50jährigen Mannes, der die Atomexplosion aus einem Abstand von 1,4 km wahrgenommen und beobachtet hatte. Auch bei diesem Kranken entwickelte sich später eine zentrale Retinitis. Man darf wohl annehmen, daß die Netzhautschäden dieser Patienten die Folgeerscheinung der Konvergenz der Lichtstrahlen auf die Retina waren, die sich aus der direkten Beobachtung des Feuerballes ergab.

Bei der Beschreibung der Verbrennungen der Atombombenopfer darf nicht übersehen werden, daß viele von ihnen gleichzeitig dem Einfluß der thermischen und der ionisierenden Strahlen ausgesetzt gewesen waren. Viele Beobachtungen sprechen aber dafür, daß die Strahlenschädigung den Verlauf der Verbrennungskrankheit ungünstig beeinflußt, während andererseits die Verbrennung die Prognose des Strahlenschadens wesentlich verschlechtert. Wir haben es hier mit einer Form der kombinierten Strahlenschädigung zu tun, die vor Hiroshima gänzlich unbekannt war. Inzwischen liegen aus den letzten Jahren eine Reihe von Beobachtungen vor, die aus experimentellen Nachahmungen ähnlicher Situationen hervorgegangen sind. So hat Brooks bei Hunden nach Verbrennungen, die 20% der Körperoberfläche umfaßten, eine Mortalität von 12% gefunden. Wurden aber die Verbrennungen mit einer Röntgenganzkörperbestrahlung von 100 R kombiniert, so ergab sich ein Anstieg der Mortalität auf 75%. Ähnliche Beobachtungen an Ratten wurden von E. L. Alpen und G. E. Sheline mitgeteilt. Sie stellten fest, daß Verbrennungen von 31 bis 35% der Körperoberfläche innerhalb von 30 Tagen 50% der Tiere töteten, während sich die Mortalität bei der Kombination mit Röntgenbestrahlungen von 100 R bis 250 R auf 65 bis 100% steigerte. S. L. Cybizova untersuchte thermische Verbrennungen bei Mäusen, die eine Bestrahlung mit 700 R erhalten hatten. Diese wurden mit gleichartig thermisch verletzten, aber nicht bestrahlten Tieren verglichen. Es ergab sich, daß die letzteren durchschnittlich dreimal so lange am Leben blieben wie die gleichzeitig röntgenbestrahlten Tiere. Nach Befunden von L. S. Korcanov und A. V. Jakubenko sollen sogar Verbrennungen kleineren Ausmaßes den Verlauf des Strahlensyndromes in ungünstigem Sinne beeinflussen können.

Auf Grund von Tierversuchen kamen N. A. Fedorov, S. V. Skurkovic, E. V. Samsina und M. P. Chochlowa zu dem Schlusse, daß die Kombination der Verbrennungskrankheit mit dem Strahlensyndrom eine neuartige Krankheitseinheit darstellt, die sich grundlegend von jeder der beiden Komponenten unterscheidet. Insbesondere soll die Verbrennungsintoxikation die Regenerationsfähigkeit des Knochenmarkes beeinträchtigen und so den Verlauf der Reaktionen auf die Strahleneinwirkung ungünstig beeinflussen. Offensichtlich ergeben sich hier neuartige patho-physiologische Zusammenhänge, die bisher noch wenig geklärt sind.

## 6.3. Die Initialstrahlung und das akute Strahlensyndrom

Die während der ersten Minute nach der Explosion von der Atombombe ausgesendete Strahlung wird Anfangsstrahlung oder Initialstrahlung genannt. Hingegen wird die nach dem Abschluß der ersten Minute ausgesendete Strahlungsenergie Reststrahlung oder Residualstrahlung genannt. Diese auf den ersten Blick etwas willkürlich anmutende Einteilung hat dennoch eine gute physikalische Begründung. Denn die Atombomben vom Hiroshimatyp mit einer Sprengkraft von 20-Kilotonnen verwandeln sich nach der Detonation in eine Atomwolke, die am Ende der ersten Minute etwa 3000 m hoch aufgestiegen ist. Aus einer solchen Höhe gelangt aber infolge der großen Entfernung und der Absorption der Strahlen in der Luft keine nennenswerte Strahlungsenergie auf die Erdoberfläche. Es müssen daher alle Strahlenschäden, abgesehen von jenen, die durch die radioaktiven Niederschläge verursacht sind, während der ersten Minute entstanden sein. Bei der Explosion einer Megatonnenbombe wird zwar eine um ein Vielfaches größere Strahlenenergie ausgesendet, doch steigt dann die radioaktive Wolke auch viel rascher aufwärts, so daß die Strahleneinwirkung auf der Erdoberfläche ebenfalls nach einer Minute praktisch beendet ist. Da die Einteilung in Initialstrahlung und Residualstrahlung demnach bei Bomben verschiedener Größenordnung sinnvoll ist, wurde sie in der Fachliteratur beibehalten.

Die Intitialstrahlung setzt sich aus verschiedenen Komponenten zusammen, nämlich Alpha-, Beta- und Gammastrahlen sowie Neutronen. Bei den ersten beiden und bei der Neutronenstrahlung handelt es sich um Korpuskularstrahlungen, während die Gammastrahlung eine sehr kurzwellige elektromagnetische Wellenstrahlung ist. Die Alphastrahlung besteht aus Partikeln der Massenzahl 4, die je zwei positive Elementarladungen tragen. Da die gleichen Teilchen auch den Kern des Nuklids Helium 4 bilden, kann man die Alphateilchen auch als Heliumkerne bezeichnen. Sie stammen aus dem eigentlichen Spaltprozeß, da bei etwa 1/600 der Spaltungen drei Bruchstücke entstehen, wobei das dritte Kernfragment in der Regel ein Alphateilchen ist. Die Teilchen erzeugen eine sehr dichte Ionisation und besitzen, jedenfalls bei manchen Effekten, eine relative biologische Wirksamkeit von 10 (siehe auch Abschnitt 1.). Trotzdem ist ihre Bedeutung für die Strahlenpathologie der A-Bombenüberlebenden nicht sehr groß, da sie nur ein geringes Durchdringungsvermögen besitzen und daher schon in der Luft absorbiert werden. Treffen sie trotzdem auf den menschlichen Körper auf, so werden sie in der Haut absorbiert und können daher nicht in die tieferen Gewebe vordringen.

Hingegen bestehen die Betastrahlen aus rasch fliegenden Elektronen, also kleinsten negativen Teilchen, sie sind demnach mit den Kathodenstrahlen identisch. Das Durchdringungsvermögen der Betateilchen ist zwar wesentlich größer als das der Alphastrahlen, doch werden sie gleichfalls in der atmosphärischen Luft absorbiert. Ihre biologische Wirksamkeit ist dieselbe wie die der Röntgen- und Gammastrahlen, die ja ihrerseits nur über die sekundäre Elektronenstrahlung auf die Zellen und Gewebe einwirken.

Auch die Neutronenstrahlung ist eine Korpuskularstrahlung, welche aus Neutronen, also elektrisch neutralen Teilchen, besteht. Wie wir schon im Abschnitt 1. gesehen haben, sind ihre physikalischen Eigenschaften sehr wesentlich von ihrer kinetischen Energie, mithin von der Geschwindigkeit abhängig. Die bei der Detonation der Atombombe entstehenden Neutronen sind vorwiegend schnelle Neutronen mit einer Energie von etwa 2 MeV, mehr als 99% derselben werden als sogenannte „prompte" Neutronen sofort ausgesendet, den Rest bilden die verzögerten Neutronen.

Die Gammastrahlen der Atombombe sind in physikalischer Hinsicht mit sehr harten Röntgenstrahlen identisch. Man unterscheidet die „prompte Gammastrahlung", die in der ersten Sekunde nach der Detonation der Bombe ausgesendet wird, von der später emittierten verzögerten Gammastrahlung. Obwohl diese beiden Anteile der Gammastrahlung in quantitativer Hinsicht ungefähr gleich sind, sind die prompten Gammastrahlen doch weniger wirksam, da sie zum größten Teil von den in diesem Stadium noch sehr dichten Bombentrümmern absorbiert werden. Hingegen werden die verzögerten Gammastrahlen erst ausgesendet, wenn die dichten Bestandteile der Bombe schon verschwunden sind, so daß sie zur Strahlendosis etwa 100mal mehr beitragen als die prompten Gammastrahlen.

Das akute Strahlensyndrom, welches wir weiter unten noch eingehend besprechen werden, wird durch Gamma- und Neutronenstrahlen hervorgerufen, wobei der Einfluß der Neutronen nur bei relativ kleinem Abstand vom Hypozentrum eine erhebliche Rolle spielt. In größeren Abständen sind nur noch die Gammastrahlen wirksam, da die Neutronen die Luft nicht auf größere Entfernungen durchdringen können.

Wie bei allen Strahlungen, die von einem Punkte ausgehen, nimmt auch die Ausstrahlung der Atombombe mit wachsendem Abstande ab. Diese Abnahme der Stärke der Strahlung mit wachsendem Abstand von der Strahlenquelle hat verschiedene Ursachen. Zunächst breitet sich eine von einem Punkte ausgehende Strahlung immer in Kugelwellen aus, deren Oberfläche fortwährend größer wird. Da sich die Oberflächen konzentrischer Kugeln wie die Quadrate ihrer Radien verhalten, so folgt daraus, daß die Intensität der Strahlung umgekehrt zum Quadrate des Abstandes von der Strahlenquelle abnehmen muß. Diese aus rein geometrischen Gründen bei punktförmigen Strahlenquellen auftretende Verringerung der Intensität wird auch geometrische Schwächung genannt. Obwohl die Atombombe und die aus ihr hervorgegangene Atomwolke naturgemäß keine Punkte im eigentlichen Sinne des Wortes sind, können sie doch in größeren Abständen als Punkte betrachtet werden.

Außerdem kommt es aber zu einer weiteren Verminderung der Strahlungsintensität durch die Vorgänge der Streuung und der Absorption. Beide Vorgänge werden auch unter dem Begriff der Schwächung im eigentlichen Sinne des Wortes zusammengefaßt und mathematisch durch den Schwächungskoeffizienten beschrieben, dessen Wert sowohl von der Natur der Strahlung wie von dem Medium abhängig ist, welches durchstrahlt wird.

Wenn zunächst von dem quadratischen Abstandsgesetz abgesehen wird, so ergibt sich für die Abnahme der Intensität mit wachsendem Abstand von der Strahlenquelle die folgende Formel:

$$I = I_0 \cdot e^{-\mu d}.$$

In dieser Formel bedeutet $d$ die Schichtdicke, also die von der Strahlung durchquerte Luftschicht, und $\mu$ den Schwächungskoeffizienten. Dieser ist in Luft für Gammastrahlen gleich $0{,}324 \cdot 10^{-4}\ \mathrm{cm}^{-1}$, für schnelle Neutronen gleich $0{,}452,\ 10^{-4}\ \mathrm{cm}^{-1}$. Die Größe $I_0$ ist ein Proportionalitätsfaktor.

Wird jetzt neben der Absorption und Streuung auch das Quadratgesetz berücksichtigt, so ergibt sich die folgende Beziehung:

$$I = \frac{I_0 \cdot e^{-\mu r}}{4 r^2 \pi}.$$

(In dieser Formel bedeutet $r$ den Abstand des betreffenden Punktes von der Strahlenquelle, also von der Atombombe.)

Manchmal wird in die Formel auch die sogenannte mittlere Reichweite $\lambda$ eingeführt, d.h. die Strecke, nach deren Durchlauf die Strahlung um den Faktor $1/e$ geschwächt wurde. Da $e = 2{,}71 \cdots$ ist, so ist dies mit einer Schwächung auf 37% des Anfangswertes identisch. Bezeichnen wir die Strahlendosis mit $D$, so kommt:

$$D = \frac{D_0 \cdot e^{-r/\lambda}}{4 r^2 \cdot \pi}.$$

Dabei bedeutet $D_0$ eine Konstante von der Dimension „*Dosis* × *Fläche*", die Dosis $D$ ist in R bzw. in rem angegeben.

Für eine A-Bombe, die einer Kilotonne TNT äquivalent ist, ergeben sich folgende Werte:

Für die Gammastrahlung hat die Konstante $D_0/4\pi$ die Größe $1{,}17 \cdot 10^9\ \mathrm{R\ m^2}$, die mittlere Reichweite beträgt 309 m.

Für die Neutronenstrahlung nimmt die Konstante $D_0/4\pi$ den Wert $7 \cdot 10^9$ rem $m^2$ an, die mittlere Reichweite ist 221 m.

Beträgt die Sprengkraft $W$ Kilotonnen, so sind diese Konstanten mit dem Faktor $W'$ zu multiplizieren, der aber von $W$ beträchtlich abweichen kann. Für die Gammastrahlung ist bei größeren Bomben $W'$ stets größer als $W$, was folgendermaßen zu erklären ist: Bei der Explosion einer Kernwaffe mit hoher Energieausbeute erfolgt ein Teil der Ausstrahlung in der negativen Phase der mechanischen Druckwelle. Da in dieser die Luft verdünnt ist, wird die Strahlung schwächer absorbiert, so daß die Strahlendosis erhöht wird. So ist bei der 4-kt-Bombe $W'$ mit 4, bei 100 kt mit 150, bei der 1-Mt-Bombe mit 5000 und bei der 20-Mt-Bombe mit 500000 anzunehmen. Hingegen zeigt der Faktor bei der Neutronenstrahlung keinen gesetzmäßigen Zusammenhang mit der Explosionsenergie, so daß hier einfach mit $W$ gerechnet werden muß.

Unter Berücksichtigung der angegebenen Werte ergeben sich für den Abstand $r$ Meter folgende Dosen:

Für die Gammastrahlung:

$$D = 1{,}17 \cdot 10^9 \cdot W' \frac{e^{-r/309}}{r^2} \quad \text{(in R)}.$$

Für die Neutronenstrahlung:

$$D = 7 \cdot 10^9 \cdot W \frac{e^{-r/221}}{r^2} \quad \text{(in rem)}.$$

Begreiflicherweise gelten diese Formeln für den idealisierten Fall der Explosion über einer Erdoberfläche, die keine Bodenerhebungen aufweist. In diesem Falle herrschen allseitig symmetrische Verhältnisse, da die Strahlen nur an der atmosphärischen Luft absorbiert werden. Infolgedessen nimmt die Strahlendosis nach allen Seiten gleichmäßig ab, die „Isodosen", d.h. die Kurven gleicher Strahlendosis sind konzentrische Kreise, deren gemeinsamer Mittelpunkt vom Hypozentrum gebildet wird. Erfolgt hingegen die Zündung der Atombombe über gebirgigem oder hügeligem Terrain, so kommt es zur Strahlenabsorption in den Bodenerhebungen, so daß die Isodosen deformiert werden und kompliziertere Kurven bilden, die nur empirisch ermittelt werden können.

Der erstere Fall war in Hiroshima, der zweite Fall in Nagasaki realisiert, da letztere Stadt auf einer Hügellandschaft steht.

Auf Grund umfassender Erfahrungen hat die Akademie der Wissenschaften Japans Tabellen für die Dosisverteilungen in Hiroshima und Nagasaki errechnet, die die Grundlage zur Beurteilung der Strahlenschäden der A-Bombenüberlebenden darstellt. Tabelle 41 zeigt die für Hiroshima errechneten Werte.

Tabelle 42 gibt die analogen Werte für Nagasaki.

Der Vergleich der beiden Tabellen 41 und 42 läßt deutlich erkennen, daß zwischen den beiden Bomben ein beträchtlicher Unterschied in der Relation zwischen Neutronen und Gammastrahlen besteht. Obwohl in Hiroshima die Gesamtdosis niedriger erscheint, ist doch zu berücksichtigen, daß den Neutronen eine größere relative biologische Wirksamkeit zukommt. Experimentelle Be-

Tabelle 41

*Dosiswerte für die Hiroshima-Bombe in Abhängigkeit vom Abstand vom Hypozentrum*

| Abstand in m | Neutronendosis (rep) | Gammastrahlendosis (in rep) | Insgesamt (rep)*) |
|---|---|---|---|
| 0 | 8000 | 8000 | 16000 |
| 500 | 2000 | 3000 | 5000 |
| 1000 | 200 | 550 | 750 |
| 1500 | 19 | 95 | 114 |
| 2000 | 2 | 20 | 22 |
| 2500 | — | — | — |

*) 1 rep ist jene Menge einer ionisierenden Strahlung, bei der die Energie 93 erg je Gramm Gewebe absorbiert wird.

Tabelle 42

| Abstand in m | Neutronen (rep) | Gammastrahlen (rep) | insgesamt (rep) |
|---|---|---|---|
| 0 | 4000 | 25000 | 29000 |
| 500 | 710 | 7000 | 7710 |
| 1000 | 70 | 1100 | 1170 |
| 1500 | 5 | 150 | 155 |
| 2000 | — | 23 | 23 |
| 2500 | — | 5 | 5 |

strahlungen haben ergeben, daß Tiere nach einer Ganzkörperbestrahlung mit schnellen Neutronen nach einer Dosis von 200 rad ungefähr das gleiche Strahlensyndrom entwickeln, wie dies bei einer Gammabestrahlung mit 500 rad der Fall ist. Aus dem Vergleich dieser beiden Werte würde sich für die schnellen Neutronen eine RBW von 2,5 ergeben.

Übrigens liegen aus einer anderen japanischen Quelle ebenfalls Angaben über die Gammastrahlendosis der Hiroshimabombe vor, die sich von den Werten der Tabelle 41 etwas unterscheiden. Wir bringen in der Tabelle 43 die von den Physikern der Universität in Hiroshima N. Shono und K. Sakuma mitgeteilten Werte (nach „*Physical and medical effects of the atomic bomb in Hiroshima*").

Bezüglich der Neutronendosis bei Kernexplosionen bestehen ferner außerordentlich interessante Berechnungen des indischen Kernphysikers H. Bhabha, die wir in ihren Grundzügen hier wiedergeben wollen. Nach Bhabha entstehen bei der Explosion einer Fissionsbombe, die einer Tonne TNT äquivalent ist, $3{,}15 \cdot 10^{18}$ Neutronen, deren effektive Energie er zu 0,65 bis 0,75 MeV angibt. Bei einer Explosionsstärke von $q$ Kilotonnen ergibt sich die Neutronenzahl zu $N = 3{,}15 \cdot 10^{18}\, q$. Der Neutronenfluß im Abstand $r$ von der Explosionsstelle ergibt sich nach der Formel:

$$P = \frac{2{,}5 \cdot 10^{17} q}{r^2} \cdot e^{-r/L}.$$

Tabelle 43

*Gammastrahlendosis bei der Detonation der Hiroshima-Bombe am 6. August 1945 in Abhängigkeit von der Distanz vom Hypozentrum*

| Abstand (in km) | Dosis (in rad) |
|---|---|
| 0,0 | 17786 |
| 0,5 | 5690 |
| 1,0 | 550 |
| 1,5 | 82 |
| 2,0 | 9,7 |
| 2,5 | 1,3 |
| 3,0 | 0,2 |
| 3,5 | 0,04 |

In der letzteren Formel bedeutet $L$ die freie Weglänge der Neutronen in der Luft, welche in dem hier in Betracht kommenden Energiebereich mit 180 m angegeben wird.

Bei der Detonation einer nominellen Atombombe mit einer Sprengkraft von 20 Kilotonnen ergibt sich für die prompten Neutronen in 1000 m Distanz ein Neutronenfluß von

$$p_{1000} = 3{,}4 \cdot 10^{10}\ \text{Neutronen/cm}^2.$$

Hieraus würde sich im Abstand von 1000 m vom Hypozentrum eine Neutronendosis von 100 rad ergeben, was unter Berücksichtigung eines *RBW*-Faktors von 2,5 eine Dosis von 250 rem ergeben würde. Diese Dosis müßte also zu der Gammastrahlendosis noch hinzuaddiert werden, um die gesamte Dosis in 1000 m Abstand zu erhalten.

Diese Überlegungen stehen in recht guter Übereinstimmung mit den Angaben von sowjetischer Seite. In dem von A. P. Gluschko, L. K. Markow und L. P. Piljugin verfaßten Werke „*Kernwaffen und Kernwaffenschutz*" wird angegeben, daß bei einer 20-Kilotonnenbombe zur Gammastrahlendosis in 700 m Abstand für die Neutronen eine zusätzliche Dosis von 25 bis 40% hinzugerechnet werden muß, während für Abstände von mehr als 700 m die Neutronendosis bereits für unbeträchtlich angesehen wird. In dem sowjetischen Buch wird aber ausdrücklich darauf hingewiesen, daß die Neutronendosis bei verschiedenen Typen von Kernwaffen eine recht verschiedene ist.

Zu erwähnen ist noch, daß sich der oben für die *RBW* angenommene Wert nur auf akute Strahlenschäden bezieht, wie sie nach Ganzkörperbestrahlungen auftreten können. Leider ist die *RBW* eine etwas problematische Größe, da sich herausgestellt hat, daß sie keineswegs eine Konstante ist, wie ursprünglich vermutet wurde. Vielmehr haben verschiedenartige Versuchsanordnungen ergeben, daß für diesen Faktor recht unterschiedliche Werte ermittelt werden, je nachdem, mit welchem biologischen Substrat gearbeitet wurde. So liegen Experimente über die leukämogene Wirkung der Neutronen vor, bei denen sich eine *RBW* von ungefähr 15 ergeben hat. Noch größere Werte werden für die Kataraktentstehung bei Neutronenbestrahlungen des Auges erhalten. Bei diesen werden Linsentrübungen erzeugt, die nach Gammastrahleneinwirkung erst mit 16,5fach größerer Energieabsorption hervorgerufen werden, so daß sich für die kataraktogene Wirkung der Neutronen ein Faktor von 16,5 ergibt. Diese Diskrepanz macht es wahrscheinlich, daß die Neutronen an der Pathogenese von Strahlenspätschäden in größerem Ausmaße beteiligt sind als an der Entstehung des akuten Strahlensyndroms. Hinzu kommt noch die Entstehung der neutroneninduzierten Radionuklide (siehe weiter unten).

Zum Vergleich mit den oben angeführten, aus japanischer Quelle stammenden Werten zeigt die Tabelle 44 Werte, die aus amerikanischen Publikationen entnommen sind.

Tabelle 44

*Dosis der Initialstrahlung einer 20-kt-Bombe, in der Luft detoniert*

| Abstand vom Hypozentrum (m) | Dosis (rem) |
|---|---|
| 570 | 3000 |
| 920 | 1000 |
| 1130 | 300 |
| 1510 | 100 |
| 1820 | 30 |

Bei der Explosion der Wasserstoffbombe, beziehungsweise der Dreiphasenbombe, werden noch gewaltigere Energiemengen freigesetzt, die meist im Megatonnenbereich gelegen sind. Es entsteht daher eine viel stärkere Strahlung, so daß mit viel größeren Strahlendosen zu rechnen ist. Tabelle 45 zeigt die Dosiswerte der Strahlung einer 20-Mt-Bombe in Abhängigkeit von der Entfernung vom Hypozentrum. Auch diese Dosen beziehen sich auf den Fall der Luftexplosion.

Nach der Explosion einer Atom- oder Wasserstoffbombe ist die direkte Ausstrahlung derselben nicht die einzige Strahlung, der die Menschen ausgesetzt sind. Vielmehr kommen als weitere Komponenten noch die neutroneninduzierte Radioaktivität hinzu, sowie die radioaktiven Niederschläge. Während die letzteren uns weiter unten (Abschnitt 6.5.) beschäftigen werden, soll hier eine kurze Bemerkung über die induzierte Radioaktivität eingeschaltet werden. Bei jeder Kernexplosion werden Neutronen frei, die an den Elementen des Erdbodens, der Gebäude und anderer Gegenstände, die von der Neutronenstrahlung

Tabelle 45

*Strahlendosen einer 20-Mt-Bombe,*
*im Falle der Luftexplosion,*
*in Abhängigkeit von der Distanz vom Hypozentrum*

| Abstand (km) | Dosis (rem) |
|---|---|
| 3,2 | 3000 |
| 3,5 | 1000 |
| 4,0 | 300 |
| 4,7 | 100 |
| 5,2 | 30 |

getroffen werden, Kernprozesse hervorrufen. Durch diese werden Radionuklide erzeugt, die ihrerseits Strahlen aussenden. Die wichtigsten Radionuklide, die Träger der induzierten Radioaktivität sind, sind die folgenden: Si 31, Al 28, Na 24, K 42, Fe 59, Ca 45, Ca 47, Ca 49, Mg 27, Mn 56, P 32, Ti 51 und H 3.

Diese Elemente, die Beta- und Gammastrahlen aussenden, liefern eine zusätzliche Strahlung, über deren Intensität von verschiedenen Autoren Berechnungen angestellt worden sind. Selbstverständlich ist die Intensität dieser Strahlungen nicht konstant, sondern sie nimmt entsprechend dem Zerfall der Nuklide ständig ab. Auch ist zu berücksichtigen, daß die Intensität der Strahlung im allgemeinen im Bereiche des Hypozentrums am größten ist, während sie in Richtung zur Peripherie rasch abnimmt. In einer Arbeit von H. EISENLOHR wird die Dosisleistung der neutroneninduzierten Radioaktivität im Hypozentrum der Kernexplosion wie folgt angegeben (siehe Tabelle 46). Dabei ist angenommen, daß es sich um eine Bombe vom Hiroshimatyp, also mit einer Sprengkraft von 20 kt handelt, ferner wird der Fall der Luftexplosion angenommen.

Die sehr große Anfangsintensität wird vorwiegend durch das Aluminiumisotop Al 28 bedingt, das allerdings eine Halbwertszeit von nur 2,3 Minuten besitzt.

Tabelle 46

| Zeit (Stunden nach der Detonation) | Dosisleistung (R pro Stunde) |
|---|---|
| 0 | 875 |
| 1 | 15 |
| 2 | 11 |
| 5 | 5,7 |
| 10 | 2,4 |
| 50 | 0,19 |
| 100 | 0,02 |

Bei der richtigen Einschätzung der praktischen Bedeutung dieser Dosiswerte muß allerdings berücksichtigt werden, daß im Hypozentrum und in seiner unmittelbaren Umgebung nicht mit Überlebenden zu rechnen ist. Hingegen ist die Intensität der Strahlung für solche Personen von Bedeutung, die das Gebiet des Hypozentrums erst nachträglich betreten.

Bei der Explosion einer 20-kt-Bombe auf dem amerikanischen Versuchsgelände Alamogordo wurden die in der Tabelle 47 wiedergegebenen Dosiswerte gemessen. In diesem Falle ist die Bombe in einer Höhe von 100 Fuß, also rund 30 m über dem Erdboden gezündet worden.

Tabelle 47

| Distanz vom Hypozentrum in m | Dosisleistung eine Stunde nach der Explosion in R/h |
|---|---|
| 0 | 8000 |
| 100 | 5000 |
| 200 | 600 |
| 300 | 150 |
| 400 | 30 |
| 500 | 10 |
| 1000 | 0,3 |
| 1250 | 0,07 |

Nach diesen physikalischen Vorbemerkungen, die einen Begriff von der Stärke der zur Wirkung gelangenden Strahlungsenergie geben sollten, wenden wir uns jetzt den biologischen Effekten zu, die in ihrer Gesamtheit als „akutes Strahlensyndrom“ in Erscheinung treten. In historischer Hinsicht ist es nicht uninteressant, daß das Strahlensyndrom, das sich nach dem Abwurf der Atombomben in Japan entwickelte, keineswegs sofort als solches erkannt wurde. Das ist insofern begreiflich, als einerseits die Existenz von Atombomben nur einem kleinen Kreis von Eingeweihten bekannt war, während die mit der Behandlung befaßten Ärzte nichts von diesen Dingen wußten. Andererseits war auch die Strahlenkrankheit, wie wir sie heute kennen, damals auch erfahrenen Radiologen unbekannt, da in der medizinischen Radiologie Ganzkörperbestrahlungen mit so hohen Dosen nicht vorkommen, die Symptome der Strahlenschädigung nach Teilbestrahlungen aber ein wesentlich anderes Bild bieten. So ist es zu erklären, daß die japanischen Ärzte in Hiroshima und Nagasaki in den ersten Tagen nach den Atombombenangriffen der Meinung waren, daß sie es mit Intoxikationen zu tun hätten, als deren Ursache sie neuartige chemische Kampfstoffe vermuteten. Erst allmählich brach sich die Erkenntnis Bahn, daß das neue Krankheitsbild als Folge der Bestrahlung des ganzen Körpers mit hohen Dosen aufgefaßt werden muß. Die Hauptursache der Entwicklung des akuten Strahlensyndromes ist zweifellos die äußere Bestrahlung mit Neutronen und Gammastrahlen. Weitere Elemente in der Pathogenese der akuten Strahlenkrankheit dürften auch in der Inkorporierung von radioaktiven Spaltprodukten zu suchen sein, ferner die Inkorporierung von ungespaltenem radioaktivem Material. Als solches kam in Hiroshima das Uranisotop U 235, in Nagasaki Plutonium in Frage. Hinzu kommt noch, daß als Folge der Neutronenausstrahlung im Erdboden Radionuklide entstanden waren, deren Strahlung ebenfalls wirksam war. Es darf angenommen werden, daß die Strahlenschäden solcher Personen, die erst nach der Explosion die Gegend des Hypozentrums betreten haben, vorwiegend auf die neutroneninduzierte Radioaktivität zurückzuführen sind.

Im großen und ganzen kann gesagt werden, daß das Wesen und die wichtigsten Symptome der akuten Form der Strahlenkrankheit etwa zwei bis drei Wochen nach der Katastrophe schon recht gut verstanden wurden. In jenem Zeitpunkt wußte man auch schon über die Dosisabhängigkeit der Symptome recht gut Bescheid, ebenso über die Abhängigkeit der Dosis von der Entfernung vom Hypozentrum. Ein komplizierender Faktor war zweifellos die teilweise Abschirmung des Körpers durch Wände, Stahlträger u. dgl., doch wird im allgemeinen angenommen, daß die harte Gammastrahlung praktisch ungeschwächt in die eher fragil gebauten japanischen Wohnhäuser eingedrungen war.

Einen vorläufigen Überblick über den Zusammenhang der Entfernung vom Hypozentrum mit der Schwere des entstandenen Krankheitsbildes vermittelt eine Aufstellung von KANSHI SASSA, die wir in der Tabelle 48 bringen.

Tabelle 48

*Häufigkeit der akuten Strahlenkrankheit in Hiroshima bei verschiedener Entfernung vom Hypozentrum*

| Abstand in km | Zahl der untersuchten Personen | davon strahlenkrank | in % |
|---|---|---|---|
| 0–0,5 | 27 | 22 | 81,5 |
| 0,6–1,0 | 300 | 230 | 76,7 |
| 1,1–1,5 | 947 | 324 | 34,2 |
| 1,6–2,0 | 1474 | 207 | 14,0 |
| 2,1–2,5 | 1156 | 108 | 9,3 |
| 2,6–2,8 | 502 | 18 | 3,6 |

Von mehreren japanischen Autoren wurden Vorschläge zur Einteilung der akuten Strahlenkrankheit in verschiedene Stadien vorgebracht. Die erste Periode, auch Frühstadium oder Initialstadium genannt, beginnt im Augenblick der Detonation und dauert 10 bis 12 Tage. Man nimmt an, daß in Hiroshima 90% aller durch Strahlen geschädigter Personen schon während der ersten Periode verstorben sind. Allerdings war an dieser großen Mortalität nicht in allen Fällen die Strahlenschädigung allein beteiligt, vielmehr hatten viele, wenn nicht die meisten der Patienten, neben der Strahlenschädigung auch schwere Verbrennungen und sonstige Verletzungen erlitten. Es ist sicherlich nicht leicht, die relative Bedeutung dieser verschiedenartigen Schädigungen in jedem einzelnen Falle abzuwägen, auch ist die ungünstige gegenseitige Beeinflussung der einzelnen Schädigungsarten zu berücksichtigen.

Die zweite Periode, auch Mittel- oder Hauptstadium genannt, beginnt, mit dem 10. Tag und dauert etwa einen Monat lang. Nach dem Abklingen von Übelkeit und Erbrechen, die in den ersten Tagen des Krankheitsbildes im Vordergrund stehen, bleiben die Patienten einige Tage lang symptomfrei, doch wird die Zeit des relativen Wohlbefindens bald durch neue Krankheitserscheinungen, vor allem Blutungen abgelöst. Bei den Petechien der Haut handelt es sich teils um kleine, punktförmige Blutungen, teils um größere, flächenhafte Blutergüsse (siehe Abb. 41). Gleichzeitig treten Blutungen verschiedener Schleimhäute auf, Bluterbrechen, Nasenbluten, Hämaturie, blutige Stühle, bei Frauen auch Blutungen aus der Scheide. Alle diese Symptome sind der Ausdruck der Knochenmarkschädigung und der mit dieser verbundenen Thrombopenie. Fast gleichzeitig kommt es zu Temperatursteigerungen, wobei das Fieber nicht selten bis auf 40 °C ansteigt. Weitere Krankheitserscheinungen dieses Stadiums sind oro-pharyngeale Entzündungen, Pneumonien, Abszesse und Ulzerationen aller Art, besonders im Bereiche der Mundhöhle und des Mesopharynx. Diese Symptome sind der Ausdruck einer beträchtlichen Schwächung der Abwehr-

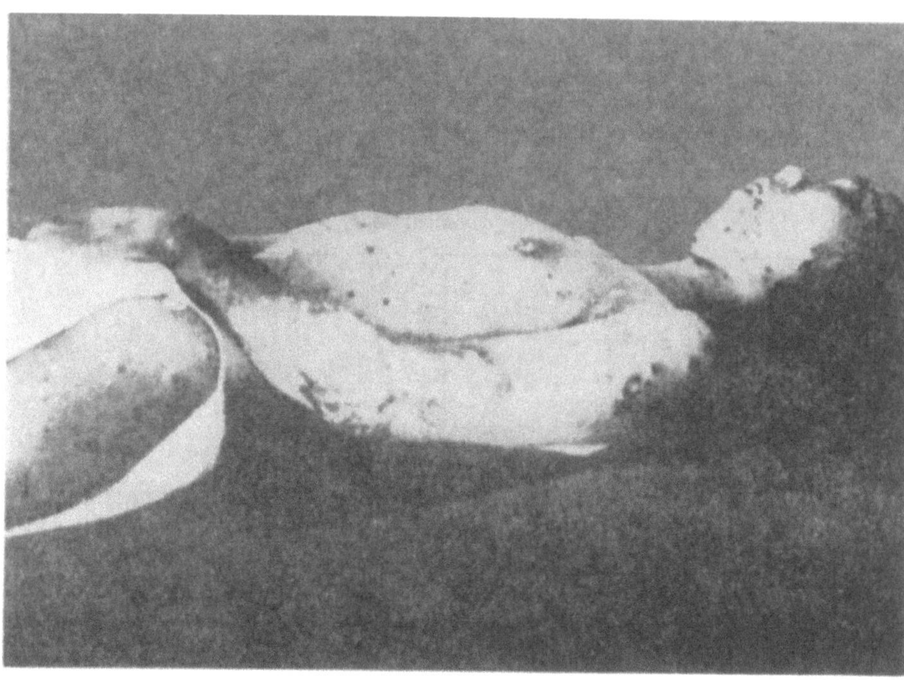

*Abb. 41:* Ausgedehnte Petechien nach Strahlenschädigung des Knochenmarkes

kräfte, als unmittelbare Folgeerscheinung der Strahlenschädigung des leukozytären und lymphozytären Apparates. Jene Fälle, bei welchen die Leukozytenzahl den Wert von 500/mm³ unterschreitet, verlaufen meist letal.

Nach A. MORCZEK gilt die folgende Faustregel: Die Chancen des Überlebens sind nur gering, wenn die Leukozytenzahl auf weniger als 1500/mm³, die Erythrozytenzahl auf weniger als 1 Million und die Zahl der Thrombozyten auf weniger als 50% des Ausgangswertes gefallen sind. Bei einem Abfall der weißen Blutkörperchen auf weniger als 300 pro mm³ ist der letale Ausgang mit Sicherheit zu erwarten.

Ein sehr charakteristisches Symptom der Strahlenkrankheit ist ferner auch die Epilation, die frühestens am 13. Tage nach der Strahleneinwirkung beginnt. Nach allen vorliegenden Berichten verlief die Epilation bei den Japanern in der gleichen Weise, wie dies auch nach Röntgenbestrahlungen der Fall ist. Von TSUZUKI wurde darauf verwiesen, daß nach etwas kleineren Dosen, 50 bis 150 R, das hier geschilderte Stadium erst in der 4. bis 5. Woche einsetzt.

Zur Veranschaulichung des über das 2. Stadium gesagten soll hier eine einschlägige Krankengeschichte kurz wiedergegeben werden (nach OUGTHERSON und WARREN „*The medical effects of the atomic bomb in Japan*"):

„Ein 25jähriger Soldat hatte sich im Augenblick der Detonation im oberen Stockwerk eines zweistöckigen Hauses japanischer Bauart befunden, welches 1000 m vom Hypozentrum entfernt war. Durch Glassplitter war eine Wunde im rechten Arm gesetzt worden, ferner war eine Kontusionsverletzung an der rechten Schulter entstanden. Der Soldat litt am ersten Tage an Übelkeit, die aber wieder abklang. Vom 4. bis 8. Tag arbeitete er auf einem Übungsgelände, dabei war er etwa 9 Meilen marschiert.

Am 14. Tage nach der Detonation trat Haarausfall auf, aber der Patient setzte seine Arbeit fort. Am 21. Tage fühlte er sich fiebrig, einen Tag später zeigten sich Petechien. Am 25. Tage wurde er in das Ujino-Hospital aufgenommen, er litt damals an Übelkeit, Kopfschmerzen und Zahnfleischschwellungen. Diese Schwellungen nahmen dann noch zu und waren am 28. Tag außerordentlich schmerzhaft. Eine Woche später begann das Zahnfleisch zu bluten, aber bald danach besserte sich der Zustand der Schleimhäute. Vom 26. Tag an litt der Patient an zunehmenden Halsschmerzen, die am 32. Tag so stark waren, daß er keine Nahrung mehr zu sich nehmen konnte. Am nächsten Tage entwickelte sich eine spastische Kieferklemme, an den Mundwinkeln entstanden flache Ulzerationen. Die Temperatur stieg am 27. Tage steil an, erreichte tags darauf 40,3°, um dann lytisch abfallend am 41. Tage auf normale Werte zurückzugehen. Sie blieb dann, abgesehen von einer Fieberzacke am 47. Tag, unter 37 °C. Die Petechien begannen am 34. Tag wieder zurückzugehen, und der Patient konnte am 59. Tage entlassen werden.

Am 78. Tage wurde der Patient von einer Kommission untersucht, die ihn auf seinem Hof bei der Arbeit antraf. Er litt bei körperlicher Anstrengung an Kurzatmigkeit, hatte sonst aber keine Beschwerden mehr. Die Zahnfleischentzündungen waren schon früher abgeheilt, aber an der Wangenschleimhaut fanden sich oberflächliche Ulzerationen mit eitrigem Grund. Knochenmarkpunktate und Blutbild zeigten bemerkenswerte Besserung und die Zeichen zunehmender Erholung. Die Leukozytenzahl betrug 10400 mm³, während am 30. Krankheitstag ein Tiefstand von nur 900 bestanden hatte. Die Zahl der kernhaltigen Zellen im Knochenmark war in der gleichen Zeit von 4000 auf 75000 gestiegen" (siehe Tabelle 49).

Tabelle 49

*Hämatologische Befunde im Verlaufe der Strahlenkrankheit*

| | 4. IX. | 8. IX. | 19. IX. | 27. IX. | 23. X. |
|---|---|---|---|---|---|
| Erythrozyten (Millionen) | 2,6 | — | — | 2,79 | 3,3 |
| Hb in % | 68 | — | — | 51 | 11,5 |
| Weiße Blutkörperchen | 900 | 1400 | 2800 | 4600 | 10400 |
| Lymphozyten in % | 98 | — | 33 | 16,5 | 40 |
| Monozyten | 2 | — | 9,5 | 9,5 | 5 |
| Myelozyten | | | 0,5 | | |
| Metamyelozyten | | | 1,5 | | |
| Stabförmige | | | 21 | 3,5 | 2 |
| Eosinophile | 1 | | | | |
| Plasmazellen | 6 | | | | |
| Thrombozyten | 200000 | | | | |

Die dritte Periode der akuten Strahlenkrankheit wird auch als Spät- oder Erholungsstadium bezeichnet. Nach TSUZUKI und KUSANO setzte dieses anfangs Oktober 1945, also etwa zwei Monate nach der Strahleneinwirkung ein. Es ist vor allem durch reparatorische Vorgänge gekennzeichnet, so das Wiedereinsetzen des Haarwuchses, die allmähliche Normalisierung des Blutbildes und das Abklingen von Infekten. Allerdings zeigen nicht alle Fälle in diesem Stadium einen so günstigen Verlauf, in manchen Fällen treten sehr hartnäckige Infekte auf, insbesondere Pneumonie und Kolitis. Schließlich können Ödeme und Ascites auftreten, die Patienten werden subikterisch, verfallen dann in Kachexie, kommen schließlich ad exitum. Bei den günstiger verlaufenden Fällen wurde in einem hohen Prozentsatz Sterilität beobachtet. So hat TSUZUKI mitgeteilt, daß bei 124 strahlengeschädigten Männern aus Hiroshima in diesem Stadium etwa jeder dritte steril war, während unter 398 Frauen etwa zwei Drittel Menstruationsstörungen bzw. Amenorrhoe aufwiesen.

Von OUGHTHERSON und WARREN wurde eine Krankengeschichte des dritten Stadiums mitgeteilt, die wir hier kurz wiedergeben wollen. Es handelte sich dabei um einen 31jährigen Mann, der sich im Moment der Detonation in etwa 1000 m Abstand vom Hypozentrum aufhielt. Außer der Bestrahlung erlitt er eine große Wunde am Hinterkopf, sowie Verletzungen an den Extremitäten. Am 21. Tage begann sein Haupthaar auszufallen, gleichzeitig litt er an Fieber und Zahnfleischentzündungen. Am 30. Tag, zur Zeit seiner Spitalseinlieferung, hatte er 38,5 °C, ferner 102 Pulse/min. Der Patient machte einen recht kranken Eindruck, war sehr blaß und schien auch unterernährt zu sein. Am auffallendsten waren Blutungen der Mundschleimhaut und Geschwüre an den Lippen, so daß der Patient wegen der Schmerzen keine Nahrung mehr zu sich nehmen konnte. Der Haarausfall war ziemlich hochgradig, doch waren noch keine Petechien zu sehen. Die Wunden heilten nur langsam, der Patient litt weiter an

Appetitlosigkeit. Am 40. Tage setzte Husten ein, auch fieberte der Patient dauernd. Der Kranke wurde immer hinfälliger und drei Tage später wurde der Husten so heftig, daß die Nachtruhe empfindlich gestört wurde. Zu diesem Zeitpunkt bestand eine leichte Leukopenie von etwa 3200, die Erythrozytenzahl sank auf 2,2 Millionen bei einer Hämoglobinzahl von 36. Der Patient hustete nun blutiges und eitriges Sputum aus, das abgestellt in drei Schichten sedimentierte. Über dem rechten Schulterblatt wurde Schalldämpfung und abgeschwächtes Atemgeräusch wahrgenommen. Die Sputumuntersuchung auf Tbc-Bazillen verlief negativ, zeigte jedoch am 58. Tage zahlreiche polymorphkernige Leukozyten und Kokken. Zu diesem Zeitpunkt war die Erythrozytenzahl auf 1,5 Millionen bei 31% Hämoglobin abgesunken, während die Leukozyten sogar einen leichten Anstieg zeigten. In den folgenden zwei Wochen hielten Fieber, Husten und Appetitlosigkeit weiter an. Eine Röntgenuntersuchung am 83. Tage zeigte eine diffuse wolkige Trübung am oberen und mittleren Lappen, teilweise auch am Unterlappen der rechten Lunge. Am 91. Tage nach der Strahleneinwirkung war über der rechten Lunge auskultatorisch deutliches Bronchialatmen zu hören. Am 100. Tage wurde eine Blutmenge von etwa 100 $cm^3$ ausgehustet, die Atmung war stark beschleunigt, der Puls weich und unregelmäßig, am folgenden Tage trat der exitus ein.

Die Autopsie zeigte ein Bild extremer Auszehrung. Die Gingivitis und eine weitgehende Epilation waren sehr ausgeprägt. Die Zunge war blaß, glatt und ohne Geschwür. Weder die Gaumenmandeln noch die Rachenmandeln waren vergrößert oder nekrotisch. Es bestand eine chronische Pneumonie rechts mit multiplen Abszessen und Bronchiektasien. In der linken Lunge fand sich ebenfalls ein pneumonischer Herd. Die Anämie war sehr ausgeprägt und hartnäckig gewesen, dabei bestand eine mäßige Leukopenie und Linksverschiebung. Das Knochenmark war schwer geschädigt, Hoden und Nebennierenrinde zeigten schwere Atrophie. O. Messerschmidt, der in seiner Monographie die Krankengeschichte ausführlich bespricht, unterstreicht, daß sich zwar mehrere Symptome in Verlaufe der hunderttägigen Erkrankung zurückgebildet hätten, der Tod schließlich infolge der Anämie und der therapieresistenten Pneumonie eingetreten ist.

Von den japanischen Autoren wird bei den überlebenden Patienten noch eine vierte Periode, das Nachstadium, unterschieden. Dieses leitet allerdings schon zu den Strahlenspätschäden über, die uns weiter unten noch ausführlicher beschäftigen werden.

Nach einer anderen japanischen Quelle besteht eine deutliche Abhängigkeit der relativen Häufigkeit der schon erwähnten Symptome von der Strahlendosis. Wir bringen auf Grund einer Publikation von Naomi Shono und Kioshi Sakoma die Tabelle 50, die dem Buch „*Physical and medical effects of the atomic bomb in Hiroshima*“ entnommen ist. In dem Kommentar zu der Tabelle machen die Autoren darauf aufmerksam, daß manche Patienten mehrere radiologische Symptome gleichzeitig aufwiesen, so daß sich die Summen der angegebenen Prozentzahlen nicht auf 100 ergänzen.

Der immerhin beträchtliche Prozentsatz der Epilationen bei Dosen von weniger als 100 R erscheint zunächst auffallend, da nach therapeutischen Röntgenbestrahlungen mit so kleinen Dosen kein Haarausfall beobachtet wird. Möglicherweise kann diese Diskrepanz aber so erklärt werden, daß die Patienten durch radioaktiven Staub, der sich auf ihrer Haut niedergeschlagen hatte, eine zusätzliche Bestrahlung erhalten hatten.

Tabelle 50

*Zusammenhang der relativen Häufigkeit der einzelnen Symptome (in %) mit der Dosis (in rad)*

| Dosis | unter 1 | 1–5 | 5–10 | 10–30 | 30–100 | über 100 rad |
|---|---|---|---|---|---|---|
| Nausea, Erbrechen | 3,2 | 4,7 | 5,6 | 8,1 | 12,6 | 27,6 |
| Fieber | 14,8 | 16,1 | 22,9 | 23 | 37,4 | 55,8 |
| Diarrhoe | 20,2 | 25,3 | 28,6 | 33,2 | 35,2 | 44,2 |
| Schleimhautblutungen | 10,4 | 16,1 | 12,1 | 17 | 18,7 | 34,9 |
| Pharyngitis, Gingivitis | 2,2 | 1,9 | 3,5 | 2,6 | 6,4 | 22,9 |
| Epilation | 7,6 | 11,4 | 17,7 | 18,3 | 23,2 | 54,5 |
| Prozente insgesamt | 62,8 | 79 | 96,5 | 112,2 | 139,9 | 267,3 |
| Zahl der Fälle | 317 | 316 | 231 | 382 | 352 | 475 |

Obwohl japanische und amerikanische Autoren die Symptome und den Verlauf der Strahlenkrankheit, wie wir diese hier geschildert haben, im wesentlichen gleichartig beschrieben, haben spätere Forschungen doch gezeigt, daß damit nur eine Form der Strahlenkrankheit, das sogenannte hämatologische Syndrom, gekennzeichnet ist. Auf Grund unseres heutigen Überblickes über das Gesamtgebiet der Strahlenpathologie unterscheiden wir aber noch zwei andere Formen des akuten Strahlensyndromes. Diese sind das zerebrale und das gastro-intestinale Strahlensyndrom, deren Besprechung wir uns jetzt zuwenden müssen.

Das Krankheitsbild, das nach der Einwirkung von extrem großen Strahlendosen auftritt, wird „zerebrales Strahlensyndrom" genannt. E. P. Cronkite und U. P. Bond betonen, daß zur Auslösung dieses Krankheitsbildes Dosen von einigen 1000 rad erforderlich sind, wobei es offenbar keine wesentliche Rolle spielt, ob der ganze Körper oder nur der Kopf des betreffenden Individuums dieser Strahlendosis ausgesetzt wurde. Das gleiche Krankheitsbild, nach O. Hug „zentralnervös bedingter Strahlentod" genannt, konnte im Tierversuch durch Strahlendosen von 5000 R aufwärts hervorgerufen werden. Man unterscheidet ein sehr kurzes Prodromalstadium mit Nausea und Erbrechen, ferner ein zweites Stadium, das durch Apathie und zunehmende Benommenheit gekennzeichnet ist, und schließlich das dritte Stadium mit Ataxie, Tremor und Konvulsionen. Das zerebrale Strahlensyndrom wird durch irreparable Strahlenschäden im Gehirn hervorgerufen, es verläuft immer letal, der Tod tritt nach Stunden oder längstens einigen Tagen ein. Vermutlich sind in Hiroshima die meisten Menschen in einem Umkreis von 500 m vom Hypozentrum an dieser Form der Strahlenkrankheit gestorben, doch hat der rasche Ablauf zunächst die eingehende klinische Erforschung verhindert, da sich das Interesse der anwesenden Ärzte naturgemäß den Kranken zuwandte, die in den folgenden Tagen noch am Leben waren und in die Lazarette eingeliefert wurden. Die erste pathoanatomische Studie über das Krankheitsbild verdanken wir Uchimura und Shiraki, die 37 Gehirne sezierten. Sie beschrieben ausgedehnte Hämorrhagien und besonders ischämische Zerstörungen in der Rindensubstanz. Histologisch wurden Pyknose der Zellkerne, besonders in der Körnerschicht des Kleinhirns, ferner Enzephalitis, Hirnödem sowie eine als Vasculitis bezeichnete Gefäßveränderung beschrieben. Da der Schwerpunkt der Veränderungen, wenigstens in vielen Fällen, im Kleinhirn zu finden war, sprechen Andrews und Brace von einer „funktionellen Decerebellisation", mit der auch die regelmäßig beobachtete Ataxie zusammenhängen dürfte. Sowjetische Autoren sind der Ansicht, daß die schwersten Strahlenschäden die subkortikalen Zentren und deren Verbindungen zur Großhirnrinde betroffen haben. Nach Lebedinsky überlagern die zentralnervösen Strahlenschädigungen die Allgemeinwirkung der Ganzkörperbestrahlung und greifen so modifizierend in das gesamte Krankheitsbild ein. H. Cottier hat Ratten mit einer einmaligen Dosis von 8000 R bestrahlt und konnte im Kleinhirn 24 Stunden später Kernpyknosen sowie Erweiterungen des perinuklearen Raumes, besonders an Hand von elektronenmikroskopischen Aufnahmen nachweisen. Nach Murphy und Parsons kommt es nach einer einmaligen Bestrahlung mit 5340 R vorwiegend zur Zerstörung der Purkinje-Zellen. Nach höheren Dosen von rund 20000 R tritt nach S. P. Hiooks, K. A. Wright, K. E. Leigh, B. L. Brows und Ch. de Harport allgemeine Hirnnekrose ein. Von mehreren Forschern wurde auch das EEG zum Nachweis zerebraler Strahlenschäden herangezogen, so von Brooks, der den Kopf von Affen mit Dosen von 2500 bis 5000 R bestrahlte. Im Zusammenhang mit der zerebralen Strahlenschädigung wurden auch Störungen der Temperaturregulierung des Körpers beschrieben, so von Moos und von Kondratieva. Damit stehen auch Versuchsergebnisse von Volokhova in Einklang, die bei strahlengeschädigten Tieren verzögerte und verringerte Ansprechbarkeit für pyrogene Substanzen nachweisen konnte. Sowohl die pathologischen Befunde aus Hiroshima wie die im wesentlichen analogen Ergebnisse der Tierversuche zeigen uns, daß das zerebrale Strahlensyndrom eine Form der akuten Strahlenkrankheit darstellt, die nach extrem hohen Dosen auftritt, immer letal verläuft und durch keine therapeutischen Maßnahmen beeinflußt werden kann. Da, wie wir oben gesehen haben, bei der Explosion einer 20-Mt-Bombe noch in einer Entfernung von 3 km vom Hypozentrum eine Strahlendosis von 3000 rem zu erwarten ist, so muß damit gerechnet werden, daß im Falle eines thermonuklearen Krieges ein namhafter Teil der Bevölkerung dieser Form der Strahlenkrankheit zum Opfer fallen wird.

Bei jenen Personen, die eine etwas kleinere Strahlendosis erhalten haben, entwickelt sich die gastro-intestinale Form der akuten Strahlenkrankheit, die ebenfalls, jedenfalls in der überwiegenden Mehrzahl der Fälle, letal verläuft. Man nimmt heute an, daß dieses Krankheitsbild dann auftritt, wenn der gesamte Körper des Patienten eine Dosis von 1200 R und darüber hinaus erhalten hat. Da nach Dosen von 3000 bis 5000 rem das eben beschriebene zerebrale Strahlensyndrom auftritt, in der Regel noch bevor es zur Entwicklung des gastrointestinalen Syndroms kommen kann, so dürfen wir annehmen, daß das letztere praktisch durch Dosen von 1200 bis 3000 R, bzw. rem, hervorgerufen wird. Dieser Schluß ergibt sich sowohl aus der Analyse der aus Japan vorliegenden Daten wie auf Grund der seither vorgenommenen Tierversuche. Die klinischen Symptome der gastro-intestinalen Strahlenschädigung, Durchfall und Erbrechen, wurden zwar schon in den frühesten Berichten aus Hiroshima und Nagasaki erwähnt, doch fehlte damals noch die Erkenntnis, daß es sich hier um ein besonderes Krankheitsbild handelt, das von der damals einzig bekannten hämatologischen Form der Strahlenkrankheit abzugrenzen ist. Diese Abgrenzung ist nicht nur in Hinblick auf die unterschiedliche Pathologie, sondern auch wegen dem gänzlich verschiedenen Verlauf und der verschiedenen Prognose erforderlich. So berichteten OUGHTERSON und WARREN, daß von den Überlebenden der ersten 20 Tage in Hiroshima 37%, in Nagasaki 33% an Diarrhöen erkrankt waren. Bei 13 bis 16% der beobachteten Diarrhöen waren auch blutige Stühle zu verzeichnen. Bei Personen, deren Abstand vom Hypozentrum weniger als 1 km betrug, wurden in Hiroshima Diarrhöen in einer Häufigkeit von 50%, in Nagasaki bei 43% gefunden. Erwähnenswert ist ferner ein Bericht über 23 Personen, die sich zur Zeit der Detonation im sogenannten „Bankers Club“ befunden hatten, einem Gebäude, das vom Hypozentrum 250 m weit entfernt gelegen war. Von diesen Patienten, die in das Iwakuni-Hospital eingeliefert wurden, litten alle, mit einer einzigen Ausnahme, an Diarrhöen unterschiedlichen Grades, die Zahl ihrer Stuhlentleerungen schwankte zwischen 2 und 28 täglich. Von diesen 23 starben 21 bereits in den ersten Tagen.

Auf Grund der heute möglichen eingehenden Analyse der aus Japan vorliegenden klinischen und pathologischen Untersuchungen, die seither von zahlreichen Autoren durch Tierversuche untermauert wurden, kann kein Zweifel darüber bestehen, daß es sich hier um ein besonderes Krankheitsbild handelt, dessen Pathologie durch die Entblößung der Darmschleimhaut determiniert wird. Die Grundlage für diesen Vorgang ist die außerordentlich hohe Strahlenempfindlichkeit des Darmepithels, insbesondere im Bereiche des Dünndarmes, die vorher nicht bekannt war, jetzt aber als entscheidender Faktor in der Pathogenese der Strahlenkrankheit angesehen werden muß. Normalerweise entstehen diese Epithelzellen durch Mitosen im Bereiche der Lieberkühnschen Krypten, um dann später ihre Wanderung zur Spitze der Dünndarmzotten anzutreten. Nach COTTIER ist die sogenannte „Migrationszeit“ der Epithelzellen regionär etwas verschieden. So beträgt diese im Jejunum der Maus 30 Stunden, hingegen im Ilium 50 Stunden. Nach der Einwirkung einer hohen Strahlendosis, vermutlich ist eine Mindestdosis von 1000 bis 1200 rem dazu erforderlich, kommt es zur Unterbrechung der Mitosen im Kryptengrund, während aber die gereiften Zellen weiter in der Richtung zur Zottenspitze vorrücken. Die unmittelbare Folge der Unterbrechung der Mitosen ist es aber, daß die Zotten vom Epithel völlig entblößt werden und anschließend Flüssigkeit und Elektrolyten in das Darmlumen austreten können. Nach Cronkite und Bond sind die Zotten drei Tage nach einer Bestrahlung mit 1200 bis 3000 R völlig nackt. Die feineren histologischen und zytologischen Veränderungen, die dieses Stadium charakterisieren, sind mit dem Elektronenmikroskop untersucht worden. Zu diesen zählen Ruptur der Mikrovilli, Karypyknose, Karyorhexis, Karyolyse, Entwicklung von sogenannten Monsterzellen mit deutlicher Strahlenschädigung der Organellen (H. Cottier). Das klinische Krankheitsbild wird durch die Einbuße von Wasser und Elektrolyten gekennzeichnet, dann verfallen die Patienten in Kachexie und kommen schließlich ad exitum. Die sich aus diesen pathophysiologischen Überlegungen ergebende Therapie, die Zufuhr von Flüssigkeit und Elektrolyten, ist wahrscheinlich im Stande, eine unmittelbare Besserung des Zustandes herbeizuführen und das Leben der Patienten zu verlängern. Eine Heilung ist allerdings kaum möglich, da bei Verlängerung des Lebens der Patient ein bis zwei Wochen später in die hämatologische Phase des akuten Strahlensyndromes eintritt, die durch Anämie, Agranulozytose, Thrombopenie und schließlich Panmyelophthise gekennzeichnet ist. Die Experten sind in ihrer überwiegenden Mehrheit der Ansicht, daß jene Strahlendosen, die zur Entstehung des gastrointestinalen Strahlensyndromes führen, gleichzeitig so schwere und irreparable Schäden an den blutbildenden Geweben hervorrufen, daß diese sich nicht mehr zu erholen vermögen. So würde der Strahlentod durch eine symptomatische Behandlung nicht abgewendet, sondern nur in ein späteres Stadium verschoben werden.

Obwohl die hier geschilderte Form der Strahlenschäden, so weit unsere heutige Kenntnis reicht, wahrscheinlich für die gastro-intestinalen Symptome der Strahlenkranken verantwortlich zu machen ist, sind in Hiroshima vermutlich auch Diarrhöen anderer Art und Genese aufgetreten. So berichtet Messerschmidt über das Auftreten von Diarrhöen bei Personen, die zur Zeit der Atombombenexplosion 2 km vom Hypozentrum entfernt waren und daher keine Strahlendosis erhalten haben können, die zur Zerstörung der Darmschleimhaut führte. Es muß daher als wahrscheinlich angesehen werden, daß es sich dabei um das Auftreten einer infektiösen Enteritis gehandelt hat, die unter den damals herrschenden Verhältnissen von den strahlenbedingten Darmkrankheiten nicht unterschieden werden konnte. Bedenkt man, daß die Atombombe auch die Wasserversorgung und die Kanalisation zerstört hatte, und berücksichtigt man ferner die chaotischen Zustände, die diesen Ereignissen folgten und in allen Berichten dieser Zeit so drastisch geschildert werden, so ist der Ausbruch epidemischer Darmerkrankungen nicht verwunderlich. Als weiteres Moment kommt noch die Schwächung der Abwehrkräfte bei den Strahlenkranken hinzu, die gleichfalls der Ausbreitung von Darminfekten Vorschub geleistet hat. Auch die in allen Berichten erwähnten hämorrhagischen Stühle dürften auf die Strahlenschädigung des Knochenmarkes und besonders des thrombozytären Apparates zurückzuführen sein.

Bei jenen Personen, die Strahlendosen zwischen 300 und 800 rem erhalten hatten, entstand die hämatologische Form der Strahlenkrankheit, die wir am Anfang dieses Abschnittes besprochen haben. Bei dieser Form des akuten Strahlensyndromes, die lange Zeit als einzige Form der akuten Strahlenkrankheit angesehen wurde, stehen Knochenmark- und Blutschäden, wie Leukopenie, Agranulozytose, Anämie und Thrombopenie, im Vordergrund. Die Anämie ist dabei teilweise durch die Hämorrhagien im Sinne einer sekundären Anämie bedingt, teilweise ist sie eine Folge der Hemmung der Erythropoese durch die Strahleneinwirkung auf das Knochenmark.

Die Dosis von 400 R wird heute allgemein als semiletale Dosis des Menschen angesehen, da 50% der Menschen sterben, welche einer solchen Dosis ausgesetzt gewesen waren. Von B. M. Chromow werden die folgenden Werte angegeben, die den Zusammenhang zwischen Dosis und Letalität anzeigen (Tabelle 51).

Tabelle 51

*Abhängigkeit der Mortalität von der Dosis bei einmaliger, kurzzeitiger Ganzkörperbestrahlung*

| Dosis (in R) | Mortalität in % |
|---|---|
| 100 | 0 |
| 200 | 5 |
| 300 | 15 |
| 400 | 50 |
| 500 | 85 |
| 600 | 95 |
| 700 | 100 |

Als Spätkomplikationen dieses Krankheitsbildes treten Infekte verschiedener Art auf, die als Folge der Verminderung der Abwehrkräfte aufzufassen sind. Zu diesen zählen sowohl septische Krankheitsbilder wie auch Tuberkulose. Auch auf die Einwanderung pathogener Keime vom Darm aus ist hinzuweisen, da dieser infolge der Epithelschädigung seiner natürlichen Barriere beraubt ist.

Nach dem oben gesagten sind die zerebrale und die gastro-intestinale Form der akuten Strahlenkrankheit als unheilbare Erkrankungen anzusehen, die durch keine der bisher bekannten Behandlungsmethoden in entscheidender Weise zu beeinflussen sind. Hingegen sind bei der hämatologischen Form des Strahlensyndromes therapeutische Maßnahmen möglich, die den Verlauf der Erkrankung bis zu einem gewissen Grade ändern können.

Nach MORCZEK, der diese Frage wiederholt zusammenfassend besprochen hat, ist einerseits die Stimulation der Blutbildung, andererseits die Substitution zu unterscheiden. Zu der ersteren gelten Folinsäure, Vitamin $B_6$ und $B_{12}$ als geeignet, daneben sind allgemeine pflegerische Maßnahmen, wie Bettruhe usw. anzuordnen, ferner Antibiotika zur Vermeidung von Infekten. Als Substitutionstherapie kommen sowohl Transfusionen mit Vollblut als auch Zelltransfusionen mit Erythrozyten, Leukozyten und Thrombozyten in Frage. MORCZEK hält im allgemeinen die Vollbluttransfusion mit Frischblut für die aussichtsreichste Behandlung, doch gibt er bei gleichzeitig bestehender hämorrhagischer Diathese der Transfusion von Thrombozyten sowie der Zufuhr von Fibrinogen den Vorzug. Zystein und Zysteamin wirken bei der Strahlenkrankheit nur prophylaktisch, d.h., sie schützen den Organismus, wenn sie vor der Strahleneinwirkung gegeben werden, ihre nachträgliche Verabreichung gilt aber als unwirksam. Im Mittelpunkt des Interesses steht aber nach wie vor die Transplantation von Knochenmark, die wir im Abschnitt 5. bei der Besprechung der Reaktorunfälle erwähnt haben. Tatsächlich wurde sie bei dem bekannten jugoslawischen Reaktorunfall im Jahre 1958 mit großem Erfolg angewendet, da von den 6 Wissenschaftlern, die — normalerweise — letale Strahlendosen erhalten hatten, fünf am Leben blieben. Ihre Wirkungsweise ist nach wie vor noch umstritten, doch herrscht die Meinung vor, daß durch die Strahlenschädigung des granulozytären und lymphozytären Apparates die Voraussetzung für das Angehen des Transplantates geschaffen wird. Die Leistungsfähigkeit dieser Methode bei einer Atombombenexplosion konnte bis jetzt, glücklicherweise, noch niemals überprüft werden. Von den Verhältnissen, die nach einer solchen Katastrophe herrschen, gibt uns die Darstellung von MESSERSCHMIDT eine unzweideutige Vorstellung.

„Eine Behandlung der Atombombenopfer scheiterte in sehr vielen Fällen an der katastrophalen gesamten Lage, die unmittelbar nach den beiden Detonationen entstanden war. Das gilt besonders für Hiroshima, wo die Bombe über der Stadtmitte detonierte und dadurch fast die ganze Stadt — einschließlich der meisten größeren Kliniken, Krankenhäuser und Militärlazarette — vernichtete. In Nagasaki waren zwar nur der Stadtteil Urakami völlig und die Innenstadt teilweise zerstört, aber in Urakami befanden sich die Universitätskliniken, so daß auch in Nagasaki die meisten Verletzten nicht in Krankenhäuser aufgenommen werden konnten. Es wurden auch Tempel, Schulen und Kaufhäuser betroffen, die als Notkrankenhäuser hätten dienen können. So kam es, daß die wenigen stehengebliebenen Gebäude, die oft auch noch teilweise zerstört und ausgebrannt waren, zu Asylen und Anhäufungen hilfsbedürftiger Menschen wurden. In den Räumen und Gängen dieser Häuser lagen, dichtgedrängt nebeneinander, mit blutenden Wunden, Verbrennungen und schweren Infektionen, mit Erbrechen und Durchfällen, Frauen, Kinder, Greise und Soldaten, viele mußten auf dem Boden liegen oder fanden kein Platz mehr im Hause und lagen in den Höfen und Gärten. Diesen fiebernden und sterbenden Menschen konnte in den ersten Tagen wegen des Ärztemangels gar keine oder doch nur sehr unzureichende Behandlung und Krankenpflege gebracht werden. Die besonders hohe Sterblichkeit des ersten Tages und auch noch der folgenden Tage war zum Teil eine direkte Folge des völligen Fehlens ärztlicher Betreuung. Durch die Zerstörung der Transportfahrzeuge, Verschüttung und Verlegung der Straßen war auch ein Abtransport der Verletzten zunächst nicht möglich.

Japanische Berichte sagen aus, daß von den 200 bis 300 Ärzten Hiroshimas etwa 90% getötet oder verwundet wurden und nur noch 60 Ärzte, zum größten Teil selbst verletzt, den hunderttausend Verwundeten und Sterbenden gegenüberstanden. Von den 2400 Krankenschwestern in Hiroshima seien 1800 tot oder verwundet gewesen, andere Überlieferungen berichten, daß der Anteil der betroffenen Krankenschwestern weit höher gewesen sei. Auch in Nagasaki waren die Verluste wegen der unglückseligen Lage der Universitätskliniken sehr hoch gewesen und hatten unter der Ärzte- und Krankenschwesternschaft etwa 80% betragen, während in der City nur die Hälfte der Ärzte ausfiel.

Infolge Vernichtung der Arzneimittelvorräte, die ohnehin schon durch die mehrjährige Dauer des Krieges reduziert waren — in der Heimat noch mehr als bei der kämpfenden Truppe — fehlten Medikamente und Verbandmittel, um Verwundete und Verbrannte auch nur annähernd zu versorgen. Man begnügte sich daher oft damit die Wundfläche mit antiseptischen Lösungen, wie Merkurchromat, zu bepinseln und behelfsmäßige Verbände mit Tüchern und Kimonostoffen anzulegen. Eine medikamentöse Behandlung der Infektionen war auch kaum möglich, da Sulfonamide damals in zivilen Krankenhäusern sehr knapp geworden waren, Antibiotika waren praktisch unbekannt und kamen wohl nur in wenigen Fällen in späteren Stadien zur Anwendung."

## 6.4. Strahlenspätschäden bei Atombombenüberlebenden

Während im Jahre 1945 begreiflicherweise die Erforschung der akuten Strahlenkrankheit in ihren verschiedenen Erscheinungsformen, wie wir diese im vorhergehenden Kapitel kennengelernt haben, im Mittelpunkte des Interesses stand, hat sich dieses in den folgenden Jahren auf die Strahlenspätschäden konzentriert. Da die allgemeine Erfahrung der Radiologen dahingeht, daß bestimmte Spätschäden erst nach vielen Jahren oder selbst Jahrzehnten in Erscheinung treten, handelt es sich hier um ein Forschungsgebiet, das noch keineswegs abgeschlossen ist.

Zunächst galt es, eine möglichst große Zahl von strahlenexponierten Personen in Hiroshima und Nagasaki in Evidenz zu halten, um zu statistisch einwandfreien Ergebnissen zu gelangen. Zu diesem Zwecke wurde in Japan am 1. Oktober 1950 die „Nationale Volkszählung" durchgeführt, bei der jeder Einwohner angeben mußte, ob er sich zur Zeit der Atombombenexplosionen in Hiroshima oder Nagasaki befunden hatte. Es meldeten sich 159607 Personen, die zur Zeit der Katastrophe in Hiroshima geweilt hatten, ferner 124901, bei denen dies in Nagasaki der Fall gewesen war. So wurde eine Zahl von insgesamt 284508 strahlenexponierten Personen ermittelt. Später stellte sich allerdings heraus, daß diese Zahl um 7 zu groß war, da nämlich sieben Personen beide Katastrophen an Ort und Stelle miterlebt hatten und daher doppelt gezählt worden waren. Es erwies sich ferner, daß die Mehrzahl dieser Personen nach den A-Bombenangriffen ihre verwüsteten Heimatorte verlassen hatten, teilweise aber später zu diesen zurückgekehrt waren. Zur Zeit der Volkszählung befanden sich jedenfalls in Hiroshima 98601, in Nagasaki 95579 strahlenexponierte Personen, während die übrigen über verschiedene andere Orte in Japan verteilt waren. Als organisatorische Grundlage für die Erforschung der Strahlenschäden wurde im Jahre 1947 die ABCC („Atomic Bomb Casuality Commission") ins Leben gerufen. Die von der ABCC angestellte, sehr gründliche Untersuchung stützt sich in erster Linie auf den Personenkreis, der „Master Sample Hiroshima" genannt wurde und rund 90000 Menschen umfaßte. Etwa die Hälfte derselben befand sich zur Zeit der Atomexplosion in der sogenannten „proximalen Zone", einem Kreis von 3000 m Radius um das Hypozentrum als Mittelpunkt. Die andere Hälfte befand sich zu jenem Zeitpunkt in der „distalen Zone", einem Kreisring, dessen innerer Radius 3000 m und dessen äußerer Radius 10000 m mißt. Gleichzeitig und unabhängig von der ABCC hat sich die ausschließlich aus japanischen Ärzten bestehende „*Hiroshima Research Group of Atomic Bomb Casuality*" ebenfalls die Erforschung der Atombombenschäden zum Ziele gesetzt.

Zunächst war es naheliegend, dem weiteren Schicksal der Überlebenden nachzugehen, die unmittelbar nach dem Bombenabwurf schwere hämatologische Symptome entwickelt hatten. Im September 1946, also etwa ein Jahr nach der Katastrophe, untersuchten Kikuchi und Wakisaka die Blutbilder von 523 Personen, die die Symptome von akuter Strahlenkrankheit gezeigt hatten. Sie fanden bei diesen in viel häufigerem Maße als bei den Nichtexponierten Erythropenie mit Erhöhung des Färbeindex. Hingegen konnten Snell, Neel und Ishibashi 1947, mithin ein Jahr später, nur mehr sehr geringfügige Unterschiede des Blutbildes der Exponierten im Vergleich mit den Nichtexponierten erheben. Schließlich konnten W. Moloney (1954) und N. Wald (1957) übereinstimmend feststellen, daß zwischen den beiden Gruppen hämatologisch überhaupt keine signifikanten Unterschiede mehr zu erkennen waren. Es hatte demnach den Anschein, als ob sich die blutbildenden Gewebe im Verlaufe eines Jahrzehntes von der Strahleneinwirkung völlig erholt hätten. (Diese Feststellung bezog sich selbstverständlich nicht auf jene Personen, bei welchen später Hämoblastosen auftraten.) Auch Yoshio Sugihara, der im Jahre 1958 Personen nachuntersuchte, die sich in einem Abstand von 2,3 km vom Hypozentrum befunden hatten, konnte bei den meisten derselben völlige Normalisierung des Blutbildes feststellen, nur in vereinzelten Fällen fand er anämische Blutbilder. Die von diesem Autor nachuntersuchten Patienten waren auch dem sogenannten „schwarzen Regen" von Hiroshima ausgesetzt gewesen, der vermutlich radioaktive Niederschläge enthalten hat.

Die Frage des Vorkommens bzw. der Häufung von aplastischen Anämien bei den Strahlenexponierten wurde nicht von allen Autoren einheitlich beantwortet. Von seiten der ABCC wurden drei Kinder mit aplastischer Anämie beobachtet, von denen sich je eines im Abstand von 900 m bzw. 1750 m vom Hypozentrum befunden hatte, während das dritte Kind überhaupt keine Strahlenexposition aufzuweisen hatte. Diese Befunde scheinen die Frage des Auftretens strahlenbedingter aplastischer Anämien unbeantwortet zu lassen. Hingegen beschrieb R. D. Lange sechs Fälle von aplastischer Anämie, die sich weniger als 1500 m weit vom Hypozentrum befunden hatten. Sehr ausführlich beschrieb K. Miyoshi eine einschlägige Beobachtung. Ein 50jähriger Mann überlebte die Atombombenexplosion in 1000 m Abstand vom Hypozentrum. Nach einer Latenzzeit von 7 Jahren erkrankte er an Fieber und Zahnfleischblutungen, Leber- und Milzschwellungen. Die Erythrozytenzahl betrug 2,47 Millionen, der Hämoglobinwert 30%, die Leukozytenzahl 2700, die Thrombozytenzahl lag etwas unter 100000. Die Differentialzählung ergab vereinzelte Myeloblasten, 2% Myelozyten, 10% Metamyelozyten, 20% Neutrophile, 7% Eosinophile, 2% Monozyten, 1% Basophile, 53% Lymphozyten und 5% Plasmazellen. Im Knochenmark wurden 12000 Zellen/mm³ gezählt, der Tod erfolgte ein Jahr nach dem Beginn der Krankheit.

Bei der Nachuntersuchung des weißen Blutbildes bei 523 strahlenexponierten Personen fanden T. KIKUCHI und G. WAKISAKA ein Jahr nach der Strahleneinwirkung eine signifikante Verminderung der Leukozyten, ebenso eine deutliche Verringerung der Thrombozyten. Hingegen konnten S. HIBINO, Y. KUROKAWA und S. TORII im Jahre 1950, mithin 5 Jahre nach der Strahlenexposition, eine mäßige Erhöhung der Leukozytenzahlen, aber relative Lymphopenie nachweisen.

Bei vielen Frauen traten nach der Atombombenexplosion Störungen der Menstruation auf, bei einem Teil derselben kam es zu Amenorrhoe. Unter anderem geht aus dem „Medizinischen Report der Kaiserlichen Universität Tokio" hervor, daß von 399 strahlenexponierten Frauen, die der Strahlung einer Atombombe ausgesetzt gewesen waren, nur 121 normale Menses aufwiesen, während 278 von ihnen Menstruationsstörungen zeigten, deren Ausmaß eine deutliche Abhängigkeit von der Entfernung vom Hypozentrum und somit von der Strahlendosis erkennen ließ. Die weitere Nachbeobachtung ergab, daß 12 bis 18 Monate später wieder normale Menses auftraten, auch war unter diesen Frauen kein Fall von vorzeitigem Klimakterium zu verzeichnen. Übereinstimmende Beobachtungen liegen von A. TABUCHI und M. MIZUNO vor, denen zufolge bei 30 bis 40% der strahlenexponierten Frauen temporäre Amenorrhoe eingetreten sein soll, die 4 bis 5 Monate lang anhielt. Von seiten der ABCC wurden Untersuchungen an 728 strahlenexponierten und 824 nicht exponierten Frauen vorgenommen, wobei keine dauernden Störungen der Menstruation oder Ovulation konstatiert werden konnten.

Diese Beobachtungen sind auf Grund unserer heutigen strahlenbiologischen Kenntnisse leicht zu erklären. Wie wir aus der röntgentherapeutischen Erfahrung wissen, ist zur permanenten Ausschaltung der Ovarialfunktion, also zur Kastration und Sterilisierung, eine Dosis von 450 bis 500 R erforderlich. Wenn man berücksichtigt, daß die Atombombenopfer einer Ganzkörperbestrahlung mit praktisch uniformer Dosisverteilung ausgesetzt gewesen waren, so ergibt sich, daß jene Frauen, die eine sterilisierende Strahlendosis erhalten hatten, später an der Strahlenkrankheit, mindestens in ihrer Mehrzahl, verstorben sind. Somit ergibt sich die Tatsache, daß bei den Überlebenden keine zur permanenten Sterilität führende Dosis zur Wirkung gekommen ist.

Eine Gruppe von Spätsymptomen der Atombombenüberlebenden sind unter dem Namen „neurovaskuläres asthenisches Syndrom" beschrieben worden. M. KONUMA hat sie bei dieser Patientengruppe aufgetretenen Beschwerden auf eine chronische Strahlenschädigung des Dienzephalon zurückgeführt. Die Symptomatik dieses Krankheitsbildes, das nach den vorliegenden Berichten recht vielgestaltig zu sein scheint, umfaßt vasomotorische Störungen, Akroparästhesien, Urtikaria, Quinckesches Ödem, Kopfschmerzen usw. Ferner sollen auch Störungen der Temperaturregulierung des Körpers vorgekommen sein, die zu vorübergehender Temperatursteigerung geführt haben.

Auch andere japanische Autoren, wie AKAMATSU, FURUTANI, HAYAKAWA und KUBO haben diese Beobachtungen im wesentlichen bestätigt, auch soll das offenbar etwas umstrittene Krankheitsbild durch EEG-Befunde untermauert worden sein. Nach TSUZUKI sind die hierher gehörigen neurologischen Symptome in das Krankheitsbild der „chronischen Atombombenschädigung" einzuordnen.

Auch an den Augen sind im chronischen Stadium der Strahlenkrankheit charakteristische Schäden beobachtet worden. Wie wir weiter oben schon erwähnt haben, sind in vielen Fällen von „flash burns" auch die Augen in den Krankheitsprozeß mit einbezogen worden. In vielen Fällen, in denen neben Brandwunden der Gesichtshaut auch solche an den Augenlidern entstanden waren, sind später Lidnarben mit narbigem Ektropium aufgetreten. In manchen Fällen sind außerdem Glassplitter oder andere Fremdkörper in den Bulbus eingedrungen, die zu Verletzungen der Augenlinse geführt haben. Als Spätfolge solcher Verletzungen wurde bei einem Teil der Patienten Kataraktbildung beobachtet. (Diese traumatischen Katarakte sind nicht mit den weiter unten besprochenen Strahlenkatarakten zu verwechseln.) Als schwere Spätfolge sind bei penetrierenden Verletzungen auch Fälle von Phthisis bulbi beschrieben worden. Ein anderes ophthalmologisches Krankheitsbild, das bei den A-Bomben-Überlebenden nicht selten gesehen wurde, ist die Atrophie der Iris. Y. MATSUDA hat zwei derartige Fälle beobachtet und ausführlich beschrieben. Bei dem einen Patienten handelte es sich um einen 48jährigen Mann, der die Atombombenexplosion in einer Entfernung von 1,1 km überlebt hatte. Er erlitt im Gesicht Verbrennungen zweiten Grades, später traten Fieber und Hämorrhagien auf. Die Augen zeigten ein leichtes Ektropium, ferner eine bilaterale Atrophie der Iris. Bei dem anderen Patienten handelte es sich um einen 46jährigen Mann, der sich 1 km vom Hypozentrum entfernt aufgehalten hatte. Auch er hatte Verbrennungen zweiten Grades an den Augen und der benachbarten Gesichtshaut. Auch in diesem Falle entwickelte sich später eine bilaterale Irisatrophie, die das gleiche Bild wie bei dem vorerwähnten Patienten zeigte. Mehrere Ophthalmologen haben bei den A-Bombenüberlebenden recht häufig Asthenopie sowie Akkomodationsschwäche gefunden. So hat beispielsweise Y. MASUDA bei der Nachuntersuchung von 120 strahlenexponierten Personen festgestellt, daß die Abnahme der Akkomodationsbreite dem Alter dieser Personen vorausgeeilt war. Auch M. MAETENI hat vorzeitige Abnahme der Akkomodationsbreite bei Strahlengeschädigten konstatiert. Bedenkt man, daß diese bekanntlich mit zunehmendem Alter physiologischerweise abnimmt, so kann man in diesen Befunden vermutlich einen Teilvorgang im Rahmen der vorzeitigen Alterung sehen, die in vielen Fällen als Spätfolge der Strahlenexposition aufzutreten pflegt.

Von großer praktischer Bedeutung sind die radiogenen Katarakte, der Strahlenstar der Atombombenüberlebenden. Das Auftreten dieser Erkrankung war insofern nicht überraschend, als H. CHALUPECKY schon im Jahre 1897, L. TRIBONDEAU und A. RECAMIER 1905 durch Röntgenstrahlen hervorgerufene Linsentrübungen beschrieben haben. Ebenso liegen zahlreiche Mitteilungen über das Auftreten von Strahlenkatarakten nach Röntgenbestrahlungen im Gesichtsbereich vor. Über Katarakte bei Personen, die an einem Zyklotron beschäftigt waren, wurde schon im Abschnitt 5. berichtet.

Bei den Atombombenüberlebenden von Hiroshima wurden die ersten Strahlenkatarakte schon etwa zwei Jahre nach der Katastrophe beobachtet. Im April 1947 berichtete SCHLAEGEL über histologische Befunde an den Augen von 7 strahlenexponierten Personen, bei denen er Hypertrophie der dorsalen Kapsel, sowie Trübungen und Vakuolenbildungen in der Rindensubstanz feststellte. Weitere Mitteilungen über Strahlenkatarakte erfolgten 1948 von K. IKUI aus Hiroshima und 1949 von K. HIROSE aus Nagasaki. Ein weiterer ausführlicher Bericht von COGAN, MARTIN und KIMURA beschrieb im wesentlichen die gleichen Veränderungen. T. TOKUNAGA berichtete 1953 über die Untersuchung von Augen bei 381 strahlenexponierten Personen, wobei er drei verschiedene Typen von Linsentrübungen unterscheidet. In einer weiteren Mitteilung von K. HIROSE aus dem Jahre 1955 wird auf die typische Entwicklung der Strahlenkatarakte hingewiesen. Diese begannen mit vereinzelten subkapsulären Trübungen mit Vakuolenbildungen nahe dem dorsalen Linsenpol, die sich später vermehrten und schließlich zu größeren Plaques entwickelten. Y. MASUDA analysierte die ophthalmologischen Befunde an 520 strahlenexponierten Personen, die in den Jahren 1953 bis 1955 im Krankenhaus des Roten Kreuzes in Hiroshima untersucht worden waren. Unter diesen hatten insgesamt 138 Personen Katarakte, was einem Prozentsatz von 26,6 entspricht. Die Aufschlüsselung nach Altersstufen ergab ein interessantes Resultat. Von 249 Personen unter 25 Jahren hatten 81 oder 32,5% Katarakte, von 271 Personen unter 25 Jahren hingegen 56, also 20,6%. Nach diesen Erhebungen ist also bei den jüngeren Patienten mit einer größeren Anfälligkeit für die Entstehung von Strahlenkatarakten zu rechnen. In der gleichen Publikation wird auch eine Aufschlüsselung der Katarakte nach der Distanz vom Hypozentrum gebracht, die folgendes Ergebnis zeigt: Von 208 Personen, die weniger als 2 km vom Hypozentrum entfernt gewesen waren, erkrankten 101 (= 48,5%) an Katarakten, unter 151 Patienten, die zwischen 2 und 3 km Abstand vom Hypozentrum gehabt hatten, 32 (= 21,1%), während bei Abständen von mehr als drei km nur mehr vereinzelte Katarakte gefunden wurden, die möglicherweise mit der Strahleneinwirkung nichts zu tun hatten. Diese Ziffern lassen eine deutliche Abhängigkeit von der Distanz zur Atombombe und somit von der Strahlendosis erkennen. Auch OUGHTHERSON und WARREN sind dieser Frage nachgegangen und kamen dabei zu dem Ergebnis, daß Strahlenkatarakte nur bei solchen Personen auftraten, die vom Hypozentrum 0,43 bis 0,62 Meilen (700 bis 1000 m) entfernt gewesen waren. Da zumindest ein Teil dieser Patienten letale Strahlendosen erhalten haben muß, wenn ihr ganzer Körper in den angegebenen Distanzen der Strahlung ausgesetzt gewesen war, so muß angenommen werden, daß es sich um Personen gehandelt hat, die durch Bauwerke, Metallträger usw. wenigstens partiell gegen die Strahlen abgeschirmt wurden.

T. Tokunaga berichtete 1959 über die Ergebnisse ophthalmologischer Untersuchungen an insgesamt 1600 Personen, die sich in verschiedenem Abstand, zwischen 1000 und 8000 m, vom Hypozentrum befunden hatten. Katarakte, die sich mit Sicherheit oder Wahrscheinlichkeit auf die Bestrahlung zurückführen ließen, wurden nur bei Personen angetroffen, deren Distanz weniger als 1800 m betragen hatte. Unter diesen 752 Personen wurden 431, also 57,3% mit Katarakten gezählt. Das Problem der Dosisabhängigkeit der Katarakte wurde von R. Sinskey, einem Mitarbeiter der ABCC, von einem anderen Gesichtspunkte her in Angriff genommen. Er untersuchte nämlich die Koinzidenz zwischen Epilation und Kataraktentwicklung und fand dabei, daß nahezu sämtliche Kataraktpatienten ein Stadium der Epilation des Kopfhaares mitgemacht hatten. Diese Beobachtung ist deswegen sehr aufschlußreich, weil die Epilation ein Vorgang ist, der uns Radiologen von der Röntgentherapie her sehr gut bekannt ist. Wie die Erfahrung zeigt, treten Epilationen niemals nach Bestrahlungen mit Dosen von weniger als 300 bis 400 R auf, und in dieser Größenordnung muß auch die Dosis gelegen sein, die die Augen der Kataraktpatienten erhalten hatten. Zumindest ist dies für die Fälle zutreffend, bei welchen die Katarakte ganz oder vorwiegend durch Gammastrahlen hervorgerufen wurden, deren biologische Wirkung der der Röntgenstrahlen gleichkommt. Bei den Neutronen ist bezüglich der Kataraktentstehung eine weitaus größere RBW, etwa 16, anzunehmen, so daß nach der Einwirkung von Neutronenstrahlen schon viel kleinere Energiemengen zu Katarakten führen können.

Interessant ist ferner eine Mitteilung von Hirose, der bei zwei Kindern grauen Star konstatierte. Es handelte sich um zwei Knaben im Alter von 12 und 13 Jahren, die die Explosion in Entfernungen von schätzungsweise 750 bis 1000 m überlebt hatten. In Hinblick auf die Dosis, der sie ausgesetzt waren, und ihr jugendliches Alter ist kaum daran zu zweifeln, daß es sich in beiden Fällen um radiogene Katarakte gehandelt hat.

Faßt man die Berichte der zahlreichen Autoren, die zu diesem Thema Beiträge geliefert haben, zusammen, so kann folgendes gesagt werden: Strahlenkatarakte sind typische Spätschäden des Auges, die fast ausschließlich bei Individuen auftreten, die auch andere Strahlenschäden aufweisen oder aufgewiesen haben. Sie treten nach einer Latenzzeit von meistens drei bis fünf Jahren auf, wenn auch einzelne kürzere oder längere Latenzzeiten bekannt geworden sind. Da die Ophthalmologen betonen, daß die Strahlenkatarakte von Katarakten anderer Ätiologie nicht leicht zu unterscheiden sind, kann der kausale Zusammenhang mit der Strahlung nur statistisch, durch den Nachweis eines signifikant höheren Prozentsatzes in der bestrahlten Gruppe, erwiesen werden. Als Schwellenwert für die Entstehung von Katarakten sind vermutlich 400 bis 500 rem anzusetzen, wobei die höhere RBW der Neutronen zu berücksichtigen ist. Bei grauem Star, der nach Einwirkung kleinerer Dosen entstanden ist, bleibt der Kausalzusammenhang zweifelhaft, namentlich wenn es sich um ältere Personen handelt, bei denen das Leiden eo ipso häufiger auftritt. Die Feststellung von Katarakten, die auf die Einwirkung noch höherer Dosen zurückzuführen gewesen wären, war naturgemäß nicht möglich, da die Überlebenschance in solchen Fällen praktisch Null war.

Eine sehr ernste Art der Strahlenschädigung der Atombombenüberlebenden, die immer letal verläuft, ist die radiogene Leukämie. Wie schon im zweiten Abschnitt dieses Buches erwähnt worden ist, können Ganzkörperbestrahlungen mit ionisierenden Strahlen verschiedener Art zur Entstehung einer Leukämie führen, die dann meist als Spätschädigung auftritt. Die radiogene Leukämie war eigentlich schon Jahrzehnte vor der Erfindung der Kernwaffen bekannt, da die Wiener Ärzte N. JAGIC, G. SCHWARZ und L. SIEBENROCK schon im Jahre 1911 die Leukämie als Berufserkrankung der Radiologen beschrieben haben. Eigentümlicherweise geriet diese grundsätzlich wichtige Publikation bald in Vergessenheit, und in der bekannten Monographie von FLASKAMP „Röntgenschäden" aus dem Jahre 1930, die ein außerordentlich umfassendes Tatsachenmaterial enthält, wurde die Leukämie nicht mehr erwähnt. OUGHTERSON und WARREN beschreiben in ihrem Werk „*Medical Effects of the atomic Bomb in Japan*" zwar die Entstehung und den Ablauf einer Monozytenleukämie bei einem strahlengeschädigten jungen Mann, doch bezweifelten sie noch den kausalen Zusammenhang dieser Erkrankung mit der vorhergegangenen Strahleneinwirkung. Im Lichte der späteren Erfahrungen kann es aber keinem Zweifel mehr unterliegen, daß es sich bei dieser Beobachtung um die erste, durch die Strahlung der A-Bombe ausgelöste Leukämie handelt, weswegen wir den Verlauf dieser Erkrankung kurz schildern wollen.

Es handelt sich um einen 19jährigen jungen Mann, der sich in einer Munitionsfabrik in Nagasaki, etwa 900 m vom Hypozentrum entfernt befunden hatte. Er verlor zunächst das Bewußtsein und erlitt eine leichte Verbrennung am rechten Bein. Einige Tage lang litt der Patient an Appetitlosigkeit, erholte sich aber dann vorübergehend. Am 28. August 1945 fielen ihm die Haare aus, am 3. September begann eine Halsentzündung, gleichzeitig setzte Fieber ein.

Bei der am 8. September 1945 erfolgten Spitalsaufnahme war der ganze Körper des Patienten mit Petechien bedeckt. Es bestand ferner eine Pharyngitis, doch keine Anzeichen einer Nekrose. Zu diesem Zeitpunkt nahm die Erythrozytenzahl rasch ab, doch verblieb der Hämoglobinwert bei etwa 100. Ferner bestanden eine Leukopenie sowie beschleunigte Senkung. Im Knochenmark wurden 22,600 kernhaltige Zellen/mm$^3$ gezählt, ferner waren die Leukozyten und Plasmazellen vermehrt. Zu diesem Zeitpunkt wurden Vitamin B und Leberextrakt gegeben, ferner Ultraviolettbestrahlungen der Extremitäten. Das Befinden des Patienten besserte sich dann zeitweise, zur Zeit der Spitalsentlassung am 30. September wurden 5500 Leukozyten und 3,29 Millionen Erythrozyten gezählt, der Hämoglobinwert betrug damals 77%.

Nach der Entlassung aus dem Krankenhaus war der Patient eine Zeitlang bei gutem Befinden, doch traten anfangs November 1945 Fieber und subkutane Blutungen auf, weswegen der Kranke am 12. November neuerlich hospitalisiert wurde. Damals bestand eine Tachykardie mit 120 Pulsen pro Minute, Ödeme, ferner Petechien am ganzen Körper und auf der Mundschleimhaut. Der Gaumen war stark geschwollen und mit einer dicken weißen Membran belegt, ferner bestand Gangräne der rechten Tonsille. An der Nasenschleimhaut fanden sich Erosionen, außerdem wurde eine Blutung aus dem linken Trommelfell beobachtet. Auch an der Retina beider Augen bestanden Hämorrhagien. Sowohl im Halsbereiche wie in den Axillen waren Lymphknoten tastbar. Milz und Leber waren vergrößert und überragten den Rippenbogen.

Im Urin wurden Erythrozyten gefunden, ferner bestand Diarrhöe mit blutigen Stühlen. Die Untersuchung des Blutbildes ergab 390000 weiße Blutkörperchen, unter diesen vorwiegend Monozyten. $2^1/_2$% aller Zellen ergaben eine positive Peroxydasereaktion. Im Sternalpunktat wurden 566000 kernhaltige Zellen pro $mm^3$ gezählt, 91% derselben waren Monozyten, einschließlich unreifer Formen. Einige dieser Zellen zeigten Mitosen, andere waren vakuolisiert. Zellen von ähnlichem Typus wurden auch im Milz- und Leberpunktat gefunden. Nach der Spitalsaufnahme schwankte die Temperatur zwischen 39 und 40°, die Pulsfrequenz zwischen 100 und 120. Am 16. November 1945 verschlechterte sich der Zustand, der Patient wurde dyspnoisch, die Atemfrequenz stieg auf 44 bis 48, die Pulsfrequenz auf 140 bis 160, wenige Stunden später starb der Patient, somit 3 Monate und 8 Tage nach der Strahleneinwirkung.

Bei der Autopsie wurden Petechien der Haut, der Pleuren, des Perikards und am Peritoneum, ferner im Nierenbecken, im Rachen und Ösophagus, in der Mundschleimhaut und im Dickdarm vorgefunden. In der Bauchhöhle wurden etwa 100 $cm^3$ freies Blut vorgefunden. Auch im Lungenparenchym wurden kleine Blutungsherde gesehen. Es bestand eine Nekrose der rechten Tonsille, ferner waren beide Tonsillenregionen und der weiche Gaumen von einer grauen Membran bedeckt. Die Mitralklappe zeigte warzige Auflagerungen, im rechten Unterlappen fand sich ein pneumonischer Herd. Die Milz wog 230 Gramm und zeigte an der Schnittfläche dunkelrote Verfärbung mit unregelmäßigen Flecken. Die Lymphknoten im zervikalen und axillaren Bereich sowie im Mediastinum waren vergrößert, ebenso die des Magen- und Darmtraktes. Ferner befanden sich auf der gesamten Magen- und Darmschleimhaut Erosionen und kleine Ulzera. Die Nieren zeigten multiple Infarkte des Parenchyms.

Bei der histologischen Untersuchung wurden in den meisten Geweben mononukleare Zellen vorgefunden. Diese lagen vorwiegend in kompakten Gruppen, die meisten waren polygonal geformt, einige aber spindelförmig. Die meisten Zellen hatten kugelige oder leicht eingedellte Kerne mit vortretenden Nukleolen. Das Zytoplasma war spärlicher als in den Zellen des peripheren Blutes. Derartige mononukleare Infiltrate befanden sich auch zwischen den Muskelfasern des Myokards, von denen einige infolgedessen atrophisch waren. Auch die schmalen interstitiellen Blutgefäße waren mit atypischen Zellen ausgefüllt. Die

Lungenalveolen waren angestopft mit zahlreichen atypischen mononuklearen Zellen und infolgedessen verdickt, ferner waren die Wände einiger Bronchioli nekrotisch. In der Leber zeigten sich Veränderungen in den perizentralen Sinus, einige Leberzellenstränge waren atrophisch. Im Darm fanden sich zahlreiche Nekroseherde, vorwiegend in der Submukosa. In den quergestreiften Muskelfasern fanden sich massive perifibrilläre Infiltrate, manche Fasern waren atrophisch. Einzelne mononukleare Zellen befanden sich im Stadium der Mitose. Gruppen von Zellen waren nekrotisch, aber der größte Teil der Gewebe war erhalten. Im Pharynx fanden sich vorwiegend subepitheliale Infiltrate, das Epithel war intakt. Ausgedehnte interstitielle und perivaskuläre Infiltrate fanden sich in beiden Nieren. Viele mononukleare Zellen fanden sich knapp unterhalb der Kapsel. Die Lymphknoten bestanden aus kompakten mononuklearen Zellmassen mit etlichen Nekroseherden. Ein Stück des Knochenmarkes enthielt große Fettzellen, ferner Septen, die aus Massen von mononuklearen Zellen bestanden. Es wurden keine Inseln von normalem erythropoetischem oder myelopoetischem Gewebe vorgefunden. Auch die Hirngefäße enthielten größere Ansammlungen mononuklearer Zellen.

Es kann keinem Zweifel unterliegen, daß es sich bei der soeben geschilderten Erkrankung um eine Leukämie gehandelt hat, welche durch die Strahlung der Atombombe verursacht worden ist. Auf Grund der bekannten Entfernung vom Hypozentrum, die mit 900 m angegeben wurde, müßte eigentlich eine Strahlendosis von rund 1000 rem angenommen werden, was aber nicht sehr wahrscheinlich ist, weil in diesem Falle auch keine vorübergehende Erholung eingetreten wäre. Das nach einem Intervall von 3 Wochen einsetzende Defluvium capillorum läßt eher auf eine Dosis von 400 bis 500 rem schließen, möglicherweise könnte die Dosis auch bei 600 rem gelegen sein. Auffallend ist der Ausbruch der Leukämie nach einer relativ kurzen Latenzzeit, da diese in den meisten anderen Fällen erst nach 5 bis 10 Jahren aufgetreten ist. Warum die

Tabelle 52

*Leukämiehäufigkeit unter den Überlebenden von Hiroshima in Abhängigkeit von der Distanz*

| Abstand vom Hypozentrum | Exponierte Bevölkerung mit Symptomen | ohne Symptome | insgesamt |
|---|---|---|---|
| 0– 999 m | 750 | 450 | 1200 |
| 1000–1499 m | 2250 | 8250 | 10500 |
| 1500–1999 m | 1750 | 16950 | 18700 |
| 2000–2499 m | 950 | 16250 | 17200 |
| über 2500 m | 850 | 49650 | 50500 |
| Insgesamt | 6650 | 91550 | 98100 |

Latenzzeit der Leukämie in dem einen Fall Monate, in anderen Fällen Jahrzehnte beträgt, entzieht sich einstweilen noch unserer Kenntnis.

Wir wenden uns jetzt weiteren Beobachtungen über leukämische Erkrankungen bei Atombombenopfern zu. Schon seit 1947 mehren sich die Anzeichen für ein vermehrtes Auftreten von Leukämien, insbesondere der myeloischen Form, unter der strahlenexponierten Bevölkerung von Hiroshima und Nagasaki. Die Schwierigkeiten, mit denen statistische Erhebungen an einem großen Personenkreis stets verbunden sind, lassen es begreiflich erscheinen, daß die Angaben der ersten Bearbeiter dieses Fragenkomplexes einige Diskrepanzen erkennen ließen. So waren die zahlenmäßigen Angaben von WALD, WATANABE MOLONEY, HIROSE oder KUSANO anfangs nicht kongruent in bezug auf das Ausmaß der Leukämiehäufigkeit unter den Strahlenexponierten, während die Tatsache, daß eine Häufung der Leukämiefälle eingetreten war, von keinem der Autoren bestritten wurde. Dennoch wurden die statistischen Erhebungen von mehreren Seiten her fortgesetzt und haben schließlich auch zu einer weitgehenden Klärung des ganzen Fragenkomplexes geführt. Die Bedeutung dieser statistischen Untersuchungen ist deswegen so groß, weil im Einzelfalle zwischen einer radiogenen Leukämie und einer Leukämie anderer Genese keine sichere Unterscheidung möglich ist, vielmehr die ganze Tragik des Geschehens nur aus den zahlenmäßigen Angaben, aus der relativen Vermehrung der Erkrankungen erschlossen werden kann. Die Aufschlüsselung der Leukämien nach den unterschiedlichen Formen läßt ein deutliches Überwiegen der Myelosen über die Lymphadenosen erkennen.

Wir bringen in der Tabelle 52 die Ziffern, die von der ABCC für den Zeitraum von 1947 bis 1955 erhoben wurden (nach O. MESSERSCHMIDT).

In den Jahren nach 1952 glaubten manche Autoren eine deutliche Abnahme der neu hinzugekommenen Leukämiefälle zu sehen und meinten daher, daß die radiogenen Leukämien ihren Höhepunkt bereits überschritten hatten. WATA-

*und anderen Strahlenschäden*

| Leukämien mit Symptomen | Leukämien ohne Symptome | Leukämien insgesamt | Relative Häufigkeit mit Symptomen | Relative Häufigkeit ohne Symptome | Relative Häufigkeit insgesamt |
|---|---|---|---|---|---|
| 14 | 1 | 15 | 1:53 | 1:450 | 1:80 |
| 15 | 9 | 24 | 1:150 | 1:917 | 1:439 |
| 3 | 2 | 5 | 1:589 | 1:8495 | 1:3740 |
| 1 | 1 | 2 | 1:950 | 1:16250 | 1:8260 |
| 0 | 4 | 4 | | 1:12412 | 1:12625 |
| 33 | 17 | 50 | 1:198 | 1:5385 | 1:1962 |

NABE war einer der ersten, der dieser Auffassung entgegentrat und auf einen neuerlichen Anstieg der Neuerkrankungen hinwies. In diesem Zusammenhang wurde auch die Vermutung ausgesprochen, daß eine gewisse negative Korrelation zwischen der Höhe der Strahlendosis und der Länge der Latenzzeit bestehen könne, also bei den Patienten, die eine relativ kleine Dosis erhalten hatten, mit einem späteren Ausbruch der Leukämie zu rechnen sei.

Tatsächlich haben die Beobachtungen der letzten Jahre gezeigt, daß die Kurve der jährlichen Leukämiefälle einen zweigipfligen Charakter zeigt. Insbesondere die Kurve für Nagasaki zeigt zwei sehr ausgeprägte Gipfel in den Jahren 1957 und 1961.

In der nachfolgenden Tabelle 53 bringen wir einen Überblick über sämtliche Leukämiefälle von Nagasaki bis einschließlich 1963 (nach N. KUSANO und K. SAKUMA).

Eine weitere sehr aufschlußreiche Tabelle bringt den jährlichen Anfall an Neuerkrankungen an Leukämie. Wir bringen in Tabelle 54 die von den japanischen Autoren KUSANO und SAKUMA mitgeteilten Ziffern, welche die Erkrankungen an Leukämie in Hiroshima in den Jahren 1946 bis 1963 veranschaulichen.

Die Tabelle 54 läßt deutlich das neuerliche Ansteigen der Neuerkrankungen um 1961 erkennen. Man wird daher mit der Prognose für die kommenden Jahre sehr vorsichtig sein müssen, insbesondere deswegen, weil auch aus anderen Quellen bekannt ist, daß radiogene maligne Erkrankungen noch jahrzehntelang nach der Strahleneinwirkung auftreten können (vgl. auch Abschnitt 2.).

Tabelle 55 bringt einen Überblick über die jährlichen Neuerkrankungen an Leukämie aus Hiroshima in den Jahren 1946 bis 1964 (nach einer Arbeit von WATANABE). Auch diese Tabelle läßt, wenn auch nicht so ausgeprägt wie die vorhergehende, mehrere Gipfel erkennen, welche offenbar verschieden langen Latenzzeiten entsprechen. Unsere Kenntnisse über die Einzelheiten der Pathogenese der strahlenbedingten malignen Erkrankungen sind noch zu unvollständig, um hier den Versuch einer Deutung dieser Erscheinung zu wagen.

Ein Problem besonderer Art ist die Entstehung von Leukämien bei solchen Personen, die sich zur Zeit der Kernexplosion außerhalb Hiroshimas in größerer Entfernung befunden hatten, aber in den ersten Tagen nach der Katastrophe die Stadt und namentlich die engere Umgebung des Hypozentrums betreten hatten. Diese Personen waren einerseits der Strahlung der neutroneninduzierten Radionuklide im Erdboden, in den Baumaterialien usw. ausgesetzt, andererseits ist es zweifellos bei den meisten von ihnen zur Inkorporierung von radioaktivem Material in Form von Staubteilchen usw. gekommen. Eine solche Inkorporierung dürfte einerseits durch die Atmungsorgane erfolgt sein, andererseits ist auch die Aufnahme von radioaktivem Material in den Digestionstrakt anzunehmen. Insbesondere dürften viele Menschen radioaktiv kontaminiertes Wasser getrunken haben, um ihren Durst zu löschen. Über das Auftreten von Leukämien bei den sogenannten „early entrants“ sind in der Fachliteratur zahlreiche Diskussionen ausgetragen worden. Unsere Tabelle 56, die einer Publikation von F. HIROSE entnommen ist, gibt

Tabelle 53

*Leukämiefälle aus Nagasaki 1946 bis 1963 mit Berücksichtigung des Abstandes des Patienten vom Hypozentrum der Atombombenexplosion*

| Abstand vom Hypozentrum in m | Bevölkerungszahl | Zahl der Leukämien |
|---|---|---|
| 0– 1500 | 61771 | 26 |
| 1500– 2000 | 62839 | 3 |
| 2000– 2500 | 96765 | 0 |
| 2500– 5000 | 917572 | 30 |
| 5000–10000 | 304349 | 16 |
| Zusammen | 1443296 | 75 |
| nicht exponiert | 1954220 | 44 |
| Insgesamt | 3397516 | |

Tabelle 54

*Jährliche Neuerkrankungen an Leukämie unter der strahlenexponierten Bevölkerung von Hiroshima*

| Jahr | Zahl der Leukämiefälle |
|---|---|
| 1946 | 2 |
| 1947 | 5 |
| 1948 | 6 |
| 1949 | 3 |
| 1950 | 12 |
| 1951 | 13 |
| 1952 | 11 |
| 1953 | 14 |
| 1954 | 21 |
| 1955 | 22 |
| 1956 | 17 |
| 1957 | 26 |
| 1958 | 41 |
| 1959 | 21 |
| 1960 | 21 |
| 1961 | 46 |
| 1962 | 35 |
| 1963 | 15 |
| Zusammen | 331 |

Tabelle 55

*Leukämieerkrankungen in Hiroshima in den Jahren 1946 bis 1964*

| Jahr | Zahl der Leukämien | Leukämien je 100000 Einwohner |
|---|---|---|
| 1946 | 2 | 1,17 |
| 1947 | 6 | 2,70 |
| 1948 | 15 | 6,09 |
| 1949 | 21 | 7,99 |
| 1950 | 13 | 4,55 |
| 1951 | 20 | 6,72 |
| 1952 | 17 | 5,28 |
| 1953 | 22 | 6,48 |
| 1954 | 17 | 4,70 |
| 1955 | 22 | 6,10 |
| 1956 | 18 | 4,71 |
| 1957 | 17 | 4,29 |
| 1958 | 21 | 5,09 |
| 1959 | 26 | 6,10 |
| 1960 | 15 | 3,48 |
| 1961 | 22 | 4,79 |
| 1962 | 14 | 2,92 |
| 1963 | 15 | 3,04 |
| 1964 | 10 | 1,98 |
| Zusammen | 313 | |

einen Überblick über 15 Leukämieerkrankungen in Hiroshima in den Jahren 1952 bis 1957, bei denen ein derartiger Zusammenhang anzunehmen ist. Keiner der Patienten, der in dieser Tabelle erscheint, ist der Initialstrahlung der A-Bombe ausgesetzt gewesen, aber alle betraten die Stadt innerhalb der ersten 14 Tage nach der Katastrophe.

Tabelle 56

| | |
|---|---|
| Zahl der Leukämiefälle | 15 |
| Zahl der Personen, die der Residualstrahlung ausgesetzt waren | 85762 |
| Jährliche Erkrankungen, auf 100000 Personen bezogen | 2,92 |

Obwohl die radiogene Leukämie der A-Bombenüberlebenden im Vergleich mit anderen Leukämien keine charakteristischen Unterschiede erkennen läßt, waren japanische Autoren bestrebt, einige wiederholt angetroffene Befunde hervorzuheben. So verweist Watanabe darauf, daß bei diesen Leukämien recht häufig Knochenmarkfibrosen angetroffen wurden. Matsuoka betonte das inhomogene fleckförmige Auftreten der Knochenmarkveränderungen. Yamamoto beschrieb präleukämische Veränderungen im Knochenmark von Strahlenexponierten, vorwiegend Wucherungen unreifer Granulozyten entlang der Knochentrabekel der Spongiosa. Auch Hirose, Funaki und andere fanden derartige Anhäufungen unreifer Granulozyten in den Trabekeln, in der Umgebung von Arteriolen und in den Sinuswandungen. Hirose verwies auch darauf, daß bei radiogenen Leukämien im Knochenmark atypische Proliferationen des erythropoetischen Gewebes anzutreffen sind.

Während über das Auftreten strahlenbedingter Leukämien bei der exponierten Bevölkerung von Hiroshima und Nagasaki schon relativ bald Einhelligkeit herrschte, bildete das gehäufte Auftreten von Karzinomen und Sarkomen einige Jahre lang den Gegenstand lebhafter Kontroversen. Diese waren teilweise durch die langen Latenzzeiten der Tumoren bedingt, die eine frühzeitige statistische Untersuchung und Beweisführung nicht zuließen, teilweise auch durch die Schwierigkeiten, die sich jeder größeren statistischen Erhebung dieser Art entgegenstellen. In den letzten Jahren sind aber Untersuchungen zum Abschluß gekommen, die das gehäufte Auftreten maligner Tumoren bei der strahlenexponierten Bevölkerung der beiden japanischen Städte sicherstellen. Rückblickend muß allerdings doch gesagt werden, daß eigentlich kein vernünftiger Grund für die Annahme vorlag, daß durch die Strahleneinwirkung nur maligne Hämoblastosen und keine malignen Tumoren im eigentlichen Sinne des Wortes erzeugt werden könnten.

Schon im Abschnitt 2. wurde die grundlegende Publikation der beiden japanischen Ärzte T. Harada und M. Ishida über „Neubildungen bei A-Bombenüberlebenden in Hiroshima" kurz gestreift. Diese beruht auf der Auswertung der im „*Hiroshima tumor register*" dokumentierten malignen Neoplasmen bei den strahlenexponierten Einwohnern. Wie bei den Leukämien gilt auch bei den Neoplasmen der Satz, daß der einzelne, nach einer Ganzkörperbestrahlung aufgetretene Tumor sich nicht von Tumoren anderer Verursachung unterscheidet, daß das Merkmal der Unterscheidung vielmehr nur in der statistisch signifikanten Häufung der Neoplasmen zu sehen ist. Das „*Tumor register*", dessen Aktivitäten von der ABCC und vom japanischen Staatsinstitut für Gesundheit unterstützt wurde, begann seine Tätigkeit mit dem Stichtag 1. Mai 1957. Es wurden sämtliche maligne und benigne Tumoren, die unter den Einwohnern von Hiroshima in der Zeit von Mai 1957 bis Dezember 1958 aufgetreten waren, bzw. diagnostiziert wurden, in Evidenz gehalten, wobei in jedem einzelnen Falle soweit wie möglich der Standort des betreffenden Patienten in bezug auf das Hypozentrum ermittelt wurde. Ferner wurde in jedem Falle eine gründliche Dokumentation der klinischen und der pathologischen Befunde vorgenommen. Insgesamt waren zur Zeit der Publikation Angaben über 1750 maligne und 810 benigne Tumoren gesammelt und ausgewertet worden.

Als „strahlenexponiert" wurden in diesem Zusammenhang nur jene Personen angesehen, deren Entfernung vom Hypozentrum höchstens 1500 m betrug. Diese Grenzziehung mag etwas willkürlich erscheinen, da in einem Abstand von 1500 m im Freien befindliche Personen immerhin noch eine Gammastrahlendosis von 95 R und eine Neutronendosis von 15 bis 20 rad erhalten hatten, und es sehr wohl möglich ist, daß noch kleinere Dosen als diese kanzerogen wirken können. Ebenso wird bei dieser Einteilung keine Rücksicht auf die zusätzliche Bestrahlung genommen, die durch die neutroneninduzierte Radioaktivität und die Inkorporierung von Radionukliden hervorgerufen wird. Tatsächlich haben mehrere Untersucher auf die Bedeutung der letzteren Komponente für die Entstehung maligner Tumoren hingewiesen, doch ist es bis jetzt noch nicht möglich gewesen, diese angesichts des überwiegenden Einflusses der äußeren Bestrahlung mit Gammastrahlen und Neutronen richtig einzuschätzen.

Tabelle 57 zeigt die Anzahl der beobachteten Tumoren in Vergleich mit den entsprechenden japanischen Durchschnittszahlen (nach T. Harda und M. Ishida).

Tabelle 57

*Vergleich der bei der strahlenexponierten Bevölkerung beobachteten malignen Tumoren mit den entsprechenden statistischen Erwartungswerten*

| | Beobachtet | Erwartet | Relation |
|---|---|---|---|
| Magenkarzinome | 24 | 12,41 | 1,93 |
| Lungenkarzinome | 10 | 2,39 | 4,31 |
| Mammakarzinome | 5 | 2,49 | 2,00 |
| Uteruskarzinome | 8 | 4,99 | 1,60 |
| Ovarialtumoren | 4 | 1,01 | 3,96 |

Die Auswertung der im „*Tumor register*“ in Evidenz gehaltenen Beobachtungen hat den Beweis für das Vorkommen von malignen Tumoren als Spätfolge der Strahleneinwirkung der Atombombe erbracht. Allerdings umfaßt das hier referierte Beobachtungsmaterial nur neoplastische Erkrankungen, die bis 1958, mithin nach 13 Jahre dauernder Latenzzeit aufgetreten sind. In Hinblick darauf, daß radiogene Tumoren auch nach wesentlich längeren Latenzzeiten auftreten können, sind diese Beobachtungen keineswegs als abgeschlossen zu betrachten, da sich nicht voraussehen läßt, wie sich die Morbidität der Strahlenexponierten weiterhin entwickeln wird.

Aus jüngster Zeit liegt ein Bericht von N. Kusano und K. Sakuma über jene malignen Tumoren vor, die im Atombomben-Hospital von Hiroshima in den Jahren 1956—1964 in Behandlung gestanden sind. Tabelle 58, die sich auf die Beobachtungen bis 31. Dezember 1964 bezieht, bringt eine Aufgliederung der Tumoren sowohl nach der Lokalisation wie nach der Entfernung der Kranken vom Hypozentrum.

Diese Tabelle läßt eine deutliche Häufung der neoplastischen Erkrankungen in den Distanzen zwischen 1,0 und 2,5 km erkennen, bei denen es sich also um Patienten handelt, die eine relativ große Dosis erhalten hatten. Ebenso wie in der weiter oben erwähnten Publikation von Harada und Ishida dominieren hier neben den Leukämien die malignen Tumoren der Lungen und des Magens.

Tabelle 58

*Verteilung von Leukämien und malignen Tumoren in Zusammenhang mit der Distanz vom Hypozentrum*

| | Distanz in km | | | | | Rückkehr in den ersten 3 Tagen | Rückkehr in den ersten 7 Tagen |
|---|---|---|---|---|---|---|---|
| | 0–1 | 1–1,5 | 1,5–2 | 2–2,5 | 2,5–3 | | |
| Leukämie | 10 | 21 | 9 | 2 | 6 | 4 | 4 |
| Mal. Lymphome | 1 | 1 | 5 | 6 | 0 | 0 | 0 |
| Lungen-Ca | 3 | 7 | 14 | 5 | 4 | 11 | 3 |
| Leber-Ca | 0 | 1 | 5 | 6 | 3 | 9 | 3 |
| Magen-Ca | 4 | 23 | 33 | 29 | 11 | 5 | 2 |
| Diverse Tumoren | 9 | 27 | 28 | 24 | 6 | 5 | 4 |
| Zusammen | 27 | 80 | 94 | 72 | 30 | 34 | 16 |

Auch in dieser Aufstellung begegnen wir den „Rückkehrern" der ersten Tage, die zweifellos der neutroneninduzierten Radioaktivität und dem Fallout ausgesetzt gewesen sind. Mit dieser Gruppe der Strahlenexponierten beschäftigt sich auch eine Publikation von G. Oho aus dem Jahre 1965. Es handelt sich dabei um Personen, die zwar zur Zeit der Detonation drei bis vier Kilometer vom Hypozentrum entfernt gewesen waren, dann aber die Umgebung desselben aufsuchten. Nach Oho spielen die radioaktiven Niederschläge in der Pathogenese der malignen Tumoren eine bedeutend größere Rolle als in der der Leukämien.

Abb. 42 zeigt uns einen exulzerierten malignen Tumor bei einem Atombombenüberlebenden, der eine schwere Strahlenschädigung erlitten hatte (Originalaufnahme aus Hiroshima).

Eine weitere Spätfolge der bei der A-Bombenexplosion wirksamen Strahlung ist die vorzeitige Alterung, das Senium praecox. Eine Reihe von japanischen Autoren hat Fälle von vorzeitiger Alterung bei Atombombenüberlebenden beschrieben, so daß an der Existenz dieses Phänomens kaum zu zweifeln ist. Aus leicht verständlichen Gründen ist es aber nicht möglich, über die strahlenbedingte vorzeitige Alterung ebenso präzise Angaben zu machen wie über Strahlenspätschäden anderer Art. In erster Linie ist darauf hinzuweisen, daß Altersveränderungen nur schwer in objektiver und schon gar nicht in quantitativer Weise beschrieben werden können. Dazu kommt noch, daß schon normalerweise das Tempo der Alterung recht großen Schwankungen individueller Natur unterliegt, so daß Abweichungen von der Norm nicht mit Sicherheit festgestellt werden können. Geht man davon aus, daß rasches Altern ceteris paribus zum frühzeitigen Tod führt, so hat man allerdings in der gegenüber dem Durchschnitt verkürzten Lebensdauer ein indirektes Maß für die beschleunigte Alterung. In der Tat sind von mehreren Autoren im Tierversuch Verkürzungen der mittleren Lebensdauer als Spätfolge von Ganzkörperbestrahlungen nachgewiesen worden (siehe Abschnitt 2.).

S. Nishida ist den Todesursachen von 10767 strahlenexponierten Erwachsenen von Hiroshima, 5841 Männern und 4926 Frauen, nachgegangen. Nach seinen Erhebungen ist bei den exponierten Männern in 9% senile Kachexie, gegenüber nur 3% bei der Kontrollgruppe als Todesursache anzunehmen. Bei den Frauen betragen die entsprechenden Ziffern 16% für die Exponierten gegen 5% für die Nichtexponierten.

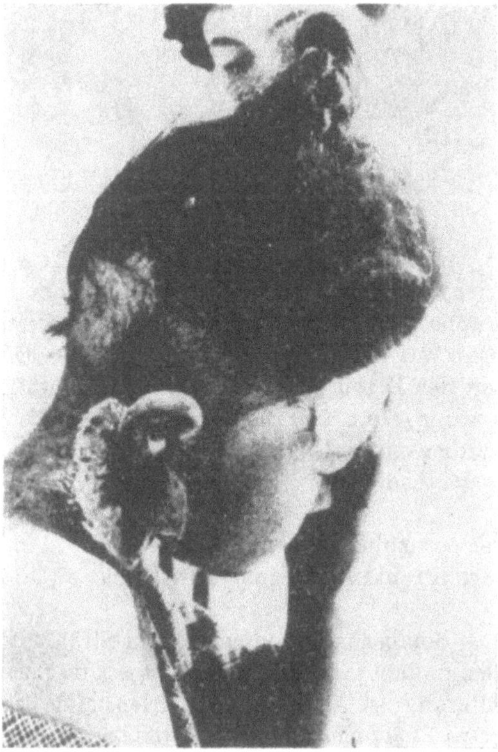

*Abb. 42:* Exulzerierter maligner Tumor als Spätfolge der Bestrahlung

Zu den schwerwiegendsten Spätfolgen gehören auch die fetalen Strahlenschäden, die in kongenitalen Mißbildungen ihren Ausdruck finden. Diese Art von Strahlenschäden, welche bei jenen Kindern beobachtet wurden, die in utero der Strahlung der A-Bombe ausgesetzt gewesen waren, kam nicht unerwartet, da die besondere Strahlenempfindlichkeit der embryonalen und fetalen Gewebe, schon lange vor 1945 bekannt war. Traurige Erfahrungen aus den ersten Jahren der Röntgentherapie hatten gezeigt, daß versehentlich oder irrtümlich vorgenommene Röntgen- oder Radiumbestrahlungen zu schweren Mißbildungen führen können, namentlich wenn diese in die ersten zwei bis drei Monate der Schwangerschaft fallen. In erster Linie handelt es sich dabei um

Mißbildungen des Skeletts, des Schädels und des Gehirnes. In einzelnen Fällen sind ähnliche Mißbildungen bei den Kindern von Frauen beobachtet worden, die während der Gravidität beruflichen Strahlenexpositionen ausgesetzt gewesen waren (Näheres siehe Abschnitt 4.). Es sind im wesentlichen die gleichen Mißbildungen, die bei den Kindern von Hiroshima und Nagasaki gefunden wurden.

A. Tabuci und M. Mizuno untersuchten die Kinder von 24 Frauen aus Hiroshima, die zur Zeit der Katastrophe gravid gewesen waren. Bei acht dieser Kinder, also einem Drittel derselben, wurden gröbere kongenitale Mißbildungen vorgefunden, und zwar handelte es sich in sechs Fällen um Mongolismus und in zwei Fällen um Mikrozephalie.

Zu ähnlichen Ergebnissen kam der amerikanische Pädiater G. Plummer, der im Jahre 1952 in einer ausführlichen Studie über 205 Kinder aus Hiroshima berichtete, die zwischen dem 1. Januar und dem 1. Mai 1946 geboren wurden und daher im ersten bis vierten Monat des intrauterinen Lebens bestrahlt worden waren. Elf dieser Kinder stammten von Müttern, die sich im Augenblick der Detonation in einem Abstand von weniger als 1200 m befunden hatten, daher einer erheblichen Strahlendosis ausgesetzt gewesen waren. Von diesen elf Kindern zeigten nicht weniger als sieben eine hochgradige Mikrozephalie mit Zurückbleiben in der psychischen Entwicklung, während sich unter den 194 anderen Kindern kein derartiger Fall befunden hat. Plummer betont, daß nach seiner Erfahrung die Mikrozephalie die einzige Anomalie ist, die einen deutlichen Zusammenhang mit der Strahlendosis erkennen läßt. R. W. Miller berichtete im Jahre 1956 über die Untersuchungsergebnisse an 33 Kindern aus Hiroshima, die in utero bestrahlt worden waren. In der Mehrzahl dieser Fälle hatte sich die Mutter weniger als 1500 m vom Hypozentrum entfernt aufgehalten, 34 der Kinder befanden sich in der 7. bis 15. Woche des fetalen Lebens. Bei diesen 33 Kindern bestand ausgeprägte Mikrozephalie, in 15 Fällen mit mentaler Retardierung.

In einer Studie über die Kinder von Nagasaki konnten J. N. Yamazaki, St. W. Wright und P. M. Wright diese Erfahrungen vollauf bestätigen. Sie untersuchten 98 werdende Mütter, die in Nagasaki der Strahlung der Atombombe ausgesetzt gewesen waren, wobei in jedem einzelnen Falle die Distanz kleiner als 2000 m gewesen war. Bei 30 dieser Frauen hatten Symptome eines schweren Strahlensyndromes bestanden. Insgesamt wurden in dieser Gruppe 3 Spontanaborte, 4 Totgeburten und 23 Lebendgeburten registriert. Von diesen 23 lebend geborenen Kinder starben 6 im Säuglingsalter, von den 17 Überlebenden sind vier geistig zurückgeblieben. Die Autoren betonen, daß bei der übrigen japanischen Bevölkerung mit einer fetalen Sterblichkeitsrate von 2,7% zu rechnen ist. Zusammenfassend kann demnach gesagt werden, daß sowohl in Hiroshima wie in Nagasaki bei den in utero exponierten Kindern in einem erheblichen Prozentsatz schwere kongenitale Störungen, also radiogene Fruchtschäden vorgefunden wurden.

Ein erschütterndes Bild dieser Art zeigt unsere Abb. 43, eine Originalaufnahme aus Hiroshima. Auch in diesem Falle zeigen Kopf und Gesicht schwerste

Veränderungen, doch bestehen auch Entwicklungsstörungen an den Extremitäten. Abb. 44, die gleichfalls aus Hiroshima stammt, zeigt die Röntgenaufnahme von siamesischen Zwillingen, die von einer strahlenexponierten Frau geboren wurden. Hirnschädel und Gesichtsschädel zeigen hochgradige Entwicklungsstörungen, ebenso die oberen Extremitäten, während die unteren Gliedmaßen verhältnismäßig normal entwickelt sind.

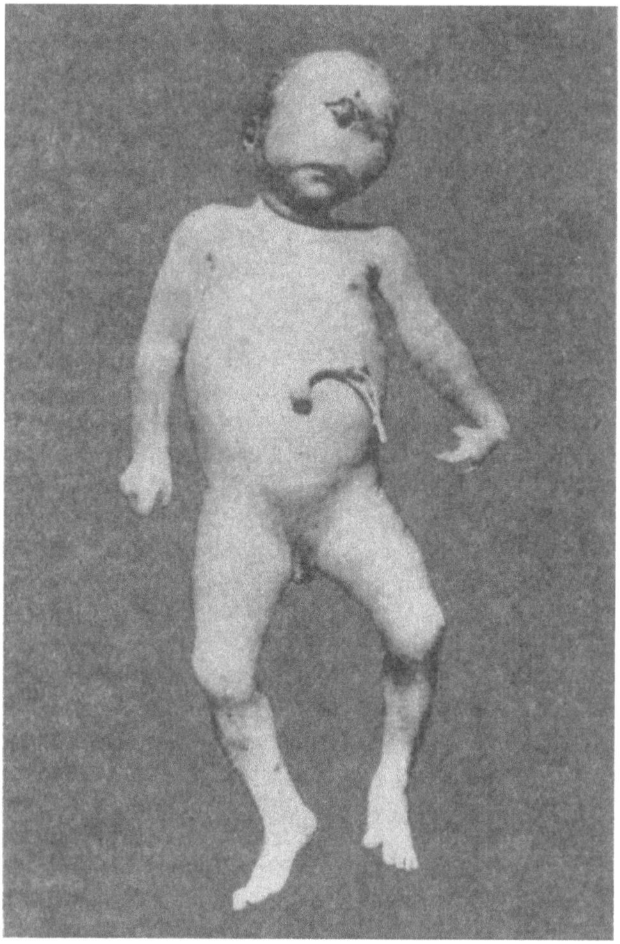

*Abb. 43:* Schwere kongenitale Mißbildung nach Bestrahlung in utero

Es war naheliegend, auch Untersuchungen über Strahlenschäden bei Kindern anzustellen, die in den ersten Monaten nach der Geburt exponiert gewesen waren. Denn nach der allgemeinen radiologischen Erfahrung besteht auch beim Kleinkind eine relativ große Anfälligkeit für Strahlenschäden, wenn auch in etwas geringerem Grade als beim Fetus. Folgerichtig wurde von der ABCC eine

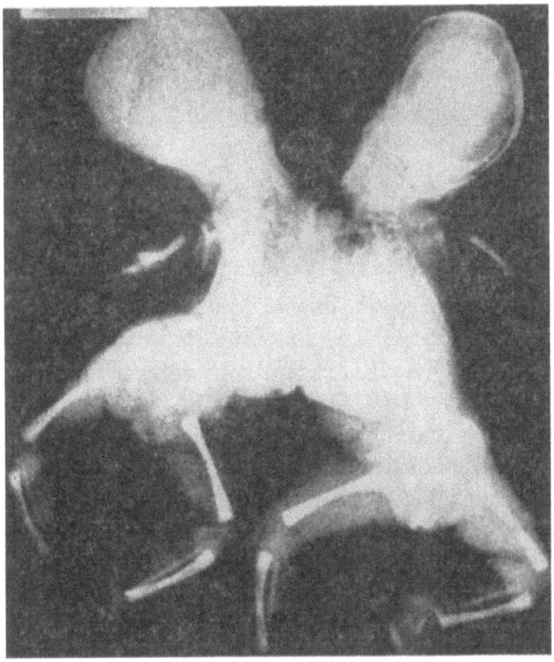

*Abb. 44:* Bizarre Mißbildung nach Bestrahlung in utero. Siamesische Zwillinge

größere Gruppe 6- bis 7jähriger Kinder untersucht, die in der Zeit vom 1. Januar bis 6. August 1945 in Hiroshima geboren worden waren, also im Alter von 0 bis 7 Monaten der Strahlung ausgesetzt gewesen waren. Es wurde bei diesen Kindern durch Röntgenaufnahmen des Handskelettes das sogenannte „Skelettalter" bestimmt, wobei die Kinder in drei Gruppen eingeteilt wurden, die sich weniger als 1500 m, zwischen 1500 und 2000 m und noch weiter befunden hatten (siehe Tabelle 59, nach MESSERSCHMIDT).

Tabelle 59

*Skelettveränderungen von strahlenexponierten und nicht exponierten Kindern*

| Hypozentrumabstand | Knaben | | Mädchen | |
|---|---|---|---|---|
| | Anzahl | mittleres Skelettalter (Jahre) | Anzahl | mittleres Skelettalter (Jahre) |
| unter 1500 m | 25 | 6,56 | 24 | 6,77 |
| 1500 bis 2000 m | 85 | 6,72 | 71 | 6,72 |
| nicht exponierte Kinder | 129 | 6,70 | 109 | 7,07 |

Wie ein Vergleich der exponierten und der nichtexponierten Kinder zeigt, ist ein hemmender Einfluß auf die Skelettentwicklung festzustellen. Auch in dieser Hinsicht decken sich die Beobachtungen bei den A-Bombenüberlebenden mit der strahlentherapeutischen und strahlenbiologischen Erfahrung, die uns immer wieder die relativ große Strahlenempfindlichkeit der kindlichen Gewebe vor Augen führt.

Ein Problem besonderer Art ist die genetische Strahlenschädigung der Atombombenopfer. Hier überschreitet die Strahlenschädigung den Kreis derer, die in persona der Strahlung ausgesetzt gewesen waren und erstreckt sich auf deren Nachkommenschaft. Da sowohl bei Insekten wie bei Säugetieren in sehr exakten Experimenten genetische Strahlenschäden nachgewiesen und erforscht worden waren, besteht schon seit langem kein vernünftiger Grund zu der Annahme, daß sich die menschliche Erbsubstanz in dieser Hinsicht grundsätzlich anders verhalten sollte. Konsequenterweise wurde daher bei den Nachkommen der Atombombenüberlebenden nach genetischen Strahlenschäden gesucht. Der einzige direkte Nachweis genetischer Strahlenschäden beim Menschen wurde bisher in den Untersuchungen über die Verschiebung der Geschlechtsproportion gefunden, worüber wir in einem früheren Kapitel dieses Buches schon berichtet haben (siehe Abschnitt 2.).

## 6.5. Radioaktive Niederschläge

Die Strahlengefährdung durch Kernexplosionen ist mit der direkten Ausstrahlung der Bombe, Gamma- und Neutronenstrahlen, noch nicht erschöpft, da noch eine zweite Gefahrenquelle besteht. Diese ist die Einwirkung der radioaktiven Spaltprodukte, die in staubförmigem Zustand in großer Menge entstehen und allmählich zur Erde niedersinken. Durch diesen „Fallout" kommt es zur radioaktiven Kontaminierung nicht nur der näheren Umgebung des Explosionsortes, sondern der gesamten Atmosphäre, des Trinkwassers und verschiedener Lebensmittel, also praktisch der gesamten Umwelt des Menschen. Dem Studium der radioaktiven Niederschläge, ihrer Ausbreitung in den verschiedenen Medien und auch der möglichen Wege zum Eindringen in den menschlichen Körper kommt daher außerordentlich große praktische Bedeutung zu.

Nach amerlkanischen Angaben beträgt die gesamte Radioaktivität, die bei der Explosion einer 20-Kilotonnenbombe entstanden ist, eine Minute nach der Detonation 820000 Megacurie. Einen Tag später ist die Aktivität auf 133 Megacurie abgesunken.

Tabelle 60 bringt einen Überblick über die wichtigsten Spaltprodukte, die bei der Detonation einer Uran 235-Bombe entstehen, sowie eine Übersicht über die Energie der Beta- und Gammastrahlung der einzelnen Radionuklide.

Nicht alle Teilchen sinken gleich schnell zu Boden, da bei den größeren Teilchen die Luftreibung, die den Fall verlangsamt, relativ geringer ist als bei den

Tabelle 60

*Physikalische Daten der radioaktiven Spaltprodukte*

| Spaltprodukt | Anteil in % | Halbwertszeit | Strahlungsenergie in MeV Betateilchen | Strahlungsenergie in MeV Gammastrahlen |
|---|---|---|---|---|
| Krypton 85 | 0,24 | 10 J. | 0,74 | keine |
| Strontium 89 | 4,60 | 53 T. | 1,50 | keine |
| Strontium 90 | 5,0 | 27 J. | 0,6 | keine |
| Yttrium 91 | 5,9 | 57 T. | 1,53 | keine |
| Zirkonium 95 | 6,40 | 65 T. | 0,39 | 0,73 |
| Technetium 99 | 6,2 | $9{,}4 \cdot 10^5$ J. | 0,30 | keine |
| Ruthenium 103 | 3,7 | 42 T. | 0,20 | 0,56 |
| Ruthenium 106 | 0,5 | 1 J. | 0,09 | keine |
| Tellur 129 | 0,19 | 32 T. | 1,8 | 0,69 |
| Jod 131 | 2,80 | 8 T. | 0,6 | 0,37 |
| Xenon 133 | 6,00 | 5,3 T. | 0,35 | 0,08, 0,09 |
| Cäsium 137 | 6,00 | 27 J. | 0,5, 0,8 | 0,7 |
| Barium 140 | 6,10 | 12,8 T. | 1,0, 0,4 | 0,5 |
| Cer 141 | 6,00 | 29 T. | 1,0 | keine |
| Neodym 147 | 2,60 | 1,1 T. | 0,4, 0,9 | 0,58 |
| Promethium 147 | 2,60 | 4 J. | 0,2 | keine |

Teilchen mit kleinerem Durchmesser. Da der Durchmesser recht unterschiedlich ist, ergeben sich entsprechend dem STOKESschen Gesetz sehr verschiedene Zeiten für den Fall, beziehungsweise die Sedimentation der einzelnen Teilchen (siehe Tabelle 61).

Tabelle 61

*Fallzeit von Teilchen unterschiedlicher Größe aus 24 km Höhe*

| Teilchendurchmesser in mm | Fallzeit in Stunden |
|---|---|
| 0,340 | 0,75 |
| 0,250 | 1,4 |
| 0,150 | 3,9 |
| 0,075 | 16 |
| 0,033 | 80 |
| 0,016 | 340 |
| 0,008 | 1500 |
| 0,005 | 3400 |

Zweifellos haben radioaktive Niederschläge schon bei der Pathogenese des Strahlensyndromes in Hiroshima eine gewisse Rolle gespielt, doch war der Einfluß der äußeren Bestrahlung weitaus überwiegend. Um die Bedeutung und das Ausmaß der radioaktiven Niederschläge exakt studieren zu können, wurde im Sommer 1946 von der US-Marine ein Versuch unternommen, der unter dem Namen „Operation Cross Road" bekannt geworden ist. Bei diesem Test wurde in der Lagune von Bikini eine Zielflotte verankert und der Wirkung von Luftexplosionen und von Unterwasserexplosionen ausgesetzt. Einige Schiffe, die vom Ort der Explosion zwei bis drei km weit entfernt waren, wurden von radioaktiven Teilchen in einem solchen Maße überschüttet, daß die Schiffsoberfläche eine Dosis von rund 5000 R erhielt. Anschließend wurde in „Hunters Point" bei San Francisco ein Laboratorium zur Erforschung der radioaktiven Niederschläge errichtet.

Wir unterscheiden grundsätzlich drei Arten des radioaktiven Fallout, die in der Regel bei Kernexplosionen nebeneinander auftreten, aber zu sehr unterschiedlichen biologischen Auswirkungen führen. Diese sind:

1. lokaler Fallout,
2. troposphärischer Fallout,
3. stratosphärischer Fallout.

Als lokaler Fallout bezeichnet man radioaktive Teilchen, die in einer Zeitspanne zur Erde sinken, die zwischen einigen Minuten und 48 Stunden liegt. Dabei können die Teilchen je nach Richtung und Geschwindigkeit der Luftströmungen zur radioaktiven Kontaminierung der näheren oder weiteren Umgebung der Explosionsstelle führen. Man nimmt an, daß nach der Kontaktexplosion einer Kernwaffe rund 50% der gesamten durch Spaltungsprozesse entstandenen Radioaktivität im lokalen Fallout enthalten sind. Bei größeren Windgeschwindigkeiten kann noch in einer Entfernung von einigen Hundert km eine erhebliche Kontaminierung entstehen. Die erste exakte Untersuchung des Fallout erfolgte anläßlich des schon erwähnten Cross Road-Versuches. Verbindet man auf der Erdoberfläche die Punkte gleicher Dosisleistung zu Kurven, den „Isodosen", so erhält man ein anschauliches Bild vom Ausmaß der eingetretenen Kontaminierung. Wenn die Kernexplosion bei völliger Windstille erfolgt ist, so bilden die Isodosen konzentrische Kreise mit dem Hypozentrum als gemeinsamen Mittelpunkt. Herrscht jedoch in den bodennahen Schichten der Atmosphäre eine Strömung, so entstehen „zigarrenförmige" Isodosen, deren Achsen der Windrichtung parallel sind.

Bei der zweiten Art des Fallout handelt es sich um radioaktive Teilchen, die in die Troposphäre emporgerissen und durch die Luftströmungen über größere Distanzen fortgetragen werden. Man versteht unter Troposphäre jene Luftschicht, in der sich das Wettergeschehen abspielt. Ihre Höhe schwankt zwischen 9 und 18 km, sie wird durch eine Zwischenschicht, die sogenannte Tropopause, von der Stratosphäre getrennt.

In die Stratosphäre gelangen radioaktive Teilchen bei Kernexplosionen sehr großer Energie oder bei Explosionen, die in sehr großer Höhe erfolgen. Der stratosphärische Fallout setzt sich aus Teilchen zusammen, die jahrelang in der Stratosphäre verweilten und dann an weit entfernter Stelle niedergeschlagen werden. Da die Teilchen bei diesem Vorgang Entfernungen von einigen Tausend Kilometern zurücklegen, kommt es zur weltweiten radioaktiven Kontaminierung. Es wird auch manchmal von „radioaktiver Verseuchung" oder „Aktivierung" gesprochen, doch setzt sich allmählich der bessere Ausdruck „Kontaminierung" durch, dem auch wir den Vorzug geben wollen.

An den Untersuchungen über die radioaktiven Niederschläge haben sich zahlreiche Forscher aus verschiedenen Sparten, wie Physiker, Chemiker und Meteorologen beteiligt. Die Spezialliteratur über diesen Gegenstand hat schon einen so großen Umfang angenommen, daß sie kaum noch zu überblicken ist. Während die richtige Einschätzung der gesundheitlichen Gefährdung durch den weltweiten stratosphärischen Fallout nur mit einiger Reserve möglich ist, liegt über die Gesundheitsschädigung durch ein lokales Fallout-Ereignis schon eine abgeschlossene Studie vor. Diese Studie bezieht sich auf den Fallout der sogenannten „Bikinibombe", die am 1. März 1954 über dem Bikiniatoll gezündet wurde. Es handelte sich dabei um eine Bombe vom „Bravotyp" mit einer Explosionsstärke von 15 Megatonnen TNT-Äquivalent.

Der Konstruktion nach war die Bikinibombe eine „Dreiphasenbombe". Die erste Stufe derselben bestand in der Spaltung von Plutonium, wobei eine Energie von 0,5 Mt freigesetzt wurde. Die zweite Stufe bestand aus der Fusion von einigen kg Lithiumdeuterid. Bei der dritten Stufe, der Spaltung von U 238, wurden vermutlich 80% der Gesamtenergie der Bombe freigesetzt. Der Nachweis des Uranisotopes U 237 im Fallout führte dann auch zur Lüftung des Geheimnisses dieser Bombe, das bis dahin streng gehütet worden war.

Infolge unvorhergesehener Luftströmungen erstreckte sich der Fallout auf ein viel größeres Gebiet, als ursprünglich angenommen worden war. Dadurch geriet ein japanischer Fischkutter „Fukuryu Maru 5" („Glücklicher Drache Nr 5") in den Bereich des radioaktiven „Aschenregens", dem die 23 Mann zählende Besatzung ausgesetzt war. Ebenso waren davon 239 Marshallesen, die Bewohner des Ailinginae-, Rongelap- und Utirikatolls betroffen, ferner 28 Amerikaner, die der Wetterwarte auf dem Rongerikatoll zugeteilt waren. Die Strahlenschäden, an denen diese 290 Personen erkrankten, wurden ausschließlich durch den radioaktiven Niederschlag, die „Bikiniasche", hervorgerufen, während die direkte Ausstrahlung der Bombe, dank der Entfernung von mehr als 150 m, praktisch bedeutungslos war. Die radioaktiven Staubteilchen hafteten kürzere oder längere Zeit hindurch auf der Haut, welche dadurch einer beträchtlichen Dosis, vorwiegend durch die Betastrahlung bedingt, ausgesetzt war. Ein Teil dieser „Atomasche" ist aber zweifellos inkorporiert worden, da sie mit Fischen oder anderen Lebensmitteln in den Körper aufgenommen wurde. Im Vergleich mit den in den Verdauungstrakt gelangten Radionukliden ist die Menge der Nuklide, die eingeatmet werden, vermutlich nur gering gewesen. Entsprechend diesen physikalischen Bedingungen entwickelten sich Strahlensyndrome, die teils durch äußere, teils durch innere Bestrahlung bedingt waren (siehe unten).

Suito hat die Bikiniasche sowohl mit dem Elektronenmikroskop wie auch nach der röntgenspektrographischen Methode untersucht. Er fand dabei Teilchengrößen zwischen 100 μ und 500 μ im Durchschnitt 321 μ. Die Teilchen bestanden aus zahlreichen kleinen Einzelkristallen, die im Laue-Diagramm als Kalkspat identifiziert wurden. Der Schluß lag nahe, daß es sich um die Überreste des bei der Explosion pulverisierten Korallenriffes handelte. Da sich dieses aber aus Aragonitkristallen zusammensetzte, so wird angenommen, daß das gesamte Korallenriff durch die ungeheure Hitze der Kernexplosion verdampft ist, später aber in Form von kubischen oder spindelförmigen Kalkspatkristallen rekristallisiert worden ist.

Tabelle 62

*Spaltprodukte im radioaktiven Niederschlag der Bikinibombe vom 1. März 1954*

| Element | Nuklid | Halbwertszeit | Anteil an der Gesamtaktivität |
|---|---|---|---|
| Strontium | Sr 89 | 53 T. | 1% |
| Strontium | Sr 90 | 28 J. | 0,02% |
| Yttrium | Y 90 | 61 h | 0,02% |
| Yttrium | Y 91 | 61 T. | 8% |
| Zirkon | Zr 95 | 65 T. | 5% |
| Niob | Nb 95m | 90 h | — |
| Niob | Nb 95 | 35 T. | 3% |
| Ruthenium | Ru 103 | 39,8 T. | |
| Ruthenium | Ru 106 | 1 J. | |
| Rhodium | Rh 106 | 30 sec | 15% |
| Tellur | Te 129m | 33,5 T. | |
| Tellur | Te 129 | 72 min | |
| Jod | J 131 | 8,14 T. | |
| Jod | J 132 | 2,4 T. | |
| Barium | Ba 140 | 12,8 T. | 5% |
| Lanthan | La 140 | 40 h | 6% |
| Cer | Ce 141 | 33,1 T. | 7% |
| Cer | Ce 144 | 282 T. | 2% |
| Praseodym | Pr 143 | 13,7 T. | 2% |
| Praseodym | Pr 144 | 17,5 min | 16% |
| Neodym | Nd 147 | 11,3 T. | 9% |
| Promethium | Pm 147 | 2,6 J. | — |
| Induzierte bzw. nichtgespaltene Elemente | | | |
| Schwefel | S 35 | 87,1 T. | 0,05% |
| Kalzium | Ca 45 | 952 T. | 0,2% |
| Uran | U 237 | 7 T. | 20% |
| Plutonium | Pu 239 | 24 · 360 J. | 0,0004% |

K. KIMURA hat chemische Analysen der Niederschläge durchgeführt, wobei er 23 Spaltprodukte und 4 ungespaltene bzw. durch Neutronen induzierte Radionuklide fand (siehe Tabelle 62, nach K. KIMURA und E. MINAMI).

Die durchschnittliche spezifische Aktivität der Niederschläge betrug nach KIMURA am 4. April 1954 noch 0,37 Ci/g. Durch Rückrechnung auf den 1. März, den Tag der Detonation, $7^h$ früh, ergab sich eine Aktivität von 1,4 Ci/g. Auch Berechnungen der Halbwertszeit wurden angestellt, doch ist diese bei einem derartigen Gemisch keine Konstante, da die kurzlebigen Elemente bald verschwinden und später die langlebigen Elemente dominieren. Als anfänglich resultierende Halbwertszeit ergaben sich 7,5 h.

Das Fischerboot wurde am 17. März 1954, drei Tage nach dem Einlaufen in den Heimathafen auf Radioaktivität untersucht. Nach NAKAIDZUMI wurde zu diesem Zeitpunkt an der Schiffsoberfläche eine Dosisleistung von 0,1 R pro Stunde gemessen. Auf Grund dieser Messung wurde versucht, auf die Dosisleistungen der vorhergegangenen 17 Tage zurückzurechnen. Diese Berechnungen hatten folgendes Ergebnis (zitiert nach MESSERSCHMIDT):

| | |
|---|---|
| 17. März | 0,1 R/h |
| 9. März | 0,2 R/h |
| 4. März | 0,5 R/h |
| 2. März | 1,0 R/h |
| 1. März 24 h | 3,5 R/h |
| 1. März 18 h | 6,0 R/h |
| 1. März 12 h | 10,0 R/h |
| 1. März 10 h | 15,0–20,0 R/h |

Auf Grund dieser Werte wurde auch versucht, die Höhe der Dosis zu errechnen, welche die japanischen Fischer erhalten hatten. Diese Berechnung war allerdings mit einigen Unsicherheitsfaktoren belastet, da weder die Geschwindigkeit, mit der der Aschenregen fiel, genau angegeben werden konnte, noch die Höhe, die die Aschenschicht auf dem Schiffsdeck erreichte. Unbekannte Faktoren waren auch die Mengen des radioaktiven Staubes, die durch Verwehung, Reinigungsversuche usw. von Bord des Schiffes entfernt worden waren. In Anbetracht dieser Umstände können nur ungefähre Schätzungen der zur Wirkung gekommenen Strahlendosis gegeben werden. Es ist anzunehmen, daß die Dosis während der ersten 24 Stunden 120 bis 240 R betragen hat, während sich für die ersten 13 Tage, also die gesamte an Bord des Schiffes nach dem Aschenregen verbrachte Zeit, Dosen zwischen 270 und 440 R ergeben.

Auch die Marshall-Inseln Rongelap, Rongerik, Utirik uud Ailinginae wurden vom Fallout überschüttet, was für deren Bewohner ähnliche Folgen hatte, wie für die japanischen Fischer: äußere Bestrahlung durch die am Boden und an der Körperoberfläche abgelagerten Nuklide und innere Bestrahlung durch die Inkorporierung derselben. Auch in diesem Falle stieß die Rekonstruktion der Dosis auf beträchtliche Schwierigkeiten, lediglich am Rongerikatoll lagen die Verhältnisse diesbezüglich günstiger. Hier befand sich nämlich eine amerikanische Wetterbeobachtungsstation, die über Strahlungsmeßgeräte verfügte, auch trugen einige der dort beschäftigten Amerikaner Filmplaketten, die später ausgewertet wurden.

CRONKITE hat für die Inseln zwei Berechnungen aufgestellt, wobei die Dauer des Niederschlages einmal mit 8, einmal mit 16 Stunden angenommen wird (siehe Tabelle 63).

Tabelle 63

*Dosis bei verschiedener Dauer der radioaktiven Niederschläge*

| | 16 Stunden Dauer | 8 Stunden Dauer |
|---|---|---|
| Rongelap | 159 R | 209 R |
| Ailinginae | 72 R | 92 R |
| Rongerik | 70 R | 106 R |
| Utirik | 12 R | 15 R |

Nach R. A. CONARD und A. HICKING erhielten die Bewohner von Rongelap bis zu ihrer Evakuierung eine äußere Gammastrahlendosis von rund 275 R. Da das im Niederschlag enthaltene radioaktive Jod in der Schilddrüse gespeichert wurde, hat diese bei Erwachsenen eine Dosis von vermutlich 150 bis 160 rad erhalten, während bei den Kindern die Dosis im Schilddrüsengewebe vermutlich die Höhe von 1000 rad erreicht hat. Nach der Rückkehr auf die Insel kam es bei den Marshallesen zur Inkorporierung verschiedener Radionuklide aus dem Fallout, vorwiegend Zn 65, Sr 90 und Cs 137. Es ist anzunehmen, daß bezüglich des letzteren ab 1961 bereits Gleichgewicht mit dem in der Umwelt vorhandenen Nuklid eingetreten war, wobei die Aktivität sich auf den Wert 14,7 pCi je kg Körpergewicht einspielte. Die Konzentration des im Knochen enthaltenen Radiostrontium wird für die Erwachsenen mit 10 bis 12 pCi/g Ca, für die Kinder mit rund 20 pCi/g Ca angegeben.

CRONKITE hat den Versuch unternommen, für Rongelap die Gammastrahlendosis für die am Boden abgelagerte radioaktive Staubschicht zu errechnen, die naturgemäß für die einzelnen Körperteile je nach der Entfernung vom Boden sehr verschieden sein muß. Er errechnete für einen aufrecht stehenden Menschen für den Fußrücken 2000 rad, für die Körperoberfläche in der Höhe der Hüftgelenke 600 rad und für den Kopf 300 rad. Diese Dosen stellen aber nur die eine Komponente der äußeren Bestrahlung dar, zu der noch die Strahlung der auf der Haut haftenden Radionuklide hinzukommt.

Bei den 23 japanischen Fischern entwickelte sich die im folgenden geschilderte Strahlenkrankheit, deren erste Symptome sich schon am ersten Tag, einige Stunden nach dem „Aschenregen" bemerkbar machten. Es waren dies Brennen in den Augen, Übelkeit und Appetitlosigkeit, in einzelnen Fällen trat schon am ersten Tag Erbrechen auf. Am Tage darauf waren eigentümlicherweise bei einem Teile der Schiffsbesatzung Übelkeit und Erbrechen bereits abgeklungen, während bei den anderen erst jetzt diese Beschwerden einsetzen.

Am Abend des zweiten Tages und am dritten Tag litten die meisten Männer an Schwindelgefühl, Kopfschmerzen, Übelkeit, Brechreiz und Magenschmerzen, bei einigen traten auch Durchfälle auf. Bei der Mehrzahl der Besatzungsmitglieder waren diese initialen Symptome am vierten Tage schon abgeklungen. Inzwischen waren mehrfache Reinigungen des Schiffsdeckes und der Aufbauten vorgenommen worden, doch erwies sich die restlose Entfernung der „Asche" als sehr schwierig, da diese in Ritzen und Fugen haften blieb und sich aus dem Kopfhaar nicht völlig entfernen ließ. Diese energischen Reinigungsprozeduren wurden zielbewußt mit den vorhandenen Hilfsmitteln vorgenommen, da die Fischer am Morgen des 1. März den Lichtblitz der Atomexplosion wahrgenommen hatten und diesen, auf Grund der japanischen Erfahrungen von 1945, sofort richtig gedeutet hatten. Vom 9. Tag an wurde Haarausfall beobachtet, am 14. März lief das Schiff in seinen Heimathafen ein, wo sich die Fischer sofort in ärztliche Behandlung begaben. Bei der ersten Untersuchung, die von den japanischen Ärzten Tsuge und Ohi vorgenommen wurde, fanden sich Rötungen und Pigmentierungen an den frei getragenen Hautpartien, kleine Bläschen am Handrücken, diffuser Haarausfall und Konjunktivitis. In diesen Tagen wurde auch schon ein leichter Rückgang der Leukozytenwerte auf etwa 5000/$mm^3$ beobachtet.

Man war sich zu diesem Zeitpunkt schon längst darüber im klaren, daß es sich bei diesen Symptomen um Strahlenschäden handelte, daher wurden die Patienten zur weiteren Behandlung nach Tokio überstellt. Über den weiteren Verlauf wurde in der Fachliteratur durch Tsuzuki und Nakaidzumi berichtet. Da sich bei deren Untersuchungen die Haut, das Kopfhaar und die Kleidungsstücke der Patienten als radioaktiv erwiesen, war man sich bald bewußt, daß hier eine neue Form der Strahlenkrankheit vorliegen mußte, welche sich von den aus Hiroshima und Nagasaki her bekannten Syndromen wesentlich unterschied. Während damals das Krankheitsbild von den Folgeerscheinungen der äußeren Bestrahlung mit Neutronen und Gammastrahlen beherrscht wurde, wurde die Krankheit der Bikinifischer durch den radioaktiven Staub, die sogenannte Atomasche, hervorgerufen. Die Schäden der äußeren Haut wurden durch die Strahlung der an ihr haftengebliebenen radioaktiven Teilchen, die Störungen der Hämopoese und der Spermiogenese durch die inkorporierten Radionuklide verursacht.

Abb. 45 zeigt ein großes flaches Strahlenulkus am Kopf eines Bikinifischers, das durch die Strahlung der an den Haaren haftenden Radionuklide hervorgerufen wurde.

Nach dem 17. März wurde ein stärkeres Absinken der Leukozytenwerte beobachtet, bei mehreren Patienten traten Fieberschübe auf, Blut, Urin und Stuhl waren radioaktiv geworden. In der dritten und vierten Woche traten Müdigkeit und allgemeines Krankheitsgefühl auf, Ende März sanken die Leukozytenwerte auf weniger als 2000, in einem Falle sogar auf 800 je $mm^3$. Auch die Erythrozytenwerte begannen allmählich abzusinken. Um diese Zeit trat auch Thrombozytopenie auf, 10000 bis 20000 pro $mm^3$, gleichzeitig wurde im Knochenmark

Verringerung der Megakaryozyten festgestellt. Trotzdem wurden Blutungen und Blutungsbereitschaft bei den Bikinifischern und bei den Marshallesen in viel geringerem Ausmaße festgestellt als bei den Strahlenexponierten von 1945. Im Sternalpunktat wurde bei einzelnen Bikinifischern Abnahme der Zellzahl bis auf 10000 je mm$^3$ beobachtet.

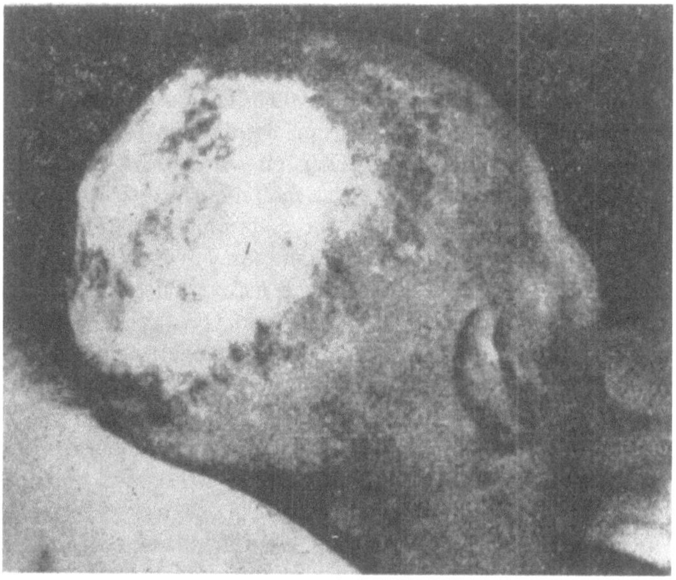

*Abb. 45:* Ulzeration der Kopfhaut als Folge der Strahlung des Fallout

In der 10. bis 20. Woche trat bei 17 der insgesamt 23 Fischer Ikterus auf, die Leberfunktionstests ließen mehr oder weniger schwere Störungen der Leberfunktion erkennen. In den meisten Fällen ging der Ikterus nach vier bis sechs Wochen wieder zurück, die Hautfarbe wurde wieder normal. Im Gegensatz dazu nahm das Leiden bei einem Insassen des Bootes, dem Funker K., einen letalen Verlauf. In den ersten Wochen waren die Symptome bei K. dieselben wie bei seinen Leidensgefährten. Ende Mai stieg aber die Temperatur auf 39 °C, die Leber war geschwollen, ihr unterer Rand lag $1^1/_2$ Querfinger unterhalb des Rippenbogens. Am 30. August 1954 verfiel K. in ein Koma, doch erwachte er drei Tage später aus der Bewußtlosigkeit. Um diese Zeit bestanden Ikterus, Ödeme und Ascites, später entwickelte sich eine Pneumonie und zunehmende kardiale Insuffizienz, der K. am 23. September 1954, am 207. Tag nach dem Aschenregen erlag. Die Autopsie ergab ähnliche Veränderungen wie bei den A-Bombenopfern von Hiroshima, auch bestanden schwere Schäden am Leberparenchym. Auf Grund der durch den Biophysiker Nishiwaki vorgenommenen Untersuchungen der einzelnen Organe auf Radioaktivität wurde für das Knochenmark eine Dosis von 65 rad errechnet, während sich für das Leberparenchym eine Gesamtdosis von einigen Tausend rad ergab. Diese enorm große Dosis, die vermutlich zu irreversiblen Veränderungen des Leberparenchyms geführt hatte, ist so zu erklären, daß die inkorporierten Nuklide über den Pfortaderkreislauf an die Leber herangebracht und dort, wenigstens teilweise, gespeichert wurden.

Von einzelnen Autoren wurde allerdings eine Alternativhypothese vertreten, nämlich die, daß es sich in diesem Falle um keine reine Strahlenschädigung des Leberparenchyms, sondern um eine Virushepatitis gehandelt hat. Eine definitive Entscheidung zwischen diesen beiden Hypothesen ist nach Meinung namhafter Pathologen nicht zu treffen.

Bei fast allen Bikinifischern fanden sich Störungen der Spermiogenese als Ausdruck der Strahlenschädigung der Testikel. Im Mai und Juni 1954 wurde bereits Verminderung der Spermatozoenzahlen nachgewiesen, Ende November des gleichen Jahres, mithin 9 Monate nach dem Aschenregen, bestand bei fast allen Männern Azoospermie. Nach ungefähr einem Jahr wurde allmähliche Regenerierung der Spermiogenese beobachtet, doch erreichten die Spermienzahlen, soweit bekannt geworden ist, nicht mehr normale Werte.

Die Leidensgefährten der japanischen Fischer waren die Bewohner der Marshallinseln Rongelap, Rongerik, Ailiginae und Utirik. Auch sie wurden von den radioaktiven Niederschlägen der Bikinibombe heimgesucht und sind seither Gegenstand einer langjährigen klinischen und radiologischen Beobachtung.

Die Menge und die Beschaffenheit des Fallout waren auf den vier Inseln sehr unterschiedlich. In Rongelap kam der Niederschlag wie ein dichtes Schneetreiben, und bei den Einwohnern dieser Insel sind auch die schwersten Strahlenschäden eingetreten. Auf dem Ailinginaeatoll und auf Rongerik senkte sich ein radioaktiver Nebel nieder, und auf diesen Inseln wurden dann Strahlenschäden mittleren Grades beobachtet. Hingegen war auf Utirik der Niederschlag so wenig dicht, daß er von den Inselbewohnern nicht bemerkt wurde. Tatsächlich sind bei diesen keine erheblichen Strahlenschäden aufgetreten.

Zwei Tage nach dem Fallout wurden die Einwohner von Rongelap, Ailinginae und Utirik evakuiert, ebenso die amerikanische Mannschaft der Insel Ringerik. Sämtliche Personen wurden durch diese Maßnahme aus der kontaminierten Umgebung herausgenommen und in den folgenden drei Monaten ärztlich überwacht. Nach dieser Zeit wurden die Amerikaner entlassen, da sich bei ihnen keine Symptome einer Strahlenschädigung gezeigt hatten. Auch die Einwohner von Utirik konnten auf ihre Heimatinsel zurückkehren, da nach Ablauf der ersten drei Monate dort keine nennenswerte Radioaktivität bestand. Hingegen verzögerte sich für die Rongelap-Bewohner die Rückkehr in ihre Heimat bis 1957, da erst dann die Radioaktivität so stark abgesunken war, daß die Insel wieder besiedelt werden konnte.

Die Marshallesen von Rongelap haben eine Dosis von rund 175 R erhalten. Bei zwei Drittel derselben traten schon in den ersten Tagen Erbrechen und Durchfall auf, ferner Jucken und Brennen der Haut sowie Konjunktivitis. Bei etwa 10% der Inselbewohner traten beträchtliche Leukopenien auf, wobei Verminderung der Leukozytenwerte auf etwa 1000/mm³ gefunden wurde, in einzelnen Fällen sogar 700 je mm³. In den meisten Fällen wurde der Tiefstand der Leukozytenwerte zwischen dem 33. und 43. Tag nach dem Fallout erreicht. Auch die Thrombozyten zeigten recht niedrige Werte, im allgemeinen traten die tiefsten Werte in der dritten bis fünften Woche ein.

Bei etwa 20% der Bewohner von Rongelap und bei 5% der Bevölkerung von Ailinginae traten stärkere Hautreaktionen mit Ulzerationen auf. Diese erreichten oft beträchtliche Ausmaße, wobei allerdings zu berücksichtigen ist, daß die Marshallesen fast unbekleidet waren und daher die gesamte Körperoberfläche dem Fallout ausgesetzt gewesen war. Eine bis dahin unbekannte Art der Strahlenreaktion war das Auftreten von Pigmenträndern an den Fingernägeln. Diese begannen an den Halbmonden und rückten dann entsprechend dem Wachstum des Nagels immer weiter zum Nagelrand vor, den sie nach etwa sechs Monaten erreicht hatten. Da diese Erscheinung nur bei den Marshallesen und den farbigen Amerikanern, nicht aber bei den Weißen beobachtet wurde, so wird angenommen, daß es sich um eine besondere Strahlenreaktion der dunkelhäutigen Personen gehandelt hat.

Über die weitere Entwicklung der Strahlenveränderungen und das Schicksal der Marshallesen berichteten R. A. Conard und A. Hicking etwa 10 Jahre nach der Detonation der Bikinibombe. Diese fortlaufende Nachuntersuchung bezog sich sowohl auf die klinischen Symptome wie auf hämatologische Befunde. Bemerkenswerterweise erreichten bei den Patienten, die anfangs eine Leukopenie gezeigt hatten, auch später die Leukozytenzahlen niemals mehr normale Werte. Ebenso blieben die Thrombozyten nach anfänglicher Erholung bei unternormalen Werten stehen. Die Fertilität war, soweit sie in der Geburtenzahl ihren Ausdruck findet, nicht beeinträchtigt, doch war die Zahl der Totgeburten und Fehlgeburten bei den Strahlenexponierten, verglichen mit der nicht exponierten Bevölkerung, deutlich erhöht. Sie betrug in der exponierten Gruppe 13 von 32 (41%) gegenüber 8 von 38 (21%) bei der Kontrollgruppe. Für eine allgemeine Verkürzung der Lebensdauer im Sinne einer vorzeitigen Alterung lag kein Anhaltspunkt vor.

Hingegen wurden bei Kindern einige Abweichungen von der normalen Skelettentwicklung vorgefunden. So blieben Knaben, bei denen der Fallout auf die Zeitspanne zwischen dem 1. und 5. Lebensjahr entfallen war, gegenüber nicht exponierten, gleichaltrigen Kindern im Wachstum und in der Skelettentwicklung zurück. Besonders markant war dies bei den Knaben, die im Alter von 12 bis 18 Monaten dem „Aschenregen" ausgesetzt gewesen waren, während dies bei Mädchen offenbar nicht der Fall gewesen ist.

Besondere Aufmerksamkeit wurde auf eventuelle Spätschäden der Schilddrüse gerichtet. Währen die Thyreoidea der Erwachsenen durch das resorbierte Radiojod eine Dosis von 150 bis 160 rad erhalten hatte, betrug diese bei den Kindern rund 1000 rad. Bei den halbwüchsigen Mädchen im Alter von 13 bis 14 Jahren traten in der Schilddrüse 9 bis 10 Jahre nach dem Atomtest kleine

Knötchen auf, die später exzidiert wurden. Sie enthielten mikrofollikuläres Gewebe mit einigen Kolloidzysten, stellenweise bestand Hyperplasie des Epithels, aber kein Zeichen von Malignität. Pathologen haben die Ansicht geäußert, daß diese Knötchen gleichartig mit jenen sind, die bei Kindern einige Jahre nach einer Radiojodtherapie aufzutreten pflegen.

In einer späteren Studie (1966) wurde dann von R. A. CONARD, J. E. RALL und W. W. SUTOW mitgeteilt, daß bei 15 von insgesamt 19 Kindern, deren Schilddrüsen durch das aus dem Fallout stammende J 131 Dosen von schätzungsweise 700 bis 1400 rad erhalten hatten, Veränderungen aufgetreten seien. Bei 13 Kindern handelt es sich um die eben erwähnten, bis jetzt benignen Knötchenbildungen, in zwei Fällen entwickelte sich eine Unterfunktion der Drüse. Bei einem Erwachsenen, der auf der gleichen Insel lebt, entwickelte sich ein Karzinom der Thyreoidea.

Auf den strahlenexponierten Hautstellen sind später bei einigen Personen Pigmentnaevi aufgetreten, die aber bis jetzt keine Zeichen maligner Entartung aufweisen. Auch ist bei den Fällen mit Strahlendermatitis in keinem Falle ein Hautkarzinom beobachtet worden. Gleichfalls wurde bis jetzt bei den Marshallesen keine Leukämie gefunden. Zwei Todesfälle an Genitalkarzinomen, eine 67jährige starb an einem malignen Ovarialtumor, eine 60jährige an einem Uteruskarzinom, stehen mit der Strahleneinwirkung vermutlich in keinem Zusammenhang. Somit sind bisher maligne Spätschäden des Fallout nicht gesehen worden.

Nach der Rückkehr der evakuierten Einwohnerschaft nach Rongelap war diese neuerlich der Inkorporierung von Radionukliden ausgesetzt. So stieg der Pegel von Zn 65, Sr 90 und Cs 137 im Körper neuerlich an. Ende 1961 hatte sich in bezug auf Cs 137 Gleichgewicht zwischen Organismus und Umwelt eingestellt, und zwar lag dieses bei etwa 14,7 pCi Cs 137 je kg Körpergewicht. Während die Konzentration von Zn 65 schon stark abgefallen war, dürfte die Aktivität von Sr 90 bei Erwachsenen 10—12 pCi/g Ca, bei Kindern sogar 20 pCi/g Ca betragen. Mit Rücksicht auf die allgemeine Erfahrung, daß Strahlenspätschäden, insbesondere solche maligner Natur, noch nach Jahrzehnten auftreten können, wird die Nachbeobachtung der Marshallesen noch durch längere Zeit hindurch fortzusetzen sein.

Während durch den lokalen Fallout, für den die Bikinikatastrophe ein Modellfall war, schlimmstenfalls einige Hundert Quadratkilometer betroffen sind, führt der stratosphärische Fallout zu einer weltweiten Kontaminierung. Diese erstreckt sich auf die Erdoberfläche, die Atmosphäre, die Gewässer und Feldfrüchte, mithin unsere gesamte Umwelt. Begreiflicherweise wurde auch in vielen Ländern in den letzten Jahren an der Erforschung des Fallout, seiner Menge, Zusammensetzung und Verteilung gearbeitet, um so zu einer objektiven Einschätzung der gesundheitlichen Gefahren der Atomtests zu gelangen. Da in der Stratosphäre die relative Luftfeuchtigkeit sehr gering ist, gibt es in diesen Schichten weder Regen noch sonstige atmosphärische Niederschläge. So erklärt es sich, daß die Teilchen in der Stratosphäre jahrelang schweben können.

Diese lange Verweildauer bringt es mit sich, daß kurzlebige Radionuklide ihre Aktivität größtenteils eingebüßt haben, bevor sie zur Erde zurückgekehrt sind, so daß ernstere Gefahren nur von den langlebigen Nukliden zu erwarten sind.

Es leuchtet daher ein, daß in bezug auf gesundheitliche Gefahren bestimmte Radionuklide im Vordergrund stehen, zu denen in erster Linie Radiostrontium Sr 90, Radiozäsium Cs 137 und der Radio-Kohlenstoff C 14 zu rechnen sind. Über die Wege, auf denen diese Nuklide in den menschlichen Körper gelangen, die Wege, die sie nachher im menschlichen Körper nehmen und ihre biologische Bedeutung ist eine umfangreiche Spezialliteratur entstanden, aus der wir nur die wichtigsten Gesichtspunkte herausarbeiten können.

Sr 90 ist ein Betastrahler mit einer Halbwertszeit von 28 Jahren, die Energie der Betateilchen beträgt 0,61 MeV. Da Strontium zu den Erdalkalimetallen zählt, ist es ebenso wie das chemische verwandte Kalzium ein „bone seeker", ein „knochensuchendes" Nuklid. In allen anderen Geweben wird Sr nur spurenweise angetroffen, da mehr als 99% des im Körper gespeicherten Sr im Skelett fixiert ist. Diese Eigenschaft ist, wie wir weiter unten sehen werden, für die radiobiologische Bedeutung des Nuklids maßgebend.

Bei der Explosion einer Kernwaffe entstehen pro Kilotonne TNT-Äquivalent rund 100 CiSr 90. Die Reaktionskette, die zur Entstehung von Sr 90 führt, beginnt mit Krypton 90, aus welchem durch Betazerfall Rubidium 90 entsteht, durch neuerlichen Betazerfall entsteht aus diesem Sr 90, das mit einer Halbwertszeit von 28 Jahren in Yttrium 90, das ebenfalls ein Betastrahler ist, übergeht. Bei der Fixierung von Sr 90 im Skelett ist daher die Betastrahlung von Sr 90 und von Y 90 wirksam.

Der Weg von Sr 90 im menschlichen Körper ist in den letzten Jahren eingehend untersucht und im wesentlichen aufgeklärt worden. Das bei der Kernexplosion entstandene Sr 90 wird in die Stratosphäre emporgerissen, in der es längere Zeit, vermutlich zwischen 1 und 10 Jahre, schweben bleibt, um dann an weit entfernter Stelle auf die Erdoberfläche niedergeschlagen zu werden. Das erste Lebewesen, mit dem es dann in Berührung kommt, ist die Pflanze, die es teils mit den Blättern aus den Regentropfen, teils mit den Wurzeln aus der Erde aufnimmt. Handelt es sich um Pflanzen, die für den Menschen genießbar sind, so erfolgt die Inkorporierung durch den Genuß derselben über den Verdauungstrakt. Häufiger dürfte allerdings der Umweg über die Futterpflanzen sein, die den Weidetieren als Nahrung dienen. Diese scheiden dann das Sr 90 mit der Milch aus, und mit der Milch und den Milchprodukten gelangt es dann in den menschlichen Körper. Aus naheliegenden Gründen nehmen Kinder dabei relativ mehr Strontium auf als Erwachsene. Infolge der langen Halbwertszeit des Sr 90 findet es sich in unverminderter Menge auch in jenen Milchprodukten wie Käse oder Büchsenmilch, die nicht zum sofortigen Verbrauch bestimmt sind. Hier besteht also ein wesentlicher Unterschied zu den kurzlebigen Nukliden, beispielsweise J 131, die bei längerer Lagerung von Nahrungsmitteln durch den Zerfallsprozeß allmählich verschwinden.

Strontium wird von der Pflanze gemeinsam mit Kalzium aus dem Boden aufgenommen, doch tritt dabei eine Diskriminierung zugunsten des letzteren ein, so daß das Verhältnis Sr/Ca in der Pflanze kleiner ist als im Boden. Allerdings ist die Größe des Diskriminierungsfaktors bei den einzelnen Pflanzenarten recht unterschiedlich. Auch wurde gefunden, daß aus kalkarmen Böden von der Pflanzenwurzel im allgemeinen mehr Strontium aufgenommen wird als aus Böden, die reicher an Kalzium salzen sind. Eine weitere Diskriminierung findet dann im Körper des Tieres statt, und zwar bei der Milchproduktion, bei der ein Diskriminierungsfaktor zugunsten des Kalziums von 5 bis 10 gefunden wurde. Aus diesen Tatsachen ergibt sich schon die Abhängigkeit der Strontiumaufnahme von Lebensgewohnheiten und besonders der Ernährung unterschiedlicher Bevölkerungsgruppen.

Die Einlagerung von Sr 90 in das Knochengewebe ist in den letzten Jahren Gegenstand vielfacher Untersuchungen gewesen, die vor allem darauf gerichtet waren, zu einer richtigen Einschätzung der biologischen Gefährdung des Menschen zu gelangen. Ein sehr wertvoller Beitrag zu diesem Problem ist die Monographie „*Bone and Radiostrontium*" von den schwedischen Autoren A. Engström, R. Björnerstedt, C. Clemedson und A. Nelson. Die Autoren haben zur Kenntnis des feineren molekularen Aufbaues der Knochenstruktur sehr wertvolle Beiträge geleistet. Die Knochensubstanz besteht aus organischen Kollagenfasern, die in eigenartiger Weise, vermutlich durch eine Art von Adsorption, mit den Mineralbestandteilen in Form von Hydroxyapatit verbunden sind. Dabei bilden die Apatitkristalle kleine Kristallite, von 50 A.E. Breite und einigen Hundert A.E. Länge, deren Orientierung mit der Richtung der Kollagenfasern zusammenhängt. Die Ca-Atome dieser Kristallite können aber durch Sr-Atome substituiert werden. Dabei ist aber die Verteilung des Sr 90 über das gesamte Skelett keineswegs homogen, vielmehr kommt es an manchen Stellen, den sogenannten „hot spots", zu Anhäufungen von Sr 90 und damit zu lokalen, größeren Strahlendosen. Besonders solche Strukturen, die relativ wenige Mineralsalze enthalten, nehmen eine größere Menge Sr 90 auf. Im allgemeinen findet man das Strontium mehr im Bereiche der Spongiosa, besonders an neu gebildeten Haversschen Systemen, in geringerem Maße in der Kompakta des Knochens. Die Speicherung des Sr 90 in der Spongiosa ist deswegen von besonderer biologischer Bedeutung, da diese den Markraum des Knochens durchzieht und daher das Knochenmark der Betastrahlung ausgesetzt ist. Die Betateilchen, d.h. Elektronen, die das Sr 90 aussendet, besitzen in der tela ossea eine maximale Reichweite von 0,8 mm, im Knochenmark hingegen eine Reichweite von 1,4 mm. Man muß daher annehmen, daß das Knochenmark in seiner Gesamtheit der Betastrahlung des im Skelett fixierten Sr 90 ausgesetzt ist. Die Konzentration des Sr 90 im Skelett wird in der Regel durch seine Relation zum Kalzium in pCi Sr 90 pro g Ca angegeben. Überflüssigerweise wird hierfür auch die sogenannte „Strontiumeinheit" oder Se = 1 pCi Sr 90/g Ca verwendet. An Stelle von 1 pCi wird mitunter auch 1 $\mu\mu$ Ci (Mikromikrocurie) geschrieben. Die Werte von Sr 90 an verschiedenen Stellen des Skelettes sind recht unterschiedlich, da sie von mehreren Faktoren abhängig sind, doch sind sie im allgemeinen beim Kleinkind größer als im späteren Leben. Dieser Umstand erklärt sich daraus, daß die Kinder schon von Geburt an mit der Milch und anderen Nahrungsmitteln Sr 90 aufnehmen, während ältere Personen den größeren Teil ihres Lebens in einer Umwelt ohne Sr 90 verbracht haben und daher auch keines aufnehmen konnten. Diese Tatsache ist deswegen von großer biologischer Bedeutung, weil Kinder nach allgemeiner Erfahrung in bezug auf die kanzerogenen und leukämogenen Effekte der ionisierenden Strahlen viel anfälliger sind als ältere Menschen (siehe auch Abschnitt 2.). Selbstverständlich wird die künftige Entwicklung des Strontiumpegels in der Natur und auch in unserem Körper davon abhängen, ob es gelingen wird, die allgemeine Abschaffung der Kernwaffen zu erreichen, da bei diesen stets neues Sr 90 erzeugt wird.

Tabelle 64

*Sr 90-Gehalt im Knochen in pCi je g Ca (Maximalwerte)*

| Alter | 1958 | 1959 | 1960 |
|---|---|---|---|
| Totgeburten | 2,05 | 5,28 | 2,70 |
| 0–5 Jahre | 2,00 | 4,30 | 3,22 |
| 5–20 Jahre | 0,90 | 1,99 | 0,94 |
| über 20 Jahre | 0,25 | 0,90 | 0,23 |

Tabelle 64 bringt einige Werte über die Konzentration von Sr 90 in menschlichen Knochen bei verschieden alten Personen (nach O. PRIBILA).

Aus der Tabelle ist deutlich die Abhängigkeit der Sr 90-Werte vom Lebensalter zu entnehmen, aber auch die Schwankungen der Werte in den einzelnen Jahren, die zweifellos mit der Zahl der vorangegangenen Kernwaffentests zusammenhängt. Die Tabelle 65 gibt die Werte für 1961 wieder (nach PRIBILA).

Tabelle 65

*Sr 90-Gehalt im Knochen in pCi/g Ca, 1961*

| Alter | Minimum | Maximum | Mittelwert |
|---|---|---|---|
| Totgeburt | 0,37 | 1,81 | 0,90 |
| 0–5 Jahre | 0,79 | 2,06 | 1,18 |
| 5–20 Jahre | 0,35 | 1,82 | 1,11 |
| über 20 Jahre | 0,04 | 1,11 | 0,36 |

Im intrauterinen Leben nimmt das Kind sowohl Kalzium wie Strontium aus dem Blutplasma der Mutter auf, erst nach dessen völliger Verarmung an Kalziumverbindungen wird das Kalziumdepot im maternalen Skelett angegriffen.

So erklärt es sich, daß beispielsweise bei einer Graviden im Tibiaknochen ein Wert von 0,2 pCi Sr 90/g Ca gefunden wurde, während in den Knochen des 7 Monate alten Fetus der dreifache Wert vorgefunden wurde (PRIBILA). Auch J. F. LOUTIT, R. S. RUSSEL, R. S. BRUCE und B. O. BARTLETT konnten bei der Analyse der Knochen verstorbener Kleinkinder nachweisen, daß der Sr 90/Ca-Quotient in den ersten 6 Monaten proportional zum Strontiumgehalt der Milch angestiegen war.

Amerikanische Autoren verfolgen in den letzten Jahren mit einiger Beunruhigung das Ansteigen des Sr 90-Pegels und damit der Radioaktivität in kindlichen Skeletten in bestimmten Teilen der USA, die geradezu als „hot spots" bezeichnet werden. Ein solcher scheint in Mandan, North Dakota, zu bestehen, wo sowohl in der Milch als auch im kindlichen Knochen abnorm hohe Sr 90-Werte gefunden wurden. Nach E. W. PFEIFFER wurden sowohl in North Dakota wie in anderen Gegenden, z.B. in Kanada, bei Kleinkindern für die Relation pCi Sr 90/g Ca Werte bis zu 7,5 gefunden. In der Milch wurde 1963 in Mandan ein Wert von 105 Strontiumeinheiten gemessen, in einzelnen Farmen traten sogar Spitzenwerte von 199 Strontiumeinheiten auf. Dieses ungewöhnliche Ansteigen des Strontiumpegels wird nach PFEIFFER dadurch bedingt, daß in diesen Gebieten besonders kalkarme Böden vorhanden sind, bei denen Ca in großer Menge durch Sr substituiert wird, ferner durch die Anwendung besonderer Düngemittel und durch das rasche Pflanzenwachstum auf gut gedüngtem Boden.

ENGSTRÖM und Mitarbeiter haben Berechnungen über die äußerst wichtige Frage angestellt, welche Dosisbelastungen sich für das Knochengerüst und das Knochenmark aus dem fixierten Sr 90 ergeben. Diesen Berechnungen kommt besondere Bedeutung im Hinblick auf die mögliche Entstehung von Leukämien oder malignen Knochentumoren zu, doch sind sie infolge der inhomogenen Verteilung des Sr-90 in der tela ossea mit einem beträchtlichen Unsicherheitsfaktor belastet. Nach ENGSTRÖM bewirkt die Inkorporierung von 1 $\mu$ CiSr 90 bei gleichmäßiger Verteilung über das Skelett des „Standardmenschen", dessen Skelett 7000 g wiegt und 1000 g Ca enthält, eine Dosis von 5,8 mrem pro Tag. Wird aber in der Berechnung auf die erwiesene inhomogene Verteilung Rücksicht genommen, so ergibt sich, daß in mikroskopisch kleinen Bereichen Dosen von 300 bis 500 mrem pro Tag erreicht werden können. Berücksichtigt man ferner, daß die bisher nachgewiesenen Strontiummengen im menschlichen Körper um einen Faktor von etwa 200 kleiner sind als der angenommene Wert, so erhält man aus der Rechnung noch Dosisspitzen von etwa 500 bis 1000 mrem pro Jahr. Die Vermutung ist naheliegend, daß diese chronische Dauerbestrahlung des Knochenmarkes einen ursächlichen Faktor bei der Entstehung von Leukämien darstellt. Tatsächlich ist in den meisten Ländern in den letzten Jahren eine deutliche Zunahme der Leukämieerkrankungen festgestellt worden. In Hinblick auf die unbestreitbare Häufung der Leukämien bei den A-Bombenüberlebenden in Hiroshima und Nagasaki ist es naheliegend, die Häufung der Leukämien im globalen Maßstab mit der Strahlung von Sr 90 in Zusammenhang zu bringen. Obwohl dieser Zusammenhang im strengen Sinne des Wortes nicht beweisbar ist, gebietet die Vernunft, bis zum Beweis des Gegenteiles, die gänzliche und dauernde Einstellung der Kernwaffentests zu verlangen.

Ein anderes biologisch bedeutsames, im Fallout enthaltenes Radionuklid ist das Caesium 137. Cs 137 sendet Beta- und Gammastrahlen aus, seine Halbwertszeit beträgt 30 Jahre. Dieses Nuklid wird von Pflanzen sowohl über die Blätter wie auch durch die Wurzeln aufgenommen, doch ist letztere Komponente relativ gering, da Cs im Boden sehr fest gebunden ist. Schließlich gelangt das Cs mit Nahrungsmitteln pflanzlichen Ursprunges in den menschlichen Körper, wo es in der Muskulatur und in verschiedenen inneren Organen abgelagert wird. Da das Cs 137 auch in die Keimdrüsen eindringt, kommt es zu einer inneren Bestrahlung der Keimdrüsen und der Keimzellen und somit zu einer zusätzlichen genetischen Strahlenbelastung. Laut UNSCEAR-Bericht war um 1960 im menschlichen Körper eine mittlere Konzentration von 60 pCi/g Kalzium erreicht, doch ist gerade im Falle des Cäsiums mit beträchtlichen Abweichungen von diesem Mittelwert zu rechnen, die in erster Linie mit Nahrungsmitteln und Ernährungsgewohnheiten in Zusammenhang stehen. Ein krasses Beispiel dafür ist die Anreicherung von Cs 137 im Körper der Bewohner der Arktis, die von mehreren Autoren übereinstimmend nachgewiesen worden ist. Das Hauptnahrungsmittel der Eskimos, das Fleisch der Rentiere, ist besonders reich an Cs 137, da sich das Rentier von Moosen und Flechten ernährt, die dieses Nuklid aus dem Fallout reichlich aufnehmen (vgl. auch Abschnitt 7.). Tatsächlich konnte etwa ein Jahr nach jeder Serie von Kernwaffentests ein Ansteigen des Cäsiumpegels im Rentierfleisch nachgewiesen werden. Die zusätzliche Strahlenbelastung der Eskimos durch das inkorporierte Cs 137 wird auf 100 mrem/Jahr veranschlagt. Das gleiche gilt auch für die Lappen im Norden der UdSSR und in Nordskandinavien.

Der radioaktive Kohlenstoff C 14 wird im allgemeinen den künstlichen Radionukliden zugerechnet, obwohl er auch in der Natur vorkommt. Das natürliche C 14 entsteht in den äußeren Schichten der Atmosphäre durch Kernreaktionen, die von den kosmischen Strahlen ausgelöst werden. Dieses natürliche Reservoir von Radiokohlenstoff hat in den letzten 20 Jahren durch die Explosion von Atom- und Wasserstoffbomben eine nicht unbeträchtliche Vergrößerung erfahren. Bei jeder Kernexplosion in der Atmosphäre entstehen durch die Kollision von Neutronen mit den Kernen des Luftstickstoffes neue C 14-Atome. Bei der Detonation einer Wasserstoffbombe von 30 Mt TNT-Äquivalent entstehen 232 kg C 14 (W. F. Libby). Der neu entstandene Radiokohlenstoff verteilt sich im Verhältnis 1:2 auf die beiden großen in der Natur vorhandenen Reservoire, die atmosphärische Luft und die im Ozean enthaltenen Karbonate. Mit der Atemluft und den Nahrungsmitteln gelangt C 14 in den menschlichen Körper, wo er in sämtlichen Geweben in Form organischer Verbindungen enthalten ist. In biologischer Hinsicht dürfte aber die zusätzliche Strahlenbelastung der Keimdrüsen weitaus am wichtigsten sein, daneben ist auch mit einer ungefähr ebenso großen Strahlenbelastung des Knochenmarkes zu rechnen.

Berechnungen haben ergeben, daß die Gesamtdosis durch das bis Ende 1961 bei Atomtests entstandene C 14 in den Gonaden wie im Knochenmark 70 mrem beträgt (siehe auch weiter unten). Außerdem ist noch eine andere Art der genetischen Schädigung durch C 14, abgesehen von der direkten Strahleneinwirkung, anzunehmen. Da Kohlenstoff ein Bestandteil sämtlicher organischer Moleküle ist, wird C 14 auch in das DNS-Molekül eingebaut. Beim Zerfall eines solchen C 14-Atomes muß daher eine Störung der genetischen Information erfolgen, worauf besonders L. PAULING hingewiesen hat.

Zur Angabe der genetischen Belastung sämtlicher Generationen durch ein bestimmtes Radionuklid wird im UNSCEAR-Report der Begriff „dose commitment" verwendet. Mit diesem Ausdruck, der manchmal mit „Generationsbelastung" übersetzt wird, ist die Strahlenbelastung der gesamten genetischen Substanz der Menschheit bis zum völligen Zerfall des betreffenden Nuklids gemeint. Tabelle 66 gibt einen Überblick über die durch die Atomtests von 1954 bis 1961 entstandenen Strahlenbelastung (nach R. M. SIEVERT).

Tabelle 66

*„Dose commitment" durch die Testung von Kernwaffen in den Jahren 1954–1961*

| | Quelle der Strahlung | Dosis in mrem |
|---|---|---|
| Gonaden | äußerlich | 30 |
| | innerlich durch Cs 137 | 11 |
| | innerlich durch C 14 | 70 |
| | zusammen | 111 |
| Knochenmark | äußerlich | 30 |
| | innerlich durch Sr 90 | 40 |
| | innerlich durch Cs 137 | 14 |
| | innerlich durch C 14 | 70 |
| | zusammen | 154 |

Während die Frage nach der pathogenetischen Bedeutung der jahrzehntelangen Einwirkung von ionisierenden Strahlen sehr geringer Intensität noch kontrovers ist, sind in den letzten Jahren im Fallout der Kernexplosionen sogenannte „heiße Teilchen" („hot particles") nachgewiesen worden, die so außerordentlich große Aktivitäten besitzen, daß sie den Rahmen von „schwachen" Bestrahlungen bei weitem überschreiten. Es handelt sich bei den heißen Teilchen um Partikel, die im Feuerball der Atombombe entstanden sind und aus verschiedenen Radionukliden bestehen. Infolge ihrer Kleinheit können sie durch lange Zeit hindurch in der Atmosphäre schweben und schließlich mit der Atemluft in den Respirationstrakt eindringen. Die meisten dieser Teilchen haben Durchmesser zwischen 0,5 μ bis 5,0 μ und können daher bis in die feineren Bronchiolen und sogar in die Lungenalveolen vordringen. Infolge der auf einem so kleinen Raum zusammengedrängten relativ großen Aktivität geht von ihrer Oberfläche eine sehr intensive Strahlung aus. Bleibt ein derartiges Teilchen an einer Stelle der Schleimhaut liegen, so erhält das Epithel an der betreffenden Stelle eine Dosis von 50000 bis 100000 rad (H. Cember, K. Sommermeyer). Man wird kaum bestreiten wollen, daß durch derartige gigantische Strahlendosen, wenngleich sie nur an begrenzter Stelle zur Wirkung kommen, maligne Tumoren des Respirationstraktes hervorgerufen werden können.

In den letzten Jahren bestand mehrfache Veranlassung, sich mit den Folgen von sogenannten „nicht-nuklearen Explosionen von Kernwaffen" zu beschäftigen. Jede Kernwaffe enthält einen Sprengsatz eines konventionellen Sprengstoffes, der zur Herstellung einer plötzlichen Kritikalität des spaltbaren Materiales dient. Bei Unfällen verschiedener Art, z.B. beim Absturz eines mit Kernwaffen ausgerüsteten Flugzeuges, kann es zur ungewollten Explosion eines solchen Sprengsatzes kommen, die zur Zerstörung der Atombombe und damit zur großflächigen Ausstreuung von Plutonium führt. Obwohl bei diesem Vorgang keine Kernexplosion stattfindet, kann es durch das verstreute Plutonium doch zu einer beträchtlichen radioaktiven Kontaminierung der Luft, des Wassers, des Bodens und damit der Feldfrüchte kommen. Zum Studium dieser Art von radioaktiver Kontaminierung wurde im Jahre 1963 in Nevada, USA, eine eigene Versuchsserie unternommen, die in der Fachliteratur unter dem Namen „Operation Roller Coaster" bekannt geworden ist. Bei dieser wurde unter verschiedenen Bedingungen Plutonium in die Luft gesprengt und hierauf in verschiedenen Punkten der Umgebung die entstandene Strahlung gemessen. Der anfangs 1966 an der spanischen Küste, bei Palomares, erfolgte Absturz eines amerikanischen Flugzeuges, das thermonukleare Bomben mit sich führte, hat die Aktualität dieser Gefahrenquelle unter Beweis gestellt. Die unmittelbare Folge eines solchen Ereignisses muß die Kontamination des Bodens durch ausgestreutes Plutonium oder Uran sein, womit wieder die Gefahr der Kontaminierung der Feldfrüchte gegeben ist.

Ein anderer, in diese Gruppe gehörender Unfall wurde von E. A. Martell und Mitarbeitern beschrieben. In der Plutoniumfabrik "The Rocky Flats", in der Atomsprengköpfe für die US-Armee hergestellt werden, war im Jahre 1969 ein Brand ausgebrochen. Es bildeten sich große Staubwolken aus Teilchen vom Plutoniumoxid, die in der Umgebung des Werkes eine beträchtliche radioaktive Kontaminierung bedingten.

# 7. Die Radioaktivität in Nahrungs- und Genußmitteln

Ein Teil der Strahlungen, deren Wirkung gegenwärtig die Menschheit ausgesetzt ist, stammt aus den Nahrungs- und Genußmitteln. Die meisten Stoffe, die wir essen, enthalten Radionuklide verschiedener Art, die im Gastro-Intestinaltrakt resorbiert werden und so zu vorübergehender oder dauernder innerer Bestrahlung führen. Die Inkorporierung radioaktiver Substanzen und die Verfolgung ihres weiteren Weges im menschlichen Körper ist, namentlich in den letzten Jahren, eingehend untersucht worden. Die Ergebnisse dieser Untersuchungen bilden heute schon eine Wissenschaft von beachtlichem Ausmaße. Physiker, Physiologen und Radiochemiker haben in gemeinsamer Arbeit ein umfangreiches Gebiet erschlossen.

Ein Teil der in den Nahrungs- und Genußmitteln enthaltenen Radionuklide sind natürlichen Ursprunges. Zu diesen zählen die sogenannten primären Radionuklide, die seit der Entstehung des Weltalls und der Erde vor Milliarden von Jahren vorhanden sind. Dazu kommen noch ihre radioaktiven Zerfallsprodukte, die sekundären Radionuklide. In den letzten Jahren, seit der Erschließung der Kernenergie, sind noch künstlich entstandene Radionuklide hinzugekommen, welche teilweise eine ernste Bedrohung unserer Gesundheit darstellen. Die meisten dieser Nuklide stammen von Atombombenversuchen, d.h. Kernwaffentests, und es ist daher begreiflich, daß die diesbezüglichen Informationen anfangs nur zögernd preisgegeben wurden. So fand K. H. Larson schon 1951 spurenweise Plutonium im Erdboden, das von der Explosion der ersten Atombombe in Alomogordo, New Mexiko, herrührte, doch wurde diese Beobachtung erst acht Jahre später bekanntgegeben. Schon im Jahre 1952 wurde von P. A. Olson und R. F. Foster die Speicherung von Radionukliden im Körper von Fischen beschrieben, doch erfolgte diese Publikation erst wesentlich später. Die erste im Pazifik durchgeführte Serie von H-Bombentests führte zur Kontaminierung von Lebensmitteln, die zuerst in Japan nachgewiesen wurde. In der Folge stellte es sich heraus, daß das Eindringen von Radiostrontium, Radiocaesium und Radiojod in den menschlichen Körper hauptsächlich über die Nahrungsmittel erfolgte, während die Inkorporierung mit der Luft und dem Trinkwasser, im Gegensatz zu früheren Vermutungen, eine bedeutend geringere Rolle spielt. Obwohl das Interesse der meisten Forscher sich begreiflicherweise den aus dem Fallout stammenden künstlichen Radionukliden zuwendete, hat die Auffindung von Polonium im Zigarettenrauch doch bewiesen, daß die gesundheitliche Bedeutung der natürlichen Radionuklide nicht unterschätzt werden darf (siehe weiter unten).

Wie wir im Abschnitt 6 gesehen haben, entstehen bei einer Atombombenexplosion rund 200 verschiedene Spaltprodukte, die zu 35 chemischen Elementen gehören. Ein Teil dieser radioaktiven Stoffe ist im lokalen Fallout enthalten, der in der näheren oder weiteren Umgebung der Explosionsstelle zur Wirkung kommt, während der troposphärische und stratosphärische Fallout zur Kontaminierung ganzer Erdteile führt. Zu den Spaltprodukten kommt noch, namentlich bei Explosionen in geringer Höhe, die durch Neutronen induzierte Radioaktivität hinzu. Denn auch diese Kernreaktionen tragen zweifellos zur radioaktiven Kontaminierung bei.

Wie aus dem Abschnitt 5 ersichtlich, ist schon beim normalen Funktionieren des Reaktors die Aufbereitung der verbrauchten Brennstoffelemente mit beträchtlichen Schwierigkeiten verbunden. Auch beim normalen Reaktorbetrieb entstehen beispielsweise radioaktive Edelgase und Radiojod. In noch viel größerem Ausmaße gilt dies für Reaktor-Un- und Zwischenfälle, bei denen, wenn es zur Zerstörung der Hüllen der Brennelemente kommt, beträchtliche Mengen von J 131 austreten können. Bei dem oft geschilderten Reaktorunfall in Windscale kam es bald zu so starkem Ansteigen der Radioaktivität in der Milch, daß diese vernichtet werden mußte.

Verschiedenartige Vorgänge führen somit zum Eindringen von Radionukliden in die Biosphäre. Pflanzen nehmen mit den Wurzeln Nuklide aus dem Boden auf, doch kann eine Aufnahme derselben auch aus radioaktiven Niederschlägen über die Blätter erfolgen.

Eine beträchtliche Rolle kommt auch der Anreicherung von Radionukliden im Verlaufe von Nahrungsmittelketten zu. Schon nach den Wasserstoffbombentests im Jahre 1954 entdeckten japanische Forscher in Fischen Radionuklide, welche durch die Neutronenstrahlung entstanden waren. So wurde in den Fischen die Anwesenheit von Zn 65 durch T. Kawabata, von Fe 59 durch K. Amano nachgewiesen, während H. V. Weiss und H. Shipman Co 60 in Muscheln nachweisen konnten. Experimentell konnte gezeigt werden, daß das dem Meerwasser zugesetzte Zinkisotop Zn 65 schon nach 10 Stunden zu 98% von Algen aufgenommen worden war. Ähnliche Vorgänge, die gleichfalls zur Anreicherung von Zn 65 führten, wurden auch im Flußwasser beobachtet. Dieses Nuklid tritt auch in den Abwässern von Kernreaktoren auf und gelangt mit diesen in Flußwässer. In diesen erfolgt eine Anreicherung in Mikroorganismen, ferner in Algen und schließlich in den Fischen, die sich von den Algen ernähren. Eine andere Kette bildet sich, wenn das mit Zn 65 kontaminierte Flußwasser zur Bewässerung von Wiesen und Feldern verwendet wird. In diesem Falle kommt es zur Anreicherung von Zn 65 im Pflanzenkörper, weiter im Körper der grasenden Kühe und schließlich im menschlichen Körper. Zink 65 hat eine physikalische Halbwertszeit von 245 Tagen, doch beträgt seine effektive Halbwertszeit nur 13 Tage.

Sehr große Anreicherungsfaktoren wurden bei dem Cäsiumisotop Cs 137 gefunden. So fanden R. C. PENDLETON und W. C. HANSON in Süßwasseralgen eine beträchtliche Anreicherung, etwa auf das 1500- bis 4000fache, in manchen Süßwasserfischen wurde sogar eine Konzentrierung auf das 10000fache festgestellt.

Eine lange Reihe von Untersuchungen beschäftigt sich mit den Radionukliden im Boden sowie mit deren Aufnahme durch die Pflanzen. Die natürliche Radioaktivität des Bodens beruht auf der Anwesenheit von Elementen aus den Zerfallsreihen des Thoriums Th 232 sowie der Uranisotope U 235 und U 238. Hierzu kommen noch Kalium 40 und Rubidium 87.

Tabelle 67 zeigt Durchschnittswerte für verschiedene natürliche Radionuklide im Boden. Zu bemerken ist aber, daß bei verschiedenen Böden recht unterschiedliche Werte gefunden wurden.

Tabelle 67

*Die natürliche Radioaktivität des Bodens* (Durchschnittswerte)

| Element | Gehalt in Gramm pro Gramm Boden | Aktivität in pCi pro 100 g Boden |
|---|---|---|
| Kalium | $10^{-2}$ | 800 |
| Rubidium | $10^{-5}$ | 20 |
| Thorium | $4 \cdot 10^{-6}$ | 40 |
| Uran | $1{,}2 \cdot 10^{-6}$ | 40 U 238 } 2 U 235 } |

Kalium wird von der Pflanze bevorzugt aus dem Boden aufgenommen. Getrocknete Pflanzen bestehen daher bis zu 4% ihres Trockengewichtes aus Kalium. Die durch Kalium bedingte Radioaktivität beträgt zwischen 400 und 3000 pCi je 100 Gramm Trockengewicht.

Zu diesen natürlichen Radionukliden sind, wie schon im Abschnitt 6 erwähnt worden ist, in den letzten Jahren noch jene Nuklide hinzugekommen, welche bei der Explosion von Atombomben entstehen, vor allem Sr 90, Cs 137 sowie ungespaltenes Plutonium. Die Spaltprodukte sind im Fallout enthalten, doch werden sie sehr ungleichmäßig auf die Erdoberfläche niedergeschlagen.

Infolge der unterschiedlichen Niederschlagsmenge werden bei Proben von verschiedenen Orten recht verschiedene Werte für die Konzentration der einzelnen Radionuklide gefunden. Über solche Unterschiede geographischer und regionaler Natur ist bereits eine umfangreiche Literatur entstanden.

Besonders eingehend ist der Weg des Sr 90 verfolgt worden. Es wird von den Pflanzen mittels der Wurzeln aus dem Boden aufgenommen, doch hängt die Menge des von der betreffenden Pflanze aufgenommenen Sr 90 auch von der Konzentration des Kalziums im Boden ab. Zufolge der nahen chemischen Verwandtschaft von Strontium und Kalzium werden beide Metalle von der Vegetation gemeinsam aufgenommen. Demzufolge wird aus kalkarmen Böden *ceteris paribus* von der Pflanze mehr Strontium aufgenommen als aus Böden, die reich an Kalziumsalzen sind.

Aber auch die oberirdischen Pflanzenbestandteile besitzen die Fähigkeit, Strontium aufzunehmen, wie erstmalig von japanischen Forschern beobachtet wurde. So berichtete 1955 R. SASAKI über die radioaktive Kontaminierung von Pflanzen durch die im Regenwasser gelösten Strontiumsalze. Auch in den USA wurden ähnliche Befunde erhoben, so konnte M. EISENBUD in den Blättern von Bohnen 78 pCi Sr 90 je 1 g Ca nachweisen, gegenüber einem Wert in den Samen der gleichen Pflanze von nur 2,2 pCi/g Ca. Diese und ähnliche Befunde haben dann zur Revision mancher Ansichten geführt, die noch vor wenigen Jahren allgemein akzeptiert worden waren. So wurde früher angenommen, daß auch die als Viehfutter dienenden Gräser ihren Gehalt an Sr 90 vorwiegend aus dem Boden beziehen, während man jetzt dem direkten Niederschlag auf die Blätter größere Bedeutung beimißt. Allerdings dürfte auch eine gewisse Abhängigkeit von der Art der Kernexplosion bestehen, da bei unterirdischen Explosionen in erster Linie die Kontaminierung des Grundwassers und damit des Bodens in Frage kommen könnte.

Neben der Kontaminierung der Nahrungsmittel und der Futterpflanzen durch die langlebigen Radionuklide Sr 90 und Cs 137 kommt dem kurzlebigen J 131 erhebliche biologische Bedeutung zu. Radiojod 131 entsteht bei sämtlichen Kernexplosionen, kann aber auch bei Schadensfällen an Kernreaktoren in die atmosphärische Luft übertreten. Ebenso wie Cs 137 und Sr 90 wird auch J 131 von der Kuh mit der Milch ausgeschieden und gelangt so in den menschlichen Körper. In Anbetracht der raschen Verderblichkeit wird die Milch möglichst schnell verbraucht, so daß nach den meisten Atombombentests ein Anstieg der Radioaktivität in der Schilddrüse, namentlich bei den Kindern, gefunden wurde.

Der radioaktive Kohlenstoff C 14 wird in den äußeren Schichten der Atmosphäre erzeugt. Die natürliche Ursache für seine Entstehung sind die kosmischen Strahlen (siehe Abschnitt 3). Hinzu kommt noch die Entstehung von C 14 aus $^{14}N$ durch die bei den Kernexplosionen freigesetzten Neutronen (vgl. auch Abschnitt 6). Kohlenstoff 14 reagiert mit dem Luftsauerstoff, wobei radioaktives Kohlendioxid entsteht, welches durch die zwischen der Stratosphäre und der Troposhäre ablaufenden Luftströmungen schließlich in die bodennahen Luftschichten gelangt. Bei der Photosynthese nehmen die Pflanzen mit dem Kohlendioxid auch C 14 auf, das im weiteren Verlauf in sämtliche organische Verbindungen eingebaut wird. Andererseits stehen auch die oberflächlichen Schichten des Meeres mit der atmosphärischen Luft in fortwährendem Gasaustausch. So dringt der radioaktive Kohlenstoff nicht nur auf dem Lande in die Vegetation ein, sondern auch in die marine Biosphäre.

In ähnlicher Weise wird auch das „überschwere" Wasserstoffisotop H 3 oder Tritium in der Atmosphäre sowohl durch die kosmischen Strahlen wie durch die Neutronenstrahlung der Kernwaffen erzeugt. Nach W. F. LIBBY wird die Konzentration des Tritium in „Tritiumeinheiten" ausgedrückt, wobei als Einheit das Verhältnis von einem T-Atom zu einer Trillion gewöhnlicher Wasserstoffatome gilt. In Chicago stieg der Tritiumgehalt des Regenwassers als Folge der Atombombentests vorübergehend auf das Tausendfache des normalen Wertes an. Tritium ist ein Betastrahler mit einer Halbwertszeit von 12,5 Jahren.

Da in fast allen Lebensmitteln Radium enthalten ist, liegen zahlreiche diesbezügliche Untersuchungen vor. Unsere Tabelle 68 zeigt eine Zusammenstellung der durchschnittlich in einigen wichtigen Nahrungsmitteln gefundenen Werte.

Tabelle 68

*Durchschnittlicher Radiumgehalt von Nahrungsmitteln*

*Ra 226 in pCi je kg Frischgewicht*

| | |
|---|---|
| Kartoffeln | 7 |
| Karotten | 2 |
| Weizenmehl | 2,7 |
| Schweinefleisch | 0,9 |
| Rindfleisch | 0,8 |
| Fische | 5 |
| Milch | 0,3 |
| Eier | 3 |

Auch über die Konzentrationen der aus dem Fallout von Kernexplosionen stammenden Radionuklide in verschiedenen Nahrungsmitteln liegen zahlreiche Messungen vor. Es sind dies in erster Linie Zn 65, Sr 90, J 131, Cs 137 sowie Plutonium Pu 239. Tabelle 69 zeigt uns einen Überblick über die in einer Milchprobe in den USA (St. Louis, 1959) gefundenen Aktivitäten.

Tabelle 69

*Radioaktivität pro Liter Milch in pCi*

| Nuklid | Aktivität |
|---|---|
| J 131 | 83 |
| Sr 89 | 134 |
| Sr 90 | 14 |
| Ba 140 | 40 |
| Cs 137 | 84 |

Hinsichtlich der Radiojodkonzentration muß aber gesagt werden, daß sie außerordentlich starken Schwankungen unterliegt. Mit dem lokalen Fallout einer Kernexplosion kann je nach der Windrichtung und Windstärke ein Gebiet von einigen Tausend Quadratkilometern kontaminiert werden. Mit den Futterpflanzen gelangt das J 131 in den Körper der Weidetiere, in deren Milch vier Tage nach dem Niederschlag die Radioaktivität ein Maximum erreicht (A. Knapp). Kühe weiden große Flächen ab, um ihren Bedarf an Futter, durchschnittlich 14 kg Trockensubstanz pro Tag, zu decken. Sowohl in der Schilddrüse der Kuh wie in den menschlichen Schilddrüsen wird J 131 gespeichert, jedoch wirkt sich das Verhältnis der Gewichte, namentlich bei Kleinkindern, ungünstig aus. Während die Schilddrüse der Kuh durchschnittlich 35 g wiegt, beträgt das Gewicht der Drüse beim Erwachsenen 20 g, beim Kleinkind aber nur 1,5 g. Dadurch kommt es aber beim Kind zu einer relativ höheren Radioaktivität, die zusammen mit der größeren Anfälligkeit des Kindes für Strahlenschäden ein größeres Risiko bedeutet. So wurde nach Knapp im Anschluß an einen Atomtest stellenweise eine Aktivität von 700000 bis 2600000 pCi pro Liter Milch gefunden. Nach dem gleichen Autor beträgt, wenn ein Liter Milch pro Tag genossen wird, die Strahlendosis für die Schilddrüse 120 bis 440 rad. Berücksichtigt man die vermutlich sehr große Anfälligkeit der kindlichen Schilddrüse für maligne Spätschäden, so erkennt man, daß es sich hier um eine außerordentlich ernste Gefahrenquelle handelt.

Selbst sogenannte unterirdische Atomexplosionen sind mit dem gleichen Risiko belastet, da auch bei unterirdischer Zündung die Möglichkeit besteht, daß die Explosion zur Erdoberfläche durchbricht und dann J 131 in die atmosphärische Luft übertritt. Zu dieser Frage liegen aus den letzten Jahren Untersuchungen von W. Bauer und V. Brodine vor, die sich auf die Strahlenbelastung von Kindern aus der näheren und weiteren Umgebung des Nevada-Versuchsgeländes beziehen. Nach den Berechnungen der Autoren sollen in Washington County lebende Kinder seit 1952 zu wiederholten Malen Inkorporationen von J 131 mitgemacht haben, wobei jedesmal die Schilddrüse Dosen zwischen 5 rad und 100 rad erhalten hat.

Ferner wurde nach einer im April 1966 auf dem Versuchsgelände von Nevada durchgeführten unterirdischen Kernexplosion in fünf amerikanischen Bundesstaaten ein beträchtliches Ansteigen der Radioaktivität in der Milch nachgewiesen.

Für die Höhe der Strahlenbelastung durch die in den Nahrungs- und Genußmitteln enthaltenen radioaktiven Elemente spielen begreiflicherweise die Ernährungsgewohnheiten der betreffenden Bevölkerungsgruppe eine nicht unbeträchtliche Rolle. In den letzten Jahren sind Untersuchungen über den Zusammenhang von Ernährungsweise und Strahlenbelastung bei den Bewohnern der Arktis, insbesondere den Eskimos, vorgenommen worden. Für diese Bevölkerungsgruppen ist das Fleisch der Rentiere das wichtigste Nahrungsmittel, aus welchem sie, abgesehen von dem Genuß mancher Fische, ihren gesamten Eiweißbedarf decken. In den letzten Jahren ist aber im Fleisch der Rentiere eine außerordentlich große Konzentration von Cs 137, welches aus dem Fallout der Kernexplosionen herrührt, nachgewiesen worden. Nach Untersuchungen von J. A. Snow erhalten die Gewebe der Eskimos allein von der Strahlung dieses Nuklides eine Dosis von durchschnittlich 100 mrem pro Jahr. Die Ursache der

Anreicherung von Cs 137 im Muskelgewebe der Rentiere ist darin gelegen, daß sich diese vorwiegend von Flechten und Moosen ernähren, auf denen sich Cs 137 und andere Radionuklide ansammeln. Es besteht daher eine besondere Nahrungskette: Flechten—Rentier—Mensch. E. L. BARTLETT verweist darauf, daß die in Frage kommenden Flechten älter als 100 Jahre werden, keine Wurzeln besitzen, ihre Nährstoffe daher nicht aus der Erde beziehen, sondern aus der Luft aufnehmen müssen. Hinzu kommt noch, daß es in der Arktis nur sehr selten regnet, die Flechten nehmen daher mit ihrer großen Oberfläche aus der vorbeistreichenden Luft fortwährend radioaktive Staubteilchen auf, diese bleiben, da sie durch keine Regenfälle fortgeschwemmt werden, an der Oberfläche haften und werden später resorbiert. Nach J. A. SNOW ist daneben noch eine zweite Nahrungskette wirksam, die über die Fische führt. Manche der im hohen Norden lebenden Fische sind in der Lage, das im Meerwasser enthaltene Cs 137 auf das 6500fache zu konzentrieren, so daß es beim Genuß der Fische gleichfalls in beträchtlichem Ausmaße in den menschlichen Körper gelangt. Ähnliche Beobachtungen über die Speicherung und Anreicherung von Cs 137 in Fischen liegen auch aus Finnland vor.

Auch H. E. PALMER, W. C. HANSON, B. J. GRIFFIN und L. A. BRABY konnten bei ihren in der Arktis mittels des Ganzkörperzählers durchgeführten Messungen diese Befunde bestätigen. Bei Messungen an den Einwohnern des Ortes Anaktuwak Pass fanden sie im Jahre 1964 eine Aktivität des Cs 137 von 1,28 μ Ci, was gegen 1962 einer Zunahme um 100%, gegenüber 1962 um 200% entspricht. Auch auf Grund dieser Untersuchungen kann kein Zweifel darüber bestehen, daß die erhöhte Radioaktivität auf den Genuß des Fleisches von Rentieren und besonders einer Art, die „Caribou“ genannt wird, zurückzuführen ist. Überdies haben PALMER und seine Mitarbeiter im Urin des Eskimos das radioaktive Natrium Na 22 nachgewiesen, das gleichfalls von den A-Bombentests herrührt und über das Rentierfleisch in den menschlichen Körper gelangt.

Diese überraschenden Ergebnisse zeigen uns wieder einmal, wie spärlich unsere Kenntnisse über die Radioaktivität der Nahrungs- und Genußmittel noch sind. Weitere Forschungen über die Aufnahme von Radionukliden bei besonderen Ernährungsformen verschiedenartiger Bevölkerungsgruppen wären zur Abrundung unserer Kenntnisse über die tatsächliche Höhe der Strahlenbelastung dringend erforderlich.

Obwohl immer wieder auf die gesundheitlichen Gefahren der bei Kernexplosionen gebildeten Radionuklide hingewiesen wird, hat sich unerwarteterweise herausgestellt, daß das Vorkommen eines Radionuklides, Polonium 210, im Zigarettenrauch ebenfalls eine nicht zu unterschätzende Gefahrenquelle darstellt. Die Bedeutung des Zigarettenkonsums für die Entstehung von Bronchialkarzinomen ist schon seit langem bekannt und durch zahlreiche statistische Untersuchungen belegt worden, doch schrieb man diese verhängnisvollen Folgen dem im Zigarettenrauch enthaltenen Teerprodukten zu, die beim Inhalieren bis in die Lungenalveole vordringen. Da traten E. RADFORD und V. HUNT mit ihren Untersuchungen über das Vorkommen von Polonium 210 im Zigarettenrauch hervor. Polonium 210 ist ein Alphastrahler mit einer Halbwertszeit von 138 Tagen. Das Element wurde zugleich mit dem Radium von M. CURIE entdeckt, doch wurde ihm bis vor wenigen Jahren keine besondere biologische Bedeutung zugemessen. Wir wissen heute, daß Po 210 auf zwei verschiedenen Wegen in die Tabakpflanze gelangen kann. Diese nimmt einerseits mit den Wurzeln aus der Erde das Bleiisotop Pb 210 auf, welches durch Betaausstrahlung in das Wismutisotop Bi 210 übergeht, welches sich dann durch eine weitere Betaumwandlung in Polonium 210 (Ra F) verwandelt. Andererseits nehmen die Blätter der Tabakpflanze aus der Luft Radon (Rn 222), welches über Ra A, Ra B, Ra C und Ra D und Ra E schließlich in Ra F bzw. Po 210 übergeht. Bei 500°C, der Temperatur der brennenden Zigarette, wird Po 210 flüchtig, es gelangt beim Inhalieren des Rauches in die tieferen Luftwege, wo es sich an der Bronchialschleimhaut festsetzt. Nach den Berechnungen von RADFORD und HUNT, denen ein Konsum von 2 Päckchen Zigaretten täglich zugrunde liegt, erhält das Bronchialepithel durch die Alphastrahlung im Verlaufe von 25 Jahren eine Dosis zwischen 100 und 1000 rem. Gegen diese Berechnung sind allerdings von K. W. STRABL, F. J. HAUGHEY und E. ALEXANDER Einwände erhoben worden, da sie zu einem wesentlich kleineren Wert gelangten. Allerdings dürfte die Konzentration von Po 210 in der Tabakpflanze von den unterschiedlichen Bodenverhältnissen abhängig sein, auch könnten jahreszeitliche Schwankungen eine Rolle spielen (T. C. TSO, N. A. HALLDEN und L. T. ALEXANDER). Im Anschluß an diese Kontroverse hat L. P. GREGORY Tabakpflanzen aus verschiedenen Ländern, USA, Rhodesien, Südafrika und Neuseeland auf Po 210 untersucht. Die höchsten Werte wurden in Tabakblättern aus Rhodesien gefunden.

Diese Untersuchungen haben auch dazu geführt, das Vorkommen von Po 210 im menschlichen Körper in Abhängigkeit von der Ernährungsweise zu studieren. So hat C. R. HILL nachgewiesen, daß im hohen Norden Kanadas die Plazenten bis zu 27,8 pCi Polonium 210 pro 100 g enthalten, während in Großbritannien nur $^1/_{80}$ dieses Wertes gefunden wurde. Nach HILL soll die Anreicherung von Polonium auf den Genuß von Rentierfleisch zurückzuführen sein. Die durch das Polonium bewirkte Strahlendosis wird, unter der Voraussetzung gleichmäßiger Verteilung in der Plazenta, mit 28 mrad pro Jahr angegeben.

In weiterer Verfolgung des gleichen Problemes wurden von R. B. HOLTZMANN und F. H. ILCEWICZ sehr aufschlußreiche Untersuchungen über die Konzentration von Po 210 in den Geweben von Zigarettenrauchern vorgenommen. Bei diesen Untersuchungen wurden Teile vom knöchernen Anteil der Rippen, einerseits bei starken Zigarettenrauchern, andererseits bei Nichtrauchern entnommen und auf Po 210 untersucht, ferner wurde auch der Gehalt von Pb 210 bestimmt. Von beiden Nukliden wurden bei den Rauchern durchschnittlich die doppelten Konzentrationen wie in der Gruppe der Nichtraucher gefunden. Ein ähnliches Resultat ergab sich auch bei der vergleichenden Untersuchung des Lungengewebes der beiden Personengruppen.

Der Nachweis der Inkorporation von Polonium 210 aus dem Zigarettenrauch und dessen Speicherung in den Geweben des menschlichen Körpers hat uns gezeigt, daß es auch Arten der Strahlengefährdung gibt, deren Existenz vor wenigen Jahren noch gänzlich unbekannt war. Zugleich haben diese Forschungen bewiesen, wie lückenhaft unser Wissen von den aus unserer Umwelt eindringenden Strahlen im Grunde genommen noch immer ist.

Bei der Beurteilung der möglichen Strahlenschädigung durch das im Tabakrauch enthaltene Polonium darf aber nicht vergessen werden, daß im Zigarettenrauch auch andere, chemisch wirksame kanzerogene Stoffe enthalten sind. Höchstwahrscheinlich sind an der Entstehung von Karzinomen der Atmungsorgane sowohl die chemischen Kanzerogene wie die Alphastrahlung des Poloniums beteiligt. Viele Krebsforscher neigen schon seit langem der Ansicht zu, daß die meisten Tumoren durch das als Synkanzerogenese bezeichnete Zusammenwirken mehrerer Faktoren verursacht wird (K. H. BAUER).

Erfreulicherweise sind aber bei der Strahlenbehandlung von Lebensmitteln, die die Haltbarmachung derselben zum Zweck hat, keine Strahlenschäden zu befürchten. Diese Verfahren, die schon jetzt praktisch verwendet werden, werden zweifellos in naher Zukunft eine noch viel größere Rolle als heute spielen. Die ersten Erfolge auf diesem Gebiete wurden mit der Haltbarmachung von Kartoffeln erzielt, für welche im Vergleiche zu anderen Gebieten der Strahlenkonservierung relativ kleine Dosen benötigt werden. So berichteten A. BERGER und J. WOLF über erfolgreiche Bestrahlungen mit der Elektronenstrahlung eines 31-MeV-Betatrons. Bei Kartoffeln, welche eine Dosis von 20000 R erhalten hatten, war auch bei 30 Wochen Lagerungszeit kein „Austreiben" aufgetreten. Unmittelbar nach dem Abschluß der Bestrahlung wurde an der Oberfläche der Kartoffeln eine Strahlung mit einer Dosisleistung von 5 mR pro Stunde gemessen, die aber sehr rasch abnahm. Schon nach wenigen Stunden war die Strahlung verschwunden, bzw. unter die Grenze der Meßbarkeit abgesunken. Es wird angenommen, daß die Strahlung auf die durch die Elektronen induzierte Radioaktivität, vorwiegend auf die Entstehung des Sauerstoffisotopes O 15 und des Kohlenstoffisotopes C 11 zurückzuführen ist. Beide Nuklide senden Positronen aus, wobei die Halbwertszeit 2,1 bzw. 20 Minuten beträgt. Jedenfalls zeigen diese Messungen, daß der Verbraucher, der die strahlenkonservierten Lebensmittel erst zu einem viel späteren Zeitpunkt erhält, keiner Gefahr ausgesetzt ist (siehe auch Abschnitt 5.4.).

Der Nachweis von Radionukliden im Trinkwasser und in verschiedenen Nahrungs- und Genußmitteln hat zur Festlegung der „Maximal zulässigen Konzentration" (MZK) seitens verschiedener Experten geführt.

Tabelle 70 zeigt uns die von der ICRP im Jahre 1959 vorgeschlagenen Höchstwerte (nach F. LUDWIEG). Zu diesen Werten ist noch zu bemerken, daß sie eigentlich für Personen von über 18 Jahren gelten, die beruflich mit Strahlen beschäftigt sind. Für andere Personen wird $^1/_{10}$ der angegebenen Werte empfohlen.

Zur Tabelle 70 ist noch zu bemerken, daß die dritte Spalte die maximal zulässigen Konzentrationen (MZK) im Trinkwasser für beruflich strahlengefährdete Personen enthält. Hingegen enthält die letzte Spalte die maximal

Tabelle 70

*Maximal zulässige Zufuhr von Radionukliden*

| Radionuklid | Kritisches Organ | MZK im Trinkwasser in pCi/cm³ | MZZ pro Tag in pCi |
|---|---|---|---|
| H 3 | Körpergewebe | 30,0 | 6 Millionen |
| C 14 | Fettgewebe | 8000 | 1,6 Millionen |
| P 32 | Knochengewebe | 200 | 40000 |
| Mn 54 | Verdauungstrakt | 1000 | 0,2 Millionen |
| Fe 55 | Milz | 8000 | 1,6 Millionen |
| Fe 59 | Verdauungstrakt | 600 | 0,1 Millionen |
| Co 59 | Verdauungstrakt | 1000 | 0,2 Millionen |
| Co 60 | Verdauungstrakt | 500 | 0,1 Millionen |
| Zn 65 | Gesamtkörper | 1000 | 0,2 Millionen |
| Sr 89 | Knochengewebe | 100 | 20000 |
| Sr 90 | Knochengewebe | 1 | 200 |
| Y 91 | Verdauungstrakt | 300 | 60000 |
| Zr 95 | Verdauungstrakt | 600 | 0,1 Millionen |
| Nb 95 | Verdauungstrakt | 1000 | 0,2 Millionen |
| Rh 103 | Verdauungstrakt | 800 | 0,16 Millionen |
| Rh 106 | Verdauungstrakt | 100 | 20000 |
| J 131 | Schilddrüse | 20 | 4000 |
| Cs 137 | Gesamtkörper | 200 | 40000 |
| Ba 140 | Verdauungstrakt | 300 | 60000 |
| Ce 141 | Verdauungstrakt | 900 | 0,2 Millionen |
| Ce 144 | Verdauungstrakt | 100 | 20000 |
| Pr 143 | Verdauungstrakt | 500 | 0,1 Millionen |
| Nd 147 | Verdauungstrakt | 600 | 0,1 Millionen |
| Pm 147 | Verdauungstrakt | 2000 | 0,4 Millionen |
| Pb 210 (Ra D) | Niere/Gesamtkörper | 1 | 200 |
| Po 210 (Ra F) | Milz/Niere | 7 | 1400 |
| Ra 226 | Knochengewebe | 0,1 | 20 |
| Ra 228 (MsTh I) | Knochengewebe | 0,3 | 60 |
| Thorium | Knochengeewbe | 10 | 2000 |
| Uran | Verdauungstrakt | 200 | 40000 |
| Pu 239 | Knochengewebe | 50 | 10000 |
| Unbekanntes Gemisch von Radionukliden | | 0,1 | 20 |
| Unbekanntes Gemisch ohne Alphastrahler | | 1 | 200 |
| Unbekannte Betastrahler, Sr 90 abwesend | | 20 | 4000 |

zulässige Zufuhr (MZZ) pro Kopf der Gesamtbevölkerung. Einem allgemeinen Grundsatz der ICRP folgend sind die Werte für die „Bevölkerung" mit $^1/_{10}$ der für beruflich strahlenexponierte Personen geltenden Werte angenommen.

Ferner ist zu beachten, daß bei gleichzeitiger Einatmung von Radionukliden, die ja ebenso wie die Zufuhr über den Digestionstrakt zur Inkorporierung führt, die in der Tabelle 70 angeführten Werte sinngemäß zu reduzieren sind.

Es bedarf keines besonderen Hinweises, daß die in diesem Abschnitt für die einzelnen Nahrungs- und Genußmittel angegebenen Werte der Radioaktivität sich nur auf den jetzigen Zustand beziehen. Sollte es jemals zu einem bewaffneten Konflikt kommen, bei welchem nukleare Waffen angewendet werden, so würde die Aktivität der Feldfrüchte ins Unermeßliche steigen, so daß der Genuß der aus ihnen gewonnenen Lebensmittel zu schwersten Strahlenschäden führen müßte, deren verheerende Folgen gar nicht abzusehen sind.

## 8. Sonstige Strahlenanwendungen

Eine Form der Anwendung von Röntgenstrahlen, die bedauerlicherweise in vielen Ländern geübt wird, ist die Röntgendurchleuchtung in Schuhgeschäften. Diese Durchleuchtung, die nur als Mißbrauch der ionisierenden Strahlen bezeichnet werden kann, spielt sich folgendermaßen ab: Dem Kunden wird ein Schuh anprobiert, hierauf wird ihm von einem Angestellten des Schuhgeschäftes mitgeteilt, daß man sich vom guten Sitz des Schuhes am Fuß durch eine Durchleuchtung überzeugen müsse. Der Verkäufer oder die Verkäuferin führt dann den Kunden zu einem Durchleuchtungsgerät und fordert ihn auf, Fuß und Schuh auf einem Leuchtschirm zu betrachten. Diese Durchleuchtungsgeräte enthalten ein Trittbrett für den Fuß, unterhalb desselben befindet sich eine Röntgenröhre, den oberen Abschluß des Gerätes bildet der Leuchtschirm, über den sich der Käufer bei der Durchleuchtung zu beugen hat. Dann schaltet die Verkäuferin, die neben dem Gerät steht, den Strom ein, worauf das Bild des Fußskelettes auf dem Schirm erscheint. Wie man sich leicht überzeugen kann, ist die ganze Prozedur zum Erwerb eines gut sitzenden Schuhes völlig überflüssig, auch ist keineswegs einzusehen, inwiefern sie den Ankauf eines Schuhes erleichtert. Hingegen ist es durchaus nicht sicher, ob jedermann, der einer solchen Prozedur unterworfen wird, sich darüber im klaren ist, daß es sich bei diesem Vorgang um eine echte Röntgendurchleuchtung handelt und daß diese von einer Person vorgenommen wird, die über keinerlei Kenntnisse auf dem Gebiete des Strahlenschutzes und der Strahlenschäden verfügt. Betrachtet man die heutige Situation auf dem Gebiete der Strahlenforschung und der Strahlenanwendung, so muß es als Anachronismus bezeichnet werden, daß hier von gänzlich ungeschulten Personen zu nichtigen Zwecken Röntgendurchleuchtungen vorgenommen werden. Der Umstand, daß diese an Menschen vorgenommen werden, unterscheidet die Durchleuchtung im Schuhgeschäft wesentlich von anderen technologischen und industriellen radiologischen Untersuchungen, die an leblosen Objekten durchgeführt werden (vgl. Abschnitt 5.). Ein Vergleich verschiedener Fußdurchleuchtungsgeräte hat übrigens ergeben, daß die Dosisleistung und damit die Strahlenbelastung bei den einzelnen Fabrikaten recht unterschiedlich ist. So hat das „*Journal of the American Medical Association*“ im Jahre 1949 über Vergleichsmessungen an verschiedenen „Shoe-Fitting-Fluoroscopes“ berichtet. Diese Messungen haben bei verschiedenen Gerätetypen an der Fußsohle der untersuchten Person Dosen zwischen 11 R und 140 *R* pro Minute ergeben. Zehn Jahre später berichtete W. SEELENTAG über Messungen, bei denen er Dosisleistungen von 11 bis 53 *R* gefunden hatte.

In der Dienststelle des staatlichen Gewerbearztes für den Aufsichtsbezirk Nordrhein in Düsseldorf wurden 185 Fußdurchleuchtungsgeräte untersucht, worüber T. PETERS im Jahre 1959 berichtete. Es wurden Messungen sowohl im „Durchleuchtungsraum", d.h. in diesem Falle dem Raum, der zur Aufnahme des Fußes bestimmt ist, als auch neben und vor dem Gerät in verschiedenen Abständen vorgenommen. Die gemessenen Dosen zeigten eine außerordentlich große Streuung der Werte, die bei verschiedenen Typen und verschiedenem Baujahr sehr weitgehend differierten. Nur die Geräte neueren Datums waren mit einem automatischen Zeitschalter versehen, der die Durchleuchtung nach 9 Sekunden unterbrach. Etwa die Hälfte der Geräte gehören zu einer Type, bei der die neben dem Gerät stehende Angestellte eine Dosis von 2,5 m*R*/Stunde erhält, bei 16 anderen Geräten ergab sich an der gleichen Stelle eine Dosis von 11,3 m*R* pro Stunde, bei 7 Geräten sogar 30 m*R* pro Stunde. Zu diesen Werten ist allerdings zu bemerken, daß sie bei ununterbrochen eingeschaltetem Gerät gemessen wurden, sich also auf die Durchleuchtungsdauer beziehen. Trotzdem sind diese Dosen, wie man sieht, keineswegs als quantité negligeable anzusehen. Wesentlich größere Dosen wurden im Durchleuchtungsraum gemessen, in welchem der Fuß der direkten Strahlung der Röntgenröhre ausgesetzt ist. Hier ergaben sich bei den unterschiedlichen Fabrikaten Werte von 2,2 bis 5,8 *R* pro Durchleuchtung. Diese selbst für medizinische Durchleuchtungen ungewöhnlich großen Werte sind vermutlich darauf zurückzuführen, daß im Schuhgeschäft ohne Dunkeladaptation des Auges durchleuchtet wird, weswegen offenbar mit größerer Strahlenintensität gearbeitet wird. Die Verwendung derartiger Strahlendosen ist auch deswegen unverantwortlich, weil manche Verkäuferinnen die Gewohnheit haben sollen, namentlich bei der Bedienung von Kindern, während der Durchleuchtung den Fuß an der Ferse festzuhalten.

Schon die stark unterschiedlichen und mitunter recht großen Werte sind ein Anhaltspunkt für die Sorglosigkeit, mit der solche Geräte hergestellt und in den Handel gebracht werden. Im Sinne der heute von allen verantwortungsbewußten Strahlenfachleuten geforderten Vorsichtsmaßnahmen muß die Forderung erhoben werden, Fußdurchleuchtungen in Schuhgeschäften durch gesetzliche Maßnahme zu unterbinden. In der DDR ist die Anwendung von Pediskopen bereits verboten. Obwohl zugegeben werden kann, daß die Dosis, die der Fuß des Käufers bei kurzer Einschaltdauer des Gerätes erhält, recht gering ist, besteht doch zweifellos eine gewisse Gefährdung des Bedienungspersonals, wie die nachstehend geschilderten Fälle beweisen dürften.

Im Jahre 1957 berichtete H. KOPP über schwere Strahlenschäden, die bei einer Angestellten eines Schuhgeschäftes in Dänemark aufgetreten waren. Es handelte sich um eine 56jährige Frau, die 10 Jahre hindurch in einem Schuhgeschäft ein Durchleuchtungsgerät bedient hatte, ohne die geringste Belehrung hinsichtlich der Gefahren der Strahlenanwendung erhalten zu haben. Allmählich entwickelte sich an ihrem rechten Fuß eine zunehmende Atrophie der Haut, die auch zahlreiche Teleangiektasien aufwies, schließlich trat eine Ulzeration ein. Die Ärzte, die von der Patientin konsultiert wurden und denen sie ihre Beschäftigung mit „Verkäuferin“ angab, waren sich anfangs keineswegs bewußt, daß es sich um eine Strahlenschädigung handelte. Als schließlich die Diagnose „Röntgenulkus“ gestellt wurde, unterzog man die von der Patientin bedienten Durchleuchtungsgeräte einer eingehenden physikalischen Kontrolle. Es handelte sich um zwei verschiedene Geräte, bei welchen im direkten Strahlengang Dosisleistungen von 9,2 *R* bzw. 13,2 *R* pro Minute gemessen wurden. Das Gehäuse war mit 2 mm starkem Blei ausgekleidet, doch befand sich zwischen zwei der Bleiplatten eine Lücke, durch welche ein Strahlenbündel austrat, das direkt auf den Fuß der Verkäuferin gerichtet war. Da die Strahlung stets auf die gleiche Stelle gerichtet war, kam es zur Kumulierung der tagtäglich eingestrahlten Dosen, die schließlich zu den geschilderten schweren Veränderungen und der Ulkusbildung führte. Es muß angenommen werden, daß der Fuß der Patientin insgesamt eine Dosis von einigen Tausend *R* erhalten hatte. Der Leuchtschirm des Gerätes war wohl mit Bleiglas bedeckt, doch war die Anordnung so unvollkommen, daß neben dem Bleiglas Strahlen austraten, die direkt auf das Abdomen des durchleuchteten Kunden gerichtet waren, das eine Dosis von etwa 1 *R* pro Minute erhielt.

Bei dem anderen Falle handelte es sich um eine Beobachtung aus der forensischen Tätigkeit. Gegenstand des Gutachtens war die Leidensgeschichte einer im 58. Lebensjahr stehenden Frau, die an subakuter lymphatischer Leukämie erkrankt war, an der sie später verstarb. Diese Frau hatte 30 Jahre hindurch in verschiedenen Filialen eines großen Schuhkaufhauses Röntgenapparate für Fußdurchleuchtungen bedient. Der Beginn dieser Tätigkeit geht auf das Jahr 1927 zurück, also eine Zeit, in der noch kein Strahlenschutz im heutigen Sinne des Wortes bestanden hat. Die Erkrankung wurde erst am 3. Dezember 1958 manifest. An diesem Tage trat eine massive Darmblutung auf, nach erfolgter Einlieferung in ein Krankenhaus wurden ein Milztumor, Leberschwellung sowie Vergrößerung mehrerer Lymphknoten festgestellt. Die Leukozytenzahl betrug damals 17500, hiervon 81% Lymphozyten. Die Erythrozytenzahl 2,13 Millionen, der Hämoglobinwert ergab sich zu 41%. Auf Grund dieser Befunde wurde eine lymphatische Leukämie diagnostiziert. Am 8. April 1959 war die Leukozytenzahl schon auf 31800 gestiegen, am 4. August des gleichen Jahres auf 113000, unter diesen 4% unreife Formen. Am 31. Oktober verstarb die Patientin. Bei der Autopsie wurden im Mediastinum zahlreiche Lymphknoten gefunden, die etwa walnußgroß waren und eine schmutzig grau-weißliche Schnittfläche aufwiesen. Ferner fanden sich Lymphdrüsenpakete in den Achselhöhlen, im Oberbauch und an der porta hepatis. Die pathologisch-anatomische Diagnose war „subakute Lymphadenose mit finalem akutem Schub“.

Bei der Beurteilung der Kausalität der Strahleneinwirkung in diesem Falle ist naheliegenderweise die Größe der gesamten Strahlendosis von Bedeutung. Die Rekonstruktion der Dosis war besonders schwierig, da die in den 20er Jahren verwendeten „Pediskope“ nicht mehr auffindbar waren, weswegen an ihnen keine Dosismessungen vorgenommen werden konnten. Unter Berücksichtigung der Tatsache, daß die Patientin drei Jahrzehnte hindurch täglich 20 bis 50 Röntgendurchleuchtungen ohne ausreichenden Strahlenschutz vorgenommen hat, mußte aber auf Grund verschiedener Indizien angenommen werden, daß sie einer Dosis von insgesamt 500 bis 800 $R$ ausgesetzt gewesen war. Hinzu kommt noch der Umstand, daß auf Grund der Arbeitsweise derartiger Geräte angenommen werden darf, daß von den Strahlen größere Anteile des hämopoetischen Systemes getroffen worden waren. Es ist daher mit großer Wahrscheinlichkeit anzunehmen, daß es sich in diesem Falle um eine radiogene Leukämie gehandelt hat, wenn auch naturgemäß ein zufälliges Zusammentreffen der Strahlenexposition mit der letal verlaufenden Hämoblastose nicht ganz auszuschließen ist. Bekanntlich sterben in Europa etwa $3^0/_{00}$ aller Menschen an Leukämien unbekannter Ursache. Es besteht daher stets eine geringe Wahrscheinlichkeit für ein zufälliges Zusammentreffen.

Nur der Kuriosität halber soll hier ein anderer Mißbrauch der Röntgenstrahlen Erwähnung finden, das sogenannte „Inspektoskop". Es ist dies ein Röntgengerät, welches eine Zeitlang in amerikanischen Gefängnissen zur Durchleuchtung der Besucher verwendet wurde, um die Mitnahme von Waffen, Feilen und sonstiger metallischer Werkzeuge zu unterbinden. Wie J. Schubert und R. E. Lapp berichteten, wurden allein im Zuchthaus „San Quentin" jährlich 40000 bis 50000 Besucher mit diesem Gerät durchleuchtet. Die Personen, die das Gerät bedienten, sollen dabei eine tägliche Dosis von 0,1 $R$ erhalten haben, also das 5fache der Dosis, die für die Berufsarbeit in Strahlenbetrieben zulässig ist.

Weiter schreiben die Autoren:

„Gewisse Diktatoren in Südamerika pflegen solch geheime Geräte zu benützen, um Attentatsabsichten an versteckten Waffen erkennen zu können."

Wohl die merkwürdigste Anwendung von Röntgenstrahlen ist aber die von Schubert und Lapp geschilderte Gepflogenheit, bestimmte Tiere im Tiergarten durch Röntgenaufnahmen zu identifizieren. Auch bei dieser Gelegenheit wurde, wie die Autoren berichten, außerordentlich leichtsinnig vorgegangen:

„Als der Leiter des Gesundheitsamtes von Michigan Röntgengeräte überprüfte, entdeckte er zu seiner Überraschung, daß die Mitarbeiter eines Projektes zur Erforschung des Lebens wilder Tiere Wildenten einfach festhielten, während die Tiere geröntgt wurden. Diese Männer wurden nicht weniger als vierhundertmal am Tag bestrahlt!"

Die häufigste Quelle ionisierender Strahlen in unserer Umgebung ist die Armbanduhr mit leuchtenden Zeigern und leuchtendem Zifferblatt. Fast jeder Mensch verwendet eine selbstleuchtende Armbanduhr, aber möglicherweise ist sich nicht jedermann im klaren darüber, daß er dabei immer ein Radionuklid mit sich führt. Schon seit Jahrzehnten werden Armbanduhren mit selbstleuchtenden Zeigern und Zifferblättern ausgestattet. Die Leuchtfarbe, die zu diesem Zwecke verwendet wird, besteht im allgemeinen aus Zinksulfid, welches durch eine geringe Beimengung eines Radionuklids (Radium bzw. Mesothorium) zur Fluoreszenz gebracht wird. Nach Hevesy und Paneth wird als Leuchtstoff am besten ein Gemisch von Radiothor und Zinksulfid verwendet. Die Leuchtkraft des Zinksulfids nimmt im Laufe der Zeit ab, doch kann etwa 1,5% der Alphastrahlung in Licht umgesetzt werden.

Die relativ geringe Menge des in der Leuchtmasse enthaltenen Radionuklides ist vermutlich die Ursache dafür, daß die Uhren seit Jahrzehnten ohne Rücksichtnahme auf eine eventuelle biologische Strahlenwirkung verwendet werden. Erst in den letzten Jahren hat sich die Strahlenbiologie den Wirkungen kleiner Strahlendosen zugewendet, wie wir sie tagtäglich von unserer Taschenuhr erhalten.

Es darf vorausgesetzt werden, daß bei den handelsüblichen Armbanduhren die Alpha- und Betastrahlung durch das Uhrgehäuse abgefangen wird, so daß nur die Gammastrahlen aus diesem austreten können. Vom Standpunkte der Strahlengefährdung aus ist daher die wichtigste Grundlage die Ermittlung der Dosis, welche die Gonaden des Uhrenbesitzers durch die Gammastrahlung der Uhr erhalten. Diese Dosis kann durch eine einfache Berechnung bestimmt werden.

Nehmen wir zunächst an, die gesamte Aktivität der Leuchtfarbe auf Zeigern und Zifferblatt betrage 1 μCi Radium. Die Gammastrahlendosis in 1 cm Abstand beträgt dann 8,5 m*R* pro Stunde. Wohl gilt dieser Wert streng genommen nur für eine „punktförmige" Strahlenquelle, doch kann er wegen der im Verhältnis zum menschlichen Körper doch recht kleinen Abmessungen der Uhr ohne allzu großen Fehler der Berechnung zugrunde gelegt werden. Nimmt man ferner an, daß die Uhr durchschnittlich 14 Stunden pro Tag getragen wird, so ergibt sich eine Bestrahlungszeit von rund 5000 Stunden jährlich. Das würde in einem cm Abstand einer jährlichen Dosis von 42500 m*R* oder 42,5 *R* entsprechen. Berücksichtigt man ferner, daß die Entfernung der Uhr von den Gonaden durchschnittlich 35 cm beträgt, so ergibt sich eine jährliche Gonadendosis von $42{,}5\ R : 35^2$ oder rund 35 m*R*. Von diesem Werte ausgehend kann die mittlere jährliche Gonadendosis auch für andere Aktivitäten berechnet werden.

Messungen, die von Joyet mittels einer „Phantomuhr" vorgenommen wurden, ergaben fast das gleiche Ergebnis wie das soeben errechnete Resultat. Glücklicherweise ist aber bei den meisten handelsüblichen Armbanduhren eine wesentlich kleinere Menge als 1 μCi verarbeitet worden. So schwankt diese nach Joyet zwischen 0,06 und 0,81 μCi, während Seelentag sogar Werte von 0,02 μCi angibt. Jedenfalls dürften die einzelnen Fabrikate stark unterschiedliche Mengen von Radium enthalten. Nach Joyet soll bei den in der Schweiz hergestellten Armbanduhren die Aktivität der Herrenuhren durchschnittlich 0,35 μCi, die der Damenuhren durchschnittlich 0,15 μCi betragen. Aus diesen Werten würden sich für den Uhrenbesitzer jährliche Gonadendosen zwischen 1 m*R* und 30 m*R* ergeben. Geht man von der oberen Grenze der Werte aus, so würde sich, wenn die Uhr etwa vom 12. Lebensjahr an getragen wird, für die ersten 30 Lebensjahre eine Gonadendosis von 540 m*R* ergeben.

C. Cappadona und C. Ciulla haben vor einigen Jahren darauf hingewiesen, daß für bestimmte Spezialzwecke selbstleuchtende Armbanduhren mit viel stärkerer Leuchtkraft als bei den handelsüblichen Fabrikaten hergestellt werden. So haben sie Messungen an stark leuchtenden Spezialuhren für Taucher vorgenommen. Auch diese Uhren zeigten hinsichtlich der Radioaktivität und der Dosisleistung der aus dem Gehäuse austretenden Strahlung sehr unterschiedliche Werte. So wurden an der Rückseite der Uhren Dosen im Bereichen von 7,1 bis 26,5 rem pro Jahr gefunden. Bei einzelnen Fabrikaten sollen sogar Gonadendosen von 2,2 bis 4,2 rem pro Jahr festgestellt worden sein.

Wie diese Werte zeigen, handelt es sich also um Strahlendosen, die keinesfalls als quantité negligeable angesehen werden sollten. Dazu kommt noch, daß selbstverständlich radioaktive Mischungen nicht nur für Armbanduhren, sondern auch für Druckknöpfe, Lichtmarkierungen und ähnliche Zwecke verwendet werden, wobei auch größere Mengen von Radium Verwendung finden. So berichtet beispielsweise Buchanan, daß bei der Untersuchung eines selbstleuchtenden Druckknopfes nicht weniger als 28,5 μg Radium gefunden wurden.

Noch größere Mengen von radioaktiven Stoffen sind im Cockpit eines modernen Flugzeuges anzutreffen. Die zahlreichen Instrumente, die den Piloten in seiner Kanzel umgeben, bestrahlen ihn mit Dosen bis zu $10 R$ pro Jahr (Lapp und Schubert).

Nachdem die Gammastrahlung der radioaktiven Leuchtfarben lange Zeit hindurch nicht die angemessene Beachtung gefunden hatte, ist die Leuchtfarbenindustrie erfreulicherweise in den letzten Jahren dazu übergegangen, das Radium durch ein weniger gefährliches Nuklid zu ersetzen. Mit Rücksicht auf das große Durchdringungsvermögen der Gammastrahlen scheiden Gammastrahler für diesen Zweck aus. Vom Sicherheitsstandpunkt aus wären Alphastrahler allen anderen Nukliden vorzuziehen, da die außerordentlich weichen Alphastrahlen von jeder Art von Uhrengehäuse absorbiert werden. Da aber für diesen Zweck geeignete reine Alphastrahler nicht existieren, bleibt nur die Wahl zwischen verschiedenen Nukliden mit Betastrahlung. Von diesen scheiden wieder jene aus, die, wie beispielsweise Sr 90, harte Betastrahlen aussenden, die das Uhrengehäuse durchdringen.

Als aussichtsreichste Elemente kommen daher Tritium (H 3) oder Promethium 147 in Frage. Versuche mit Tritium sind verschiedentlich vorgenommen worden, doch ist der überschwere Wasserstoff H 3 ein Gas, so daß mit der Gefahr des Entweichens aus dem Gehäuse gerechnet werden muß. Die Zukunft der Leuchtfarben dürfte daher dem Promethium gehören. Promethium — Pm 147 — ist ein Betastrahler mit einer Halbwertszeit von 2,65 Jahren, die Halbwertszeit ist demnach von der gleichen Größenordnung wie die voraussichtliche Haltbarkeit der Uhr. Die maximale Energie der Betateilchen beträgt 0,22 MeV, so daß kein Austritt von Strahlen aus dem Uhrengehäuse zu befürchten ist. Da Pm 147 in den Spaltprodukten des Reaktors enthalten ist, scheint ein relativ niedriger Preis gewährleistet zu sein. Es darf demnach erwartet werden, daß die Uhrenindustrie, soweit dies nicht schon jetzt der Fall ist, in absehbarer Zeit zur Verwendung von Promethium an Stelle von Radium übergehen wird.

Da indessen zweifellos noch eine gewisse Zeit hindurch Radiumuhren in Benutzung stehen werden, sei noch ein Punkt hervorgehoben. Die Zeiger und Zifferblätter der Uhren verlieren im Laufe der Jahre ihre Leuchtkraft infolge einer Ermüdungserscheinung des Sulfids. Trotzdem sendet aber das Radium weiter seine Strahlen aus, da die Strahlung infolge der großen Halbwertszeit praktisch konstant ist. Zerbrochene oder unbrauchbar gewordene Uhren dürfen daher keinesfalls Kindern als Spielzeug überlassen werden, da stets die Gefahr der Inkorporierung von radioaktivem Material gegeben ist.

Eine weitere, wenig beachtete Quelle der Strahlenbelastung ist das im Kunstdünger enthaltene Uran. So enthält der handelsübliche Phosphatdünger eine Beimengung von Uransalzen, die einer Konzentration von 0,01 bis 0,025% entspricht. Nach W. F. Libby bewirkt die Ausstreuung des Phosphatsalze enthaltenden Kunstdüngers auf einer ebenen Fläche eine Strahlung mit einer Dosis von 280 bis 700 m*R* pro Jahr.

Mit dem von Jahr zu Jahr an Ausdehnung zunehmenden Flugverkehr, der eine Tendenz zur Verlegung in immer größere Höhen zeigt, ist eine weitere Quelle einer unerwünschten Strahlenbelastung in unser Blickfeld getreten. Nach R. M. Sievert ist derzeit für das Personal eines Verkehrsflugzeuges, das in einer Höhe von 8000 bis 12000 m fliegt, wenn man mit 1000 Flugstunden jährlich rechnet, eine Dosis von 0,3 rem/Jahr anzunehmen. Diese Dosis dürfte in bezug auf somatische Strahlenschäden praktisch ohne Bedeutung sein. Die genetische Strahlenwirkung ist ebenfslls relativ bedeutungslos, da das Flugpersonal nur einen geringen Bruchteil der Gesamtbevölkerung bildet.

Eine andere Situation würde sich allerdings ergeben, wenn es zur Einführung regelmäßiger Stratosphärenflüge mit Überschallflugzeugen kommen sollte. Nach den derzeit vorliegenden Plänen sollen solche Flüge in Höhen von 24 bis 26 km durchgeführt werden, in denen die kosmische Strahlung wesentlich stärker ist als auf dem Erdboden, von dem die Strahlen durch die schützende Lufthülle abgehalten werden. Bei einer mittleren jährlichen Flugdauer von 500 Stunden würden die Mitglieder der Besatzung Dosen von 0,4 bis 0,8 rem pro Jahr erhalten (R. M. Sievert).

Eine weitere Strahlenquelle, deren Verbreitung von Jahr zu Jahr größer wird, ist der Bildschirm der Fernsehapparate. Da bei der plötzlichen Abbremsung von rasch bewegten Elektronen, also auch von Kathodenstrahlen, immer Röntgenstrahlen entstehen, senden auch die Fernsehgeräte Röntgenstrahlen aus. Glücklicherweise ist deren Intensität aber sehr gering. Nach Zieler sind die Dosen, selbst in der unmittelbaren Umgebung der Fernsehempfänger, so gering, daß sie nicht unmittelbar gemessen werden können. Es ist aber anzunehmen, daß sie den Wert von 0,1 $\mu R$/s nicht überschreiten, möglicherweise liegen sie sogar um eine Zehnerpotenz niedriger.

Nach Berechnungen beträgt die Dosis am Bildschirm der handelsüblichen Fernsehgeräte mit einer Röhrenspannung von 15 kV ungefähr 1 m*R* pro Stunde, doch wird sie, da es sich um eine sehr weiche Röntgenstrahlung handelt, durch eine zusätzliche Glas- oder Plastscheibe noch wesentlich verringert. Andererseits liegen Messungen vor, daß bei einer Betriebsspannung von 24 kV die Strahlendosis auf das 1000fache dieses Wertes ansteigt. Diese Tatsache ist deswegen von Wichtigkeit, weil derartige Spannungen bei manchen Geräten für das Farbfernsehen angewendet werden. Sollte das Farbfernsehen, wie zu erwarten ist, in absehbarer Zeit allgemein eingeführt werden, so ist an den Bildschirmen unbedingt ein zusätzlicher Strahlenschutz anzubringen. Da es sich aber um relativ weiche Strahlen handelt, würde der Strahlenschutz, der etwa aus einem Bleiglas bestehen könnte, keine besonderen Schwierigkeiten machen.

Die ICRP hat in ihren Strahlenschutzempfehlungen festgelegt, daß bei keinem Fernsehgerät in einem Abstand von 5 cm vom Bildschirm eine größere Dosisleistung als 0,5 m$R$ pro Stunde auftreten darf.

Obwohl die Röntgenstrahlung der Fernsehgeräte unter Umständen doch erhebliche Werte annehmen kann, wird angenommen, daß die genetisch signifikante Dosis aus dieser Quelle bis jetzt noch nicht größer ist als 1 mrem/Kopf/Jahr (R. M. SIEVERT).

Wenig bekannt ist auch, daß beim Betrieb von Rundfunk- und Radarsendern Röntgenstrahlen von keineswegs harmlosem Ausmaß entstehen können. Wie schon erwähnt wurde, entstehen Röntgenstrahlen in allen elektronischen Anordnungen, in welchen rasch fliegende Elektronen auf ein metallisches Hindernis auftreffen und dabei plötzlich abgebremst werden können. Derartige Vorgänge spielen sich in sämtlichen Senderöhren fortwährend ab, doch wird in der Regel das Bedienungspersonal des Senders durch ausreichende Abschirmungen geschützt. Ein vor einigen Jahren bekannt gewordener Vorfall zeigt aber, daß auch bei solchen Anlagen ernste Strahlenschäden auftreten können. Im Jahre 1960 arbeiteten mehrere Personen in dem amerikanischen Luftwaffenstützpunkt Lockport mit einem sogenannten „Klystron", einer Senderöhre zur Erzeugung sehr kurzer Radiowellen, im Zentimeter- und Dezimeterbereich. Da die Abschirmung bei dieser Röhre vorübergehend entfernt worden war, wurden 9 Personen der aus dem Klystron austretenden Röntgenstrahlung ausgesetzt, wobei mehrere von ihnen Dosen von einigen Hundert $R$ erhielten. Soweit bekannt geworden ist, handelte es sich dabei um Teilkörperbestrahlungen, die zu lokalen Strahlenschäden führten, doch war kein Todesfall zu beklagen.

Eine eigenartige Form der Strahlenbelastung, deren zukünftiges Ausmaß heute noch nicht abzuschätzen ist, ergibt sich aus der Implantation von radioaktiven Stromquellen für elektronische Herzschrittmacher. Da die bisherigen Schrittmacher bei jedem Batteriewechsel einen operativen Eingriff erfordern, ist der Gedanke naheliegend, an Stelle der üblichen Stromquellen ein Radionuklid zur Stromerzeugung heranzuziehen. Als aussichtsreich gilt ein Gerät, welches mit Plutonium arbeitet. Zwar kann dessen Alphastrahlung weitgehend abgeschirmt werden, doch könnte bei einem eventuellen Unfall, der zum Leckwerden des Gerätes führt, das Plutonium in die Gewebe übertreten.

Bei den in letzter Zeit viel besprochenen Laserstrahlen handelt es sich um kohärentes sichtbares Licht, wobei sehr große Strahlungsintensitäten erzeugt werden, wie sie bisher mit keiner anderen Lichtquelle hergestellt werden konnten. Der Name LASER besteht aus den Anfangsbuchstaben von: Light amplification by stimulated emission of radiation. Der Laser wurde von dem Amerikaner H. Townes und unabhängig von diesem von den beiden sowjetischen Physikern N. G. Basow und A. M. Prochorow erfunden.

Die bisher bekannten technischen Anwendungen beruhen auf der außerordentlich großen Energiedichte, rund $10^{12}$ Watt/cm$^2$, die mittels Laserstrahlen erreicht werden kann. Da bei der sehr hohen Temperatur, die dank der großen Energiedichte erzeugt wird, alle Metalle schmelzen, bzw. zum Verdampfen gebracht werden, ergeben sich völlig neue Wege der Metallbearbeitung. Insbesondere können Laserstrahlen zum Schweißen, Schneiden und Bohren, sowie zur Abtragung von Material verwendet werden. Die Verwendung von Laserstrahlen für die Zwecke der Nachrichtenübertragung ist schon vielfach diskutiert worden, doch dürfte sie bis jetzt noch nicht realisiert worden sein. Es ist klar, daß bei Manipulationen, die mit so hohen Temperaturen verbunden sind, grundsätzlich immer die Gefahr von Arbeitsunfällen gegeben ist. In der Medizin ist der Laser bis jetzt in der Ophthalmologie, zur Photokoagulation der Retina, sowie zur Behandlung von Hautkarzinomen herangezogen worden. Bis jetzt ist weder über therapeutische Erfolge, bzw. über die Überlegenheit gegenüber älteren Verfahren, noch über Schäden und Gefahren etwas Genaueres bekannt geworden. Bemerkenswert ist jedenfalls, daß bei der Absorption die Laserstrahlen im Gewebe neben der Wärme auch Ultraschall entstehen soll, woraus sich eine zusätzliche Gefährdung ergibt.

Während die Zerstörung feindlicher Raketen durch die Laserstrahlen einstweilen noch in den Bereich der Utopien gehört, besitzen wir über die gesundheitliche Gefährdung einzelner Personen schon konkrete Hinweise. Zweifellos sind alle Personen, die beruflich oder wissenschaftlich mit Lasern beschäftigt sind, ernstlich gefährdet, wenn sie mit irgendeinem Teil ihres Körpers in den Strahlengang geraten. Aus theoretischen Gründen ist ferner anzunehmen, daß dunkel pigmentierte Gewebe infolge der erhöhten Energieabsorption relativ mehr gefährdet sind. Als Schutzmaßnahmen gegen Laserstrahlen werden, wenigstens soweit es sich um die Augen handelt, dunkle Brillen empfohlen, die zur Durchsicht nur ein enges Loch mit aufgeworfenem Rand enthalten.

J. M. Caroll schreibt in seinem Buch „Todesstrahlen. Die Geschichte des Laser" über mögliche Schutzmaßnahmen:

„Eigentlich gibt es zur Zeit überhaupt keine vollwertigen Schutzvorrichtungen für die Augen. Das sicherste ist, nicht direkt in einen Laserstrahl hineinzusehen. Versuche an Kaninchen zur Bestimmung der schädlichen Wirkungen von Laserstrahlen haben schwere Verbrennungsschäden in den Augen der Tiere hervorgerufen.

Man sollte niemals unmittelbar in eines der Enden eines Laserkristalles, einer Lasergasröhre oder einer Laser-Halbleiterdiode blicken. Selbst wenn ein Laser abgeschaltet ist, ist er nicht immer sicher. Bei einigen Laserschaltungen kann die in den Kondensatoren gespeicherte Restenergie die Laser-Blitzröhre noch zünden, selbst nachdem die Stromzufuhr schon abgeschaltet ist."

Wir kommen jetzt zur Besprechung jener „Strahlen“ im weiteren Sinne des Wortes, die im Rundfunk, im Fernsehen, ferner in der Radartechnik Anwendung finden. Es handelt sich dabei um elektromagnetische Wellen, die jeweils durch bestimmte Wellenlänge bzw. Frequenz gekennzeichnet sind. Die Wellenlängen reichen von einigen Hundert Metern bei den sogenannten Langwellen bis in den Dezimeterbereich. Einzelne Teilabschnitte des elektromagnetischen Spektrums werden auch therapeutisch verwendet, so die Kurzwellen im Meterbereich und die Mikrowellen, die im Dezimeterbereich gelegen sind. Die therapeutische Wirksamkeit der elektromagnetischen Wellen war Gegenstand jahrelanger Kontroversen, doch ist man jetzt zu der Ansicht gelangt, daß es sich ganz oder vorwiegend um Wärme handelt, die bei der Absorption der Schwingungen im Gewebe entsteht. Die unbestreitbare Heilwirkung der Wärme auf entzündliche Prozesse und andere Erkrankungen läßt es begreiflich erscheinen, daß die elektrischen Wellen in der Therapie so vielfältige Indikationen gefunden haben. Davon abgesehen wird aber unser gesamter Lebensraum von den elektrischen Wellen des Rundfunks und des Fernsehens erfüllt, und die Frage ist sicherlich nicht unberechtigt, ob diese vielfältigen Wellenstrahlungen, die ja auch durch unseren Körper hindurchgehen, wirklich keinen Einfluß auf die physiologischen Prozesse ausüben. Glücklicherweise sind Schäden irgendwelcher Art, abgesehen von der unmittelbaren Nähe des Senders, niemals beobachtet worden. Damit soll aber keineswegs behauptet werden, daß Einwirkungen elektrischer Wellen auf physiologische Vorgänge im menschlichen Körper, die ja bekanntlich mit elektrischen Phänomenen verbunden sind, unmöglich wären.

E. Schliephake beschrieb eine Reihe von Sensationen, die bei Arbeiten mit Kurzwellensendern auftreten können. Im freien Strahlungsbereich starker Kurzwellensender treten eigenartige Erscheinungen auf, die sich allerdings erst nach längerem Arbeiten in der Nähe der Apparate einstellen sollen. Sie bestehen vor allem in Hitzewallungen nach dem Kopf, Kopfschmerzen und einer zunehmenden nervösen Erregbarkeit. Manche Menschen werden schlaf- und appetitlos, bei anderen überwiegt eine gewisse Schlafsucht. Es leuchtet ein, daß es sich bei diesen Effekten, die in ähnlicher Weise auch von anderen Autoren beschrieben wurden, nicht um Wärmeeffekte, sondern um Einwirkungen der elektromagnetischen Wellen gehandelt haben muß. Erfreulicherweise sind diese Effekte aber passagerer Natur, da sie schon nach dem Einlegen einer Arbeitspause abklingen.

Hingegen sind Gewebeschäden bei der konzentrierten Einwirkung hochfrequenter elektrischer Felder als thermische Verbrennungen aufzufassen. Schon im Jahre 1926 hat Schereschefsky gezeigt, daß Mäuse und andere kleine Versuchstiere im Kurzwellenkondensatorfeld schon nach wenigen Minuten unter den Erscheinungen der Wärmestauung zugrunde gehen. Es handelt sich dabei ebenso um thermische Verbrennungen, wie diese bekanntlich bei unsachgemäßer Handhabung von Kurzwellentherapiegeräten eintreten können. Auch in eigenen Versuchen (W. Busch und G. Fuchs, 1956) konnten wir uns davon überzeugen, daß Schäden durch Mikrowellen im wesentlichen auf thermische Verbrennungen zurückzuführen sind. Wir arbeiteten mit einer Apparatur, die eine Frequenz von 2400 Megahertz, entsprechend einer Wellenlänge von 12,5 cm, lieferte. Wir bestrahlten Meerschweinchen, die mit ihrem ganzen Körper in das Strahlenfeld gebracht wurden. Nach der Tötung der Versuchstiere wurde eine beträchtliche Hyperämie der inneren Organe, besonders der Lunge und der Niere gefunden. Auch am Gehirn war die Hyperämie nachweisbar, ferner entwickelten sich bei den Tieren Hirnödeme. Im Herzmuskel fanden sich vereinzelt kleine Nekrosen einzelner Muskelfasern mit zelliger Infiltration. In der Lunge wurden hochgradige Hyperämie, fibrinöses Exsudat sowie abgestorbene Epithelzellen gefunden. So ergab sich ein Bild, das auf Hitzeschäden und damit verbundene sekundäre Effekte hinweist.

Die Möglichkeit derartiger Schäden hat zur Ausarbeitung verschiedener Vorsichtsmaßnahmen in der unmittelbaren Nähe von Radarstationen geführt. Diese beziehen sich allerdings nur auf das Bedienungspersonal, das sich in der Nähe des Senders aufhält. Wir zitieren aus den Empfehlungen für das Personal der nordamerikanischen Radarstationen:

„Beachte, daß Dosen über 10 mW/cm$^2$ schädlich sein können, solche von 1 bis 10 mW/cm$^2$ einen Sicherheitswert für kurzzeitige und gelegentliche Ganzkörperbestrahlungen darstellen und Dosen unter 1 mW/cm$^2$ ein erprobter Sicherheitswert für lange und Dauerbestrahlungen sind.“

Andererseits besteht kein Grund zu der Annahme, daß die Bevölkerung in ihrer Gesamtheit durch Radio-, Radar- und Fernsehwellen in ähnlicher Weise gefährdet sein könnte, wie dies in diesem Buch für die ionisierenden Strahlen dargelegt worden ist. In diesem Zusammenhang muß auf die grundlegenden Unterschiede zwischen ionisierenden und nichtionisierenden Strahlen hingewiesen werden. Die biologischen Wirkungen der ersteren sind an deren quantenhafte Struktur gebunden, welche die eigentliche Grundlage der mutagenen Effekte und anderer Arten von Strahlenschäden, aber auch der therapeutischen Wirkungen ist. Man kann leicht nachrechnen, daß die Strahlenenergie, die zur Tötung eines Menschen, aber auch zur Heilung eines Karzinomes ausreicht, nicht größer ist als der Energieinhalt einer Tasse heißen Tees. Diese einzigartige biologische Wirksamkeit ist an die quantenhafte Struktur der ionisierenden Strahlungen gebunden, die bei der Absorption der Strahlen im Gewebe zu Effekten führt, die durch physikalische Einwirkungen anderer Art nicht hervorgerufen werden können. Seit Max Planck wissen wir, daß die Quantengröße $E$ mit der Frequenz $\nu$ durch die Formel $E = h \cdot \nu$ verbunden ist, wobei $h$ das Wirkungsquantum, eine universelle Konstante ist (Näheres siehe Abschnitt 1.). Während $E$ im Bereiche der Röntgen- und Gammastrahlen Werte annimmt, die zu Ionisierungen und verwandten physikalischen Vorgängen führen, sind die Quanten im Bereiche der elektrischen Wellen, soweit überhaupt nachweisbar, so klein, daß sie keine derartigen biophysikalischen Wirkungen hervorrufen können. Insbesondere sind genetische Effekte der Radio- und Fernsehwellen außerhalb des Bereiches der physikalischen Möglichkeit, so daß von dieser Seite her keine Gefährdung der menschlichen Erbsubstanz zu befürchten ist.

Während der Mensch, wie alle Lebewesen, fortwährend elektromagnetischen Strahlungen ausgesetzt ist, deren Wellenlängen von den kurzwelligsten Gammastrahlen der Radionuklide bis zu den Radiowellen reichen, gehören die sogenannten „Erdstrahlen" in den Bereich der Fabel, bzw. des bewußten Schwindels. Immer wieder tauchen sie in Zeitungsartikeln auf, wobei ihnen nicht selten die Schuld an der Entstehung von Krebsgeschwülsten und anderen schweren Erkrankungen zugeschrieben wird. Der Heidelberger Kliniker und Krebsforscher K. H. BAUER hat diese haltlosen Vermutungen, die auf kritikloser Weitergabe ungeklärter Beobachtungen beruhen, mit gebührender Schärfe verurteilt. Nicht nur ist der Physik von solchen Erdstrahlen nichts bekannt, sondern es gelingt auch leicht, Nachrichten über sogenannte „Krebshäuser", die ebenfalls mit den Erdstrahlen in Zusammenhang gebracht werden, auf statistische Schwankungserscheinungen zurückzuführen. Der Jurist WENDTE hat vor einigen Jahren eine Studie über bewußte Betrügereien mit sogenannten „Strahlungsabschirmungsgeräten" veröffentlicht, die als angeblicher Schutz vor Krebs und anderen Erkrankungen an Leichtgläubige verkauft werden. In dieser Abhandlung bringt er unter anderem Abbildungen einer „Phylax" genannten Vorrichtung, die in einem fest verschlossenen Gehäuse nichts anderes als einige Drahtwindungen enthält. Wie WENDTE ferner mitteilt, sind in Westdeutschland im Jahre 1957 nicht weniger als 50000 Exemplare derartiger Schwindelgeräte verkauft worden. Da die Herstellungskosten dank dem primitiven Inhalt der Vorrichtungen sehr gering sind, werden von den Erzeugern sehr große Profite erzielt. Obwohl diese Vorrichtungen keinerlei Wirkungen auf den menschlichen Körper ausüben, betont WENDTE mit Recht, daß ihre Anpreisung und ihr Verkauf keineswegs als harmlos anzusehen sind.

> „All die Tausende von Frauen, die derartige Abschirmgeräte als Schutz vor Unterleibskrebs usw. erwerben, glauben sich geschützt, unterlassen die rechtzeitigen Untersuchungen, sie finden vielfach einen kläglichen Tod. Und so ergeht es Tuberkulösen und sehr vielen, bei rechtzeitiger Hilfe heilbaren Kranken."

Mit allem Nachdruck sei daher festgestellt, daß solche Erdstrahlen nicht existieren und daher auch keine Veranlassung besteht, sich vor diesen zu schützen.

Noch eine andere Art von nicht existierenden Strahlen, deren Namen ab und zu durch die Spalten der Zeitungen geistert, sei hier erwähnt, die sogenannten „Todesstrahlen". Nach Ansicht des britischen Radiosachverständigen R. W. HALLOWS hängen Gerüchte über angebliche Todesstrahlen mit der Errichtung des britischen Radarwarnnetzes zusammen, dessen Antennemasten damals dem Laien völlig unverständlich waren. Radar, mit dem vollen Namen „radio detection and ranging" ist ein Echolotverfahren, welches auf der Reflexion ultrakurzer Radiowellen an verschiedenen Objekten, in der ursprünglichen Anwendung feindlicher Flugzeuge, beruht. Großbritannien war das einzige

Land, das schon zu Beginn des zweiten Weltkrieges ein komplettes Radar-Warnsystem in Betrieb hatte. HALLOWS schreibt dazu:

„Wer die östlichen und südöstlichen Küstengebiete Englands in den Jahren vor dem Krieg besuchte, stand rätselhaften Mastengruppen gegenüber, welche an sehr vielen Orten auftauchten. Man hörte die unmöglichsten Gerüchte darüber. Nicht wenige waren überzeugt, daß sie etwas mit Todesstrahlen zu tun hätten, und man hörte Geschichten von langen Reihen von Automobilen, deren Motoren beim Vorbeifahren zum Stillstand gebracht worden seien. In Wirklichkeit waren es die Antennenmaste der Radarstationen."

Wir haben die angeblichen „Erdstrahlen" und „Todesstrahlen" hier etwas genauer besprochen als derartige Phantasieprodukte verdienen würden. Doch sollte nicht übersehen werden, daß solche Gerüchte auf einem sehr realen psychologischen Hintergrund entstanden sind. Der Laie erfährt heute vieles über die Gefahren der atomaren Strahlungen, ohne daß es ihm leicht möglich wäre, Wahres und Unwahres auseinanderzuhalten. Aber auch dem Mediziner und Naturwissenschaftler, der in keine engere Berührung mit der Radiologie gekommen ist, fällt es schwer, aus dem Wust von Informationen über die Strahlengefährdung das Wesentliche vom Übertriebenen abzusondern. Die Fachpresse wie die Tagespresse bringen eine Fülle von Mitteilungen über Strahlenschäden und Strahlengefährdung in den verschiedenen Sparten der Strahlenanwendung in Krieg und Frieden, wobei wie wir glauben, die einen noch immer unterschätzt, die anderen übertrieben werden. Wir haben uns in diesem Buch um eine möglichst objektive systematische Darstellung der gegenwärtigen Gesamtsituation bemüht, wobei es notwendig war, manche, scheinbar zusammenhanglose Details zu einem Ganzen zusammenzufügen. In diesem Zusammenhang sollten auch einzelne „Grubenhunde", die da und dort aufzutreten pflegen, als solche gekennzeichnet werden.

In dem nun folgenden abschließenden Kapitel soll ein Überblick über gesetzliche und administrative Maßnahmen des Strahlenschutzes gegeben werden.

# 9. Strahlenschutzgesetze

## 9.1. Strahlenschutzempfehlungen der internationalen Körperschaften ICRP, EURATOM und IAEA

Die schweren gesundheitlichen Schäden, die schon einige Jahre nach der Entdeckung der ionisierenden Strahlen beobachtet wurden, erforderten gebieterisch die Entwicklung und Anwendung ausreichender Schutzmaßnahmen. Schon frühzeitig erkannte man die Notwendigkeit, diese Maßnahmen auf gesetzlicher Grundlage zu entwickeln. Schon im Jahre 1905 erhob die Deutsche Röntgengesellschaft die Forderung einer gesetzlichen Regelung des Strahlenschutzes. Auch in anderen Ländern wurde die Notwendigkeit einer gesetzlichen Untermauerung der bei der Anwendung ionisierender Strahlen gebotenen Vorsichtsmaßnahmen bald erkannt. Naturgemäß bezogen sich diese Bestrebungen nur auf die Anwendung der Röntgenstrahlen für medizinische und für nichtmedizinische Zwecke, sowie auf das Arbeiten mit den natürlichen Radionukliden, vor allem Radium und Thorium. Trotz der Bemühungen verschiedener Stellen besaßen bis zum zweiten Weltkrieg nur sehr wenige Staaten Strahlenschutzgesetze, da offenbar die gesetzgebenden Körperschaften von ihrer Notwendigkeit nicht hinlänglich überzeugt waren. Hingegen gingen in vielen Ländern die Berufsorganisationen dazu über, Regeln über Strahlenschutzmaßnahmen aufzustellen, so z. B. der Deutsche Normenausschuß.

Im Jahre 1928 führte die sich inzwischen anbahnende internationale Zusammenarbeit der zuständigen Fachleuchte zur Schaffung einer Internationalen Kommission für den Schutz gegen Röntgenstrahlen und Radium.

Die Erschließung der Kernenergie in den letzten Jahren des zweiten Weltkrieges verlieh auch den Bestrebungen zur Ausarbeitung und Kodifizierung von Strahlenschutzmaßnahmen neue Impulse. Die Entwicklung führte in der Nachkriegszeit einerseits zur Errichtung von Kernkraftwerken von immer größerer Leistung, andererseits brachte die Atomindustrie in wachsendem Maße künstliche Radionuklide auf den Markt, die, wie wir im Abschnitt 5. und 6. gesehen haben, auf medizinischem und auf technologischem Gebiete immer breitere Anwendung finden.

Der geänderten Situation wurde im Jahre 1950 durch die Gründung der ICRP („International Commission on Radiological Protection") Rechnung getragen. Die ICRP, der hervorragende Strahlenschutzexperten aus verschiedenen Ländern angehören, hat Strahlenschutzempfehlungen ausgearbeitet, die seither mehrfach ergänzt und verbessert wurden.

Im Jahre 1957 wurde die „Europäische Atomgemeinschaft“ EURATOM gegründet. Dieser Organisation gehören Westdeutschland, Frankreich, Italien sowie die Beneluxstaaten an. Von EURATOM, das seinen Sitz in Brüssel hat, wurden schon zwei Jahre nach seiner Gründung Strahlenschutznormen ausgearbeitet und veröffentlicht. Sie enthalten Festsetzungen über maximal zulässige Strahlendosen für Berufstätige, die in Strahlenbetrieben arbeiten. Die EURATOM-Normen weisen im Vergleiche mit den Empfehlungen der ICRP einige Unterschiede auf, doch fallen diese praktisch nicht sehr ins Gewicht.

Seitens der IAEA („International Atomic Energy Agency“) wurden im Jahre 1962 Strahlenschutznormen ausgearbeitet und im gleichen Jahre durch den „*Board of Governors*“ approbiert. Gemäß dem offiziellen, überstaatlichen Charakter dieser Organisation wurden sämtliche Regierungen aufgefordert, diese Normen als Basis des gesetzlich verankerten Strahlenschutzes zu verwenden. In sachlicher Hinsicht lehnen sich die IAEA-Normen weitgehend an die ICRP-Empfehlungen an, doch wurde bei ihrer Ausarbeitung eine weitgehende Flexibilität angestrebt, um die Schaffung gesetzlicher Maßnahmen zu erleichtern. Auch die Weltgesundheitsorganisation (WHO) hat Entwürfe für Strahlenschutzregeln ausgearbeitet, mit denen wir uns weiter unten noch beschäftigen werden.

Eine weitere internationale Körperschaft, die sich an der Strahlenschutzgesetzgebung interessiert gezeigt hat, ist die ILO, das „International Labour Office“. Auch die ILO hat im Jahre 1960 Texte über Strahlenschutzmaßnahmen veröffentlicht, welche jedoch im wesentlichen allgemeine Formulierungen über den gesundheitlichen Schutz von Arbeitnehmern im Strahlenbetrieb enthalten.

Obwohl danach von den internationalen Expertenkomitees Entwürfe für Strahlenschutznormen in ausreichendem Maße erarbeitet worden sind, wurden in der Gesetzgebung der einzelnen Staaten doch recht unterschiedliche Wege beschritten. Manche Staaten, wie z.B. Kanada, Norwegen oder Neuseeland, haben sich damit begnügt, nur sehr allgemeine Gesichtspunkte des Strahlenschutzes festzulegen. Das entgegengesetzte Extrem verkörpern jene Staaten, welche detaillierte Bestimmungen erlassen haben, durch welche sämtliche Strahlenanwendungen erfaßt wurden. Zu diesen Staaten zählen beispielsweise die Sowjetunion, die Schweiz und Belgien. Einen Sonderfall stellt Dänemark dar, da dort einfach den ICRP-Empfehlungen gesetzliche Gültigkeit verliehen wurde, wodurch die Schaffung eines eigenen Strahlenschutzgesetzes unnötig wurde.

Unter den oben genannten internationalen Expertenkomitees nimmt die ICRP den bedeutendsten Platz ein. Sie beruht auf der Zusammenarbeit hervorragender Fachleute aus vielen Ländern, die seit 1950 in Abständen von einigen Jahren zusammenkommen und in gemeinsamer Beratung Ergänzungen und Novellierungen ihrer „Empfehlungen“ („Recommandetions“) ausarbeiten.

Um den differenten Fragestellungen auf den einzelnen Gebieten gerecht werden zu können, wurden anfangs der 50er Jahre mehrere Subkomitees ins

Leben gerufen. Später erwiesen sich mehrere organisatorischen Änderungen als notwendig, vor allem, da es zu mehrfachen Überschneidungen der Arbeiten der einzelnen Komitees gekommen war. Für die Arbeitsperiode 1965—1969 wurde eine Kommission gewählt, der vier spezialisierte Komitees zur Seite stehen. Diese sind:

Komitee *1* für Strahleneffekte,
Komitee *2* für innere Strahlenexposition,
Komitee *3* für äußere Strahlenexposition,
Komitee *4* für die Anwendung der Empfehlungen der ICRP.

Der organisatorische Aufbau und die Tätigkeit der ICRP zeigt eine weitgehende Anlehnung an die Internationalen Kongresse für Radiologie, welche in Intervallen von drei Jahren (neuerdings vier Jahren) in verschiedenen Teilen der Welt abgehalten werden.

Im folgenden soll ein kurzer Überblick über die im September 1965 niedergelegten Empfehlungen der ICRP gegeben werden.

Im Abschnitt 9.1. der Empfehlungen werden zunächst die Grundprinzipien, die diesen zugrunde liegen, auseinandergesetzt. („The basic principles underlying the recommendations of ICRP.")

Zu den grundlegenden Prinzipien zählt auch die Auseinandersetzung mit dem „akzeptablen Risiko" der Strahlen. Die Verfasser der Strahlenschutzempfehlungen verschließen sich nicht der Erkenntnis, daß jede Strahleneinwirkung unter Umständen schädliche Wirkungen ausüben kann, welche sich sowohl auf das betreffende Individuum wie auch auf die menschliche Gesellschaft in ihrer Gesamtheit erstrecken. Sofern aber nicht die Absicht besteht, auf die segensreichen Anwendungen der ionisierenden Strahlen überhaupt zu verzichten, war es notwendig, jene Strahlenbelastung zu ermitteln, welche in Anbetracht des Nutzens der Strahlen noch als vertretbares Risiko angesehen werden kann. Diese Gedankengänge führten dann auch zur Aufstellung des Begriffes der noch zulässigen Dosis (siehe weiter unten).

In (*4*) werden dann die somatischen Strahleneffekte als jene definiert, die an dem bestrahlten Individuum manifest werden und den hereditären Effekten gegenübergestellt, welche die Nachkommenschaft des strahlenexponierten Individuums betreffen. Die radiogenen Entwicklungsstörungen des Embryos werden als Spezialfall der somatischen Strahlenschäden behandelt.

Während in (*5*) auf das akute Strahlensyndrom hingewiesen wird, beschäftigt sich (*6*) mit den Strahlenspätschäden. Zu diesen gehören neben den Spätschäden an der Haut, Kataraktbildung und Sterilität vor allem die strahleninduzierten Leukämien und malignen Tumoren, ferner die unspezifischen Alterungsvorgänge („non-specific aging"). Die letzteren werden als Alterung gekennzeichnet, die zu vorzeitigem Tod führt, der keiner besonderen Einzelursache zugeschrieben werden kann.

(*7*) bezieht sich auf die radiogene Entstehung von Leukämien und malignen Tumoren und die möglichen Zusammenhänge zwischen Dosis und Effekt. Nach

Ansicht der Kommission ist bis jetzt nicht der Beweis erbracht worden, daß für diese Effekte ein Schwellenwert existiert, so daß bis zum Beweis des Gegenteiles eine lineare Abhängigkeit zwischen Dosis und Effekt anzunehmen ist. Aus der Annahme, daß die Leukämierate der Dosis direkt proportional ist, ergibt sich das Nichtexistieren des Schwellenwertes zwangsläufig. Gleichwohl wird festgestellt, daß die Induktion einer Leukämie bis jetzt nur bei Dosen von 100 rad aufwärts nachgewiesen werden konnte.

(*9*) bezieht sich auf die Erbschäden, die durch die Bestrahlung von Keimzellen entstehen können. Diese Effekte, Genmutationen und chromosomale Mutationen, werden als „genische" Wirkungen bezeichnet und den somatischen Strahleneffekten gegenübergestellt. Das neu geprägte Wort, „genischer Effekt", soll den bisher gebräuchlichen Ausdruck „genetisch" ersetzen, wobei darauf hingewiesen wird, daß auch somatische Strahlenschäden durch Störungen am genetischen Apparat von Somazellen hervorgerufen werden können.

In den folgenden Abschnitten wird das „Dosisäquivalent" definiert („The dose equivalent"). Mit diesem Begriff wird der unterschiedlichen Wirkung verschiedener Strahlenarten bei gleich großer absorbierter Energie Rechnung getragen. Man erhält das Dosisäquivalent, indem man die absorbierte Energiemenge („absorbed dose") mit Faktoren multipliziert, welche für die betreffende Strahlengattung eigentümlich sind. In (*11*) wird der Qualitätsfaktor *QF* definiert, der sich auf die unterschiedliche *LET* („linear energy transfer") stützt (vergleiche auch Abschnitt 1.).

In (*14*) werden die Relationen zwischen *LET* und dem Qualitätsfaktor *QF* wiedergegeben. Dabei wird die *LET* in keV pro 1 $\mu$ Weglänge angegeben, wobei als Medium Wasser angenommen wird. Tabelle 71 zeigt die von der Kommission angegebenen Werte.

Tabelle 71

*Abhängigkeit des Qualitätsfaktors von der LET*

| LET in keV/$\mu$ (Wasser) | *QF* |
|---|---|
| 3,5 oder weniger | 1 |
| 7 | 2 |
| 23 | 5 |
| 53 | 10 |
| 175 | 20 |

Ergänzend zu den in der Tabelle 71 angegebenen Werten wird in *15*) noch festgestellt, daß bei der äußeren Anwendung von Röntgen- oder Gammastrahlen *QF* stets als 1 anzunehmen ist. Hinsichtlich der inneren Bestrahlung wird in (*17*) festgelegt, daß *QF* für Elektronen, Positronen und Gammastrahlen gleich 1 ist, für Alphastrahlen ist der Wert 10, für Rückstoßkerne und Spaltungsfragmente ist $QF = 20$ zu setzen.

In (*22*) und (*23*) nimmt die Kommission zu der wichtigen Frage des Einflusses der Dosisleistung Stellung. Da mit diesem Begriff die in der Zeiteinheit gegebene Dosis gemeint ist, handelt es sich hier um das Problem des Zusammenhanges der biologischen Strahlenanwendung mit dem zeitlichen Verteilungsmuster der Bestrahlung. Obwohl der ICRP bewußt war, daß die Rolle des Zeitfaktors bei verschiedenen Strahleneffekten eine sehr unterschiedliche ist, wurde bei der Formulierung der Strahlenschutzempfehlungen und besonders bei der Festsetzung der maximal zulässigen Strahlendosen von der Voraussetzung ausgegangen, daß Strahlenschäden Funktionen der Gesamtdosis sind. In früheren Publikationen der ICRP war die gesamte, über einen längeren Zeitabschnitt verteilte Dosis als „akkumulierte Dosis" bezeichnet worden. In (*23*) vermerkt die Kommission ausdrücklich, daß sich bei manchen Versuchen ein Einfluß des Zeitfaktors auf die hereditären Strahleneffekte ergeben habe. Die widerspruchsvollen Resultate, die auf diesem Gebiete bisher vorliegen, lassen es aber der Kommission nicht ratsam erscheinen, von dem bisherigen Konzept abzugehen, nach welchem die Erbschädigung nur von der Gesamtdosis abhängig ist, welcher die Gonaden ausgesetzt gewesen waren.

In (*24*) bis (*28*) wird der Begriff der „kritischen Organe und Gewebe" und seine Bedeutung für den Strahlenschutz erläutert. Dieser grundlegende Begriff enthält den Niederschlag der Erfahrung, daß bei Bestrahlungen des ganzen Körpers die Schädigung der einzelnen Gewebe verschiedenartige Gefahren für Leben und Gesundheit nach sich zieht. Jenes Organ, dessen Schädigung die größte Gefahr bildet, wird „kritisches" Organ genannt. Bei äußerer homogener Bestrahlung werden in den Strahlenschutzempfehlungen die blutbildenden Gewebe, die Gonaden und die Augenlinse als kritische Organe angenommen.

In (*29*) bis (*39*) wird der Begriff der Strahlengefährdung oder des Strahlenrisikos („The Concept of Risk") erörtert. Auf Grund der derzeit noch bestehenden Unsicherheit über das Bestehen von Schwellenwerten wird die Gefährdung sowohl hinsichtlich der somatischen wie der genetischen Strahlenschäden ausschließlich auf die „akkumulierte Dosis" bezogen.

In (*31*) wird erklärt, daß auch Einwirkungen anderer Art, besonders chemische Einwirkungen, ebenfalls gesundheitliche Gefährdungen darstellen können, die der Strahlengefährdung durchaus vergleichbar sind, doch liegen diese Fragen außerhalb des Tätigkeitsgebietes der ICRP. Diese ist ferner der Meinung, daß die Existenz der natürlichen Strahlung, obwohl diese auch biologisch wirksam sein kann, bei den Empfehlungen der Kommission keine Berücksichtigung finden soll.

In (*32*) wird ausdrücklich festgestellt, daß die medizinische Strahlenanwendung, also die radiologische Diagnostik und Therapie, nicht in die Kompetenz der ICRP fällt. Diese Feststellung wird in (*33*) dahingehend präzisiert, daß die Kommission nicht in der Lage ist, für medizinische Zwecke bestimmte maximale Dosiswerte festzulegen. Dennoch wird der Meinung Ausdruck gegeben, daß bei der medizinischen Strahlenanwendung die Dosis auf den kleinsten Wert herabgesetzt werden soll, der sich mit der Erreichung des medizinischen Erfolges noch in Einklang bringen läßt („... minimum amount consistent with the medical benefit to the patient").

In den nächsten Paragraphen kommt die Kommission nochmals auf das „akzeptable Risiko" („acceptable risk") zurück. Dieser Begriff basiert auf der Abwägung der Strahlengefährdung gegen die nutzbringenden Anwendungen der Strahlen. In diesem Zusammenhange wird von einer „akzeptablen Dosis" gesprochen und betont, daß dieser Ausdruck gleichbedeutend mit „zulässiger Dosis" verwendet wird.

Die Festsetzung zulässiger Maximaldosen („Maximum permissible doses") konnte auf Grund der jahrzehntelangen Erfahrungen der Radiologie erfolgen und diese bilden auch die Grundlage für die von der ICRP empfohlenen Werte.

In den folgenden Paragraphen werden die unterschiedlichen Kategorien der Strahlenexposition abgehandelt. Da es sich um die Begrenzung sowohl der somatischen wie der hereditären Risiken handelt, hat die ICRP eine Begrenzung der individuellen Dosis wie der mittleren Dosis für die gesamte Bevölkerung vorgesehen. Dementsprechend erfolgt in (*41*) die Einteilung der Individuen in zwei Kategorien, und zwar wie folgt:

*a*) Erwachsene, die in der Berufsarbeit exponiert werden,
*b*) Personen aus der Bevölkerung.

In (*42*) wird begründet, warum für *b*) eine kleinere Höchstdosis zulässig ist als für die unter *a*) genannten Personen, dabei wird ausgeführt, daß sich unter *b*) auch Kinder befinden, die in mancher Hinsicht für Strahlenschäden anfälliger sind als Erwachsene, auch handelt es sich hier um eine während des ganzen Lebens (also nicht nur während der Berufstätigkeit) wirksame Exposition. Ferner haben die unter *b*) genannten Personen keine Einwilligung zur Exposition gegeben, überdies genießen sie keine physikalische oder medizinische Überwachung.

In (*43*) wird ausgeführt, daß sich gemäß den vorstehenden Ausführungen für die Gruppe *b*) eine geringere zulässige Strahlenexposition ergibt als für die Gruppe *a*), wenn es auch nicht leicht erscheint, diese Gegebenheit quantitativ auszudrücken. Als derzeit beste Lösung schlägt die ICRP vor, bis auf weiteres die höchste für *b*) akzeptable Dosis mit $^1/_{10}$ des für die Gruppe *a*) festgesetzten Wertes anzunehmen. In (*45*) wird ausgeführt, daß bei der Exposition größerer Teile der Bevölkerung nicht nur die mittlere Dosis pro Person, sondern auch die Anzahl der exponierten Personen Berücksichtigung finden muß.

Im nächsten Abschnitt, der die Überschrift trägt „Kontrollierbare und unkontrollierbare Quellen der Strahlenexposition" werden diese grundlegend verschiedenen Typen einander gegenübergestellt. In (*46*) wird ausgeführt, daß die Kommission bei ihren Arbeiten es mit zwei grundsätzlich verschiedenen Arten der Strahlenexposition zu tun hatte:

1. Vorhergesehene, geplante Exposition.
2. Nicht geplante Strahlenexposition, die den Charakter eines Unfalles trägt.

Unter 1. fallen die Anwendungen von ionisierenden Strahlen in der Medizin und Technologie, die wir im Abschnitt 4. und 5. dieses Buches kennengelernt haben, mit Ausnahme der Strahlenunfälle oder Zwischenfälle.

In (*53*) bis (*57*) befaßt sich die ICRP mit der Festsetzung der höchsten noch zulässigen Dosis für Personen, die beruflich mit Strahlen beschäftigt sind („maximum permissible doses"). Die in der Tabelle 72 angeführten Dosen beziehen sich sowohl auf innere wie auf äußere Bestrahlungen.

Tabelle 72

*Zulässige Höchstdosen für Personen, die beruflich mit ionisierenden Strahlen beschäftigt sind*

| | |
|---|---|
| Gonaden, Knochenmark (Gesamtkörper im Falle einer homogenen Durchstrahlung desselben) | 5 rem/Jahr |
| Haut, Schilddrüse, Knochen | 30 rem/Jahr |
| Hände und Vorderarme, Füße und Unterschenkel | 75 rem/Jahr |
| alle anderen Organe | 15 rem/Jahr |

Im Interesse einer flexibleren Vorschrift wird in (*57*) für Knochenmark und Gonaden als Höchstdosis die akkumulierte Dosis festgesetzt, die der folgenden Formel entspricht:

$$D = 5 \cdot (N - 18)$$

($D$ = akkumulierte Dosis in rem, $N$ = Alter in Jahren).

In der letztgenannten Formel wird stillschweigend vorausgesetzt, daß das Arbeiten in Strahlenbetrieben vor der Vollendung des 18. Lebensjahres unzulässig ist und auch nicht stattfindet. In (*61*) berücksichtigt die Kommission abweichende Vorschriften, die möglicherweise in einzelnen Ländern bestehen. Für den Fall, daß die Strahlenarbeit in einem Alter von weniger als 18 Jahren begonnen wurde, soll bis zum vollendeten 30. Lebensjahre die gesamte akkumulierte Dosis den Wert von 60 rem nicht überschreiten.

In (*62*) verlangt die ICRP, daß eine im fortpflanzungsfähigen Alter stehende Frau pro Vierteljahr einer Dosis von höchstens 1,3 rem ausgesetzt wird. Diese Regel steht in guter Übereinstimmung mit dem in der Tabelle 72 angeführten Wert für die Ganzkörperdosis, da ja 1,3 rem ungefähr $^1/_4$ von 5 rem ist. Durch diese zusätzliche Bestimmung soll aber erreicht werden, daß bei eingetretener Schwangerschaft — sei diese der betreffenden Frau bewußt oder nicht — in den entscheidenden ersten zwei Monaten die Dosis von 1 rem nicht überschritten wird. Mit dieser Formulierung wird der strahlenbiologischen Erfahrung Rechnung getragen, daß Strahlenexpositionen in der Zeit der Organopoese besonders verhängnisvolle Folgen nach sich ziehen können.

Auch in den nachfolgenden Paragraphen (*63*) bis (*65*) geht die ICRP auf die besondere Gefährdung der graviden Frau bzw. des Fetus ein. Obwohl die Gefahr von Mißbildungen nach dem Ende der Periode der Organopoese, also vom 3. Monat an, gering ist, vertritt sie die Meinung, daß auch nach diesem Zeitpunkte die Gefahr der Induktion einer Leukämie oder eines malignen Tumors besteht, wobei diese Erkrankungen erst Jahre später auftreten können. In (*64*) wird daher bestimmt, daß der Fetus in dem Zeitraum zwischen der Feststellung der Schwangerschaft bis zur Entbindung keine Dosis erhalten darf, die 1 rem überschreitet. In (*65*) wird der Meinung Ausdruck gegeben, daß in einem normal funktionierenden röntgendiagnostischem Betrieb, in dem mit der üblichen relativ niedrigen Spannung gearbeitet wird, diese Bedingung als erfüllt angesehen werden darf, sofern die Frau keine größere Dosis als 1,3 rem pro Vierteljahr erhält. Hingegen fordert die Kommission für Betriebe, die mit härteren Strahlungen arbeiten, eine sorgfältige Berechnung der Dosis, die der Fetus möglicherweise erhalten kann, um sicherzustellen, daß der oben erwähnte Wert von 1 rem nicht überschritten wird.

In (*66*) und (*67*) behandelt die Kommission seltene Ausnahmefälle, in welchen einzelne Personen eine „geplante besondere Exposition" („planed special exposure") erhalten müssen. Eine solche darf aber das doppelte der Tabelle 72 angegebenen Dosis keineswegs überschreiten. Ist eine Person mehrmals im Leben solchen besonderen Expositionen ausgesetzt gewesen, so darf die Summe der Dosen, die bei diesen Gelegenheiten zur Wirkung kommen, das fünffache des Wertes aus Tabelle 72 nicht überschreiten. Die ICRP hält daran fest, daß derartige Überdosierungen nur dann vertretbar sind, wenn keine alternative Maßnahme möglich oder verfügbar ist. Ausdrücklich wird ferner bestimmt, daß Frauen im gebärfähigen Alter von allen derartigen Arbeiten, die mit erhöhter Strahlenexposition verbunden sind, ausgeschlossen werden müssen.

In (*70*) bis (*73*) beschäftigt sich die Kommission mit den maximal zulässigen Dosen für Einzelpersonen aus der Bevölkerung („Members of the public"). Sie vertritt den Standpunkt, daß für solche Personen im allgemeinen nur 10% der Dosis für Berufstätige zulässig ist.

In (*73*) wird eine Ausnahme von dieser Regel für die Schilddrüse von Kindern festgelegt. Für diese soll die Maximaldosis nur 1,5 rem pro Jahr betragen. In dieser Bestimmung finden die klinischen Erfahrungen über die Entstehung von radiogenen Malignomen der Schilddrüse ihren Niederschlag. Wir wissen heute, daß die kindliche Schilddrüse eine besondere Anfälligkeit für die Entstehung maligner Tumoren zeigt, welche auch nach recht kleinen Strahlendosen auftreten. Dies haben zahlreiche Erfahrungen mit Kindern bewiesen, die unter der Diagnose „Thymushyperplasie" am Hals bestrahlt worden waren (vgl. auch Abschnitt 4.2.).

In (*76*) gibt die ICRP eine Zusammenfassung der maximal zulässigen Dosen, die wir in der Tabelle 73 wiedergeben.

In folgenden Paragraphen beschäftigt sich die ICRP mit der besonderen Situation bei der radiologischen Untersuchung von Frauen, die im gebärfähigen Alter stehen. Es wird die Forderung erhoben, bei den Untersuchungen der Abdominalorgane die Möglichkeit einer Gravidität zu berücksichtigen. Die Formulierung der Kommission zu diesem Punkte („must be taken into account") schlägt einen Mittelweg zwischen einem strikten Verbot und einer allzu weit-

Tabelle 73

*Maximal zulässige Dosen*

| Organ oder Gewebe | für Erwachsene, die in Strahlenbetrieben arbeiten | sonstige Einzelpersonen |
|---|---|---|
| Gonaden, blutbildende Gewebe | 5 rem/Jahr | 0,5 rem/Jahr |
| Haut, Knochen, Thyreoidea | 30 rem/Jahr | 3 rem/Jahr |
| (Thyreoidea bei Kindern unter 16 Jahren) | | (1,5 rem/Jahr) |
| Hände, Vorderarme, Füße, Sprunggelenke | 75 rem/Jahr | 7,5 rem/Jahr |
| andere einzelne Organe | 15 rem/Jahr | 1,5 rem/Jahr |

herzigen Haltung ein. Die Kommission ist ferner der Ansicht, daß alle Röntgenuntersuchungen, die für die jeweils vorliegende Krankheit nicht unbedingt notwendig sind, in den ersten 10 Tagen nach der Menstruation durchgeführt werden sollen, da in diesem Zeitpunkte das Vorhandensein einer Schwangerschaft außerordentlich unwahrscheinlich ist. Mit dieser Festsetzung finden die zahlreichen Erfahrungen über kindliche Mißbildungen nach Strahlenexposition des Embryos, aber auch über das Auftreten von Leukämien im Kindesalter nach einer solchen, ihren Niederschlag.

Im nächsten Abschnitt, der die Paragraphen (*77*) bis (*95*) umfaßt, beschäftigt sich die ICRP mit dem Problem der Strahlenexposition der gesamten Bevölkerung. In (*86*) wird verlangt, daß die in den ersten 30 Lebensjahren zur Wirkung kommende mittlere genetische Dosis den Wert von 5 rem nicht überschreitet. Ausdrücklich wird auch bemerkt, daß in diesem Wert die Dosis der natürlichen Strahlung sowie Strahlenexpositionen zu medizinischen Zwecken nicht enthalten sind.

In (*90*) wird eine Einschätzung des Beitrages der Berufsarbeit mit Strahlen zur mittleren genetischen Dosis gegeben. Er dürfte derzeit etwa 0,01 rem betragen, für die Zukunft ist eine beträchtliche Steigerung zu erwarten, doch ist nach Meinung der Kommission ein Anwachsen auf mehr als 1 rem nicht zu erwarten.

Der Beitrag aus Kernwaffentests und diversen anderen Strahlenquellen zur mittleren genetischen Dosis wird für die Gegenwart mit 0,2 rem angegeben. Die ICRP erwartet mit zunehmender Verwendung der Kernenergie ein Ansteigen dieses Pegels, doch wird eine Anstieg auf mehr als 1 rem nicht für wahrscheinlich gehalten. In (*93*) wird unter Berufung auf Erhebungen von UNSCEAR angegeben, daß der Beitrag der medizinischen Strahlenanwendung zur genetischen Dosis in verschiedenen Ländern ein sehr unterschiedlicher ist. Er liegt vermutlich zwischen 0,2 rem und 2,0 rem. Es wird der Vermutung Ausdruck gegeben, daß bei Anwendung moderner radiologischer Techniken ohne Beeinträchtigung der Diagnostik ein Wert in der Nähe des unteren Endes dieses Intervalles erreicht werden kann.

In (*94*) wird zusammenfassend festgestellt, daß die Summe der mittleren genetischen Dosen aus verschiedenartigen artefiziellen Strahlenquellen den festgelegten Höchstwert von 5,0 rem pro Generation beträchtlich unterschreiten dürfte.

In (*95*) kommt die Kommission auf das Problem der mittleren somatischen Dosis zurück, namentlich in Hinblick auf die Entstehung von radiogenen Leukämien. Die einfachste, obwohl bis jetzt keineswegs bewiesene Annahme ist die, daß für die leukämogene Wirkung der ionisierenden Strahlen kein Schwellenwert existiert, daß ferner die Leukämierate der Knochenmarkdosis direkt proportional ist. Wenn man von dem Höchstwert von 0,5 rem pro Jahr für das Knochenmark ausgeht (siehe Tabelle 73), so darf man diesen auch der Abschätzung der Größe der Leukämiegefährdung zugrundelegen. Die ICRP ist der Ansicht, daß eine solche Dosis von 0,5 rem pro Jahr bei einer Bevölkerung von 1000000 Personen, hoch geschätzt, eine Zunahme von 10 Leukämiefällen pro Jahr zur Folge haben kann.

Im nächsten Abschnitt beschäftigt sich die Kommission mit der Frage ungewöhnlicher Strahlenexpositionen, die durch ein unfallartiges Ereignis ausgelöst werden. Strahlenexpositionen, die eine ,,Aktion" auf den Plan rufen sollen, werden als ,,action levels" bezeichnet. Dementsprechend trägt der Abschnitt die Überschrift: ,,Action levels for exposures from uncontrolled sources".

Die ICRP unterscheidet zwei grundsätzlich verschiedene Arten solcher Strahlenexpositionen. In (*100*) befaßt sie sich mit ,,Emergency exposures", d.h. Strahlenexpositionen, die bei Rettungsarbeiten in bestimmten Unfallsituationen auftreten können. Es ist nicht möglich, für diese eine bestimmte Dosisgrenze festzulegen, da die Vertretbarkeit einer solchen übermäßig großen Dosis nur im Zusammenhang mit der Größe der abzuwendenden Gefahr gesehen werden muß. Die ICRP empfiehlt aber, alle zu solchen Notstandsmaßnahmen herangezogenen Personen im vorhinein über die mögliche Strahlengefährdung aufzuklären.

(*101*) beschäftigt sich mit der durch einen Strahlenunfall bedingten Exposition (,,Accidental exposures"). Diese sind grundsätzlich unvorhergesehen und unvermeidbar.

In (*102*) wird festgelegt, daß alle in Ausnahmesituationen erhaltenen Strahlendosen in Evidenz gehalten werden sollen. Diese Maßnahme bezieht sich sowohl auf äußere Bestrahlungen wie auf innere Bestrahlung nach der Inkorporierung von Radionukliden. Die ICRP fordert ferner, daß in jedem Falle, in dem die Exposition größer als die doppelte zulässige Jahresdosis war, die betreffende Person einer ärztlichen Untersuchung zugeführt wird.

In (*103*) bis (*106*) werden ungewöhnliche Strahlenexpositionen größerer Bevölkerungsgruppen behandelt (,,Abnormal exposures of populations"). Die Kommission ist der Ansicht, daß ein solches Ereignis unter so verschiedenartigen Umständen auftreten kann, daß es unmöglich erscheint, ein bestimmtes ,,action level" anzugeben. Nichtsdestoweniger gibt es Situationen, die sofortige Gegenmaßnahmen erfordern. Eine solche wäre beispielsweise als gegeben anzunehmen, wenn irgendwelche Personen eine Dosis von etwa 100 rem erhalten würden. Ein solches Ereignis müßte zwei Arten von Aktionen auslösen:

*a*) Maßnahmen um die ursprüngliche Strahlenquelle unter Kontrolle zu bringen.
*b*) Maßnahmen zur Verringerung des Strahlenpegels in der Umwelt und zur weitestgehenden Herabsetzung der Strahlendosis in den Geweben, der betroffenen Personen.

Im folgenden Abschnitt werden die allgemeinen Grundlagen des praktischen Strahlenschutzes niedergelegt („General principles for operational radiation protection").

In (*108*) und (*109*) wird verlangt, daß die zuständige Behörde für jeden mit ionisierenden Strahlen arbeitenden Betrieb eine auf dem Gebiete des Strahlenschutzes kompetente Person nominiert. Die Vermutung liegt nahe, daß die ICRP mit dieser Formulierung („technically competent person") einen möglichst weiten Spielraum für Lösungen verschiedener Art offenhalten wollte. Zugleich wird mit dieser Bestimmung die Wichtigkeit der Bestellung eines verantwortlichen Fachmannes für alle derartigen Betriebe unterstrichen. Ergänzend wird in (*109*) verlangt, daß Strahlenschutzberechnungen schon in die Planung und Projektierung neuer Strahlenbetriebe mit einbezogen werden. Mit einbezogen werden soll auch eine Abschätzung möglicher Strahlenunfälle und die Vorsorge für deren Verhütung, ferner ausreichende Gegenmaßnahmen.

Es wird ferner vorgeschlagen, für administrative Zwecke zwei verschiedene Kategorien der Arbeitsplätze zu unterscheiden, nämlich:

1. Arbeitsbedingungen, bei welchen die Personendosis $^3/_{10}$ der maximal zulässigen Dosis überschreiten kann.
2. Arbeitsbedingungen, bei denen eine solche Überschreitung unwahrscheinlich ist.

Die Kommission fügt noch hinzu, daß sich diese Einteilung mehr auf den möglicherweise erreichten Strahlenpegel bezieht als auf die tatsächlich gemessenen Werte. Sie ist der Meinung, daß nur die in Strahlenbetrieben der Kategorie 1. beschäftigten Personen einer gesundheitlichen Überwachung und persönlicher Strahlenüberwachung („personal monitoring") unterzogen werden sollen. Diese Überwachung soll sich sowohl auf äußere wie auch auf innerliche Bestrahlung beziehen.

Diese Bestimmung ist insofern von praktischer Bedeutung, als bis jetzt nicht in allen Instituten für Röntgendiagnostik und Strahlentherapie dauernd Filmplaketten oder andere Meßinstrumente getragen werden. In diesem Sinne handelt es sich um eine Maßnahme, die strenger als die bisher geübte Praxis ist.

(*113*) beschäftigt sich mit der Errichtung von Kontrollzonen („controlled areas"). Eine solche Zone, in der der Zutritt in irgendeiner Weise kontrolliert werden soll, ist dort zu errichten, wo Personen einer Dosis von mehr als $^3/_{10}$ der höchstzulässigen Jahresdosis ausgesetzt sein können.

In den Paragraphen (*114*) bis (*116*) beschäftigt sich die Kommission mit der Unterrichtung der Arbeitnehmer bezüglich der Strahlengefährdung und des Strahlenschutzes, mit der Bereitstellung von Strahlenschutzvorrichtungen, ihrer Instandhaltung und Überwachung.

In (*119*) wird auf die Wichtigkeit der Aufzeichnung der Strahlenexposition hingewiesen, deren Werte in Evidenz gehalten werden sollen. Wie dann in (*122*) ausgeführt wird, sollen neben den Strahlendosen die bei den einzelnen Arbeitnehmern erhobenen medizinischen Befunde aufbewahrt und in Evidenz gehalten werden.

In (*123*) gibt die ICRP der Meinung Ausdruck, daß Personen in Strahlenbetrieben keinen zusätzlichen Urlaub und (gegenüber anderen Arbeitnehmern) keine Verkürzung der Arbeitszeit benötigen. Diese Feststellung geht von der Voraussetzung aus, daß sämtlichen Empfehlungen der Kommission, insbesondere jene, die die höchste zulässige Dosis betreffen, entsprochen wird. Offensichtlich ist die ICRP der Ansicht, daß bei exakter Einhaltung der „recommendations" die Arbeit in einem Strahlenbetrieb mit keinem größeren Risiko in gesundheitlicher Hinsicht verbunden ist, als das bei der Mehrzahl der anderen Berufe der Fall ist.

In (*124*) und (*125*) beschäftigt sich die ICRP nochmals mit dem Strahlenschutz der Bevölkerung, wobei sie verlangt, daß die maßgebenden Behörden dafür Sorge tragen sollten, daß die radioaktive Kontaminierung der Umwelt keinen höheren Pegel erreichen soll, als in den „Empfehlungen" der Kommission niedergelegt wurde. Dort, wo Betriebe zur Steigerung des Strahlenpegels der Umwelt führen können, sollen die erforderlichen Strahlenmessungen eingeleitet werden.

Ausgehend von den von den ICRP erarbeiteten allgemeinen Richtlinien des Strahlenschutzes hat das Komitee für den Schutz vor innerlichen Strahlenquellen Berechnungen über die Strahlenbelastung durch die Inkorporierung von Radionukliden angestellt. Ziel dieser Berechnungen war die Bestimmung der höchsten zulässigen Strahlenbelastung des Körpers („maximum permissible body burden"). Es war keine leichte Aufgabe, vor der sich die Strahlenschutzexperten hier gestellt sahen. Denn es erwies sich als notwendig, für jedes einzelne Radionuklid einen zulässigen Höchstwert anzugeben, obwohl bei den meisten Nukliden keine klinischen oder pathologischen Erfahrungen vorliegen, auf die sich eine derartige Beurteilung zu stützen vermag. Aus naheliegenden Gründen können die Ergebnisse von Tierexperimenten für die Beantwortung solcher Fragen nur in sehr beschränktem Maße herangezogen werden, während Versuche am Menschen selbstverständlich ausgeschlossen sind. Es boten sich indessen zwei verschiedene Wege an, um wenigstens eine grobe Abschätzung der Höchstwerte zu erzielen.

Bei jenen Alphastrahlern, die vorwiegend im Skelett gespeichert werden, bot sich die Möglichkeit, an die Erfahrungen anzuknüpfen, die bei Radiumvergiftungen gesammelt werden konnten. Tatsächlich ist das Radium ein Nuklid, dessen Radiotoxizität sowohl von den medizinischen Anwendungen wie von der industriellen Verarbeitung her gut bekannt ist. Erfahrungen, die wir im Abschnitt 4. und 5. dieses Buches ausführlich dargestellt haben, sprechen dafür, daß die Speicherung von 0,1 $\mu$Ci Radium die größte Belastung ist, die dem menschlichen Körper zugemutet werden darf. Von dieser Erfahrung ausgehend, hat die ICRP die höchste zulässige Menge $q$ eines im Körper gespeicherten Radionuklides nach folgender Formel berechnet:

$$q = \frac{0{,}1 \cdot (0{,}99)}{f_2} \cdot \frac{162}{\sum E(RBW)N} = \frac{16}{f_2 \cdot \sum E(RBW)N}.$$

Bei der Ableitung dieser Formel wurde von der Voraussetzung ausgegangen, daß 99% des im Körper gespeicherten Radiums im Skelett deponiert ist. Ferner wird angenommen, daß bei Zerfall von einem Atom Radium unter Berücksichtigung der Tochterelemente und der RBW eine Energie von 162 MeV frei wird. Der entsprechende Ausdruck für andere Nuklide wird durch den Faktor $\sum E(RBW)N$ dargestellt. Schließlich wird mit $f_2$ der Anteil des Nuklides im kritischen Organ, bezogen auf die Speicherung im gesamten Körper, bezeichnet.

Während sich die obenstehende Formel für das $q$ der radiumähnlichen Nuklide auf einen reichen Erfahrungsschatz stützt, ist bei der übergroßen Mehrheit der Radionuklide keine solche Grundlage vorhanden. Für diese hat die ICRP Berechnungen angestellt, welche sich auf die Strahlenbelastung des kritischen Organes stützen. Als kritisches Organ bei der Inkorporierung von Radionukliden bezeichnet man jenes Organ, dessen Strahlenschädigung die schwersten Auswirkungen auf den gesamten Organismus erwarten läßt. In vielen Fällen, aber nicht immer, fällt das kritische Organ mit jenem zusammen, welches die größte Dosis erhält oder die schwerste Schädigung erleidet. Ausnahmen von dieser Regel beruhen darauf, daß die Strahlenempfindlichkeit der einzelnen Organe eine sehr differente ist und andererseits nicht alle Organe in gleichem Ausmaße lebenswichtig sind. Ferner können verschiedene Organe bei verschiedenen Arten beziehungsweise Wegen der Inkorporierung „kritisch" werden. Bei unlöslichen Radionukliden hat die ICRP in der Regel den Respirations- oder Digestionstrakt als kritisches Organ angesehen.

Die Größe $q$ wurde nach der folgenden Formel errechnet:

$$q = \frac{100 m W}{3{,}7 \cdot 10^4 \cdot 1{,}6 \cdot 10^{-6} \cdot 6{,}05 \cdot 10^5 f_2 \cdot \sum E(RBW)N}.$$

Nach einigen Kürzungen ergibt sich daraus:

$$q = \frac{2{,}8 \cdot 10^{-4}\, m}{f_2 \cdot \sum E(RBW)N}.$$

Darin bedeutet $m$ die Masse des kritischen Organes, $W$ die höchste zulässige Dosis von 0,1 rem pro Woche. Zu erwähnen ist noch, daß sämtlichen Berechnungen über die Inkorporierung von Radionukliden, über die maximal zulässigen Konzentrationen derselben in Luft und Wasser die Modellvorstellung des „Standardmenschen" zugrunde liegt. Das Gewicht desselben beträgt 70 kg, davon entfallen 50 kg auf Wasser. Die Lebensdauer wird mit 70 Jahren eingesetzt, die Arbeitsdauer wird mit 8 Stunden pro Tag oder 40 Stunden wöchentlich angenommen. Ein Arbeitsjahr wird mit 50 Wochen gerechnet. Die tägliche Wasseraufnahme mit den Nahrungsmitteln wird mit 700 cm³ angenommen, wozu noch 1 500 cm³ durch Trinken hinzukommen. Die pro Tag eingeatmete

Luftmenge wird mit $2 \cdot 10^7$ $cm^3$ angenommen, wovon die Hälfte auf die Arbeitszeit entfällt.

Die Strahlenschutzempfehlungen der ICRP sind von größter praktischer Bedeutung, da sie das Ergebnis der Beratungen hervorragender Strahlenschutzexperten aus jenen Ländern sind, die in der Radiologie am weitesten fortgeschritten sind. So bilden die „Recommendations" der ICRP den Niederschlag der gesamten bisherigen Erfahrungen auf dem Gebiete der Strahlenbiologie und Strahlenpathologie. Auch andere Körperschaften, die sich mit Strahlenschutzmaßnahmen beschäftigen, konnten daher im wesentlichen auf die von der ICRP erarbeiteten Empfehlungen zurückgreifen.

Auch die internationale Atomenergiebehörde (IAEA), die ihren ständigen Sitz in Wien hat, edierte Strahlenschutzempfehlungen, die im Jahre 1962 durch den „*Board of Governors*" approbiert wurden. Auch diese Empfehlungen wurden unter weitgehender Berücksichtigung der ICRP-Empfehlungen ausgearbeitet. In der Folge wurden sämtliche Regierungen seitens der IAEA aufgefordert, den erarbeiteten Text als Basis der Strahlenschutzempfehlungen anzuwenden. Aus diesem Grunde hat die IAEA bei der Formulierung ihrer Empfehlungen eine weitgehende Flexibilität angestrebt, um so der Schaffung der gesetzlichen Grundlagen des Strahlenschutzes in den einzelnen Ländern kein Hindernis in den Weg zu legen.

An die Spitze der Strahlenschutzempfehlungen hat die IAEA einige Erklärungen bzw. Definitionen von Fachausdrücken gesetzt, über die restlose Klarheit bestehen muß, um zu allgemein anwendbaren Formulierungen zu gelangen. Es handelt sich dabei vorwiegend um Termini, die nicht allgemein verwendet werden oder nicht allgemein in dem gleichen Sinne gebraucht werden und daher zu Mißverständnissen Anlaß geben können. Die wichtigsten derartigen Fachausdrücke sollen hier angeführt werden:

Die Kontrollzone oder „controlled area". Man versteht darunter einen Bereich, in dem der Strahlenpegel von einem Fachmann auf dem Gebiete des Strahlenschutzes kontrolliert wird, der in der Regel auch die Verantwortung, für diesen trägt.

„Emergency exposure" ist eine zusätzliche, über das normalerweise zulässige Ausmaß hinausgehende Strahlungsdosis, die in Notfallssituationen auftreten kann.

„Accidental exposure" ist eine unvorhergesehene Strahlenbelastung, mithin das Ergebnis eines Strahlenunfalles im weitesten Sinne des Wortes.

Diese beiden Definitionen decken sich mit den von der ICRP in (*100*) und (*101*) behandelten Begriffen (siehe oben).

Als Maßeinheit der Radioaktivität wird das Curie (Ci) angesehen, welches $3{,}7 \cdot 10^{10}$ Zerfallsakten pro Sekunde entspricht.

Als Einheiten der Dosis werden das rad und das rem angeführt, die in der allgemein üblichen Weise definiert werden (vergleiche auch Abschnitt 1. dieses Buches).

Die IAEA umschreibt den Anwendungsbereich der von ihr ausgearbeiteten Strahlenschutzempfehlungen folgendermaßen: Herstellung, Verarbeitung, Verwendung und Transport natürlicher und künstlicher Strahlenquellen, ferner die Beseitigung nicht mehr gebrauchter radioaktiver Substanzen, der sogenannten atomaren Abfälle.

Ausdrücklich wird vermerkt, daß die Strahlenschutzempfehlungen sich nicht auf jene Strahlendosen beziehen, die zu medizinischen Zwecken, also in der Diagnostik und Therapie zur Anwendung gelangen. Diese bleiben weiterhin den auf diesem Gebiete besonders geschulten Ärzten anheimgestellt.

Auch die Einwirkungen der natürlichen Strahlung kosmischen und terrestrischen Ursprunges, die wir im Abschnitt 3. dieses Buches besprochen haben, werden hier nicht berücksichtigt.

Auch die IAEA stellt die höchste zulässige Dosis in den Mittelpunkt der Strahlenschutzregeln. In erster Linie handelt es sich dabei um Personen, die beruflich mit ionisierenden Strahlen zu tun haben. Zu den sogenannten „Strahlenbetrieben", in denen diese Personen beschäftigt sind, zählen sämtliche Berufssparten, in welchen ionisierende Strahlen für medizinische, industrielle oder sonstige Zwecke Verwendung finden, ferner Betriebe zur Gewinnung oder Verarbeitung radioaktiver Stoffe.

In 3.1. wird die „Grundformel" („Basic Formula") angegeben, aus welcher sich die höchste, für in Strahlenbetrieben beschäftigte Person zulässige Dosis ergibt. Diese lautet:

$$D = 5 \cdot (N - 18)\,\text{rem}.$$

In der Grundformel bedeutet $N$ das Alter in Lebensjahren, $D$ die Dosis für die Gonaden, die blutbildenden Gewebe und die Augenlinse.

Im Falle der homogenen Durchstrahlung des gesamten Körpers bedeutet $D$ schlechtweg die Dosis der Ganzkörperbestrahlung. Da es sich in allen praktisch bedeutsamen Fällen um die Summe von zahlreichen Teilbestrahlungen bzw. Einzelbestrahlungen handelt, so wird sie auch „akkumulierte Dosis" genannt; ferner ergibt sich aus der Grundformel, daß auch die IAEA, gleich anderen Körperschaften von Experten, die Arbeit in einem Strahlenbetrieb erst nach dem 18. Lebensjahr für zulässig hält. In 3.1.2. wird ausgeführt, daß bei ungleichmäßiger zeitlicher Verteilung der Strahlenexposition für die Gonaden, blutbildenden Gewebe und die Augenlinse eine Dosis von 3 rem in einem Vierteljahr zulässig ist, sofern die akkumulierte Dosis $D$ den aus der Grundformel errechneten Wert nicht überschreitet. (Bei gleichmäßiger Verteilung über das gesamte Arbeitsjahr würde sich 1,25 rem/Vierteljahr ergeben.)

In 3.1.5. wird ergänzend ausgeführt, welche Höchstdosis gelten soll, wenn die Beıufsarbeit doch schon vor Vollendung des 18. Lebensjahres begonnen wurde. In diesem Falle soll die jährliche Dosis nicht mehr als 5 rem betragen, ferner soll bei vollendetem 30. Lebensjahr die bis dahin akkumulierte Dosis den Wert von 60 rem nicht überschreiten.

Ferner hat die IAEA vierteljährliche Maximaldosen für bestimmte Organe (mit Ausschluß von Gonaden, Knochenmark und Augenlinse) festgesetzt, die in Tabelle 74 verzeichnet sind.

Überdies hat die Internationale Atombehörde auch Maximaldosen für Berufstätige festgesetzt, die nicht in direkter Weise mit ionisierenden Strahlen beschäftigt sind. Wir bringen die entsprechenden Werte in Tabelle 75.

Tabelle 74

*Vierteljährliche Höchstdosen für Personen, die beruflich mit Strahlen beschäftigt sind*

| | |
|---|---|
| Einzelorgane mit Ausnahme von Gonaden, Knochenmark, Augenlinse, Schilddrüse | 4 rem |
| Knochen | 8 rem |
| Schilddrüse | 8 rem |
| Haut des gesamten Körpers | 8 rem |
| Hände, Vorderarme, Füße, Unterschenkel | 20 rem |

Tabelle 75

*Maximaldosen für nicht direkt mit Strahlen Beschäftigte pro Jahr*

| | |
|---|---|
| Ganzkörper, Gonaden, Blutbildende Gewebe, Augenlinse | 1,5 rem |
| Beliebige Organe, mit Ausnahme der obigen | 1,5 rem |
| Knochen | 3 rem |
| Schilddrüse | 3 rem |
| Haut des gesamten Körpers | 3 rem |
| Hände, Vorderarme, Füße, Unterschenkel | 7,5 rem |

Auch für Personen, die keiner der genannten Kategorien angehören, sind maximal zulässige Strahlendosen festgesetzt worden. In den folgenden Paragraphen beschäftigt sich die IAEA mit diesem Personenkreis bzw. „Individuen aus der Bevölkerung". Tabelle 76 gibt einen Überblick über die für dieses festgesetzten Dosiswerte.

Tabelle 76

*Maximaldosen pro Jahr für Einzelpersonen aus der Bevölkerung*

| | |
|---|---|
| Gonaden, blutbildende Gewebe, Augenlinse, Gesamtkörper (im Falle einer homogenen Durchstrahlung) | 0,5 rem |
| Einzelorgane, mit Ausnahme der obigen und der Schilddrüse | 1,5 rem |
| Schilddrüse, Knochen, Haut des ganzen Körpers | 3 rem |

In 3.4. beschäftigt sich die IAEA mit der Strahlenbelastung der gesamten Bevölkerung. Hier steht die genetische Belastung im Vordergrund des Interesses. Die mittlere genetisch signifikante Dosis in den ersten 30 Lebensjahren

soll den Wert von 5 rem nicht überschreiten. (Bezüglich der Definition dieses Begriffes siehe auch Abschnitt 4. dieses Buches.) Es wird eingeräumt, daß die Aufteilung dieser höchsten zulässigen Dosis auf die einzelnen Teile der Bevölkerung von Staat zu Staat wahrscheinlich sehr unterschiedlich ist, doch fällt dieser Umstand in die Kompetenz der betreffenden staatlichen Institutionen.

In 4.1. wird ausdrücklich darauf verwiesen, daß Jugendliche unter 16 Jahren von der Berufsarbeit mit ionisierenden Strahlen ausgeschlossen werden sollen.

Besonderes Interesse erfordern einmalige außergewöhnliche Strahlenexpositionen, die über die mit der Routinearbeit verbundenen Strahlenexpositionen hinausgehen. Ist ein Notstand eingetreten, bei welchem Rettungs- oder Reparaturarbeiten, die mit größerer Strahlenbelastung verbunden sind, durchgeführt werden müssen, tritt eine „Emergency exposure" ein. Sie soll niemals eine Ganzkörperbestrahlung mit einer Dosis von 12 rem überschreiten. Ist dieser Fall aber eingetreten, so soll die Strahlenexposition der betreffenden Person so weit herabgesetzt werden, daß 5 Jahre später die gesamte akkumulierte Dosis die aus der „Grundformel" errechnete Dosis nicht überschreitet. Ferner wird darauf hingewiesen, daß Frauen im gebärfähigen Alter auf keinen Fall einer „Emergency exposure" ausgesetzt werden dürfen (hieraus folgt eo ipso, daß dies auch für Gravide zutrifft).

Personen, die in einen Strahlenunfall verwickelt sind, erhalten bei diesem eine Überdosis, die „Accidental exposure" genannt wird. Hat diese Bestrahlung eine Dosis von 25 rem überschritten, so soll dem in den folgenden 10 Jahren durch Dosiseinsparung Rechnung getragen werden. Das heißt, die Strahlenbelastung der betreffenden Person soll so bemessen werden, daß nach Ablauf von 10 Jahren die gesamte akkumulierte Dosis den aus der „Grundformel" errechneten Wert nicht übersteigt. Überdies wird gefordert, daß nach jedem Strahlenunfall alle Personen einer ärztlichen Behandlung zugeführt werden sollen, die eine Dosis von mehr als 25 rem erhalten haben. Diese Forderung ist deswegen wichtig, weil sich unter diesen auch Personen befinden können, die keine klinischen Zeichen einer Strahlenschädigung aufweisen und daher spontan möglicherweise keine ärztliche Behandlung aufsuchen würden.

In den folgenden Paragraphen befassen sich die Strahlenschutzbestimmungen mit der inneren Bestrahlung durch die Inkorporierung von Radionukliden. Im Anhang zu den „Basic safety standards for radiation protection" der IAEA aus dem Jahre 1962 befindet sich die Tabelle II, welche die maximal zulässigen Konzentrationen der einzelnen Radionuklide enthält. Die Tabelle, die wir wegen ihres großen Umfanges hier nicht wiedergeben können, enthält die maximal zulässigen Konzentrationen der einzelnen Nuklide in Luft und Wasser, beginnend mit H 3 (Tritium), während Cf 252 (Kalifornium) den Schluß bildet. Die Angaben der Tabelle erfolgen in $\mu Ci/cm^3$.

Bei der Berechnung der maximal zulässigen Konzentrationen fanden die für den sogenannten Standardmenschen gültigen Werte für die Luft- und Wasserzufuhr weitgehende Berücksichtigung. Wir bringen in Tabelle 77 eine kurze

Zusammenstellung dieser Werte. Auch für diese Aufstellung finden Personen, die beruflich mit Strahlen beschäftigt sind, besondere Berücksichtigung.

Tabelle 77

*Die Aufnahme von Luft und Wasser*

(Werte für den Standardmenschen)

*a*) Berufstätige, während der Arbeitszeit

| | 1/4 Jahr | 1 Jahr |
|---|---|---|
| Wasser (in *l*) | 71,5 | 275 |
| Luft (in $m^3$) | 650 | 2500 |

*b*) Personen aus der Bevölkerung

| | 1 Jahr |
|---|---|
| Wasser (in *l*) | 800 |
| Luft (in $m^3$) | 7300 |

In den nächsten Paragraphen werden Regeln für die Fälle angegeben, bei denen eine Mischung verschiedener Radionuklide inkorporiert wird.

Während sich die in diesen Tabellen niedergelegten Werte auf die dauernde Strahlenbelastung bei der Ausführung von Routinearbeiten beziehen, beanspruchen einmalige, außerordentliche Strahlenexpositionen eine besondere Berücksichtigung.

Ist es durch Inkorporierung von Radionukliden (beispielsweise bei Rettungsarbeiten anläßlich eines Strahlenunfalles) zu einer „Emergency exposure" gekommen, so ist die Menge der in den Körper eingedringenen Radionuklide zu bestimmen. Wenn möglich soll diese die für 1 Jahr höchste zulässige Menge nicht überschreiten. Ist es doch zu einer Überschreitung dieser Quantität gekommen, so soll der Betreffende ärztliche Behandlung erhalten.

Ausdrücklich wird ferner bestimmt, daß Frauen im gebärfähigen Alter nicht zu solchen Arbeiten herangezogen werden können, bei welchen die Möglichkeit einer „Emergency exposure" gegeben ist.

Ist es bei einem Strahlenunfall zu einer „Accidental exposure" durch innerliche Bestrahlung gekommen, so muß im Personalakt eine entsprechende Eintragung erfolgen. Übersteigt die Menge des inkorporierten Radionuklides die für 1 Jahr zulässige Höchstmenge, so ist die betreffende Person sofort einer ärztlichen Behandlung zuzuführen. Hat es sich um einen Arbeitnehmer gehandelt, so ist dieser solange von Arbeiten, die mit der Inkorporierung von Radionukliden verbunden sind, auszuschließen, bis eine Angleichung an die Summe der jährlich zulässigen Inkorporierungen eingetreten ist.

Die folgenden Bestimmungen beziehen sich auf Berufstätige, die nicht direkt mit Strahlenarbeit beschäftigt sind und auf sonstige Einzelpersonen aus der Bevölkerung.

Bezüglich der Bestrahlung durch äußere Strahlenquellen sei auf die in der Tabelle 75 angeführten Werte verwiesen.

Für die Bestrahlung durch innere Strahlenquellen wird folgendes festgesetzt: Sofern es sich um Radionuklide handelt, deren Strahlung auf den ganzen Körper oder auf die Gonaden einwirkt (die erstere Annahme schließt die letztere in sich), gilt als Höchstwert $^3/_{10}$ des für Beschäftigte in Strahlenbetrieben festgesetzten Wertes. Für alle anderen Radionuklide gilt als Höchstwert $^1/_{10}$ des Wertes, der für Strahlenarbeiter (d.h. für Personen, die direkt in Strahlenbetrieben beschäftigt sind) festgesetzt wurde.

Bezüglich der ,,Einzelpersonen aus der Bevölkerung" wird festgesetzt, daß für diese jene Werte nicht überschritten werden dürfen, die in der betreffenden Spalte der schon erwähnten Tabelle 2 enthalten sind.

In 5.1. gibt die IAEA einige allgemeine Regeln über die Überwachung bestimmter Tätigkeiten durch die zuständigen Behörden. Folgende Tätigkeiten sollen nur auf Grund einer behördlichen Bewilligung ausgeübt werden.

1. Die Verwendung von Radionukliden für medizinische Zwecke.
2. Das Hinzufügen von Radionukliden zu Konsumgütern, wie beispielsweise Nahrungsmittel, Heilmittel, Kosmetika oder Spielwaren.

Bezüglich der unter 2. angeführten Gegenstände bzw. Substanzen soll die zuständige Behörde die Bewilligung verweigern, insofern keine Sicherheit darüber besteht, daß dabei weder Einzelpersonen noch der gesamten Bevölkerung oder Teilen derselben ein gesundheitlicher Schaden zugefügt wird.

Im folgenden werden Fälle angeführt, die von der Bewilligungspflicht ausgenommen werden sollen. Also solche werden angeführt:

1. Sehr kleine Aktivitäten, z.B. für Radium weniger als 0,01 μCi.
2. Sehr kleine Konzentrationen, etwa unterhalb von 0,002 μCi/g.
3. Hermetisch abgeschlossene radioaktive Substanzen, wenn in einem Abstand von 10 cm von der Oberfläche des Behälters, der die Substanz enthält, die Dosisleistung weniger als 0,1 mR/h beträgt.
4. Apparaturen, die mit Elektronenstrahlen einer Energie von weniger als 5 keV arbeiten.
5. Fernsehgeräte, sofern an zugänglicher Stelle (5 cm von der Oberfläche entfernt) die Dosisleistung geringer als 0,5 mrem/Stunde ist.

In Abschnitt 5. werden die allgemeinen Prinzipien des Strahlenschutzes behandelt. Grundsätzlich soll in Betrieben, die über eine Strahlenquelle verfügen, sowohl eine physikalische wie eine medizinische Überwachung stattfinden. Es wird ferner angeführt, daß die Natur und der Umfang der Strahlenschutzmaßnahmen sich nach der Größenordnung des vorhandenen Risikos richten muß. Besonderer Wert wird auf die Bestellung eines Strahlenschutzexperten gelegt, der für alle Strahlenschutzmaßnahmen die Verantwortung trägt, auch wird auf die Wichtigkeit der Führung adäquater Unterlagen hingewiesen.

Ferner wird verlangt, daß niemand zu Arbeiten mit ionisierenden Strahlen herangezogen wird, der nicht über ausreichende Kenntnisse auf dem Gebiete des Strahlenschutzes verfügt. Die gesundheitliche Eignung ist durch eine ärztliche

Einstellungsuntersuchung zu prüfen. Weitere Maßnahmen sind die Strahlenschutzmessung und die laufende Strahlenschutzüberwachung („monitoring“).

Unter dem Ausdruck „Kontrollzone“ ist ein Gebiet zu verstehen, in dem der Strahlenpegel durch einen qualifizierten Fachmann laufend kontrolliert wird. Eine Kontrollzone soll überall dort errichtet werden, wo Personen eine Ganzkörperbestrahlung mit einer Dosis von mehr als 1,5 rem pro Jahr erhalten können.

Weitere Paragraphen befassen sich mit der Frage der ärztlichen Überwachung strahlenexponierter Personen. Es sind sowohl Einstellungsuntersuchungen kurz vor und kurz nach der Aufnahme der Arbeit erforderlich, sowie auch spätere periodische Untersuchungen. Während sich diese Maßnahmen auf die ärztliche Betreuung während der Routinearbeit beziehen, muß auch für den Fall einer größeren Strahlenbelastung in Form einer „accidental exposure“ Vorsorge getroffen werden. Zu dieser gehört nicht nur die Leistung erster Hilfe bei einem Strahlenunfall, sondern auch vorsorgliche Planung der Transferierungen von Patienten zu spezialisierten Behandlungszentren.

Die nächsten Paragraphen befassen sich mit der Notwendigkeit, Unterlagen über die Strahlenbelastung anzufertigen und aufzubewahren. Es wird empfohlen, diese mindestens 30 Jahre lang nach dem Ende der Strshlenexposition aufzubewahren.

Der Paragraph 5.1.3. behandelt die Notwendigkeit der Strahlenschutzüberwachung auch außerhalb von Strahlenschutzbetrieben. Mit dieser Bestimmung soll dem gesundheitlichen Schutz von Personen Rechnung getragen werden, die in der Nähe eines Strahlenbetriebes wohnen oder sich dort aufhalten, ohne mit dem betreffenden Betrieb etwas zu tun zu haben.

In 5.2. werden dann Richtlinien für die Beaufsichtigung von Betrieben gegeben, die mit ionisierenden Strahlen arbeiten, sowie über das Eingreifen der zuständigen Behörden in die Tätigkeit solcher Betriebe. Ausdrücklich wird auch gefordert, daß die zuständige Dienststelle oder Behörde mit der Vollmacht ausgestattet werden soll, im Falle der Nichtbeachtung der Strahlenschutzvorschriften oder eines Teiles derselben in wirksamer Weise einzugreifen. Ferner sollen alle im Falle eines Strahlenunfalles oder Strahlenzwischenfalles notwendigen Maßnahmen vorsorglich geplant werden. Ferner wird verlangt, daß der Eintritt oder auch nur die Erwartung des Eintrittes einer Situation, die zu Strahlenexpositionen über den festgelegten Strahlenpegel hinaus führen kann, der dafür zuständigen Behörde gemeldet werden soll.

Der „Annex I“ der Strahlenschutzempfehlungen der IAEA bringt zunächst eine Tabelle der Relativen Biologischen Wirksamkeit verschiedener Strahlenarten, die wir in Tabelle 78 wiedergeben. Diese Tabelle ist unter anderem deswegen von Wichtigkeit, weil die in ihr enthaltenen Werte zur Berechnung der Strahlenbelastung und zum Vergleich derselben mit den höchsten zulässigen Strahlendosen benötigt wird.

In der schon oben erwähnten sehr umfangreichen Tabelle II gibt die IAEA einen Überblick über die höchsten zulässigen Konzentrationen von Radio-

Tabelle 78

*Werte der RBW, welche zur Definition der höchsten zulässigen Dosen verwendet werden*

| Art der Strahlung | RBW |
|---|---|
| Röntgenstrahlen, Gammastrahlen, Elektronen und Betastrahlen von 30 keV aufwärts | 1,0 |
| Schnelle Neutronen und Protonen bis zu 10 MeV | 10 |
| Natürliche Alphastrahlung | 10 |
| Schwere Rückstoßkerne | 20 |

nukliden im Wasser und in der Luft. In der 1. Spalte wird das Radionuklid bezeichnet, auf welche sich die Zahlenwerte beziehen, die beiden folgenden Spalten bringen die Maximalwerte in Wasser und Luft für Personen, welche sich direkt mit Strahlenarbeiten beschäftigen. Bei der Errechnung dieser Werte wurde von der Arbeitszeit ausgegangen. Die beiden nachfolgenden Spalten der Tabelle bringen die analogen Werte für „Einzelpersonen aus der Bevölkerung". In der letzten Spalte werden schließlich Werte der Aktivität angeführt, bei deren Unterschreitung nach Ansicht der IAEA von der Meldung, Registrierung oder Bewilligung Abstand genommen werden kann.

In der ergänzenden Tabelle IIIa werden die höchsten zulässigen Konzentrationen für in Wasser gelöste, nicht identifizierte Radionuklide angegeben.

Der „Annex II" beschäftigt sich mit dem Strahlenschutz des Auges. Hier finden die Erfahrungen über die Entstehung von Strahlenkatarakten durch ionisierende Strahlen verschiedener Art ihren Niederschlag. Es wird darauf hingewiesen, daß Dosisberechnungen auf eine Tiefe von 3 mm unterhalb der Oberfläche des Auges zu beziehen sind. Bei Arbeiten mit Betastrahlen soll das Auge durch Schutzgläser vor diesen abgeschirmt werden. Handelt es sich aber um eine Beimischung weicher Betastrahlen ($E_{max}$ unterhalb von 2,5 MeV) zu Gamma- oder Neutronenstrahlen, so kann diese vernachlässigt werden, sofern die durchdringende Komponente den von der IAEA festgesetzten Höchstwert nicht überschreitet.

Schließlich werden im „Annex III" einige Regeln über die Errechnung der maximal zulässigen Konzentrationen von Radionukliden gegeben, die gelten sollen, wenn die Gefahr der Inkorporierung eines Gemisches verschiedener Nuklide besteht.

Eine weitere Körperschaft, die sich mit den Schutzmaßnahmen bei Arbeiten mit ionisierenden Strahlen eingehend beschäftigt hat, ist die Weltgesundheitsorganisation („World Health Organisation", WHO). Ihre Stellungnahme, die sich auf den Bericht eines Expertenkomitees stützt, ist unter dem Namen „*Medical supervision in radiation work*" veröffentlicht worden.

In den einleitenden Kapiteln wird die Bedeutung der ärztlichen Überwachung aller Personen unterstrichen, die in irgendeiner Weise beruflich mit ionisierenden Strahlenbeschäftigt sind. Im 3. Abschnitt wird eine ärztliche Überwachung im

Zusammenhang mit dem unterschiedlichen Kategorien der Strahlenarbeit besprochen.

Der Paragraph 3.1. beschäftigt sich mit der beruflichen Strahlengefährdung in der medizinischen Radiologie. Als Strahlenquellen kommen neben den Röntgenröhren hauptsächlich geschlossene Strahlenquellen in Frage, die Radium, Kobalt 60 oder ein anderes Radionuklid enthalten. Eine Strahlengefährdung besteht nicht nur bei den Personen, die dem Patienten radioaktives Material applizieren, sondern auch bei anderen Personen, die mit dem Patienten zu tun haben, beispielsweise Mitglieder des Pflegepersonals. Die WHO betont ferner, daß in den Ordinationen einzelner Ärzte oder Dentisten oft schwierigere Strahlenschutzprobleme anzutreffen sind, als in größeren Kliniken oder in radiologischen Instituten. (Dieser Feststellung liegen offenbar praktische Erfahrungen in den unterschiedlichen radiologischen Einrichtungen zugrunde. Obwohl radiologische Kliniken oder Krankenhausabteilungen über viel stärkere Strahlenquellen verfügen als einzelne Ärzte, ist doch die fachmännische Leitung eine gewisse Gewähr für die Beachtung des Strahlenschutzes. Diese ist aber nicht immer gegeben, wenn Dentisten oder andere Nichtradiologen über Röntgenapparate verfügen.)

Der Paragraph 3.2. beschäftigt sich mit dem Strahlenschutz in der Nuklearmedizin. Hier wird auf die besonderen Schwierigkeiten hingewiesen, die bei der Abschirmung von Gammastrahlen oder sehr harten Betastrahlen auftreten können. Ist ein Patient, der innerlich mit Radionukliden behandelt worden ist, verstorben, so ergeben sich ernste Strahlenschutzprobleme für den Pathologen und seine Gehilfen, sowie für den Leichenbestatter usw.

In 3.3. wird auf die Notwendigkeit des Strahlenschutzes in jenen Industriebetrieben hingewiesen, in denen Radionuklide oder radiographische Verfahren verwendet werden. Der folgende Paragraph 3.4. handelt von der Forschungsarbeit mit ionisierenden Strahlen, beziehungsweise strahlenden Substanzen. Mit Rücksicht auf die sehr verschiedenen Arbeitsmethoden, die hier in Betracht kommen, muß die Strahlenschutzkontrolle auf diesem Gebiete besonders flexibel sein. Andererseits hat die Erfahrung auf diesem Gebiete gezeigt, daß in Forschungsinstituten der Strahlenschutz vielfach nicht sehr gut entwickelt ist und im Durchschnitt nicht jenen Standard erreicht, der in industriellen Anlagen meist angetroffen wird. In Institutionen, die der reinen Forschung gewidmet sind, muß die Frage der Verantwortung für den Gesundheitsschutz von Mitarbeitern, Studierenden, Dissertanten usw. besonders geklärt werden.

Der Paragraph 3.5. beschäftigt sich mit dem Strahlenschutz bei Arbeiten mit Atomenergie. Hier werden die unterschiedlichen Sparten wie Uranbergbau, Kernreaktoren, Anlagen zur Verarbeitung von nuklearem Brennstoff usw. erwähnt und es wird hervorgehoben, daß bei diesen unterschiedlichen Arbeitsprozessen auch an die medizinische Überwachung sehr verschiedenartige Anforderungen gestellt werden. Besondere Schwierigkeiten bestehen bei der Weiterverarbeitung und Lagerung von Spaltprodukten oder von verbrauchten Brennelementen. Diese Schutzmaßnahmen müssen sich auf die äußere Bestrahlung und auf die innere Bestrahlung durch Inkorporierung von Radionukliden beziehen. In Atomenergieanlagen, in denen gesundheitliche Risiken verschiedener Art auftreten, ist ein gut ausgebautes Gesundheitsprogramm erforderlich.

Es ist klar, daß diesen Strahlenschutzproblemen mit der wachsenden Anwendung der Kernenergie bald größere Bedeutung zukommen wird. Insbesondere gilt dies für die Kernkraftwerke, welche schon in naher Zukunft in vielen Ländern einen erheblichen Teil des Energiebedarfes decken werden.

Der nächste Abschnitt beschäftigt sich mit der genaueren Bestimmung der Aufgaben der ärztlichen Gesundheitsüberwachung in Strahlenbetrieben. Es wird auf die Notwendigkeit von individuellen Schutzvorkehrungen hingewiesen. Die ärztliche Untersuchung der mit ionisierenden Strahlen beschäftigten Personen muß mit einer Einstellungsuntersuchung vor Antritt der Beschäftigung beginnen und später mit periodischen Untersuchungen fortgesetzt werden. Eine weitere Aufgabe der ärztlichen Betreuung ist die Diagnose und die Therapie von Strahlenschäden, die nach einem Unfallereignis und einer daraus resultierenden übermäßigen Strahlendosis entstehen können.

Ein weiterer wichtiger Punkt der ärztlichen Betreuung ist die Beratung solcher Personen, bei denen abgesehen von der beruflichen Strahlenexposition auch eine Strahlentherapie in Frage kommt.

Der 5. Abschnitt behandelt die Rolle des Arztes und seiner Mitarbeiter in einem Strahlenbetrieb. Es wird hervorgehoben, daß sich für den Betriebsarzt eines Strahlenbetriebes sehr unterschiedliche Aufgaben und Pflichten ergeben können. Diese sind sowohl von der Größe des Betriebes abhängig, wie auch von der Art des Strahlenbetriebes und von der Natur der Arbeitsprozesse, welche in diesem Betrieb vollzogen werden. Großer Wert wird auch auf die Zusammenarbeit des Betriebsarztes mit medizinischen Physikern und Strahlenschutzfachleuten gelegt.

Die Weltgesundheitsorganisation hat sich auch mit der Frage des Unterrichtes in der Strahlenmedizin („radiation medicine") eingehend beschäftigt, dem sie sehr große Bedeutung beimißt.

Der folgende, sechste Abschnitt beschäftigt sich mit der Auswahl des Personals für die Arbeit mit ionisierenden Strahlen. Es wird betont, daß abgesehen von den üblichen ärztlichen Routineuntersuchungen auch die psychische Eignung der zu beschäftigenden Personen berücksichtigt werden soll. In Anbetracht der großen Verantwortung und der Geistesgegenwart, die beispielsweise die Situation nach dem Eintritt eines Reaktorzwischenfalles oder eines anderen Strahlenunfalles erfordert, wird besonderes Gewicht auf psychische Ausgeglichenheit gelegt. In Zusammenhang mit diesen Erwägungen steht auch die Forderung, daß das Alter von 18 Jahren als Mindestalter für die Arbeit mit Strahlen anzusehen ist, da bei Jugendlichen nicht mit der erforderlichen geistigen Reife gerechnet werden kann. (Diese Forderung ist implicite auch in der von der ICRP und der IAEA akzeptierten „Grundformel" enthalten, welche für ein Alter von weniger als 18 Jahren negative Werte der akkumulierten Dosis ergeben würde, was natürlich sinnwidrig wäre.)

Im folgenden Punkt 7.2. wird die schwerwiegende Frage der Beschäftigung von Frauen im gebärfähigen Alter sowie das besondere Problem der schwangeren Frau behandelt. Die Weltgesundheitsorganisation steht im allgemeinen auf dem Standpunkt, daß keine Veranlassung besteht, zwischen den Arbeitsbedingungen der Männer und der Frauen zu differenzieren, sofern die Strahlenexposition das zulässige Ausmaß nicht überschreitet. Andererseits muß dem Umstand Rechnung getragen werden, daß bei der Strahlenexposition einer Graviden der Embryo einer Bestrahlung des ganzen Körpers ausgesetzt wird. Hinzu kommt noch, daß der Embryo in der ersten Phase seiner Entwicklung, in der die Frau sich ihrer Gravidität möglicherweise noch gar nicht bewußt ist, für Strahlenschäden besonders anfällig ist. In Anbetrscht dessen wäre es eigentlich geboten, Frauen im gebärfähigen Alter von Arbeiten in Strahlenbetrieben überhaupt auszuschließen. Da dies aber aus mehreren Gründen unmöglich erscheint, schlägt die WHO einen Mittelweg ein, nämlich Frauen im gebärfähigen Alter zur Arbeit in Strahlenbetrieben zuzulassen, sie aber keinem allzugroßen Strahlenrisiko auszusetzen.

"In general, wisdom would suggest that women in this age-group should not be exposed to high radiation risks."

Im nächsten Punkt wird die Frage einer eventuellen früheren Strahlenexposition angeschnitten. Bei der Einstellungsuntersuchung sollen Erhebungen hinsichtlich früherer beruflicher Strahlenexpositionen angestellt werden, es ist aber auch nach einer eventuell vorangegangenen Strahlenbehandlung zu fahnden. Bei der Untersuchung soll auf Strahlenveränderungen an der Haut besonders geachtet werden, z. B. Atrophie der Haut, Teleangiektasien oder Hyperkeratosen und dergleichen.

Ebenso ist auf eine sorgfältige und gründliche hämatologische Untersuchung Wert zu legen. Auch der Intelligenzgrad und der sonstige psychische Zustand soll bei der Einstellungsuntersuchung entsprechende Berücksichtigung erfahren

Im 8. Punkt wird die Frage der Notwendigkeit einer Arbeitszeitverkürzung bei Arbeiten in Strahlenbetrieben behandelt. Diese Frage ist deswegen von großer praktischer Bedeutung, weil in vielen Ländern mit Rücksicht auf die besonderen Gefahren der Arbeiten mit ionisierenden Strahlen Gesetze oder Verordnungen geschaffen worden sind, die für Personen, die beruflich mit Strahlen zu tun haben, verkürzte Arbeitszeiten und einen zusätzlichen Urlaub festsetzen. Im Gegensatz dazu ist die Weltgesundheitsorganisation der Meinung, daß bei Einhaltung der Strahlenschutznormen und insbesondere der höchsten zulässigen Dosen eine besondere gesundheitliche Gefährdung nicht mehr gegeben ist. Vielmehr wird angenommen, daß in diesem Falle das Arbeiten in einem Strahlenbetrieb im Durchschnitt nicht gefährlicher ist als die meisten anderen Berufsarbeiten und daher kein medizinischer Grund („no convincing medical evidence") für eine solche Begünstigung existiert.

Im 9. Abschnitt werden die ärztlichen Untersuchungen in Strahlenbetrieben behandelt. Es sind dies die Einstellungsuntersuchung und die nachfolgenden periodischen Untersuchungen der Beschäftigten. Über das einzuhaltende Zeitintervall zwischen diesen werden keine genaueren Angaben gemscht, da sich die Intervalle nach der Arbeitsweise des betreffenden Betriebes und, im Zusammenhang damit, nach der Höhe der möglichen Strahlenexposition richten soll. Es wird ferner auf einige Untersuchungsmethoden hingewiesen, die von besonderer Bedeutung sind, so z.B. die Untersuchung verschiedener Exkrete auf Radionuklide. Ferner wird auf die Notwendigkeit hingewiesen, bei Arbeitnehmern, die mit Neutronenquellen arbeiten und einer Neutronenstrahlung ausgesetzt sind, den Zustand der Augenlinse zu kontrollieren, wobei besonders die Spaltlampenuntersuchung erwähnt wird. In dieser Bestimmung finden die Erfahrungen über die kataraktogenen Wirkungen der Neutronenstrahlen, die wir im Abschnitt 5. und 6. dieses Buches besprochen haben, ihren Niederschlag.

Unter den Laboratoriumsuntersuchungen wird besonders die hämatologische Diagnostik hervorgehoben. Der Bericht verweist allerdings — zur Ausschließung von Irrtümern — auf die Beachtung der tageszeitlichen Schwankungen der Leukozytenzahlen, die etwa 15% betragen können. Ferner wird erwähnt, daß auch bei guter Untersuchungstechnik bei der Zählung der Blutkörperchen mit einer Fehlerbreite von $\pm 10\%$ zu rechnen ist. Die komplette Blutuntersuchung soll auch den Hämöglobinwert, die Volumenbestimmung der Erythrozyten, die Bestimmung des mittleren Durchmessers derselben, die Gesamtzahl und die Differentialzählung der Leukozyten umfassen. Ferner wird auf die Wichtigkeit der Thrombozytenzählung hingewiesen.

Der Paragraph 9.3.2. beschäftigt sich mit der Messung der Strahlenbelastung, der die in einem Strahlenbetrieb tätigen Personen ausgesetzt sind. Die aus dem Körper austretende Gammastrahlung ist direkt meßbar. Ferner soll die Radioaktivität der Ausscheidungen, namentlich von Urin und Fäces gemessen werden. Die diesbezüglichen Regeln lehnen sich an jene an, die in der Gewerbehygiene für Arbeiten mit toxischen Substanzen üblich sind. Bei Arbeiten mit Radium oder Thorium soll auch die Radioaktivität der Atemluft kontrolliert werden.

Im 10. Abschnitt wird die Wichtigkeit einer ausreichenden Dokumentation der ärztlichen Befunde betont. Diese muß genaue Angaben enthalten, genügend ausführlich und jederzeit greifbar sein. Andererseits muß dem betreffenden Arbeitgeber vertrauliche Behandlung seiner Angaben garantiert werden, wovon nur Mitteilungen an die Gesundheitsbehörde oder das Gericht auszunehmen sind. Eine besondere Regelung erfordert auch die Zeitdauer, während welcher ärztliche Befunde aufzubewahren sind. Im allgemeinen sind diese Unterlagen einige Jahrzehnte lang, jedenfalls aber während des ganzen Lebens der betreffenden Person aufzubewahren.

Der 12. Abschnitt beschäftigt sich mit dem wichtigen Problem der ersten Hilfe bei Strahlenunfällen. Es wird betont, daß der Patient bei einem solchen so rasch wie möglich aus dem Strahlenbereich herausgebracht werden soll. Zugleich mit der ersten Hilfeleistung hat die Tätigkeit des Strahlenphysikers einzusetzen, der die Dosis bestimmen soll, der der Patient ausgesetzt gewesen war, ferner das Ausmaß der eingetretenen radioaktiven Kontaminierung. Die gesamte Gefahrenzone soll abgeriegelt werden, falls der Patient in erheblichem Ausmaße kontaminiert ist, soll er von den anderen Patienten isoliert werden, um deren Kontaminierung zu verhindern. Ferner soll die Art und das Ausmaß der Strahlengefährdung ermittelt werden. Durch eine gründliche Säuberung des Patienten kann ein Teil der Radioaktivität, nämlich an der Haut haftende Radionuklide, entfernt werden. Ferner wird darauf hingewiesen, daß der Patient möglichst schnell zu Bett gebracht werden soll und auch im Bett zu halten ist, bis es gelungen ist, seine Strahlenbelastung zu ermitteln und eine detailliertere Diagnose zu stellen. Möglichst bald soll auch eine hämatologische Untersuchung stattfinden, ferner sind die Exkremente des Patienten für weitere Untersuchungen sicherzustellen. Ausdrücklich wird ferner dazu geraten, unnütze und neugierige Besucher von den Patienten fernzuhalten. Wenn nach der ganzen Sachlage der Unfallsituation anzunehmen ist, daß der Patient eine Dosis von mehr als 100 rem erhalten hat, so ist er so schnell wie möglich in ein Krankenhaus einzuliefern.

Abschließend wird in dem Bericht der WHO nochmals darauf hingewiesen, daß überall dort, wo die Möglichkeit von Strahlenunfällen gegeben ist, die notwendigen Hilfeleistungen so vorgeplant werden sollen, daß sie im Ernstfall unverzüglich wirksam werden.

## 9.2. Strahlenschutzgesetze in den deutschsprachigen Ländern

### 9.2.1. Deutsche Demokratische Republik

Auf den folgenden Seiten ist die „Verordnung über den Schutz vor der schädigenden Einwirkung ionisierender Strahlung — Strahlenschutzverordnung", sowie die „Ersten Durchführungsbestimmungen zur Strahlenschutzverordnung" vom 26. November 1969 wiedergegeben (Gesetzblatt der DDR, Teil II, Nr. 99, S. 627—673).

**Verordnung**
**über den Schutz vor der schädigenden Einwirkung ionisierender Strahlung**
**— Strahlenschutzverordnung —**

**vom 26. November 1969**

In Durchführung des § 1 Absätze 2 und 5, der §§ 5 bis 8 und des § 12 Abs. 2 des Atomenergiegesetzes vom 28. März 1962 (GBl. I S. 47) in der Fassung des Änderungsgesetzes vom 23. Januar 1964 (GBl. I S. 1), des Änderungsgesetzes vom 1. September 1966 (GBl. I S. 75) und des Gesetzes vom 11. Juni 1968 zur Anpassung von Strafbestimmungen und Ordnungsstrafbestimmungen — Anpassungsgesetz — (GBl. I S. 242) wird in Übereinstimmung mit dem Bundesvorstand des Freien Deutschen Gewerkschaftsbundes zur einheitlichen Regelung des Schutzes vor ionisierender Strahlung folgendes verordnet:

## I.

### § 1.

### Geltungsbereich

(1) Diese Verordnung dient der Organisierung des Schutzes der Bevölkerung vor der schädigenden Einwirkung ionisierender Strahlung und von Personen, die während ihrer beruflichen Tätigkeit einer Strahlenbelastung ausgesetzt sind, sowie dem Schutz der Umwelt und von Sachgütern vor radioaktiver Verunreinigung (Kontamination). Sie ist anzuwenden auf den Verkehr mit radioaktiven Stoffen einschließlich Kernbrennstoffen sowie den Betrieb von Kernanlagen und Einrichtungen, die ionisierende Strahlung aussenden.

(2) Strahlenschutz im Sinne dieser Verordnung sind die Einheit von Forschung, Überwachung, Aus- und Weiterbildung sowie alle wissenschaftlichen Untersuchungen auf medizinischen, biologischen, chemischen, physikalischen und technischen Gebieten, die daraus abgeleiteten praktischen und organisatorischen Maßnahmen sowie die Rechtsvorschriften und Normative zum Schutz des Menschen und der Biosphäre, soweit sie dem Schutz vor der Einwirkung ionisierender Strahlung und der Verhütung und Erkennung von Strahlenschädigungen sowie der Gewährleistung der nuklearen Sicherheit von Kernanlagen dienen; einschließlich aller Gegenmaßnahmen im Falle außergewöhnlicher Ereignisse, in deren Verlauf oder Folge eine Strahleneinwirkung auf Menschen oder die Biosphäre stattfindet oder stattgefunden hat.

(3) Für den Transport von radioaktiven Stoffen auf dem Land-, Luft- und Wasserwege gelten die dafür erlassenen Rechtsvorschriften.

## II.

## **Strahlenbelastung**

### § 2

### Kategorien der individuellen Strahlenbelastung, Strahlenbelastung großer Bevölkerungsgruppen und genetisches Dosislimit

(1) Für die individuelle Strahlenbelastung von Personen werden folgende Kategorien festgelegt:

Kategorie A

Personen, die während ihrer beruflichen Tätigkeit in einem Kontrollbereich strahlenexponiert sind (beruflich strahlenexponierte Personen).

Kategorie B

Personen, die in einem Überwachungsbereich tätig sind.

Kategorie C

Einzelne Personen oder kleine Personengruppen aus der Bevölkerung.

(2) Einzelheiten zur Kategorieneinteilung, die maximal zulässigen Dosisäquivalente für die Kategorien der individuellen Strahlenbelastung, die maximal zulässige Strahlenbelastung für große Bevölkerungsgruppen und das genetische Dosislimit werden vom Leiter der Staatlichen Zentrale für Strahlenschutz festgelegt.

§ 3

Strahlenbelastung von Patienten durch medizinische Maßnahmen

(1) Die Strahlenbelastung von Personen, an denen strahlenmedizinische Maßnahmen durchgeführt werden, ist auf das unbedingt notwendige Maß zu begrenzen. Strahlenmedizinische Maßnahmen an Personen im fortpflanzungsfähigen Alter, Schwangeren, Kindern und Jugendlichen dürfen nur mit solchen Verfahren durchgeführt werden, die die niedrigsten Strahlenbelastungen für den Embryo oder Föten und die Gonaden gewährleisten.

(2) Strahlenschutzgrundsätze für die Durchführung strahlenmedizinischer Maßnahmen werden vom Minister für Gesundheitswesen im Einvernehmen mit dem Leiter der Staatlichen Zentrale für Strahlenschutz festgelegt.

§ 4

Maximal zulässige Werte zur Begrenzung der inneren Strahlenbelastung durch Radionuklide

(1) Die maximal zulässigen Werte zur Begrenzung der inneren Strahlenbelastung durch Radionuklide infolge von Ingestion oder Inhalation dürfen in den vorgegebenen Zeitintervallen nicht überschritten werden.

(2) Maximal zulässige Werte zur Begrenzung der inneren Strahlenbelastung durch Radionuklide infolge von Ingestion oder Inhalation und die Zeitintervalle, in denen diese maximal zulässigen Werte nicht überschritten werden dürfen, werden vom Leiter der Staatlichen Zentrale für Strahlenschutz festgelegt.

§ 5

Maximal zulässige Konzentrationen von Radionukliden in Rohstoffen, Halbfabrikaten und Erzeugnissen

(1) Werden radioaktive Stoffe Rohstoffen, Halbfabrikaten oder Erzeugnissen zugesetzt, sind die kleinsten möglichen Aktivitäten zu verwenden. Stehen für einen Zweck verschiedene Radionuklide zur Verfügung, so ist das Radionuklid mit der geringsten Radiotoxizität zu verwenden.

(2) Die Konzentration von Radionukliden in Rohstoffen, Halbfabrikaten und Erzeugnissen darf zum Zeitpunkt der Weiterverwendung die vom Leiter und Staatlichen Zentrale für Strahlenschutz festgelegten maximal zulässigen Werte nicht überschreiten.

(3) Ausgenommen von der Regelung nach den Absätzen 1 und 2 sind Rohstoffe, Halbfabrikate und Erzeugnisse, aus denen radioaktive Stoffe oder Kernbrennstoffe gewonnen werden.

## III.

## Strahlenschutzgenehmigung

### § 6

### Genehmigungspflicht

(1) Der Verkehr mit radioaktiven Stoffen sowie der Betrieb von Kernanlagen und von Einrichtungen, die ionisierende Strahlung aussenden, bedürfen der Strahlenschutzgenehmigung der Staatlichen Zentrale für Strahlenschutz (nachstehend Genehmigung genannt).

(2) Art und Umfang der für die Genehmigungserteilung nach Abs. 1 erforderlichen Unterlagen werden vom Leiter der Staatlichen Zentrale für Strahlenschutz festgelegt.

### § 7

### Befreiung von der Genehmigungspflicht

Der Umgang mit radioaktiven Stoffen und der Betrieb von Einrichtungen, die ionisierende Strahlung aussenden, bedürfen keiner Genehmigung, wenn die festgelegten Freigrenzen für radioaktive Stoffe nicht überschritten werden oder wenn durch Strahlenschutzbauartzulassung der Betrieb der Einrichtungen von der Genehmigungspflicht befreit ist.

### § 8

### Strahlenschutzbauartprüfung und Strahlenschutzbauartzulassung

Umschlossene Strahlenquellen und Einrichtungen, die ionisierende Strahlung aussenden, dürfen nur dann in den Verkehr gebracht oder importiert werden, wenn auf Grund einer Strahlenschutzbauartprüfung die Strahlenschutzbauartzulassung erteilt wurde. Werden umschlossene Strahlenquellen oder Einrichtungen, die ionisierende Strahlung aussenden, nicht nach gleichen Zeichnungsunterlagen in Einzelfertigung hergestellt, so sind diese im Rahmen des Genehmigungsverfahrens zu beurteilen. Die Grundsätze für die Strahlenschutzbauartprüfung und Strahlenschutzbauartzulassung werden vom Leiter der Staatlichen Zentrale für Strahlenschutz festgelegt.

### § 9

### Zustimmung zum Standort und Einrichtung von Schutzgebieten

(1) Die Standorte von Institutionen, Gebäuden und Anlagen, von denen radioaktive Stoffe in die Umgebung verbreitet werden können oder die anderweitig zur Strahlenbelastung der Bevölkerung in der Umgebung beitragen kön-

nen, bedürfen der speziellen Zustimmung der Staatlichen Zentrale für Strahlenschutz.

(2) Art und Umfang der für die Zustimmung zum Standort erforderlichen Unterlagen und die zur Gewährleistung des Strahlenschutzes notwendigen Anforderungen an die Standorte werden vom Leiter der Staatlichen Zentrale für Strahlenschutz festgelegt.

(3) Institutionen im Sinne des Abs. 1 sind mit Schutzgebieten zu umgeben, wenn es zum Schutze der Umgebung erforderlich ist. Die Entscheidung über die Einrichtung von Schutzgebieten, ihre Größe und Lage sowie die für sie geltenden Beschränkungen gemäß § 4 des Atomenergiegesetzes regelt sich nach der Verordnung vom 28. März 1962 zum Atomenergiegesetz — Einrichtung von Schutzgebieten — (GBl. II S. 151).

§ 10

Zustimmung zu Investitionsvorhaben

(1) Vorbereitungsunterlagen oder Projekte für Institutionen, Gebäude, Räume und Anlagen, in denen mit radioaktiven Stoffen umgegangen werden soll oder in denen Kernanlagen oder Einrichtungen, die ionisierende Strahlung aussenden, stationiert werden sollen, bedürfen der speziellen Zustimmung der Staatlichen Zentrale für Strahlenschutz.

(2) Die Durchführung des Probebetriebes von Kernanlagen bedarf der Zustimmung der Staatlichen Zentrale für Strahlenschutz.

(3) Art und Umfang der für die Zustimmung zu Vorbereitungsunterlagen, Projekten und zum Probebetrieb von Kernanlagen erforderlichen Unterlagen und die zur Gewährleistung des Strahlenschutzes notwendigen Anforderungen an den Bau und die Ausrüstung von Institutionen, Gebäuden, Räumen und Anlagen gemäß Abs. 1 werden vom Leiter der Staatlichen Zentrale für Strahlenschutz festgelegt.

§ 11

Einstellung der Arbeit

Institutionen, Gebäude, Räume und Anlagen, in denen genehmigungspflichtige Arbeiten mit offenen radioaktiven Stoffen durchgeführt wurden, dürfen nur dann einer anderen Verwendung zugeführt werden, wenn die Freigabe durch die Staatliche Zentrale für Strahlenschutz erfolgt ist.

IV.

## Verantwortung für den Strahlenschutz

§ 12

(1) Die Leiter der Institutionen, in denen mit radioaktiven Stoffen umgegangen wird oder Kernanlagen oder Einrichtungen, die ionisierende Strahlung

aussenden, betrieben werden, sind für den Strahlenschutz verantwortlich. Sie haben die Erfordernisse des Strahlenschutzes in die Planung und Leitung des Reproduktionsprozesses sowie in die Forschung und Entwicklung einzubeziehen. Sie tragen die Verantwortung für die Einhaltung der Rechtsvorschriften und der betrieblichen Strahlenschutzbestimmungen und für die Erfüllung der von den zuständigen Überwachungsorganen erteilten Auflagen. Sie haben zu sichern, daß bei unmittelbarer Gefahr für Leben und Gesundheit von Menschen sofort Maßnahmen zur Abwendung dieser Gefahr eingeleitet werden.

(2) In ihrem jeweiligen Verantwortungsbereich sind die leitenden Mitarbeiter für die Einhaltung der Rechtsvorschriften, der betrieblichen Strahlenschutzbestimmungen und für die Erfüllung der von den zuständigen Überwachungsorganen erteilten Auflagen verantwortlich.

(3) Die in den Genehmigungen gemäß Abschnitt III genannten verantwortlichen Mitarbeiter sind in ihren Bereichen im Rahmen der ihnen übertragenen Aufgaben für die Einhaltung der Rechtsvorschriften und der betrieblichen Strahlenschutzbestimmungen und die Durchführung und Durchsetzung der erforderlichen Strahlenschutzmaßnahmen verantwortlich. Die Anforderungen an die Qualifikation der verantwortlichen Mitarbeiter werden vom Leiter der Staatlichen Zentrale für Strahlenschutz festgelegt.

(4) Die Verantwortung erstreckt sich auch auf den Schutz der Bevölkerung in der Umgebung der Institutionen.

(5) Die Verantwortung der Leiter der Institutionen, der leitenden Mitarbeiter und der in den Genehmigungen gemäß Abschnitt III genannten verantwortlichen Mitarbeiter wird durch die Einsetzung eines Strahlenschutzbeauftragten gemäß § 23 und durch die Tätigkeit der zuständigen Überwachungsorgane nicht eingeschränkt.

## V.

## Arbeitsorganisatorische und sicherheitstechnische Grundsätze des Strahlenschutzes

### § 13

### Grundsätze

(1) Der Verkehr mit radioaktiven Stoffen sowie der Betrieb von Kernanlagen und Einrichtungen, die ionisierende Strahlung aussenden, sind so zu planen, zu organisieren und durchzuführen, daß

1. die äußere und innere Strahlenbelastung, der die beruflich strahlenexponierten Personen und die übrige Bevölkerung ausgesetzt sind, so niedrig wie möglich gehalten wird, sowohl durch Begrenzung der individuellen Strahlenbelastung als auch durch Begrenzung der Anzahl der strahlenbelasteten Personen unter Beachtung eines minimalen genetisch signifikanten jährlichen Gonadendosisäquivalents,

2. beim Umgang mit radioaktiven Stoffen nur die unbedingt erforderlichen Aktivitäten und Radionuklide möglichst geringer Radiotoxizität verwendet werden,

3. möglichst geringe Aktivitäten in die Umgebung gelangen.

(2) Jede Institution, in der mit radioaktiven Stoffen umgegangen wird oder Kernanlagen oder Einrichtungen, die ionisierende Strahlung aussenden, betrieben werden, hat auf der Grundlage dieser Verordnung eine — oder bei unterschiedlicher Arbeitsweise in verschiedenen Abteilungen je eine — auf dem neuesten Stand zu haltende spezielle Arbeitsordnung auszuarbeiten. In dieser Arbeitsordnung sind unter Berücksichtigung der besonderen Verhältnisse und Arbeitsaufgaben der betreffenden Institutionen oder Abteilung die Vorschriften über das Arbeitsverhalten und die Arbeitsorganisation festzulegen.

§ 14

Aufbewahrung und Nachweisführung von radioaktiven Stoffen und Kernbrennstoffen

(1) Radioaktive Stoffe sind gegen unbefugten Zugriff zu sichern.

(2) Der Staatlichen Zentrale für Strahlenschutz ist der Nachweis über Erzeugung, Gewinnung, Lagerung, Einsatz und Verbleib von Kernbrennstoffen zu erbringen.

(3) Weitere Grundsätze über Aufbewahrung und Nachweisführung werden vom Leiter der Staatlichen Zentrale für Strahlenschutz festgelegt.

§ 15

Prüfung von umschlossenen Strahlenquellen

Umschlossene Strahlenquellen sind auf Vollzähligkeit, Unversehrtheit, Dichtigkeit und Kontamination zu prüfen. Grundsätze für die Prüfung von umschlossenen Strahlenquellen werden vom Leiter der Staatlichen Zentrale für Strahlenschutz festgelegt.

§ 16

Sammlung, Erfassung und Beseitigung radioaktiver Abfälle

(1) Radioaktive Abfälle sind getrennt von allen anderen Abfällen zu sammeln, aufzubewahren und in speziellen Anlagen zu beseitigen, wenn sie die vom Leiter der Staatlichen Zentrale für Strahlenschutz festgelegten Grenzwerte überschreiten.

(2) Grundsätze für die Sammlung, Erfassung und Beseitigung radioaktiver Abfälle werden vom Leiter der Staatlichen Zentrale für Strahlenschutz festgelegt.

§ 17

Verhalten bei außergewöhnlichen Ereignissen

(1) Tritt beim Verkehr mit radioaktiven Stoffen oder beim Betrieb von Kernanlagen oder Einrichtungen, die ionisierende Strahlung aussenden, ein außergewöhnliches Ereignis ein, so haben die gemäß § 12 für den Strahlenschutz Verantwortlichen unter Einbeziehung des Strahlenschutzbeauftragten sofort alle notwendigen Maßnahmen zur Behebung der Folgen des außergewöhnlichen Ereignisses und zur Beseitigung von Strahlengefahren zu veranlassen, erforderlichenfalls medizinische Hilfsmaßnahmen einzuleiten und unverzüglich die Staatliche Zentrale für Strahlenschutz — Strahlenschutzbereitschaft — zu benachtichtigen.

(2) Grundsätze für das Verhalten bei außergewöhnlichen Ereignissen werden vom Leiter der Staatlichen Zentrale für Strahlenschutz festgelegt.

## VI.

## Strahlenschutzüberwachung

§ 18

Personelle Strahlenschutzüberwachung

Die strahlenexponierten Personen werden durch ein einheitliches, von der Staatlichen Zentrale für Strahlenschutz festgelegtes System von medizinischen, physikalisch-technischen und chemischen Maßnahmen überwacht. Überwachungsmaßnahmen außerhalb des in den folgenden Paragraphen festgelegten Systems sind unzulässig.

§ 19

Medizinische Maßnahmen zur Überwachung strahlenexponierter Personen

(1) Beruflich strahlenexponierte Personen sowie andere Gruppen strahlenexponierter Personen aus der Bevölkerung werden strahlenschutzmedizinisch überwacht.

(2) Beruflich strahlenexponierte Personen haben sich darüber hinaus ärztlichen Einstellungs- und Wiederholungsuntersuchungen zu unterziehen.

(3) Art, Umfang und Methoden der Einstellungs- und Wiederholungsuntersuchungen und spezieller von der Staatlichen Zentrale für Strahlenschutz durchzuführender Untersuchungen an beruflich strahlenexponierten Personen und anderen Gruppen strahlenexponierter Personen aus der Bevölkerung werden durch Anordnung des Ministers für Gesundheitswesen und des Leiters der Staatlichen Zentrale für Strahlenschutz geregelt.

§ 20

Ausschluß von der Arbeit als beruflich strahlenexponierte Person

(1) Von der Arbeit als beruflich strahlenexponierte Person sind aus gesundheitlichen Gründen auszuschließen:

1. Personen, deren Krankheit oder Leiden zu einer Selbstgefährdung oder Gefährdung anderer Personen führen kann,
2. Personen, bei denen durch die Strahleneinwirkung eine Verschlechterung des Gesundheitszustandes zu erwarten ist,
3. Frauen während der Schwangerschaft.

Während der Stillzeit ist der Umgang mit offenen radioaktiven Stoffen verboten.

(2) Beruflich strahlenexponierte Personen müssen mindestens 18 Jahre alt sein.

(3) Zum Zwecke der Berufsausbildung dürfen Jugendliche im Alter zwischen 16 und 18 Jahren eine Tätigkeit in Kontrollbereichen nur mit Genehmigung der Staatlichen Zentrale für Strahlenschutz ausüben. Tätigkeiten in Kontrollbereichen zum Zwecke der Ausbildung dürfen nur unter ständiger Anleitung ausgeführt werden.

### § 21

### Personendosimetrische Überwachung

(1) Zur Ermittlung der individuellen Gesamtstrahlenbelastung unterliegen beruflich strahlenexponierte Personen der personendosimetrischen Überwachung.

(2) Die ermittelte Strahlenbelastung ist von der Staatlichen Zentrale für Strahlenschutz und von dem verantwortlichen Mitarbeiter der Institution zu registrieren. Die Dokumente darüber sind von der Staatlichen Zentrale für Strahlenschutz 50 Jahre aufzubewahren.

(3) Zur Durchführung der Ermittlung der individuellen Gesamtstrahlenbelastung einzelner Personen oder Personengruppen aus der Bevölkerung und zur personendosimetrischen Überwachung beruflich strahlenexponierter Personen werden vom Leiter der Staatlichen Zentrale für Strahlenschutz Anordnungen erlassen.

### § 22

### Überwachung in Kontroll- und Überwachungsbereichen

(1) Zur Einschätzung der Strahlensituation sind in Kontroll- und Überwachungsbereichen Ortsdosisleistungen zu messen und zu registrieren.

(2) Kontrollbereiche, in denen mit offenen radioaktiven Stoffen umgegangen wird oder in denen offene radioaktive Stoffe vorhanden sein können, sind entsprechend den Festlegungen in der speziellen Arbeitsordnung gemäß § 13 auf Kontamination der Oberflächen und der Luft zu prüfen.

(3) Es ist nachzuweisen, daß die mit der Abluft und dem Abwasser aus Überwachungsbereichen abgegebene Aktivität die vom Leiter der Staatlichen Zentrale für Strahlenschutz festgelegten Werte nicht überschreitet.

## § 23

## Überwachungsorgane der Staatlichen Zentrale für Strahlenschutz und innerbetriebliche Strahlenschutzkontrolle

(1) Die Einhaltung der Strahlenschutzbestimmungen beim Verkehr mit radioaktiven Stoffen und beim Betrieb von Kernanlagen und Einrichtungen, die ionisierende Strahlung aussenden, wird durch die Überwachungsorgane der Staatlichen Zentrale für Strahlenschutz kontrolliert.

(2) Die innerbetriebliche Kontrolle der Einhaltung der Strahlenschutzbestimmungen obliegt dem vom Leiter der Institution einzusetzenden Strahlenschutzbeauftragten.

(3) Die Durchführung innerbetrieblicher medizinischer Überwachungsmaßnahmen zur Einhaltung der Strahlenschutzbestimmungen obliegt dem verantwortlichen Arzt.

(4) Die Befugnisse der Überwachungsorgane der Staatlichen Zentrale für Strahlenschutz und die Grundsätze für die Einsetzung und die Aufgaben der verantwortlichen Ärzte und der Strahlenschutzbeauftragten werden vom Leiter der Staatlichen Zentrale für Strahlenschutz festgelegt.

## § 24

## Strahlenschutzüberwachung der Biosphäre

(1) Auf dem Territorium der Deutschen Demokratischen Republik sind alle für die Beurteilung der Umweltkontamination und der Strahlenbelastung der Bevölkerung wichtigen Medien nach einem vom Leiter der Staatlichen Zentrale für Strahlenschutz festgelegten Überwachungssystem auf Kontamination zu überwachen. Der Leiter der Staatlichen Zentrale für Strahlenschutz ist zur eigenverantwortlichen Durchführung von Berichterstattungen für diese Überwachung berechtigt. Eine Strahlenschutzüberwachung außerhalb des festgelegten Überwachungssystems ist unzulässig.

(2) Die Staatliche Zentrale für Strahlenschutz legt die Methodik für die Strahlenschutzüberwachung in der Deutschen Demokratischen Republik verbindlich fest und führt spezielle Überwachungsmaßnahmen selbst durch.

(3) Innerhalb des Überwachungssystems haben nach den festgelegten Methoden zu gewährleisten und selbst durchzuführen:

1. die Überwachung der bodennahen Atmosphäre:
   der Meteorologische Dienst der Deutschen Demokratischen Republik,
2. die Gewässerüberwachung:
   das Amt für Wasserwirtschaft der Deutschen Demokratischen Republik,
3. die Überwachung tierischer und pflanzlicher Produkte:
   der Rat für landwirtschaftliche Produktion und Nahrungsgüterwirtschaft der Deutschen Demokratischen Republik.

(4) Die nach Abs. 3 mit der Durchführung von Überwachungsmaßnahmen beauftragten Institutionen sind in bezug auf ihre Überwachungstätigkeit der Staatlichen Zentrale für Strahlenschutz berichtspflichtig.

(5) Die zentrale Auswertung aller Überwachungsergebnisse obliegt der Staatlichen Zentrale für Strahlenschutz.

(6) Ausgehend von den Strahlensituationen werden zum Schutze von Leben und Gesundheit von Personen, zum Schutze von Sachgütern und zur Abwendung von Strahlengefahren bei Erfordernis weitere Strahlenschutzmaßnahmen oder zusätzliche Strahlenkontrollen vom Leiter der Staatlichen Zentrale für Strahlenschutz im Einvernehmen mit den Leitern der zuständigen zentralen Staatsorgane festgelegt.

§ 25

Umgebungsüberwachung

(1) Institutionen, von denen radioaktive Stoffe geplant oder ungeplant in die Umgebung freigesetzt werden oder freigesetzt werden können, sind zur Überwachung der Strahlensituation ihrer Umgebung verpflichtet.

(2) Grundsätze zur Umgebungsüberwachung werden vom Leiter der Staatlichen Zentrale für Strahlenschutz festgelegt.

(3) Die zu einer Umgebungsüberwachung verpflichteten Institutionen haben die Überwachung nach einem von der Staatlichen Zentrale für Strahlenschutz zu bestätigenden Programm durchzuführen und sind dieser bezüglich der Überwachungsdurchführung und -auswertung berichtspflichtig.

(4) Der Staatlichen Zentrale für Strahlenschutz obliegen die Kontrolle der Durchführung der Umgebungsüberwachung und die zentrale Auswertung der Überwachungsergebnisse.

## VII.

## Aus- und Weiterbildung auf dem Gebiet des Strahlenschutzes

§ 26

(1) Die Staatliche Zentrale für Strahlenschutz ist für die Aus- und Weiterbildung von Fachkräften auf dem Gebiet des Strahlenschutzes verantwortlich. Sie führt die theoretische und praktische Ausbildung aller auf dem Gebiet des Strahlenschutzes tätigen Personen durch.

(2) Die Staatliche Zentrale für Strahlenschutz erteilt nach erfolgreichem Besuch ihrer Ausbildungsveranstaltungen den Strahlenschutzfachkräften (verantwortliche Ärzte für Strahlenschutz, Strahlenschutzbeauftragte und andere im Strahlenschutz tätige verantwortliche Personen) den Staatlichen Befähigungsnachweis für Strahlenschutzfachkräfte.

(3) Leiter und leitende Mitarbeiter von Kernanlagen und anderen von der Staatlichen Zentrale für Strahlenschutz festzulegenden Institutionen sowie die

in der Genehmigung namentlich genannten verantwortlichen Mitarbeiter müssen vor Aufnahme ihrer Tätigkeit einen Staatlichen Qualifikationsnachweis für verantwortliche Leiter durch Teilnahme an Lehrgängen der Staatlichen Zentrale für Strahlenschutz erwerben.

(4) Beruflich strahlenexponierte Personen, die nicht als Strahlenschutzfachkräfte tätig sind und nicht zu dem im § 12 aufgeführten Personenkreis gehören, erwerben ihre Strahlenschutzqualifikation durch innerbetriebliche Strahlenschutzschulungen, die von der Institution nach einem von der Staatlichen Zentrale für Strahlenschutz zu bestätigenden Schulungsprogramm durchzuführen sind, oder durch eine von der Staatlichen Zentrale für Strahlenschutz anerkannte Berufsausbildung.

(5) Die Leiter der Institutionen, in denen Tätigkeiten unter Einwirkung ionisierender Strahlung ausgeübt werden, sind verpflichtet, ihre Strahlenschutzbeauftragten, die nach Abs. 3 festzulegenden leitenden Mitarbeiter und die in der Genehmigung namentlich genannten verantwortlichen Mitarbeiter zu den Aus- und Weiterbildungslehrgängen der Staatlichen Zentrale für Strahlenschutz zu delegieren und die gemäß Abs. 4 durchzuführenden innerbetrieblichen Strahlenschutzschulungen zu organisieren.

(6) Die Bezirksärzte sind verpflichtet, die verantwortlichen Ärzte für Strahlenschutz zu den Aus- und Weiterbildungslehrgängen der Staatlichen Zentrale für Strahlenschutz zu delegieren.

(7) Außerhalb der Staatlichen Zentrale für Strahlenschutz durchzuführende Aus- und Weiterbildungsmaßnahmen auf dem Gebiet des Strahlenschutzes, insbesondere die Lehrpläne und Lehrmaterialien, bedürfen der Zustimmung des Leiters der Staatlichen Zentrale für Strahlenschutz.

## VIII.

## Strahlenschutzforschung

### § 27

### Forschungs- und Entwicklungsarbeiten

(1) Zur Gewährleistung und Verbesserung des Strahlenschutzes sowie zur Sicherung des wissenschaftlichen Vorlaufes sind Forschungs- und Entwicklungsarbeiten durchzuführen.

(2) Die Staatliche Zentrale für Strahlenschutz führt die erforderlichen Forschungs- und Entwicklungsarbeiten schwerpunktmäßig selbst durch, vergibt spezielle Themen der Strahlenschutzforschung als auftragsgebundene Forschung und koordiniert als zuständiges Leitorgan die von anderen Institutionen aus eigener Verantwortung durchzuführenden Forschungs- und Entwicklungsarbeiten unter Berücksichtigung des Gesamtsystems der Forschungsplanung.

(3) Forschungs- und Entwicklungsarbeiten auf dem Gebiet des Strahlenschutzes bedürfen der Zustimmung der Staatlichen Zentrale für Strahlenschutz. Die Staatliche Zentrale für Strahlenschutz kann in Übereinstimmung mit den zuständigen zentralen Organen Auflagen zur Durchführung von Forschungs- und Entwicklungsarbeiten erteilen.

## IX.

### § 28

### Begriffsbestimmungen

(1) Auf Grund des § 12 Abs. 2 des Atomenergiegesetzes vom 28. März 1962 (GBl. I S. 47) werden die Begriffsbestimmungen gemäß § 12 Abs. 1 Ziffern 3 bis 5 dieses Gesetzes neu gefaßt und in der Anlage bekanntgegeben.

(2) Der Leiter der Staatlichen Zentrale für Strahlenschutz ist berechtigt, einzelne Veränderungen der Begriffsbestimmungen entsprechend den neuesten Erkenntnissen der Wissenschaft durch Anordnung vorzunehmen.

## X.

## Schlußbestimmungen

### § 29

### Durchführungsbestimmungen und Anordnungen

Durchführungsbestimmungen und Anordnungen erläßt der Leiter der Staatlichen Zentrale für Strahlenschutz im Einvernehmen mit den Leitern der zuständigen zentralen Staatsorgane.

### § 30

### Gebühren

Für Verwaltungshandlungen und Leistungen, die die Staatliche Zentrale für Strahlenschutz auf Grund dieser Verordnung durchführt, werden Gebühren nach den Bestimmungen der Verordnung vom 28. Oktober 1955 über die staatlichen Verwaltungsgebühren (GBl. I S. 787) in der Fassung der Zweiten Verordnung vom 28. November 1967 über die staatlichen Verwaltungsbegühren (GBl. II S. 837) und den zu dieser Verordnung bekanntgegebenen Gebührentarifen erhoben.

### § 31

### Zuständigkeitsregelung in anderen Rechtsvorschriften

Die in den nachstehend genannten Rechtsvorschriften festgelegte Zuständigkeit des Amtes für Kernforschung und Kerntechnik geht auf die Staatliche Zentrale für Strahlenschutz der Deutschen Demokratischen Republik über:

1. Verordnung vom 28. März 1962 zum Atomenergiegesetz — Einrichtung von Schutzgebieten — (GBl. II S. 151)

2. Verordnung vom 28. März 1962 zum Atomenergiegesetz — Haftung für Strahlenschäden — GBl. II S. 152)
3. Arbeitsschutz- und Brandschutzanordnung 960 vom 13. Oktober 1960 — Geschlossene radioaktive Strahlungsquellen zur zerstörungsfreien Werkstoff- und Materialprüfung — (Gamma-Defektoskopie) (GBl. II S. 419).

§ 32

Inkrafttreten

(1) Diese Verordnung tritt am 1. Januar 1970 in Kraft.

(2) Gleichzeitig treten außer Kraft:

1. Verordnung vom 10. Juni 1964 über den Schutz vor der schädigenden Einwirkung ionisierender Strahlen — Strahlenschutzverordnung — (GBl. II S. 655) mit Ausnahme des § 35 in der Fassung des Gesetzes vom 11. Juni 1968 zur Anpassung von Strafbestimmungen und Ordnungsstrafbestimmungen — Anpassungsgesetz — (GBl. I S. 242, Ziff. 41 der Anlage) und des § 35a in der Fassung der Verordnung vom 13. Juni 1963 zur Anpassung der geltenden Ordnungsstraf- und Übertretungsstrafbestimmungen und von Strafhinweisen — Anpassungsverordnung — (GBl. II S. 363, Ziff. 57 der Anlage 1)
2. Erste Durchführungsbestimmung vom 10. Juni 1964 zur Strahlenschutzverordnung (GBl. II S. 663).

Berlin, den 26. November 1969

**Der Ministerrat**
**der Deutschen Demokratischen Republik**

Stoph

Vorsitzender

Der Minister für Gesundheitswesen

I. V.: Prof. Dr. med. habil. Mecklinger

Staatssekretär

---

**Anlage**

zu § 28 vorstehender Verordnung

**Begriffsbestimmungen**

Im Sinne dieser Verordnung sind

1. Ionisierende Strahlung:
Strahlung beliebiger Herkunft, die direkt oder indirekt über Folgeprozesse imstande ist, Ionen zu erzeugen.

2. Radioaktiver Stoff:

Ein Stoff, der Radionuklide enthält. Ausgenommen davon sind Stoffe, die natürliche Radionuklide bis zur Ordnungszahl 80 im natürlichen Isotopengemisch enthalten, und vom Fallout bisheriger Detonationen von Kernsprengkörpern kontaminierte Stoffe.

3. Kernbrennstoff:

Ein radioaktiver Stoff, in dem bei geeigneter Anordnung eine sich selbst erhaltene Kernkettenreaktion aufrechterhalten werden kann.

4. Verkehr mit radioaktiven Stoffen:

Erwerb, Ein- und Ausfuhr, Weitergabe und Transport auf öffentlichen Verkehrswegen;
Umgang (Gewinnung, Aufbereitung, Herstellung, Bearbeitung, Verarbeitung, Anwendung, Aufbewahrung, innerbetrieblicher Transport, Beseitigung und jede sonstige Verwendung) mit radioaktiven Stoffen;
Tätigkeiten, bei denen radioaktive Stoffe unbeabsichtigt anwesend sind.

5. Umschlossener radioaktiver Stoff,
umschlossene Strahlenquelle:

Ein radioaktiver Stoff, der ständig von einer allseitig dichten, festen, inaktiven Hülle umschlossen ist, die unter üblichen betriebsmäßigen Beanspruchungen seinen Austritt verhindert. Den umschlossenen Strahlenquellen sind solche radioaktiven Stoffe gleichzusetzen, deren Zustand bei den genannten Bedingungen eine Kontamination der Umgebung ausschließt.

6. Offener radioaktiver Stoff:

Jeder radioaktive Stoff, der den unter Ziff. 5 genannten Bedingungen nicht entspricht.

7. Einrichtungen, die ionisierende Strahlung aussenden:

Strahleneinrichtungen, die umschlossene Strahlenquellen enthalten (z. B. Teletherapieeinrichtungen, Gammadefektoskopieeinrichtungen, Banddickenmeßeinrichtungen, Strahlenschranken, Dichte- und Feuchtemeßeinrichtungen, Ionisationsdetektoren u. a.), Strahleneinrichtungen, in denen geladene Teilchen beschleunigt werden (Röntgeneinrichtungen und Teilchenbeschleuniger), Einrichtungen, in denen ionisierende Strahlung als Nebeneffekt auftritt.

8. Kernanlage:

a) Kernreaktoranlagen
b) Kernkraftwerke
c) unterkritische Anordnungen
d) Anlagen zur Gewinnung und Erzeugung von Kernbrennstoffen

e) Anlagen zur Be- und Verarbeitung von Kernbrennstoffen
f) Anlagen zur Wiederaufbereitung von bestrahlten Kernbrennstoffen
g) Anlagen zur Aufbewahrung von unbestrahlten und bestrahlten Kernbrennstoffen, mit Ausnahme der Anlagen für die kurzzeitige Lagerung solcher Stoffe während des Transportes
h) zentrale Anlagen für die Erfassung, Bearbeitung und Endlagerung von radioaktiven Abfällen.

9. Kontrollbereich:

Ein Bereich, in dem Personen infolge ihrer beruflichen Tätigkeit Strahlenbelastungen des Gesamtkörpers von mehr als 0,5 rem im Jahr oder diesem Wert entsprechende Strahlenbelastungen einzelner Organe oder Körperteile erhalten können.

10. Überwachungsbereich:

Der im allgemeinen an einen Kontrollbereich angrenzende Bereich, in dem Personen infolge ihrer beruflichen Tätigkeit Strahlenbelastungen des Gesamtkörpers bis zu 0,5 rem im Jahr oder diesem Wert entsprechende Strahlenbelastungen einzelner Organe oder Körperteile erhalten können und in dem sich Personen aus der Bevölkerung nicht unkontrolliert aufhalten können.

11. Beruflich strahlenexponierte Personen:

Eine Person, die ihre berufliche Tätigkeit in einem Kontrollbereich unter Einwirkung ionisierender Strahlung durchführt und der ständigen ärztlichen und personendosimetrischen Überwachung unterliegt.

12. Verantwortlicher Mitarbeiter:

Ein in der Strahlenschutzgenehmigung genannter nachgeordneter Leiter, der in dem ihm zugewiesenen Bereich für die Einhaltung des Strahlenschutzes verantwortlich und den Strahlenschutz betreffend weisungsberechtigt ist.

13. Verantwortlicher Arzt:

Ein für die ärztliche Überwachung und Betreuung beruflich strahlenexponierter Personen vom zuständigen Bezirksarzt bestimmter und von der Staatlichen Zentrale für Strahlenschutz bestätigter Arzt.

14. Strahlenschutzbeauftragter:

Ein vom Leiter der Institution eingesetzter und von der Staatlichen Zentrale für Strahlenschutz bestätigter Mitarbeiter, der die Einhaltung des Strahlenschutzes kontrolliert, den Leiter der Institution, die leitenden Mitarbeiter und den verantwortlichen Mitarbeiter berät.

15. Kontamination:

Radioaktive Verinreinigung, d.h. unerwünschte Anwesenheit oder Zuführung von Radionukliden.

Abnehmbare Oberflächenkontaminationen sind solche, die sich ohne Beschädigung oder Zerstörung des Trägers der Kontamination beseitigen lassen.

16. Natürliche Strahlung:

Die Gesamtheit der ionisierenden Strahlung an der Erdoberfläche, die sich aus der in der Natur ohne Zufuhr radioaktiver Stoffe durch den Menschen vorhandenen terrestrischen Strahlung und aus der kosmischen Strahlung zusammensetzt.

17. Radioaktiver Abfall:

Radioaktive oder kontaminierte Stoffe und radioaktive oder kontaminierte Sachgüter, die keiner Nutzung mehr zugeführt werden können.

18. Außergewöhnliches Ereignis:

Jedes Ereignis, das vom beabsichtigten Betriebsablauf abweicht.

19. Arten der Strahlenbelastung:

Es sind zu unterscheiden:

Strahlenbelastung durch Bestrahlung von außen, bei der sich die Strahlenquelle außerhalb des Organismus befindet;
Strahlenbelastung durch Bestrahlung von innen, bei der sich radioaktive Stoffe im Organismus befinden;
Gesamtstrahlenbelastung, die sich summarisch aus der Strahlenbelastung durch Bestrahlung von außen und der Strahlenbelastung durch Bestrahlung von innen zusammensetzt.

20. Kritisches Organ:

Dasjenige Organ des menschlichen Körpers, bei dessen Schädigung durch die einwirkende ionisierende Strahlung die nachteiligsten Folgen für den Gesamtorganismus auftreten.

21. Inkorporation:

Aufnahme radioaktiver Stoffe in das Blut-, Lymph- oder Liquorsystem und ihre Einbeziehung in den Metabolismus.

22. Ingestion:

Aufnahme radioaktiver Stoffe mit der festen oder flüssigen Nahrung.

23. Inhalation:

Aufnahme radioaktiver Stoffe mit der Atemluft.

24. Maximal zulässiges Dosisäquivalent (MZD):

Gesetzlich vorgegebener oberer Grenzwert für die Gesamtstrahlenbelastung, bei dessen Einhaltung nach dem derzeitigen Stand der wissenschaftlichen Erkenntnisse sowohl bei einer Akkumulierung über eine

längere Periode als auch bei einer einmaligen Bestrahlung nur eine vernachlässigbare Wahrscheinlichkeit für das Auftreten somatischer oder genetischer Schäden besteht.
Die maxinal zulässigen Dosisäquivalente sind unterschiedlich für einzelne Organe, Körperteile und den gesamten Organismus, für strahlenexponierte Einzelpersonen, spezielle Bevölkerungsgruppen und die Gesamtbevölkerung.

25. Maximal zulässige Werte zur Begrenzung der inneren Strahlenbelastung für Radionuklide durch Ingestion oder Inhalation:

Maximal zulässige Konzentration (MZK)

Oberer Grenzwert der Aktivitätskonzentration eines Radionuklids in einem Biomedium, durch dessen Einhaltung bei kontinuierlicher Inhalation oder Ingestion während der Lebenszeit das maximal zulässige Dosisäquivalent im kritischen Organ nicht überschritten wird.
Maximal zulässige jährliche Aktivitätsaufnahme (MZjA)
Oberer Grenzwert der während eines Jahres durch Inhalation oder Ingestion aufnehmbaren Aktivität eines Radionuklids, durch dessen Einhaltung das maximal zulässige Dosisäquivalent im kritischen Organ nicht überschritten wird.

26. Genetisches Bevölkerungsdosisäquivalent:

Das gesamte bei der Bevölkerung zur Einwirkung gekommene Dosisäquivalent, das aus dem von jedem Individuum der Bevölkerung im Mittel innerhalb der Generationsdauer von 30 Jahren von den Gonaden aufgenommenen Dosisäquivalent resultiert. Das genetische Bevölkerungsdosisäquivalent wird unterteilt in einen natürlichen und einen zivilisationsbedingten Anteil.

27. Genetisches Dosislimit:

Das maximal zulässige genetische Bevölkerungsdosisäquivalent für eine Population während einer Generationsdauer von 30 Jahren oder eines davon abgeleiteten Zeitabschnittes. Das genetische Dosislimit berücksichtigt nicht die natürliche Strahleneinwirkung, und die Strahlenbelastung von Patienten bei der Anwendung ionisierender Strahlung in der Medizin.

28. Genetisch signifikantes jährliches Gonadendosisäquivalent:

Der Teil des genetischen Bevölkerungsdosisäquivalents, der statistisch wahrscheinlich im Laufe eines Jahres auf den bei der Realisierung der Nachkommenschaft effektiven Anteil der erbinformationstragenden Zellen einer Population einwirkt.

## Erste Durchführungsbestimmung zur Strahlenschutzverordnung

### vom 26. November 1969

Auf Grund der § 29 der Strahlenschutzverordnung vom 26. November 1969 (GBl. II S. 603) wird im Einvernehmen mit den Leitern der zuständigen zentralen Staatsorgane folgendes bestimmt:

**Zu § 2 der Verordnung:**

§ 1

Gruppeneinteilung von Organen und Körperteilen

Zur Festlegung der maximal zulässigen Dosisäquivalente für äußere und innere Bestrahlung werden die Organe und Körperteile in 4 Gruppen eingeteilt:

I. Gruppe

Gesamtkörper, Gonaden und blutbildendes System

II. Gruppe

Augenlinsen, Magen-Darm-Kanal, Leber, Milz, Nieren, Lunge, Muskeln, Fettgewebe und andere Organe des Körpers mit Ausnahme der Organe, die zu den Gruppen I und III gehören

III. Gruppe

Knochen, Schilddrüse und Haut

IV. Gruppe

Hände, Unterarme und Füße.

§ 2

Maximal zulässige Dosisäquivalente für die individuelle Strahlenbelastung

(1) Die im folgenden angegebenen Dosisäquivalente stellen Maximalwerte dar. Alle unnötigen Strahlenbelastungen sind zu vermeiden: unvermeidliche Belastungen sind auf ein Minimum zu begrenzen.

(2) Die maximal zulässigen Dosisäquivalente begrenzen die Gesamtstrahlenbelastung.

(3) Die maximal zulässigen Dosisäquivalente berücksichtigen nicht die Strahlenbelastung durch natürliche Strahlung und die Strahlenbelastung von Personen, an denen strahlenmedizinische Maßnahmen durchgeführt werden.

(4) Bei Bestrahlungen des Gesamtkörpers, einzelner Organe oder Körperteile dürfen nachstehend genannte maximal zulässige Dosisäquivalente nicht überschritten werden:

*Maximal zulässige Dosisäquivalente in rem*

| Kategorien der Strahlen-belastung* | I. Gruppe in Monaten | | II. Gruppe in Monaten | | III. Gruppe in Monaten | | IV. Gruppe in Monaten | |
|---|---|---|---|---|---|---|---|---|
| | 3 | 12 | 3 | 12 | 3 | 12 | 3 | 12 |
| A | 3 | 5 | 8 | 15 | 15 | 30 | 40 | 75 |
| B | — | 0,5 | — | 1,5 | — | 3 | — | 7,5 |
| C | — | 0,5 | — | 1,5 | — | 3 | — | — |

*) in 3 bzw. 12 beliebigen aufeinanderfolgenden Monaten.

(5) Für beruflich strahlenexponierte Personen ist in Ausnahmefällen eine kurzzeitige Strahlenbelastung des Gesamtkörpers, einzelner Organe oder Körperteile bis zu dem in der Tabelle unter Abs. 4 für 3 beliebige aufeinanderfolgende Monate angegebenen maximal zulässigen Dosisäquivalenten zulässig. Das gilt jedoch nicht für beruflich strahlenexponierten Frauen im fortpflanzungsfähigen Alter.

(6) Für beruflich strahlenexponierte Frauen im fortpflanzungsfähigen Alter darf das Dosisäquivalent in 3 beliebigen aufeinanderfolgenden Monaten 1,3 rem nicht überschreiten.

(7) Personen, die nur zeitweise in Kontrollbereichen tätig sind und bei denen eine Überschreitung der Strahlenbelastung für Personen der Kategorie B ausgeschlossen ist, gelten nicht als beruflich strahlenexponierte Personen. Die Personen unterliegen während dieser Tätigkeit der personendosimetrischen Überwachung gemäß § 21 der Verordnung.

§ 3

Strahlenbelastung bei der Behebung der Folgen von außergewöhnlichen Ereignissen

(1) Müssen zur Behebung der Folgen von außergewöhnlichen Ereignissen Arbeiten durchgeführt werden, bei denen die Einhaltung der maximal zulässigen Dosisäquivalente nach § 2 nicht möglich ist, so ist für beruflich strahlenexponierte Personen sowie für Mitglieder der hilfeleistenden Einsatzgruppen (Betriebsersonal, Sanitäter, Feuerwehr und andere) in Ausnahmefällen eine einmalige äußere kontrollierte Strahlenbelastung des Gesamtkörpers bis zu 12 rem zulässig. Es sind Maßnahmen zu ergreifen, die eine innere Kontamination verhindern.

(2) Zur Rettung von Personen aus Lebensgefahr und zur Abwendung von schweren Havarien können einzelne Personen eine einmalige äußere Strahlenbelastung des Gesamtkörpers von mehr als 12 rem erhalten.

(3) Die zur Behebung der Folgen von außergewöhnlichen Ereignissen eingesetzten Personen sind personendosimetrisch zu überwachen.

(4) Personen, die bei außergewöhnlichen Ereignissen einer Strahlenbelastung ausgesetzt waren, müssen in der Regel unverzüglich einer medizinischen Untersuchung durch die Staatliche Zentrale für Strahlenschutz unterzogen werden.

(5) Frauen im fortpflanzungsfähigen Alter dürfen einer Strahlenbelastung nach den Absätzen 1 und 2 nicht ausgesetzt werden.

§ 4

Strahlenbelastung großer Bevölkerungsgruppen

Die Gesamtstrahlenbelastung großer Bevölkerungsgruppen darf im Mittel pro Person bei Organen und Körperteilen der I.Gruppe $^1/_{10}$, bei Organen und Körperteilen der übrigen Gruppen $^1/_3$ der für Kategorie C maximal zugelassenen Werte nicht überschreiten.

§ 5

Genetisches Dosislimit

Das genetische Dosislimit beträgt 5 rem in 30 Jahren.

**Zu § 4 der Verordnung:**

§ 6

Maximal zulässige Werte zur Begrenzung der individuellen inneren Strahlenbelastung durch Radionuklide

(1) Der Umgang mit offenen radioaktiven Stoffen ist so zu planen und durchzuführen, daß die in der Anlage 2 Tabellen 1 und 3 angegebenen Werte für die maximal zulässige jährliche Aktivitätsaufnahme in 12 beliebigen aufeinanderfolgenden Monaten (Kategorien A und B) und in Kontrollbereichen 50% dieser Werte in 3 beliebigen aufeinanderfolgenden Monaten (Kategorie A) nicht überschritten werden.

(2) Für Personen der Kategorie C dürfen die in der Anlage 2 Tabellen 1 und 3 angegebenen Werte für die maximal zulässige jährliche Aktivitätsaufnahme infolge Inhalation und Ingestion in 12 beliebigen aufeinanderfolgenden Monaten nicht überschritten werden.

§ 7

Maximal zulässige Werte zur Begrenzung der inneren Strahlenbelastung großer Bevölkerungsgruppen durch Radionuklide

(1) In der Luft von Wohngebieten dürfen die aus der Anlage 2 Anmerkungen 4 und 5 errechenbaren Werte für die maximal zulässigen Konzentrationen in 12 beliebigen aufeinanderfolgenden Monaten im Mittel nicht überschritten werden. Ausnahmeregelungen bedürfen der Zustimmung der Staatlichen Zentrale für Strahlenschutz.

(2) In Gewässern, die der Wasserversorgung dienen, dürfen die in der Anlage 2 Tabelle 1 Spalte 7 und Tabelle 3 Spalte 6 zulässigen Konzentrationen

(MZK) nicht überschritten werden. Ausnahmeregelungen bedürfen der Genehmigung der zulässigen Wasserwirtschaftsdirektion nach Zustimmung durch die Staatliche Zentrale für Strahlenschutz.

(3) Die Staatliche Zentrale für Strahlenschutz kann abweichend von den Absätzen 1 und 2 niedrigere Werte vorschreiben, wenn dieses zum Schutze der Allgemeinheit oder aus Gründen der Reinhaltung der Biosphäre geboten ist.

(4) Jede Lagerung radioaktiver Stoffe sowie jedes Einbringen radioaktiver Stoffe in Boden und Gewässer darf diese nicht nachteilig beeinflussen und bedarf der Zustimmung der Staatlichen Zentrale für Strahlenschutz und der zuständigen Wasserwirtschaftsdirektion.

**Zu § 5 der Verordnung:**

§ 8

Maximal zulässige Konzentrationen und Aktivitäten von Radionukliden in Rohstoffen, Halbfabrikaten und Erzeugnissen

(1) Die Einführung von Radionukliden in Nahrungs- und Genußmittel im Sinne des Lebensmittelgesetzes vom 30. November 1962 (GBl. I S.111), in Gesundheitspflegemittel, Futtermittel, Spielwaren, Waschmittel, Düngemittel, Pflanzenschutzmittel, Schädlingsbekämpfungsmittel und Bodenverbesserungsmittel ist unzulässig, wenn diese dem allgemeinen Verbrauch bzw. Gebrauch zugeführt werden sollen.

(2) Werden zum Zwecke wissenschaftlicher Untersuchungen Radionuklide in die im Abs.1 genannten Mittel und Gegenstände eingeführt, so bedarf die Freigabe zum allgemeinen Verbrauch bzw. Gebrauch der Genehmigung der Staatlichen Zentrale für Strahlenschutz.

(3) Der Gehalt von Radionukliden in Bedarfsgegenständen im Sinne des Lebensmittelgesetzes, soweit nicht im Abs.1 berücksichtigt, und in im Abs. 1 nicht genannten sonstigen Mitteln und Gegenständen für den Bevölkerungsbedarf darf

1. in festen konpakten Stoffen das $10^2$fache der in der Anlage 2 Tabelle 1 Spalte 7 angegebenen Zahlenwerte in Mikrocurie pro Gramm, jedoch $10^{-3}$ Mikrocurie pro Gramm an natürlichen bzw. $2 \cdot 10^{-4}$ Mikrocurie pro Gramm an künstlichen radioaktiven Stoffen
2. in übrigen festen und flüssigen Stoffen, die in der Anlage 2 Tabelle 1 Spalte 7 angegebenen Zahlenwerte in Mikrocurie pro Gramm bei Radionukliden mit einer Halbwertszeit von mehr als 60 Tagen und das Zehnfsche der in der Anlage 2 Tabelle 1 Spalte 7 angegebenen Zahlenwerte in Mikrocurie pro Gramm bei Radionukliden mit einer Halbwertzeit von weniger als 60 Tagen, jedoch $10^{-3}$ Mikrocurie pro Gramm an natürlichen bzw. $2 \cdot 10^{-4}$ Mikrocurie pro Gramm an künstlichen radioaktiven Stoffen nicht übersteigen.

(4) Unabhängig von den Festlegungen im Abs.3 darf mit Zustimmung der Staatlichen Zentrale für Strahlenschutz der Gehalt von Radionukliden der Toxizitätsgruppen 3 und 4 in Bedarfsgegenständen, die nicht unter die Bestimmungen des Lebensmittelgesetzes fallen, und in den im Abs.1 nicht genannten sonstigen Mitteln und Gegenständen je Stück bis zum Zehnfachen der in der Anlage 2 angegebenen Freigrenzen betragen.

(5) Die Einführung von künstlichen Radionukliden in Baustoffe ist nur zur wissenschaftlichen Untersuchung technologischer Prozesse zulässig. Bei der Weiterverwendung dürfen diese Baustoffe nicht mehr als $2 \cdot 10^{-4}$ Mikrocurie pro Gramm enthalten. Die Konzentration von natürlichen Radionukliden in Baustoffen zur unbeschränkten Verwendung, die aus Industrieabfällen (Schlacke, Abraum, Asche usw.) hergestellt werden, darf die der natürlichen örtlichen Baustoffe nicht überschreiten.

(6) Jede Verwendung oder Nutzung von Abraum, Abfällen, Abwässern oder Rückständen sowie jede Inanspruchnahme von Lagerstätten solcher Materialien, die bei der Gewinnung und Aufbereitung von Ausgangsstoffen anfallen, bedürfen der Zustimmung der Staatlichen Zentrale für Strahlenschutz.

(7) Radioaktive Arzneimittel und ihnen gleichgestellte Stoffe, Zubereitungen und Gegenstände als strahlenmedizinische Mittel im Sinne des Arzneimittelgesetzes vom 5.Mai 1964 (GBl. I S.101) bedürfen der Strahlenschutzzulassung durch die Staatliche Zentrale für Strahlenschutz.

**Zu §§ 6 bis 8 der Verordnung:**

### § 9

### Genehmigungserteilung

(1) Für den Verkehr mit radioaktiven Stoffen und den Betrieb von Einrichtungen, die ionisierende Strahlung aussenden, werden folgende Genehmigungen erteilt:

1. Genehmigung zum Umgang mit radioaktiven Stoffen
2. Genehmigung zum Transport radioaktiver Stoffe
3. Genehmigung zum Betrieb von Strahleneinrichtungen, die umschlossene Strahlenquellen enthalten
4. Genehmigung zum Betrieb von Strahleneinrichtungen, in denen geladene Teilchen beschleunigt werden
5. Genehmigung zum Betrieb von Einrichtungen, in denen ionisierende Strahlung als Nebeneffekt auftritt.

Der Antrag auf Erteilung einer der unter Ziffern 1 bis 5 genannten Genehmigungen ist bei der Staatlichen Zentrale für Strahlenschutz zu stellen.

(2) Die Genehmigung wird für eine begrenzte Zeit erteilt und kann mit Auflagen verbunden sein. Die Genehmigung kann widerrufen werden, wenn die zu ihrer Erteilung geführten Voraussetzungen nicht mehr erfüllt sind.

(3) Die Ausfuhr radioaktiver Stoffe bedarf keiner Genehmigung. Die Genehmigungspflicht nach § 9 des Zollgesetzes vom 29. März 1962 (GBl. I S. 42) und den dazu erlassenen Durchführungsbestimmungen bleibt davon unberührt.

(4) Der Erwerb radioaktiver Stoffe ist nur Institutionen gestattet, die im Besitz einer Genehmigung gemäß Abs. 1 Ziffern 1 oder 3 sind. Der Erwerb ist auf die in der Genehmigung festgelegte Art und Aktivität oder Menge der radioaktiven Stoffe begrenzt. Der Erwerb zu importierender Einrichtungen, die ionisierende Strahlung aussenden, bedarf der vorherigen Zustimmung der Staatlichen Zentrale für Strahlenschutz.

(5) Die für den Handel mit radioaktiven Stoffen zuständigen Institutionen dürfen radioaktive Stoffe nur Institutionen gemäß Abs. 4 liefern. Die Staatliche Zentrale für Strahlenschutz ist über die Lieferungen zu informieren.

(6) Eine Weitergabe radioaktiver Stoffe an Dritte ist nur gestattet, wenn die übernehmende Institution im Besitz der entsprechenden Genehmigung ist. Die Staatliche Zentrale für Strahlenschutz ist innerhalb von 2 Wochen von der Übergabe zu benachrichtigen.

(7) Das Verfahren zur Erteilung der Genehmigung für den Betrieb von Kernanlagen wird gesondert geregelt.

## § 10

## Freigrenzen

(1) Eine Genehmigung gemäß § 9 zum Umgang mit radioaktiven Stoffen ist nicht erforderlich

1. für Radionuklide, deren Aktivität oder Menge die in der Anlage 2 Tabelle 1 Spalte 8, Tabelle 2 Spalte 5 und Tabelle 3 Spalte 7 genannten Werte nicht übersteigt. Bei gleichzeitigem Umgang mit verschiedenen Radionukliden muß folgende Beziehung eingehalten werden:

$$\frac{A_1}{F_1} + \frac{A_2}{F_2} + \cdots + \frac{A_n}{F_n} \leqq 1$$

$A_1, A_2, \ldots A_n$ — Aktivitäten in Mikrocurie oder Mengen in Gramm der zur Anwendung gelangenden Radionuklide

$F_1, F_2, \ldots F_n$ — angegebene Freigrenzenaktivität in Mikrocurie oder Mengen in Gramm für die verwendeten Radionuklide

2. für Stoffe, deren Aktivitätskonzentration die im § 22 Abs. 3 Ziff. 1 genannten Werte nicht überschreitet
3. für bauartzugelassene Kontrollstrahlenquellen zur Anzeigekontrolle von Strahlenmeßgeräten
4. für bauartzugelassene Strahlenquellen für Unterrichtszwecke

5. für bauartzugelassene Strahlendetektoren, die Radionuklide mit höheren Aktivitäten als die in der Anlage 2 Tabelle 1 Spalte 8, Tabelle 2 Spalte 5 und Tabelle 3 Spalte 7 genannten Werte enthalten und von der Genehmigungspflicht befreit sind.

(2) Eine Genehmigung gemäß § 9 zum Betrieb und Erwerb von Einrichtungen, die ionisierende Strahlung aussenden, ist nicht erforderlich

1. für Strahleneinrichtungen, die radioaktive Stoffe enthalten, deren Aktivität oder Menge die im Abs. 1 Ziff. 1 genannten Werte nicht überschreiten
2. für bauartzugelassene Strahleneinrichtungen, bei denen das Dosisleistungsäquivalent in einem Abstand von 0,1 m von der berührbaren Oberfläche 0,1 mrem pro Stunde nicht überschreitet
3. für bauartzugelassene Strahleneinrichtungen, wenn die unter Ziff. 2 angegebenen Werte überschritten werden, die Strahleneinrichtungen aber von der Genehmigungspflicht befreit sind
4. für Geräte und elektronische Bauteile, in denen Elektronen mit nicht mehr als 5 kV beschleunigt werden und bei denen die unter Ziff. 2 genannten Werte nicht überschritten werden
5. für Einrichtungen und Geräte, bei denen ionisierende Strahlung als Nebeneffekt auftritt, sofern das Dosisleistungsäquivalent in einem Abstand von 0,1 m von der berührbaren Oberfläche 0,1 mrem pro Stunde nicht überschreitet.

(3) Die Festlegungen in den Absätzen 1 und 2 gelten nicht für strahlenmedizinische Maßnahmen.

(4) Institutionen, die radioaktive Stoffe gemäß Abs. 1 Ziffern 3 bis 5 oder Einrichtungen gemäß Abs. 2 Ziffern 2 und 3 erwerben, haben dies der Staatlichen Zentrale für Strahlenschutz innerhalb von 2 Wochen nach dem Erwerb anzuzeigen.

(5) Die in den §§ 2, 4, 5, 8 und 12 bis 16 der Strahlenschutzverordnung und in den §§ 1, 2, 6, 8, 16, 17, 19 bis 24 und 31 dieser Durchführungsbestimmung festgelegten Grundsätze des Strahlenschutzes sind auch dann einzuhalten, wenn der Umgang mit radioaktiven Stoffen sowie der Betrieb von Einrichtungen, die ionisierende Strahlung aussenden, nicht der Genehmigungspflicht unterliegen.

## § 11

### Voraussetzungen zur Genehmigungserteilung

(1) Die Genehmigung zum Umgang mit radioaktiven Stoffen sowie zum Betrieb von Kernanlagen und von Einrichtungen, die ionisierende Strahlung aussenden, wird erteilt, wenn

1. die Verwendung dem vorgesehenen Zweck entspricht und gegen den Einsatz keine Bedenken bestehen

2. die Anzahl der Bescgäftigten, die unter Einwirkung ionisierender Strahlung arbeiten, auf das notwendige Maß begrenzt ist
3. die Beschäftigten die Gewähr für sorgfältiges und zuverlässiges Arbeiten bieten und eine ausreichende Qualifikation für die durchzuführenden Arbeiten besitzen
4. die in der Strahlenschutzverordnung und in dieser Durchführungsbestimmung geforderten Voraussetzungen erfüllt sind.

(2) Der Import von radioaktiven Stoffen und von Einrichtungen, die ionisierende Strahlung aussenden, setzt grundsätzlich voraus, daß diese den Strahlenschutzbestimmungen der Deutschen Demokratischen Republik entsprechen. Der Importeur hat diesen Nachweis vor der Einfuhr zu erbringen.

(3) Für spezielle Institutionen kann von der Staatlichen Zentrale für Strahlenschutz festgelegt werden, daß ein ständiger Strahlenschutzbereitschaftsdienst einzurichten ist.

(4) Die Genehmigung ist gebunden an:

1. die Institution
2. den in der Genehmigung genannten verantwortlichen Mitarbeiter
3. den in der Genehmigung genannten Strahlenschutzbeauftragten
4. das in der Genehmigung genannte Arbeitsvorhaben
5. die Art und Aktivität oder Menge der radioaktiven Stoffe oder die Kenndaten der Einrichtungen, die ionisierende Strahlung aussenden
6. die Arbeitsräume
7. die spezielle Arbeitsordnung.

(5) Ändern sich die personellen oder sachlichen Voraussetzungen, die der Genehmigungserteilung zugrunde gelegen haben, so ist innerhalb von 2 Wochen eine Genehmigungsänderung bei der Staatlichen Zentrale für Strahlenschutz zu beantragen.

(6) Gebäude, Arbeitsräume, Kontrollbereiche und technische Einrichtungen für den Umgang mit radioaktiven Stoffen und zum Betrieb von Kernanlagen oder Einrichtungen, die ionisierende Strahlung aussenden, sind vor Erteilung der Genehmigung von der Staatlichen Zentrale für Strahlenschutz in strahlenschutzmäßiger Hinsicht abzunehmen und freizugeben.

**Zu § 9 der Verordnung:**

## § 12

## Zustimmung zum Standort

(1) Die Zustimmung zum Standort ist im Stadium der Standortauswahl bei der Staatlichen Zentrale für Strahlenschutz zu beantragen.

(2) Der Umgang mit radioaktiven Stoffen und die Stationierung von Einrichtungen, deren Betrieb zur Bildung oder Ansammlung radioaktiver Stoffe führen kann, ist in Wohnhäusern nicht gestattet. Ausgenommen davon sind Gegenstände, die die Forderungen des § 8 Absätze 3 bis 5 erfüllen.

**Zu § 10 der Verordnung:**

§ 13

Vorbereitung und Durchführung von Investitionen

(1) Die Zustimmung zu Vorbereitungsunterlagen oder zu Projekten ist vom Investitionsauftragnehmer zu beantragen. In der Phase der Investitionsvorbereitung ist die Staatliche Zentrale für Strahlenschutz in Form von Konsultationen in die Vorbereitung der Investitionen einzubeziehen.

(2) Dem Antrag auf Zustimmung sind folgende Unterlagen beizufügen:

1. Erläuterung des Arbeitsvorhabens
2. technologischer Erläuterungsbericht
3. bautechnischer Erläuterungsbericht
4. strahlenschutztechnischer Erläuterungsbericht
5. Strahlenschutzberechnungen
6. Ausrüstungsliste
7. Angaben über Art, Aktivität oder Menge der radioaktiven Stoffe sowie Angaben über Strahleneinrichtungen und deren Betriebsparameter
8. zeichnerische Unterlagen (Lageplan, Grundrisse, Schnitte, Be- und Entlüftung, Wasser und Abwasserführung und Ausrüstung)
9. Nachweis der Schutzgüte gemäß Arbeitsschutz- und Brandschutzanordnung 3/1 vom 20. Juli 1966 — Schutzgüte der Arbeitsmittel und Arbeitsverfahren (GBl. II S. 563).

Die Unterlagen sind in doppelter Ausfertigung bei der Staatlichen Zentrale für Strahlenschutz einzureichen, bei der ein Exemplar der Unterlagen verbleibt.

(3) Für Kernanlagen wird das Verfahren für die Zustimmung zum Projekt und zum Probebetrieb gesondert geregelt.

§ 14

Berechnungsgrundlagen für Strahlenschutzmaßnahmen

(1) Bei Berechnungen und Abschätzungen von arbeitsorganisatorischen und baulichen Maßnahmen des Strahlenschutzes ist die effektive Belastungszeit für Personen der Kategorie A und B und für Personen der Kategorie C zugrunde zu legen.

(2) Wenn die Ausgangsdaten für die Berechnung der Gesamtstrahlenbelastung nicht genau ermittelt werden können. ist ein der Unsicherheit der

Ausgangsdaten entsprechender Sicherheitsfaktor (mindestens 2) in die Berechnung einzuführen.

(3) Die Beziehungen zwischen Fluenz und Dosisäquivalent sowie zwischen Flußdichte und Dosisleistungsäquivalent für Neutronenstrahlung sind in der Anlage 1 Tabelle 2 angegeben.

§ 15

Einteilung der Arbeitsräume in Klassen

(1) Arbeitsräume für den Umgang mit offenen radioaktiven Stoffen werden in Abhängigkeit von der Radiotoxizität und der Aktivität der radioaktiven Stoffe, mit denen im Arbeitsraum umgegangen wird, in folgende 3 Klassen eingeteilt:

| Gruppe der Radiotoxizität | I | II | III |
|---|---|---|---|
| 1 | über 10 mCi | bis 10 mCi | bis 0,01 mCi |
| 2 | über 100 mCi | bis 100 mCi | bis 0,1 mCi |
| 3. und 4 | über 1 000 mCi | bis 1 000 mCi | bis 1 mCi<br>für Tritium<br>bis 10 mCi |

(2) Bei einfachen Arbeitsgängen mit Flüssigkeiten ist eine Erhöhung der Aktivität bis auf das Zehnfache und bei Aufbewahrung bis auf das Hundertfache im Arbeitsraum zulässig.

(3) Die zulässige Aktivität bei der Aufbewahrung in Aufbewahrungsräumen wird in Abhängigkeit von Bau und Ausrüstung dieser Räume im Rahmen des Genehmigungsverfahrens festgelegt.

(4) Für Bereiche, in denen mit Ausgangsstoffen umgegangen wird, gelten die Absätze 1 bis 3 nicht.

**Zu § 12 der Verordnung:**

§ 16

Anforderungen an die Qualifikation der verantwortlichen Mitarbeiter

(1) Der für den Umgang mit offenen radioaktiven Stoffen oder Kernbrennstoffen sowie für den Betrieb von Kernanlagen in der Genehmigung genannte verantwortliche Mitarbeiter muß im Besitz eines staatlichen Qualifikationsnachweises der Staatlichen Zentrale für Strahlenschutz sein und folgende Qualifikation nachweisen:

1. abgeschlossenes Hoch- oder Fachschulstudium einer einschlägigen Fachrichtung

2. eine von der Staatlichen Zentrale für Strahlenschutz anerkannte Zusatzausbildung für den Umgang mit offenen radioaktiven Stoffen oder für den Betrieb von Kernanlagen.

(2) Der für den Umgang mit umschlossenen Strahlenquellen oder für den Betrieb von Teletherapieeinrichtungen, Gammadefektoskopieeinrichtungen, Röntgeneinrichtungen und Teilchenbeschleunigern in der Genehmigung genannte verantwortliche Mitarbeiter muß im Besitz eines staatlichen Qualifikationsnachweises der Staatlichen Zentrale für Strahlenschutz sein und folgende Qualifikation nachweisen:

1. abgeschlossenes Hoch- oder Fachschulstudium einer einschlägigen Fachrichtung
2. eine von der Staatlichen Zentrale für Strahlenschutz anerkannte Zusatzausbildung für den Umgang mit umschlossenen Strahlenquellen oder für den Betrieb von Röntgeneinrichtungen oder Teilchenbeschleunigern.

(3) Der für den Betrieb von Strahleneinrichtungen, die umschlossene Strahlenquellen enthalten (ausgenommen Teletherapie- und Gammadefektoskopieeinrichtungen), in der Genehmigung genannte verantwortliche Mitarbeiter muß im Besitz eines staatlichen Qualifikationsnachweises der Staatlichen Zentrale für Strahlenschutz sein und mindestens folgende Qualifikation nachweisen:

1. Meister der volkseigenen Industrie
2. eine von der Staatlichen Zentrale für Strahlenschutz anerkannte Zusatzausbildung für den Umgang mit entsprechenden umschlossenen Strahlenquellen.

(4) Die jeweils in Ziff. 2 der Absätze 1 bis 3 festgelegte Zusatzausbildung kann entfallen, wenn nachgewiesen wird, daß eine langjährige Erfahrung im Umgang mit radioaktiven Stoffen oder im Betrieb von Kernanlagen und anderen Strahleneinrichtungen vorliegt. Die Entscheidung darüber trifft die Staatliche Zentrale für Strahlenschutz.

(5) Leitende Mitarbeiter, die für den Umgang mit radioaktiven Stoffen im Bereich der Freigrenzen gemäß § 10 Abs. 1 verantwortlich sind, müssen ein abgeschlossenes Hoch- oder Fachschulstudium oder die Qualifikation als Fachlehrer für Naturwissenschaften nachweisen.

(6) Leitende Mitarbeiter, die für den Betrieb von Einrichtungen im Bereich der Freigrenzen gemäß § 10 Abs. 2 verantwortlich sind, müssen die Qualifikation als Fachlehrer für Naturwissenschaft oder mindestens als Meister der volkseigenen Industrie nachweisen.

**Zu § 13 der Verordnung:**

§ 17

Sicherheitstechnische Grundsätze

(1) Der Schutz der Beschäftigten und der Bevölkerung gegen Bestrahlung ist

1. durch einen entsprechenden Abstand von den Strahlenquellen
2. durch die Begrenzung der Aufenthaltszeit in der Nähe der Strahlenquellen
3. durch bauliche und technische Maßnahmen
4. durch eine entsprechende Technologie und Arbeitsorganisation, Einführung einer gefahrlosen Technik, Automatisierung und Einhaltung der Schutzgüte
5. durch Überwachungs- und Warneinrichtungen

zu gewährleisten. Kontrollbereiche und besondere Gefahrenstellen sind mit Strahlenwarnzeichen zu kennzeichnen.

(2) Beim Umgang mit offenen radioaktiven Stoffen und in Kontrollbereichen von Kernanlagen ist die erforderliche Arbeitsschutzkleidung zu tragen.

(3) In Kontrollbereichen, in denen die Möglichkeit der Aufnahme von radioaktiven Stoffen in den menschlichen Körper besteht, sind Essen, Trinken und Rauchen, der Gebrauch von Gesundheitspflegemitteln und Kosmetika und andere Handlungen, die einer solchen Aufnahme Vorschub leisten, verboten.

(4) Die Festlegungen des Abs. 3 gelten nicht bei der Gewinnung von Ausgangsstoffen. Es sind jedoch solche arbeitsorganisatorische und hygienische Maßnahmen zu treffen, die eine Aufnahme radioaktiver Stoffe auf ein Minimum begrenzen.

## § 18

## Spezielle Arbeitsordnung

(1) Die spezielle Arbeitsordnung ist vom Leiter der Institution, von dem in der Genehmigung genannten verantwortlichen Mitarbeiter und vom Strahlenschutzbeauftragten zu unterschreiben. Sie bedarf der Bestätigung durch die Staatliche Zentrale für Strahlenschutz und ist Bestandteil der Genehmigung.

(2) Die spezielle Arbeitsordnung ist im Kontrollbereich auszuhängen oder auszulegen. Vor Beginn der Arbeiten ist jedem Mitarbeiter ein Exemplar der speziellen Arbeitsordnung gegen Quittung auszuhändigen.

(3) Für einzelne Arbeitsvorhaben ist darüber hinaus die spezielle Arbeitsordnung vom verantwortlichen Mitarbeiter durch Arbeitsschutzinstruktionen zu konkretisieren. Diese Arbeitsschutzinstruktionen sind vom Strahlenschutzbeauftragten zu bestätigen.

## § 19

## Belehrungen

(1) Personen, die unter Einwirkung ionisierender Strahlung in Kontrollbereichen beschäftigt werden sollen, müssen vor Aufnahme der Arbeit durch den in der Genehmigung genannten verantwortlichen Mitarbeiter in einer gründlichen Belehrung über die Gefahren beim Umgang mit radioaktiven Stoffen sowie beim Betrieb von Kernanlagen und Einrichtungen, die ionisierende Strah-

lung aussenden, über ihre Pflichten im Strahlenschutz sowie auf der Grundlage der speziellen Arbeitsordnung über Schutzmaßnahmen und sachgemäßes Verhalten, insbesondere bei außergewöhnlichen Ereignissen, unterrichtet werden. Die Belehrungen sind durch praktische Übungen zu ergänzen.

(2) In Abständen von 3 Monaten sind durch den in der Genehmigung genannten verantwortlichen Mitarbeiter für alle mit solchen Arbeiten beschäftigten Personen Belehrungen über den Strahlenschutz durchzuführen und die Erfahrungen auszuwerten. Belehrungen sind auch dann durchzuführen, wenn bei der Einführung neuer Arbeitsgebiete oder durch Änderung der Arbeitsmethoden Veränderungen der Strahlenschutzsituation zu erwarten sind.

(3) Bei den Belehrungen sind die für das gegebene Arbeitsgebiet erlassenen Arbeitsschutz- und Brandschutzanordnungen und Richtlinien zu berücksichtigen. Belehrungen sind zu protokollieren und von den unterwiesenen Personen schriftlich zu bestätigen.

(4) Die Verpflichtung zur Belehrung wird durch die innerbetrieblichen Strahlenschutzschulungen gemäß § 26 der Verordnung nicht berührt.

**Zu § 14 der Verordnung:**

§ 20

Aufbewahrung und Nachweisführung von radioaktiven Stoffen

(1) Radioaktive Stoffe sind in speziellen Aufbewahrungsräumen und -behältnissen aus schwer brennbaren Baustoffen unter Verschluß aufzubewahren. Mit radioaktiven Stoffen dürfen nicht zusammen aufbewahrt werden:

1. feuergefährliche Stoffe
2. explosionsgefährliche Stoffe
3. aggressive Chemikalien (z.B. Säuren)
4. Nahrungs- und Genußmittel, Bedarfsgegenstände, Futtermittel, Arzneimittel und ihnen gleichgestellte Stoffe, Zubereitungen und Gegenstände, Gesundheitspflegemittel, Schädlingsbekämpfungsmittel.

Explosionsgefährliche Stoffe dürfen auch nicht in benachbarten Räumen aufbewahrt werden. Die Anforderungen an die Aufbewahrungsräume und -behältnisse werden gesondert geregelt.

(2) Aufbewahrungsräume und -behältnisse sind in den in der speziellen Arbeitsordnung gemäß § 23 der Verordnung festzulegenden Zeitabständen regelmäßig auf Kontamination und Unversehrtheit zu prüfen.

(3) Radioaktive Stoffe als Bestandteil von Strahleneinrichtungen sind bei Außerbetriebsetzung der Strahleneinrichtung zugriffssicher aufzubewahren.

(4) Aufbewahrungsräume und -behältnisse für radioaktive Stoffe sind mit dem Strahlenwarnzeichen zu kennzeichnen.

(5) Der in der Genehmigung zum Umgang mit radioaktiven Stoffen genannte verantwortliche Mitarbeiter ist für den Empfang, die Verwendung und den Verbleib der radioaktiven Stoffe verantwortlich. Er hat über den Eingang, die Verwendung und den Verbleib Nachweis zu führen. Die Nachweisführung kann einem Mitarbeiter übertragen werden.

(6) Die in den Absätzen 1 und 5 genannten Grundsätze gelten für die Gewinnung und Aufbereitung von Ausgangsstoffen nur bedingt. Die besonderen Bedingungen sind in der speziellen Arbeitsordnung des Betriebes festzulegen.

**Zu § 15 der Verordnung:**

§ 21

Prüfung von umschlossenen Strahlenquellen

(1) Umschlossene Strahlenquellen, in denen Gase entstehen können, sind mindestens vierteljährlich, alle anderen umschlossenen Strahlenquellen mindestens jährlich auf Unversehrtheit, Dichtigkeit, Kontamination und Einhaltung der vorgegebenen Einsatzdauer durch die Institution zu prüfen oder prüfen zu lassen. Der verantwortliche Mitarbeiter hat in Abhängigkeit von der Arbeitssituation eine dichtere Folge von Prüfungen zu veranlassen, um die Vollzähligkeit, Dichtigkeit und den Ausschluß von Kontaminationen zu sichern.

(2) Die Staatliche Zentrale für Strahlenschutz kann für bestimmte Typen von umschlossenen Strahlenquellen andere Prüfabstände und amtliche Dichtigkeitsprüfungen anordnen.

(3) Stellt sich bei der Prüfung heraus, daß umschlossene Strahlenquellen fehlen, beschädigt, undicht oder kontaminiert sind, so ist unverzüglich die Staatliche Zentrale für Strahlenschutz — Strahlenschutzbereitschaft — gemäß § 28 zu benachrichtigen.

**Zu § 16 der Verordnung:**

§ 22

Beseitigung radioaktiver Abfälle

(1) Radioaktive Abfälle dürfen wie gewöhnliche Abfälle behandelt und beseitigt werden, wenn die im Abs.3 genannten Grenzwerte nicht überschritten werden.

(2) Feste Abfälle, deren Dosisleistungsäquivalent die im Abs.3 Ziff.3 genannten Werte überschreitet, deren Aktivitätskonzentration die im Abs.3 Ziff.1 genannten Grenzwerte jedoch nicht erreicht, können im Einvernehmen mit der Staatlichen Zentrale für Strahlenschutz und den zuständigen staatlichen Organen auf kommunalen oder betrieblichen Müllhalden beseitigt werden.

(3) Radioaktive Abfälle, deren Gesamtaktivität die sich aus § 10 Abs.1 Ziff.1 ergebenden Werte in der pro Woche anfallenden Abfallmenge übersteigt und deren Aktivitätskonzentration, Oberflächenkontamination oder Dosisleistungs-

äquivalent einen der nachfolgenden Grenzwerte überschreitet, sind getrennt von allen anderen Abfällen zu sammeln, aufzubewahren und in speziellen Anlagen zu beseitigen.

Als Grenzwerte gelten:

1. für die Aktivitätskonzentration,
   - bei festen Abfällen mit natürlichen Radionukliden das $10^4$fache
   - bei festen nicht leicht zerstäubbaren Abfällen mit künstlichen Radionukliden das $10^3$fache
   - bei festen leicht zerstäubbaren Abfällen mit künstlichen Radionukliden und bei flüssigen Abfällen

     mit Radionukliden einer Halbwertzeit von mehr als 60 Tagen das Zehnfache

     mit Radionukliden einer Halbwertzeit von weniger als 60 Tagen das $10^2$fache

   der in der Anlage 2 Tabelle 1 Spalte 7 und Tabelle 3 Spalte 6 genannten Werte in Mikrocurie pro Gramm bzw. in Mikrocurie pro Kubikzentimeter
2. für die Oberflächenkontamination, das Zehnfache der in der Anlage 3 Tabelle 1 Ziff. 2 genannten Werte
3. für das Dosisleistungsäquivalent, 0,1 mrem/h im Abstand von 0,1 m von der Oberfläche.

### § 23

### Zentrale Erfassung radioaktiver Abfälle

(1) Feste und flüssige radioaktive Abfälle gemäß § 22 Abs. 3, bei denen ein Abklingen innerhalb von 200 Tagen in der betreffenden Institution unter die im § 22 Abs. 3 genannten Grenzwerte nicht möglich ist, werden zentral erfaßt und beseitigt.

(2) Ist eine zentrale Erfassung nicht möglich, so legt die Staatliche Zentrale für Strahlenschutz Umfang und Methoden der Beseitigung radioaktiver Abfälle in betriebseigenen Anlagen fest.

(3) Anforderungen an die Form der zentral zu erfassenden radioaktiven Abfälle legt die Staatliche Zentrale für Strahlenschutz in Richtlinien fest.

### § 24

### Ableitung von Abwässern

(1) Alle Abwässer aus Anlagen, von denen radioaktive Stoffe freigesetzt werden können, und aus Arbeitsräumen der Klassen I und II sind in Rückhaltebehältern zu sammeln. Kühlwässer sind davon ausgenommen, wenn gewährleistet ist, daß sie keine radioaktiven Stoffe enthalten.

(2) Bei Einleitung kontaminierter Abwässer in die kommunale Kanalisation darf die Aktivitätskonzentration die im § 22 Abs.3 Ziff.1 genannten Werte im letzten Sichtschacht der Institution nicht überschreiten.

(3) Die unmittelbare Einleitung kontaminierter Abwässer in Gewässer bedarf der Genehmigung der zuständigen Wasserwirtschaftsdirektion und der Zustimmung der Staatlichen Zentrale für Strahlenschutz. Die Aktivitätskonzentration der Abwässer darf die in der Anlage 2 Tabelle 1 Spalte 7 und Tabelle 3 Spalte 6 genannten Werte nicht überschreiten. Die Staatliche Zentrale für Strahlenschutz und die zuständige Wasserwirtschaftsdirektion können jedoch im gegenseitigen Einvernehmen Ausnahmen zulassen oder Beschränkungen auferlegen.

(4) Die in den Absätzen 2 und 3 genannten Aktivitätskonzentrationen dürfen kurzzeitig um höchstens das Zehnfache überschritten werden, wenn die Aktivitätskonzentrationen im Tagesmittel eingehalten werden.

(5) Eine Verdünnung des kontaminierten Abwassers mit Trink- oder Brauchwasser zur Unterschreitung der in den Absätzen 2 und 3 angegebenen Grenzwerte der Aktivitätskonzentration ist untersagt.

(6) Die Ableitung von Abwässern aus Rückhaltebehältern und betrieblichen Kanalisationssystemen ist aktenkundig zu machen.

Dabei müssen

1. die Zeit und gegebenenfalls der Ort der Einleitung und
2. die Menge, die Aktivitätskonzentration und die Radionuklidzusammensetzung des eingeleiteten Abwassers angegeben werden.

(7) Kontrollen zur Ableitung der Abwässer führen die zuständigen Organe der Gewässeraufsicht des Amtes für Wasserwirtschaft und die Staatliche Zentrale für Strahlenschutz aus. Beide Organe können im gegenseitigen Einvernehmen Auflagen erteilen.

§ 25

Abgabe radioaktiver Stoffe in die Atmosphäre

(1) Bei Abgabe radioaktiver Stoffe in die Atmosphäre dürfen in der Abluft ein Zehntel der in der Anlage 2 Tabelle 1 Spalte 5 angegebenen maximal zulässigen Konzentrationen nicht überschritten werden.

(2) Die Staatliche Zentrale für Strahlenschutz kann der Abgabe mit höheren Konzentrationen als den im Abs.1 genannten zustimmen, wenn durch geeignete Maßnahmen gewährleistet wird, daß die Festlegungen im § 7 Abs.1 eingehalten werden.

**Zu § 17 der Verordnung:**

§ 26

Benachrichtigung der verantwortlichen Mitarbeiter

(1) Beim Eintreten eines außergewöhnlichen Ereignisses ist jeder Angehörige der Institution verpflichtet, unverzüglich einen der für den Strahlenschutz Ver-

antwortlichen gemäß § 12 der Verordnung und den Strahlenschutzbeauftragten zu benachrichtigen.

(2) In jeder Institution, in der unter Einwirkung ionisierender Strahlung gearbeitet wird, muß ein die Besonderheit des Strahlenschutzes berücksichtigender Alarmplan vorliegen. Dieser Alarmplan ist Bestandteil der speziellen Arbeitsordnung gemäß § 13 der Verordnung.

§ 27

Benachrichtigung des verantwortlichen Arztes

(1) Bei außergewöhnlichen Ereignissen, die mit einer Strahlenschädigung von Personen verbunden sein können, ist der verantwortliche Arzt unverzüglich zu benachrichtigen.

(2) Bei einer Strahlenschädigung oder bei Verdacht auf Strahlenschädigung eines Mitarbeiters ist entsprechend den Rechtsvorschriften über die Melde- und Entschädigungspflicht bei Berufskrankheiten Meldung zu erstatten.

§ 28

Benachrichtigung der Staatlichen Zentrale für Strahlenschutz

(1) Die Benachrichtigung der Staatlichen Zentrale für Strahlenschutz — Strahlenschutzbereitschaft — hat unter Angabe folgender Punkte zu erfolgen:

1. Institution
2. Ort und Zeit des Ereignisses
3. kurze Beschreibung des Ereignisses
4. vorhandene und drohende Gefahren
5. bereits entstandene Schäden an Personen und Sachgütern
6. eingeleitete Maßnahmen
7. Name und Funktion des Meldenden, Nachrichtenverbindungen.

Die Benachrichtigung der Staatlichen Zentrale für Strahlenschutz entbindet nicht von einer Meldepflicht gegenüber anderen staatlichen Organen. Zusätzlich zu benachrichtigende Organe sind in den Alarmplan gemäß § 26 aufzunehmen.

(2) Innerhalb von 2 Wochen ist der Staatlichen Zentrale für Strahlenschutz ein ausführlicher schriftlicher Bericht über Verlauf und Behebung des außergewöhnlichen Ereignisses zu übersenden.

§ 29

Freigabe nach außergewöhnlichen Ereignissen

Bereiche, die von außergewöhnlichen Ereignissen betroffen worden sind, dürfen erst nach Freigabe durch die Staatliche Zentrale für Strahlenschutz weiter genutzt werden. Die Staatliche Zentrale für Strahlenschutz kann den

Strahlenschutzbeauftragten der Institution mit der Freigabe solcher Bereiche beauftragen.

**Zu § 20 der Verordnung:**

§ 30

Strahlenbelastung bei der Berufsausbildung

(1) Während der Zeit der Berufsausbildung in Kontrollbereichen unterliegen alle Jugendlichen der ärztlichen und personendosimetrischen Überwachung.

(2) Die Staatliche Zentrale für Strahlenschutz kann dem Leiter der Institution zusätzlich Auflagen hinsichtlich Art und Umfang der Arbeiten während der Ausbildung und der Anleitung und Aufsicht der Jugendlichen erteilen.

**Zu § 22 der Verordnung:**

§ 31

Strahlenschutzmeßgeräte

(1) Beim Umgang mit offenen radioaktiven Stoffen und beim Betrieb von Kernanlagen müssen in der Regel folgende Strahlenschutzmeßgeräte vorhanden sein:

Dosismeßgeräte

Dosisleistungsmeßgeräte

Geräte zur Messung von Oberflächenkontaminationen, bei Arbeiten in Arbeitsräumen der Klassen I und II und beim Betrieb von Anlagen, von denen radioaktive Stoffe freigesetzt werden können.

Einrichtungen zur Messung der Aktivitätskonzentrationen in Luft und Wasser.

(2) Beim Umgang mit umschlossenen Strahlenquellen und beim Betrieb von Strahleneinrichtungen müssen in der Regel folgende Strahlenschutzmeßgeräte vorhanden sein:

Dosismeßgeräte

Dosisleistungsmeßgeräte und erforderlichenfalls Geräte zur Messung von Oberflächenkontaminationen.

(3) Eichfähige Strahlenschutzmeßgeräte unterliegen entsprechend den Bestimmungen der Verordnung vom 18.Mai 1961 über das Meßwesen (GBl. II S.191) und den dazu ergangenen Durchführungsbestimmungen der Eichpflicht und sind dem Deutschen Amt für Meßwesen und Warenprüfung oder einer von diesem ermächtigten Prüfstelle zur Eichung vorzulegen, und zwar vom Hersteller vor der Auslieferung zur Ersteichung und vom Benutzer innerhalb der vom Deutschen Amt für Meßwesen und Warenprüfung festgesetzten Fristen zur Nacheichung. Die Vorlagepflicht beginnt für die einzelnen Gerätegruppen nach Aufruf durch das Deutsche Amt für Meßwesen und Warenprüfung.

(4) Strahlenschutzmeßgeräte, für die durch das Deutsche Amt für Meßwesen und Warenprüfung noch nicht der Aufruf zur Eichung erfolgt ist, sind regelmäßig, mindestens einmal monatlich, mittels Kontrollstrahlenquelle oder nach anderen in der Bedienungsanleitung angegebenen Verfahren auf Funktionsbereitschaft und Einhaltung der vorgegebenen Anzeigetoleranzen zu überprüfen.

§ 32

Begrenzung der Oberflächenkontaminationen

(1) Die Oberflächenkontaminationen werden durch die in der Anlage 3 festgelegten Werte begrenzt.

(2) Eine abnehmbare Oberflächenkontamination in Kontroll- und Überwachungsbereichen, in denen mit umschlossenen Strahlenquellen umgegangen wird, in sonstigen Räumen sowie auf Privatkleidung ist unzulässig.

(3) Eine abnehmbare Oberflächenkontamination in Überwachungsbereichen, in denen mit offenen radioaktiven Stoffen umgegangen wird, auf Arbeitsschutzkleidung, Spezialwäsche und Haut ist sobald wie möglich zu beseitigen.

(4) Kontrollen von Oberflächenkontaminationen sind entsprechend den Festlegungen in der speziellen Arbeitsordnung durchzuführen. Die Ergebnisse sind in dem Kontrollbuch gemäß § 36 festzuhalten.

**Zu § 23 der Verordnung:**

§ 33

Überwachungsorgane der Staatlichen Zentrale für Strahlenschutz

(1) Die Überwachungsorgane der Staatlichen Zentrale für Strahlenschutz sind
der Medizinische Dienst der Staatlichen Zentrale für Strahlenschutz
die Strahlenschutzinspektion.

(2) Die Überwachungsorgane der Staatlichen Zentrale für Strahlenschutz sind befugt:

1. Institutionen, Gebäude, Anlagen, Laboratorien und andere Arbeitsstätten, in denen mit radioaktiven Stoffen oder Kernbrennstoffen umgegangen wird sowie Kernanlagen oder Einrichtungen, die ionisierende Strahlung aussenden, betrieben werden, in Durchführung ihrer Dienstaufgaben jederzeit zu betreten und Strahlenschutzkontrollen durchzuführen
2. von den Leitern der Institutionen, den leitenden Mitarbeitern, den verantwortlichen Mitarbeitern und den Strahlenschutzbeauftragten Auskünfte, Berichte und Einschätzungen über den Strahlenschutz zu verlangen, alle den Strahlenschutz betreffenden Unterlagen einzusehen und die erforderlichen Dokumentationen über den Arbeitsplatz anzufertigen
3. von den Leitern der Institutionen und von den leitenden Mitarbeitern die Beseitigung von Mängeln im Strahlenschutz zu verlangen

4. bei außergewöhnlichen Ereignissen Weisungen zu erteilen
5. bei schweren Verstößen gegen die Strahlenschutzbestimmungen und bei unmittelbarer Gefahr für Personen oder Sachgüter die Fortsetzung der Arbeiten zu untersagen, Räumlichkeiten, Einrichtungen und Anlagen zu sperren
6. die leitenden Mitarbeiter und die Strahlenschutzbeauftragten der Institution in allen Fragen des Strahlenschutzes anzuleiten und zu beraten
7. auf Grund der Kontroll- und Überwachungsergebnisse Auflagen an die Leiter der Institutionen zu erteilen und Sperrungen von Personen für die Arbeit unter Einwirkung ionisierender Strahlung vorzunehmen
8. bei Verstößen gegen Rechtsvorschriften und betriebliche Strahlenschutzbestimmungen oder Nichterfüllung von erteilten Auflagen vom Leiter der Institution die Einleitung disziplinarischer Maßnahmen zu fordern oder dem Leiter der Staatlichen Zentrale für Strahlenschutz die Einleitung eines Ordnungsstrafverfahrens vorzuschlagen.

Die Ärzte des Medizinischen Dienstes der Staatlichen Zentrale für Strahlenschutz haben zusätzlich folgende Aufgaben:

9. Anleitungen, Beratungen und Kontrollen der verantwortlichen Ärzte in bezug auf die ärztliche Überwachung beruflich strahlenexponierter Personen durchzuführen
10. Arbeitsplatzanalysen vorzunehmen
11. die Gesundheitsunterlagen strahlenexponierter Personen einzusehen
12. außerplanmäßige Wiederholungsuntersuchungen durch den verantwortlichen Arzt oder in der Staatlichen Zentrale für Strahlenschutz zu veranlassen
13. strahlenschutzmedizinische Gutachten oder Obergutachten durch die Staatliche Zentrale für Strahlenschutz einzuleiten.

(3) Bei der Erteilung von Weisungen oder Durchführung von Maßnahmen gemäß Abs.2 Ziff.5 sind der Leiter der Institution, der verantwortliche Mitarbeiter und der Strahlenschutzbeauftragte unverzüglich in Kenntnis zu setzen.

(4) Gegen Auflagen und Sperrungen von Personen durch die Überwachungsorgane der Staatlichen Zentrale für Strahlenschutz ist der Einspruch beim Leiter der Staatlichen Zentrale für Strahlenschutz zulässig. Der Einspruch hat keine aufschiebende Wirkung.

## § 34

## Einsetzung des verantwortlichen Arztes

(1) Für jede Institution, in der beruflich strahlenexponierte Personen tätig sind, hat der Leiter der Abteilung Gesundheits- und Sozialwesen des Rates des

Bezirkes (Bezirksarzt) einen für die medizinische Überwachung verantwortlichen Arzt zu bestimmen. Der verantwortliche Arzt bedarf der Bestätigung durch die Staatliche Zentrale für Strahlenschutz.

(2) Der verantwortliche Arzt hat an den von der Staatlichen Zentrale für Strahlenschutz organisierten Aus- und Weiterbildungslehrgängen teilzunehmen und erhält den staatlichen Befähigungsnachweis für verantwortliche Ärzte.

(3) Die Aufgaben und Befugnisse des verantwortlichen Arztes hinsichtlich der gesundheitlichen Betreuung strahlenexponierter Personen ergeben sich aus der Anordnung über die ärztliche Überwachung beruflich strahlenexponierter Personen.*

§ 35

Einsetzung des Strahlenschutzbeauftragten

(1) In Institutionen, in denen mit radioaktiven Stoffen umgegangen werden soll, Kernanlagen oder ionisierende Strahlung aussendende Einrichtungen betrieben werden sollen, ist ein Strahlenschutzbeauftragter einzusetzen.

(2) Erforderlichenfalls können mit Zustimmung der Staatlichen Zentrale für Strahlenschutz ein Hauptstrahlenschutzbeauftragter und in nachgeordneten Einrichtungen bzw. Bereichen ihm unterstellte Strahlenschutzbeauftragte eingesetzt werden. In diesen Fällen ist die Organisationsform der innerbetrieblichen Strahlenschutzkontrolle mit der Staatlichen Zentrale für Strahlenschutz abzustimmen.

(3) In Ausnahmefällen können mit Zustimmung der Staatlichen Zentrale für Strahlenschutz die Rechte und Pflichten des Strahlenschutzbeauftragten durch den verantwortlichen Mitarbeiter wahrgenommen werden.

(4) Der Strahlenschutzbeauftragte ist vom Leiter der Institution einzusetzen. Er erfüllt seine Aufgaben unmittelbar im Auftrage des Leiters der Institution und ist diesem in seiner Funktion als Strahlenschutzbeauftragter direkt unterstellt. Seine Einsetzung bedarf der Bestätigung und jede Veränderung der vorherigen Zustimmung der Staatlichen Zentrale für Strahlenschutz.

(5) Der Strahlenschutzbeauftragte muß im Besitz des staatlichen Befähigungsnachweises für Strahlenschutzbeauftragte sein und die im § 16 für verantwortliche Mitarbeiter geforderte Qualifikation besitzen.

(6) Übt der Strahlenschutzbeauftragte die Kontrolltätigkeit nebenamtlich aus, so geht diese seinen sonstigen betrieblichen Aufgaben vor.

§ 36

Rechte und Pflichten des Strahlenschutzbeauftragten

(1) Der Strahlenschutzbeauftragte hat die Einhaltung der Strahlenschutzbestimmungen in seinem Zuständigkeitsbereich zu kontrollieren. Er hat den

*) z. Z. gilt die Anordnung vom Dezember 1965 (GBl. II 1966 Nr. 4 S. 11)

Leiter der Institution und die leitenden Mitarbeiter in Fragen des Strahlenschutzes zu beraten.

(2) Der Strahlenschutzbeauftragte ist berechtigt, alle Arbeitsstätten und Anlagen seines Zuständigkeitsbereiches zum Zwecke der Strahlenschutzkontrolle jederzeit zu betreten.

(3) Im Rahmen seiner Kontrolltätigkeit ist der Strahlenschutzbeauftragte berechtigt, Auskünfte, Berichte und Einschätzungen über den Strahlenschutz zu verlangen und Einsicht in alle den Strahlenschutz betreffenden Unterlagen zu nehmen.

(4) Der Strahlenschutzbeauftragte hat ein Kontrollbuch zu führen. In dem Kontrollbuch sind alle Kontrollen, die festgestellten Mängel, die zu ihrer Beseitigung veranlaßten Maßnahmen, die Frist für die Beseitigung der Mängel sowie besondere Vorkommnisse einzutragen.

(5) Der Strahlenschutzbeauftragte ist verpflichtet, der Staatlichen Zentrale für Strahlenschutz auf Anforderung über die Kontrolltätigkeit zu berichten und Einschätzungen, Gutachten oder Stellungnahmen zu Problemen, die mit seiner Tätigkeit als Strahlenschutzbeauftragter zusammenhängen, zu geben.

(6) Der Strahlenschutzbeauftragte ist bei der Planung und Vorbereitung neuer Arbeitsvorhaben, die Fragen des Strahlenschutzes beinhalten, hinzuzuziehen. Er hat bei der arbeitsrechtlichen Einstufung der beruflich strahlenexponierten Personen mitzuwirken.

(7) Der Strahlenschutzbeauftragte hat bei festgestellten Mängeln im Strahlenschutz oder bei Verstößen gegen die Strahlenschutzbestimmungen von den leitenden Mitarbeitern die fristgemäße Beseitigung der Mängel und die Einhaltung der Strahlenschutzbestimmungen zu fordern.

(8) Der Strahlenschutzbeauftragte hat bei drohender Gefahr für Personen und Sachgüter Räumlichkeiten, Einrichtungen und Anlagen zu sperren und ärztliche Untersuchungen zu veranlassen. Derartige Maßnahmen sind dem Leiter der Institution und der Staatlichen Zentrale für Strahlenschutz unverzüglich zur Kenntnis zu bringen.

(9) Der Strahlenschutzbeauftragte hat an den Weiterbildungs- und Wiederholungslehrgängen der Staatlichen Zentrale für Strahlenschutz teilzunehmen.

**Zu § 27 der Verordnung:**

### § 37

### Forschungs- und Entwicklungsarbeiten

Die Einreichung der Planvorschläge für Forschungs- und Entwicklungsarbeiten sowie die Zustimmung durch die Staatliche Zentrale für Strahlenschutz erfolgen auf der Grundlage der geltenden Planungsrichtlinien.

§ 38

Richtlinien

Richtlinien der Staatlichen Zentrale für Strahlenschutz werden in ihren Mitteilungen veröffentlicht und den Institutionen zugestellt.

§ 39

Schlußbestimmung

Diese Durchführungsbestimmung tritt am 1. Januar 1970 in Kraft.

Berlin, den 26. November 1969

**Der Leiter**
**der Staatlichen Zentrale für Strahlenschutz**

Prof. Dr. habil. Sitzlack

## Anlage 1

zu vorstehender Erster Durchführungsbestimmung

**Tabelle 1:**

**Qualitätsfaktoren (QF) zur Bestimmung von Dosisäquivalenten**

| Strahlung | QF |
|---|---|
| Röntgen- und Gammastrahlung, Elektronen- und Betastrahlung mit $E_{max}$ größer als 30 keV | 1,0 |
| Schnelle Neutronen*) und Protonen*) | 10 |
| Alphastrahlung | 10 |
| Schwere Rückstoßkerne*) | 20 |

*) Bei Bestrahlung der Augenlinsen mit schnellen Neutronen, Protonen und schweren Rückstoßkernen ist der Qualitätsfaktor 30 zu verwenden.

Die in der Tabelle 2 angegebenen Qualitätsfaktoren können benutzt werden, wenn die Neutronenenergien genauer bekannt sind.

**Tabelle 2:**

## Beziehungen zwischen Dosisäquivalent und Fluenz bzw. Dosisleistungsäquivalent und Flußdichte bei Neutronen

| Strahlungsart | Energie | QF | Fluenz als Äquivalent für 100 mrem | Flußdichte als Äquivalent für 2,5 mrem/h (bei 40 Std. Arbeitszeit je Woche) | Flußdichte als Äquivalent für 100/t mrem/h (bei t Std. Arbeitszeit je Woche) |
|---|---|---|---|---|---|
| 1 | 2 | 3 | 4 | 5 | 6 |
| Thermische Neutronen | 0,025 eV | 3,0 | $9{,}6 \cdot 10^7$ cm$^{-2}$ | 670 cm$^{-2}$ s$^{-1}$ | 26800/t cm$^{-2}$ s$^{-1}$ |
| Langsame Neutronen | 0,1 eV | 3,0 | $7{,}2 \cdot 10^7$ cm$^{-2}$ | 500 cm$^{-2}$ s$^{-1}$ | 20000/t cm$^{-2}$ s$^{-1}$ |
| Intermediäre Neutronen | 5 keV | 2,5 | $8{,}2 \cdot 10^7$ cm$^{-2}$ | 570 cm$^{-2}$ s$^{-1}$ | 22800/t cm$^{-2}$ s$^{-1}$ |
| Intermediäre Neutronen | 20 keV | 5,0 | $4{,}0 \cdot 10^7$ cm$^{-2}$ | 280 cm$^{-2}$ s$^{-1}$ | 11200/t cm$^{-2}$ s$^{-1}$ |
| Intermediäre Neutronen | 0,1 MeV | 8,0 | $1{,}2 \cdot 10^7$ cm$^{-2}$ | 80 cm$^{-2}$ s$^{-1}$ | 3200/t cm$^{-2}$ s$^{-1}$ |
| Intermediäre Neutronen | 0,5 MeV | 10,0 | $4{,}3 \cdot 10^6$ cm$^{-2}$ | 30 cm$^{-2}$ s$^{-1}$ | 1200/t cm$^{-2}$ s$^{-1}$ |
| Schnelle Neutronen | 1,0 MeV | 10,5 | $2{,}6 \cdot 10^6$ cm$^{-2}$ | 18 cm$^{-2}$ s$^{-1}$ | 720/t cm$^{-2}$ s$^{-1}$ |
| Schnelle Neutronen | 5 MeV | 7,0 | $2{,}6 \cdot 10^6$ cm$^{-2}$ | 18 cm$^{-2}$ s$^{-1}$ | 720/t cm$^{-2}$ s$^{-1}$ |
| Schnelle Neutronen | 10 MeV | 6,5 | $2{,}4 \cdot 10^6$ cm$^{-2}$ | 17 cm$^{-2}$ s$^{-1}$ | 680/t cm$^{-2}$ s$^{-1}$ |

Anmerkung: 1. Bei Bestrahlung der Augenlinsen mit schnellen Neutronen ist ein Qualitätsfaktor von 30 zu verwenden.
2. Die Zahlenwerte zur Berechnung der Dosisäquivalente aus Fluenz und Flußdichte sind Mittelwerte.

## Anlage 2

zu vorstehender Erster Durchführungsbestimmung

**Tabelle 1:**

### Maximal zulässige Werte zur Begrenzung der inneren Strahlenbelastung durch Radionuklide infolge von Ingestion oder Inhalation

| Radionuklid | Halbwertzeit | Kritisches Organ | Maximal zulässige jährliche Aktivitätsaufnahme infolge Inhalation (Kategorie A) in $\mu$Ci | MZK für Luft (Kategorie A) in $\mu$Ci/cm³ | Maximal zulässige jährliche Aktivitätsaufnahme infolge Ingestion (Kategorie C) in $\mu$Ci | MZK für Trinkwasser in $\mu$Ci/cm³ | Radiotoxizitätsgruppe In Klammern Freigrenze in $\mu$Ci |
|---|---|---|---|---|---|---|---|
| 1 | 2 | 3 | 4 | 5 | 6 | 7 | 8 |
| Tritium | 12,3 | | | | | $3 \cdot 10^{-4}$ | 4 |
| löslich | | Körpergewebe | $1,2 \cdot 10^{4}$ | $5 \cdot 10^{-6}$ | $2,6 \cdot 10^{3}$ | | (1000) |
| Beryllium | 53 d | | | | | $5 \cdot 10^{-4}$ | 4 |
| löslich | | MDK (UDD) | — | — | $1,4 \cdot 10^{3}$ | | (100) |
| | | Gesamtkörper | $1,4 \cdot 10^{4}$ | $6 \cdot 10^{-6}$ | — | | |
| unlöslich | | Lunge | $3,0 \cdot 10^{3}$ | $1 \cdot 10^{-6}$ | — | | |
| | | MDK (UDD) | — | — | $1,4 \cdot 10^{-3}$ | | |
| Kohlenstoff—14 | 5 730 a | | | | | $8 \cdot 10^{-5}$ | 4 |
| löslich | | Fett | $8,7 \cdot 10^{3}$ | $4 \cdot 10^{-6}$ | $6,6 \cdot 10^{2}$ | | (100) |
| Fluor—18 | 109,7 min | | | | | $1 \cdot 10^{-4}$ | 4 |
| löslich | | MDK (Dünndarm) | $1,3 \cdot 10^{4}$ | $5 \cdot 10^{-6}$ | $6,6 \cdot 10^{2}$ | | (100) |
| unlöslich | | MDK (ODD) | $6,4 \cdot 10^{3}$ | $3 \cdot 10^{-6}$ | $4,0 \cdot 10^{2}$ | | |
| Natrium—22 | 2,6 a | | | | | $4 \cdot 10^{-6}$ | 3 |
| löslich | | Gesamtkörper | $4,3 \cdot 10^{2}$ | $2 \cdot 10^{-7}$ | $3,2 \cdot 10$ | | (10) |
| unlöslich | | Lunge | $2,1 \cdot 10$ | $9 \cdot 10^{-9}$ | — | | |
| | | MDK (UDD) | — | — | $2,4 \cdot 10$ | | |

| | | | | | | | |
|---|---|---|---|---|---|---|---|
| Natrium—24 | 0,63 d | | | | | $8 \cdot 10^{-6}$ | 3 |
| löslich | | MDK (Dünndarm) | $3{,}1 \cdot 10^{3}$ | $1 \cdot 10^{-6}$ | $1{,}5 \cdot 10^{2}$ | | (10) |
| unlöslich | | MDK (UDD) | $3{,}6 \cdot 10^{2}$ | $1 \cdot 10^{-7}$ | $2{,}2 \cdot 10$ | | |
| Silicium—31 | 2,62 h | | | | | $6 \cdot 10^{-5}$ | 4 |
| löslich | | MDK (Magen) | $1{,}4 \cdot 10^{4}$ | $6 \cdot 10^{-6}$ | $7{,}0 \cdot 10^{2}$ | | (100) |
| unlöslich | | MDK (ODD) | $2{,}5 \cdot 10^{3}$ | $1 \cdot 10^{-6}$ | $1{,}5 \cdot 10^{2}$ | | |
| Phosphor—32 | 14,3 d | | | | | $5 \cdot 10^{-6}$ | 3 |
| löslich | | Knochen | $1{,}8 \cdot 10^{2}$ | $7 \cdot 10^{-8}$ | $1{,}5 \cdot 10$ | | (10) |
| unlöslich | | Lunge | $2{,}0 \cdot 10^{2}$ | $8 \cdot 10^{-8}$ | — | | |
| | | MDK (UDD) | — | — | $1{,}8 \cdot 10$ | | |
| Schwefel—35 | 88 d | | | | | $6 \cdot 10^{-6}$ | 3 |
| löslich | | Hoden | $6{,}8 \cdot 10^{2}$ | $3 \cdot 10^{-7}$ | $5{,}0 \cdot 10$ | | (10) |
| unlöslich | | Lunge | $6{,}3 \cdot 10^{2}$ | $3 \cdot 10^{-7}$ | — | | |
| | | MDK (UDD) | — | — | $2{,}2 \cdot 10^{2}$ | | |
| Chlor—36 | $3{,}1 \cdot 10^{5}$ a | | | | | $8 \cdot 10^{-6}$ | 3 |
| löslich | | Gesamtkörper | $8{,}7 \cdot 10^{2}$ | $4 \cdot 10^{-7}$ | $6{,}6 \cdot 10$ | | (10) |
| unlöslich | | Lunge | $5{,}7 \cdot 10$ | $2 \cdot 10^{-8}$ | — | | |
| | | MDK (UDD) | — | — | $4{,}6 \cdot 10$ | | |
| Chlor—38 | 37,3 min | | | | | $1 \cdot 10^{-4}$ | 4 |
| löslich | | MDK (Magen) | $6{,}4 \cdot 10^{3}$ | $3 \cdot 10^{-6}$ | $3{,}2 \cdot 10^{2}$ | | (100) |
| unlöslich | | MDK (Magen) | $5{,}1 \cdot 10^{3}$ | $2 \cdot 10^{-6}$ | $3{,}2 \cdot 10^{2}$ | | |
| Kalium—42 | 12,4 h | | | | | $6 \cdot 10^{-6}$ | 3 |
| löslich | | MDK (Magen) | $5{,}0 \cdot 10^{3}$ | $2 \cdot 10^{-6}$ | $2{,}5 \cdot 10^{2}$ | | (10) |
| unlöslich | | MDK (UDD) | $2{,}7 \cdot 10^{2}$ | $1 \cdot 10^{-7}$ | $1{,}6 \cdot 10$ | | |
| Calcium—45 | 165 d | | | | | $3 \cdot 10^{-6}$ | 3 |
| löslich | | Knochen | $8{,}0 \cdot 10$ | $3 \cdot 10^{-8}$ | 7,3 | | (10) |
| unlöslich | | Lunge | $3{,}0 \cdot 10^{2}$ | $1 \cdot 10^{-7}$ | — | | |
| | | MDK (UDD) | — | — | $1{,}0 \cdot 10^{2}$ | | |
| Calcium—47 | 4,53 d | | | | | $1 \cdot 10^{-5}$ | 3 |
| löslich | | Knochen | $4{,}3 \cdot 10^{2}$ | $2 \cdot 10^{-7}$ | $4{,}0 \cdot 10$ | | (10) |
| unlöslich | | MDK (UDD) | $4{,}2 \cdot 10^{2}$ | $2 \cdot 10^{-7}$ | $2{,}6 \cdot 10$ | | |
| | | Lunge | $4{,}7 \cdot 10^{2}$ | $2 \cdot 10^{-7}$ | — | | |

| Radionuklid | Halbwertzeit | Kritisches Organ | Maximal zulässige jährliche Aktivitätsaufnahme infolge Inhalation (Kategorie A) in µCi | MZK für Luft (Kategorie A) in µCi/cm³ | Maximal zulässige jährliche Aktivitätsaufnahme infolge Ingestion (Kategorie C) in µCi | MZK für Trinkwasser µCi/cm³ in | Radiotoxizitätsgruppe In Klammern Freigrenze in µCi |
|---|---|---|---|---|---|---|---|
| 1 | 2 | 3 | 4 | 5 | 6 | 7 | 8 |
| Scandium—46 | 83,9 d | | | | | $1 \cdot 10^{-5}$ | 3 |
| löslich | | MDK (UDD) | $6{,}1 \cdot 10^{2}$ | $2 \cdot 10^{-7}$ | $3{,}0 \cdot 10$ | | (10) |
| | | Leber | $6{,}0 \cdot 10^{2}$ | $2 \cdot 10^{-7}$ | — | | |
| unlöslich | | Lunge | $6{,}0 \cdot 10$ | $2 \cdot 10^{-8}$ | — | | |
| | | MDK (UDD) | — | — | $3{,}0 \cdot 10$ | | |
| Scandium—47 | 3,43 d | | | | | $3 \cdot 10^{-5}$ | 3 |
| löslich | | MDK (UDD) | $1{,}5 \cdot 10^{3}$ | $6 \cdot 10^{-7}$ | $7{,}1 \cdot 10$ | | (10) |
| unlöslich | | MDK (UDD) | $1{,}2 \cdot 10^{3}$ | $5 \cdot 10^{-7}$ | $7{,}1 \cdot 10$ | | |
| Scandium—48 | 1,83 d | | | | | $8 \cdot 10^{-6}$ | 3 |
| löslich | | MDK (UDD) | $4{,}3 \cdot 10^{2}$ | $2 \cdot 10^{-7}$ | $2{,}2 \cdot 10$ | | (10) |
| unlöslich | | MDK (UDD) | $3{,}5 \cdot 10^{2}$ | $1 \cdot 10^{-7}$ | $2{,}2 \cdot 10$ | | |
| Vanadium—48 | 16,0 d | | | | | $8 \cdot 10^{-6}$ | 3 |
| löslich | | MDK (UDD) | $4{,}5 \cdot 10^{2}$ | $2 \cdot 10^{-7}$ | $2{,}3 \cdot 10$ | | (10) |
| unlöslich | | Lunge | $1{,}4 \cdot 10^{2}$ | $6 \cdot 10^{-8}$ | — | | |
| | | MDK (UDD) | — | — | $2{,}3 \cdot 10$ | | |
| Chrom—51 | 27,8 d | | | | | $5 \cdot 10^{-4}$ | 4 |
| löslich | | MDK (UDD) | $2{,}6 \cdot 10^{4}$ | $1 \cdot 10^{-5}$ | $1{,}3 \cdot 10^{3}$ | | (100) |
| | | Gesamtkörper | $2{,}7 \cdot 10^{4}$ | $1 \cdot 10^{-5}$ | — | | |
| unlöslich | | Lunge | $5{,}6 \cdot 10^{3}$ | $2 \cdot 10^{-6}$ | — | | |
| | | MDK (UDD) | — | — | $1{,}2 \cdot 10^{3}$ | | |
| Mangan—52 | 5,7 d | | | | | $9 \cdot 10^{-6}$ | 3 |
| löslich | | MDK (UDD) | $5{,}3 \cdot 10^{2}$ | $2 \cdot 10^{-7}$ | $2{,}6 \cdot 10$ | | (10) |
| unlöslich | | Lunge | $3{,}5 \cdot 10^{2}$ | $1 \cdot 10^{-7}$ | — | | |
| | | MDK (UDD) | $3{,}8 \cdot 10^{2}$ | $2 \cdot 10^{-7}$ | $2{,}4 \cdot 10$ | | |

| | | | | | | | |
|---|---|---|---|---|---|---|---|
| Mangan—54 | 303 d | | | | | $3 \cdot 10^{-5}$ | 3 |
| löslich | | MDK (UDD) | — | — | $1{,}0 \cdot 10^{2}$ | | (10) |
| | | Leber | $9{,}5 \cdot 10^{2}$ | $4 \cdot 10^{-7}$ | — | | |
| unlöslich | | Lunge | $8{,}7 \cdot 10$ | $4 \cdot 10^{-8}$ | — | | |
| | | MDK (UDD) | — | — | $9{,}6 \cdot 10$ | | |
| Mangan—56 | 2,58 h | | | | | $3 \cdot 10^{-5}$ | 3 |
| löslich | | MDK (UDD) | $1{,}9 \cdot 10^{3}$ | $8 \cdot 10^{-7}$ | $9{,}6 \cdot 10$ | | (10) |
| unslöslich | | MDK (UDD) | $1{,}3 \cdot 10^{3}$ | $5 \cdot 10^{-7}$ | $8{,}0 \cdot 10$ | | |
| Eisen—55 | 2,6 a | | | | | $2 \cdot 10^{-4}$ | 4 |
| löslich | | Milz | $2{,}1 \cdot 10^{3}$ | $9 \cdot 10^{-7}$ | $6{,}3 \cdot 10^{2}$ | | (100) |
| unlöslich | | Lunge | $2{,}6 \cdot 10^{3}$ | $1 \cdot 10^{-6}$ | — | | |
| | | MDK (UDD) | — | — | $1{,}8 \cdot 10^{3}$ | | |
| Eisen—59 | 45 d | | | | | $2 \cdot 10^{-5}$ | 3 |
| löslich | | MDK (UDD) | — | — | $4{,}7 \cdot 10$ | | (10) |
| | | Milz | $3{,}7 \cdot 10^{2}$ | $1 \cdot 10^{-7}$ | — | | |
| unlöslich | | Lunge | $1{,}3 \cdot 10^{2}$ | $5 \cdot 10^{-8}$ | — | | |
| | | MDK (UDD) | — | — | $4{,}2 \cdot 10$ | | |
| Kobalt—57 | 270 d | | | | | $1 \cdot 10^{-4}$ | 3 |
| löslich | | MDK (UDD) | $8{,}7 \cdot 10^{3}$ | $3 \cdot 10^{-6}$ | $4{,}3 \cdot 10^{2}$ | | (10) |
| unlöslich | | Lunge | $4{,}0 \cdot 10^{2}$ | $2 \cdot 10^{-7}$ | — | | |
| | | MDK (UDD) | — | — | $3{,}0 \cdot 10^{2}$ | | |
| Kobalt—58m | 9,0 h | | | | | $6 \cdot 10^{-4}$ | 3 |
| löslich | | MDK (UDD) | $4{,}5 \cdot 10^{4}$ | $2 \cdot 10^{-5}$ | $2{,}2 \cdot 10^{3}$ | | (10) |
| unlöslich | | Lunge | $2{,}2 \cdot 10^{4}$ | $9 \cdot 10^{-6}$ | — | | |
| | | MDK (UDD) | — | — | $1{,}6 \cdot 10^{3}$ | | |
| Kobalt—58 | 71,3 d | | | | | $3 \cdot 10^{-5}$ | 3 |
| löslich | | MDK (UDD) | $2{,}1 \cdot 10^{3}$ | $8 \cdot 10^{-7}$ | $1{,}0 \cdot 10^{2}$ | | (10) |
| | | Gesamtkörper | $2{,}4 \cdot 10^{3}$ | $1 \cdot 10^{-6}$ | — | | |
| unlöslich | | Lunge | $1{,}4 \cdot 10^{2}$ | $5 \cdot 10^{-8}$ | — | | |
| | | MDK (UDD) | — | — | $7{,}2 \cdot 10$ | | |
| Kobalt—60 | 5,26 a | | | | | $1 \cdot 10^{-5}$ | 3 |
| löslich | | MDK (UDD) | $8{,}0 \cdot 10^{2}$ | $3 \cdot 10^{-7}$ | $3{,}9 \cdot 10$ | | (10) |
| | | Gesamtkörper | $8{,}7 \cdot 10^{2}$ | $4 \cdot 10^{-7}$ | — | | |
| unlöslich | | Lunge | $2{,}2 \cdot 10$ | $9 \cdot 10^{-9}$ | — | | |
| | | MDK (UDD) | — | — | $2{,}8 \cdot 10$ | | |

| Radionuklid | Halbwertzeit | Kritisches Organ | Maximal zulässige jährliche Aktivitätsaufnahme infolge Inhalation (Kategorie A) in μCi | MZK für Luft (Kategorie A) in μCi/cm³ | Maximal zulässige jährliche Aktivitätsaufnahme infolge Ingestion (Kategorie C) in μCi | MZK für Trinkwasser in μCi/cm³ | Radiotoxizitätsgruppe In Klammern Freigrenze in μCi |
|---|---|---|---|---|---|---|---|
| 1 | 2 | 3 | 4 | 5 | 6 | 7 | 8 |
| Nickel—59 | $8 \cdot 10^4$ a | | | | | $6 \cdot 10^{-5}$ | 3 |
| löslich | | Knochen | $1,2 \cdot 10^3$ | $5 \cdot 10^{-7}$ | $1,6 \cdot 10^2$ | | (10) |
| unlöslich | | Lunge | $1,9 \cdot 10^3$ | $8 \cdot 10^{-7}$ | — | | |
| | | MDK (UDD) | — | — | $1,6 \cdot 10^3$ | | |
| Nickel—63 | 92 a | | | | | $8 \cdot 10^6$ | 3 |
| löslich | | Knochen | $1,6 \cdot 10^2$ | $6 \cdot 10^{-3}$ | $2,2 \cdot 10$ | | (10) |
| unlöslich | | Lunge | $7,0 \cdot 10^2$ | $3 \cdot 10^{-7}$ | — | | |
| | | MDK (UDD) | — | — | $5,7 \cdot 10^2$ | | |
| Nickel—65 | 2,56 h | | | | | $3 \cdot 10^{-5}$ | 3 |
| löslich | | MDK (ODD) | $2,3 \cdot 10^3$ | $9 \cdot 10^{-7}$ | $1,1 \cdot 10^2$ | | (10) |
| unlöslich | | MDK (ODD) | $1,3 \cdot 10^3$ | $5 \cdot 10^{-7}$ | $8,0 \cdot 10$ | | |
| Kupfer—64 | 12,8 h | | | | | $6 \cdot 10^{-5}$ | 4 |
| löslich | | MDK (UDD) | $5,3 \cdot 10^3$ | $2 \cdot 10^{-6}$ | $2,6 \cdot 10^2$ | | (100) |
| unlöslich | | MDK (UD)) | $2,6 \cdot 10^3$ | $1 \cdot 10^{-6}$ | $1,7 \cdot 10^2$ | | |
| Zink—65 | 245 d | | | | | $1 \cdot 10^{-5}$ | 3 |
| löslich | | Gesamtkörper | $2,6 \cdot 10^2$ | $1 \cdot 10^{-7}$ | $7,9 \cdot 10$ | | (10) |
| | | Prostata | $3,2 \cdot 10^2$ | $1 \cdot 10^{-7}$ | $9,6 \cdot 10$ | | |
| | | Leber | — | — | $1,0 \cdot 10^2$ | | |
| unlöslich | | Lunge | $1,5 \cdot 10^2$ | $6 \cdot 10^{-8}$ | — | | |
| | | MDK (UDD) | — | — | $1,4 \cdot 10^2$ | | |
| Zink—69m | 13,8 h | | | | | $2 \cdot 10^{-5}$ | 3 |
| löslich | | MDK (UDD) | — | — | $5,4 \cdot 10$ | | (10) |
| | | Prostata | $9,5 \cdot 10^2$ | $4 \cdot 10^{-7}$ | — | | |
| unlöslich | | MDK (UDD) | $8,0 \cdot 10^2$ | $3 \cdot 10^{-7}$ | $4,9 \cdot 10$ | | |
| Zink—69 | 57 min | | | | | $5 \cdot 10^{-4}$ | 4 |
| löslich | | MDK (Magen) | — | — | $1,4 \cdot 10^3$ | | (100) |
| | | Prostata | $1,8 \cdot 10^4$ | $7 \cdot 10^{-6}$ | — | | |
| unlöslich | | MDK (Magen) | $2,3 \cdot 10^4$ | $9 \cdot 10^{-6}$ | $1,4 \cdot 10^3$ | | |

| | | | | | | | |
|---|---|---|---|---|---|---|---|
| Gallium—72 | 14,1 h | | | | | $1 \cdot 10^{-5}$ | 3 |
| löslich | | MDK (UDD) | $5{,}9 \cdot 10^{2}$ | $2 \cdot 10^{-7}$ | $3{,}0 \cdot 10$ | | (10) |
| unlöslich | | MDK (UDD) | $4{,}7 \cdot 10^{2}$ | $2 \cdot 10^{-7}$ | $3{,}0 \cdot 10$ | | |
| Germanium—71 | 11,4 d | | | | | $5 \cdot 10^{-4}$ | 4 |
| löslich | | MDK (UDD) | $2{,}6 \cdot 10^{4}$ | $1 \cdot 10^{-5}$ | $1{,}3 \cdot 10^{3}$ | | (100) |
| unlöslich | | Lunge | $1{,}6 \cdot 10^{4}$ | $6 \cdot 10^{-6}$ | — | | |
| | | MDK (UDD) | — | — | $1{,}3 \cdot 10^{3}$ | | |
| Arsen—73 | 80,3 d | | | | | $1 \cdot 10^{-4}$ | 3 |
| löslich | | MDK (UDD) | — | — | $3{,}8 \cdot 10^{2}$ | | (10) |
| | | Gesamtkörper | $5{,}1 \cdot 10^{3}$ | $2 \cdot 10^{-6}$ | — | | |
| unlöslich | | Lunge | $9{,}5 \cdot 10^{2}$ | $4 \cdot 10^{-7}$ | — | | |
| | | MDK (UDD) | — | — | $3{,}7 \cdot 10^{2}$ | | |
| Arsen—74 | 17,9 d | | | | | $2 \cdot 10^{-5}$ | 3 |
| löslich | | MDK (UDD) | $8{,}7 \cdot 10^{2}$ | $3 \cdot 10^{-7}$ | $4{,}2 \cdot 10$ | | (10) |
| unlöslich | | Lunge | $3{,}1 \cdot 10^{2}$ | $1 \cdot 10^{-7}$ | — | | |
| | | MDK (UDD) | — | — | $4{,}2 \cdot 10$ | | |
| Arsen—76 | 26,5 h | | | | | $6 \cdot 10^{-6}$ | 3 |
| löslich | | MDK (UDD) | $3{,}2 \cdot 10^{2}$ | $1 \cdot 10^{-7}$ | $1{,}6 \cdot 10$ | | (10) |
| unlöslich | | MDK (UDD) | $2{,}5 \cdot 10^{2}$ | $1 \cdot 10^{-7}$ | $1{,}5 \cdot 10$ | | |
| Arsen—77 | 38,7 h | | | | | $2 \cdot 10^{-5}$ | 3 |
| löslich | | MDK (UDD) | $1{,}3 \cdot 10^{3}$ | $5 \cdot 10^{-7}$ | $6{,}6 \cdot 10$ | | (10) |
| unlöslich | | MDK (UDD) | $1{,}0 \cdot 10^{3}$ | $4 \cdot 10^{-7}$ | $6{,}4 \cdot 10$ | | |
| Selen—75 | 120,4 d | | | | | $3 \cdot 10^{-5}$ | 3 |
| löslich | | Niere | $3{,}1 \cdot 10^{3}$ | $1 \cdot 10^{-6}$ | $2{,}4 \cdot 10^{2}$ | | (10) |
| | | Gesamtkörper | — | — | $2{,}7 \cdot 10^{2}$ | | |
| unlöslich | | Lunge | $3{,}1 \cdot 10^{2}$ | $1 \cdot 10^{-7}$ | — | | |
| | | MDK (UDD) | — | — | $2{,}2 \cdot 10^{2}$ | | |
| Brom—82 | 35,34 h | | | | | $1 \cdot 10^{-5}$ | 3 |
| löslich | | Gesamtkörper | $2{,}8 \cdot 10^{3}$ | $1 \cdot 10^{-6}$ | $2{,}1 \cdot 10^{2}$ | | (10) |
| | | MDK (Dünndarm) | — | | $2{,}2 \cdot 10^{2}$ | | |
| unlöslich | | MDK (UDD) | $4{,}7 \cdot 10^{2}$ | $2 \cdot 10^{-7}$ | $3{,}0 \cdot 10$ | | |

| Radionuklid | Halbwertzeit | Kritisches Organ | Maximal zulässige jährliche Aktivitätsaufnahme infolge Inhalation (Kategorie A) in $\mu$Ci | MZK für Luft (Kategorie A) in $\mu Ci/cm^3$ | Maximal zulässige jährliche Aktivitätsaufnahme infolge Ingestion (Ketagorie C) in $\mu$Ci | MZK für Trinkwasser in $\mu Ci/cm^3$ | Radiotoxizitätsgruppe In Klammern Freigrenze in $\mu$Ci |
|---|---|---|---|---|---|---|---|
| 1 | 2 | 3 | 4 | 5 | 6 | 7 | 8 |
| Rubidium—86 | 18,66 d | | | | | $7 \cdot 10^{-6}$ | 3 |
| löslich | | Gesamtkörper | $7,1 \cdot 10^{2}$ | $3 \cdot 10^{-7}$ | $5,4 \cdot 10$ | | (10) |
| | | Bauchspeicheldrüse | $7,1 \cdot 10^{2}$ | $3 \cdot 10^{-7}$ | $5,4 \cdot 10$ | | |
| | | Leber | $1,0 \cdot 10^{3}$ | $4 \cdot 10^{-7}$ | — | | |
| unlöslich | | Lunge | $1,7 \cdot 10^{2}$ | $7 \cdot 10^{-8}$ | — | | |
| | | MDK (UDD) | — | — | $1,9 \cdot 10$ | | |
| Rubidium—87 | $5 \cdot 10^{10}$ a | | | | | $3 \cdot 10^{-5}$ | 3 |
| löslich | | Bauchspeicheldrüse | $1,2 \cdot 10^{3}$ | $5 \cdot 10^{-7}$ | $8,8 \cdot 10$ | | (10) |
| | | Gesamtkörper | $1,6 \cdot 10^{3}$ | $6 \cdot 10^{-7}$ | — | | |
| | | Leber | $1,7 \cdot 10^{3}$ | $7 \cdot 10^{-7}$ | — | | |
| unlöslich | | Lunge | $1,6 \cdot 10^{2}$ | $7 \cdot 10^{-8}$ | — | | |
| | | MDK (UDD) | — | — | $1,4 \cdot 10^{2}$ | | |
| Strontium—85m | 70 min | | | | | $2 \cdot 10^{-3}$ | 3 |
| löslich | | MDK (Dünndarm) | $1,0 \cdot 10^{-5}$ | $4 \cdot 10^{-5}$ | $5,2 \cdot 10^{3}$ | | (10) |
| unlöslich | | MDK (Dünndarm) | $8,7 \cdot 10^{4}$ | $3 \cdot 10^{-5}$ | $5,4 \cdot 10^{3}$ | | |
| Strontium—85 | 64 d | | | | | $1 \cdot 10^{-5}$ | 3 |
| löslich | | Gesamtkörper | $5,8 \cdot 10^{2}$ | $2 \cdot 10^{-7}$ | $7,6 \cdot 10$ | | (10) |
| unlöslich | | Lunge | $2,6 \cdot 10^{2}$ | $1 \cdot 10^{-7}$ | — | | |
| | | MDK (UDD) | — | — | $1,4 \cdot 10^{2}$ | | |
| Strontium—89 | 52 d | | | | | $3 \cdot 10^{-6}$ | 3 |
| löslich | | Knochen | $6,9 \cdot 10$ | $3 \cdot 10^{-8}$ | 9,6 | | (10) |
| unlöslich | | Lunge | $8,7 \cdot 10$ | $4 \cdot 10^{-8}$ | — | | |
| | | MDK (UDD) | — | — | $2,2 \cdot 10$ | | |
| Strontium—90 | 28,1 a | | | | | $1 \cdot 10^{-7}$ | 2 |
| löslich | | Knochen | 2,9 | $1 \cdot 10^{-9}$ | $3,2 \cdot 10^{-1}$ | | (1) |
| unlöslich | | Lunge | $1,4 \cdot 10$ | $5 \cdot 10^{-9}$ | — | | |
| | | MDK (UDD) | — | — | $2,8 \cdot 10$ | | |

| | | | | | | | |
|---|---|---|---|---|---|---|---|
| Strontium—91 | 9,67 h | | | | | $1 \cdot 10^{-5}$ | 3 |
| löslich | | MDK (UDD) | $1{,}1 \cdot 10^{3}$ | $4 \cdot 10^{-7}$ | $5{,}6 \cdot 10$ | | (10) |
| unlöslich | | MDK (UDD) | $6{,}3 \cdot 10^{2}$ | $3 \cdot 10^{-7}$ | $3{,}9 \cdot 10$ | | |
| Strontium—92 | 2,71 h | | | | | $2 \cdot 10^{-5}$ | 3 |
| löslich | | MDK (ODD) | $1{,}1 \cdot 10^{3}$ | $4 \cdot 10^{-7}$ | $5{,}4 \cdot 10$ | | (10) |
| unlöslich | | MDK (ODD) | $7{,}3 \cdot 10^{2}$ | $3 \cdot 10^{-7}$ | $4{,}6 \cdot 10$ | | |
| Yttrium—90 | 64 h | | | | | $6 \cdot 10^{-6}$ | 3 |
| löslich | | MDK (UDD) | $3{,}2 \cdot 10^{2}$ | $1 \cdot 10^{-7}$ | $1{,}6 \cdot 10$ | | (10) |
| unlöslich | | MDK (UDD) | $2{,}6 \cdot 10^{2}$ | $1 \cdot 10^{-7}$ | $1{,}6 \cdot 10$ | | |
| Yttrium—91m | 50 min | | | | | $1 \cdot 10^{-3}$ | 4 |
| löslich | | MDK (Dünndarm) | $5{,}5 \cdot 10^{4}$ | $2 \cdot 10^{-5}$ | $2{,}7 \cdot 10^{3}$ | | (100) |
| unlöslich | | MDK (Dünndarm) | $4{,}3 \cdot 10^{4}$ | $2 \cdot 10^{-5}$ | $2{,}7 \cdot 10^{3}$ | | |
| Yttrium—91 | 58,8 d | | | | | $8 \cdot 10^{-6}$ | 3 |
| löslich | | MDK (UDD) | — | — | $2{,}1 \cdot 10$ | | (10) |
| | | Knochen | $8{,}7 \cdot 10$ | $4 \cdot 10^{-8}$ | — | | |
| unlöslich | | Lunge | $8{,}0 \cdot 10$ | $3 \cdot 10^{-3}$ | — | | |
| | | MDK (UDD) | — | — | $2{,}1 \cdot 10$ | | |
| Yttrium—92 | 3,53 h | | | | | $2 \cdot 10^{-5}$ | 3 |
| löslich | | MDK (ODD) | $9{,}5 \cdot 10^{2}$ | $4 \cdot 10^{-7}$ | $4{,}6 \cdot 10$ | | (10) |
| unlöslich | | MDK (ODD) | $7{,}3 \cdot 10^{2}$ | $3 \cdot 10^{-7}$ | $4{,}6 \cdot 10$ | | |
| Yttrium—93 | 10,2 h | | | | | $8 \cdot 10^{-6}$ | 3 |
| löslich | | MDK (UDD) | $4{,}3 \cdot 10^{2}$ | $2 \cdot 10^{-7}$ | $2{,}2 \cdot 10$ | | (10) |
| unlöslich | | MDK (UDD) | $3{,}4 \cdot 10^{2}$ | $1 \cdot 10^{-7}$ | $2{,}2 \cdot 10$ | | |
| Zirkon—93 | $1{,}5 \cdot 10^{6}$ a | | | | | $2 \cdot 10^{-4}$ | 3 |
| löslich | | MDK (UDD) | — | — | $6{,}4 \cdot 10^{2}$ | | (10) |
| | | Knochen | $3{,}2 \cdot 10^{2}$ | $1 \cdot 10^{-7}$ | — | | |
| unlöslich | | Lunge | $8{,}0 \cdot 10^{2}$ | $3 \cdot 10^{-7}$ | — | | |
| | | MDK (UDD) | — | — | $6{,}4 \cdot 10^{2}$ | | |
| Zirkon—95 | 65 d | | | | | $2 \cdot 10^{-5}$ | 3 |
| löslich | | MDK (UDD) | — | — | $5{,}0 \cdot 10$ | | (10) |
| | | Gesamtkörper | $3{,}2 \cdot 10^{2}$ | $1 \cdot 10^{-7}$ | — | | |
| unlöslich | | Lunge | $8{,}0 \cdot 10$ | $3 \cdot 10^{-8}$ | — | | |
| | | MDK (UDD) | — | — | $5{,}0 \cdot 10$ | | |

| Radionuklid | Halbwertzeit | Kritisches Organ | Maximal zulässige jährliche Aktivitätsaufnahme infolge Inhalation (Kategorie A) in μCi | MZK für Luft (Kategorie A) in μCi/cm³ | Maximal zulässige jährliche Aktivitätsaufnahme infolge Ingestion (Kategorie C) in μCi | MZK für Trinkwasser in μCi/cm³ | Radiotoxizitätsgruppe In Klammern Freigrenze in μCi |
|---|---|---|---|---|---|---|---|
| 1 | 2 | 3 | 4 | 5 | 6 | 7 | 8 |
| Zirkon—97 | 17 h | | | | | $5 \cdot 10^{-6}$ | 4 |
| löslich | | MDK (UDD) | $2{,}9 \cdot 10^{2}$ | $1 \cdot 10^{-7}$ | $1{,}4 \cdot 10$ | | (100) |
| unlöslich | | MDK (UDD) | $2{,}3 \cdot 10^{2}$ | $9 \cdot 10^{-8}$ | $1{,}4 \cdot 10$ | | |
| Niob—93m | 13,6 a | | | | | $1 \cdot 10^{-4}$ | 3 |
| löslich | | MDK (UDD) | — | — | $3{,}2 \cdot 10^{2}$ | | (10) |
| unlöslich | | Knochen | $3{,}1 \cdot 10^{2}$ | $1 \cdot 10^{-7}$ | — | | |
| | | Lunge | $4{,}0 \cdot 10^{2}$ | $2 \cdot 10^{-7}$ | — | | |
| | | MDK (UDD) | — | — | $3{,}2 \cdot 10^{2}$ | | |
| Niob—95 | 35 d | | | | | $3 \cdot 10^{-5}$ | 3 |
| löslich | | MDK (UDD) | $1{,}5 \cdot 10^{3}$ | $6 \cdot 10^{-7}$ | $7{,}7 \cdot 10$ | | (10) |
| unlöslich | | Gesamtkörper | $1{,}2 \cdot 10^{3}$ | $5 \cdot 10^{-7}$ | — | | |
| | | Lunge | $2{,}5 \cdot 10^{2}$ | $1 \cdot 10^{-7}$ | — | | |
| | | MDK (UDD) | — | — | $7{,}7 \cdot 10$ | | |
| Niob—97 | 72 min | | | | | $3 \cdot 10^{-4}$ | 4 |
| löslich | | MDK (ODD) | $1{,}5 \cdot 10^{4}$ | $6 \cdot 10^{-6}$ | $7{,}4 \cdot 10^{2}$ | | (100) |
| unlöslich | | MDK (ODD) | $1{,}2 \cdot 10^{4}$ | $5 \cdot 10^{-6}$ | $7{,}4 \cdot 10^{2}$ | | |
| Molybdän—99 | 67 h | | | | | $1 \cdot 10^{-5}$ | 3 |
| löslich | | Niere | $1{,}8 \cdot 10^{3}$ | $7 \cdot 10^{-7}$ | $1{,}4 \cdot 10^{2}$ | | (10) |
| | | MDK (UDD) | — | — | $1{,}9 \cdot 10^{2}$ | | |
| unlöslich | | MDK (UDD) | $5{,}0 \cdot 10^{2}$ | $2 \cdot 10^{-7}$ | $3{,}1 \cdot 10$ | | |
| Technetium—96m | 52 min | | | | | $3 \cdot 10^{-3}$ | 4 |
| löslich | | MDK (UDD) | $1{,}9 \cdot 10^{5}$ | $8 \cdot 10^{-5}$ | $9{,}6 \cdot 10^{3}$ | | (100) |
| unlöslich | | MDK (UDD) | — | — | $8{,}0 \cdot 10^{3}$ | | |
| | | Lunge | $7{,}3 \cdot 10^{4}$ | $3 \cdot 10^{-5}$ | — | | |
| Technetium—96 | 4,3 d | | | | | $1 \cdot 10^{-5}$ | 3 |
| löslich | | MDK (UDD) | $1{,}6 \cdot 10^{3}$ | $6 \cdot 10^{-7}$ | $7{,}8 \cdot 10$ | | (10) |
| unlöslich | | MDK (UDD) | $6{,}0 \cdot 10^{2}$ | $2 \cdot 10^{-7}$ | $3{,}8 \cdot 10$ | | |

| | | | | | | | |
|---|---|---|---|---|---|---|---|
| Technetium—97m | 90 d | | | | | $5 \cdot 10^{-5}$ | 3 |
| löslich | | MDK (UDD) | $5{,}8 \cdot 10^{3}$ | $2 \cdot 10^{-6}$ | $2{,}8 \cdot 10^{2}$ | | (10) |
| unlöslich | | Lunge | $3{,}8 \cdot 10^{2}$ | $2 \cdot 10^{-7}$ | — | | |
| | | MDK (UDD) | — | — | $1{,}4 \cdot 10^{2}$ | | |
| Technetium—97 | $2{,}6 \cdot 10^{6}$ a | | | | | $2 \cdot 10^{-4}$ | 3 |
| löslich | | MDK (UDD) | $2{,}7 \cdot 10^{4}$ | $1 \cdot 10^{-5}$ | $1{,}4 \cdot 10^{3}$ | | (10) |
| | | Niere | $3{,}4 \cdot 10^{4}$ | $1 \cdot 10^{-5}$ | — | | |
| unlöslich | | Lunge | $7{,}3 \cdot 10^{2}$ | $3 \cdot 10^{-7}$ | — | | |
| | | MDK (UDD) | — | — | $6{,}4 \cdot 10^{2}$ | | |
| Technetium—99m | 6,0 h | | | | | $8 \cdot 10^{-4}$ | 4 |
| löslich | | MDK (ODD) | $9{,}5 \cdot 10^{4}$ | $4 \cdot 10^{-5}$ | $4{,}6 \cdot 10^{3}$ | | (100) |
| unlöslich | | MDK (ODD) | $3{,}5 \cdot 10^{4}$ | $1 \cdot 10^{-5}$ | $2{,}2 \cdot 10^{3}$ | | |
| Technetium—99 | $2{,}12 \cdot 10^{5}$ a | | | | | $5 \cdot 10^{-5}$ | 3 |
| löslich | | MDK (UDD) | $5{,}3 \cdot 10^{3}$ | $2 \cdot 10^{-6}$ | $2{,}6 \cdot 10^{2}$ | | (10) |
| unlöslich | | Lunge | $1{,}5 \cdot 10^{2}$ | $6 \cdot 10^{-8}$ | — | | |
| | | MDK (UDD) | — — | — | $1{,}3 \cdot 10^{2}$ | | |
| Ruthenium—97 | 2,9 d | | | | | $1 \cdot 10^{-4}$ | 3 |
| löslich | | MDK (UDD) | $5{,}8 \cdot 10^{3}$ | $2 \cdot 10^{-6}$ | $2{,}9 \cdot 10^{2}$ | | (10) |
| unlöslich | | MDK (UDD) | $4{,}4 \cdot 10^{3}$ | $2 \cdot 10^{-6}$ | $2{,}8 \cdot 10^{2}$ | | |
| Ruthenium—103 | 39,6 d | | | | | $2 \cdot 10^{-5}$ | 3 |
| löslich | | MDK (UDD) | $1{,}3 \cdot 10^{2}$ | $5 \cdot 10^{-7}$ | $6{,}6 \cdot 10$ | | (10) |
| unlöslich | | Lunge | $2{,}1 \cdot 10^{2}$ | $8 \cdot 10^{-8}$ | — | | |
| | | MDK (UDD) | — | — | $6{,}4 \cdot 10$ | | |
| Ruthenium—105 | 4,44 h | | | | | $3 \cdot 10^{-5}$ | 3 |
| löslich | | MDK (ODD) | $1{,}3 \cdot 10^{3}$ | $7 \cdot 10^{-7}$ | $8{,}8 \cdot 10$ | | (10) |
| unlöslich | | MDK (ODD) | $1{,}3 \cdot 10^{3}$ | $5 \cdot 10^{-7}$ | $8{,}0 \cdot 10$ | | |
| Ruthenium—106 | 367 d | | | | | $3 \cdot 10^{-6}$ | 2 |
| löslich | MDK (UDD) | MDK (UDD) | $1{,}9 \cdot 10^{2}$ | $8 \cdot 10^{-8}$ | 9,6 | | (1) |
| unlöslich | | Lunge | $1{,}4 \cdot 10$ | $6 \cdot 10^{-9}$ | — | | |
| | | MDK (UDD) | — | — | 9,6 | | |
| Rhodium—103m | 57 min | | | | | $3 \cdot 10^{-3}$ | 4 |
| löslich | | MDK (Magen) | $1{,}9 \cdot 10^{5}$ | $8 \cdot 10^{-5}$ | $9{,}6 \cdot 10^{3}$ | | (100) |
| unlöslich | | MDK (Magen) | $1{,}5 \cdot 10^{5}$ | $6 \cdot 10^{-5}$ | $9{,}6 \cdot 10^{3}$ | | |

| Radionuklid | Halbwertzeit | Kritisches Organ | Maximal zulässige jährliche Aktivitätsaufnahme infolge Inhalation (Kategorie A) in μCi | MZK für Luft (Kategorie A) in μCi/cm³ | Maximal zulässige jährliche Aktivitätsaufnahme infolge Ingestion (Kategorie C) in μCi | MZK für Trinkwasser in μCi/cm³ | Radiotoxizitätsgruppe In Klammern Freigrenze in μCi |
|---|---|---|---|---|---|---|---|
| 1 | 2 | 3 | 4 | 5 | 6 | 7 | 8 |
| Rhodium—105 | 35,9 h | | | | | $3 \cdot 10^{-5}$ | 3 |
| löslich | | MDK (UDD) | $2{,}1 \cdot 10^{3}$ | $8 \cdot 10^{-7}$ | $1{,}0 \cdot 10^{2}$ | | (10) |
| unlöslich | | MDK (UDD) | $1{,}3 \cdot 10^{3}$ | $5 \cdot 10^{-7}$ | $8{,}0 \cdot 10$ | | |
| Palladium—103 | 17 d | | | | | $8 \cdot 10^{-5}$ | 3 |
| löslich | | MDK (UDD) | — | — | $2{,}7 \cdot 10^{2}$ | | (10) |
| | | Niere | $3{,}4 \cdot 10^{3}$ | $1 \cdot 10^{-6}$ | — | | |
| unlöslich | | Lunge | $1{,}9 \cdot 10^{3}$ | $7 \cdot 10^{-7}$ | — | | |
| | | MDK (UDD) | — | — | $2{,}2 \cdot 10^{2}$ | | |
| Palladium—109 | 13,47 h | | | | | $2 \cdot 10^{-5}$ | 3 |
| löslich | | MDK (UDD) | $1{,}4 \cdot 10^{3}$ | $6 \cdot 10^{-7}$ | $7{,}0 \cdot 10$ | | (10) |
| unlöslich | | MDK (UDD) | $8{,}7 \cdot 10^{2}$ | $4 \cdot 10^{-7}$ | $5{,}6 \cdot 10$ | | |
| Silber—105 | 40 d | | | | | $3 \cdot 10^{-5}$ | 3 |
| löslich | | MDK (UDD) | $1{,}5 \cdot 10^{3}$ | $6 \cdot 10^{-7}$ | $7{,}8 \cdot 10$ | | (10) |
| unlöslich | | Lunge | $2{,}0 \cdot 10^{2}$ | $8 \cdot 10^{-8}$ | — | | |
| | | MDK (UDD) | — | — | $7{,}7 \cdot 10$ | | |
| Silber—110m | 253 d | | | | | $9 \cdot 10^{-6}$ | 3 |
| löslich | MDK (UDD) | | $4{,}8 \cdot 10^{2}$ | $2 \cdot 10^{-7}$ | $2{,}4 \cdot 10$ | | (10) |
| unlöslich | | Lunge | $2{,}6 \cdot 10$ | $1 \cdot 10^{-8}$ | — | | |
| | | MDK (UDD) | — | — | $2{,}4 \cdot 10$ | | |
| Silber—111 | 7,5 d | | | | | $1 \cdot 10^{-5}$ | 3 |
| löslich | | MDK (UDD) | $7{,}1 \cdot 10^{2}$ | $3 \cdot 10^{-7}$ | $3{,}5 \cdot 10$ | | (10) |
| unlöslich | | MDK (UDD) | $5{,}5 \cdot 10^{2}$ | $2 \cdot 10^{-7}$ | $3{,}4 \cdot 10$ | | |
| Cadmium—109 | 453 d | | | | | $5 \cdot 10^{-5}$ | 3 |
| löslich | | MDK (UDD) | — | — | $1{,}4 \cdot 10^{2}$ | | (10) |
| | | Leber | $1{,}3 \cdot 10^{2}$ | $5 \cdot 10^{-8}$ | — | | |
| | | Niere | $1{,}4 \cdot 10^{2}$ | $6 \cdot 10^{-8}$ | — | | |
| unlöslich | | Lunge | $1{,}8 \cdot 10^{2}$ | $7 \cdot 10^{-8}$ | — | | |
| | | MDK (UDD) | — | — | $1{,}4 \cdot 10^{2}$ | | |

| | | | | | | | |
|---|---|---|---|---|---|---|---|
| Cadmium—115m | 43 d | | | | | $7 \cdot 10^{-6}$ | 3 |
| löslich | | MDK (UDD) | — | — | $2,0 \cdot 10$ | | (10) |
| | | Leber | $8,7 \cdot 10$ | $4 \cdot 10^{-8}$ | — | | |
| unlöslich | | Lunge | $8,7 \cdot 10$ | $4 \cdot 10^{-8}$ | — | | |
| | | MDK (UDD) | — | — | $2,0 \cdot 10$ | | |
| Cadmium—115 | 53,5 d | | | | | $1 \cdot 10^{-5}$ | 3 |
| löslich | | MDK (UDD) | $5,5 \cdot 10^{2}$ | $2 \cdot 10^{-7}$ | $2,7 \cdot 10$ | | (10) |
| unlöslich | | MDK (UDD) | $4,6 \cdot 10^{2}$ | $2 \cdot 10^{-7}$ | $2,9 \cdot 10$ | | |
| Indium—113m | 100 min | — | | | | $4 \cdot 10^{-4}$ | 4 |
| löslich | | MDK (ODD) | $2,1 \cdot 10^{4}$ | $8 \cdot 10^{-6}$ | $1,0 \cdot 10^{3}$ | | (100) |
| unlöslich | | MDK (ODD) | $1,7 \cdot 10^{4}$ | $7 \cdot 10^{-6}$ | $1,0 \cdot 10^{3}$ | | |
| Indium—114m | 50 d | | | | | $5 \cdot 10^{-6}$ | 3 |
| löslich | | MDK (UDD) | $2,7 \cdot 10^{2}$ | $1 \cdot 10^{-7}$ | $1,4 \cdot 10$ | | (10) |
| | | Niere | $2,6 \cdot 10^{2}$ | $1 \cdot 10^{-7}$ | — | | |
| | | Milz | $2,8 \cdot 10^{2}$ | $1 \cdot 10^{-7}$ | — | | |
| unlöslich | | Lunge | $5,4 \cdot 10$ | $2 \cdot 10^{-8}$ | — | | |
| | | MDK (UDD) | — | — | $1,4 \cdot 10$ | | |
| Indium—115m | 4,5 h | | | | | $1 \cdot 10^{-4}$ | 4 |
| löslich | | MDK (ODD) | $5,9 \cdot 10^{3}$ | $2 \cdot 10^{-6}$ | $3,0 \cdot 10^{2}$ | | (100) |
| unlöslich | | MDK (ODD) | $4,7 \cdot 10^{3}$ | $2 \cdot 10^{-6}$ | $3,0 \cdot 10^{2}$ | | |
| Zinn—113 | 115 d | | | | | $2 \cdot 10^{-5}$ | 3 |
| löslich | | MDK (UDD) | — | — | $6,8 \cdot 10$ | | (10) |
| | | Knochen | $8,7 \cdot 10^{2}$ | $4 \cdot 10^{-7}$ | — | | |
| unlöslich | | Lunge | $1,3 \cdot 10^{2}$ | $5 \cdot 10^{-8}$ | — | | |
| | | MDK (UDD) | — | — | $6,5 \cdot 10$ | | |
| Zinn—125 | 9,4 d | | | | | $5 \cdot 10^{-6}$ | 3 |
| löslich | | MDK (UDD) | $2,9 \cdot 10^{2}$ | $1 \cdot 10^{-7}$ | $1,4 \cdot 10$ | | (10) |
| unlöslich | | Lunge | $2,1 \cdot 10^{2}$ | $8 \cdot 10^{-8}$ | — | | |
| | | MDK (UDD) | $2,2 \cdot 10^{2}$ | $9 \cdot 10^{-8}$ | $1,4 \cdot 10$ | | |
| Antimon—122 | 2,80 d | | | | | $8 \cdot 10^{-6}$ | 3 |
| löslich | | MDK (UDD) | $4,7 \cdot 10^{2}$ | $2 \cdot 10^{-7}$ | $2,3 \cdot 10$ | | (10) |
| unlöslich | | MDK (UDD) | $3,6 \cdot 10^{2}$ | $1 \cdot 10^{-7}$ | $2,3 \cdot 10$ | | |

| Radionuklid | Halbwertzeit | Kritisches Organ | Maximal zulässige jährliche Aktivitätsaufnahme infolge Inhalation (Kategorie A) in $\mu$Ci | MZK für Luft (Kategorie A) in $\mu$Ci/cm$^3$ | Maximal zulässige jährliche Aktivitätsaufnahme infolge Ingestion (Kategorie C) in $\mu$Ci | MZK für Trinkwasser in $\mu$Ci/cm$^3$ | Radiotoxizitätsgruppe In Klammern Freigrenze in $\mu$Ci |
|---|---|---|---|---|---|---|---|
| 1 | 2 | 3 | 4 | 5 | 6 | 7 | 8 |
| Antimon—124 | 60 d | | | | | $7 \cdot 10^{-8}$ | 2 (1) |
| löslich | | MDK (UDD) | $3{,}7 \cdot 10^{2}$ | $2 \cdot 10^{-7}$ | $1{,}8 \cdot 10$ | | |
| unlöslich | | Lunge | $4{,}8 \cdot 10$ | $2 \cdot 10^{-8}$ | — | | |
| | | MDK (UDD) | — | — | $1{,}8 \cdot 10$ | | |
| Antimon—125 | 2,7 a | | | | | $3 \cdot 10^{-5}$ | 3 (10) |
| löslich | | MDK (UDD) | $1{,}6 \cdot 10^{3}$ | $6 \cdot 10^{-7}$ | $8{,}0 \cdot 10$ | | |
| | | Lunge | $1{,}3 \cdot 10^{3}$ | $5 \cdot 10^{-7}$ | — | | |
| | | Gesamtkörper | $1{,}5 \cdot 10^{3}$ | $6 \cdot 10^{-7}$ | — | | |
| | | Knochen | $1{,}8 \cdot 10^{3}$ | $8 \cdot 10^{-7}$ | — | | |
| unlöslich | | Lunge | $6{,}6 \cdot 10$ | $3 \cdot 10^{-8}$ | — | | |
| | | MDK (UDD) | — | — | $7{,}9 \cdot 10$ | | |
| Tellur—125m | 58 d | | | | | $2 \cdot 10^{-5}$ | 3 (10) |
| löslich | | Niere | $8{,}7 \cdot 10^{2}$ | $4 \cdot 10^{-7}$ | $1{,}3 \cdot 10^{2}$ | | |
| | | MDK (UDD) | — | — | $1{,}4 \cdot 10^{2}$ | | |
| | | Hoden | — | — | $1{,}8 \cdot 10^{2}$ | | |
| unlöslich | | Lunge | $3{,}2 \cdot 10^{2}$ | $1 \cdot 10^{-7}$ | — | | |
| | | MDK (UDD) | — | — | $9{,}6 \cdot 10$ | | |
| Tellur—127m | 109 d | | | | | $2 \cdot 10^{-5}$ | 3 (10) |
| löslich | | Niere | $3{,}3 \cdot 10^{2}$ | $1 \cdot 10^{-7}$ | $5{,}0 \cdot 10$ | | |
| | | Hoden | $3{,}5 \cdot 10^{2}$ | $1 \cdot 10^{-7}$ | — | | |
| unlöslich | | Lunge | $1{,}0 \cdot 10^{2}$ | $4 \cdot 10^{-8}$ | — | | |
| | | MDK (UDD) | — | — | $4{,}2 \cdot 10$ | | |
| Tellur—127 | 9,4 h | | | | | $5 \cdot 10^{-5}$ | 3 (10) |
| löslich | | MDK (UDD) | $4{,}2 \cdot 10^{3}$ | $2 \cdot 10^{-6}$ | $2{,}1 \cdot 10^{2}$ | | |
| unlöslich | | MDK (UDD) | $2{,}1 \cdot 10^{3}$ | $9 \cdot 10^{-7}$ | $1{,}4 \cdot 10^{2}$ | | |

| | | | | | | |
|---|---|---|---|---|---|---|
| Tellur–129m | 34 d | | | | | $4 \cdot 10^{-6}$ | 3 |
| löslich | | MDK (UDD) | — | — | $2{,}6 \cdot 10$ | | (10) |
| | | Niere | $2{,}0 \cdot 10^{2}$ | $8 \cdot 10^{-8}$ | — | | |
| | | Hoden | $2{,}3 \cdot 10^{2}$ | $9 \cdot 10^{-8}$ | — | | |
| unlöslich | | Lunge | $8{,}0 \cdot 10$ | $3 \cdot 10^{-8}$ | — | | |
| | | MDK (UDD) | — | — | $1{,}6 \cdot 10$ | | |
| Tellur–129 | 69 min | | | | | $2 \cdot 10^{-4}$ | 4 |
| löslich | | MDK (Magen) | $1{,}3 \cdot 10^{4}$ | $5 \cdot 10^{-6}$ | $6{,}6 \cdot 10^{2}$ | | (100) |
| unlöslich | | MDK (ODD) | $1{,}0 \cdot 10^{4}$ | $4 \cdot 10^{-6}$ | $6{,}6 \cdot 10^{2}$ | | |
| Tellur–131m | 30 h | | | | | $1 \cdot 10^{-5}$ | 3 |
| löslich | | MDK (UDD) | $9{,}5 \cdot 10^{2}$ | $4 \cdot 10^{-7}$ | $4{,}6 \cdot 10$ | | (10) |
| unlöslich | | MDK (UDD) | $4{,}7 \cdot 10^{2}$ | $2 \cdot 10^{-7}$ | $3{,}0 \cdot 10$ | | |
| Tellur–132 | 78 h | | | | | $6 \cdot 10^{-6}$ | 3 |
| löslich | | MDK (UDD) | $5{,}1 \cdot 10^{2}$ | $2 \cdot 10^{-7}$ | $2{,}6 \cdot 10$ | | (10) |
| unlöslich | | MDK (UDD) | $2{,}6 \cdot 10^{2}$ | $1 \cdot 10^{-7}$ | $1{,}7 \cdot 10$ | | |
| Jod–126 | 13 d | | | | | $5 \cdot 10^{-7}$ | 2 |
| löslich | | Schilddrüse | $1{,}8 \cdot 10$ | $8 \cdot 10^{-9}$ | 1,4 | | (1) |
| unlöslich | | Lunge | $8{,}0 \cdot 10^{2}$ | $3 \cdot 10^{-7}$ | — | | |
| | | MDK (UDD) | — | — | $7{,}4 \cdot 10$ | | |
| Jod–129 | $1{,}7 \cdot 10^{7}$ a | | | | | $1 \cdot 10^{-7}$ | 2 |
| löslich | | Schilddrüse | 4,0 | $2 \cdot 10^{-9}$ | $3{,}0 \cdot 10$ | | (1) |
| unlöslich | | Lunge | $1{,}8 \cdot 10^{2}$ | $7 \cdot 10^{-8}$ | — | | |
| | | MDK (UDD) | — | — | $1{,}7 \cdot 10^{2}$ | | |
| Jod–131 | 8,05 d | | | | | $6 \cdot 10^{-7}$ | 2 |
| löslich | | Schilddrüse | $2{,}1 \cdot 10$ | $9 \cdot 10^{-9}$ | 1,6 | | (1) |
| unlöslich | | MDK (UDD) | $8{,}0 \cdot 10^{2}$ | $3 \cdot 10^{-7}$ | $5{,}1 \cdot 10$ | | |
| | | Lunge | $8{,}0 \cdot 10^{2}$ | $3 \cdot 10^{-7}$ | — | | |
| Jod–132 | 2,3 h | | | | | $2 \cdot 10^{-5}$ | 3 |
| löslich | | Schilddrüse | $5{,}9 \cdot 10^{2}$ | $2 \cdot 10^{-7}$ | $4{,}5 \cdot 10$ | | (10) |
| unlöslich | | MDK (ODD) | $2{,}3 \cdot 10^{3}$ | $9 \cdot 10^{-7}$ | $1{,}4 \cdot 10^{2}$ | | |
| Jod–133 | 21 h | | | | | $2 \cdot 10^{-6}$ | 3 |
| löslich | | Schilddrüse | $8{,}0 \cdot 10$ | $3 \cdot 10^{-8}$ | 6,0 | | (10) |
| unlöslich | | MDK (UDD) | $5{,}2 \cdot 10^{2}$ | $2 \cdot 10^{-7}$ | $3{,}3 \cdot 10$ | | |

| Radionuklid | Halbwertzeit | Kritisches Organ | Maximal zulässige jährliche Aktivitätsaufnahme infolge Inhalation (Kategorie A) in $\mu$Ci | MZK für Luft (Kategorie A) in $\mu$Ci/cm³ | Maximal zulässige jährliche Aktivitätsaufnahme infolge Ingestion (Kategorie C) in $\mu$Ci | für Trinkwasser in $\mu$Ci/cm³ | Radiotoxizitätsgruppe In Klammern Freigrenze in $\mu$Ci |
|---|---|---|---|---|---|---|---|
| 1 | 2 | 3 | 4 | 5 | 6 | 7 | 8 |
| Jod—134 | 52,8 min | | | | | $4 \cdot 10^{-5}$ | 3 |
| löslich | | Schilddrüse | $1{,}2 \cdot 10^{3}$ | $5 \cdot 10^{-7}$ | $9{,}6 \cdot 10$ | | (10) |
| unlöslich | | MDK (Magen) | $8{,}0 \cdot 10^{3}$ | $3 \cdot 10^{-6}$ | $4{,}8 \cdot 10^{2}$ | | |
| Jod—135 | 6,7 h | | | | | $7 \cdot 10^{-6}$ | 3 |
| löslich | | Schilddrüse | $2{,}6 \cdot 10^{2}$ | $1 \cdot 10^{-7}$ | $1{,}9 \cdot 10$ | | (10) |
| unlöslich | | MDK (UDD) | $8{,}7 \cdot 10^{2}$ | $4 \cdot 10^{-7}$ | $5{,}6 \cdot 10$ | | |
| Cäsium—131 | 9,7 d | | | | | $2 \cdot 10^{-4}$ | 4 |
| löslich | | Gesamtkörper | $2{,}6 \cdot 10^{4}$ | $1 \cdot 10^{-5}$ | $1{,}9 \cdot 10^{3}$ | | (100) |
| | | Leber | $3{,}2 \cdot 10^{4}$ | $1 \cdot 10^{-5}$ | — | | |
| unlöslich | | MDK (UDD) | — | — | $7{,}4 \cdot 10^{2}$ | | |
| | | Lunge | $8{,}0 \cdot 10^{3}$ | $3 \cdot 10^{-6}$ | — | | |
| Cäsium—134m | 2,9 h | | | | | $3 \cdot 10^{-4}$ | 4 |
| löslich | | MDK (Magen) | $8{,}7 \cdot 10^{4}$ | $4 \cdot 10^{-5}$ | $4{,}4 \cdot 10^{3}$ | | (100) |
| unlöslich | | MDK (ODD) | $1{,}5 \cdot 10^{4}$ | $6 \cdot 10^{-6}$ | $8{,}8 \cdot 10^{2}$ | | |
| Cäsium—134 | 2,05 a | | | | | $1 \cdot 10^{-6}$ | 3 |
| löslich | | Gesamtkörper | $9{,}5 \cdot 10$ | $4 \cdot 10^{-8}$ | 6,9 | | (10) |
| unlöslich | | Lunge | $3{,}2 \cdot 10$ | $1 \cdot 10^{-8}$ | — | | |
| | | MDK (UDD) | — | — | $3{,}2 \cdot 10$ | | |
| Cäsium—135 | $3 \cdot 10^{6}$ a | | | | | $1 \cdot 10^{-5}$ | 3 |
| löslich | | Leber | $1{,}2 \cdot 10^{3}$ | $5 \cdot 10^{-7}$ | $8{,}8 \cdot 10$ | | (10) |
| | | Milz | $1{,}3 \cdot 10^{3}$ | $5 \cdot 10^{-7}$ | $9{,}6 \cdot 10$ | | |
| | | Gesamtkörper | $1{,}5 \cdot 10^{3}$ | $6 \cdot 10^{-7}$ | $1{,}0 \cdot 10^{2}$ | | |
| unlöslich | | MDK (UDD) | — | — | $1{,}8 \cdot 10^{2}$ | | |
| | | Lunge | $2{,}3 \cdot 10^{2}$ | $9 \cdot 10^{-8}$ | — | | |
| Cäsium—136 | 13 d | | | | | $9 \cdot 10^{-6}$ | 4 |
| löslich | | Gesamtkörper | $9{,}5 \cdot 10^{2}$ | $4 \cdot 10^{-7}$ | $6{,}8 \cdot 10$ | | (100) |
| unlöslich | | Lunge | $4{,}2 \cdot 10^{2}$ | $2 \cdot 10^{-7}$ | — | | |
| | | MDK (UDD) | — | — | $5{,}2 \cdot 10$ | | |

| | | | | | | | |
|---|---|---|---|---|---|---|---|
| Cäsium—137 | 30 a | | | | | $2 \cdot 10^{-6}$ | 3 |
| löslich | | Gesamtkörper | $1{,}6 \cdot 10^{2}$ | $6 \cdot 10^{-8}$ | $1{,}2 \cdot 10$ | | (10) |
| | | Leber | — | — | $1{,}4 \cdot 10$ | | |
| | | Milz | — | — | $1{,}8 \cdot 10$ | | |
| | | Muskeln | — | — | $1{,}9 \cdot 10$ | | |
| unlöslich | | Lunge | $3{,}6 \cdot 10$ | $1 \cdot 10^{-8}$ | — | | |
| | | MDK (UDD) | — | — | $3{,}5 \cdot 10$ | | |
| Barium—131 | 12 d | | | | | $5 \cdot 10^{-5}$ | 3 |
| löslich | | MDK (UDD) | $2{,}9 \cdot 10^{3}$ | $1 \cdot 10^{-6}$ | $1{,}3 \cdot 10^{2}$ | | (10) |
| unlöslich | | Lunge | $8{,}7 \cdot 10^{2}$ | $4 \cdot 10^{-7}$ | — | | |
| | | MDK (UDD) | — | — | $1{,}4 \cdot 10^{2}$ | | |
| Barium—140 | 12,8 d | | | | | $7 \cdot 10^{-6}$ | 3 |
| löslich | | MDK (UDD) | — | — | $2{,}1 \cdot 10$ | | (10) |
| | | Knochen | $3{,}2 \cdot 10^{2}$ | $1 \cdot 10^{-7}$ | — | | |
| unlöslich | | Lunge | $1{,}1 \cdot 10^{2}$ | $4 \cdot 10^{-8}$ | — | | |
| | | MDK (UDD) | — | — | $2{,}0 \cdot 10$ | | |
| Lanthan—140 | 40,22 h | | | | | $7 \cdot 10^{-6}$ | 3 |
| löslich | | MDK (UDD) | $3{,}9 \cdot 10^{2}$ | $2 \cdot 10^{-7}$ | $1{,}9 \cdot 10$ | | (10) |
| unlöslich | | MDK (UDD) | $3{,}1 \cdot 10^{2}$ | $1 \cdot 10^{-7}$ | $1{,}9 \cdot 10$ | | |
| Cer—141 | 33 d | | | | | $3 \cdot 10^{-5}$ | 3 |
| löslich | | MDK (UDD) | $1{,}5 \cdot 10^{3}$ | $6 \cdot 10^{-7}$ | $7{,}0 \cdot 10$ | | (10) |
| | | Leber | $1{,}1 \cdot 10^{3}$ | $4 \cdot 10^{-7}$ | — | | |
| | | Knochen | $1{,}5 \cdot 10^{3}$ | $6 \cdot 10^{-7}$ | — | | |
| unlöslich | | Lunge | $3{,}9 \cdot 10^{2}$ | $2 \cdot 10^{-7}$ | — | | |
| | | MDK (UDD) | — | — | $7{,}2 \cdot 10$ | | |
| Cer—143 | 33 h | | | | | $1 \cdot 10^{-5}$ | 3 |
| löslich | | MDK (UDD) | $6{,}4 \cdot 10^{2}$ | $3 \cdot 10^{-7}$ | $3{,}2 \cdot 10$ | | (10) |
| unlöslich | | MDK (UDD) | $5{,}2 \cdot 10^{2}$ | $2 \cdot 10^{-7}$ | $3{,}2 \cdot 10$ | | |
| Cer—144 | 284 d | | | | | $3 \cdot 10^{-6}$ | 2 |
| löslich | | MDK (UDD) | — | — | 9,6 | | (1) |
| | | Knochen | $2{,}7 \cdot 10$ | $1 \cdot 10^{-8}$ | — | | |
| unlöslich | | Lunge | $1{,}6 \cdot 10$ | $6 \cdot 10^{-9}$ | — | | |
| | | MDK (UDD) | — | — | 9,6 | | |

| Radionuklid | Halbwertzeit | Kritisches Organ | Maximal zulässige jährliche Aktivitätsaufnahme infolge Inhalation (Kategorie A) in µCi | MZK für Luft (Kategorie A) in µCi/cm³ | Maximal zulässige jährliche Aktivitätsaufnahme infolge Ingestion (Kategorie C) in µCi | MZK für Trinkwasser in µCi/cm³ | Radiotoxizitätsgruppe In Klammern Freigrenze in µCi |
|---|---|---|---|---|---|---|---|
| 1 | 2 | 3 | 4 | 5 | 6 | 7 | 8 |
| Praseodym—142 | 19,2 h | | | | | $9 \cdot 10^{-6}$ | 3 |
| löslich | | MDK (UDD) | $4{,}8 \cdot 10^2$ | $2 \cdot 10^{-7}$ | $2{,}4 \cdot 10$ | | (10) |
| unlöslich | | MDK (UDD) | $3{,}9 \cdot 10^2$ | $2 \cdot 10^{-7}$ | $2{,}4 \cdot 10$ | | |
| Praseodym—143 | 13,6 d | | | | | $1 \cdot 10^{-5}$ | 3 |
| löslich | | MDK (UDD) | $8{,}0 \cdot 10^2$ | $3 \cdot 10^{-7}$ | $3{,}9 \cdot 10$ | | (10) |
| unlöslich | | Lunge | $4{,}4 \cdot 10^2$ | $2 \cdot 10^{-7}$ | — | | |
| | | MDK (UDD) | — | — | $3{,}9 \cdot 10$ | | |
| Neodym—147 | 11,1 d | | | | | $2 \cdot 10^{-5}$ | 3 |
| löslich | | MDK (UDD) | $9{,}5 \cdot 10^2$ | $4 \cdot 10^{-7}$ | $4{,}9 \cdot 10$ | - | (10) |
| | | Leber | $8{,}7 \cdot 10^2$ | $4 \cdot 10^{-7}$ | — | | |
| unlöslich | | MDK (UDD) | — | — | $4{,}9 \cdot 10$ | | |
| | | Lunge | $5{,}7 \cdot 10^2$ | $2 \cdot 10^{-7}$ | — | | |
| Neodym—149 | 1,8 h | | | | | $8 \cdot 10^{-5}$ | 4 |
| löslich | | MDK (UDD) | $4{,}5 \cdot 10^3$ | $2 \cdot 10^{-6}$ | $2{,}2 \cdot 10^2$ | | (100) |
| unlöslich | | MDK (ODD) | $3{,}6 \cdot 10^3$ | $1 \cdot 10^{-6}$ | $2{,}2 \cdot 10^2$ | | |
| Promethium—147 | 2,62 a | | | | | $6 \cdot 10^{-5}$ | 3 |
| löslich | | MDK (UDD) | — | — | $1{,}8 \cdot 10^2$ | | (10) |
| | | Knochen | $1{,}6 \cdot 10^2$ | $6 \cdot 10^{-8}$ | — | | |
| unlöslich | | Lunge | $2{,}4 \cdot 10^2$ | $1 \cdot 10^{-7}$ | — | | |
| | | MDK (UDD) | — | — | $1{,}8 \cdot 10^2$ | | |
| Promethium—149 | 53,1 h | | | | | $1 \cdot 10^{-5}$ | 3 |
| löslich | | MDK (UDD) | $7{,}1 \cdot 10^2$ | $3 \cdot 10^{-7}$ | $3{,}5 \cdot 10$ | | (10) |
| unlöslich | | MDK (UDD) | $5{,}6 \cdot 10^2$ | $2 \cdot 10^{-7}$ | $3{,}5 \cdot 10$ | | |
| Samarium—147 | $1{,}05 \cdot 10^{11}$ a | | | | | $2 \cdot 10^{-5}$ | 2 · |
| löslich | | Knochen | $1{,}7 \cdot 10^{-1}$ | $7 \cdot 10^{-11}$ | $4{,}6 \cdot 10$ | | (1) |
| unlöslich | | Lunge | $6{,}4 \cdot 10^{-1}$ | $3 \cdot 10^{-10}$ | — | | |
| | | MDK (UDD) | — | — | $5{,}5 \cdot 10$ | | |

| | | | | | | | |
|---|---|---|---|---|---|---|---|
| Samarium—151 | 87 a | | | | | $1 \cdot 10^{-4}$ | 3 |
| löslich | | MDK (UDD) | — | — | $3{,}0 \cdot 10^{2}$ | | (10) |
| | | Knochen | $1{,}6 \cdot 10^{2}$ | $6 \cdot 10^{-8}$ | — | | |
| unlöslich | | Lunge | $3{,}5 \cdot 10^{2}$ | $1 \cdot 10^{-7}$ | — | | |
| | | MDK (UDD) | — | — | $3{,}0 \cdot 10^{2}$ | | |
| Samarium—153 | 47 h | | | | | $2 \cdot 10^{-5}$ | 3 |
| löslich | | MDK (UDD) | $1{,}2 \cdot 10^{3}$ | $5 \cdot 10^{-7}$ | $6{,}2 \cdot 10$ | | (10) |
| unlöslich | | MDK (UDD) | $1{,}0 \cdot 10^{3}$ | $4 \cdot 10^{-7}$ | $6{,}2 \cdot 10$ | | |
| Europium—152m | 9,3 h | | | | | $2 \cdot 10^{-5}$ | 3 |
| löslich | | MDK (UDD) | $1{,}0 \cdot 10^{3}$ | $4 \cdot 10^{-7}$ | $5{,}0 \cdot 10$ | | (10) |
| unlöslich | | MDK (UDD) | $8{,}0 \cdot 10^{2}$ | $3 \cdot 10^{-7}$ | $5{,}0 \cdot 10$ | | |
| Europium—152 | 12 a | | | | | $2 \cdot 10^{-5}$ | 2 |
| löslich | | MDK (UDD) | — | — | $6{,}1 \cdot 10$ | | (1) |
| | | Niere | $3{,}1 \cdot 10$ | $1 \cdot 10^{-8}$ | — | | |
| unlöslich | | Lunge | $4{,}6 \cdot 10$ | $2 \cdot 10^{-8}$ | — | | |
| | | MDK (UDD) | — | — | $6{,}1 \cdot 10$ | | |
| Europium—154 | 16 a | | | | | $6 \cdot 10^{-6}$ | 2 |
| löslich | | MDK (UDD) | — | — | $1{,}8 \cdot 10$ | | (1) |
| | | Niere | 9,5 | $4 \cdot 10^{-9}$ | — | | |
| | | Knochen | 9,5 | $4 \cdot 10^{-9}$ | — | | |
| unlöslich | | Lunge | $1{,}8 \cdot 10$ | $7 \cdot 10^{-9}$ | — | | |
| | | MDK (UDD) | — | — | $1{,}6 \cdot 10$ | | |
| Europium—155 | 1,81 a | | | | | $6 \cdot 10^{-5}$ | 3 |
| löslich | | MDK (UDD) | — | — | $1{,}6 \cdot 10^{2}$ | | (10) |
| | | Niere | $2{,}3 \cdot 10^{2}$ | $9 \cdot 10^{-8}$ | — | | |
| | | Knochen | $2{,}5 \cdot 10^{2}$ | $1 \cdot 10^{-7}$ | — | | |
| unlöslich | | Lunge | $1{,}8 \cdot 10^{2}$ | $7 \cdot 10^{-8}$ | — | | |
| | | MDK (UDD) | — | — | $1{,}6 \cdot 10^{2}$ | | |
| Gadolinium—153 | 242 d | | | | | $6 \cdot 10^{-5}$ | 3 |
| löslich | | MDK (UDD) | — | — | $1{,}7 \cdot 10^{2}$ | | (10) |
| | | Knochen | $5{,}6 \cdot 10^{2}$ | $2 \cdot 10^{-7}$ | — | | |
| unlöslich | | Lunge | $2{,}3 \cdot 10^{2}$ | $9 \cdot 10^{-8}$ | — | | |
| | | MDK (UDD) | — | — | $1{,}7 \cdot 10^{2}$ | | |

| Radionuklid | Halbwertzeit | Kritisches Organ | Maximal zulässige jährliche Aktivitätsaufnahme infolge Inhalation (Kategorie A) in μCi | MZK für Luft (Kategorie A) in μCi/cm³ | Maximal zulässige jährliche Aktivitätsaufnahme infolge Ingestion (Ketagorie C) in μCi | MZK für Trinkwasser in μCi/cm³ | Radiotoxizitätsgruppe In Klammern Freigrenze in μCi |
|---|---|---|---|---|---|---|---|
| 1 | 2 | 3 | 4 | 5 | 6 | 7 | 8 |
| Gadolinium—159 | 18 h | | | | | $2 \cdot 10^{-5}$ | 3 |
| löslich | | MDK (UDD) | $1{,}2 \cdot 10^{3}$ | $5 \cdot 10^{-7}$ | $6{,}2 \cdot 10$ | | (10) |
| unlöslich | | MDK (UDD) | $1{,}0 \cdot 10^{3}$ | $4 \cdot 10^{-7}$ | $6{,}2 \cdot 10$ | | |
| Terbium—160 | 72,1 d | | | | | $1 \cdot 10^{-5}$ | 3 |
| löslich | | MDK (UDD) | — | — | $3{,}5 \cdot 10$ | | (10) |
| unlöslich | | Knochen | $2{,}5 \cdot 10^{2}$ | $1 \cdot 10^{-7}$ | — | | |
| | | Lunge | $8{,}0 \cdot 10$ | $3 \cdot 10^{-8}$ | — | | |
| | | MDK (UDD) | — | — | $3{,}6 \cdot 10$ | | |
| Dysprosium—165 | 139,2 min | | | | | $1 \cdot 10^{-4}$ | 3 |
| löslich | | MDK (ODD) | $6{,}4 \cdot 10^{3}$ | $3 \cdot 10^{-6}$ | $3{,}2 \cdot 10^{2}$ | | (10) |
| unlöslich | | MDK (ODD) | $5{,}2 \cdot 10^{3}$ | $2 \cdot 10^{-6}$ | $3{,}2 \cdot 10^{2}$ | | |
| Dysprosium—166 | 81,5 h | | | | | $1 \cdot 10^{-5}$ | 3 |
| löslich | | MDK (UDD) | $6{,}1 \cdot 10^{2}$ | $2 \cdot 10^{-7}$ | $3{,}0 \cdot 10$ | | (10) |
| unlöslich | | MDK (UDD) | $4{,}9 \cdot 10^{2}$ | $2 \cdot 10^{-7}$ | $3{,}0 \cdot 10$ | | |
| Holmium—166 | 26,9 h | | | | | $9 \cdot 10^{-6}$ | 3 |
| löslich | | MDK (UDD) | $5{,}0 \cdot 10^{2}$ | $2 \cdot 10^{-7}$ | $2{,}5 \cdot 10$ | | (10) |
| unlöslich | | MDK (UDD) | $4{,}1 \cdot 10^{2}$ | $2 \cdot 10^{-7}$ | $2{,}5 \cdot 10$ | | |
| Erbium—169 | 9,4 d | | | | | $3 \cdot 10^{-5}$ | 3 |
| löslich | | MDK (UDD) | $1{,}5 \cdot 10^{3}$ | $6 \cdot 10^{-7}$ | $7{,}4 \cdot 10$ | | (10) |
| unlöslich | | Lunge | $9{,}5 \cdot 10^{2}$ | $4 \cdot 10^{-7}$ | — | | |
| | | MDK (UDD) | — | — | $7{,}4 \cdot 10$ | | |
| Erbium—171 | 7,52 h | | | | | $3 \cdot 10^{-5}$ | 3 |
| löslich | | MDK (ODD) | $1{,}8 \cdot 10^{3}$ | $7 \cdot 10^{-7}$ | $8{,}8 \cdot 10$ | | (10) |
| unlöslich | | MDK (ODD) | $1{,}5 \cdot 10^{3}$ | $6 \cdot 10^{-7}$ | $8{,}8 \cdot 10$ | | |

| | | | | | | | |
|---|---|---|---|---|---|---|---|
| Thulium—170 | 130 d | | | | | $1 \cdot 10^{-5}$ | 2 |
| löslich | | MDK (UDD) | — | — | $3{,}7 \cdot 10$ | | (1) |
| | | Knochen | $8{,}7 \cdot 10$ | $4 \cdot 10^{-8}$ | — | | |
| unlöslich | | Lunge | $8{,}7 \cdot 10$ | $4 \cdot 10^{-8}$ | — | | |
| | | MDK (UDD) | — | — | $3{,}7 \cdot 10$ | | |
| Thulium—171 | 1,92 a | | | | | $1 \cdot 10^{-4}$ | 3 |
| löslich | | MDK (UDD) | — | — | $4{,}1 \cdot 10^{2}$ | | (10) |
| | | Knochen | $2{,}8 \cdot 10^{2}$ | $1 \cdot 10^{-7}$ | — | | |
| unlöslich | | Lunge | $5{,}8 \cdot 10^{2}$ | $2 \cdot 10^{-7}$ | — | | |
| | | MDK (UDD) | — | — | $4{,}1 \cdot 10^{2}$ | | |
| Ytterbium—175 | 101 h | | | | | $3 \cdot 10^{-5}$ | 3 |
| löslich | | MDK (UDD) | $1{,}8 \cdot 10^{3}$ | $7 \cdot 10^{-7}$ | $8{,}8 \cdot 10$ | | (10) |
| unlöslich | | MDK (UDD) | $1{,}5 \cdot 10^{3}$ | $6 \cdot 10^{-7}$ | $8{,}8 \cdot 10$ | | |
| Lutetium—177 | 6,7 d | | | | | $3 \cdot 10^{-5}$ | |
| löslich | | MDK (UDD) | $1{,}6 \cdot 10^{3}$ | $6 \cdot 10^{-7}$ | $8{,}0 \cdot 10$ | | (10) |
| unlöslich | | Lunge | $1{,}8 \cdot 10^{3}$ | $7 \cdot 10^{-7}$ | — | | |
| | | MDK (UDD) | $1{,}3 \cdot 10^{3}$ | $5 \cdot 10^{-7}$ | $8{,}0 \cdot 10$ | | |
| Hafnium—181 | 42,5 d | | | | | $2 \cdot 10^{-5}$ | 3 |
| löslich | | MDK (UDD) | — | — | $5{,}6 \cdot 10$ | | (10) |
| | | Milz | $9{,}5 \cdot 10$ | $4 \cdot 10^{-8}$ | — | | |
| unlöslich | | Lunge | $1{,}8 \cdot 10^{2}$ | $7 \cdot 10^{-8}$ | — | | |
| | | MDK (UDD) | — | — | $5{,}6 \cdot 10$ | | |
| Tantal—182 | 115 d | | | | | $1 \cdot 10^{-5}$ | 3 |
| löslich | | MDK (UDD) | — | — | $3{,}2 \cdot 10$ | | (10) |
| | | Leber | $9{,}5 \cdot 10$ | $4 \cdot 10^{-8}$ | — | | |
| unlöslich | | Lunge | $5{,}5 \cdot 10$ | $2 \cdot 10^{-8}$ | — | | |
| | | MDK (UDD) | — | — | $3{,}2 \cdot 10$ | | |
| Wolfram—181 | 140 d | | | | | $1 \cdot 10^{-4}$ | 3 |
| löslich | | MDK (UDD) | $5{,}8 \cdot 10^{3}$ | $2 \cdot 10^{-6}$ | $2{,}9 \cdot 10^{2}$ | | (10) |
| unlöslich | | Lunge | $3{,}1 \cdot 10^{2}$ | $1 \cdot 10^{-7}$ | — | | |
| | | MDK (UDD) | — | — | $2{,}6 \cdot 10^{2}$ | | |
| Wolfram—185 | 75 d | | | | | $2 \cdot 10^{-5}$ | 3 |
| löslich | | MDK (UDD) | $1{,}9 \cdot 10^{3}$ | $8 \cdot 10^{-7}$ | $9{,}6 \cdot 10$ | | (10) |
| unlöslich | | Lunge | $2{,}8 \cdot 10^{2}$ | $1 \cdot 10^{-7}$ | — | | |
| | | MDK (UDD) | — | — | $8{,}8 \cdot 10$ | | |

| Radionuklid | Halbwertzeit | Kritisches Organ | Maximal zulässige jährliche Aktivitätsaufnahme infolge Inhalation (Kategorie A) in µCi | MZK für Luft (Kategorie A) in µCi/cm³ | Maximal zulässige jährliche Aktivitätsaufnahme infolge Ingestion (Kategorie C) in µCi | MZK für Trinkwasser in µCi/cm³ | Radiotoxizitätsgruppe In Klammern Freigrenze in µCi |
|---|---|---|---|---|---|---|---|
| 1 | 2 | 3 | 4 | 5 | 6 | 7 | 8 |
| Wolfram—187 | 23,9 h | | | | | $2 \cdot 10^{-5}$ | 3 |
| löslich | | MDK (UDD) | $1{,}1 \cdot 10^{3}$ | $4 \cdot 10^{-7}$ | $5{,}4 \cdot 10$ | | (10) |
| unlöslich | | MDK (UDD) | $8{,}0 \cdot 10^{2}$ | $3 \cdot 10^{-7}$ | $5{,}0 \cdot 10$ | | |
| Rhenium—183 | 71 d | | | | | $8 \cdot 10^{-5}$ | 3 |
| löslich | | MDK (UDD) | — | — | $4{,}5 \cdot 10^{2}$ | | (10) |
| | | Gesamtkörper | $6{,}4 \cdot 10^{3}$ | $3 \cdot 10^{-6}$ | — | | |
| unlöslich | | Lunge | $3{,}9 \cdot 10^{2}$ | $2 \cdot 10^{-7}$ | — | | |
| | | MDK (UDD) | — | — | $2{,}2 \cdot 10^{2}$ | | |
| Rhenium—186 | 90 h | | | | | $1 \cdot 10^{-5}$ | 3 |
| löslich | | MDK (UDD) | $1{,}5 \cdot 10^{3}$ | $6 \cdot 10^{-7}$ | $7{,}4 \cdot 10$ | | (10) |
| unlöslich | | MDK (UDD) | $6{,}0 \cdot 10^{2}$ | $2 \cdot 10^{-7}$ | $3{,}8 \cdot 10$ | | |
| Rhenium—187 | $4 \cdot 10^{10}$ a | | | | | $4 \cdot 10^{-4}$ | 4 |
| löslich | | MDK (UDD) | — | — | $2{,}0 \cdot 10^{3}$ | | (1000 |
| | | Haut | $2{,}3 \cdot 10^{4}$ | $9 \cdot 10^{-6}$ | $2{,}2 \cdot 10^{3}$ | | |
| unlöslich | | Lunge | $1{,}2 \cdot 10^{3}$ | $5 \cdot 10^{-7}$ | — | | |
| | | MDK (UDD) | — | — | $2{,}0 \cdot 10^{3}$ | | |
| Rhenium—188 | 16,7 h | | | | | $9 \cdot 10^{-6}$ | 3 |
| löslich | | MDK (UDD) | $1{,}0 \cdot 10^{3}$ | $4 \cdot 10^{-7}$ | $5{,}0 \cdot 10$ | | (10) |
| unlöslich | | MDK (UDD) | $4{,}0 \cdot 10^{2}$ | $2 \cdot 10^{-7}$ | $2{,}5 \cdot 10$ | | |
| Osmium—185 | 94 d | | | | | $2 \cdot 10^{-5}$ | 3 |
| löslich | | MDK (UDD) | $1{,}2 \cdot 10^{3}$ | $5 \cdot 10^{-7}$ | $5{,}9 \cdot 10$ | | (10) |
| unlöslich | | Lunge | $1{,}2 \cdot 10^{2}$ | $5 \cdot 10^{-8}$ | — | | |
| | | MDK (UDD) | — | — | $5{,}3 \cdot 10$ | | |
| Osmium—191m | 13 h | | | | | $7 \cdot 10^{-4}$ | 4 |
| löslich | | MDK (UDD) | $4{,}0 \cdot 10^{4}$ | $2 \cdot 10^{-5}$ | $2{,}0 \cdot 10^{3}$ | | (100) |
| unlöslich | | Lunge | $2{,}3 \cdot 10^{4}$ | $9 \cdot 10^{-6}$ | — | | |
| | | MDK (UDD) | — | — | $1{,}9 \cdot 10^{3}$ | | |

| | | | | | | | |
|---|---|---|---|---|---|---|---|
| Osmium—191 | 15 d | | | | | $5 \cdot 10^{-5}$ | 3 |
| löslich | | MDK (UDD) | $2{,}7 \cdot 10^{3}$ | $1 \cdot 10^{-6}$ | $1{,}4 \cdot 10^{2}$ | | (10) |
| unlöslich | | Lunge | $1{,}0 \cdot 10^{3}$ | $4 \cdot 10^{-7}$ | — | | |
| | | MDK (UDD) | — | — | $1{,}3 \cdot 10^{2}$ | | |
| Osmium—193 | 31 h | | | | | $2 \cdot 10^{-5}$ | 3 |
| löslich | | MDK (UDD) | $9{,}5 \cdot 10^{2}$ | $4 \cdot 10^{-7}$ | $4{,}7 \cdot 10$ | | (10) |
| unlöslich | | MDK (UDD) | $6{,}8 \cdot 10^{2}$ | $3 \cdot 10^{-7}$ | $4{,}2 \cdot 10$ | | |
| Iridium—190 | 11 d | | | | | $5 \cdot 10^{-5}$ | 3 |
| löslich | | MDK (UDD) | $3{,}2 \cdot 10^{3}$ | $1 \cdot 10^{-6}$ | $1{,}6 \cdot 10^{2}$ | | (10) |
| unlöslich | | Lunge | $1{,}0 \cdot 10^{3}$ | $4 \cdot 10^{-7}$ | — | | |
| | | MDK (UDD) | — | — | $1{,}4 \cdot 10^{2}$ | | |
| Iridium—192 | 74,2 d | | | | | $1 \cdot 10^{-5}$ | 3 |
| löslich | | MDK (UDD) | — | — | $3{,}2 \cdot 10$ | | (10) |
| | | Niere | $3{,}1 \cdot 10^{2}$ | $1 \cdot 10^{-7}$ | — | | |
| unlöslich | | Lunge | $6{,}4 \cdot 10$ | $3 \cdot 10^{-8}$ | — | | |
| | | MDK (UDD) | — | — | $3{,}0 \cdot 10$ | | |
| Iridium—194 | 17,4 h | | | | | $9 \cdot 10^{-6}$ | 3 |
| löslich | | MDK (UDD) | $5{,}5 \cdot 10^{2}$ | $2 \cdot 10^{-7}$ | $2{,}7 \cdot 10$ | | (10) |
| unlöslich | | MDK (UDD) | $5{,}9 \cdot 10^{2}$ | $2 \cdot 10^{-7}$ | $2{,}4 \cdot 10$ | | |
| Platin—191 | 3 d | | | | | $3 \cdot 10^{-5}$ | 3 |
| löslich | | MDK (UDD) | $1{,}9 \cdot 10^{3}$ | $8 \cdot 10^{-7}$ | $9{,}6 \cdot 10$ | | (10) |
| unlöslich | | MDK (UDD) | $1{,}4 \cdot 10^{3}$ | $6 \cdot 10^{-7}$ | $8{,}8 \cdot 10$ | | |
| Platin—193m | 4,3 d | | | | | $3 \cdot 10^{-4}$ | 4 |
| löslich | | MDK (UDD) | $1{,}8 \cdot 10^{4}$ | $7 \cdot 10^{-6}$ | $8{,}8 \cdot 10^{2}$ | | (100) |
| unlöslich | | MDK (UDD) | $1{,}3 \cdot 10^{4}$ | $5 \cdot 10^{-6}$ | $8{,}0 \cdot 10^{2}$ | | |
| | | Lunge | $1{,}6 \cdot 10^{4}$ | $7 \cdot 10^{-6}$ | — | | |
| Platin—193 | 500 a | | | | | $3 \cdot 10^{-4}$ | 3 |
| löslich | | Niere | $2{,}6 \cdot 10^{3}$ | $1 \cdot 10^{-6}$ | $7{,}5 \cdot 10^{2}$ | | (100) |
| unlöslich | | Lunge | $8{,}0 \cdot 10^{2}$ | $3 \cdot 10^{-7}$ | — | | |
| | | MDK (UDD) | — | — | $1{,}2 \cdot 10^{3}$ | | |
| Platin—197m | 80 min | | | | | $3 \cdot 10^{-4}$ | 4 |
| löslich | | MDK (ODD) | $1{,}6 \cdot 10^{4}$ | $6 \cdot 10^{-6}$ | $8{,}0 \cdot 10^{2}$ | | (10) |
| unlöslich | | MDK (ODD) | $1{,}2 \cdot 10^{4}$ | $5 \cdot 10^{-6}$ | $7{,}4 \cdot 10^{2}$ | | |

| Radionuklid | Halbwertzeit | Kritisches Organ | Maximal zulässige jährliche Aktivitätsaufnahme infolge Inhalation (Kategorie A) in µCi | MZK für Luft (Kategorie A) in µCi/cm³ | Maximal zulässige jährliche Aktivitätsaufnahme infolge Ingestion (Kategorie C) in µCi | MZK für Trinkwasser in µCi/cm³ | Radiotoxizitätsgruppe In Klammern Freigrenze in µCi |
|---|---|---|---|---|---|---|---|
| 1 | 2 | 3 | 4 | 5 | 6 | 7 | 8 |
| Platin—197 | 18 h | | | | | $3 \cdot 10^{-5}$ | 4 |
| löslich | | MDK (UDD) | $1{,}9 \cdot 10^{3}$ | $8 \cdot 10^{-7}$ | $9{,}6 \cdot 10$ | | (100) |
| unlöslich | | MDK (UDD) | $1{,}4 \cdot 10^{3}$ | $6 \cdot 10^{-7}$ | $8{,}8 \cdot 10$ | | |
| Gold—196 | 6,18 d | | | | | $4 \cdot 10^{-5}$ | 3 |
| löslich | | MDK (UDD) | $2{,}6 \cdot 10^{3}$ | $1 \cdot 10^{-6}$ | $1{,}3 \cdot 10^{2}$ | | (10) |
| unlöslich | | Lunge | $1{,}5 \cdot 10^{3}$ | $6 \cdot 10^{-7}$ | — | | |
| | | MDK (UDD) | — | — | $1{,}2 \cdot 10^{2}$ | | |
| Gold—198 | 2,698 d | | | | | $1 \cdot 10^{-5}$ | 3 |
| löslich | | MDK (UDD) | $8{,}0 \cdot 10^{2}$ | $3 \cdot 10^{-7}$ | $4{,}1 \cdot 10$ | | (10) |
| unlöslich | | MDK (UDD) | $5{,}9 \cdot 10^{2}$ | $2 \cdot 10^{-7}$ | $3{,}7 \cdot 10$ | | |
| Gold—199 | 3,15 d | | | | | $4 \cdot 10^{-5}$ | 3 |
| löslich | | MDK (UDD) | $2{,}7 \cdot 10^{3}$ | $1 \cdot 10^{-6}$ | $1{,}4 \cdot 10^{2}$ | | (10) |
| unlöslich | | MDK (UDD) | $2{,}0 \cdot 10^{3}$ | $8 \cdot 10^{-7}$ | $1{,}3 \cdot 10^{2}$ | | |
| Quecksilber—197m | 24 h | | | | | $5 \cdot 10^{-5}$ | 3 |
| löslich | | Niere | $1{,}8 \cdot 10^{3}$ | $7 \cdot 10^{-7}$ | $1{,}5 \cdot 10^{2}$ | | (10) |
| unlöslich | | MDK (UDD) | $2{,}1 \cdot 10^{3}$ | $8 \cdot 10^{-7}$ | $1{,}4 \cdot 10^{2}$ | | |
| Quecksilber—197 | 65 h | | | | | $9 \cdot 10^{-5}$ | 4 |
| löslich | | Niere | $2{,}9 \cdot 10^{3}$ | $1 \cdot 10^{-6}$ | $2{,}4 \cdot 10^{2}$ | | (100) |
| unlöslich | | MDK (UDD) | $6{,}2 \cdot 10^{3}$ | $3 \cdot 10^{-6}$ | $3{,}9 \cdot 10^{2}$ | | |
| Quecksilber—203 | 46,9 d | | | | | $5 \cdot 10^{-6}$ | 3 |
| löslich | | Niere | $1{,}8 \cdot 10^{2}$ | $7 \cdot 10^{-8}$ | $1{,}4 \cdot 10$ | | (10) |
| unlöslich | | Lunge | $3{,}1 \cdot 10^{2}$ | $1 \cdot 10^{-7}$ | — | | |
| | | MDK (UDD) | — | — | $8{,}8 \cdot 10$ | | |

| | | | | | | | |
|---|---|---|---|---|---|---|---|
| Thallium—200 | 26,1 h | | | | | $7 \cdot 10^{-5}$ | 4 |
| löslich | | MDK (UDD) | $2,6 \cdot 10^{3}$ | $1 \cdot 10^{-6}$ | $3,5 \cdot 10^{2}$ | | (100) |
| unlöslich | | MDK (UDD) | $2,8 \cdot 10^{3}$ | $1 \cdot 10^{-6}$ | $1,8 \cdot 10^{2}$ | | |
| Thallium—201 | 73 h | | | | | $5 \cdot 10^{-5}$ | 4 |
| löslich | | MDK (UDD) | $5,0 \cdot 10^{3}$ | $2 \cdot 10^{-6}$ | $2,5 \cdot 10^{2}$ | | (100) |
| unlöslich | | MDK (UDD) | $2,2 \cdot 10^{3}$ | $9 \cdot 10^{-7}$ | $1,4 \cdot 10^{2}$ | | |
| Thallium—202 | 12 d | | | | | $2 \cdot 10^{-5}$ | 3 |
| löslich | | MDK (UDD) | $1,9 \cdot 10^{3}$ | $8 \cdot 10^{-7}$ | $9,6 \cdot 10^{3}$ | | (10) |
| unlöslich | | Lunge | $6,0 \cdot 10^{2}$ | $2 \cdot 10^{-7}$ | — | | |
| | | MDK (UDD) | — | — | $5,6 \cdot 10$ | | |
| Thallium—204 | 3,8 a | | | | | $2 \cdot 10^{-5}$ | 3 |
| löslich | | MDK (UDD) | $1,8 \cdot 10^{3}$ | $7 \cdot 10^{-7}$ | $8,8 \cdot 10$ | | (10) |
| | | Niere | $1,5 \cdot 10^{3}$ | $6 \cdot 10^{-7}$ | — | | |
| unlöslich | | Lunge | $6,6 \cdot 10$ | $3 \cdot 10^{-8}$ | — | | |
| | | MDK (UDD) | — | — | $4,9 \cdot 10$ | | |
| Blei—203 | 52,1 h | | | | | $1 \cdot 10^{-4}$ | 3 |
| löslich | | MDK (UDD) | $6,3 \cdot 10^{3}$ | $3 \cdot 10^{-6}$ | $3,1 \cdot 10^{2}$ | | (10) |
| unlöslich | | MDK (UDD) | $4,5 \cdot 10^{3}$ | $2 \cdot 10^{-6}$ | $2,8 \cdot 10^{2}$ | | |
| Blei—210 | 21 a | | | | | $1 \cdot 10^{-8}$ | 1 |
| löslich | | Niere | $3,1 \cdot 10^{-1}$ | $1 \cdot 10^{-11}$ | $1,1 \cdot 10^{-1}$ | | (0,1) |
| | | Gesamtkörper | — | — | $9,6 \cdot 10^{-2}$ | | |
| unlöslich | | Lunge | $6,0 \cdot 10^{-1}$ | $2 \cdot 10^{-10}$ | — | | |
| | | MDK (UDD) | — | — | $1,4 \cdot 10^{2}$ | | |
| Blei—212 | 10,64 h | | | | | $5 \cdot 10^{-6}$ | 2 |
| löslich | | Niere | $4,4 \cdot 10$ | $2 \cdot 10^{-3}$ | $1,6 \cdot 10$ | | (1) |
| | | MDK (UDD) | — | — | $1,5 \cdot 10$ | | |
| unlöslich | | Lunge | $4,8 \cdot 10$ | $2 \cdot 10^{-8}$ | — | | |
| | | MDK (UDD) | — | — | $1,4 \cdot 10$ | | |
| Wismut—206 | 6,24 d | | | | | $1 \cdot 10^{-5}$ | 3 |
| löslich | | MDK (UDD) | — | — | $3,0 \cdot 10$ | | (10) |
| | | Niere | $4,7 \cdot 10^{2}$ | $2 \cdot 10^{-7}$ | — | | |
| unlöslich | | Lunge | $3,6 \cdot 10^{2}$ | $1 \cdot 10^{-7}$ | — | | |
| | | MDK (UDD) | — | — | $3,0 \cdot 10$ | | |

| Radionuklid | Halbwertzeit | Kritisches Organ | Maximal zulässige jährliche Aktivitätsaufnahme infolge Inhalation (Kategorie A) in µCi | MZK für Luft (Kategorie A) in µCi/cm³ | Maximal zulässige jährliche Aktivitätsaufnahme infolge Ingestion (Kategorie C) in µCi | MZK für Trinkwasser in µCi/cm³ | Radiotoxizitätsgruppe In Klammern Freigrenze in µCi |
|---|---|---|---|---|---|---|---|
| 1 | 2 | 3 | 4 | 5 | 6 | 7 | 8 |
| Wismut—207 | 30 a | | | | | $2 \cdot 10^{-5}$ | 3 |
| löslich | | MDK (UDD) | — | — | $5{,}1 \cdot 10$ | | (10) |
| | | Niere | $4{,}2 \cdot 10^{2}$ | $2 \cdot 10^{-7}$ | — | | |
| unlöslich | | Lunge | $3{,}4 \cdot 10$ | $1 \cdot 10^{-8}$ | — | | |
| | | MDK (UDD) | — | — | $5{,}0 \cdot 10$ | | |
| Wismut—210 | 5,01 d | | | | | $1 \cdot 10^{-5}$ | 2 |
| löslich | | MDK (UDD) | — | — | $3{,}3 \cdot 10$ | | (1) |
| | | Niere | $1{,}6 \cdot 10$ | $6 \cdot 10^{-9}$ | — | | |
| unlöslich | | Lunge | $1{,}5 \cdot 10$ | $6 \cdot 10^{-9}$ | — | | |
| | | MDK (UDD) | — | — | $3{,}3 \cdot 10$ | | |
| Wismut—212 | 60,6 min | | | | | $1 \cdot 10^{-4}$ | 3 |
| löslich | | MDK (Magen) | — | — | $2{,}8 \cdot 10^{2}$ | | (10) |
| | | Niere | $2{,}4 \cdot 10^{2}$ | $1 \cdot 10^{-7}$ | — | | |
| unlöslich | | Lunge | $5{,}0 \cdot 10^{2}$ | $2 \cdot 10^{-7}$ | — | | |
| | | MDK (Magen) | — | — | $2{,}8 \cdot 10^{2}$ | | |
| Polonium—210 | 138,4 d | | | | | $2 \cdot 10^{-7}$ | 1 |
| löslich | | Milz | 1,2 | $5 \cdot 10^{-10}$ | $5{,}8 \cdot 10^{-1}$ | | (0,1) |
| | | Niere | 1,2 | $5 \cdot 10^{-10}$ | — | | |
| unlöslich | | Lunge | $5{,}0 \cdot 10^{-1}$ | $2 \cdot 10^{-10}$ | — | | |
| | | MDK (UDD) | — | — | $2{,}3 \cdot 10$ | | |
| Astat—211 | 7,21 h | | | | | $2 \cdot 10^{-7}$ | 1 |
| löslich | | Schilddrüse | $1{,}8 \cdot 10$ | $7 \cdot 10^{-9}$ | 1,4 | | (0,1) |
| | | Eierstock | — | — | 1,4 | | |
| unlöslich | | Lunge | $8{,}7 \cdot 10$ | $3 \cdot 10^{-8}$ | — | | |
| | | MDK (ODD) | — | — | $5{,}8 \cdot 10$ | | |
| Radon—220 | 55 s | | | | | | 3 |
| | | Lunge | $2{,}5 \cdot 10$ | $1 \cdot 10^{-8}$ | | | (10) |

| | | | | | | | |
|---|---|---|---|---|---|---|---|
| Radon—222 | 3,823 d | | | | | | 1 |
| | | Lunge | $7,5 \cdot 10$ | $3 \cdot 10^{-8}$ | | | (0,1) |
| Radium—223 | 11,43 d | | | | | $2 \cdot 10^{-7}$ | 2 |
| löslich | | Knochen | 4,3 | $2 \cdot 10^{-9}$ | $5,8 \cdot 10^{-1}$ | | (1) |
| unlöslich | | Lunge | $6,0 \cdot 10^{-1}$ | $2 \cdot 10^{-10}$ | — | | |
| Radium—224 | 3,64 d | | | | | $7 \cdot 10^{-7}$ | 2 |
| löslich | | MDK (UDD) | — | — | 3,4 | | (1) |
| | | Knochen | $1,4 \cdot 10$ | $5 \cdot 10^{-9}$ | 1,8 | | |
| unlöslich | | Lunge | 1,8 | $7 \cdot 10^{-10}$ | — | | |
| | | MDK (UDD) | — | — | 4,2 | | |
| Radium—226 | 1602 a | | | | | $4 \cdot 10^{-9}$ | 1 |
| löslich | | Knochen | $7,1 \cdot 10^{-2}$ | $3 \cdot 10^{-11}$ | $9,6 \cdot 10^{-3}$ | | (0,1) |
| unlöslich | | MDK (UDD) | — | — | $2,6 \cdot 10$ | | |
| | | Lunge | $1,3 \cdot 10^{-1}$ | $5,2 \cdot 10^{-11}$ | — | | |
| Radium—228 | 6,7 a | | | | | $8 \cdot 10^{-9}$ | 1 |
| löslich | | Knochen | $1,7 \cdot 10^{-1}$ | $7 \cdot 10^{-11}$ | $2,2 \cdot 10^{-2}$ | | (0,1) |
| unlöslich | | Lunge | $9,5 \cdot 10^{-2}$ | $4 \cdot 10^{-11}$ | — | | |
| | | MDK (UDD) | — | — | $2,0 \cdot 10$ | | |
| Actinium—227 | 21,6 a | | | | | $6 \cdot 10^{-7}$ | 1 |
| löslich | | Knochen | $5,8 \cdot 10^{-3}$ | $2 \cdot 10^{-12}$ | $1,5 \cdot 10^{-1}$ | | (0,1) |
| unlöslich | | Lunge | $6,5 \cdot 10^{-2}$ | $3 \cdot 10^{-11}$ | — | | |
| | | MDK (UDD) | — | — | $2,4 \cdot 10^{2}$ | | |
| Actinium—228 | 6,13 h | | | | | $3 \cdot 10^{-5}$ | 2 |
| löslich | | MDK (ODD) | — | — | $7,0 \cdot 10$ | | (1) |
| | | Knochen | $2,1 \cdot 10^{2}$ | $9 \cdot 10^{-8}$ | — | | |
| | | Leber | $1,9 \cdot 10^{2}$ | $8 \cdot 10^{-8}$ | — | | |
| unlöslich | | Lunge | $4,2 \cdot 10$ | $2 \cdot 10^{-8}$ | — | | |
| | | MDK (ODD) | — | — | $7,0 \cdot 10$ | | |
| Thorium—227 | 18,2 d | | | | | $5 \cdot 10^{-6}$ | 2 |
| löslich | | MDK (UDD) | — | — | $1,4 \cdot 10$ | | (1) |
| | | Knochen | $8,7 \cdot 10^{-1}$ | $3 \cdot 10^{-10}$ | — | | |
| unlöslich | | Lunge | $4,5 \cdot 10^{-1}$ | $2 \cdot 10^{-10}$ | — | | |
| | | MDK (UDD) | — | — | $1,4 \cdot 10$ | | |

| Radionuklid | Halbwertzeit | Kritisches Organ | Maximal zulässige jährliche Aktivitätsaufnahme infolge Inhalation (Kategorie A) in µCi | MZK für Luft (Kategorie A) in µCi/cm³ | Maximal zulässige jährliche Aktivitätsaufnahme infolge Ingestion (Kategorie C) in µCi | MZK für Trinkwasser in µCi/cm³ | Radiotoxizitätsgruppe In Klammern Freigrenze in µCi |
|---|---|---|---|---|---|---|---|
| 1 | 2 | 3 | 4 | 5 | 6 | 7 | 8 |
| Thorium—228 | 1,91 a | | | | | $2 \cdot 10^{-6}$ | 1 |
| löslich | | Knochen | $2{,}3 \cdot 10^{-2}$ | $9 \cdot 10^{-12}$ | 5,8 | | (0,1) |
| unlöslich | | Lunge | $1{,}5 \cdot 10^{-2}$ | $6 \cdot 10^{-12}$ | — | | |
| | | MDK (UDD) | — | — | $1{,}0 \cdot 10$ | | |
| Thorium—230 | $8 \cdot 10^{4}$ a | | | | | $9 \cdot 10^{-6}$ | 1 |
| löslich | | Knochen | $5{,}6 \cdot 10^{-3}$ | $2 \cdot 10^{-12}$ | 1,4 | | (0,1) |
| unlöslich | | Lunge | $2{,}6 \cdot 10^{-2}$ | $1 \cdot 10^{-11}$ | — | | |
| | | MDK (UDD) | — | — | $2{,}6 \cdot 10$ | | |
| Thorium—231 | 25,5 g | | | | | $7 \cdot 10^{-5}$ | 3 |
| löslich | | MDK (UDD) | $3{,}7 \cdot 10^{3}$ | $1 \cdot 10^{-6}$ | $1{,}8 \cdot 10^{2}$ | | (10) |
| unlöslich | | MDK (UDD) | $3{,}0 \cdot 10^{3}$ | $1 \cdot 10^{-6}$ | $1{,}8 \cdot 10^{2}$ | | |
| Thorium—232 | $1{,}41 \cdot 10^{10}$ a | | | | | $5 \cdot 10^{-7}$ | 1 |
| löslich | | Knochen | $4{,}8 \cdot 10^{-3}$ | $2 \cdot 10^{-12}$ | 1,2 | | (0,1) |
| unlöslich | | Lunge | $2{,}9 \cdot 10^{-2}$ | $1 \cdot 10^{-11}$ | — | | |
| | | MDK (UDD) | — | — | $3{,}0 \cdot 10$ | | |
| Thorium—234 | 24,1 d | | | | | $5 \cdot 10^{-6}$ | 2 |
| löslich | | MDK (UDD) | — | — | $1{,}4 \cdot 10$ | | (1) |
| | | Knochen | $1{,}0 \cdot 10^{2}$ | $6 \cdot 10^{-8}$ | — | | |
| unlöslich | | Lunge | $1{,}0 \cdot 10$ | $3 \cdot 10^{-8}$ | — | | |
| | | MDK (UDD) | — | — | $1{,}4 \cdot 10$ | | |
| Protactinium—230 | 17,7 d | | | | | $7 \cdot 10^{-5}$ | 2 |
| löslich | | MDK (UDD) | — | — | $1{,}9 \cdot 10^{2}$ | | (1) |
| | | Knochen | 4,2 | $2 \cdot 10^{-9}$ | — | | |
| unlöslich | | Lunge | 2,0 | $8 \cdot 10^{-10}$ | — | | |
| | | MDK (UDD) | — | — | $2{,}0 \cdot 10^{2}$ | | |

| | | | | | | | |
|---|---|---|---|---|---|---|---|
| Protactinium—231 | $3{,}25 \cdot 10^{4}$ a | | | | | $3 \cdot 10^{-7}$ | 1 |
| löslich | | Knochen | $2{,}8 \cdot 10^{-3}$ | $1 \cdot 10^{-12}$ | $7{,}0 \cdot 10^{-1}$ | | (0,1) |
| unlöslich | | Lunge | $2{,}7 \cdot 10^{-1}$ | $1 \cdot 10^{-10}$ | — | | |
| | | MDK (UDD) | — | — | $2{,}2 \cdot 10$ | | |
| Protactinium—233 | 27 d | | | | | $3 \cdot 10^{-5}$ | 3 |
| löslich | | MDK (UDD) | — | — | $9{,}6 \cdot 10$ | | (10) |
| | | Niere | $1{,}5 \cdot 10^{3}$ | $6 \cdot 10^{-7}$ | — | | |
| unlöslich | | Lunge | $4{,}4 \cdot 10^{2}$ | $2 \cdot 10^{-7}$ | — | | |
| | | MDK (UDD) | — | — | $9{,}6 \cdot 10$ | | |
| Uran—230 | 20,8 d | | | | | $7 \cdot 10^{-7}$ | 2 |
| löslich | | Niere | $7{,}3 \cdot 10^{-1}$ | $3 \cdot 10^{-10}$ | 1,9 | | (1) |
| unlöslich | | Lunge | $7{,}1 \cdot 10^{-1}$ | $1 \cdot 10^{-10}$ | — | | |
| | | MDK (UDD) | — | — | 3,7 | | |
| Uran—232 | 72 a | | | | | $2 \cdot 10^{-7}$ | 1 |
| löslich | | Knochen | $2{,}6 \cdot 10^{-1}$ | $1 \cdot 10^{-10}$ | $6{,}7 \cdot 10^{-1}$ | | (0,1) |
| unlöslich | | Lunge | $6{,}9 \cdot 10^{-2}$ | $3 \cdot 10^{-11}$ | — | | |
| | | MDK (UDD) | — | — | $2{,}3 \cdot 10$ | | |
| Uran—233 | $1{,}62 \cdot 10^{5}$ a | | | | | $1 \cdot 10^{-6}$ | 2 |
| löslich | | Knochen | 1,3 | $5 \cdot 10^{-10}$ | 3,4 | | (1) |
| unlöslich | | Lunge | $3{,}0 \cdot 10^{-1}$ | $1 \cdot 10^{-10}$ | — | | |
| | | MDK (UDD) | — | — | $2{,}6 \cdot 10$ | | |
| Uran—234 | $2{,}47 \cdot 10^{5}$ a | | | | | $1 \cdot 10^{-6}$ | 2 |
| löslich | | Knochen | 1,4 | $6 \cdot 10^{-10}$ | 3,4 | | (1) |
| unlöslich | | MDK (UDD) | — | — | $2{,}6 \cdot 10$ | | |
| | | Lunge | $3 \cdot 10^{-1}$ | $1 \cdot 10^{-10}$ | — | | |
| Uran—235 | $7{,}1 \cdot 10^{8}$ a | | | | | $8 \cdot 10^{-6}$ | 2 |
| löslich | | Niere | 1,2 | $5 \cdot 10^{-10}$ | 3,0 | | (1) |
| | | Knochen | 1,5 | $6 \cdot 10^{-10}$ | — | | |
| unlöslich | | Lunge | $3{,}2 \cdot 10^{-1}$ | $1 \cdot 10^{-10}$ | — | | |
| | | MDK (UDD) | — | — | $2{,}2 \cdot 10$ | | |
| Uran—236 | $2{,}39 \cdot 10^{7}$ a | | | | | $1 \cdot 10^{-6}$ | 2 |
| löslich | | Knochen | 1,5 | $6 \cdot 10^{-10}$ | 3,6 | | (1) |
| unlöslich | | Lunge | $3{,}1 \cdot 10^{-1}$ | $1 \cdot 10^{-10}$ | — | | |
| | | MDK (UDD) | — | — | $2{,}7 \cdot 10$ | | |

| Radionuklid | Halbwertzeit | Kritisches Organ | Maximal zulässige jährliche Aktivitätsaufnahme infolge Inhalation (Kategorie A) in µCi | MZK für Luft (Kategorie A) in µCi/cm³ | Maximal zulässige jährliche Aktivitätsaufnahme infolge Ingestion (Kategorie C) in µCi | MZK für Trinkwasser µCi/cm³ in | Radiotoxizitätsgruppe In Klammern Freigrenze in µCi |
|---|---|---|---|---|---|---|---|
| 1 | 2 | 3 | 4 | 5 | 6 | 7 | 8 |
| Uran—238 | $4{,}51 \cdot 10^{9}$ a | | | | | $2 \cdot 10^{-7}$ | 2 |
| löslich | | Niere | $1{,}8 \cdot 10^{-1}$ | $7 \cdot 10^{-11}$ | $4{,}7 \cdot 10^{-1}$ | | (1) |
| unlöslich | | Lunge | $3{,}4 \cdot 10^{-1}$ | $1 \cdot 10^{-10}$ | — | | |
| | | MDK (UDD) | — | — | $2{,}8 \cdot 10$ | | |
| Uran—240 | 14,1 h | | | | | $1 \cdot 10^{-5}$ | 3 |
| löslich | | MDK (UDD) | $5{,}5 \cdot 10^{2}$ | $2 \cdot 10^{-7}$ | $2{,}7 \cdot 10$ | | (10) |
| unlöslich | | MDK (UDD) | $4{,}4 \cdot 10^{2}$ | $2 \cdot 10^{-7}$ | $2{,}7 \cdot 10$ | | |
| Neptunium—237 | $2{,}14 \cdot 10^{6}$ a | | | | | $9 \cdot 10^{-7}$ | 1 |
| löslich | | Knochen | $1{,}0 \cdot 10^{-2}$ | $4 \cdot 10^{-12}$ | 2,5 | | (0,1) |
| unlöslich | | Lunge | $3{,}0 \cdot 10^{-1}$ | $1 \cdot 10^{-10}$ | — | | |
| | | MDK (UDD) | — | — | $2{,}8 \cdot 10$ | | |
| Neptunium—239 | 2,35 d | | | | | $4 \cdot 10^{-5}$ | 3 |
| löslich | | MDK (UDD) | $2{,}1 \cdot 10^{3}$ | $8 \cdot 10^{-7}$ | $1{,}0 \cdot 10^{2}$ | | (10) |
| unlöslich | | MDK (UDD) | $1{,}7 \cdot 10^{3}$ | $7 \cdot 10^{-7}$ | $1{,}0 \cdot 10^{2}$ | | |
| Plutonium—238 | 86 a | | | | | $1 \cdot 10^{-6}$ | 1 |
| löslich | | Knochen | $4{,}8 \cdot 10^{-3}$ | $2 \cdot 10^{-12}$ | 4,0 | | (0,1) |
| unlöslich | | Lunge | $8{,}7 \cdot 10^{-2}$ | $3 \cdot 10^{-11}$ | — | | |
| | | MDK (UDD) | — | — | $2{,}2 \cdot 10$ | | |
| Plutonium—239 | $2{,}44 \cdot 10^{4}$ a | | | | | $1 \cdot 10^{-6}$ | 1 |
| löslich | | Knochen | $4{,}3 \cdot 10^{-3}$ | $2 \cdot 10^{-12}$ | 3,6 | | (0,1) |
| unlöslich | | MDK (UDD) | — | — | $2{,}3 \cdot 10$ | | |
| | | Lunge | $9{,}5 \cdot 10^{-2}$ | $4 \cdot 10^{-11}$ | — | | |
| Plutonium—240 | 6580 a | | | | | $1 \cdot 10^{-6}$ | 1 |
| löslich | | Knochen | $4{,}3 \cdot 10^{-3}$ | $2 \cdot 10^{-12}$ | 3,6 | | (0,1) |
| unlöslich | | Lunge | $9{,}5 \cdot 10^{-2}$ | $4 \cdot 10^{-11}$ | — | | |
| | | MDK (UDD) | — | — | $2{,}3 \cdot 10$ | | |

| | | | | | | | |
|---|---|---|---|---|---|---|---|
| Plutonium—241 | 13,2 a | | | | | $7 \cdot 10^{-5}$ | 2 |
| löslich | | Knochen | $2,3 \cdot 10^{-1}$ | $9 \cdot 10^{-11}$ | $1,8 \cdot 10^{2}$ | | (1) |
| unlöslich | | Lunge | $9,5 \cdot 10$ | $4 \cdot 10^{-8}$ | — | | |
| | | MDK (UDD) | — | — | $1,1 \cdot 10^{3}$ | | |
| Plutonium—242 | $3,79 \cdot 10^{5}$ a | | | | | $1 \cdot 10^{-6}$ | 1 |
| löslich | | Knochen | $4,5 \cdot 10^{-3}$ | $2 \cdot 10^{-12}$ | 3,8 | | (0,1) |
| unlöslich | | Lunge | $9,5 \cdot 10^{-2}$ | $4 \cdot 10^{-11}$ | — | | |
| | | MDK (UDD) | — | — | $2,5 \cdot 10$ | | |
| Plutonium—243 | 4,98 h | | | | | $1 \cdot 10^{-4}$ | |
| löslich | | MDK (ODD) | $4,4 \cdot 10^{3}$ | $2 \cdot 10^{-6}$ | $2,7 \cdot 10^{2}$ | | |
| unlöslich | | MDK (ODD) | $5,5 \cdot 10^{3}$ | $2 \cdot 10^{-6}$ | $2,7 \cdot 10^{2}$ | | |
| Plutonium—244 | $8 \cdot 10^{7}$ a | | | | | $1 \cdot 10^{-6}$ | |
| löslich | | Knochen | $4,1 \cdot 10^{-3}$ | $2 \cdot 10^{-12}$ | 3,4 | | |
| unlöslich | | Lunge | $8,0 \cdot 10^{-2}$ | $3 \cdot 10^{-11}$ | — | | |
| | | MDK (UDD) | — | — | 8,8 | | |
| Americium—241 | 458 a | | | | | $1 \cdot 10^{-6}$ | 1 |
| löslich | | Niere | $1,5 \cdot 10^{-2}$ | $6 \cdot 10^{-12}$ | 3,0 | | (0,1) |
| | | Knochen | $1,5 \cdot 10^{-2}$ | $6 \cdot 10^{-12}$ | — | | |
| unlöslich | | Lunge | $2,6 \cdot 10^{-1}$ | $1 \cdot 10^{-10}$ | — | | |
| | | MDK (UDD) | — | — | $2,2 \cdot 10$ | | |
| Americium—242m | 16 h | | | | | $1 \cdot 10^{-6}$ | |
| löslich | | Knochen | $1,4 \cdot 10^{-2}$ | $6 \cdot 10^{-12}$ | 3,5 | | |
| unlöslich | | Lunge | $6,5 \cdot 10^{-1}$ | $3 \cdot 10^{-10}$ | — | | |
| | | MDK (UDD) | — | — | $7,4 \cdot 10$ | | |
| Americium—242 | 152 a | | | | | $4 \cdot 10^{-5}$ | |
| löslich | | MDK (UDD) | — | — | $1,0 \cdot 10^{2}$ | | |
| | | Leber | $9,5 \cdot 10$ | $4 \cdot 10^{-8}$ | — | | |
| unlöslich | | Lunge | $1,2 \cdot 10^{2}$ | $5 \cdot 10^{-8}$ | — | | |
| | | MDK (UDD) | — | — | $1,0 \cdot 10^{2}$ | | |
| Americium—243 | $7,95 \cdot 10^{3}$ a | | | | | $1 \cdot 10^{-6}$ | 1 |
| löslich | | Knochen | $1,4 \cdot 10^{-2}$ | $6 \cdot 10^{-12}$ | 3,5 | | (0,1) |
| | | Niere | $1,5 \cdot 10^{-2}$ | $6 \cdot 10^{-12}$ | — | | |
| unlöslich | | Lunge | $2,7 \cdot 10^{-1}$ | $1 \cdot 10^{-10}$ | — | | |
| | | MDK (UDD) | — | — | $2,2 \cdot 10$ | | |

| Radionuklid | Halbwertzeit | Kritisches Organ | Maximal zulässige jährliche Aktivitätsaufnahme infolge Inhalation (Kategorie A) in μCi | MZK für Luft (Kategorie A) in μCi/cm³ | Maximal zulässige jährliche Aktivitätsaufnahme infolge Ingestion (Kategorie C) in μCi | MZK für Trinkwasser in μCi/cm³ | Radiotoxizitätsgruppe In Klammern Freigrenze in μCi |
|---|---|---|---|---|---|---|---|
| 1 | 2 | 3 | 4 | 5 | 6 | 7 | 8 |
| Americiium—244 | 10,1 h | | | | | $1 \cdot 10^{-3}$ | |
| löslich | | MDK (Dünndarm) | — | — | $3{,}8 \cdot 10^{3}$ | | |
| | | Knochen | $1{,}6 \cdot 10^{4}$ | $4 \cdot 10^{-6}$ | — | | |
| | | Niere | $1{,}1 \cdot 10^{4}$ | $4 \cdot 10^{-6}$ | — | | |
| unlöslich | | Lunge | $6{,}0 \cdot 10^{4}$ | $2 \cdot 10^{-5}$ | — | | |
| | | MDK (Dünndarm) | — | — | $3{,}8 \cdot 10^{3}$ | | |
| Curium—242 | 163 d | | | | | $7 \cdot 10^{-6}$ | 1 |
| löslich | | MDK (UDD) | — | — | $1{,}9 \cdot 10$ | | (0,1) |
| | | Leber | $3{,}0 \cdot 10^{-1}$ | $1 \cdot 10^{-10}$ | — | | |
| unlöslich | | Lunge | $4{,}1 \cdot 10^{-1}$ | $2 \cdot 10^{-10}$ | — | | |
| | | MDK (UDD) | — | — | $2{,}0 \cdot 10$ | | |
| Curium—243 | 32 a | | | | | $1 \cdot 10^{-6}$ | 1 |
| löslich | | Knochen | $1{,}6 \cdot 10^{-2}$ | $6 \cdot 10^{-12}$ | 4,1 | | (0,1) |
| unlöslich | | Lunge | $2{,}5 \cdot 10^{-1}$ | $1 \cdot 10^{-10}$ | — | | |
| | | MDK (UDD) | — | — | $2{,}0 \cdot 10$ | | |
| Curium—244 | 17,6 a | | | | | $2 \cdot 10^{-6}$ | 1 |
| löslich | | Knochen | $2{,}3 \cdot 10^{-2}$ | $9 \cdot 10^{-12}$ | 5,7 | | (0,1) |
| unlöslich | | Lunge | $2{,}5 \cdot 10^{-1}$ | $1 \cdot 10^{-10}$ | — | | |
| | | MDK (UDD) | — | — | $2{,}1 \cdot 10$ | | |
| Curium—245 | $9{,}3 \cdot 10^{3}$ a | | | | | $1 \cdot 10^{-6}$ | 1 |
| löslich | | Knochen | $1{,}2 \cdot 10^{-2}$ | $5 \cdot 10^{-12}$ | 2,8 | | (0,1) |
| unlöslich | | Lunge | $2{,}7 \cdot 10^{-1}$ | $1 \cdot 10^{-10}$ | — | | |
| | | MDK (UDD) | — | — | $2{,}2 \cdot 10$ | | |
| Curium—246 | $5{,}5 \cdot 10^{3}$ a | | | | | $1 \cdot 10^{-6}$ | 1 |
| löslich | | Knochen | $1{,}2 \cdot 10^{-2}$ | $5 \cdot 10^{-12}$ | 2,9 | | (0,1) |
| unlöslich | | Lunge | $2{,}6 \cdot 10^{-1}$ | $1 \cdot 10^{-10}$ | — | | |
| | | MDK (UDD) | — | — | $2{,}2 \cdot 10$ | | |

| | | | | | | | |
|---|---|---|---|---|---|---|---|
| Curium—247 | $1,6 \cdot 10^{7}$ a | | | | | $1 \cdot 10^{-6}$ | |
| löslich | | Knochen | $1,2 \cdot 10^{-2}$ | $5 \cdot 10^{-12}$ | 2,9 | | |
| unlöslich | | Lunge | $2,7 \cdot 10^{-1}$ | $1 \cdot 10^{-10}$ | — | | |
| | | MDK (UDD) | — | — | $1,8 \cdot 10$ | | |
| Curium—248 | $4,7 \cdot 10^{5}$ a | | | | | $1 \cdot 10^{-7}$ | |
| löslich | | Knochen | $1,5 \cdot 10^{-3}$ | $6 \cdot 10^{-13}$ | $3,5 \cdot 10^{-1}$ | | |
| unlöslich | | Lunge | $3,3 \cdot 10^{-2}$ | $1 \cdot 10^{-11}$ | — | | |
| | | MDK (UDD) | — | — | 1,0 | | |
| Curium—249 | 64 min | | | | | $6 \cdot 10^{-4}$ | |
| löslich | | MDK (Magen) | — | — | $1,8 \cdot 10^{3}$ | | |
| | | Knochen | $3,1 \cdot 10^{4}$ | $1 \cdot 10^{-5}$ | — | | |
| unlöslich | | MDK (Magen) | $2,8 \cdot 10^{4}$ | $1 \cdot 10^{-5}$ | $1,8 \cdot 10^{3}$ | | |
| Berkelium—249 | 314 d | | | | | $2 \cdot 10^{-4}$ | 2 |
| löslich | | MDK (UDD) | — | — | $4,7 \cdot 10^{2}$ | | (1) |
| | | Knochen | 2,3 | $9 \cdot 10^{-10}$ | — | | |
| unlöslich | | Lunge | $3,0 \cdot 10^{2}$ | $1 \cdot 10^{-7}$ | — | | |
| | | MDK (UDD) | — | — | $4,7 \cdot 10^{2}$ | | |
| Berkelium—250 | 3,22 h | | | | | $6 \cdot 10^{-5}$ | |
| löslich | | MDK (ODD) | — | — | $1,8 \cdot 10^{2}$ | | |
| | | Knochen | $3,6 \cdot 10^{2}$ | $1 \cdot 10^{-7}$ | — | | |
| unlöslich | | MDK (ODD) | $2,8 \cdot 10^{3}$ | $1 \cdot 10^{-6}$ | $1,8 \cdot 10^{2}$ | | |
| Californium—249 | 360 a | | | | | $1 \cdot 10^{-6}$ | 1 |
| löslich | | Knochen | $3,9 \cdot 10^{-3}$ | $2 \cdot 10^{-12}$ | 3,3 | | (0,1) |
| unlöslich | | Lunge | $2,6 \cdot 10^{-1}$ | $1 \cdot 10^{-10}$ | — | | |
| | | MDK (UDD) | — | — | $1,9 \cdot 10$ | | |
| Californium—250 | 13 a | | | | | $4 \cdot 10^{-6}$ | 1 |
| löslich | | Knochen | $1,2 \cdot 10^{-2}$ | $5 \cdot 10^{-12}$ | $1,0 \cdot 10$ | | (0,1) |
| unlöslich | | Lunge | $2,5 \cdot 10^{-1}$ | $1 \cdot 10^{-10}$ | — | | |
| | | MDK (UDD) | — | — | $2,0 \cdot 10$ | | |
| Californium—251 | 800 a | | | | | $1 \cdot 10^{-6}$ | |
| löslich | | Knochen | $4,2 \cdot 10^{-3}$ | $2 \cdot 10^{-12}$ | 3,4 | | |
| unlöslich | | Lunge | $2,5 \cdot 10^{-1}$ | $1 \cdot 10^{-10}$ | — | | |
| | | MDK (UDD) | — | — | $2,1 \cdot 10$ | | |

| Radionuklid | Halbwertzeit | Kritisches Organ | Maximal zulässige jährliche Aktivitätsaufnahme infolge Inhalation (Kategorie A) in µCi | MZK für Luft (Kategorie A) in µCi/cm³ | Maximal zulässige jährliche Aktivitätsaufnahme infolge Ingestion (Ketagorie C) in µCi | MZK für Trinkwasser in µCi/cm³ | Radiotoxizitätsgruppe In Klammern Freigrenze in µCi |
|---|---|---|---|---|---|---|---|
| 1 | 2 | 3 | 4 | 5 | 6 | 7 | 8 |
| Californium—252 | 2,65 a | | | | | $2 \cdot 10^{-6}$ | 1 (0,1) |
| löslich | | MDK (UDD) | — | — | 5,8 | | |
| | | Knochen | $1{,}6 \cdot 10^{-2}$ | $6 \cdot 10^{-12}$ | — | | |
| unlöslich | | Lunge | $8{,}0 \cdot 10^{-2}$ | $3 \cdot 10^{-11}$ | — | | |
| | | MDK (UDD) | — | — | 5,8 | | |
| Californium—253 | 17,6 d | | | | | $4 \cdot 10^{-5}$ | |
| löslich | | MDK (UDD) | — | — | $1{,}1 \cdot 10^{2}$ | | |
| | | Knochen | 2,1 | $8 \cdot 10^{-10}$ | — | | |
| unlöslich | | Lunge | 1,9 | $8 \cdot 10^{-10}$ | — | | |
| | | MDK (UDD) | — | — | $1{,}1 \cdot 10^{2}$ | | |
| Californium—254 | 60,5 d | | | | | $4 \cdot 10^{-8}$ | |
| löslich | | MDK (UDD) | — | — | $9{,}6 \cdot 10^{-2}$ | | |
| | | Knochen | $1{,}3 \cdot 10^{-2}$ | $5 \cdot 10^{-12}$ | — | | |
| unlöslich | | Lunge | $1{,}2 \cdot 10^{-2}$ | $5 \cdot 10^{-12}$ | — | | |
| | | MDK (UDD) | — | — | $9{,}6 \cdot 10^{-2}$ | | |
| Einsteinium—253 | 20,47 d | | | | | $7 \cdot 10^{-6}$ | |
| löslich | | MDK (UDD) | — | — | $1{,}8 \cdot 10$ | | |
| | | Knochen | 1,9 | $8 \cdot 10^{-10}$ | — | | |
| unlöslich | | Lunge | 1,5 | $6 \cdot 10^{-10}$ | — | | |
| | | MDK (UDD) | — | — | $1{,}8 \cdot 10$ | | |
| Einsteinium—254m | 39,3 h | | | | | $5 \cdot 10^{-6}$ | |
| löslich | | MDK (UDD) | — | — | $1{,}5 \cdot 10$ | | |
| | | Knochen | $1{,}3 \cdot 10$ | $5 \cdot 10^{-9}$ | — | | |
| unlöslich | | Lunge | $1{,}5 \cdot 10$ | $6 \cdot 10^{-9}$ | — | | |
| | | MDK (UDD) | — | — | $1{,}5 \cdot 10$ | | |

| | | | | | | |
|---|---|---|---|---|---|---|
| Einsteinium—254 | 276 d | | | | | $4 \cdot 10^{-6}$ |
| löslich | | MDK (UDD) | — | — | $1{,}1 \cdot 10$ | |
| | | Knochen | $4{,}7 \cdot 10^{-2}$ | $2 \cdot 10^{-11}$ | — | |
| unlöslich | | Lunge | $2{,}7 \cdot 10^{-1}$ | $1 \cdot 10^{-10}$ | — | |
| | | MDK (UDD) | — | — | $1{,}1 \cdot 10$ | |
| Einsteinium—255 | 38,3 d | | | | | $8 \cdot 10^{-6}$ |
| löslich | | MDK (UDD) | — | — | $2{,}2 \cdot 10$ | |
| | | Knochen | 1,2 | $5 \cdot 10^{-10}$ | — | |
| unlöslich | | Lunge | 1,0 | $4 \cdot 10^{-10}$ | — | |
| | | MDK (UDD) | — | — | $2{,}2 \cdot 10$ | |
| Fermium—254 | 3,24 h | | | | | $4 \cdot 10^{-5}$ |
| löslich | | MDK (ODD) | — | — | $9{,}6 \cdot 10$ | |
| | | Knochen | $1{,}6 \cdot 10^{2}$ | $6 \cdot 10^{-8}$ | — | |
| unlöslich | | Lunge | $1{,}8 \cdot 10^{2}$ | $7 \cdot 10^{-8}$ | — | |
| | | MDK (ODD) | — | — | $9{,}6 \cdot 10$ | |
| Fermium—255 | 20,1 h | | | | | $1 \cdot 10^{-5}$ |
| löslich | | MDK (UDD) | — | — | $2{,}6 \cdot 10$ | |
| | | Knochen | $4{,}1 \cdot 10$ | $2 \cdot 10^{-8}$ | — | |
| unlöslich | | Lunge | $2{,}7 \cdot 10$ | $1 \cdot 10^{-8}$ | — | |
| | | MDK (UDD) | — | — | $2{,}6 \cdot 10$ | |
| Fermium—256 | 2,7 h | | | | | $3 \cdot 10^{-7}$ |
| löslich | | MDK (ODD) | — | — | $7{,}1 \cdot 10^{-1}$ | |
| | | Knochen | 6,9 | $3 \cdot 10^{-9}$ | — | |
| unlöslich | | Lunge | 4,4 | $2 \cdot 10^{-9}$ | — | |
| | | MDK (ODD) | — | — | $7{,}1 \cdot 10^{-1}$ | |

Tabelle 2:

## Maximal zulässige Konzentrationen für Edelgase in Luft

| Radionuklid | Halbwertzeit | Kritisches Organ | MZK für Luft (Kategorie A) in $\mu Ci/cm^3$ | Radiotoxizitätsgruppe In Klammern Freigrenze in $\mu Ci$ |
|---|---|---|---|---|
| 1 | 2 | 3 | 4 | 5 |
| Argon—37 | 32 d | Haut | $6 \cdot 10^{-3}$ | 4 (100) |
| Argon—41 | 1,82 h | Gesamtkörper | $2 \cdot 10^{-6}$ | 3 (10) |
| Krypton—77 | 1,1 h | Gesamtkörper | $1 \cdot 10^{-6}$ | 4 (100) |
| Krypton—85 m | 4,4 h | Gesamtkörper | $6 \cdot 10^{-6}$ | 3 (10) |
| Krypton—85 | 10,6 a | Gesamtkörper | $1 \cdot 10^{-5}$ | 4 (100) |
| Krypton—87 | 78 min | Gesamtkörper | $1 \cdot 10^{-6}$ | 3 (10) |
| Krypton—88 | 2,8 h | Gesamtkörper | $6 \cdot 10^{-7}$ | 3 (10) |
| Xenon—131 m | 12 d | Gesamtkörper | $2 \cdot 10^{-5}$ | 4 (100) |
| Xenon—133 | 5,4 d | Gesamtkörper | $1 \cdot 10^{-5}$ | 4 (100) |
| Xenon—135 | 9,13 h | Gesamtkörper | $4 \cdot 10^{-6}$ | 3 (10) |

**Tabelle 3:**

## Maximal zulässige Werte zur Begrenzung der inneren Strahlenbelastung für natürliches Thorium und natürliches oder angereichertes Uran

| Radionuklid | Kritisches Organ | Maximal zulässige jährliche Aktivitätsaufnahme infolge Inhalation (Kategorie A) in μCi | MZK für Luft (Kategorie A) in μCi/cm³ | Maximal zulässige jährliche Aktivitätsaufnahme infolge Ingestion (Kategorie C) in μCi | MZK für Trinkwasser in μCi/cm³ | Freigrenze in kg |
|---|---|---|---|---|---|---|
| 1 | 2 | 3 | 4 | 5 | 6 | 7 |
| Thorium$_{nat.}^{a)}$ | | | | | 4 | |
| löslich | Knochen | $3{,}7 \cdot 10^{4}$ | $1 \cdot 10^{-5}$ | $9{,}5 \cdot 10^{6}$ | | |
| unlöslich | Lunge | $9{,}3 \cdot 10^{4}$ | $4 \cdot 10^{-5}$ | — | | 1 |
| | MDK (UDD) | — | — | $7{,}1 \cdot 10^{7}$ | | |
| Uran$_{nat.}^{b)}$ | | | | | $6 \cdot 10^{-1}$ | |
| löslich | Niere | $5{,}5 \cdot 10^{5}$ | $2 \cdot 10^{-4}$ | $1{,}4 \cdot 10^{6}$ | | |
| unlöslich | Lunge | $4{,}8 \cdot 10^{5}$ | $2 \cdot 10^{-4}$ | — | | 1 |
| | MDK (UDD) | — | — | $3{,}9 \cdot 10^{7}$ | | |

a) 1 g Thorium$_{nat.}$ enthält 0,11 μCi Thorium−232, 0,11 μCi Thorium−223 und verschiedene Anteile von Thorium−227, Thorium−231 und Thorium−234, in Abhängigkeit von der relativen Häufigkeit des Thorium−232 und des natürlichen Urans im Erz und der Zeit nach dessen Abtrennung.

b) 1 g Uran$_{nat.}$ oder abgereichertes Uran enthält 0,33 μCi Uran−233, bis zu 0,33 μCi Uran−234 und bis zu 0,0153 μCi Uran−235.

Wegen der chemischen Toxizität von natürlichen Uran, Uran−238, Uran−236 und Uran−235 in löslicher Ingestion 150 mg pro Tag überschreiten.

Die maximal zulässigen Werte für Uran zur Begrenzung der Belastung der Nieren basieren auf der chemischen Toxizität des Urans, die einen niedrigeren Grenzwerte erfordert als die Radiotoxizität.

## Anmerkungen zu den Tabellen 1 bis 3:

1. Die MZK-Werte lassen sich aus den Werten der MZjA berechnen, indem die MZjA-Werte durch die entsprechenden Werte der Standardaufnahme für Luft oder Wasser dividiert werden.

   Die Standardaufnahme von Luft beträgt für Beschäftigte (Personen der Katgeorien A und B) während der Arbeitszeit $2{,}5 \cdot 10^9$ $cm^3$/Jahr (Aufnahmedauer 40 Stunden pro Woche), für Personen aus der Bevölkerung (Personen der Kategorie C) $7{,}3 \cdot 10^9$ $cm^3$/Jahr (Aufnahmedauer 168 Stunden pro Woche).

   Die Standardaufnahme von Wasser in Form von Nahrungsmitteln und Flüssigkeiten beträgt für Personen aus der Bevölkerung (Kategorie C) $8 \cdot 10^5$ $cm^3$/Jahr (Aufnahmedauer 168 Stunden pro Woche).

2. Die Werte der MZjA infolge von Inhalation für die Kategorien B und C werden durch $^1/_{10}$ der für Kategorie A angegebenen Werte gegeben.

3. Wegen der unterschiedlichen Standardaufnahmen der Kategorien B und C für Luft werden die MZK-Werte für Kategorie B durch $^1/_{10}$ und für Kategorie C durch $^1/_{30}$ der für Kategorie A angegebenen MZK-Werte für Luft gegeben.

4. Die MZK-Werte für Luft in Wohngebieten berechnen sich aus den MZK-Werten der Tabelle 1 Spalte 5, der Tabelle 2 Spalte 4 und der Tabelle 3 Spalte 4, indem diese Werte bei Radionukliden, die vorzugsweise in kritischen Organen der I. Gruppe abgelagert werden, durch $3 \cdot 10^2$ und bei Radionukliden, die vorzugsweise in kritischen Organen der II. und III. Gruppe abgelagert werden, durch $1 \cdot 10^2$ dividiert werden.

5. Die Anmerkungen 2. bis 4. gelten nicht für die Festlegung der MZjA- und MZK-Werte für Radon. Für Radon in Luft werden die MZK-Werte für Kategorie B durch $^1/_2$, für Kategorie C und für Luft in Wohngebieten durch $^1/_{10}$ und die MZjA-Werte für die Kategorien B und C durch $^1/_3$ der für Kategorie A angegebenen Werte gegeben.

6. Sind für ein Radionuklid maximal zulässige Werte zur Begrenzung der inneren Strahlenbelastung für mehrere kritische Organe angegeben, so gilt bei Aufnahme dieses Radionuklids der niedrigste dieser Werte als maximal zulässiger Wert.

7. Edelgase mit Ausnahme von Radon tragen vor allem zur äußeren Strahlenbelastung bei. Die auf der Grundlage der äußeren Strahlenbelastung durch einen unendlich ausgedehnten Halbraum für Edelgase berechneten MZK-Werte sind in Tabelle 2 enthalten.

8. Die MZK-Werte für die Kategorien A, B und C sind Mittelwerte, die für die Kategorie A in 6 beliebigen aufeinanderfolgenden Monaten und für die Kategorien B und C in 12 beliebigen aufeinanderfolgenden Monaten im Mittel nicht überschritten werden dürfen.

9. Bei der Festlegung der MZK- oder MZjA-Werte für Radionuklide, die durch radioaktiven Zerfall Tochternuklide bilden, wurde angenommen, daß allein das Mutternuklid in den Körper aufgenommen wird. Die Strahlenbelastung durch die sich im Körper bildenden Tochternuklide wurde bei der Festlegung dieser maximal zulässigen Werte berücksichtigt.

So beträgt z. B. der MZK-Wert für Strontium—90 in Wasser $1 \cdot 10^{-7}$ µCi/cm³. Dieser Wert gilt nur für die Aufnahme von Strontium—90 und nicht für die Aufnahme von Strontium—90 und nicht für die Aufnahme von Strontium—90 und Yttrium—90 im Gleichgewicht.
Wenn in einer ausgemessenen Probe Tochternuklide vorhanden sind, so ist ihre Aktivität von der Gesamtaktivität der Probe abzuziehen, um die Aktivität des Mutternuklids zu bestimmen, für die der MZK- oder MZjA-Wert gilt.
Werden Mutter- und Tochternuklide im Gemisch in den Körper aufgenommen, so ist Anmerkung 12. zu beachten.

10. Für Radon—220 und Radon—222 wurden dagegen die MZK- oder MZjA-Werte unter der Voraussetzung festgelegt, daß sich das in der eingeatmeten Luft enthaltene Radon mit seinen Tochternukliden im Gleichgewicht befindet.
Einem MZK-Wert von $3 \cdot 10^{-8}$ µCi/cm³ oder einem MZjA-Wert von 75 µCi für Radon—222 entspricht demnach eine innere Strahlenbelastung, die durch Inhalation von

$3 \cdot 10^{-8}$ µCi/cm³ oder 75 µCi Radon—222,

$3 \cdot 10^{-8}$ µCi/cm³ oder 75 µCi Polonium—218 (Raduim A),

$3 \cdot 10^{-8}$ µCi/cm³ oder 75 µCi Blei—214 (Radium B),

$3 \cdot 10^{-8}$ µCi/cm³ oder 75 µCi Wismut—214 (Radium C) und

$3 \cdot 10^{-8}$ µCi/cm³ oder 75 µCi Polonium—214 (Radium C')

hervorgerufen wird.

11. Für Radon und Tochternuklide kann die Begrenzung der inneren Strahlenbelastung auch durch Grenzwerte der äquivalenten Alpha-Energie erfolgen.
Dem in Tabelle 1 Spalte 4 für Radon—222 angegebenen MZjA-Wert von 75 µCi entspricht dabei eine maximal zulässige äquivalente Alpha-Energie von $10^{11}$ MeV/Jahr und dem in Tabelle 1 Spalte 5 angegebenen MZK-Wert von $3 \cdot 10^{-8}$ µCi/cm³ ein Grenzwert der äquivalenten Alpha-Reihe von 40 MeV/cm³.
Für Radon—222 ohne Tochternuklide darf jedoch hierbei die MZjA von 750 µCi nicht überschritten werden.

12. Der MZK- oder MZjA-Wert für ein Radionuklidgemisch bekannter prozentualer Zusammensetzung berechnet sich nach

$$MZK_{Gem.} = \frac{1}{\sum_{i=1}^{n} \frac{P_i}{MZK_i}} \quad \text{oder} \quad MZjA_{Gem.} = \frac{1}{\sum_{i=1}^{n} \frac{P_i}{MZjA_i}},$$

wenn für die Radionuklide des Gemisches MZK- oder MZjA-Werte für das gleiche kritische Organ angegeben sind.

Dabei ist:

$MZK_{Gem.}$ — die maximal zulässige Konzentration des Gemisches
$MZjA_{Gem.}$ — die maximal zulässige jährliche Aktivitätsaufnahme für das Gemisch
$MZK_i$ — die maximal zulässige Konzentration für das i-te Radionuklid
$MZjA_i$ — die maximal zulässige jährliche Aktivitätsaufnahme für das i-te Radionuklid

$P_i$ — der relative Anteil des i-ten Radionuklids an der Gesamtaktivität des Gemisches

n — Anzahl der Radionuklide i des Gemisches.

13. Sind für die Radionuklide des Gemisches MZK- oder MZjA-Werte für mehrere kritische Organe angegeben, so ist für jedes dieser kritischen Organe der Wert $MZK_{Gem.}$ oder $MZjA_{Gem.}$ zu bestimmen. Der niedrigste dieser Werte gilt als MZK-Wert oder MZjA-Wert des Gemisches.

14. Die in Spalte 1 der Tabellen 1 und 3 angegebenen Bezeichnungen „löslich" und „unlöslich" beziehen sich auf die Inkorporierbarkeit der radioaktiven Stoffe. Im Zweifelsfall ist der niedrigste der angegebenen Werte zu verwenden.

15. Für ein bekanntes Radionuklidgemisch unbekannter prozentualer Zusammensetzung wird der maximal zulässige Wert zur Begrenzung der inneren Strahlenbelastung durch den niedrigsten Wert der MZK bzw. MZjA des im Gemisch vorhandenen Radionuklids bestimmt.

16. Für ein unbekanntes Radionuklidgemisch, für das lediglich bekannt ist, welche Radionuklide nicht im Gemisch vorhanden sein können, wird der maximal zulässige Wert zur Begrenzung der inneren Strahlenbelastung durch den niedrigsten Wert der MZK bzw. MZjA desjenigen Radionuklids bestimmt, das im Gemisch vorhanden sein kann (s. Tabelle 4 und 5).

17. Die Radionuklide werden in 4 Radiotoxizitätsgruppen eingeteilt.
Zur 1. Gruppe gehören Nuklide höchster Radiotoxizität,
zur 2. Gruppe Nuklide hoher Radiotoxizität,
zur 3. Gruppe Nuklide mittlerer Radiotoxizität und
zur 4. Gruppe Nuklide niedrigster Radiotoxizität.

18. Es bedeuten die Abkürzungen:
MDK = Magen-Darm-Kanal
UDD = unterer Dickdarm
ODD = oberer Dickdarm.

**Tabelle 4:**

## Maximal zulässige Konzentration (MZK) für ein unbekanntes Radionuklidgemisch in Trinkwasser

| Im Gemisch nicht vorhanden | MZK für Trinkwasser in $\mu Ci/cm^3$ |
|---|---|
| $90_{Sr}$, $129_J$, $210_{Pb}$, $210_{Po}$, $223_{Po}$, $223_{Ra}$, $226_{Ra}$, $228_{Ra}$, $231_{Pa}$, $232_U$, $U_{nat.}$, $Th_{nat.}$, $248_{Cm}$, $254_{Cf}$ | $2 \cdot 10^{-7}$ |
| $210_{Pb}$, $226_{Ra}$, $228_{Ra}$, $254_{Cf}$ | $1 \cdot 10^{-7}$ |
| $226_{Ra}$, $228_{Ra}$ | $1 \cdot 10^{-8}$ |
| bei vollständig unbekanntem Gemisch | $4 \cdot 10^{-9}$ |

**Tabelle 5:**

### Maximal zulässige Werte für die Aktivitätsaufnahme infolge Inhalation für ein unbekanntes Radionuklidgemisch

| Im Gemisch nicht vorhanden | MZjA infolge Inhalation (Kategorie A) in μCi | MZK für Luft (Kategorie A) in μCi/cm³ |
|---|---|---|
| α-Strahler und die β-Strahler $90_{Sr}$, $129_{J}$, $210_{Pb}$, $227_{Ac}$, $228_{Ra}$, $230_{Pa}$, $241_{Pu}$ und $249_{Bk}$ | 7,8 | $3 \cdot 10^{-9}$ |
| α-Strahler und die β-Strahler $210_{Pb}$, $227_{Ac}$, $228_{Ra}$ und $241_{Pu}$ | $6{,}0 \cdot 10^{-1}$ | $2 \cdot 10^{-10}$ |
| α-Strahler und der β-Strahler $227_{Ac}$ | $6{,}0 \cdot 10^{-2}$ | $2 \cdot 10^{-11}$ |
| $227_{Ac}$, $230_{Th}$, $231_{Pa}$, $238_{Pu}$, $239_{Pu}$, $240_{Pu}$, $242_{Pu}$, $244_{Pu}$, $248_{Cm}$, $249_{Cf}$, $251_{Cf}$ | $7{,}8 \cdot 10^{-3}$ | $3 \cdot 10^{-12}$ |
| $231_{Pa}$, $239_{Pu}$, $240_{Pu}$, $242_{Pu}$, $244_{Pu}$, $248_{Cm}$, $249_{Cf}$, $251_{Cf}$ | $3{,}9 \cdot 10^{-3}$ | $2 \cdot 10^{-12}$ |
| $248_{Cm}$ | $1{,}7 \cdot 10^{-3}$ | $7 \cdot 10^{-13}$ |
| bei vollständig unbekanntem Gemisch | $1{,}2 \cdot 10^{-3}$ | $5 \cdot 10^{-13}$ |

## Anlage 3

zu vorstehender Erster Durchführungsbestimmung

**Tabelle 1:**

### Grenzwerte der Oberflächenkontaminationen für Räume und Ausrüstungen

| Objekt | Oberflächenkontamination in μCi/cm² α | β | Kontaminationsart |
|---|---|---|---|
| 1. Kontrollbereiche, in denen mit offenen radioaktiven Stoffen umgegangen wird oder diese auftreten und die zeitweilig ohne Vollschutzanzug (Skaphander) betreten werden | $10^{-4}$ | $10^{-3}$ | abnehmbar |

| Objekt | Oberflächenkontamination in µCi/cm² α | β | Kontaminationsart |
|---|---|---|---|
| 2. Kontrollbereiche, in denen mit offenen radioaktiven Stoffen umgegangen wird oder diese auftreten und die ständig ohne Vollschutzanzug (Skaphander) betreten werden | $10^{-5}$ | $10^{-4}$ | abnehmbar |
| 3. Kontrollbereiche, in denen mit umschlossenen radioaktiven Stoffen umgegangen wird | $10^{-5}$ | $10^{-4}$ | festhaftend |
| 4. Überwachungsbereiche und sonstige Räume | $10^{-6}$ | $10^{-5}$ | festhaftend |

**Tabelle 2:**

## Grenzwerte der Oberflächenkontamination für Kleidung und Haut

| Objekt | Oberflächenkontamination in µCi/cm² α | β | Kontaminationsart |
|---|---|---|---|
| 1. Vollschutzanzüge (Skaphander) und Mittel des individuellen Schutzes aus Gummi oder Plaste für Arbeiten in Kontrollbereichen gemäß Tabelle 1 Ziff. 1 | | | |
| außen | $10^{-4}$ | $10^{-3}$ | abnehmbar |
| innen | $10^{-5}$ | $10^{-4}$ | festhaftend |
| 2. Arbeitsschutzkleidung für das Arbeiten in Kontrollbereichen gemäß Tabelle 1 Ziff. 1 | $10^{-4}$ | $10^{-3}$ | abnehmbar |
| 3. Arbeitsschutzkleidung für das Arbeiten in Kontrollbereichen gemäß Tabelle 1 Ziff. 2 | $10^{-5}$ | $10^{-4}$ | festhaftend |
| 4. Spezialunterwäsche für Arbeitsschutzkleidung gemäß Tabelle 1 Ziffern 2 und 3, Handtücher, Arbeitsschutzkleidung für das Arbeiten in Kontrollbereichen gemäß Tabelle 1 Ziff. 3, Privatkleidung | $10^{-6}$ | $10^{-5}$ | festhaftend |
| 5. Haut | $10^{-6}$ | $10^{-5}$ | festhaftend |

### 9.2.2. Westdeutschland

Die erste Strahlenschutzverordnung wurde am 24. Juni 1960 erlassen und heißt mit dem vollen Titel: „Erste Verordnung über den Schutz vor Schäden durch Strahlen radioaktiver Stoffe".

Vierter Abschnitt

**Prüfung umschlossener radioaktiver Stoffe und Anzeige des Verlustes von radioaktiven Stoffen**



Fünfter Abschnitt

**Ärztliche Überwachung**



Sechster Abschnitt

**Übergangsvorschriften**



Siebenter Abschnitt

**Ordnungswidrigkeiten und Schlußvorschriften**

Auf Grund der §§ 11, 12 und 54 des Gesetzes über die friedliche Verwendung der Kernenergie und den Schutz gegen ihre Gefahren (Atomgesetz) vom 23. Dezember 1959 (Bundesgesetzblatt I. S. 814) verordnet die Bundesregierung mit Zustimmung des Bundesrates:

## Erster Abschnitt

## Allgemeine Vorschriften

### § 1

### Anwendungsbereich

(1) Die Verordnung findet Anwendung auf

1. den Umgang mit radioaktiven Stoffen (Gewinnung, Erzeugung, Lagerung, Bearbeitung, Verarbeitung, sonstige Verwendung und Beseitigung);
2. die Beförderung radioaktiver Stoffe;
3. die Einfuhr und Ausfuhr radioaktiver Stoffe;
4. den Verkehr mit radioaktiven Stoffen (Erwerb und Abgabe an andere).

(2) Der Einfuhr oder Ausfuhr im Sinne dieser Verordnung steht jede sonstige Verbringung in den Geltungsbereich oder aus dem Geltungsbereich dieser Verordnung gleich.

### § 2

### Begriffsbestimmungen

(1) Radioaktive Stoffe im Sinne dieser Verordnung sind Stoffe, die ionisierende Strahlen spontan aussenden. Den radioaktiven Stoffen sind Neutronenquellen gleich.

(2) Umschlossene radioaktive Stoffe im Sinne dieser Verordnung sind radioaktive Stoffe, die ständig von einer allseitig dichten, festen, inaktiven Hülle umschlossen sind, die bei üblicher betriebsmäßiger Beanspruchung einen Austritt radioaktiver Stoffe mit Sicherheit verhindert. Alle anderen Stoffe sind offene radioaktive Stoffe.

(3) Den radioaktiven Stoffen stehen Stoffe oder Gegenstände gleich, die radioaktive Stoffe enthalten oder die durch radioaktive Stoffe verunreinigt sind.

## Zweiter Abschnitt

## Genehmigungsvorschriften

### 1. Erfordernis der Genehmigung

### § 3

### Umgang mit radioaktiven Stoffen

(1) Wer mit radioaktiven Stoffen umgeht (§ 1 Abs. 1 Nr. 1), bedarf der Genehmigung.

(2) Die Genehmigung ist zu erteilen, wenn

1. keine Tatsachen vorliegen, aus denen sich gegen die Zuverlässigkeit des Antragstellers und der Personen, die sonst für die Leitung oder Beaufsichtigung des beabsichtigten Umgangs mit radioaktiven Stoffen verantwortlich sind (§ 20 Abs. 1 Nr. 2) Bedenken ergeben;
2. die für die Leitung oder Beaufsichtigung des beabsichtigten Umganges mit radioaktiven Stoffen Verantwortlichen die für den Strahlenschutz erforderlichen Kenntnisse besitzen und für eine sichere Ausführung der zu genehmigenden Tätigkeit notwendige Anzahl dieser Verantwortlichen vorhanden ist.
3. gewährleistet ist, daß die in dem beabsichtigten Umgang mit radioaktiven Stoffen sonst tätigen Personen die notwendigen Kenntnisse über die mögliche Strahlengefährdung und die anzuwendenden Schutzmaßnahmen besitzen;
4. gewährleistet ist, daß bei dem beabsichtigten Umgang mit radioaktiven Stoffen die Einrichtungen vorhanden und die Maßnahmen getroffen sind, die nach dem Stand von Wissenschaft und Technik für einen ausreichenden Schutz einzelner und der Allgemeinheit vor Strahlenschäden an Leben, Gesundheit und Sachgütern erforderlich sind;
5. die erforderliche Vorsorge für die Erfüllung gesetzlicher Schadensersatzverpflichtungen in dem nach den Umständen gebotenen Ausmaß getroffen sind und
6. überwiegende öffentliche Interessen, insbesondere in Hinblick auf die Reinhaltung der Luft, des Wassers und des Bodens, der Wahl des Ortes des beabsichtigten Umganges mit radioaktiven Stoffen nicht entgegenstehen.

## § 4

## Beförderung radioaktiver Stoffe

(1) Wer radioaktive Stoffe auf öffentlichen oder der Öffentlichkeit zugänglichen Verkehrswegen befördert (§ 1, Abs. 1, Nr. 2) bedarf der Genehmigung. Die Genehmigung kann einem Antragsteller auf jeweils längstens 3 Jahre für jede Art oder für bestimmte Arten der Beförderung erteilt werden.

(2) Die Genehmigung ist zu erteilen, wenn

1. keine Tatsachen vorliegen, aus denen sich gegen die Zuverlässigkeit des Beförderers Bedenken ergeben;
2. gewährleistet ist, daß die Beförderung durch zuverlässige Personen, welche die für die beabsichtigte Art der Beförderung von radioaktiven Stoffen notwendigen Kenntnisse über die mögliche Strahlengefährdung und die anzuwendenden Schutzmaßnahmen besitzen, ausgeführt wird;

3. die nach dem Stand von Wissenschaft und Technik gebotene Vorsorge gegen Strahlenschäden bei der Beförderung der radioaktiven Stoffe getroffen ist, soweit für den jeweiligen Verkehrsträger Rechtsvorschriften über die Beförderung radioaktiver Stoffe, die diese Vorsorge gewährleisten, fehlen;

4. die erforderliche Vorsorge für die Erfüllung gesetzlicher Schadenersatzverpflichtungen in dem nach den Umständen gebotenen Ausmaß getroffen ist und

5. überwiegende öffentliche Interessen der Wahl des Beförderungsweges und der Beförderungszeit nicht entgegenstehen.

(3) Eine Ausfertigung oder eine öffentlich beglaubigte Abschrift der Genehmigungsurkunde ist bei der Beförderung radioaktiver Stoffe mitzuführen. Sie ist der für die Kontrolle zuständigen Stelle und den von ihr Beauftragten auf Verlangen vorzulegen.

(4) Die für den jeweiligen Verkehrsträger geltenden Rechtsvorschriften über die Beförderung gefährlicher Güter bleiben unberührt.

§ 5

Einfuhr und Ausfuhr radioaktiver Stoffe

(1) Wer radioaktive Stoffe einführt oder ausführt (§ 1 Abs. 1 Nr. 3) bedarf der Genehmigung.

(2) Die Genehmigung für die Einfuhr ist zu erteilen, wenn keine Tatsachen vorliegen, aus denen sich gegen die Zuverlässigkeit des Einführers Bedenken ergeben.

(3) Die Genehmigung für die Ausfuhr ist zu erteilen, wenn

1. keine Tatsachen vorliegen, aus denen sich gegen die Zuverlässigkeit des Ausführers Bedenken ergeben und

2. gewährleistet ist, daß die auszuführenden radioaktiven Stoffe nicht in einer die internationalen Verpflichtungen der Bundesrepublik auf dem Gebiete der Kernenergie oder die innere oder äußere Sicherheit der Bundesrepublik gefährdenden Weise verwendet werden.

(4) Andere Rechtsvorschriften über die Einfuhr und Ausfuhr bleiben unberührt.

**2. Ausnahmen von dem Genehmigungserfordernis**

§ 6

Als Arbeitnehmer oder sonst unter Aufsicht tätige Personen

Einer Genehmigung nach den §§ 3 bis 5 bedarf nicht, wer als Arbeitnehmer oder sonst unter der Aufsicht einer Person tätig wird, die einer Genehmigung nach den §§ 3 bis 5 bedarf oder die nach den §§ 9 und 10 von der Genehmigungspflicht freigestellt ist.

## § 7

### Allgemeine Freigrenzen

(1) Einer Genehmigung bedarf nicht, wer

1. mit radioaktiven Stoffen umgeht, deren Radioaktivität unter den in der Anlage I genannten Freigrenzen liegt;

2. mit Stoffen umgeht, deren Konzentration an radioaktiven Stoffen weniger als 0,002 Mikrocurie je Gramm beträgt. Sind die radioaktiven Stoffe in Luft oder Wasser enthalten, so muß die Konzentration der radioaktiven Stoffe zugleich weniger als ein Zehntel der in der Anlage II genannten Werte betragen;

3. mit festen Stoffen umgeht, deren Konzentration an radioaktiven Stoffen natürlichen Ursprunges weniger als 0,01 Mikrocurie je Gramm beträgt;

4. mit natürlichem Kalium oder mit aus natürlichen Quellen stammenden Heilwässern umgeht, deren Konzentration an radioaktiven Stoffen natürlichen Ursprunges nicht erhöht ist.

Das gleiche gilt für die Beförderung sowie die Einfuhr und Ausfuhr.

(2) Absatz Nr. 1 bis 3 gilt nicht für denjenigen, der radioaktive Stoffe

1. zu Heilzwecken verwendet.

2. Arzneimitteln, Lebensmitteln im Sinne des § 1 des Lebensmittelgesetzes oder Futtermitteln im Sinne des § 1 Abs. 1 des Futtermittelgesetzes zusetzt.

3. bei der Herstellung von Erzeugnissen, die zum Gebrauch im häuslichen Bereich bestimmt sind, oder von Bedarfsgegenständen im Sinne des § 2 des Lebensmittelgesetzes verwendet.

4. bei der Herstellung oder bei dem Gebrauch von Pflanzenschutzmitteln, Schädlingsbekämpfungsmitteln, Düngemitteln oder Bodenverbesssrungsmitteln in der Weise verwendet, daß das hergestellte oder gebrauchsfertige Mittel andere als radioaktive Stoffe natürlichen Ursprungs in einer Konzentration von weniger als 0,002 Mikrocurie je Gramm enthält.

## § 8

### Besondere Freigrenzen für Uran- und Thoriumverbindungen

Einer Genehmigung bedarf nicht, wer mit festen chemischen Verbindungen des natürlichen Urans oder des natürlichen Thoriums ungelöst oder gelöst zu chemisch-analytischen oder chemisch-präparativen Zwecken umgeht, wenn dabei keine gasförmigen Uran- oder Thoriumverbindungen gebildet werden und die Menge der Uran- oder Thoriumverbindungen insgesamt 100 Gramm nicht übersteigt.

## § 9

### Genehmigungsfreie Beförderung

(1) Einer Genehmigung nach § 4 bedarf nicht, wer radioaktive Stoffe unter den Voraussetzungen der Randnummer 451a der Anlage I zum Internationalen

Übereinkommen über den Eisenbahnfrachtverkehr vom 25.Oktober 1952 in der Fassung der Verordnung vom 4.Dezember 1958 (Bundesgesetzblatt II S.530) befördert.

(2) Einer Genehmigung nach § 4 bedarf nicht, wer radioaktive Stoffe als Unternehmer einer Eisenbahn des öffentlichen Verkehrs nach den Vorschriften der Eisenbahn-Verkehrsordnung befördert.

(3) Einer Genehmigung nach § 4 bedarf nicht, wer radioaktive Stoffe, deren Verpackung den Vorschriften der Verordnung über gefährliche Seefrachtgüter vom 4.Januar 1960 (Bundesgesetzbl. II S.9) entspricht, mit Seeschiffen befördert; das Laden und Löschen der radioaktiven Stoffe ist der nach Landesrecht zuständigen Behörde spätestens vierundzwanzig Stunden vor Beginn der Arbeiten anzuzeigen; dies gilt nicht, wenn es sich um radioaktive Stoffe handelt, die unter § 7 Abs.1 fallen.

(4) Einer Genehmigung nach § 4 bedarf nicht, wer radioaktive Stoffe mit einem Luftfahrzeug befördert und die hierfür erforderliche Erlaubnis nach § 27 des Luftverkehrsgesetzes in der Fassung vom 10.Januar 1959 (Bundesgesetzbl. I S.9) erhalten hat.

§ 10

Fund und Erlangung der tatsächlichen Gewalt

§ 11

Geräte mit radioaktiven Leuchtfarben und elektrotechnische oder gastechnische Geräte

(1) Einer Genehmigung bedarf nicht, wer

1. mit Geräten umgeht, die Skalen oder Anzeigemittel mit fest haftenden radioaktiven Leuchtfarben enthalten, wenn die Leuchtfarben

a) frei von radioaktiven Stoffen sind, deren Radiotoxizität in Anlage 1 durch eine niedrigere Freigrenze als 10 Mikrocurie gekennzeichnet ist, ausgenommen Radium, und

b) üblicherweise berührungssicher abgedeckt sind und die Dosisleistung der nicht abgedeckten Strahlung im Abstand von 0,1 Meter von der Leuchtfarbe 0,1 millirem je Stunde nicht überschreitet;

2. elektrotechnische oder gastechnische Geräte zu Leuchtzwecken verwendet, wenn das einzelne Gerät radioaktive Stoffe enthält, deren Verwendung nach § 7 Absatz 1 keiner Genehmigung bedarf.

Das gleiche gilt für die Beförderung sowie die Einfuhr und Ausfuhr solcher Geräte.

(2) Radioaktive Leuchtfarben im Sinne des Absatzes 1 Satz 1 Nr.1 sind mit einem Bindemittel vermischte Leuchtstoffe, die durch beigefügte radioaktive Stoffe zur Lichtaussendung angeregt werden.

3. Verkehr mit radioaktiven Stoffen, Buchführung und Anzeige.

§ 12

Abgabe radioaktiver Stoffe

§ 13

Buchführung und Anzeige

4. Zulassung der Bauart von Vorrichtungen

§ 14

Voraussetzungen der Zulassung

(1) Einer Genehmigung bedarf nicht, wer mit Geräten, Anlagen oder sonstigen Vorrichtungen umgeht, in die umschlossene radioaktive Stoffe eingefügt sind (Vorrichtungen), wenn die Bauart der Vorrichtung zugelassen ist und die wesentlichen Merkmale der Vorrichtung dem Zulassungsschein entsprechen. Das gleiche gilt für die Beförderung sowie die Einfuhr und Ausfuhr solcher Vorrichtungen.

(2) Die Zulassung der Bauart darf nur erteilt werden, wenn die in die Vorrichtung eingeschlossenen radioaktiven Stoffe berührungssicher abgedeckt sind und die Dosisleistung im Abstand von 0,1 Meter von der berührbaren Oberfläche der Vorrichtung den Wert von 0,1 millirem je Stunde nicht überschreitet.

(3) Eine Zulassung der Bauart darf für Vorrichtungen, die zu Heilzwecken bestimmt sind, nicht erteilt werden.

§ 15

Bauartprüfung

(1) Über den Antrag auf Zulassung der Bauart entscheidet die nach Landesrecht zuständige Behörde (Zulassungsbehörde).

(2) Die Zulassungsbehörde hat vor ihrer Entscheidung auf Kosten des Antragstellers eine Bauartprüfung durch die Physikalisch-Technische Reichsanstalt zu veranlassen.

§ 16

Zulassungsschein

Wird die Bauart der Vorrichtung zugelassen, so hat die Zulassungsbehörde einen Zulassungsschein zu erteilen; in ihn sind die wesentlichen Merkmale der Vorrichtung, der zugelassene Gebrauch sowie eine etwaige Befristung und Einschränkung der Zulassung aufzunehmen. Der Inhaber einer Zulassung hat dem Erwerber einer Vorrichtung, deren Bauart zugelassen ist, einen Abdruck des Zulassungsscheines auszuhändigen, auf dem bestätigt ist, daß die Vorrichtung der zugelassenen Bauart entspricht.

§ 17

Bekanntmachung

Die Zulassung der Bauart und ihr Widerruf sind im Bundesanzeiger bekanntzumachen.

§ 18

Anzeigepflicht

Der Inhaber einer Vorrichtung, deren Bauart zugelassen ist, hat der Aufsichtsbehörde binnen eines Monats nach Erlangung der tatsächlichen Gewalt Anzeige zu erstatten. Die Aufsichtsbehörde kann von dieser Pflicht befreien.

§ 19

Sonstige Verpflichtungen des Inhabers einer Vorrichtung

Dritter Abschnitt

**Schutzvorschriften für den Umgang mit radioaktiven Stoffen**

§ 20

Für den Strahlenschutz Verantwortliche

(1) Für den Strahlenschutz Verantwortliche im Sinne dieser Verordnung sind

1. wer einer Genehmigung nach § 3 bedarf oder nach § 8 ohne Genehmigung mit radioaktiven Stoffen umgeht und

2. die von ihm zur Leitung oder Beaufsichtigung des Umganges mit den radioaktiven Stoffen schriftlich bestellten Personen; ihre Bestellung und Abberufung sind der Aufsichtsbehörde unverzüglich anzuzeigen.

(2) Den in Absatz 1 Nr.2 bezeichneten Personen obliegen die ihnen durch diese Verordnung auferlegten Pflichten nur im Rahmen ihres innerbetrieblichen Entscheidungsbereiches.

§ 21

Allgemeine Schutzmaßnahmen

Die für den Strahlenschutz Verantwortlichen haben unter Beachtung der Regeln von Wissenschaft und Technik zum Schutz einzelner und der Allgemeinheit vor Strahlenschäden an Leben, Gesundheit und Sachgütern durch geeignete Schutzmaßnahmen, insbesondere durch Bereitstellung geeigneter Räume, Schutzeinrichtungen, Geräte und Schutzausrüstungen für Personen, sowie durch geeignete Regelung des Betriebsablaufes dafür zu sorgen, daß beim Umgang mit radioaktiven Stoffen

1. die Schutzvorschriften der §§ 22, 25 bis 29, 31, 34, 35 Abs.1 bis 3, Abs.4, Satz 1, des § 36 Abs.1, 2 und 4, des § 37 Satz 2, der §§ 39 bis 42 eingehalten werden;

2. auch unterhalb der in §§ 25 bis 29 festgesetzten Werte die Strahlenbelastung von Personen und strahlenempfindlichen Sachgütern Dritter oder der Allgemeinheit so gering wie möglich gehalten wird;

3. die Verbreitung dieser Stoffe so gering wie möglich gehalten wird, um die Gefahr ihrer Aufnahme in den menschlichen Körper auf ein Minimum zu beschränken;

4. unbeschadet der Vorschriften des § 34 Abs.1 bis 4 nur möglichst geringe Mengen dieser Stoffe in Luft und Wasser gelangen.

## § 22

## Kontrollbereiche und Überwachungsbereiche

(1) Bereiche, in denen infolge Umganges mit radioaktiven Stoffen die Möglichkeit besteht, daß Personen durch Bestrahlung von außen oder durch Einatmung von Luft, deren Konzentration an radioaktiven Stoffen ein Drittel der in Anlage II genannten Werte übersteigt, bei einem Aufenthalt von 40 Stunden je Woche eine höhere Dosis als 1,5 rem je Jahr erhalten, sind abzugrenzen und zu kennzeichnen (Kontrollbereiche). Die Kennzeichnung muß das Wort „RADIOAKTIV" enthalten.

(2) Unmittelbar an einen Kontrollbereich angrenzende Bereiche, in denen infolge des Umganges mit radioaktiven Stoffen die Möglichkeit besteht, daß Personen bei dauerndem Aufenthalt eine höhere Dosis als 0,15 rem je Jahr erhalten, sind nach Maßgabe des § 35 zu überwachen (Überwachungsbereiche).

(3) Personen darf der Zutritt zu Kontrollbereichen nur erlaubt werden, wenn sie zur Durchführung der darin vorgesehenen Betriebsvorgänge tätig werden müssen oder wenn ihre Ausbildung einen Aufenthalt in diesen Bereichen erforderlich macht. Die Aufsichtsbehörde kann gestatten, daß der Inhaber einer Genehmigung nach § 3 auch anderen Personen den Zutritt zu Kontrollbereichen erlaubt.

(4) Die Genehmigungsbehörde oder die Aufsichtsbehörde kann bestimmen, daß weitere Bereiche als Kontrollbereiche oder als Überwachungsbereiche zu behandeln sind, wenn dies zum Schutz einzelner oder der Allgemeinheit erforderlich ist. Diese Behörden können im Einzelfall Ausnahmen von der Vorschrift des Absatzes 1 Satz 2 gestatten, wenn dadurch einzelne und die Allgemeinheit nicht gefährdet werden.

## § 23

## Tätigkeitsverbote

Die für den Strahlenschutz Verantwortlichen haben dafür zu sorgen, daß Personen, die das 18. Lebensjahr noch nicht vollendet haben, sowie schwangere oder stillende Frauen mit offenen radioaktiven Stoffen, mit denen auf Grund einer Bestätigung nach § 3 oder ohne Genehmigung nach § 8 umgegangen werden darf, nicht umgehen und in Kontrollbereichen nicht tätig werden.

## § 24

### Beruflich strahlenexponierte Personen

(1) Beruflich strahlenexponierte Person im Sinne dieser Verordnung ist, wer

1. beim Umgang mit radioaktiven Stoffen, mit denen nur auf Grund einer Genehmigung nach § 3 umgegangen werden darf, den Strahlen dieser Stoffe ausgesetzt sein kann, oder

2. sich auf Grund seiner sonstigen Tätigkeit gewöhnlich in Kontrollbereichen aufhält.

(2) Beruflich strahlenexponierte Person ist unter den Voraussetzungen des Absatzes 1 auch der für den Strahlenschutz Verantwortliche.

## § 25

### Höchstzulässige Dosen für beruflich strahlenexponierte Personen

(1) Bei einer beruflich strahlenexponierten Person darf die von dem Umgang mit radioaktiven Stoffen herrührende tatsächlich aufgenommene Dosis die nach den Absätzen 2 bis 7 zulässigen Werte nicht überschreiten.

(2) Die bis zu einem bestimmten Lebensalter tatsächlich aufgenommene Dosis darf höchstens 5 rem vervielfacht mit der um 18 Jahre verminderten Zahl der Lebensjahre betragen (höchstzulässige Lebensalterdosis).

(3) Die auf einen Zeittaum von 13 aufeinanderfolgenden Wochen verteilte tatsächlich aufgenommene Dosis darf 3 rem, jedoch jährlich insgesamt 5 rem nicht überschreiten.

(4) Ist die bisher infolge eines Umganges mit radioaktiven Stoffen tatsächlich aufgenommene Dosis bekannt, so darf in jedem Zeitraum von 13 aufeinanderfolgenden Wochen die auf ihn verteilte tatsächlich aufgenommene Dosis bis zu 3 rem betragen, bis die höchstzulässige Lebensalterdosis erreicht ist.

(5) Die nach Absatz 3 oder 4 zulässige Dosis bis zu 3 rem darf als Einzeldosis aufgenommen werden, wenn dies zwingend geboten ist, um eine erhebliche Störung des Betriebsablaufes oder eine Gefährdung von Personen beseitigen zu können.

(6) Eine beruflich strahlenexponierte Person darf eine Einzeldosis von mehr als 3 rem bis zu 12,5 rem einmal im Leben erhalten, wenn dies zwingend geboten ist, um eine erhebliche Störung des Betriebsablaufes oder eine Gefährdung von Personen beseitigen zu können. Diese Einzeldosis ist bei der Feststellung, ob die höchstzulässige Lebensalterdosis erreicht ist, in die bisher tatsächlich aufgenommene Dosis einzubeziehen. Überschreitet der ermittelte Wert die höchstzulässige Lebensalterdosis, so bleibt der überschreitende Wert außer Betracht. Die Aufsichtsbehörde kann anordnen, daß eine beruflich strahlenexponierte Person zur Vermeidung gesundheitlicher Schäden die in Satz 1 bezeichnete Einzeldosis nicht erhalten darf.

(7) Frauen, die das 45. Lebensjahr noch nicht vollendet haben, dürfen die in den Absätzen 5 und 6 bezeichneten Dosen nur erhalten, wenn die Aufsichtsbehörde dies im Einzelfall gestattet. Sie darf dies nur gestatten, wenn eine Gefährdung der Gesundheit nicht zu besorgen ist und, in den Fällen des Absatzes 6 ferner, wenn der Eintritt einer Schwangerschaft ausgeschlossen ist.

(8) Hat eine beruflich strahlenexponierte Person infolge eines Unfalles eine Dosis von mehr als 3 rem bis zu 25 rem erhalten, so ist bei der Feststellung, ob die höchstzulässige Lebensalterdosis erreicht ist, die Unfalldosis in die bisher tatsächlich aufgenommene Dosis einzubeziehen. Überschreitet der ermittelte Wert die höchstzulässige Lebensalterdosis, so bleibt der überschreitende Wert außer Betracht; dies ist nur einmal im Leben jeder Person zulässig.

§ 26

Dauereinrichtungen

Dauereinrichtungen, die dem Schutz beruflich strahlenexponierter Personen vor Strahlen, insbesondere durch Abschirmung oder Abstandshaltung dienen sollen, müssen so beschaffen sein, daß die von dem Umgang mit radioaktiven Stoffen herrührende, von einer Person tatsächlich aufgenommene Dosis durchschnittlich 0,1 rem je Woche nicht überschreiten kann.

§ 27

Höchstzulässige Dosis bei Teilbestrahlung

(1) Bei einer beruflich strahlenexponierten Person darf die von dem Umgang mit radioaktiven Stoffen herrührende, von den Händen, Unterarmen, Füßen und Knöcheln bei Bestrahlung von außen tatsächlich aufgenommene Dosis in einem Zeitraum von 13 aufeinanderfolgenden Wochen bis zu 13 rem, jährlich höchstens 60 rem betragen, wenn die nach § 25 für die übrigen Teile und Organe des Körpers zulässigen Werte eingehalten werden.

(2) Hat eine beruflich strahlenexponierte Person infolge eines Unfalles eine Dosis von mehr als 15 rem bis zu 60 rem erhalten, so bleibt der 15 rem überschreitende Wert einmal im Leben dieser Person außer Betracht. Die Aufsichtsbehörde kann auf Grund eines ärztlichen Gutachtens gestatten, daß der überschreitende Wert mehrmals außer Betracht bleibt, wenn keine Gefährdung der Gesundheit des Betroffenen zu besorgen ist.

§ 28

Berücksichtigung einer anderweitigen Strahlenbelastung

Eine anderweitige Strahlenbelastung durch ionisierende Strahlen im Beruf ist bei der Feststellung, ob die nach den §§ 25 und 27 zulässigen Werte eingehalten werden, in die von einem Umgang mit radioaktiven Stoffen herrührende tatsächlich aufgenommene Dosis einzubeziehen.

## § 29

### Höchstzulässige Dosis für andere Personen

(1) Bei Bestrahlung anderer als beruflich strahlenexponierter Personen darf die von dem Umgang mit radioaktiven Stoffen herrührende tatsächliche aufgenommene Dosis die nach den Absätzen 2 bis 4 zulässigen Werte nicht überschreiten.

(2) Bei einer Person, die sich auf Grund ihrer Tätigkeit gelegentlich in Kontrollbereichen aufhält, ohne mit radioaktiven Stoffen umzugehen, darf die auf ein Jahr verteilte tatsächlich aufgenommene Dosis höchstens 1,5 rem betragen.

(3) Bei einer Person, die sich zu Ausbildungszwecken in Kontrollbereichen aufhält, ohne darin tätig zu sein, darf die auf ein Jahr verteilte tatsächlich aufgenommene Dosis von Vollendung des 18. Lebensjahres höchstens 0,5 rem, danach höchstens 1,5 rem betragen.

(4) Bei einer Person, die sich dauernd in Überwachungsbereichen aufhält, darf die auf ein Jahr verteilte tatsächlich aufgenommene Dosis höchstens 0,5 rem betragen.

## § 30

### Anzeigepflichten bei Dosisüberschreitung

Wer einer Genehmigung nach § 3 bedarf, hat der Aufsichtsbehörde unverzüglich Anzeige zu erstatten, wenn

1. bei einer beruflich strahlenexponierten Person infolge des Umganges mit radioaktiven Stoffen die Strahlenbelastung die höchstzulässige Lebensalterdosis oder die nach § 27 Abs. 1 zulässige Dosen überschritten hat;
2. eine beruflich strahlenexponierte Person der in § 25 Abs. 6 oder 8 oder der in § 27 Abs. 2 bezeichneten Strahlenbelastung ausgesetzt worden ist.

## § 31

### Höchstzulässige Konzentration radioaktiver Stoffe in der Luft von Kontrollbereichen

(1) In Kontrollbereichen dürfen die von dem Umgang mit radioaktiven Stoffen herrührenden Konzentrationen radioaktiver Stoffe in der Luft bei einer Einwirkungszeit von 40 Stunden in beliebigen Zeiträumen innerhalb von 7 aufeinanderfolgenden Tagen das Dreifache der in Anlage II genannten Werte nicht überschreiten. Ist innerhalb von 7 aufeinanderfolgenden Tagen die Einwirkungszeit kürzer als 40 Stunden, so dürfen die Konzentrationen entsprechend, höchstens jedoch zehnmal höher als die Werte der Anlage II sein. Bei längerer Einwirkungszeit sind die Konzentrationen entsprechend herabzusetzen.

(2) Die in Absatz 1 genannten Beschränkungen gelten nicht, wenn sich in Kontrollbereichen nur beruflich strahlenexponierte Personen aufhalten und Vorkehrungen getroffen sind, die diese Personen gegen die Gefahren höherer

Konzentrationen, insbesondere gegen die Gefahr des Einatmens höherer Konzentrationen, ausreichend schützen.

§ 32

Ärzte und Zahnärzte

(1) Auf die von einem Arzt oder einem Zahnarzt oder unter Aufsicht eines Arztes oder Zahnarztes in Ausübung der Heilkunde mit radioaktiven Stoffen durchzuführende Untersuchung oder Behandlung von Personen finden die Vorschriften des § 22 Abs. 3, § 36 und die Vorschriften über die höchstzulässigen Dosen diesen Personen gegenüber keine Anwendung.

(2) Ärzte und Zahnärzte, die radioaktive Stoffe in Ausübung der Heilkunde anwenden, haben dafür zu sorgen, daß die den untersuchten oder behandelten Personen verabfolgten radioaktiven Stoffe nach Art und Menge und, soweit dies möglich ist, die von den untersuchten oder behandelten Personen aufgenommenen Dosen sowie die bestrahlten Organe aufgezeichnet werden. Die Aufzeichnungen sind 30 Jahre aufzubewahren.

§ 33

Verfügung der Aufsichtsbehörde

§ 34

Schutz von Luft, Wasser und Boden

(1) Aus Kontrollbereichen herausgelangende Luft oder herausgelangendes Wasser darf, wenn die Möglichkeit des Entweichens besteht, keine von einem Umgang mit radioaktiven Stoffen herrührende höhere Konzentration radioaktiver Stoffe als ein Zehntel der in Anlage II genannten Werte enthalten.

(2) Aus Kontrollbereichen herausgelangendes Abwasser darf in Abwasserkanäle oder oberirdische Gewässer nur eingeleitet werden, wenn die von einem Umgang mit radioaktiven Stoffen herrührende Konzentration der radioaktiven Stoffe in diesem Abwasser im Tagesdurchschnitt die in der Anlage II genannten Werte nicht überschreitet.

(3) Die nach Landesrecht zuständige Behörde kann im Einzelfall abweichend von den Vorschriften der Absätze 1 und 2 niedrigere Konzentrationen vorschreiben, wenn dies zum Schutz einzelner oder der Allgemeinheit oder aus Gründen der Reinhaltung des Wassers geboten ist. Sie kann höhere Konzentrationen gestatten, wenn dadurch einzelne und die Allgemeinheit nicht gefährdet werden und Gründe der Reinhaltung des Wassers nicht entgegenstehen.

(4) Die Absätze 1 bis 3 gelten auch, wenn Luft, Wasser oder Abwasser aus umschlossenen Räumen herausgelangen, die keine Kontrollbereiche sind, in denen aber mit radioaktiven Stoffen umgegangen wird, mit denen auf Grund einer Genehmigung nach § 3 oder ohne Genehmigung nach § 8 umgegangen werden darf.

(5) Radioaktive Stoffe, mit denen auf Grund einer Genehmigung nach § 3 oder ohne Genehmigung nach § 8 umgegangen werden darf, dürfen nicht in den Boden eingebracht werden, es sei denn, daß dies in einer Genehmigung nach § 3 zugelassen wird.

(6) Andere Rechtsvorschriften, die den Schutz von Luft, Wasser und Boden betreffen, bleiben unberührt.

§ 35

Messung der Dosisleistungen oder Ortsdosen und Feststellung radioaktiver Verunreinigung

(1) Soweit es aus Gründen des Strahlenschutzes erforderlich ist, sind die Dosisleistungen oder Ortsdosen in Bereichen, in denen ein nach § 3 genehmigungspflichtiger Umgang stattfindet, zu messen. Das gleiche gilt für Überwachungsbereiche. Der Aufsichtsbehörde ist unverzüglich Anzeige zu erstatten, wenn in einem Überwachungsbereich die Dosisleistung oder Ortsdosis an Orten, an denen sich Personen dauernd aufhalten, so hoch ist, daß diese Personen eine höhere Dosis als 0,5 rem je Jahr erhalten können.

(2) Wird mit offenen radioaktiven Stoffen umgegangen, so ist in Kontrollbereichen und in den von der Aufsichtsbehörde bezeichneten Bereichen mindestens arbeitstäglich, in Überwachungsbereichen soweit es zum Schutz der sich darin aufhaltenden Personen oder der dort befindlichen Sachgüter erforderlich ist, festzustellen, ob gefahrbringende Verunreinigungen durch diese Stoffe vorhanden sind. Die Feststellung ist insbesondere am Arbeitsplatz, an den Geräten die zum Umgang mit offenen radioaktiven Stoffen bestimmt sind, an der Kleidung und an ungeschützten Körperteilen zu treffen. Wird mit offenen radioaktiven Stoffen umgegangen, deren Radiotoxizität in Anlage I durch eine niedrigere Freigrenze als 10 Mikrocurie gekennzeichnet ist, so muß die Feststellung nach Satz 1 auch den Anteil dieser radioaktiven Stoffe an der Verunreinigung und die Art der Verunreinigung umfassen.

(3) Die Genehmigungsbehörde oder die Aufsichtsbehörde kann von den in Absatz 2 genannten Pflichten ganz oder teilweise befreien, wenn dadurch einzelne und die Allgemeinheit nicht gefährdet werden.

(4) Der Zeitpunkt und das Ergebnis der Feststellungen nach Absatz 2 sind aufzuzeichnen. Der Genehmigungsinhaber hat die Aufzeichnungen 30 Jahre aufzubewahren und auf Verlangen der Aufsichtsbehörde bei dieser zu hinterlegen.

§ 36

Messung der Personendosis

(1) An Personen, die mit radioaktiven Stoffen umgehen, mit denen nur auf Grund einer Genehmigung nach § 3 umgegangen werden darf, oder die sich in Kontrollbereichen aufhalten, sind die Strahlendosen zu messen. Die Messungen müssen am Rumpf vorgenommen werden. Sind einzelne Stellen des Körpers

der Strahlung besonders ausgesetzt, so müssen die Messungen auch an diesen Stellen vorgenommen werden.

(2) Die Messungen am Körper sind nach zwei voneinander unabhängigen Verfahren vorzunehmen. Die eine Messung muß die jederzeitige Feststellung der Dosis ermöglichen. Die nach diesem Verfahren gemessenen Tagesdosen sind aufzuzeichnen. Die andere Messung ist mit nicht offen anzeigenden, unlöschbaren Dosismessern durchzuführen. Diese sind in Zeitabständen von höchstens 4 Wochen einer nach Landesrecht zuständigen Stelle (Meßstelle) einzureichen. Die Meßstelle hat die Dosiswerte festzustellen, die Meßergebnisse aufzuzeichnen und dem Einsender schriftlich mitzuteilen. Sie hat ihre Aufzeichnungen 30 Jahre aufzubewahren.

(3) Der Genehmigungsinhaber hat die Aufzeichnungen über die Tagesdose sowie die Mitteilungen der Meßstelle 30 Jahre aufzubewahren und auf Verlangen der Aufsichtsbehörde bei dieser zu hinterlegen.

(4) Die Aufsichtsbehörde kann auf Antrag von den Pflichten des Absatzes 2 befreien, wenn dadurch die in Absatz 1 genannten Personen nicht gefährdet werden. Sie kann, wenn nach der Art des Betriebes oder nach der Art und Menge der verwendeten radioaktiven Stoffe eine besondere Gefährdung möglich erscheint, bestimmen, daß die nicht offen anzeigenden unlöschbaren Dosismesser in kürzeren als vierwöchigen Zeitabständen zur Auswertung einzureichen sind.

§ 37

Feststellung der Aufnahme radioaktiver Stoffe in den menschlichen Körper

Wer sich in Bereichen aufhält oder aufgehalten hat, in denen mit radioaktiven Stoffen umgegangen wird, mit denen auf Grund einer Genehmigung nach § 3 oder ohne Genehmigung nach § 8 umgegangen werden darf, hat auf Anordnung der Aufsichtsbehörde die Aufnahme radioaktiver Stoffe in seinen Körper durch geeignete Messungen am Körper feststellen zu lassen. Der Zeitpunkt und das Ergebnis der Feststellungen sind aufzuzeichnen. Die nach § 20 Abs. 1 Nr. 1 für den Strahlenschutz Verantwortlichen haben die Aufzeichnungen 30 Jahre aufzubewahren und auf Verlangen der Aufsichtsbehörde bei dieser zu hinterlegen.

§ 36

Duldungspflicht

Personen, an denen nach § 32 die Personendosis oder nach § 37 die Aufnahme radioaktiver Stoffe in den Körper zu messen ist, haben die erforderlichen Messungen zu dulden.

§ 39

Kennzeichnung von Geräten und Behältern

## § 40

### Verhalten bei dem Umgang mit offenen radioaktiven Stoffen

Personen, die mit offenen radioaktiven Stoffen umgehen, mit denen auf Grund einer Genehmigung nach § 3 oder ohne Genehmigung nach § 8 umgegangen werden darf, ist ein Verhalten zu untersagen, bei dem sie oder andere von einem Umgang herrührende radioaktive Stoffe in den Körper aufnehmen oder in gefahrbringender Weise an den Körper bringen können. Insbesondere durch Nahrungsaufnahme oder Rauchen. § 31 bleibt unberührt. Das gleiche gilt für Personen, die sich in Bereichen, in denen ein nach § 3 genehmigungspflichtiger oder nach § 8 genehmigungsfreier Umgang mit offenen radioaktiven Stoffen stattfindet, aufhalten.

## § 41

### Belehrung

(1) Personen, die mit radioaktiven Stoffen umgehen oder denen nach § 22 Abs. 3 Satz 1 der Zutritt zu Kontrollbereichen gestattet wird, sind vorher über die Arbeitsmethoden, die möglichen Gefahren, die anzuwendenden Schutzmaßnahmen und den für ihre Tätigkeit wesentlichen Inhalt und Umfang der Genehmigung zu belehren. Die Belehrung muß halbjährlich, auf Verlangen der Aufsichtsbehörde in kürzeren Zeiträumen, wiederholt werden.

(2) Personen, denen nach § 22 Abs. 3 Satz 2 der Zutritt zu Kontrollbereichen gestattet wird, sind vorher über die möglichen Gefahren und ihre Verhütung zu belehren.

(3) Über den Inhalt und den Zeitpunkt der Belehrung sind Aufzeichnungen zu führen, die von der belehrten Person zu unterzeichnen sind. Die Aufzeichnungen sind in den Fällen des Absatzes 1 5 Jahre, in jenen des Absatzes 2 ein Jahr aufzubewahren und der Aufsichtsbehörde auf Verlangen vorzulegen.

## § 42

### Beseitigung radioaktiver Abfälle

(1) Radioaktive Stoffe, mit denen auf Grund einer Genehmigung nach § 3 oder ohne Genehmigung nach § 8 umgegangen werden darf und die beseitigt werden sollen, sind an eine nach Landesrecht zu bestimmende Sammelstelle abzuliefern oder auf eine andere in einer Genehmigung nach § 3 zugelassene Weise sicherzustellen oder zu beseitigen.

(2) Die Genehmigungsbehörde kann ferner zulassen, daß

1. Abfälle, die radioaktive Stoffe mit Halbwertszeiten bis zu 100 Tagen enthalten, wie gewöhnliche Abfälle behandelt werden, wenn die Radioaktivität der in der Abfallmenge enthaltenen radioaktiven Stoffe nicht mehr als das Zehnfache der in Anlage I festgelegten Werte beträgt und innerhalb von 3 Tagen nicht mehr als zehn solcher Abfallmengen abgegeben werden;

2. feste Abfälle, die radioaktive Stoffe mit Halbwertszeiten von mehr als 100 Tagen enthalten, wie gewöhnliche Abfälle behandelt werden, wenn deren mittlere spezifische Radioaktivität vor der Abgabe 10 Mikrocurie je Kubikmeter nicht überschreitet.

§ 43

Auslegung oder Aushang der Verordnung

## Vierter Abschnitt

## Prüfung umschlossener radioaktiver Stoffe und Anzeige des Verlustes von radioaktiven Stoffen

§ 44

Prüfung umschlossener radioaktiver Stoffe

Die Genehmigungsbehörde oder die Aufsichtsbehörde kann den Inhaber einer Genehmigung nach § 3 verpflichten, die Dichtigkeit der Umhüllung umschlossener radioaktiver Stoffe, deren Menge die Freigrenzen der Anlage I übersteigt, durch eine näher zu bezeichnende Stelle prüfen und die Prüfung zu einem bestimmten Zeitpunkt oder in bestimmten Zeitabständen wiederholen zu lassen. Der Genehmigungsinhaber hat die Prüfbefunde der Aufsichtsbehörde auf Verlangen vorzulegen.

§ 45

Verlust von radioaktiven Stoffen

## Fünfter Abschnitt

## Ärztliche Überwachung

§ 46

Ärztliche Untersuchung der Arbeitnehmer

(1) Der Arbeitgeber darf einem Arbeitnehmer den Umgang mit offenen radioaktiven Stoffen, mit denen nur auf Grund einer Genehmigung nach § 3 umgegangen werden darf, nur erlauben, oder ihn in Kontrollbereichen nur beschäftigen, wenn dieser innerhalb der letzten 2 Monate vor Beginn des Umganges oder der Beschäftigung von einem durch die nach Landesrecht zuständige Behörde ermächtigten Arzt untersucht worden ist und dem Arbeitgeber eine von diesem Arzt ausgestellte Bescheinigung vorliegt, nach der dem Umgang oder der Beschäftigung keine gesundheitlichen Bedenken entgegenstehen. Die ärztliche Bescheinigung kann durch die Entscheidung der Aufsichtsbehörde nach § 48 ersetzt werden.

(2) Der Arbeitgeber darf einen Arbeitnehmer in der in Absatz 1 Satz 1 bezeichneten Weise nach Ablauf von 6 Monaten seit der letzten Untersuchung nur

weiterbeschäftigen, wenn dieser von einem ermächtigten Arzt erneut untersucht worden ist und dem Arbeitgeber eine von diesem Arzt ausgestellte Bescheinigung vorliegt, daß gegen die Weiterbeschäftigung keine gesundheitlichen Bedenken bestehen. Absatz 1 Satz 2 gilt entsprechend.

(3) Die Aufsichtbehörde kann gestatten, daß der Arbeitgeber einen Arbeitnehmer oder eine bestimmte Gruppe von Arbeitnehmern gelegentlich in Kontrollbereichen ohne Untersuchung im Sinne des Absatzes 1 beschäftigt, wenn der einzelne Arbeitnehmer bei dieser Beschäftigung nicht mit radioaktiven Stoffen umgeht und keine höhere als die in § 29 Abs. 2 bezeichnete Dosis erhalten kann. Die Aufsichtsbehörde kann ferner gestatten, daß für einen Arbeitnehmer oder eine bestimmte Gruppe von Arbeitnehmern die in Absatz 2 bestimmte Frist für die erneute Untersuchung verlängert wird oder daß diese Arbeitnehmer nicht erneut zu untersuchen sind, wenn sie dadurch nicht gefährdet werden. Bei beruflich strahlenexponierten Personen darf die in Absatz 2 bestimmte Frist höchstens 1 Jahr verlängert werden.

(4) Der Arbeitgeber hat dem untersuchenden Arzt und dem Arbeitnehmer die Ergebnisse der Personendosismessungen und der Feststellungen über die Aufnahme radioaktiver Stoffe in den Körper zugänglich zu machen.

### § 47

### Ärztliche Bescheinigung

Der Arbeitgeber hat die ärztlichen Bescheinigungen aufzubewahren. Sie sind der Aufsichtsbehörde auf Verlangen vorzulegen. Scheidet der Arbeitnehmer aus dem Arbeitsverhältnis aus, so sind ihm die ärztlichen Bescheinigungen auf sein Verlangen unverzüglich auszuhändigen.

### § 48

### Entscheidung der Aufsichtsbehörde

Wird in der ärztlichen Bescheinigung festgestellt, daß einer Beschäftigung im Sinne von § 46 gesundheitliche Bedenken entgegenstehen, so entscheidet die Aufsichtsbehörde, auf Antrag des Arbeitgebers oder des Arbeitnehmers, ob und unter welchen Voraussetzungen der Untersuchte beschäftigt werden darf. Die Aufsichtsbehörde darf die Beschäftigung nur gestatten, wenn auf Grund eines ärztlichen Gutachtens nicht zu besorgen ist, daß die Gesundheit des Arbeitnehmers gefährdet ist.

### § 49

### Sofortmaßnahme bei Bestrahlung mit einer erhöhten Einzeldosis

(1) Ist zu besorgen, daß ein Arbeitnehmer bei einer den Vorschriften dieser Verordnung unterliegenden Tätigkeit eine Einzeldosis von mehr als 25 rem, in den Fällen des § 27 von mehr als 60 rem erhalten hat, so hat der Arbeitgeber dafür zu sorgen, daß dieser sofort ärztlich untersucht wird. Der Arbeitgeber hat der Aufsichtsbehörde den Sachverhalt unverzüglich anzuzeigen.

(2) Der Arbeitgeber darf den Arbeitnehmer in Kontrollbereichen nur beschäftigen, wenn die Aufsichtsbehörde dies gestattet hat. Sie darf die Beschäftigung nur gestatten, wenn auf Grund eines ärztlichen Gutachtens nicht zu besorgen ist, daß die Gesundheit des Arbeitnehmers gefährdet wird. Sie kann ferner unter den in Satz 2 genannten Voraussetzungen gestatten, daß von der Einhaltung der Vorschrift des § 25 Abs. 2 abgesehen wird.

§ 50

Aufnahme radioaktiver Stoffe in den Körper

Ist zu besorgen, daß ein Arbeitnehmer während seiner Beschäftigung radioaktive Stoffe in den Körper aufgenommen hat, die ihn oder andere Personen gefährden können, so hat der Arbeitgeber dafür zu sorgen, daß der Arbeitnehmer sofort ärztlich untersucht und unverzüglich einem ermächtigten Arzt vorgestellt wird. § 49 Abs. 1 Satz 2 und Abs. 2 findet Anwendung.

§ 51

Ärztliche Untersuchung auf Anordnung der Aufsichtsbehörde

(1) Wer als Arbeitnehmer mit radioaktiven Stoffen, mit denen auf Grund einer Genehmigung nach § 3 oder ohne Genehmigung nach § 8 umgegangen werden darf, umgeht oder umgegangen ist, hat sich auf Anordnung der Aufsichtsbehörde durch einen ermächtigten Arzt untersuchen zu lassen, wenn eine Anzeige nach § 30 erstattet worden ist oder hätte erstattet werden müssen, oder wenn eine unmittelbare Gefahr für einzelne oder die Allgemeinheit zu besorgen ist. Das gleiche gilt für Arbeitnehmer, die in Kontrollbereichen beschäftigt sind oder beschäftigt gewesen sind.

(2) Ist zu besorgen, daß der Arbeitnehmer an seiner Gesundheit geschädigt wird, wenn er eine in Absatz 1 bezeichnete Beschäftigung weiterhin ausübt, so kann die Aufsichtsbehörde anordnen, daß er nicht mehr oder nur unter Beschränkungen mit radioaktiven Stoffen umgehen oder in Kontrollbereichen beschäftigt werden darf.

§ 52

Ärztliche Überwachung anderer Personen

(1) Die Vorschriften der §§ 49 und 50 finden entsprechende Anwendung auf den für den Strahlenschutz Verantwortlichen, unter dessen Aufsicht Personen mit radioaktiven Stoffen umgehen oder sich in Kontrollbereichen aufhalten, ohne in einem Arbeitsverhältnis zu stehen.

(2) Die Vorschriften des § 51 finden entsprechende Anwendung auf Personen, die unter der Aufsicht eines für den Strahlenschutz Verantwortlichen mit radioaktiven Stoffen umgehen oder umgegangen sind oder sich in Kontrollbereichen aufhalten oder aufgehalten haben, ohne in einem Arbeitsverhältnis zu stehen

(3) Die Vorschriften der §§ 46 bis 48 finden entsprechende Anwendung, wenn bei einem nach § 3 genehmigungspflichtigen Umgang mit radioaktiven Stoffen

Personen, die nicht in einem Arbeitsverhältnis stehen, unter der Aufsicht eines für den Strahlenschutz Verantwortlichen länger als 4 Monate mit offenen radioaktiven Stoffen umgehen oder sich länger als 4 Monate in Kontrollbereichen aufhalten

§ 53

Allgemeine Unfallanzeige

Wer einer Genehmigung nach §§ 3 oder 4 bedarf, nach § 8 ohne Genehmigung mit radioaktiven Stoffen umgeht oder nach § 20 Abs.1 Nr.2 für den Strahlenschutz verantwortlich ist, hat der Aufsichtsbehörde Unfälle und sonstige Schadensfälle beim Umgang mit radioaktiven Stoffen oder bei der Beförderung dieser Stoffe unverzüglich anzuzeigen

## Sechster Abschnitt

## Übergangsvorschriften

§ 54

Fortführung der bisherigen Tätigkeit

§ 55

Kernbrennstoffe, Anlagen im Sinne von § 7 des Atomgesetzes und Bergbau

(1) Die Vorschriften dieser Verordnung gelten mit Ausnahme der §§ 3 bis 5, 14 bis 19, 54 Abs 1, 2 und 3 für die Einfuhr und Ausfuhr von Kernbrennstoffen (§ 3 des Atomgesetzes), die Beförderung von Kernbrennstoffen (§ 4 des Atomgesetzes), die Aufbewahrung von Kernbrennstoffen außerhalb der staatlichen Verwahrung (§ 6 des Atomgesetzes), die Errichtung, den Betrieb oder den Besitz von Anlagen zur Erzeugung oder zur Spaltung von Kernbrennstoffen oder zur Aufarbeitung bestrahlter Kernbrennstoffe (§ 7 des Atomgesetzes) sowie für die Bearbeitung, Verarbeitung und sonstige Verwendung von Kernbrennstoffen außerhalb genehmigungspflichtiger Anlagen (§ 9 des Atomgesetzes). Eine Genehmigung nach § 3 ist nicht erforderlich, wenn und soweit sich die nach §§ 7 oder 9 des Atomgesetzes erteilte Genehmigung auf einen nach § 3 genehmigungspflichtigen Umgang mit radioaktiven Stoffen erstreckt. In den Fällen der Sätze 1 und 2 ist im Sinne des § 20 Abs.1 Nr.1 für den Strahlenschutz verantwortlich, wer einer Genehmigung nach den §§ 6, 7 oder 9 des Atomgesetzes bedarf

(2) Die Vorschriften dieser Verordnung gelten mit Ausnehme der §§ 3, 14 bis 19, 54 Abs.1, 2 und 5 für die Aufsuchung, Gewinnung und Aufbereitung von radioaktiven Mineralien, insbesondere Uran- und Thoriumerzen, in Betrieben, die der Aufsicht der Bergbehörde unterliegen. Wer radioaktive Mineralien aufsucht, gewinnt oder aufbereitet, hat einen für den Strahlenschutz im Sinne des § 20 Abs.1 Nr.1 Verantwortlichen zu bestellen. Diese Personen müssen die für

den Strahlenschutz erforderliche Fachkunde besitzen und für diesen Geschäftskreis nach den Berggesetzen der Länder als Aufsichtspersonen anerkannt sein.

(3) In den Fällen der Absätze 1 und 2 sind unbeschadet anderweitiger Auflagen der Genehmigungsbehörde und anderweitiger Verfügungen der Aufsichtsbehörde oder der nach Landesrecht zuständigen Behörde die Vorschriften der §§ 46 bis 48, 52 Abs. 3 erst nach Ablauf eines Jahres nach Inkrafttreten dieser Verordnung anzuwenden.

## Anlage I

### Allgemeine Freigrenzen für radioaktive Stoffe

(§ 7 Abs. 1, § 11 Abs. 1, § 35 Abs. 2, § 42, Abs. 2, § 44)

| Radioaktiver Stoff | | Freigrenze Mikrocurie |
|---|---|---|
| Aktinium | $_{89}Ac^{227}$ | 0,1 |
| | $_{89}Ac^{228}$ | 1 |
| Americium | $_{95}Am^{241}$ | 0,1 |
| | $_{95}Am^{243}$ | 0,1 |
| Antimon | $_{51}Sb^{122}$ | 10 |
| | $_{51}Sb^{124}$ | 10 |
| | $_{51}Sb^{125}$ | 10 |
| Argon | $_{18}Ar^{37}$ | 100 |
| | $_{18}Ar^{41}$ | 10 |
| Arsen | $_{33}As^{73}$ | 10 |
| | $_{33}As^{74}$ | 10 |
| | $_{33}As^{76}$ | 10 |
| | $_{33}As^{77}$ | 10 |
| Astatin | $_{85}At^{211}$ | 0,1 |
| Barium | $_{56}Ba^{131}$ | 10 |
| | $_{56}Ba^{140}$ | 1 |
| Berkelium | $_{97}Bk^{249}$ | 1 |
| Beryllium | $_{4}Be^{7}$ | 100 |
| Blei | $_{82}Pb^{203}$ | 10 |
| | $_{82}Pb^{210}$ | 1 |
| | $_{82}Pb^{212}$ | 1 |
| Brom | $_{35}Br^{82}$ | 10 |
| Cadmium | $_{48}Cd^{109}$ | 10 |
| | $_{48}Cd^{115m}$ | 10 |
| | $_{48}Cd^{115}$ | 10 |
| Calcium | $_{20}Ca^{45}$ | 1 |
| | $_{20}Ca^{47}$ | 1 |

| Radioaktiver Stoff | | Freigrenze Mikrocurie |
|---|---|---|
| Californium | $_{98}Cf^{249}$ | 0,1 |
| | $_{98}Cf^{250}$ | 0,1 |
| | $_{98}Cf^{252}$ | 0,1 |
| Caesium | $_{55}Cs^{131}$ | 100 |
| | $_{55}Cs^{134m}$ | 100 |
| | $_{55}Cs^{134}$ | 10 |
| | $_{55}Cs^{135}$ | 10 |
| | $_{55}Cs^{136}$ | 10 |
| | $_{55}Cs^{137}$ | 10 |
| Cer | $_{58}Ce^{141}$ | 10 |
| | $_{58}Ce^{144}$ | 1 |
| Chlor | $_{17}Cl^{36}$ | 10 |
| | $_{17}Cl^{38}$ | 100 |
| Chrom | $_{24}Cr^{51}$ | 100 |
| Curium | $_{96}Cm^{242}$ | 0,1 |
| | $_{96}Cm^{243}$ | 0,1 |
| | $_{96}Cm^{244}$ | 0,1 |
| | $_{96}Cm^{245}$ | 0,1 |
| | $_{96}Cm^{246}$ | 0,1 |
| Dysprosium | $_{66}Dy^{165}$ | 100 |
| | $_{66}Dy^{166}$ | 10 |
| Eisen | $_{26}Fe^{55}$ | 10 |
| | $_{26}Fe^{59}$ | 1 |
| Erbium | $_{68}Er^{169}$ | 10 |
| | $_{68}Er^{171}$ | 100 |
| Europium | $_{63}Eu^{152}$ | 10 |
| | (9,2 Stunden Halbwertszeit) | |
| | $_{63}Eu^{152}$ | 1 |
| | (13 Jahre Halbwertszeit) | |
| | $_{63}Eu^{154}$ | 1 |
| | $_{63}Eu^{155}$ | 1 |
| Fluor | $_{9}F^{18}$ | 100 |
| Gadolinium | $_{64}Gd^{153}$ | 10 |
| | $_{64}Gd^{159}$ | 100 |
| Gallium | $_{31}Ga^{72}$ | 10 |
| Germanium | $_{32}Ge^{71}$ | 100 |
| Gold | $_{79}Au^{196}$ | 10 |
| | $_{79}Au^{198}$ | 10 |
| | $_{79}Au^{199}$ | 10 |
| Hafnium | $_{72}Hf^{181}$ | 10 |
| Holmium | $_{67}Ho^{166}$ | 10 |

| Radioaktiver Stoff | | Freigrenze Mikrocurie |
|---|---|---|
| Indium | $_{49}In^{113m}$ | 100 |
| | $_{49}In^{114m}$ | 10 |
| | $_{49}In^{115m}$ | 100 |
| | $_{49}In^{115}$ | nicht beschränkt |
| Iridium | $_{77}Ir^{190}$ | 10 |
| | $_{77}Ir^{192}$ | 10 |
| | $_{77}Ir^{194}$ | 10 |
| Jod | $_{53}J^{126}$ | 1 |
| | $_{53}J^{129}$ | 1 |
| | $_{53}J^{131}$ | 1 |
| | $_{53}J^{132}$ | 10 |
| | $_{53}J^{133}$ | 10 |
| | $_{53}J^{134}$ | 10 |
| | $_{53}J^{135}$ | 10 |
| Kalium | $_{19}K^{42}$ | 10 |
| | K natürlich | nicht beschränkt |
| Kobalt | $_{27}Co^{57}$ | 10 |
| | $_{27}Co^{58m}$ | 10 |
| | $_{27}Co^{58}$ | 10 |
| | $_{27}Co^{60}$ | 10 |
| Kohlenstoff | $_{6}C^{14}$ | 100 |
| Krypton | $_{36}Kr^{85m}$ | 10 |
| | $_{36}Kr^{85}$ | 100 |
| | $_{36}Kr^{87}$ | 10 |
| Kupfer | $_{29}Cu^{64}$ | 10 |
| Lanthan | $_{57}La^{140}$ | 10 |
| Lutetium | $_{71}Lu^{177}$ | 10 |
| Mangan | $_{25}Mn^{52}$ | 10 |
| | $_{25}Mn^{54}$ | 10 |
| | $_{25}Mn^{56}$ | 10 |
| Molybdän | $_{42}Mo^{99}$ | 10 |
| Natrium | $_{11}Na^{22}$ | 10 |
| | $_{11}Na^{24}$ | 10 |
| Neodym | $_{60}Nd^{144}$ | nicht beschränkt |
| | $_{60}Nd^{147}$ | 10 |
| | $_{60}Nd^{149}$ | 100 |
| Neptunium | $_{93}Np^{237}$ | 0,1 |
| | $_{93}Np^{239}$ | 10 |
| Nickel | $_{28}Ni^{59}$ | 10 |
| | $_{28}Ni^{63}$ | 10 |
| | $_{28}Ni^{65}$ | 10 |

| Radioaktiver Stoff | | Freigrenze Mikrocurie |
|---|---|---|
| Niob | $_{41}Nb^{93m}$ | 10 |
| | $_{41}Nb^{95}$ | 10 |
| | $_{41}Nb^{97}$ | 100 |
| Osmium | $_{76}Os^{185}$ | 10 |
| | $_{76}Os^{191m}$ | 100 |
| | $_{76}Os^{191}$ | 10 |
| | $_{76}Os^{193}$ | 10 |
| Palladium | $_{46}Pd^{103}$ | 10 |
| | $_{46}Pd^{109}$ | 10 |
| Phosphor | $_{15}P^{32}$ | 10 |
| Platin | $_{78}Pt^{191}$ | 10 |
| | $_{78}Pt^{193m}$ | 10 |
| | $_{78}Pt^{197m}$ | 100 |
| | $_{78}Pt^{197}$ | 10 |
| Plutonium | $_{94}Pu^{238}$ | 0,1 |
| | $_{94}Pu^{239}$ | 0,1 |
| | $_{94}Pu^{241}$ | 1 |
| | $_{94}Pu^{242}$ | 0,1 |
| Polonium | $_{84}Po^{210}$ | 0,1 |
| Praseodym | $_{5v}Pr^{143}$ | 10 |
| | $_{5v}Pr^{142}$ | 10 |
| Promethium | $_{61}Pm^{147}$ | 10 |
| | $_{61}Pm^{149}$ | 10 |
| Protactinium | $_{v1}Pa^{230}$ | 1 |
| | $_{v1}Pa^{231}$ | 0,1 |
| | $_{v1}Pa^{233}$ | 10 |
| Quecksilber | $_{80}Hg^{197m}$ | 10 |
| | $_{80}Hg^{197}$ | 10 |
| | $_{80}Hg^{203}$ | 1 |
| Radium | $_{88}Ra^{223}$ | 1 |
| | $_{88}Ra^{224}$ | 1 |
| | $_{88}Ra^{226}$ | 0,1 |
| | $_{88}Ra^{228}$ | 0,1 |
| Radon | $_{86}Rn^{220}$ | 10 |
| | $_{86}Rn^{222}$ | 0,1 |
| Rhenium | $_{75}Re^{183}$ | 10 |
| | $_{75}Re^{186}$ | 10 |
| | $_{75}Re^{187}$ | 10 |
| | $_{75}Re^{188}$ | 10 |
| Rhodium | $_{45}Rh^{10m}$ | 100 |
| | $_{45}Rh^{105}$ | 10 |

| Radioaktiver Stoff | | Freigrenze Mikrocurie |
|---|---|---|
| Rubidium | $_{37}Rb^{86}$ | 10 |
| | $_{37}Rb^{87}$ | 10 |
| Ruthenium | $_{44}Ru^{97}$ | 10 |
| | $_{44}Ru^{103}$ | 10 |
| | $_{44}Ru^{105}$ | 10 |
| | $_{44}Ru^{106}$ | 1 |
| Samarium | $_{62}Sm^{147}$ | 1 |
| | $_{62}Sm^{151}$ | 1 |
| | $_{62}Sm^{153}$ | 10 |
| Schwefel | $_{16}S^{35}$ | 10 |
| Selen | $_{34}Se^{75}$ | 10 |
| Silber | $_{47}Ag^{105}$ | 10 |
| | $_{47}Ag^{110m}$ | 10 |
| | $_{47}Ag^{111}$ | 10 |
| Silicium | $_{14}Si^{31}$ | 100 |
| Skandium | $_{21}Sc^{46}$ | 10 |
| | $_{21}Sc^{47}$ | 10 |
| | $_{21}Sc^{48}$ | 10 |
| Strontium | $_{38}Sr^{85m}$ | 0,1 |
| | $_{38}Sr^{85}$ | 0,1 |
| | $_{38}Sr^{89}$ | 1 |
| | $_{38}Sr^{90}$ | 0,1 |
| | $_{38}Sr^{91}$ | 10 |
| | $_{38}Sr^{92}$ | 10 |
| Tantal | $_{73}Ta^{182}$ | 10 |
| Technetium | $_{43}Tc^{96m}$ | 100 |
| | $_{43}Tc^{96}$ | 10 |
| | $_{43}Tc^{97m}$ | 10 |
| | $_{43}Tc^{97}$ | 10 |
| | $_{43}Tc^{99m}$ | 100 |
| | $_{43}Tc^{99}$ | 10 |
| Tellur | $_{52}Te^{125m}$ | 10 |
| | $_{52}Te^{127m}$ | 10 |
| | $_{52}Te^{127}$ | 10 |
| | $_{52}Te^{129m}$ | 10 |
| | $_{52}Te^{129}$ | 10 |
| | $_{52}Te^{131m}$ | 10 |
| | $_{52}Te^{132}$ | 0,1 |
| Terbium | $_{65}Tb^{160}$ | 10 |

| Radioaktiver Stoff | | Freigrenze Mikrocurie |
|---|---|---|
| Thallium | ${}_{81}Tl^{200}$ | 10 |
| | ${}_{81}Tl^{201}$ | 100 |
| | ${}_{81}Tl^{202}$ | 10 |
| | ${}_{81}Tl^{204}$ | 10 |
| Thorium | ${}_{90}Th^{227}$ | 1 |
| | ${}_{90}Th^{228}$ | 0,1 |
| | ${}_{90}Th^{230}$ | 0,1 |
| | ${}_{90}Th^{231}$ | 10 |
| | ${}_{90}Th^{232}$ | 0,1 0,1 |
| | ${}_{90}Th^{234}$ | 1 |
| | Th natürlich | 0,1 |
| Thulium | ${}_{69}Tm^{170}$ | 1 |
| | ${}_{69}Tm^{171}$ | 10 |
| Tritium | ${}_{1}H^{3}$ | siehe Wasserstoff |
| Uran | ${}_{92}U^{230}$ | 1 |
| | ${}_{92}U^{232}$ | 0,1 |
| | ${}_{92}U^{233}$ | 1 |
| | ${}_{92}U^{234}$ | 0,1 |
| | ${}_{92}U^{235}$ | 1 |
| | ${}_{92}U^{236}$ | 1 |
| | ${}_{92}U^{238}$ | 1 |
| | U natürlich | 1 |
| Vanadium | ${}_{23}V^{48}$ | 10 |
| Wasserstoff | ${}_{1}H^{3}$ | 100 |
| Wismut | ${}_{83}Bi^{206}$ | 1 |
| | ${}_{83}Bi^{207}$ | 1 |
| | ${}_{83}Bi^{210}$ | 1 |
| | ${}_{83}Bi^{212}$ | 1 |
| Wolfram | ${}_{74}W^{181}$ | 10 |
| | ${}_{74}W^{185}$ | 10 |
| | ${}_{74}W^{187}$ | 0,1 |
| Xenon | ${}_{54}Xe^{131m}$ | 0,1 |
| | ${}_{54}Xe^{133}$ | 10 |
| | ${}_{54}Xe^{135}$ | 10 |
| Ytterbium | ${}_{70}Yb^{175}$ | 10 |
| Yttrium | ${}_{39}Y^{90}$ | 10 |
| | ${}_{39}Y^{91m}$ | 0,1 |
| | ${}_{39}Y^{91}$ | 1 |
| | ${}_{39}Y^{92}$ | 10 |
| | ${}_{39}Y^{93}$ | 10 |

| Radioaktiver Stoff | | Freigrenze Mikrocurie |
|---|---|---|
| Zink | $_{30}Zn^{69}$ | 10 |
| | $^{30}Zn^{68m}$ | 10 |
| | $_{30}Zn^{69}$ | 10 |
| Zinn | $_{50}Sn^{113}$ | 10 |
| | $_{50}Sn^{125}$ | 10 |
| Zirkon | $_{40}Zr^{95}$ | 10 |
| | $_{40}Zr^{97}$ | 100 |
| Alle anderen nicht aufgeführten radioaktive Stoffe | | 0,1 |

Bei gleichzeitigem Umgang mit verschiedenen radioaktiven Stoffen einzeln oder in einem Gemisch sowie bei der Beförderung, der Einfuhr oder der Ausfuhr (§ 7 Abs. 1) müssen die zu ermittelnden Freigrenzenwerte folgender Formel genügen:

$$\frac{F_1}{W_1} + \frac{F_2}{W_2} + \cdots + \frac{F_n}{W_n} \leqq 1.$$

Es bedeuten: $F_1, F_2 \cdots F_n$ die zu ermittelnden Freigrenzenwerte für den Stoff 1, Stoff 2, ... Stoff $n$.

$W_1, W_2, \ldots, W_n$ die in dieser Anlage für den Stoff 1, Stoff 2, ..., Stoff $n$ gegebenen Freigrenzenwerte.

## Anlage II

### Konzentrationswerte radioaktiver Stoffe

(§ 7 Abs. 1, § 10 Abs. 1, § 22 Abs. 1; 31 Abs. 1, § 34 Abs. 1 und 2)

| Radioaktiver Stoff | | in Wasser Mikrocurie/cm³ | in Luft Mikrocurie/cm³ |
|---|---|---|---|
| Aktinium | $_{89}As^{227}$ | $2 \cdot 10^{-5}$ | $8 \cdot 10^{-13}$ |
| | $_{89}Ac^{228}$ | $9 \cdot 10^{-4}$ | $6 \cdot 10^{-9}$ |
| Americium | $_{95}Am^{241}$ | $4 \cdot 10^{-5}$ | $2 \cdot 10^{-12}$ |
| | $_{95}Am^{243}$ | $4 \cdot 10^{-5}$ | $2 \cdot 10^{-12}$ |
| Antimon | $_{51}Sb^{122}$ | $3 \cdot 10^{-4}$ | $5 \cdot 10^{-8}$ |
| | $_{51}Sb^{124}$ | $2 \cdot 10^{-4}$ | $7 \cdot 10^{-9}$ |
| | $_{51}Sb^{125}$ | $1 \cdot 10^{-3}$ | $9 \cdot 10^{-9}$ |
| Argon | $_{18}Ar^{37}$ | $5 \cdot 10^{-2}$ | $1 \cdot 10^{-3}$ |
| | $_{18}Ar^{41}$ | $3 \cdot 10^{-3}$ | $4 \cdot 10^{-7}$ |
| Arsen | $_{33}As^{73}$ | $5 \cdot 10^{-3}$ | $1 \cdot 10^{-7}$ |
| | $_{33}As^{74}$ | $5 \cdot 10^{-4}$ | $4 \cdot 10^{-8}$ |
| | $_{33}As^{76}$ | $2 \cdot 10^{-4}$ | $3 \cdot 10^{-8}$ |
| | $_{33}As^{77}$ | $8 \cdot 10^{-4}$ | $1 \cdot 10^{-7}$ |

| Radioaktiver Stoff | | in Wasser Mikrocurie/cm³ | in Luft Mikrocurie/cm³ |
|---|---|---|---|
| Astatin | $_{85}At^{211}$ | $1 \cdot 10^{-5}$ | $1 \cdot 10^{-9}$ |
| Barium | $_{56}Ba^{131}$ | $2 \cdot 10^{-3}$ | $1 \cdot 10^{-7}$ |
| | $_{56}Bay^{140}$ | $2 \cdot 10^{-4}$ | $1 \cdot 10^{-8}$ |
| Berkelium | $_{97}Bk^{249}$ | $6 \cdot 10^{-3}$ | $3 \cdot 10^{-10}$ |
| Beryllium | $_{4}Be^{7}$ | $2 \cdot 10^{-2}$ | $4 \cdot 10^{-7}$ |
| Blei | $_{82}Pb^{203}$ | $4 \cdot 10^{-3}$ | $6 \cdot 10^{-7}$ |
| | $_{82}Pb^{210}$ | $1 \cdot 10^{-6}$ | $4 \cdot 10^{-11}$ |
| | $_{82}Pb^{213}$ | $2 \cdot 10^{-4}$ | $6 \cdot 10^{-9}$ |
| Brom | $_{35}Br^{82}$ | $4 \cdot 10^{-4}$ | $6 \cdot 10^{-8}$ |
| Cadmium | $_{48}Cd^{109}$ | $2 \cdot 10^{-3}$ | $2 \cdot 10^{-8}$ |
| | $_{48}Cd^{115m}$ | $3 \cdot 10^{-4}$ | $1 \cdot 10^{-8}$ |
| | $_{48}Cd^{115}$ | $3 \cdot 10^{-4}$ | $6 \cdot 10^{-8}$ |
| Calcium | $_{20}Ca^{45}$ | $9 \cdot 10^{-5}$ | $1 \cdot 10^{-8}$ |
| | $_{20}Ca^{47}$ | $3 \cdot 10^{-4}$ | $6 \cdot 10^{-8}$ |
| Californium | $_{98}Cf^{249}$ | $4 \cdot 10^{-5}$ | $5 \cdot 10^{-13}$ |
| | $_{98}Cf^{250}$ | $1 \cdot 10^{-4}$ | $2 \cdot 10^{-12}$ |
| | $_{98}Cf^{252}$ | $7 \cdot 10^{-5}$ | $2 \cdot 10^{-12}$ |
| Caesium | $_{55}Cs^{131}$ | $9 \cdot 10^{-3}$ | $1 \cdot 10^{-6}$ |
| | $_{55}Cs^{134m}$ | $1 \cdot 10^{-2}$ | $2 \cdot 10^{-6}$ |
| | $_{55}Cs^{134}$ | $9 \cdot 10^{-5}$ | $4 \cdot 10^{-9}$ |
| | $_{55}Cs^{135}$ | $1 \cdot 10^{-3}$ | $3 \cdot 10^{-8}$ |
| | $_{55}Cs^{136}$ | $6 \cdot 10^{-4}$ | $6 \cdot 10^{-8}$ |
| | $_{55}Cs^{137}$ | $2 \cdot 10^{-4}$ | $5 \cdot 10^{-9}$ |
| Cer | $_{58}Ce^{141}$ | $9 \cdot 10^{-4}$ | $5 \cdot 10^{-8}$ |
| | $_{58}Ce^{143}$ | $4 \cdot 10^{-4}$ | $7 \cdot 10^{-8}$ |
| | $_{58}Ce^{134}$ | $1 \cdot 10^{-4}$ | $2 \cdot 10^{-9}$ |
| Chlor | $_{17}Cl^{36}$ | $6 \cdot 10^{-4}$ | $8 \cdot 10^{-9}$ |
| | $_{17}Cl^{38}$ | $4 \cdot 10^{-3}$ | $7 \cdot 10^{-7}$ |
| Chrom | $_{24}Cr^{51}$ | $2 \cdot 10^{-2}$ | $8 \cdot 10^{-7}$ |
| Curium | $_{96}Cm^{242}$ | $2 \cdot 10^{-4}$ | $4 \cdot 10^{-11}$ |
| | $_{96}Cm^{243}$ | $5 \cdot 10^{-5}$ | $2 \cdot 10^{-12}$ |
| | $_{96}Cm^{244}$ | $7 \cdot 10^{-5}$ | $3 \cdot 10^{-12}$ |
| | $_{96}Cm^{245}$ | $4 \cdot 10^{-5}$ | $2 \cdot 10^{-12}$ |
| | $_{96}Cm^{246}$ | $4 \cdot 10^{-5}$ | $2 \cdot 10^{-12}$ |
| Dysprosium | $_{66}Dy^{165}$ | $4 \cdot 10^{-3}$ | $7 \cdot 10^{-7}$ |
| | $_{66}Dy^{166}$ | $4 \cdot 10^{-4}$ | $7 \cdot 10^{-8}$ |
| Eisen | $_{26}Fe^{55}$ | $8 \cdot 10^{-3}$ | $3 \cdot 10^{-7}$ |
| | $_{26}Fe^{59}$ | $5 \cdot 10^{-4}$ | $2 \cdot 10^{-8}$ |
| Erbium | $_{68}Er^{169}$ | $9 \cdot 10^{-4}$ | $1 \cdot 10^{-7}$ |
| | $_{68}Er^{171}$ | $1 \cdot 10^{-3}$ | $2 \cdot 10^{-7}$ |

| Radioaktiver Stoff | | in Wasser Mikrocurie/cm³ | in Luft Mikrocurie/cm³ |
|---|---|---|---|
| Europium | $_{63}Eu^{152}$ (9,2 Stunden Hwz) | $6 \cdot 10^{-4}$ | $1 \cdot 10^{-7}$ |
| | $_{63}Eu^{152}$ (13 Jahre Hwz) | $8 \cdot 10^{-4}$ | $4 \cdot 10^{-9}$ |
| | $_{63}Eu^{154}$ | $2 \cdot 10^{-4}$ | $1 \cdot 10^{-9}$ |
| | $_{63}Eu^{155}$ | $2 \cdot 10^{-3}$ | $3 \cdot 10^{-8}$ |
| Fluor | $_{9}F^{18}$ | $5 \cdot 10^{-3}$ | $9 \cdot 10^{-7}$ |
| Gadolinium | $_{64}Gd^{153}$ | $2 \cdot 10^{-3}$ | $3 \cdot 10^{-8}$ |
| | $_{64}Gd^{159}$ | $8 \cdot 10^{-4}$ | $1 \cdot 10^{-7}$ |
| Gallium | $_{31}Ga^{72}$ | $4 \cdot 10^{-4}$ | $6 \cdot 10^{-8}$ |
| Germanium | $_{32}Ge^{71}$ | $2 \cdot 10^{-2}$ | $2 \cdot 10^{-6}$ |
| Gold | $_{79}Au^{196}$ | $1 \cdot 10^{-3}$ | $2 \cdot 10^{-7}$ |
| | $_{79}Au^{198}$ | $5 \cdot 10^{-4}$ | $8 \cdot 10^{-8}$ |
| | $_{79}Au^{199}$ | $2 \cdot 10^{-3}$ | $3 \cdot 10^{-7}$ |
| Hafnium | $_{72}Hf^{181}$ | $7 \cdot 10^{-4}$ | $1 \cdot 10^{-8}$ |
| Holmium | $_{67}Ho^{166}$ | $3 \cdot 10^{-4}$ | $6 \cdot 10^{-8}$ |
| Indium | $_{49}In^{113m}$ | $1 \cdot 10^{-2}$ | $2 \cdot 10^{-6}$ |
| | $_{49}In^{114m}$ | $2 \cdot 10^{-4}$ | $7 \cdot 10^{-9}$ |
| | $_{49}In^{115m}$ | $4 \cdot 10^{-3}$ | $6 \cdot 10^{-7}$ |
| | $_{49}In^{115}$ | nicht beschränkt | $1 \cdot 10^{-8}$ |
| Iridium | $_{77}Ir^{190}$ | $2 \cdot 10^{-3}$ | $1 \cdot 10^{-7}$ |
| | $_{77}Ir^{192}$ | $4 \cdot 10^{-4}$ | $9 \cdot 10^{-9}$ |
| | $_{77}Ir^{194}$ | $3 \cdot 10^{-4}$ | $5 \cdot 10^{-8}$ |
| Jod | $_{53}J^{126}$ | $1 \cdot 10^{-5}$ | $2 \cdot 10^{-9}$ |
| | $_{53}J^{129}$ | $2 \cdot 10^{-6}$ | $3 \cdot 10^{-10}$ |
| | $_{53}J^{131}$ | $1 \cdot 10^{-5}$ | $2 \cdot 10^{-9}$ |
| | $_{53}J^{132}$ | $3 \cdot 10^{-4}$ | $4 \cdot 10^{-8}$ |
| | $_{53}J^{113}$ | $4 \cdot 10^{-5}$ | $5 \cdot 10^{-9}$ |
| | $_{53}J^{134}$ | $5 \cdot 10^{-4}$ | $1 \cdot 10^{-7}$ |
| | $_{53}J^{135}$ | $1 \cdot 10^{-4}$ | $2 \cdot 10^{-8}$ |
| Kalium | $_{19}K^{42}$ | $2 \cdot 10^{-4}$ | $4 \cdot 10^{-8}$ |
| | K natürlich | nicht beschränkt | nicht beschränkt |
| Kobalt | $_{27}Co^{57}$ | $4 \cdot 10^{-3}$ | $6 \cdot 10^{-8}$ |
| | $_{27}Co^{58m}$ | $2 \cdot 10^{-2}$ | $3 \cdot 10^{-6}$ |
| | $_{27}Co^{58}$ | $9 \cdot 10^{-4}$ | $2 \cdot 10^{-8}$ |
| | $_{27}Co^{60}$ | $3 \cdot 10^{-4}$ | $3 \cdot 10^{-9}$ |
| Kohlenstoff | $_{6}C^{14}$ | $8 \cdot 10^{-3}$ | $1 \cdot 10^{-6}$ |
| Krypton | $_{36}Kr^{85m}$ | $2 \cdot 10^{-3}$ | $1 \cdot 10^{-6}$ |
| | $_{36}Kr^{85}$ | $6 \cdot 10^{-4}$ | $3 \cdot 10^{-6}$ |
| | $_{36}Kr^{87}$ | $2 \cdot 10^{-3}$ | $2 \cdot 10^{-7}$ |
| Kupfer | $_{29}Cu^{64}$ | $2 \cdot 10^{-3}$ | $4 \cdot 10^{-7}$ |

| Radioaktiver Stoff | | in Wasser Mikrocurie/cm³ | in Luft Mikrocurie/cm³ |
|---|---|---|---|
| Lanthan | ${}_{57}La^{140}$ | $2 \cdot 10^{-4}$ | $4 \cdot 10^{-8}$ |
| Lutetium | ${}_{71}Lu^{177}$ | $1 \cdot 10^{-3}$ | $2 \cdot 10^{-7}$ |
| Mangan | ${}_{25}Mn^{52}$ | $3 \cdot 10^{-4}$ | $5 \cdot 10^{-8}$ |
| | ${}_{25}Mn^{54}$ | $1 \cdot 10^{-3}$ | $2 \cdot 10^{-8}$ |
| | ${}_{25}Mn^{56}$ | $1 \cdot 10^{-3}$ | $2 \cdot 10^{-7}$ |
| Molybdän | ${}_{42}Mo^{99}$ | $4 \cdot 10^{-4}$ | $7 \cdot 10^{-8}$ |
| Natrium | ${}_{11}Na^{23}$ | $3 \cdot 10^{-4}$ | $3 \cdot 10^{-9}$ |
| | ${}_{11}Na^{24}$ | $3 \cdot 10^{-4}$ | $5 \cdot 10^{-8}$ |
| Neodym | ${}_{60}Nd^{144}$ | nicht beschränkt | $3 \cdot 10^{-11}$ |
| | ${}_{60}Nd^{147}$ | $6 \cdot 10^{-4}$ | $8 \cdot 10^{-8}$ |
| | ${}_{60}Nd^{149}$ | $3 \cdot 10^{-3}$ | $5 \cdot 10^{-7}$ |
| Neptunium | ${}_{93}Np^{237}$ | $3 \cdot 10^{-5}$ | $1 \cdot 10^{-12}$ |
| | ${}_{93}Np^{239}$ | $1 \cdot 10^{-3}$ | $2 \cdot 10^{-7}$ |
| Nickel | ${}_{28}Ni^{59}$ | $2 \cdot 10^{-3}$ | $2 \cdot 10^{-7}$ |
| | ${}_{28}Ni^{63}$ | $3 \cdot 10^{-4}$ | $2 \cdot 10^{-8}$ |
| | ${}_{28}Ni^{65}$ | $1 \cdot 10^{-3}$ | $2 \cdot 10^{-7}$ |
| Niob | ${}_{41}Nb^{93m}$ | $4 \cdot 10^{-3}$ | $4 \cdot 10^{-8}$ |
| | ${}_{41}Nb^{95}$ | $1 \cdot 10^{-3}$ | $3 \cdot 10^{-8}$ |
| | ${}_{41}Nb^{97}$ | $9 \cdot 10^{-3}$ | $2 \cdot 10^{-6}$ |
| Osmium | ${}_{76}Os^{185}$ | $7 \cdot 10^{-4}$ | $2 \cdot 10^{-8}$ |
| | ${}_{76}Os^{191m}$ | $2 \cdot 10^{-2}$ | $3 \cdot 10^{-6}$ |
| | ${}_{76}Os^{191}$ | $2 \cdot 10^{-3}$ | $1 \cdot 10^{-7}$ |
| | ${}_{76}Os^{193}$ | $5 \cdot 10^{-4}$ | $9 \cdot 10^{-8}$ |
| Palladium | ${}_{46}Pd^{103}$ | $3 \cdot 10^{-3}$ | $3 \cdot 10^{-7}$ |
| | ${}_{46}Pd^{109}$ | $7 \cdot 10^{-4}$ | $1 \cdot 10^{-7}$ |
| Phosphor | ${}_{15}P^{32}$ | $2 \cdot 10^{-4}$ | $2 \cdot 10^{-8}$ |
| Platin | ${}_{78}Pt^{191}$ | $1 \cdot 10^{-3}$ | $2 \cdot 10^{-7}$ |
| | ${}_{78}Pt^{193m}$ | $1 \cdot 10^{-2}$ | $2 \cdot 10^{-6}$ |
| | ${}_{78}Pt^{193}$ | $9 \cdot 10^{-3}$ | $1 \cdot 10^{-7}$ |
| | ${}_{78}Pt^{197m}$ | $9 \cdot 10^{-3}$ | $2 \cdot 10^{-6}$ |
| | ${}_{78}Pt^{197}$ | $1 \cdot 10^{-3}$ | $2 \cdot 10^{-7}$ |
| Plutonium | ${}_{94}Pu^{238}$ | $5 \cdot 10^{-5}$ | $7 \cdot 10^{-13}$ |
| | ${}_{94}Pu^{239}$ | $5 \cdot 10^{-5}$ | $6 \cdot 10^{-13}$ |
| | ${}_{94}Pu^{240}$ | $5 \cdot 10^{-5}$ | $6 \cdot 10^{-13}$ |
| | ${}^{6}{}_{4}Pu^{241}$ | $2 \cdot 10^{-3}$ | $3 \cdot 10^{-11}$ |
| | ${}_{94}Pu^{242}$ | $5 \cdot 10^{-5}$ | $6 \cdot 10^{-13}$ |
| Polonium | ${}_{84}Po^{210}$ | $7 \cdot 10^{-6}$ | $7 \cdot 10^{-11}$ |
| Praseodym | ${}_{59}Pr^{142}$ | $3 \cdot 10^{-4}$ | $5 \cdot 10^{-8}$ |
| | ${}_{59}Pr^{143}$ | $5 \cdot 10^{-4}$ | $6 \cdot 10^{-8}$ |
| Promethium | ${}_{61}Pm^{147}$ | $2 \cdot 10^{-3}$ | $2 \cdot 10^{-8}$ |
| | ${}_{61}Pm^{149}$ | $4 \cdot 10^{-4}$ | $8 \cdot 10^{-8}$ |

| Radioaktiver Stoff | | in Wasser Mikrocurie/cm³ | in Luft Mikrocurie/cm³ |
|---|---|---|---|
| Protaktinium | $_{91}Pa^{230}$ | $2 \cdot 10^{-3}$ | $3 \cdot 10^{-10}$ |
| | $_{91}Pa^{231}$ | $9 \cdot 10^{-6}$ | $4 \cdot 10^{-13}$ |
| | $_{91}Pa^{233}$ | $1 \cdot 10^{-3}$ | $6 \cdot 10^{-8}$ |
| Quecksilber | $_{80}Hg^{197m}$ | $2 \cdot 10^{-3}$ | $3 \cdot 10^{-7}$ |
| | $_{80}Hg^{197}$ | $3 \cdot 10^{-3}$ | $4 \cdot 10^{-7}$ |
| | $_{80}Hg^{203}$ | $2 \cdot 10^{-4}$ | $2 \cdot 10^{-8}$ |
| Radium | $_{88}Ra^{223}$ | $7 \cdot 10^{-6}$ | $8 \cdot 10^{-11}$ |
| | $_{88}Ra^{224}$ | $2 \cdot 10^{-5}$ | $2 \cdot 10^{-10}$ |
| | $_{88}Ra^{226}$ | $1 \cdot 10^{-7}$ | $1 \cdot 10^{-11}$ |
| | $_{88}Ra^{228}$ | $3 \cdot 10^{-7}$ | $1 \cdot 10^{-11}$ |
| Radon | $_{86}Rn^{220}$ | $5 \cdot 10^{-5}$ | $1 \cdot 10^{-7}$ |
| | $_{86}Rn^{222}$ | $5 \cdot 10^{-5}$ | $1 \cdot 10^{-8}$ |
| Rhenium | $_{75}Re^{183}$ | $3 \cdot 10^{-3}$ | $5 \cdot 10^{-8}$ |
| | $_{75}Re^{186}$ | $5 \cdot 10^{-4}$ | $8 \cdot 10^{-8}$ |
| | $_{75}Re^{187}$ | $2 \cdot 10^{-2}$ | $2 \cdot 10^{-7}$ |
| | $_{75}Re^{188}$ | $3 \cdot 10^{-4}$ | $6 \cdot 10^{-8}$ |
| Rhodium | $_{48}Rh^{103m}$ | $1 \cdot 10^{-1}$ | $2 \cdot 10^{-5}$ |
| | $_{45}Rh^{105}$ | $1 \cdot 10^{-3}$ | $2 \cdot 10^{-7}$ |
| Rubidium | $_{37}Rb^{186}$ | $2 \cdot 10^{-4}$ | $2 \cdot 10^{-8}$ |
| | $_{37}Rb^{87}$ | $1 \cdot 10^{-3}$ | $2 \cdot 10^{-8}$ |
| Ruthenium | $_{44}Ru^{97}$ | $3 \cdot 10^{-3}$ | $6 \cdot 10^{-7}$ |
| | $_{44}Ru^{103}$ | $8 \cdot 10^{-4}$ | $3 \cdot 10^{-8}$ |
| | $_{44}Ru^{105}$ | $1 \cdot 10^{-3}$ | $2 \cdot 10^{-7}$ |
| | $_{44}Ru^{106}$ | $1 \cdot 10^{-4}$ | $2 \cdot 10^{-9}$ |
| Samarium | $_{62}Sm^{147}$ | $6 \cdot 10^{-4}$ | $2 \cdot 10^{-11}$ |
| | $_{62}Sm^{151}$ | $4 \cdot 10^{-3}$ | $2 \cdot 10^{-8}$ |
| | $_{62}Sm^{153}$ | $8 \cdot 10^{-4}$ | $1 \cdot 10^{-7}$ |
| Schwefel | $_{16}S^{35}$ | $6 \cdot 10^{-4}$ | $9 \cdot 10^{-8}$ |
| Selen | $_{34}Se^{75}$ | $3 \cdot 10^{-3}$ | $4 \cdot 10^{-8}$ |
| Silber | $_{47}Ag^{105}$ | $1 \cdot 10^{-3}$ | $3 \cdot 10^{-8}$ |
| | $_{47}Ag^{110m}$ | $3 \cdot 10^{-4}$ | $3 \cdot 10^{-9}$ |
| | $_{47}Ag^{111}$ | $4 \cdot 10^{-4}$ | $8 \cdot 10^{-8}$ |
| Silizium | $_{14}Si^{31}$ | $2 \cdot 10^{-3}$ | $3 \cdot 10^{-7}$ |
| Skandium | $_{21}Sc^{46}$ | $4 \cdot 10^{-4}$ | $8 \cdot 10^{-9}$ |
| | $_{21}Sc^{47}$ | $9 \cdot 10^{-4}$ | $2 \cdot 10^{-7}$ |
| | $_{21}Sc^{48}$ | $3 \cdot 10^{-4}$ | $5 \cdot 10^{-8}$ |

| Radioaktiver Stoff | | in Wasser Mikrocurie/cm³ | in Luft Mikrocurie/cm³ |
|---|---|---|---|
| Strontium | $_{38}Sr^{85m}$ | $7 \cdot 10^{-2}$ | $1 \cdot 10^{-5}$ |
| | $_{38}Sr^{85}$ | $1 \cdot 10^{-3}$ | $4 \cdot 10^{-8}$ |
| | $_{38}Sr^{89}$ | $1 \cdot 10^{-4}$ | $1 \cdot 10^{-8}$ |
| | $_{38}Sr^{90}$ | $1 \cdot 10^{-6}$ | $1 \cdot 10^{-10}$ |
| | $_{38}Sr^{91}$ | $5 \cdot 10^{-4}$ | $9 \cdot 10^{-8}$ |
| | $_{38}Sr^{92}$ | $6 \cdot 10^{-4}$ | $1 \cdot 10^{-7}$ |
| Tantal | $_{73}Ta^{182}$ | $4 \cdot 10^{-4}$ | $7 \cdot 10^{-9}$ |
| Technetium | $_{43}Tc^{96m}$ | $1 \cdot 10^{-1}$ | $1 \cdot 10^{-5}$ |
| | $_{43}Tc^{96}$ | $5 \cdot 10^{-4}$ | $8 \cdot 10^{-8}$ |
| | $_{43}Tc^{97m}$ | $2 \cdot 10^{-3}$ | $5 \cdot 10^{-8}$ |
| | $_{43}Tc^{97}$ | $8 \cdot 10^{-3}$ | $1 \cdot 10^{-7}$ |
| | $_{43}Tc^{99m}$ | $3 \cdot 10^{-2}$ | $5 \cdot 10^{-6}$ |
| | $_{43}Tc^{99}$ | $2 \cdot 10^{-3}$ | $2 \cdot 10^{-8}$ |
| Tellur | $_{52}Te^{125m}$ | $1 \cdot 10^{-3}$ | $4 \cdot 10^{-8}$ |
| | $_{52}Te^{127m}$ | $5 \cdot 10^{-4}$ | $1 \cdot 10^{-8}$ |
| | $_{52}Te^{127}$ | $2 \cdot 10^{-3}$ | $3 \cdot 10^{-7}$ |
| | $_{52}Te^{129m}$ | $2 \cdot 10^{-4}$ | $1 \cdot 10^{-8}$ |
| | $_{52}Te^{129}$ | $8 \cdot 10^{-3}$ | $1 \cdot 10^{-6}$ |
| | $_{52}Te^{131m}$ | $4 \cdot 10^{-4}$ | $6 \cdot 10^{-8}$ |
| | $_{52}Te^{132}$ | $2 \cdot 10^{-4}$ | $4 \cdot 10^{-8}$ |
| Terbium | $_{65}Tb^{160}$ | $4 \cdot 10^{-4}$ | $1 \cdot 10^{-8}$ |
| Thallium | $_{81}Tl^{200}$ | $2 \cdot 10^{-3}$ | $4 \cdot 10^{-7}$ |
| | $_{81}Tl^{201}$ | $2 \cdot 10^{-3}$ | $3 \cdot 10^{-7}$ |
| | $_{81}Tl^{202}$ | $7 \cdot 10^{-4}$ | $8 \cdot 10^{-8}$ |
| | $_{81}Tl^{204}$ | $6 \cdot 10^{-4}$ | $9 \cdot 10^{-9}$ |
| Thorium | $_{90}Th^{227}$ | $2 \cdot 10^{-4}$ | $6 \cdot 10^{-11}$ |
| | $_{90}Th^{228}$ | $7 \cdot 10^{-5}$ | $2 \cdot 10^{-12}$ |
| | $_{90}Th^{230}$ | $2 \cdot 10^{-5}$ | $8 \cdot 10^{-13}$ |
| | $_{v0}Th^{231}$ | $2 \cdot 10^{-3}$ | $4 \cdot 10^{-7}$ |
| | $_{v0}Th^{232}$ | $2 \cdot 10^{-5}$ | $7 \cdot 10^{-13}$ |
| | $_{v0}Th^{234}$ | $2 \cdot 10^{-4}$ | $1 \cdot 10^{-8}$ |
| | Th natürlich | $1 \cdot 10^{-5}$ | $6 \cdot 10^{-13}$ |
| Thulium | $_{6}Tm_{9}^{170}$ | $5 \cdot 10^{-4}$ | $1 \cdot 10^{-8}$ |
| | $_{6}Tm_{9}^{171}$ | $5 \cdot 10^{-3}$ | $4 \cdot 10^{-8}$ |
| Tritium | $_{1}H^{3}$ | siehe Wasserstoff | |

| Radioaktiver Stoff | | in Wasser Mikrocurie/cm³ | in Luft Mikrocurie/cm³ |
|---|---|---|---|
| Uran | ${}_{92}U^{230}$ | $5 \cdot 10^{-5}$ | $4 \cdot 10^{-11}$ |
| | ${}_{92}U^{232}$ | $3 \cdot 10^{-4}$ | $9 \cdot 10^{-12}$ |
| | ${}_{92}U^{233}$ | $3 \cdot 10^{-4}$ | $4 \cdot 10^{-11}$ |
| | ${}_{92}U^{234}$ | $3 \cdot 10^{-4}$ | $4 \cdot 10^{-11}$ |
| | ${}_{92}U^{235}$ | $3 \cdot 10^{-4}$ | $4 \cdot 10^{-11}$ |
| | ${}_{92}U^{236}$ | $3 \cdot 10^{-4}$ | $4 \cdot 10^{-11}$ |
| | ${}_{92}U^{238}$ | $4 \cdot 10^{-4}$ | $3 \cdot 10^{-11}$ |
| | natürlich | $2 \cdot 10^{-4}$ | $2 \cdot 10^{-11}$ |
| Vanadium | ${}_{23}V^{48}$ | $3 \cdot 10^{-4}$ | $2 \cdot 10^{-8}$ |
| Wasserstoff | ${}_{1}H^{3}$ | $3 \cdot 10^{-2}$ | $2 \cdot 10^{-6}$ |
| Wismut | ${}_{83}Bi^{206}$ | $4 \cdot 10^{-4}$ | $5 \cdot 10^{-8}$ |
| | ${}_{83}Bi^{207}$ | $6 \cdot 10^{-4}$ | $5 \cdot 10^{-9}$ |
| | ${}_{83}Bi^{210}$ | $4 \cdot 10^{-4}$ | $2 \cdot 10^{-9}$ |
| | ${}_{83}Bi^{212}$ | $4 \cdot 10^{-3}$ | $3 \cdot 10^{-8}$ |
| Wolfram | ${}_{74}W^{181}$ | $3 \cdot 10^{-3}$ | $4 \cdot 10^{-8}$ |
| | ${}_{74}W^{185}$ | $1 \cdot 10^{-3}$ | $4 \cdot 10^{-8}$ |
| | ${}_{74}W^{187}$ | $6 \cdot 10^{-4}$ | $1 \cdot 10^{-7}$ |
| Xenon | ${}_{54}Xe^{131m}$ | $1 \cdot 10^{-3}$ | $4 \cdot 10^{-6}$ |
| | ${}_{54}Xe^{133}$ | $1 \cdot 10^{-3}$ | $3 \cdot 10^{-6}$ |
| | ${}_{54}Xe^{135}$ | $1 \cdot 10^{-3}$ | $1 \cdot 10^{-6}$ |
| Ytterbium | ${}_{70}Yb^{175}$ | $1 \cdot 10^{-3}$ | $2 \cdot 10^{-7}$ |
| Yttrium | ${}_{39}Y^{90}$ | $2 \cdot 10^{-4}$ | $3 \cdot 10^{-8}$ |
| | ${}_{39}Y^{91m}$ | $3 \cdot 10^{-2}$ | $6 \cdot 10^{-6}$ |
| | ${}_{39}Y^{91}$ | $3 \cdot 10^{-4}$ | $1 \cdot 10^{-8}$ |
| | ${}_{39}Y^{92}$ | $6 \cdot 10^{-4}$ | $1 \cdot 10^{-7}$ |
| | ${}_{39}Y^{93}$ | $3 \cdot 10^{-4}$ | $5 \cdot 10^{-3}$ |
| Zink | ${}_{30}Zn^{65}$ | $1 \cdot 10^{-3}$ | $2 \cdot 10^{-8}$ |
| | ${}_{30}Zn^{69m}$ | $6 \cdot 10^{-4}$ | $1 \cdot 10^{-7}$ |
| | ${}_{30}Zn^{69}$ | $2 \cdot 10^{-2}$ | $2 \cdot 10^{-6}$ |
| Zinn | ${}_{50}Sn^{113}$ | $8 \cdot 10^{-4}$ | $2 \cdot 10^{-8}$ |
| | ${}_{50}Sn^{125}$ | $2 \cdot 10^{-4}$ | $3 \cdot 10^{-8}$ |
| Zirkon | ${}_{40}Zr^{93}$ | $8 \cdot 10^{-3}$ | $4 \cdot 10^{-8}$ |
| | ${}_{40}Zr^{95}$ | $6 \cdot 10^{-4}$ | $1 \cdot 10^{-8}$ |
| | ${}_{40}Zr^{97}$ | $2 \cdot 10^{-4}$ | $3 \cdot 10^{-8}$ |

| | | |
|---|---|---|
| Radioaktive Stoffe oder Gemische solcher Stoffe in Wasser, die nicht analysiert oder in dieser Anlage nicht genannt sind .......................... | $1 \cdot 10^{-7}$ | – |
| Gemische von in dieser Anlage aufgeführten radioaktiven Stoffen in Wasser, die nicht analysiert, jedoch frei von Radium 226 und Radium 228 sind .. | $1 \cdot 10^{-6}$ | – |

| | | |
|---|---|---|
| Gemische von in dieser Anlage aufgeführten radioaktiven Stoffen in Wasser, die nicht analysiert, jedoch frei von Strontium 90, Blei 210, Radium 226 und Radium 228 sind ........................ | $6 \cdot 10^{-6}$ | — |
| Gemische von in dieser Anlage aufgeführten radioaktiven Stoffen in Wasser, die nicht analysiert, jedoch frei von Strontium 90, Jod 129, Blei 210, Polonium 210, Radium 223, Radium 226, Radium 228, Protaktinium 231 und natürlichem Thorium sind .. | $2 \cdot 10^{-5}$ | — |
| Gemische von in dieser Anlage aufgeführten radioaktiven Stoffen in Wasser, die nicht analysiert, jedoch frei von Strontium 90, Jod 129, Blei 210, Polonium 210, Astatin 211, Radium 223, Radium 224, Radium 226, Aktinium 227, Radium 228, Thorium 230, Protaktinium 231, Thorium 232 und natürlichem Thorium sind ........................ | $3 \cdot 10^{-5}$ | — |
| Radioaktive Stoffe oder Gemische solcher Stoffe in Luft, die nicht analysiert oder in dieser Anlage nicht genannt sind ............................... | — | $4 \cdot 10^{-13}$ |
| Gemische von in dieser Anlage aufgeführten radioaktiven Stoffen in Luft, die nicht analysiert, jedoch frei von Protaktinium 231, natürlichem Thorium, Plutonium 239, Plutonium 240, Plutonium 242 und Californium 249 sind ........................ | — | $7 \cdot 10^{-13}$ |
| Gemische von in dieser Anlage aufgeführten radioaktiven Stoffen in Luft, die nicht analysiert, jedoch frei von Aktinium 227, Thorium 230, Protaktinium 231, Thorium 232, natürlichem Thorium, Plutonium 238, Plutonium 239, Plutonium 240, Plutonium 242 und Californium 249 sind ............. | — | $1 \cdot 10^{-12}$ |
| Gemische von in dieser Anlage aufgeführten radioaktiven Stoffen in Luft, die nicht analysiert, jedoch frei von Alphastrahlern und Aktinium 227 sind .... | — | $1 \cdot 10^{-11}$ |
| Gemische von in dieser Anlage aufgeführten radioaktiven Stoffen in Luft, die nicht analysiert, jedoch frei von Alphastrahlern und von Blei 210, Aktinium 227, Radium 228 und Plutonium 241 sind ........ | — | $1 \cdot 10^{-10}$ |
| Gemische von in dieser Anlage aufgeführten radioaktiven Stoffen in Luft, die nicht analysiert, jedoch frei von Alphastrahlern und von Strontium 90, Jod 129, Blei 210, Aktinium 227, Radium 228, Protaktinium 230, Plutonium 241 und Berkelium 249 sind ....................................... | — | $1 \cdot 10^{-9}$ |

Die Konzentrationswerte bei einem Gemisch radioaktiver Stoffe in Luft oder Wasser oder die Konzentrationswerte verschiedener radioaktiver Stoffe im Tagesdurchschnitt gemäß § 34 Abs. 2 müssen folgender Formel genügen:

$$\frac{K_1}{T_1} + \frac{K_2}{T_2} + \cdots + \frac{K_n}{T_n} \leqq 1.$$

Es bedeuten

$K_1, K_2, \ldots, K_n$ die zu ermittelnden Konzentrationswerte für den Stoff 1, Stoff 2, ..., Stoff $n$ (oder Gemisch),

$T_1, T_2, \ldots, T_n$ die in dieser Anlage für den Stoff 1, Stoff 2, ..., Stoff $n$ (oder Gemisch) angegebenen Konzentrationswerte.

### 9.2.3 Österreich

**Verordnung des Bundesministeriums für soziale Verwaltung vom 3. Dezember 1956, womit Vorschriften zum Schutze des Lebens und der Gesundheit von Dienstnehmern bei der Ausführung bestimmter Arbeiten erlassen werden.**

Artikel II

**Anwendung von Röntgenstrahlen in nichtmedizinischen Betrieben**

§ 3. Die Vorschriften dieses Artikels gelten für die Anwendung von Röntgenstrahlen in nichtmedizinischen Betrieben.

Allgemeines

§ 4. (1) Ein Abdruck der Vorschriften dieses Artikels ist im Röntgenbetrieb auszuhängen. Dieser Aushang hat auch ausreichende Angaben über die Höchstbenützung und den Verwendungszweck der Anlage zu enthalten.

(2) Körperteile der in Röntgenbetrieben beschäftigten Personen dürfen zu Schau- oder Versuchszwecken nicht durchleuchtet werden. Es ist grundsätzlich unzulässig, an nichtmedizinischen Röntgenanlagen ohne besondere Anweisung und Gegenwart eines Arztes medizinische Durchleuchtungen vorzunehmen.

(3) Alle Arbeitsräume müssen ausreichend mit frischer Luft versorgt werden und sind, soweit möglich, mit Tageslicht zu beleuchten. Arbeits- und Aufenthaltsräume, in denen sich Teile von Röntgenanlagen befinden, deren Hochspannungsteile nicht ausreichend von der Luft der Arbeits- und Aufenthaltsräume abgeschlossen sind, müssen mindestens stündlich gelüftet werden. Die Arbeitsräume sollen sich nicht in Kellern befinden.

§ 5. Der Strahlenschutz ist im allgemeinen so zu bemessen, daß an keiner Stelle Personen mit mehr als 0,25 r je Tag oder 1,25 r je Woche bestrahlt werden können. Die Fortpflanzungsorgane dürfen nicht mit mehr als 0,025 r täglich bestrahlt werden, gleichgültig, ob es sich um weibliche oder männliche Personen handelt.

§ 6. (1) Die in Röntgenanlagen Beschäftigten müssen die Höchststrahlenmenge kennen, die an den Orten, an denen sie sich während des Betriebes üblicherweise aufhalten, auftreten können, wenn nicht sichergestellt ist, daß diese höchstmöglichen Mengen unschädlich sind. Die möglichen Höchstwerte sind mit geeigneten Meßgeräten zu ermitteln und im Arbeitsraum durch Anschlag kenntlich zu machen.

(2) In Betrieben, in denen die Betriebsweise sich ändert, müssen die Messungen nach jeder Änderung wiederholt werden. Eine andere Aufstellung ortsveränderlicher Geräte gilt nicht als Änderung der Betriebsweise.

(3) Vor der endgültigen Inbetriebnahme sind die Röntgenanlagen durch einen anerkannten Sachverständigen gemäß § 4 Abs. 2 der „Verordnung zum Schutze gegen Schädigungen durch Röntgenstrahlen und radioaktive Stoffe in nichtmedizinischen Betrieben" (Röntgenverordnung) zu überprüfen.

§ 7. (1) Bei Nichtgebrauch ist der Röntgenstrahlenerzeuger abzuschalten.

(2) Bei jeder Anwendung von Röntgenstrahlen ist die Strahlenmenge möglichst klein zu wählen. Die Helligkeit der Leuchtschirme, der Verstärkungsgrad der Folien, die Empfindlichkeit der Filme und Entwicklungsmethoden sowie die Dunkelanpassung der Augen sind so weit zu steigern, wie es der jeweilige Verwendungszweck zuläßt.

(3) Das Strahlenbündel ist jeweils möglichst eng zu wählen. Zur Einengung des maximalen Nutzstrahlenbündels auf das jeweils nötige Maß müssen geeignete Vorrichtungen, wie verstellbare oder auswechselbare Blenden, vorhanden sein. Sie müssen ausreichenden Schutz bieten.

(4) Wenn es die Rücksicht auf den Verwendungszweck zuläßt, ist die Röntgenstrahlung zu filtern.

### Schutz gegen direkte Strahlung und Streustrahlung

§ 8. (1) Der von dem ungeschwächten Nutzstrahlenbündel bestrichene Raum ist soweit wie möglich abzusperren und gegen Hineingreifen zu sichern oder durch Warnschilder zu kennzeichnen.

(2) Wenn die Gefahr besteht, daß Personen durch das Nutzstrahlenbündel hinter dem Objekt mit mehr als der zugelassenen Dosis (§ 5) bestrahlt werden, so ist das Nutzstrahlenbündel hinter dem Objekt durch Schutzschichten entsprechend weiter zu schwächen.

(3) Müssen Arbeiten im ungeschützten Nutzstrahlenbündel vorgenommen werden, so sind Werkzeuge zu verwenden. Bei selten vorkommenden Arbeiten

können Schutzhandschuhe verwendet werden, deren Strahlenschutz den Forderungen des § 5 entspricht.

§ 9. (1) Die direkte Strahlung außerhalb des maximalen Nutzstrahlenbündels ist durch ausreichende Schutzschichten abzufangen. Außerdem ist der von ihr bestrichene Raum jederzeit gegen Hineingeraten zu sichern. Die Röhren und Röhrenbehälter müssen so eingerichtet sein, daß sie bei höchstmöglicher Benützung in 100 cm Entfernung vom Fokus nirgends mehr als 0,125 r je Tag an direkter Strahlung zulassen.

(2) Es dürfen nur Röhren und Röhrenhauben benützt werden, für die eine Bescheinigung des Lieferwerkes vorliegt, daß sie gleicher Bauart sind, wie eine Röhre oder Röhrenhaube, die einer Bauartprüfung durch die Physikalisch-technische Prüfanstalt für Radiologie und Elektromedizin in Wien unterzogen worden ist.

§ 10. (1) Während des Betriebes haben sich alle Personen möglichst weit, mindestens aber so weit, daß die im § 5 angegebene Dosis nicht überschritten wird, von der Röhre und von streuenden Objekten fernzuhalten. Wenn Arbeiten unvermeidbar sind an Orten, an denen die Streustrahlung die zulässige Dosis (§ 5) überschreiten kann, müssen entsprechende Schutzschichten zwischen Objekt und Arbeitenden angebracht werden. Wenn die Art der Arbeit die Anbringung von Schutzschichten nicht gestattet oder wegen der äußerst seltenen Inanspruchnahme nicht rechtfertigt, darf der Schutz in einer Schutzkleidung bestehen.

(2) Werden die in § 5 angegebenen Dosen durch Streustrahlung überschritten an Orten, in die mit den Händen hineingegriffen werden muß, so müssen zum Schutz der Hände und Unterarme gegen Streustrahlung geeignete Schutzhandschuhe mit Stulpen verwendet werden.

(3) Wenn Personen an Stellen arbeiten, an denen ihre Fortpflanzungsorgane mit mehr als 0,025 r je Tag bestrahlt werden, so müssen sie einen zusätzlichen, die Fortpflansungsorgane allseitig deckenden Schutz tragen (§ 12 Abs. 2).

§ 11. Wenn die Gefahr besteht, daß in Nebenräumen, auch wenn sie nicht zum Röntgenbetrieb gehören, mehr Strahlung auftritt als nach § 5 zulässig, so ist der Schutz, den die Zwischenwand bietet, entsprechend zu verstärken.

### Schutzkleidung und sonstige Schutzmaßnahmen

§ 12. (1) Schutzschürzen für Durchleuchter und andere in der Nähe einer Strahlenquelle arbeitende Personen sollen die Schlüsselbeine, das ganze Brustbein und den größten Teil der Brust von vorn bedecken und unterhalb der Gürtellinie 30 bis 40 cm nach unten um den ganzen Körper herumreichen und außerdem die Beine vorn bis unterhalb der Knie bedecken. Sie sollen allseitig

0,18 bis 0,25 mm Bleigleichwert, vor den Fortpflanzungsorganen jedoch 0,25 bis 0,50 mm Bleigleichwert haben. Schutzschürzen gegen härtere Streustrahlung oder für ausnahmsweise Tätigkeit an Stellen, an denen das Auftreten direkter Strahlen zu befürchten ist, sollen 0,50 bis 0,85 mm Bleigleichwert haben.

(2) Schutzschürzen, die nur dem Schutz der Fortpflanzungsorgane dienen (§ 10 Abs. 3), sollen von der Gürtellinie 30 bis 40 cm abwärts reichen und um den ganzen Körper herumführen. Sie dürfen zur Erhöhung der Beweglichkeit seitlich geschlitzt sein. Der Bleigleichwert soll 0,3 bis 0,5 mm betragen.

§ 13. (1) Für die Errichtung und den Betrieb des elektrischen Teiles der Röntgenanlage gelten die einschlägigen elektrotechnischen Vorschriften.

(2) In den Räumen, in denen die Möglichkeit einer besonderen Gefährdung vorliegt, zum Beisipel der Übergangswiderstand des Menschen zur Erde durch Feuchtigkeit, Wärme, chemische Einflüsse oder andere Ursachen wesentlich herabgesetzt ist, sind Schutzmaßnahmen durchzuführen, die den einschlägigen geltenden elektrotechnischen Vorschriften entsprechen müssen.

(3) Hochspannungserzeuger und andere Teile der Hochspannungsanlage dürfen nur von Sachkundigen und nur bei abgeschalteter Spannung geöffnet oder zerlegt werden. Dies gilt auch für das Auseinandernehmen betriebsmäßig zerlegter Röntgenanlagen.

(4) Kondensatoren der Hochspannungsanlage sind nach Abschalten der Spannung durch längeres Kurzschließen zu entladen, ehe Teile berührt werden, die betriebsmäßig Hochspannung führen.

(5) Alle Schutzleitungen der Röntgenanlagen sind jährlich einmal zu prüfen.

(6) Die elektrische Isolierfestigkeit von Schutzbekleidungen aus starrem Isolierstoff ist jährlich einmal mit der erreichbaren Höchstspannung des Röntgenapparates nachzuprüfen.

§ 14. Alle Schutzmittel und Schutzmaßnahmen sind mindestens jährlich nachzuprüfen. Bei den Schutzmitteln müssen die Grenzen ihrer Wirksamkeit bekannt sein (Bleigleichwert u. dgl.).

§ 15. Versuche mit Röntgenstrahlen dürfen nur unter Leitung einer verantwortlichen Person vorgenommen werden, welche die hierfür erforderlichen Kenntnisse besitzt. Soweit es die Durchführung der Versuche erfordert und der Ausbildungsgrad der Beschäftigten gestattet, darf von einzelnen der vorstehenden Bestimmungen abgewichen werden, jedoch dürfen die im § 5 vorgeschriebenen Strahlendosen auch hierbei keinesfalls überschritten werden.

**Bundesgesetz vom 11. Juni 1969 über Maßnahmen zum Schutz des Lebens oder der Gesundheit von Menschen einschließlich ihrer Nachkommenschaft vor Schäden durch ionisierende Strahlen. (Strahlenschutzgesetz.)**

Der Nationalrat hat beschlossen:

## I. Teil

## Allgemeine Bestimmungen

### Anwendungsbereich

§ 1. Die Bestimmungen dieses Bundesgesetzes über Maßnahmen zum Schutz des Lebens oder der Gesundheit von Menschen einschließlich ihrer Nachkommenschaft vor Schäden durch ionisierende Strahlen finden Anwendung auf

a) die Errichtung und den Betrieb von Anlagen für den Umgang mit radioaktiven Stoffen und von Anlagen für Strahleneinrichtungen;

b) den sonstigen Umgang mit radioaktiven Stoffen und den sonstigen Betrieb von Strahleneinrichtungen sowie die Zulassung von Bauarten von Strahlenquellen, und regeln die behördliche Überwachung der Umwelt auf radioaktive Verunreinigungen sowie die notwendigen Schutz- und Sicherungsmaßnahmen.

### Begriffsbestimmungen

§ 2. Für dieses Bundesgesetz gelten folgende Begriffsbestimmungen:

a) „Ionisierende Strahlen" sind Röntgen- und Gammastrahlen sowie Korpuskularstrahlen, die unmittelbar oder mittelbar Ionen zu erzeugen vermögen.

b) „Strahlenquellen" sind radioaktive Stoffe oder Strahleneinrichtungen.

c) „Radioaktive Stoffe" sind Stoffe, die zufolge spontaner Kernprozesse ionisierende Strahlen aussenden. Stoffe oder Gegenstände, die radioaktive Stoffe enthalten oder an deren Oberfläche sich solche Stoffe befinden, stehen radioaktiven Stoffen gleich.

d) „Strahleneinrichtungen" sind Einrichtungen, die der Erzeugung von ionisierenden Strahlen dienen oder bei deren Betrieb solche Strahlen auftreten, soweit die ionisierenden Strahlen nicht zufolge spontaner Kernprozesse ausgesendet werden.

e) „Umgang mit radioaktiven Stoffen" ist die Gewinnung, die Erzeugung, die Lagerung, die Beförderung, die Abgabe, der Bezug, die Bearbeitung, die Verwendung und die Beseitigung radioaktiver Stoffe, ferner jede sonstige sich auf radioaktive Stoffe beziehende Tätigkeit, die eine Strahlenbelastung zur Folge haben kann.

f) „Strahlenbelastung" ist jede Einwirkung ionisierender Strahlen auf den menschlichen Körper, die über die natürliche Umgebungsstrahlung hinausgeht.

g) „Strahlenbereich" ist ein Bereich, in dem Personen einer Strahlenbelastung ausgesetzt sein können, welche die nach wissenschaftlichen Erkenntnissen zum Schutz des Lebens oder der Gesundheit von Menschen einschließlich ihrer Nachkommenschaft allgemein zulässige Werte übersteigt.

h) „Kontrollbereich" ist derjenige Teil eines Strahlenbereiches, in dem Personen bei Ausübung ihrer beruflichen Tätigkeit oder bei ihrer Ausbildung einer Strahlenbelastung ausgesetzt sein können, welche die nach wissenschaftlichen Erkenntnissen zum Schutz des Lebens oder der Gesundheit von Menschen einschließlich ihrer Nachkommenschaft allgemein zulässigen Werte in einem solchen Maße übersteigt, daß eine ärztliche und physikalische Kontrolle dieser Personen erforderlich ist.

i) „Überwachungsbereich" ist derjenige Teil eines Strahlenbereiches, in dem Personen bei Ausübung ihrer beruflichen Tätigkeit oder bei ihrer Ausbildung einer Strahlenbelastung ausgesetzt sein können, welche die nach wissenschaftlichen Erkenntnissen zum Schutz des Lebens oder der Gesundheit von Menschen einschließlich ihrer Nachkommenschaft allgemein zulässigen Werte übersteigt, ohne daß es sich jedoch um einen Kontrollbereich nach lit. h handelt.

k) „Beruflich strahlenexponierte Personen" sind Personen, die sich in Kontrollbereichen aufhalten oder Personen, die mit offenen radioaktiven Stoffen, deren Aktivität und Halbwertszeit bestimmte Werte übersteigt, unter besonderen Bedingungen arbeiten, sowie Strahlenschutzbeauftragte.

l) „Strahlenschutzbeauftragter" ist eine Person, die für die in Betracht kommende Tätigkeit körperlich und geistig geeignet ist, für diese nachweislich hinreichende Kenntnisse im Strahlenschutz besitzt und mit dessen Wahrnehmung vom Bewilligungsinhaber oder dessen Geschäftsführer betraut ist.

§ 3. Die Behörde hat nach dem jeweiligen Stand der wissenschaftlichen Erkenntnisse durch Verordnung festzustellen, welche Werte der Strahlenbelastung für die unter § 2 lit. g, h und i angeführten Bereiche, welche Aktivitäten und Halbwertszeiten offener radioaktiver Stoffe sowie welche besonderen Bedingungen im Sinne des § 2 lit. k maßgebend sind.

Einwirkung ionisierender Strahlen auf den menschlichen Körper

§ 4. (1) Jede Einwirkung ionisierender Strahlen auf den menschlichen Körper ist innerhalb der auf Grund dieses Bundesgesetzes festgesetzten zulässigen Strahlenbelastung so niedrig wie möglich zu halten. Jede unnötige Einwirkung ist zu vermeiden.

(2) Auf den menschlichen Körper dürfen ionisierende Strahlen nach Maßgabe des jeweiligen Standes der medizinisch-wissenschaftlichen Erkenntnisse ausschließlich für medizinische Zwecke angewendet werden.

## II. Teil

### Bewilligungs- und Meldebestimmungen

Errichtung von Anlagen

Betrieb von Anlagen

Änderung oder Erweiterung von Anlagen

Wechsel des Inhabers einer Anlage

Sonstiger Umgang mit radioaktiven Stoffen oder Betrieb von Strahleneinrichtungen

Vorschreibung weiterer Auflagen

Erlöschen von Bewilligungen

Ausnahmen von der Bewilligungspflicht

Verlust der Verläßlichkeit

Anwesenheitspflicht

Wechsel in der Person des Strahlenbeauftragten

Überwachung von Strahlenbetrieben, Untersagung des Betriebes und Maßnahmen bei unmittelbar drohender Gefahr

Zulassung von Bauarten

Verkehr mit radioaktiven Stoffen

Meldepflicht

Verlust und Fund radioaktiver Stoffe

## III. Teil

### Schutzbestimmungen

Allgemeine Strahlenschutzvorschriften

§ 27 Beim Umgang mit radioaktiven Stoffen und beim Betrieb von Strahleneinrichtungen ist durch geeignete Arbeitsmethoden und geeignete Schutzmaßnahmen dafür zu sorgen, daß

a) die Strahlenbelastung von Personen so niedrig wie möglich gehalten wird,

b) die Gefahr der Aufnahme radioaktiver Stoffe in den menschlichen Körper auf ein Mindestmaß beschränkt wird und

c) möglichst geringe Mengen radioaktiver Stoffe in Luft, Wasser oder Boden gelangen

§ 28. In Kontrollbereichen dürfen sich Personen nur im unumgänglich notwendigen Maß aufhalten.

§ 29. Personen, die in Strahlenbereichen tätig werden, sind vom Strahlenschutzbeauftragten über die Gefahren zu belehren, welche der Aufenthalt in diesen Bereichen mit sich bringen kann. Diese Personen sind verpflichtet, die durch den Strahlenschutzbeauftragten bekanntgegebenen Verhaltensmaßregeln einzuhalten.

Gesundheitliche Eignung: ärztliche und physikalische Kontrolle

§ 30. (1) Als beruflich strahlenexponierte Personen dürfen nur solche Personen tätig werden, deren gesundheitliche Eignung durch eine ärztliche Untersuchung festgestellt wurde.

(2) Das Ergebnis der ärztlichen Untersuchung ist in einem ärztlichen Zeugnis festzuhalten, das im Zeitpunkt der Aufnahme der Tätigkeit nicht älter als zwei Monate sein darf.

(3) Personen, die das 18. Lebensjahr noch nicht vollendet haben, ferner werdende und stillende Mütter dürfen in Strahlenbereichen nicht tätig sein.

§ 31. (1) Der Gesundheitszustand beruflich strahlenexponierter Personen ist periodisch wiederkehrend durch ärztliche Untersuchungen zu kontrollieren.

(2) Ist zu besorgen, daß eine solche Person infolge Strahleneinwirkung eine Beeinträchtigung ihrer Gesundheit erlitten hat, so ist unverzüglich ihre ärztliche Untersuchung zu veranlassen. Darüber hinaus hat der Bewilligungsinhaber oder dessen Geschäftsführer, sofern es sich um Dienstnehmer handelt deren Dienstgeber, von dem Vorfall die Behörde sowie die zur Wahrnehmung des Dienstnehmerschutzes berufene Behörde in Kenntnis zu setzen.

(3) Beruflich strahlenexponierte Personen, die nicht mehr zu Arbeiten im Strahlenbereich herangezogen werden, oder deren Dienstverhältnis gelöst wird, sind einer ärztlichen Untersuchung (Enduntersuchung) zu unterziehen.

(4) Auf Grund des Ergebnisses der Enduntersuchung kann erforderlichenfalls veranlaßt werden, daß sich diese Personen weiteren ärztlichen Nachuntersuchungen zu unterziehen haben.

§ 32. (1) Für die Durchführung der ärztlichen Untersuchungen nach §§ 30 und 31 hat der Bewilligungsinhaber, sofern es sich um Dienstnehmer handelt der Dienstgeber, Sorge zu tragen. Kann eine Person zu einer End- oder Nachuntersuchung im Sinne des § 31 Abs. 3 und 4 auf Grund eines Dienstverhältnisses nicht mehr verpflichtet werden, so hat die Behörde diese Untersuchungen anzuordnen.

(2) Ist die zu untersuchende Person nach den sozialversicherungsrechtlichen Vorschriften unfallversichert, sind die Kosten für die ärztlichen Untersuchungen nach den §§ 30 und 31 zu zwei Dritteln vom zuständigen Träger der Unfall-

versicherung und zu einem Drittel vom Bund zu tragen. Ist die zu untersuchende Person nach den sozialversicherungsrechtlichen Bestimmungen nicht unfallversichert, werden die Kosten entweder zu zwei Dritteln von der zu untersuchenden Person selbst und zu einem Drittel vom Bund getragen, oder, wenn diese Person noch in Ausbildung steht, zur Gänze vom Bund übernommen. Näheres über die Art der Verrechnung dieser Kosten ist im Verordnungswege zu regeln.

§ 33. (1) Ist zu besorgen, daß nicht beruflich strahlenexponierte Personen infolge Strahleneinwirkung eine Beeinträchtigung der Gesundheit erlitten haben, so ist unverzüglich ihre ärztliche Untersuchung vom Bewilligungsinhaber, sofern es sich um Dienstnehmer handelt, von deren Dienstgeber zu veranlassen. Handelt es sich hierbei um Personen, die eine solche Beeinträchtigung ihrer Gesundheit nicht im Rahmen eines Dienstverhältnisses zu einem Dienstgeber erlitten haben, dessen Tätigkeit einer Bewilligungspflicht nach diesem Bundesgesetz unterliegt und welche die Beeinträchtigung hervorgerufen hat, so hat diese Untersuchung die Behörde anzuordnen. Für die Verständigung der Behörde gilt § 31 Abs. 2 zweiter Satz.

(2) Auf Grund des Ergebnisses der Untersuchung nach Abs. 1 sind, wenn es der Schutz der Gesundheit erfordert, die notwendigen Veranlassungen zu treffen, daß sich diese Personen weiteren ärztlichen Nachuntersuchungen unterziehen.

(3) Für die Kostentragung für ärztliche Untersuchungen nach Abs. 1 und 2 sowie für die Art der Verrechnung dieser Kosten gilt § 32 Abs. 2 mit der Maßgabe sinngemäß, daß die Kosten für behördlich angeordnete Untersuchungen zur Gänze vom Bund zu tragen sind. Gesetzliche Bestimmungen, nach denen der Bund für die getragenen Kosten Ersatz verlangen kann, bleiben unberührt.

§ 34. Die Strahlenbelastung beruflich strahlenexponierter Personen ist mittels physikalischer Methoden zu kontrollieren.

§ 35. (1) Zu den in den §§ 30, 31 und 33 vorgesehenen ärztlichen Untersuchungen sind Ärzte oder Krankenanstalten heranzuziehen, die auf ihren Antrag von der Behörde hierzu ermächtigt worden sind.

(2) Die zu ermächtigenden Ärzte müssen unter Bedachtnahme auf die Art der Untersuchung hinreichende Kenntnisse hinsichtlich der Beurteilung von Beeinträchtigungen des Lebens oder der Gesundheit von Menschen einschließlich ihrer Nachkommenschaft durch ionisierende Strahlen besitzen.

(3) Die zu ermächtigenden Krankenanstalten müssen über einen Arzt verfügen, der hinreichende Kenntnisse im Sinne des Abs. 2 besitzt.

(4) Die Behörde hat jede Erteilung sowie jeden Widerruf einer Ermächtigung der Österreichischen Ärztekammer mitzuteilen.

Besondere Strahlenschutzvorschriften

§ 36. Soweit der ausreichende Schutz des Lebens oder der Gesundheit von Menschen einschließlich ihrer Nachkommenschaft vor Schäden durch ionisierende Strahlen es erfordert, hat die Behörde unter Bedachtnahme auf den jeweiligen Stand der wissenschaftlichen Erkenntnisse durch Verordnung nähere Vorschriften darüber zu erlassen,

a) welchen Anforderungen bewilligungspflichtige Anlagen sowie Strahlenquellen zu entsprechen haben;

b) welche Anforderungen die Strahlenschutzbeauftragten sowie die weiteren Personen, die mit der Wahrnehmung des Strahlenschutzes betraut sind, hinsichtlich ihrer Kenntnisse zu erfüllen haben;

c) welche Vorsorge- und Überwachungsmaßnahmen sowie sonstige Vorkehrungen beim Umgang mit radioaktiven Stoffen oder beim Betrieb von Strahleneinrichtungen zu treffen sind;

d) welche Vorsichten bei Tätigkeiten in Strahlenbereichen zu beobachten sind;

e) in welchem Maße der menschliche Körper Strahlenbelastungen ausgesetzt werden darf;

f) in welchen zeitlichen Abständen sowie in welcher Art und Weise die ärztliche und physikalische Kontrolle durchzuführen ist, wie die Ergebnisse dieser Kontrollen auszuwerten und die Aufzeichnungen hierüber zu verwahren sowie welche Maßnahmen auf Grund der Ergebnisse der ärztlichen und physikalischen Kontrolle zu treffen sind;

g) welche Vormerke zu führen und welche Meldungen im Zusammenhang mit dem Umgang mit radioaktiven Stoffen zu erstatten sind und

h) in welcher Form und durch welche Symbole die in § 23 vorgeschriebene Kennzeichnung zu erfolgen hat.

## IV. Teil

## Behördliche Überwachung der Umwelt auf radioaktive Verunreinigungen: Schutz- und Sicherungsmaßnahmen

Behördliche Überwachung der Umwelt

Schutz- und Sicherungsmaßnahmen

## V. Teil

## Strafbestimmungen

## VI. Teil

### Übergangs- und Schlußbestimmungen

§ 42. (1) Dieses Bundesgesetz tritt am 1. Jänner 1971 in Kraft.

(2) Auf dieses Bundesgesetz gestützte Verordnungen können schon vor diesem Zeitpunkt erlassen werden, treten aber frühestens zugleich mit diesem Bundesgesetz in Kraft.

## Bundesgesetz vom 29. April 1964 über die Haftung für nukleare Schäden (Atomhaftpflichtgesetz). BBl. Nr. 117

Der Nationalrat hat beschlossen:

### I. Abschnitt

### Begriffsbestimmungen

Nukleares Ereignis

§ 1. (1) Ein nukleares Ereignis im Sinne dieses Bundesgesetzes ist ein schädigendes Ereignis, das durch Kernumwandlungsvorgänge

1. bei der Errichtung, dem Bestand oder dem Betrieb einer Kernanlage oder bei der Herstellung, der Beförderung oder jeder sonstigen Art der Inhabung von Kernmaterialien oder des Umganges mit ihnen;

2. bei der Gewinnung, der Herstellung, der Beförderung oder jeder sonstigen Art der Inhabung von Radionukliden oder des Umgangs mit ihnen verursacht wird.

(2) Als nukleares Ereignis im Sinne des Abs. 1 ist das schädigende Ereignis auch dann anzusehen, wenn es durch Kernumwandlungsvorgänge in Verbindung mit chemischen, chemisch-physikalischen oder physikalischen Eigenschaften anderer Art der Kernmaterialien oder der Radionuklide verursacht wird.

(3) Verursachen mehrere Vorgänge im Sinne der Abs. 1 und 2, von denen jeder für sich allein nicht schädigend wäre, nur durch ihr Zusammenwirken einen Schaden oder hängen mehrere nukleare Ereignisse, die auf eine gemeinsame Ursache zurückgehen, räumlich und zeitlich unmittelbar miteinander zusammen, so gilt dies als ein einziges nukleares Ereignis im Sinne dieses Bundesgesetzes.

Kernanlagen — Kernmaterialien — Radionuklide

§ 2. (1) Kernanlagen im Sinne dieses Bundesgesetzes sind Kernreaktoren und Fabrikanlagen, die der Herstellung, der Bearbeitung, der Verwendung, der Aufbewahrung, der Wiederaufarbeitung, der Unschädlichmachung oder der Trennung der Isotope von Kernmaterialien dienen, sowie Anlagen, die zur Vereinigung verschmelzbarer Kernbrennstoffe oder zur Teilchenbeschleunigung bestimmt sind. Ausgenommen sind Anlagen, in denen Kernmaterialien im Verlauf einer Beförderung aufbewahrt werden.

(2) Kernmaterialien im Sinne dieses Bundesgesetzes sind spaltbare Kernbrennstoffe und die aus solchen hervorgegangenen radioaktiven Erzeugnisse und Abfälle, nicht jedoch die Radionuklide (Abs. 3). Den Kernmaterialien werden sonstige natürliche oder künstliche radioaktive Stoffe gleichgehalten, sofern sie sich in einer Kernanlage befinden und nach dem jeweiligen Stande der wissenschaftlichen Erkenntnisse für das Leben, den Körper oder die Gesundheit von Menschen oder für Sachen oder deren Verwendung gefährlich sind.

(3) Radionuklide im Sinne dieses Bundesgesetzes sind natürliche oder künstliche radioaktive Stoffe, die für die Verwendung zu industriellen, technischen, wirtschaftlichen einschließlich landwirtschaftlichen, medizinischen oder wissenschaftlichen Zwecken außerhalb einer Kernanlage bestimmt sind oder zu solchen Zwecken verwendet werden, sofern sie sich nicht in einer Kernanlage befinden und nach dem jeweiligen Stande der wissenschaftichen Erkenntnisse für das Leben, den Körper oder die Gesundheit von Menschen oder für Sachen oder deren Verwendbarkeit gefährlich sind.

## II. Abschnitt

## Kernanlagen und Kernmaterialien

### Haftung

§ 3. (1) Wird durch ein nukleares Ereignis, das von einer Kernanlage oder von Kernmaterialien in Österreich ausgeht, ein Mensch getötet, der Körper oder die Gesundheit eines Menschen verletzt oder eine Sache beschädigt oder in ihrer Verwendbarkeit beeinträchtigt, so haftet, sofern im folgenden nichts anderes bestimmt ist, der Betriebsunternehmer der Kernanlage, in der sich die Kernmaterialien oder der verschmelzbare Kernbrennstoff, die das nukleare Ereignis verursacht haben, zur Zeit dieses Ereignisses befunden oder aus der sie zu dieser Zeit unmittelbar hergestammt haben, nach diesem Bundesgesetz für den Ersatz des daraus entstandenen Schadens.

(2) Die Haftpflicht des Betriebsunternehmers der Kernanlage nach dem Abs. 1 bezieht sich auf alle nuklearen Ereignisse bis zu der Zeit, zu der die Kernmaterialien oder der verschmelzbare Kernbrennstoff vom Betriebsunternehmer einer anderen in Österreich gelegenen Kernanlage übernommen werden; mit dieser Zeit beginnt die Haftpflicht des Betriebsunternehmers dieser Kernanlage.

(3) Ausgenommen von der Haftpflicht nach dem Abs. 1, vorbehaltlich des § 35, sind Schäden an der Kernanlage sowie an Sachen, die sich in ihrem Bereich befinden und im Zusammenhang mit ihr verwendet werden oder verwendet werden sollen.

§ 4. (1) Ist ein nukleares Ereignis im Verlauf einer Beförderung von Kernmaterialien, einschließlich der Aufbewahrung im Verlauf der Beförderung, eingetreten, so haftet im Sinne des § 3 der Betriebsunternehmer der Kernanlage in Österreich, von der die Kernmaterialien zur Zeit dieses Ereignisses unmittelbar hergestammt haben, für alle nuklearen Ereignisse bis zu der die Kernmaterialien

1. vom Betriebsunternehmer einer anderen in Österreich gelegenen Kernanlage übernommen werden; mit dieser Zeit beginnt die Haftpflicht des Betriebsunternehmers dieser Kernanlage im Sinne des § 3;

2. sofern sie ins Ausland versendet worden sind, von dem Beförderungsmittel abgeladen werden, mit dem sie ins Ausland gelangt sind.

(2) Sind die Kernmaterialien aus dem Ausland nach Österreich versendet worden, so haftet im Sinne des § 3 der Betriebsunternehmer der in Österreich gelegenen Kernanlage, für die sie bestimmt sind, von der Zeit an, zu der sie auf das Beförderungsmittel verladen werden, sofern die Versendung mit seinem schriftlichen Einverständnis geschehen ist.

(3) Der Beförderer haftet im Sinne des § 3, wenn

1. weder die Kernanlage, von der die Kernmaterialien unmittelbar hergestammt haben, noch die Kernanlage, für die sie bestimmt sind, in Österreich gelegen ist;

2. im Falle des Abs. 2 die Versendung nicht mit dem schriftlichen Einverständnis des Betriebsunternehmers der in Österreich gelegenen Kernanlage, für die die Kernmaterialien bestimmt sind, geschehen ist, oder

3. die Kernmaterialien überhaupt nicht für eine Kernanlage bestimmt sind oder eine solche Kernanlage nicht feststellbar ist,

sofern er nicht beweist, daß er nicht gewußt hat und nicht wissen hat müssen, daß es sich um Kernmaterialien handelt. Ist der Beförderer kraft Gesetzes zur Abschließung des Beförderungsvertrages verpflichtet, so haftet an seiner Stelle der Bund im Sinne des § 3.

§ 5. Begründen mehrere Kernanlagen oder Kernmaterialien, die sich innerhalb eines zusammenhängenden räumlichen Bereiches befinden, die Haftpflicht derselben Person nach den §§ 3 oder 4 und ist das nukleare Ereignis, das die mehreren Kernanlagen oder Kernmaterialien betrifft, als ein einziges im Sinne des § 1 Abs. 3 anzusehen, so haftet der Haftpflichtige nur bis zu den Höchstbeträgen, die unter den in Betracht kommenden Höchstbeträgen das weiteste Ausmaß erreichen.

§ 6. (1) Begründen mehrere nukleare Ereignisse hinsichtlich desselben Schadens die Haftpflicht mehrerer Personen nach den §§ 3 oder 4, so haften diese zur ungeteilten Hand, jedoch haftet jeder von ihnen nach den für ihn geltenden Bestimmungen und, sofern seine Haftpflicht begrenzt ist, nur bis zu den für ihn vorgeschriebenen Höchstbeträgen.

(2) Das gleiche gilt bei Vorliegen eines einzigen nuklearen Ereignisses im Sinne des § 1 Abs. 3, jedoch ist hierbei die Haftung zur ungeteilten Hand durch die Höchstbeträge begrenzt, die für den im weitesten Ausmaß Haftpflichtigen vorgesehen sind.

§ 7. Hat bei der Entstehung des Schadens ein Verschulden des Geschädigten mitgewirkt, so ist der § 1304 des allgemeinen bürgerlichen Gesetzbuches anzuwenden. Dem Verschulden des Geschädigten steht im Falle der Tötung das Verschulden des Getöteten und im Falle der Beschädigung einer Sache das Verschulden dessen gleich, der die tatsächliche Gewalt über die Sache ausgeübt hat.

Nichtige Vereinbarungen

§ 8. Vereinbarungen, durch die

1. die Haftpflicht nach diesem Abschnitt für die Tötung und die Verletzung von Menschen im vorhinein ausgeschlossen oder beschränkt wird, oder

2. der Haftpflichtige auf die Schadloshaltung durch den Bund verzichtet, sind nichtig.

Haftungsbefreiung

§ 9. Die Haftpflicht nach den §§ 3 und 4 ist ausgeschlossen, wenn das nukleare Ereignis durch Krieg, ein kriegerisches Unternehmen, Bürgerkrieg, Aufruhr oder Aufstand verursacht worden ist.

Rückgriffe und Ausgleichsansprüche mehrerer Haftpflichtiger

§ 10. (1) Sind mehrere Haftpflichtige einem Dritten zum Ersatz verpflichtet, so hängen im Verhältnis der mehreren Haftpflichtigen zueinander die Verpflichtung zum Ersatz und der Umfang des Ersatzes von den Umständen, besonders davon ab, inwieweit der Schaden zumindest mit Wahrscheinlichkeit überwiegend von dem einen oder dem anderen Haftpflichtigen verschuldet oder sonst verursacht worden ist, das gleiche gilt für deren gegenseitige Ersatzpflicht.

(2) Jeder der mehreren Haftpflichtigen haftet nach den für ihn geltenden Bestimmungen und, sofern seine Haftpflicht begrenzt ist, nur bis zu den für ihn vorgesehenen Höchstbeträgen.

Vermutung der Verursachung

§ 11. (1) Kommen nach den Umständen des Falles als Ursache eines Schadens mehrere nukleare Ereignisse in Betracht, die von verschiedenen Kernanlagen oder Kernmaterialien ausgehen, so wird vermutet, daß der Schaden von diesen Ereignissen gemeinsam verursacht worden ist. Diese Vermutung kann durch den Nachweis der Unwahrscheinlichkeit der Verursachung durch eines oder mehrere dieser nuklearen Ereignisse entkräftet werden.

(2) Wird ein Schaden durch das Zusammenwirken eines nuklearen Ereignisses mit einem Ereignis verursacht, so gilt, wenn sich die Anteile der beiden Ereignisse am Schaden nicht mit Sicherheit bestimmen lassen, auch der durch das

andere Ereignis hervorgerufene Schaden als durch das nukleare Ereignis verursacht.

Gegenstand des Ersatzes

§ 12. (1) Im Falle der Tötung sind zu ersetzen oder zu entrichten:

1. die Kosten der versuchten Heilung des Verletzten;

2. der Vermögensnachteil, den der Verletzte dadurch erlitten hat, daß infolge der Verletzung seine Erwerbsfähigkeit aufgehoben oder gemindert gewesen ist;

3. die Kosten aus einer Vermehrung seiner Bedürfnisse;

4. im Fall eines längeren Siechtums ein angemessenes Schmerzensgeld und

5. die Kosten angemessener Bestattung. Anspruch auf Ersatz der Bestattungskosten hat, wer sie zu tragen verpflichtet ist oder wer sie tatsächlich getragen hat.

(2) Hat der Getötete zur Zeit der Verletzung zu einem Dritten in einem Verhältnis gestanden, vermöge dessen er diesem kraft Gesetzes unterhaltspflichtig war, oder unterhaltspflichtig werden konnte, und ist dem Dritten infolge der Tötung des Unterhaltspflichtigen das Recht auf Unterhalt entzogen, so hat der Haftpflichtige dem Dritten insoweit Ersatz zu leisten, als der Getötete während der mutmaßlichen Dauer seines Lebens zur Gewährung des Unterhalts verpflichtet gewesen wäre. Die Ersatzpflicht tritt auch ein, wenn der Dritte zur Zeit der Verletzung gezeugt, aber noch nicht geboren worden ist.

§ 13. Im Falle der Verletzung des Körpers oder der Gesundheit sind zu ersetzen oder zu entrichten:

1. die Kosten der Heilung oder der versuchten Heilung des Verletzten;

2. der Vermögensnachteil, den der Verletzte dadurch erleidet, daß infolge der Verletzung seine Erwerbsfähigkeit zeitweise oder dauernd aufgehoben oder gemindert ist;

3. die Kosten aus einer Vermehrung seiner Bedürfnisse;

4. im Falle eines längeren Siechtums ein angemessenes Schmerzensgeld und

5. im Fall einer dauernden Verunstaltung, durch die das bessere Fortkommen des Verletzten verhindert werden kann, eine angemessene Entschädigung.

§ 14. (1) Der Schadenersetz hinsichtlich

1. der Aufhebung oder der Minderung der Erwerbsfähigkeit,

2. der Vermehrung der Bedürfnisse und

3. der Unterhaltsansprüche Dritter

ist für die Zukunft durch Entrichtung einer Geldrente zu leisten. Der Anspruch auf die Geldrente wird nicht dadurch ausgeschlossen, daß ein Dritter dem Ersatzberechtigten Unterhalt zu gewähren hat.

(2) Die Geldrente ist für einen Monat vorauszuzahlen. Für die Geldrente gelten der § 1418 dritter Satz des allgemeinen bürgerlichen Gesetzbuches und

der § 6 Abs. 3 des Lohnpfändungsgesetzes, soweit der § 6 Abs. 3 des Lohnpfändungsgesetzes nicht anzuwenden ist, kann der Ersatzberechtigte, falls er gegen den Haftpflichtigen schon einmal wegen eines verfallenen Rentenbetrags Zwangsvollstreckung hat führen müssen, hinsichtlich der innerhalb des nächsten Jahres fällig werdenden Rentenbeträge Exekution zur Sicherstellung führen.

(3) Statt der Geldrente kann der Ersatzberechtigte aus wichtigen Gründen eine Abfindung in Kapital verlangen, wenn die einmalige Zahlung dem Haftpflichtigen wirtschaftlich zumutbar ist.

Haftungshöchstbeträge

§ 15. (1) Der Haftpflichtige haftet

1. im Falle der Tötung oder der Verletzung eines Menschen für alle Menschen für alle Ansprüche bis zu einem Betrag von 600 000 S.
im Falle der Tötung oder der Verletzung mehrerer Menschen durch dasselbe nukleare Ereignis bis zu einem Betrag von ..... 375 000 000 S.
bei Anlagen zur Vereinigung verschmelzbarer Kernbrennstoffe und bei Teilchenbeschleunigern bis zu einem Betrag von ...... 2 400 000 S.

2. im Falle der Sachbeschädigung bis zur Höhe des gemeinen Wertes der beschädigten Sache zuzüglich der Kosten der Beseitigung der von ihr ausgehenden Strahlungsgefahren, höchstens aber bis zu einem Betrag von .......................... 125 000 000 S.
bei Anlagen zur Vereinigung verschmelzbarer Kernbrennstoffe und bei Teilchenbeschleunigern höchstens bis zu einem Betrag von .................................................. 600 000 S.

auch wenn durch dasselbe nukleare Ereignis mehrere Sachen beschädigt worden sind.

(2) Wird der im Abs. 1 für die Tötung oder die Verletzung mehrerer Menschen oder für die Beschädigung mehrerer Sachen jeweils vorgesehene Höchstbetrag nicht oder nicht ganz in Anspruch genommen, so kann er für den Ersatz der Schäden der anderen Art beansprucht werden. Der Anspruch auf den Ersatz der Schäden an Beförderungsmitteln geht dem auf den Ersatz sonstiger Schäden im Range nach.

(3) Die in Abs. 1 vorgesehenen Haftungshöchstbeträge schließen die Kosten für die Untersuchung, die Kosten außergerichtlicher Regelung von Ansprüchen und die Prozeßkosten sowie die Verzugszinsen nicht ein.

Verteilungsordnung

§ 16. (1) Ist innerhalb von vier Monaten seit dem Eintritt des nuklearen Ereignisses nicht mit Sicherheit festzustellen, ob die im § 15 für den Fall der Tötung oder der Verletzung mehrerer Menschen oder der Beschädigung von Sachen jeweils vorgesehenen Höchstbeträge zur Entschädigung aller möglicherweise in Betracht kommender Ersatzberechtigter ausreichen, so sind diese Höchstbeträge gruppenweise wie folgt zu verwenden:

1. 70 v.H. zur Deckung der Schäden, die innerhalb von vier Monaten seit dem Eintritt des nuklearen Ereignisses dem Haftpflichtungen zur Kenntnis gelangt sind;

2. weitere 14 v.H. sowie der von den vorgenannten 70 v.H. verbliebene, nicht in Anspruch genommene Restbetrag zur Deckung der Schäden, deren Ersatz nach Ablauf dieser vier Monate, jedoch innerhalb von zwei Jahren seit dem Eintritt des nuklearen Ereignisses gerichtlich oder außergerichtlich geltend gemacht worden ist;

3. die restlichen 16 v.H. sowie der von den vorgenannten 84 v.H. verbliebene, nicht in Anspruch genommene Restbetrag zur Deckung der Schäden, deren Ersatz nach Ablauf dieser zwei Jahre, jedoch innerhalb von zehn Jahren seit dem Eintritt des nuklearen Ereignisses gerichtlich oder außergerichtlich geltend gemacht worden ist, wobei auf jeweils zwei Jahre 4 v.H. dieser Höchstbeträge und der jeweils verbliebene, nicht in Anspruch genommene Restbetrag entfallen.

Offensichtlich unbegründete Ansprüche sind im Rahmen der Verteilung nicht zu berücksichtigen.

(2) Würden die Entschädigungen, die mehreren Ersatzberechtigten auf Grund desselben nuklearen Ereignisses zu leisten wären, insgesamt die sich aus dem Abs. 1 ergebenden jeweiligen Hundertsatzbeträge übersteigen, so verringern sich die einzelnen Entschädigungen innerhalb jeder der im Abs. 1 bis 3 genannten Gruppen in dem Verhältnis, in dem der gesamte Betrag der auf die jeweilige Gruppe entfallenden Entschädigungen zu dem auf diese Gruppe entfallenden Höchstbetrag steht. Innerhalb keiner der Gruppen der Abs. 1, 2 und 3 dürfen jedoch die Entschädigungen nach höheren Verhältnissätzen bemessen werden, als der niedrigste Verhältnissatz einer der vorhergehenden Gruppen beträgt. Restbeträge sind nach Ablauf von zehn Jahren zur verhältnismäßigen Befriedigung der noch nicht voll befriedigten Ansprüche aller Ersatzberechtigten zu verwenden.

(3) Wird der Ersatz von Schäden nach Ablauf von zehn Jahren seit dem Eintritt des nuklearen Ereignisses gerichtlich oder außergerichtlich geltend gemacht (Spätschäden), so sind solche Ansprüche nur insoweit zu befriedigen, als die vorgesehenen Höchstbeträge nicht durch die Deckung sämtlicher vorher geltend gemachter Ersatzansprüche verbraucht sind. Die Befriedigung ist in der Reihenfolge der Geltendmachung des Ersatzes der Spätschäden vorzunehmen. Innerhalb von jeweils zwei Jahren nach Ablauf der zehn Jahre geltend gemachte Ansprüche sind als gleichzeitig erhoben anzusehen und, soweit der zur Verfügung stehende Restbetrag nicht ausreicht, verhältnismäßig zu befriedigen.

Sicherstellung

§ 17 (1) Zur Deckung der Haftpflicht nach den §§ 3 und 4 ist, sofern Haftpflichtiger nicht der Bund ist, eine geeignete Sicherstellung einer oder verschiedener Arten zu erbringen; fällt die Sicherstellung ganz oder teilweise weg, so hat der Haftpflichtige für den Ausfall eine anderweitige geeignete Sicherstellung zu leisten. Die Sicherstellung ist bis zum Ablauf von zehn Jahren seit dem Eintritt des nuklearen Ereignisses, sofern das nukleare Ereignis aber durch Kernmaterialien verursacht worden ist, die gestohlen, verloren oder über Bord geworfen worden waren oder deren sich der Haftpflichtige sonst begeben hatte (§ 362 des allgemeinen bürgerlichen Gesetzbuches), höchstens bis zum Ablauf von zwanzig Jahren seit dem Diebstahl, dem Verlust, dem Überbordwerfen oder der sonstigen Begebung aufrechtzuerhalten.

(2) Die Sicherstellung muß folgende Beträge erreichen:

| | |
|---|---|
| 1. für den Fall des § 15 Abs. 1 Z. 1 ...................... | 97 500 000 S. |
| bei Anlagen zur Vereinigung verschmelzbarer Kernbrennstoffe und bei Teilchenbeschleunigern ........................... | 2 400 000 S. |
| 2. für den Fall des § 15 Abs. 1 Z. 2 ...................... | 2 400 000 S. |
| bei Anlagen zur Vereinigung verschmelzbarer Kernbrennstoffe und bei Teilchenbeschleunigern ........................... | 600 000 S. |

Befinden sich innerhalb eines zusammenhängenden räumlichen Bereiches mehrere Kernmaterialien und ist für diese die Haftpflicht derselben Person gegeben, so beziehen sich die vorgenannten Beträge auf alle diese Kernmaterialien zusammen.

(3) Das Bundesministerium für Finanzen entscheidet auf Antrag des Haftpflichtigen mittels Bescheides darüber, ob die im Einzelfall angebotene Sicherstellung geeignet ist Die Sicherstellung ist nur dann als geeignet anzusehen, wenn die Ansprüche, zu deren Sicherung sie bestellt werden sollen, daraus rasch und sicher befriedigt werden können. Eine Haftpflichtversicherung als Sicherstellung ist, soweit nicht in den Fällen des § 4 Abs. 3 der Beförderer haftet, nur dann geeignet, wenn sie bei einem für diesen Geschäftsbetrieb in Österreich zugelassenen Versicherer zu den vom Bundesministerium für Finanzen genehmigten allgemeinen Versicherungsbedingungen abgeschlossen ist. Eines Antrags und der Entscheidung des Bundesministeriums für Finanzen bedarf es insoweit nicht, als die Sicherstellung in einer Haftungserklärung des Bundes gegenüber dem nach den §§ 3 oder 4 Haftpflichtigen besteht; der Bundesminister für Finanzen wird bemächtigt, solche Haftungen insoweit zu übernehmen, als die Erbringung der Sicherstellung für den Haftpflichtigen wirtschaftlich nicht tragbar und als die Haftungsübernahme im öffentlichen Interesse gelegen ist.

§ 18. (1) Besteht die Sicherstellung in einer Haftpflichtversicherung, so wirkt, abgesehen vom Falle der Beförderung von Kernmaterialien, ein Umstand, der das Nichtbestehen oder die nicht infolge Verbrauches der Versicherungssumme bedingte Beendigung des Haftpflichtversicherungsverhältnisses zur Folge hat, frühestens mit dem Ablauf von zwei Monaten, nachdem der Versicherer diesen Umstand dem Bundesministerium für Finanzen mittels eingeschriebenen Rückscheinbriefs angezeigt hat. Das gleiche gilt, wenn das Versicherungsverhältnis durch Zeitablauf endet. Eine Gleichschrift dieser Anzeige hat der Versicherer dem Versicherungsnehmer mittels eingeschriebenen Briefes zu übermitteln. Im Falle der Beförderung von Kernmaterialien wirkt ein im ersten Satze genannter Umstand nicht vor Beendigung der Beförderung.

(2) Auf einen Umstand, der den Versicherer von der Verpflichtung zur Leistung dem Versicherungsnehmer gegenüber ganz oder teilweise befreien würde, kann sich der Versicherer nicht berufen. Er kann jedoch wegen eines solchen Umstands das Versicherungsverhältnis mittels einer im Abs. 1 vorgesehenen Anzeige beenden; der Abs. 1 gilt für diesen Fall sinngemäß.

(3) Einen Schadensfall, der den Verbrauch der Versicherungssumme infolge Leistungen oder Rückstellungen ganz oder teilweise zur Folge hat oder voraussichtlich haben kann, hat der Versicherer dem Bundesministerium für Finanzen unverzüglich, nachdem er von diesem Schadensfall Kenntnis erlangt hat, mittels eingeschriebenen Rückscheinbriefes anzuzeigen. Eine Gleichschrift dieser Anzeige hat der Versicherer dem Versicherungsnehmer mittels eingeschriebenen Briefes zu übermitteln. Die Anzeigepflicht entfällt, solange der Verbrauch der Versicherungssumme insgesamt ein Zwanzigstel ihres Gesamtausmaßes nicht erreicht oder voraussichtlich nicht erreichen wird.

§ 19. Der § 18 gilt für andere Personen als Versicherer, die für den Haftpflichtigen Sicherstellungen erbracht haben, sinngemäß.

§ 20. (1) Die im § 17 vorgesehene Sicherstellung ist vorzugsweise zur Befriedigung der Ansprüche zu verwenden, zu deren Sicherung sie bestellt worden sind. In einem über das Vermögen des Haftpflichtigen eröffneten Konkurs oder Ausgleichsverfahren steht dem Ersatzberechtigten das Recht auf abgesonderte Befriedigung aus der Sicherstellung zu. Rückgriffsansprüche dürfen erst aus einem verbleibenden Überschuß befriedigt werden; für die Befriedigung der Rückgriffsansprüche gilt der § 16 sinngemäß.

(2) Rechtsgeschäftliche Verfügungen, die den Bestimmungen des Abs. 1 widersprechen, sind nichtig. Der rechtsgeschäftlichen Verfügung steht eine Verfügung im Wege der Zwangsvollstreckung oder der einstweiligen Verfügung gleich.

### Schadloshaltung durch den Bund

§ 21. (1) Soweit der Bund nicht selbst nach den §§ 3 oder 4 haftpflichtig ist, hat er den nach den §§ 3 oder 4 Haftpflichtigen hinsichtlich der gegen diesen geltend gemachten Ersatz- oder Rückgriffsansprüche zuzüglich der anteilsmäßigen Nebengebühren nach dem § 15 Abs. 3 insoweit schadlos zu halten, als die vorgesehene Sicherstellung nicht erbracht worden ist, die im § 15 Abs. 1 vorgesehenen Höchstbeträge oder infolge Verbrauches die im § 17 vorgesehenen Sicherstellungsbeträge nicht erreicht, infolge Zeitablaufs erloschen ist oder aus anderen Gründen keine Deckung bietet; ausgenommen sind Rückgriffsansprüche, die dem Bund selbst nach diesem Bundesgesetz zustehen. Die Verpflichtung des Bundes entsteht erst, wenn die Ersatzpflicht des Haftpflichtigen auf Grund eines Exekutionstitels oder eines außergerichtlichen Anerkenntnisses oder Vergleiches feststeht; gerichtliche sowie außergerichtliche Anerkenntnisse und Vergleiche bedürfen der Zustimmung des Bundes. Dem Ersatzberechtigten erwächst aus der Verpflichtung des Bundes unmittelbar kein Recht; sein Recht, auf den Schadloshaltungsanspruch des Haftpflichtigen im Wege der Zwangsvollstreckung zu greifen, wird hierdurch nicht berührt.

(2) Soweit der Bund auf Grund seiner Verpflichtung zur Schadloshaltung Leistungen erbracht hat, steht ihm ein Rückgriffsrecht zu:

1. Gegen jeden nach den §§ 3 oder 4 Haftpflichtigen, dem oder dessen Besorgungs- oder Erfüllungsgehilfen (§ 35 Abs. 3) Vorsatz oder grobe Fahrlässigkeit zur Last fällt;

2. gegen einen anderen nach den §§ 3 oder 4 Haftpflichtigen, bis zu dem diesen zur Verfügung stehenden Sicherstellungsbeträgen; ist aber der Haftpflichtige seiner Pflicht zur Sicherstellung nicht nachgekommen, bis zu den für ihn vorgesehenen Sicherstellungsbeträgen.;

3. gegen jeden nach dem allgemeinen bürgerlichen Gesetzbuch oder anderen gesetzlichen Vorschriften Haftpflichtigen, dem Vorsatz oder grobe Fahrlässigkeit zur Last fällt, und

4. gegen die im § 37 genannten Personen, denen oder deren Besorgungs- oder Erfüllungsgehilfen (§ 35 Abs. 3) Vorsatz zur Last fällt.

§ 22 (1) In gleicher Weise (§ 21 Abs. 1) hat der Bund den nach dem allgemeinen bürgerlichen Gesetzbuch oder anderen gesetzlichen Vorschriften Haftpflichtigen, der nicht nach den §§ 3 oder 4 haftpflichtig ist, hinsichtlich der gegen diesen geltend gemachten Ersatz- oder Rückgriffsansprüche zuzüglich der anteilsmäßigen Nebengebühren schadlos zu halten; ausgenommen sind Rückgriffsansprüche, die dem Bunde selbst nach diesem Bundesgesetz zustehen.

(2) Soweit der Bund auf Grund dieser Verpflichtung Leistungen erbracht hat, steht ihm ein Rückgriffsrecht zu:

1. Gegen den im Abs. 1 genannten Haftpflichtigen und

2. gegen den nach den §§ 3 oder 4 Haftpflichtigen bis zu den diesem zur Verfügung stehenden Sicherstellungsbeträgen; ist aber der Haftpflichtige seiner Pflicht zur Sicherstellung nicht nachgekommen, bis zu den für ihn vorgesehenen Sicherstellungsbeträgen.

§ 23. (1) Die Leistungen, die der Bund auf Grund eines nuklearen Ereignisses nach den §§ 21 und 22 zu erbringen hat, können insgesamt den Betrag von 500 000 000 S. nicht übersteigen. Für die Verwendung dieses Betrages gilt der § 16 sinngemäß.

(2) Sind die Entschädigungen nach dem § 16 gruppenweise zu leisten, so hat dies auf die Inanspruchnahme der Sicherstellung keinen Einfluß. Die Verpflichtung des Bundes wird erst nach Verbrauch der Sicherstellung wirksam.

(3) Der Haftpflichtige hat den Eintritt des nuklearen Ereignisses und die gerichtliche oder die außergerichtliche Geltendmachung von Ersatz- oder Rückgriffsansprüchen, die eine Verpflichtung des Bundes nach den §§ 21 und 22 nach sich ziehen kann, der Finanzprokuratur mittels eingeschriebenen Briefes unverzüglich anzuzeigen. Bei schuldhafter Unterlassung dieser Anzeige hat der Haftpflichtige dem Bunde Schadensatz zu leisten.

III. Abschnitt

## Radionuklide

### Haftung

§ 24. Wird durch ein nukleares Ereignis das von einem Radionuklid in Österreich ausgeht, ein Mensch getötet, der Körper oder die Gesundheit eines Menschen verletzt oder eine Sache beschädigt oder in ihrer Verwendbarkeit beeinträchtigt, so haftet, sofern im folgenden nichts anderes bestimmt gewesen ist, wer zur Zeit des Ereignisses Inhaber des Radionuklids gewesen ist, nach diesem Bundesgesetz für den Ersatz des daraus entstehenden Schadens; er haftet nicht, sofern er beweist, daß er nicht gewußt hat, und nicht hat wissen müssen, daß es sich um ein Radionuklid handelt.

§ 25. (1) Nimmt jemand ein Radionuklid ohne Zustimmung des bisherigen Inhabers an sich, so bleibt dessen Haftpflicht neben der des neuen Inhabers bestehen. Unabhängig von der Haftpflicht des bisherigen Inhabers haftet der neue Inhaber aber auch für jeden Schaden, der ohne sein Verhalten nicht eingetreten wäre.

(2) Geht ein Dritter mit dem Radionuklid ohne Zustimmung des Inhabers um, so haftet er neben dem Inhaber, sofern er nicht beweist, daß er nicht gewußt hat und nicht wissen hat müssen, daß es sich um ein Radionuklid handelt. Der Abs. 1 zweiter Satz gilt sinngemäß.

§ 26. Hat der bisherige Inhaber ein Radionuklid einem Dritten, von dem er gewußt hat oder wissen hat müssen, daß er zur Übernahme nicht befugt ist, überlassen, so bleibt seine Haftpflicht neben der des neuen Inhabers bestehen. Beide haften auch für jeden Schaden, der ohne die Überlassung eingetreten wäre.

§ 27. Wird dem bisherigen Inhaber das Radionuklid gestohlen, verliert er es, wirft er es über Bord oder begibt er sich seiner sonst (§ 362 des allgemeinen bürgerlichen Gesetzbuches), so bleibt seine Haftpflicht in jedem Falle bestehen.

### Haftungsbefreiung

§ 28. Vorbehaltlich der §§ 24 bis 27 ist die Haftpflicht des Inhabers ausgeschlossen, wenn er beweist, daß er und die für ihn bei der Inhabung tätigen

Personen jede nach den Umständen des Falles gebotene Sorgfalt zur Verhinderung des Schadens beachtet haben. Ist aber

1. das Radionuklid gegenüber dem Verletzten von einem Arzt, einem Zahnarzt oder einem Tierarzt oder unter der Aufsicht eines Arztes, eines Zahnarztes oder eines Tierarztes bei der Ausübung der Heilkunde angewendet worden, oder hat

2. der Geschädigte die von dem Radionuklid ausgehenden Gefahren in Kauf genommen,

so ist die Haftpflicht ausgeschlossen, wenn der Ersatzberechtigte nicht beweist, daß der Inhaber oder die für ihn bei der Inhabung tätigen Personen nicht jede nach den Umständen des Falles gebotene Sorgfalt zur Verhinderung des Schadens beachtet haben.

### Haftungshöchstbeträge

§ 29. (1) Der Haftpflichtige haftet

1. im Falle der Tötung oder der Verletzung eines Menschen für alle Ansprüche bis zu einem Betrag von ................. 600000 S.

im Falle der Tötung oder der Verletzung mehrerer Menschen durch dasselbe nukleare Ereignis

a) bei offenen oder umschlossenen Radionukliden mit sehr hoher Toxizität und einer Aktivität von mehr als 100 Millicurie

oder mit hoher Radiotoxizität und einer Aktivität von mehr als 10 Curie bis zu einem Betrag von ...................... 12000000 S.

b) bei offenen Radionukliden mit sehr hoher Radiotoxizität und einer Aktivität von mehr als 10 Millicurie bis 100 Millicurie

oder mit hoher Radiotoxizität und einer Aktivität von mehr als 1 Curie

oder mit mäßiger Radiotoxizität und einer Aktivität von mehr als 100 Curie bis zu einem Betrag von ...................... 9000000 S.

c) bei umschlossenen Radionukliden mit sehr hoher Radiotoxizität und einer Aktivität von mehr als 10 Millicurie bis 100 Millicurie

oder mit hoher Radiotoxizität und einer Aktivität von mehr als 1 Curie

oder mit mäßiger Radiotoxizität und einer Aktivität von mehr als 100 Curie bis zu einem Betrag von ...................... 3000000 S.

d) bei offenen Radionukliden mit sehr hoher Radiotoxizität und einer Aktivität bis 10 Millicurie

oder mit hoher Radiotoxizität und einer Aktivität von mehr als 100 Millicurie bis 1 Curie oder mit mäßiger Radiotoxizität und einer Aktivität von mehr als 1 Curie bis 100 Curie oder mit niedriger Radiotoxizität und einer Aktivität von mehr als 10 Curie bis zu einem Betrag von ........................ 2 400 000 S.

e) bei umschlossenen Radionukliden mit sehr hoher Radiotoxizität und einer Aktivität bis 10 Millicurie
oder mit hoher Radiotoxizität und einer Aktivität von mehr als 100 Millicurie bis 1 Curie
oder mit mäßiger Radiotoxizität und einer Aktivität von mehr als 1 Curie bis 100 Curie
oder mit niedriger Radiotoxizität und einer Aktivität von mehr als 10 Curie bis zu einem Betrag von ........................ 900 000 S.

f) bei allen übrigen Radionukliden bis zu einem Betrag von 600 000 S.

auch wenn durch dasselbe nukleare Ereignis mehrere Sachen beschädigt worden sind.

(2) Ob die Radiotoxizität im Sinne des Abs. 1 Z. 1 sehr hoch, hoch, mäßig oder niedrig ist, richtet sich nach der in der Wissenschaft jeweils gebräuchlichen Klassifizierung. Ist ein Radionuklid durch diese Klassifizierung nicht erfaßt und ist seine Radiotoxizität in der Wissenschaft unbekannt oder umstritten, so ist es als ein solches von sehr hoher Radiotoxizität anzusehen.

### Geltung von Bestimmungen des II. Abschnittes

§ 30. (1) Im übrigen gelten für die Haftung hinsichtlich der Radionuklide die §§ 5 bis 7, 8 Z. 1, 10 bis 14, 15 Abs. 2 und 3 und 20 mit Ausnahme des Abs. 1, letzter Halbsatz sinngemäß.

(2) Der § 17 Abs. 1 und 2 gilt, sofern Haftpflichtiger nicht der Bund oder ein Land ist, mit der Maßgabe sinngemäß, daß die Sicherstellung in einer Haftpflichtversicherung bestehen muß, die bei einem für diesen Geschäftsbetrieb in Österreich zugelassenen Versicherer zu den vom Bundesministerium für Finanzen genehmigten allgemeinen Versicherungsbedingungen abgeschlossen ist, und daß sie die im § 29 vorgesehenen Höchstbeträge erreichen muß; befinden sich innerhalb eines zusammenhängenden räumlichen Bereiches mehrere Radionuklide von verschieden hohen Gefahrenstufen und ist für diese Radionuklide die Haftpflicht derselben Person gegeben, so ist für die Sicherstellung derjenige Haftungshöchstbetrag maßgebend, der für das darunter befindliche Radionuklid der höchsten Gefahrenstufe gilt.

## IV. Abschnitt

## Gemeinsame Bestimmungen. Schlußbestimmungen

### Bundesgesetz vom 13. März 1957 über den Mutterschutz (Mutterschutzgesetz)

§ 4. (1) Werdende Mütter dürfen nicht mit schweren körperlichen Arbeiten und nicht mit solchen beschäftigt werden, die nach der Art des Arbeitsvorganges oder der verwendeten Arbeitsstoffe oder -geräte für ihren Organismus während der Schwangerschaft oder für das werdende Kind schädlich sind.

(2) Als Arbeiten im Sinne des Abs. 1 sind insbesondere anzusehen:

..................................................................................

..................................................................................

d) Arbeiten, bei denen werdende Mütter schädlichen Einwirkungen von gesundheitsgefährlichen Stoffen oder Strahlen, von Gasen oder Dämpfen, von Hitze, Kälte oder Nässe ausgesetzt sind.

### 9.2.4 Schweiz

### Verordnung über den Strahlenschutz (vom 19. April 1963)

#### B. Technische Bestimmungen

I. Allgemeines

Art. 26

Soweit die nachfolgenden Vorschriften nichts anderes bestimmen, verpflichten sie den Bewilligungsinhaber und, wenn keine Bewilligung vorliegt, den Betriebsinhaber.

Die Arbeitnehmer sind verpflichtet, den Bewilligungsinhaber in der Durchführung der Vorschriften zu unterstützen.

1. Einschränkung der Bestrahlung und Mindestalter

Art. 27

Jedermann ist verpflichtet, unnötige Bestrahlungen von Personen zu vermeiden.

Bei unvermeidlichen Bestrahlungen sind möglichst wenige Personen einer Bestrahlung auszusetzen und die Dosen so niedrig wie möglich zu halten.

Art. 28

Niemand darf vor Vollendung des 18. Lebensjahres eine berufliche Tätigkeit ausüben oder zu einer beruflichen Beschäftigung herangezogen werden, bei der eine akkumulierte Dosis von mehr als 1,5 rem pro Jahr empfangen werden kann.

Niemand darf vor Vollendung des 16. Lebensjahres eine berufliche Tätigkeit ausüben oder zu einer beruflichen Beschäftigung herangezogen werden, bei der eine akkumulierte Dosis von mehr als 0,5 rem pro Jahr empfangen werden kann.

### 2. Beruflich strahlenexponierte Personen

#### a) Aufklärung und Ausbildung

##### Art. 29

Alle beruflich strahlenexponierten Personen sind über die Gefahren, welche ihre Arbeit mit ionisierenden Strahlen für die Gesundheit mit sich bringt, über die sie betreffenden Vorschriften dieser Verordnung sowie über deren Sinn aufzuklären.

Es sind ihnen betriebsinterne Weisungen über Arbeitsmethoden und Schutzmaßnahmen zu erteilen.

Die Befolgung der Strahlenschutzvorschriften und der betriebsinternen Weisungen ist zu überwachen.

##### Art. 30

Medizinisches Hilfspersonal darf mit der Bedienung der Anlagen zur Erzeugung ionisierender Strahlen oder mit der Handhabung radioaktiver Stoffe nur betraut werden, wenn es sich über eine vom Eidgenössischen Departement des Innern anerkannte, seiner Tätigkeit angemessene Ausbildung ausweist.

#### b) Höchstzulässige Bestrahlungen

##### Art. 31

Die akkumulierte Gesamtdosis einer beruflich strahlenexponierten Person von mehr als 18 Jahren darf den durch die folgende Grundformel bestimmten Wert nicht überschreiten:

$$D = (N - 18) \cdot 5\,\text{rem}.$$

Dabei bedeuten $N$ das Alter der in Frage stehenden Person in Jahren und $D$ ihre akkumulierte Gesamtdosis.

Die während eines Zeitraumes von 18 beliebigen aufeinanderfolgenden Wochen akkumulierte Dosis darf 3 rem nicht überschreiten.

Für die Anwendung von Absatz 1 und 2 gelten folgende Vorschriften:

a) Ist die akkumulierte Gesamtdosis mit Sicherheit bekannt und liegt sie unter der durch die Grundformel bestimmten Dosis, so kann eine akkumulierte Dosis von je 3 rem pro 18 Wochen so lange zugelassen werden, als der durch die Grundformel bestimmte Wert nicht überschritten wird. Einzeldosen von 3 rem sind jedoch zu vermeiden.

b) Ist die akkumulierte Gesamtdosis nicht mir Sicherheit bekannt, so ist anzunehmen, daß sie mindestens der durch die Grundformel bestimmten Dosis entspricht.

c) Ist die akkumulierte Gesamtdosis mit Sicherheit bekannt und größer, als sie nach der Grundformel sein dürfte, stimmt sie aber mit den Normen, die zu den entsprechenden Zeiten galten, überein, so darf der überschreitende Betrag außer acht gelassen werden.

d) War eine Person vor der Vollendung des 18. Altersjahres ionisierenden Strahlen ausgesetzt, so ist die bis zu diesem Zeitpunkt akkumulierte Gesamtdosis in der Weise zu berücksichtigen, daß die Grundformel spätestens im Alter von 30 Jahren erfüllt ist.

Art. 32

Der höchstzulässige Neutronenflux für beruflich strahlenexponierte Personen bei 40- bis 48stündiger wöchentlicher Exposition ist in Anhang V festgelegt.

Dauert die Exposition weniger als 40 Stunden pro Woche, so dürfen die im Anhang V festgelegten Werte entsprechend heraufgesetzt werden, unter Vorbehalt von Artikel 81, Absatz 3, Buchstabe a.

Art. 33

Die höchstzulässigen Konzentrationen von radioaktiven Nukliden und Nuklidgemischen im Trinkwasser und in der Atemluft beruflich strahlenexponierter Personen bei dauernder Exposition sind in Anhang VII, A bis C festgelegt. Diese Werte entsprechen für jedes einzelne Nuklid der höchstzulässigen Dosis für das in Betracht fallende kritische Organ.

Für die Anwendung der gemäß Absatz 1 festgelegten Konzentrationen gelten die folgenden Vorschriften:

a) Wird ein Gemisch von Radionukliden bekannter Zusammensetzung vom gleichen kritischen Organ aufgenommen, so ist bei der Errechnung der höchstzulässigen Konzentration die Summe der von den einzelnen Nukliden herrührenden Dosen zu berücksichtigen.

b) Die Aufnahme eines Gemisches von Radionukliden durch mehr als ein kritisches Organ gilt als Ganzkörperbestrahlung. In diesem Falle sind die höchstzulässigen Konzentrationen für Nuklide, bei denen nicht der Ganzkörper oder die Keimdrüsen kritische Organe sind, auf ein Drittel herabzusetzen.

c) Wird ein Organ gleichzeitig einer äußeren und inneren Bestrahlung ausgesetzt, so sind die einzelnen Bestrahlungsanteile entsprechend herabzusetzen.

d) Wird ein Gemisch von Radionukliden unbekannter Zusammensetzung aufgenommen, so gelten die höchstzulässigen Konzentrationen für unbekannte Gemische.

e) Dauert die Einatmung kontaminierter Luft weniger als 168 Stunden pro Woche, so kann die höchstzulässige Konzentration in der Atemluft entsprechend erhöht werden unter Vorbehalt von Artikel 31, Absatz 3, Buchstabe a.

Art. 34

Einzelne Körperteile beruflich strahlenexponierter Presonen dürfen höhere akkumulierte Dosen empfangen als die Grundformel gemäß Artikel 31, Absatz 1 festlegt, falls für die Keimdrüsen, die blutbildenden Organe und die Augenlinsen die Grundformel eingehalten wird:

a) die Haut höchstens 8 rem in 13 Wochen und 30 rem in einem Jahr;

b) die Hände, Unterarme, Füße und Knöchel höchstens 20 rem in 13 Wochen und 75 rem in einem Jahr.

Art. 35

Arbeiten, mit denen eine geplante außergewöhnliche Bestrahlung verbunden ist, sind so zu organisieren, daß die akkumulierte Dosis in keinem Fall 12 rem überschreitet.

Es ist dafür zu sorgen, daß Personen, die eine solche Arbeit ausführen, mit einer anderen Person in Verbindung stehen, die nötigenfalls Hilfe leisten kann.

Personen unter 18 Jahren und weibliche Personen unter 40 Jahren dürfen bei solchen Arbeiten nicht beschäftlgt werden.

Überschreitet die akkumulierte Gesamtdosis einer Person infolge einer geplanten außergewöhnlichen Bestrahlung den durch die Grundformel gemäß Artikel 31, Absatz 1 bestimmten Wert, so sind die späteren Bestrahlungen so niedrig zu halten, daß die Grundformel nach höchstens 5 Jahren erfüllt ist.

Art. 36

Wo es sich um die Rettung eines Menschenlebens handeln kann, brauchen die Vorschriften von Artikel 35 nicht eingehalten zu werden. Für Personen, die durch solche Hilfeleistung eine akkumulierte Dosis von mehr als 25 rem erhielten, ist Artikel 37, Absatz 3 sinngemäß anwendbar.

Art. 37

Hat eine Person unbeabsichtigt eine akkumulierte Dosis von mehr als 3 rem erhalten, so ist ein Sachverständiger mit einer Untersuchung der Bedingungen zu beauftragen, unter denen die Arbeit verrichtet wird, und es sind die nötigen Verbesserungen vorzunehmen.

Hat eine Person eine akkumulierte Dosis von mehr als 12 rem in einem Jahr erhalten, so ist dem Eidgenössischen Gesundheitsamt, bei Versicherten gemäß dem zweiten Titel des Kranken- und Unfallversicherungsgesetzes der Schweizerischen Unfallversicherungsanstalt über die Untersuchung und die Maßnahmen gemäß Absatz 1 Bericht zu erstatten.

Hat eine Person eine akkumulierte Dosis von mehr als 25 rem in 13 Wochen erhalten, so ist sie unverzüglich unter besondere ärztliche Kontrolle zu stellen. Der untersuchende Arzt teilt das Ergebnis der Untersuchung mit seinem Antrag der zuständigen Kontrollinstanz ohne Verzug mit.

Art. 38

Bei Bestrahlung einer beruflich strahlenexponierten Person infolge eines Strahlenunfalles wird die Unfalldosis bei der Bestimmung ihrer akkumulierten Gesamtdosis mitgerechnet. Wird dabei die durch die Grundformel gemäß

Artikel 31, Absatz 1 bestimmte Dosis überschritten, so bleibt der überschreitende Wert, höchstens aber 25 rem, außer Betracht.

Wird der durch die Grundformel bestimmte Wert auch nach Abzug von 25 rem noch überschritten, so ist die weitere Strahlenexposition der betroffenen Personen im Einvernehmen mit der Kontrollinstanz zu regeln.

c) Überwachung

Art. 39

Alle beruflich strahlenexponierten Personen sind auf Kosten des Bewilligungsinhabers einer physikalischen Überwachung zu unterstellen, bei der die akkumulierte Dosis nach den folgenden Bestimmungen zu ermitteln ist:

a) Muß mit einer äußeren Bestrahlung gerechnet werden, so sind ständig ein oder mehrere persönliche Dosismeßinstrumente zu tragen. Läßt sich die äußere Bestrahlung mittels persönlicher Dosismeßinstrumente nicht ermitteln, so sind geeignete andere Überwachungsmaßnahmen zu treffen.

b) Muß mit einer inneren Bestrahlung gerechnet werden, so kann die Bewilligungsbehörde oder die Kontrollinstanz in begründeten Fällen die Ermittlung der inneren Kontamination verlangen.

Das Eidgenössische Gesundheitsamt und die Schweizerische Unfallversicherungsanstalt können im gegenseitigen Einvernehmen Weisungen für die einheitliche Durchführung der physikalischen Überwachung erlassen.

Art. 40

Alle beruflich strahlenexponierten Personen sind gemäß den Absätzen 2 bis 5 durch einen Arzt, der die nötigen Fachkenntnisse besitzt, medizinisch überwachen zu lassen. Bei Versicherten gemäß dem zweiten Titel des Kranken- und Unfallversicherungsgesetzes ist der nächste geeignete Arzt damit zu beauftragen; die Schweizerische Unfallversicherungsanstalt kann die Überwachung auch selbst durchführen oder durchführen lassen.

Die ärztlichen Untersuchungen sind zeitlich wie folgt durchzuführen:

a) Eine erste Untersuchung ist bei allen Personen bis spätestens 14 Tage nach Beginn der Arbeit vorzunehmen.

b) Personen, die während eines Jahres eine größere akkumulierte Dosis als 1,5 rem erhalten haben, sind im nachfolgenden Jahr wenigstens einmal zu untersuchen.

c) Bei Personen, die eine kleinere akkumulierte Dosis als 1,5 rem pro Jahr erhalten, können die Kontrollinstanzen für die Untersuchungen größere Zeitabstände festlegen.

d) Das Eidgenössische Gesundheitsamt und die Schweizerische Unfallversicherungsanstalt können in begründeten Fällen auf Antrag des untersuchenden Arztes oder von sich aus weitere Untersuchungen nach Beendigung des Anstellungsverhältnisses verfügen.

Die Untersuchungen haben mindestens das rote und weiße Blutbild und den Hautzustand der Hände zu umfassen. In die erste Untersuchung ist zudem eine persönliche Anamnese einzubeziehen, welche insbesondere auch frühere Bestrahlungen berücksichtigen soll.

Die Ergebnisse der Untersuchungen von Versicherten gemäß dem zweiten Titel des Kranken- und Unfallversicherungsgesetzes sind vom untersuchenden Arzt der Schweizerischen Unfallversicherungsanstalt einzusenden und durch diese aufzubewahren.

Die Kosten der medizinischen Überwachung werden vom Bewilligungsinhaber getragen. Bei Versicherten gemäß dem zweiten Titel des Kranken- und Unfallversicherungsgesetzes sind Artikel 16 und 17 der Verordnung vom 23. Dezember 1960 über die Verhütung von Berufskrankheiten anwendbar.

Das Eidgenössische Gesundheitsamt und die Schweizerische Unfallversicherungsanstalt können im gegenseitigen Einvernehmen ergänzende Weisungen für die Durchführung der Untersuchungen erlassen.

Art. 41

Das Eidgenössische Gesundheitsamt gibt im Einvernehmen mit der Schweizerischen Unfallversicherungsanstalt persönliche Kontrollbüchlein heraus, die den beruflich strahlenexponierten Personen vom Bewilligungsinhaber, den Versicherten gemäß dem zweiten Titel des Kranken- und Unfallversicherungsgesetzes von der Schweizerischen Unfallversicherungsanstalt kostenlos abzugeben sind.

Im Kontrollbüchlein sind einzutragen:

a) Die Art der Beschäftigung.

b) Die empfangenen akkumulierten Dosen.

c) Das Datum der ärztlichen Untersuchungen und die Unterschrift des untersuchenden Arztes.

d) Die Strahlenexposition zu medizinischen Zwecken.

e) Allfällige Verwaltungsverfügungen.

Das Kontrollbüchlein ist vom Bewilligungsinhaber auszustellen und aufzubewahren. Es ist bei jeder ärztlichen Untersuchung dem Arzt zu übergeben und dem Kontrollamt auf Verlangen vorzuweisen.

Die beruflich strahlenexponierte Person hat das Recht zur Einsichtnahme in ihr Kontrollbüchlein. Bei Beendigung des Arbeitsverhältnisses ist es zur Aufbewahrung, gegebenenfalls zur Übergabe an einen andern Bewilligungsinhaber auszuhändigen.

Sämtliche Eintragungen der persönlichen Kontrollbüchlein der Arbeitnehmer sind in ein besonderes Personalverzeichnis zu übertragen und zehn Jahre aufzubewahren.

Art. 42

Der mit der medizinischen Untersuchung beauftragte Arzt kann in begründeten Fällen beantragen, daß Arbeitnehmer von Arbeiten, mit denen berufliche Strahlenexposition verbunden ist, befristet oder dauernd ausgeschlossen werden. Den Entscheid fällen unter freier Würdigung der Befunde des untersuchenden Arztes die Kontrollinstanzen gemäß Artikel 21.

Das Eidgenössische Departement des Innern kann nach Anhören der Schweizerischen Unfallversicherungsanstalt und der Eidgenössischen Kommission für den Strahlenschutz die Voraussetzungen für einen Arbeitsausschluß festsetzen. Ein Ausschluß ist nur zulässig, wenn die Gesundheit des Betroffenen ernstlich gefährdet ist. Bei Versicherten gemäß dem zweiten Titel des Kranken- und Unfallversicherungsgesetzes ist zudem Abschnitt IV der Verordnung vom 23. Dezember 1960 über die Verhütung von Berufskrankheiten anwendbar.

Nach einem Arbeitsausschluß darf der Betroffene nur mit der ausdrücklichen Zustimmung der Kontrollinstanz wieder zu Arbeiten zugelassen werden, mit denen eine berufliche Strahlenexposition verbunden ist.

3. Besondere Bevölkerungsgruppen

Art. 43

Personen der besonderen Bevölkerungsgruppen im Sinne von Anhang I, Ziffer 8, Buchstaben a und b sind über die mit ihrer Berufstätigkeit verbundene Strahlenexposition aufzuklären. Insbesondere ist dafür zu sorgen, daß Arbeiten, mit denen eine Strahlenexposition verbunden sein kann, nur nach den Weisungen eines Sachverständigen ausgeführt werden.

Art. 44

Bei Personen der besonderen Bevölkerungsgruppen darf die akkumulierte Dosis zufolge äußerer und innerer Bestrahlung die folgenden Werte nicht überschreiten:

a) bei Personen gemäß Anhang I, Ziffer 8, Buchstabe a und b 1,5 rem pro Jahr;

b) bei Personen gemäß Anhang I, Ziffer 8, Buchstabe c 0,5 rem pro Jahr.

4. Gesamtbevölkerung

Art. 45

Die Radioaktivität der Luft, der Niederschläge, der Gewässer und des Bodens ist durch die Eidgenössische Kommission zur Überwachung der Radioaktivität dauernd zu überwachen. Das Eidgenössische Departement des Inneren kann die Ausdehnung der Überwachung auf andere Gebiete anordnen.

Die Kommission hat den Bundesrat regelmäßig über das Ergebnis der Überwachung zu unterrichten. Im Falle gefährlich erhöhter Radioaktivität stellt sie ihm Antrag über Maßnahmen zum Schutze der Bevölkerung.

## Art. 46

Das Eidgenössische Departement des Innern ist befugt, höchstzulässige Konzentrationen von radioakitven Nukliden in Lebensmitteln festzusetzen.

### 5. Besondere Zonen

## Art. 47

Jede kontrollierte Zone im Sinne von Anhang I, Ziffer 44 muß deutlich begrenzt und als solche gekennzeichnet werden. Der Zugang ist unter angemessener Kontrolle zu halten.

Es sind eindeutige und normierte Warntafeln und Gefahrensignale zu verwenden.

Expositionsdosen und radioaktive Kontamination sind zu überwachen. Über die durchgeführten Messungen ist Buch zu führen.

## Art. 48

In überwachten Zonen im Sinne von Anhang I, Ziffer 45 beträgt die höchstzulässige Konzentration von radioaktiven Nukliden in der Atemluft und im Trinkwasser einen Zehntel der in Anhang VII A bis C festgelegten Werte. Artikel 47, Absatz 3 ist anwendbar.

### 6. Strahlenunfälle

## Art. 49

Wo mit Strahlenunfällen gerechnet werden muß, sind betriebsinterne Weisungen für die ersten Maßnahmen bei Strahlenunfällen und bei Feuerausbruch leicht sichtbar anzuschlagen.

Geeignete Mittel für die erste Hilfeleistung bei Strahlenunfällen, in Laboratorien und Lagern für radioaktive Strahlenquellen auch für die Feuerbekämpfung, müssen jederzeit greifbar sein.

Das Personal muß mit den Standorten und dem Gebrauch der Mittel für die erste Hilfeleistung vertraut gemacht werden. Das Material ist regelmäßig zu kontrollieren.

## Art. 50

Bei einem Strahlenunfall haben die Beteiligten sofort einen Sachverständigen zu benachrichtigen.

Dieser sorgt für eine sofortige Benachrichtigung des Eidgenössischen Gesundheitsamtes und der zuständigen kantonalen Behörde, wenn:

a) damit gerechnet werden muß, daß die Atemluft, ober- oder unterirdische Gewässer außerhalb kontrollierter Zonen durch den Strahlenunfall eine höhere Konzentration von radioaktiven Nukliden erhalten als einen Zehntel der in Anhang VII A bis C festgelegten Werte, oder wenn

b) die Möglichkeit oder Gewißheit besteht, daß eine radioaktive Strahlenquelle mit einer Aktivität, für deren Handhabung gemäß Artikel 74, Absatz 2 ein Laboratorium der Type B oder A vorgeschrieben ist, außerhalb des Areals eines Betriebs verloren wurde.

Art. 51

Besteht die Gefahr einer äußeren oder inneren Kontamination von Personen, so müssen alle Personen, die nicht bei den Sicherheitsmaßnahmen mitzuwirken haben, die Gefahrenzone unverzüglich verlassen.

Personen, die sich in der kontaminierten Zone aufhielten, sind von anderen Personen zu isolieren, bis sie kontrolliert und nötigenfalls gemäß Artikel 94 und 95 dekontaminiert worden sind.

Art. 52

Eine Ausbreitung der durch den Strahlenunfall entstandenen Kontamination ist mit allen Mitteln zu verhindern.

Die kontaminierte Zone muß möglichst genau festgestellt und bis zur Dekontamination abgegrenzt und gekennzeichnet oder überwacht werden.

Art. 53

Nach einem Strahlenunfall, durch den eine oder mehrere Personen eine Dosis von mehr als 12 rem erhielten, ist unverzüglich ein Sachverständiger mit der Durchführung einer Untersuchung zu beauftragen. Es sind geeignete Maßnahmen zu treffen, um eine Wiederholung ähnlicher Unfälle zu vermeiden. Über die Untersuchung und über die getroffenen Maßnahmen ist der in Artikel 37, Absatz 2 genannten Kontrollinstanz Bericht zu erstatten.

## 9.3. Strahlenschutzgesetze in anderen Ländern

In den USA besteht eine außerordentliche Vielfalt von Strahlenschutzvorschriften. Dieser Umstand geht darauf zurück, daß auf verschiedener Ebene stehende Behörden im eigenen Wirkungskreis mit dem Strahlenschutz befaßt sind. So gibt es Strahlenschutzverordnungen der Bundesbehörden, der Staatsbehörden und schließlich einzelner Stadtverwaltungen. In historischer Hinsicht ist interessant, daß die Verwaltung der Stadt New York schon im Jahre 1922 eine Verordnung über den Schutz vor den schädigenden Wirkungen der Röntgenstrahlen erlassen hat. Im Jahre 1931 erfolgte die Gründung des „National Committee on Radiation Protection" (NCRP). Bei diesem Komitee handelt es sich um keine staatliche Einrichtung, sondern eine Gründung der Berufsvereinigungen. Die während des zweiten Weltkrieges erfolgte Erschließung der Kernenergie stellte den Strahlenschutz vor gänzlich neuartige Aufgaben. Diese Erkenntnis fand in der im Jahre 1946 erfolgten Gründung der „Atomic Energy Commission" ihren Niederschlag. Im Jahre 1954 wurde ein Gesetz über die Anwendung der Atomenergie geschaffen, das aber im Jahre 1959 durch ein umfassenderes Atomgesetz abgelöst wurde. Unter anderem wurde auch festgelegt, daß die Atomic Energy Commission berechtigt ist, unter bestimmten

Voraussetzungen ihre Verantwortlichkeit an die Gouverneure der einzelnen Staaten abzutreten.

Im Jahre 1959 erfolgte die Gründung des „Federal Radiation Council", dem unter anderem die Aufgabe zufällt, den Präsidenten der USA in Strahlenschutzangelegenheiten zu beraten. Ein weiterer Aufgabenkreis des Federal Radiation Council ist die Koordinierung der Tätigkeiten sehr unterschiedlicher Körperschaften, die mit Strahlenschutzvorschriften in der einen oder anderen Form befaßt sind. Zu diesen gehört die „Food and Drug Administration", das Gesundheits-, Verteidigungs- und Außenministerium. Auf Bundesebene wurden von der „Atomic Energy Commission" die höchstzulässigen Dosen für Berufstätige in Strahlenbetrieben folgendermaßen festgesetzt:

| Körperteil | Maximaldosis pro Trimester in rem |
|---|---|
| Gesamtkörper<br>Kopf und Rumpf<br>Blutbildende Organe<br>Gonaden<br>Augenlinse | 1,25 |
| Hände, Vorderarme<br>Füße, Sprunggelenke | 18,75 |
| Haut des ganzen Körpers | 7,5 |

Weitere Vorschriften befassen sich mit den maximal zulässigen Konzentrationen von Radionukliden in Luft und Wasser, mit der Errichtung und Überwachung von Kontrollzonen, sowie mit der Verwahrung und Beseitigung radioaktiver Abfälle. Ein anderes Kapitel der Vorschriften hat die Maßnahmen zum Gegenstand, die bei exzessiv hohen Strahlenbelastungen zu treffen sind. Gemäß dieser Bestimmung muß die Atomic Energy Commission unverzüglich verständigt werden, wenn einer der folgenden Fälle eingetreten ist:

1. Wenn der ganze Körper einer Person eine Dosis von mehr als 25 rem erhalten hat,
2. wenn die gesamte Körperoberfläche (also die Haut) eine Dosis von mehr als 150 rem erhalten hat;
3. wenn die Füße, Hände und Vorderarme einer Person eine Dosis von mehr als 375 rem erhalten haben oder
4. wenn radioaktive Substanzen in solcher Menge freigesetzt worden sind, daß dadurch ihre Konzentration bestimmte, festgelegte Werte überschritten hat.

Wie schon oben erwähnt existieren in den USA eine beträchtliche Zahl voneinander abweichender Strahlenschutzvorschriften, welche oft nur in einer einzigen Stadt Geltung besitzen. Für den Staat New York gelten für beruflich mit Strahlen Beschäftigte die im folgenden angeführten Maximaldosen:

| Körperteil | Art der Strahlung | Maximaldosis für 13 aufeinanderfolgende Wochen in rem | Akkumulierte Dosis für den ganzen Körper in rem |
|---|---|---|---|
| Gesamter Körper Kopf und Rumpf, blutbildende Organe, Linse, Gonaden | Halbwertschichte unter 1 mm Gewebe | 3 | $5 \cdot (N - 18)$ |
| Gesamtkörper | Röntgen- oder Gammastrahlen bis zu 3 MeV | 3 (in $R$ in Luft gem.) | $5 \cdot (N - 18)$ (in $R$ in Luft gem.) |
| Hände, Unterarme Füße, Knöchel | jede Strahlenqualität | 25 (75/Jahr) | |
| Haut des ganzen Körpers | Halbwertschichte, unter 1 mm Gewebe | 6 | $10 \cdot (N - 18)$ |

Anschließend wird in den Strahlenschutzregeln des Staates New York festgesetzt, daß die von Ärzten in der Diagnostik und Therapie verabreichten Strahlendosen keiner Beschränkung von seiten der Behörde unterliegen. Doch wird für die Durchleuchtung die Anwendung eines 2-mm-Aluminiumfilters vorgeschrieben, ferner die Einhaltung eines Fokus-Haut-Abstandes von mindestens 30,5 cm, sowie ein Uhrwerk, welches die Durchleuchtung nach jeweils 4 Minuten unterbricht.

In Großbritannien ist die Verantwortlichkeit für den Schutz vor Schäden durch ionisierende Strahlungen zwischen Regierungsstellen und lokale Behörden aufgeteilt. Auf seiten der Regierung steht das Gesundheitsministerium im Vordergrund, doch sind auch die Ministerien für Landwirtschaft, Energie und wissenschaftliche Forschungen, sowie das Arbeitsministerium in bestimmter Hinsicht für Strahlenschutzfragen kompetent. Die lokalen Behörden sind am Strahlenschutz insofern beteiligt, als ihnen die Bestellung von Amtsärzten obliegt, die sich im Rahmen des öffentlichen Gesundheitsdienstes mit Strahlenschutzproblemen beschäftigen.

Von großer Bedeutung war das im Jahre 1948 in Kraft getretene Gesetz über die radioaktiven Stoffe („Radioactive Substances Act"). Durch dieses Gesetz wurde unter anderem festgelegt, daß Radionuklide an niemand anderen als praxisberechtigte Ärzte, Apotheker sowie Personen, die zum Handel mit toxischen Stoffen berechtigt sind, abgegeben werden dürfen. Auch wurde bestimmt, daß es nur Ärzten und Zahnärzten gestattet ist, Personen mit Quellen ionisierender Strahlung zu behandeln. Durch das Gesetz wurde auch das „Radioactive Substances Advisory Committee" ins Leben gerufen. Von diesem Komitee wurde im Jahre 1957 der „*Code of Practice for the Protection of Persons exposed to Ionizing Radiations*" herausgegeben, der Normen für die Schutzmaßnahmen bei Arbeiten mit Röntgenstrahlen und Radionukliden festsetzt.

Von großer Bedeutung war ferner die im Jahre 1954 erfolgte Gründung jener Körperschaft, die die Verantwortung für die Nutzung der Kernenergie trägt, die „United Kingdom Atomic Energy Agency“ oder UKAEA. Im Jahre 1959 wurde das Gesetz über die Errichtung kerntechnischer Anlagen („Nuclear Installations Act“) geschaffen. Es folgte im Jahre 1960 ein Gesetz über die Beseitigung radioaktiver Abfälle. Im folgenden Jahr wurde vom Arbeitsministerium eine Verordnung über den Schutz der Arbeitnehmer vor ionisierenden Strahlen erlassen. Diese Verordnung sieht verschiedene Maßnahmen vor, die ein Beauftragter des Ministers erlassen kann. Zu diesen zählen:

1. Das Tragen von Filmplaketten oder anderen Dosismeßinstrumenten;
2. die Dosismessung am Arbeitsplatz und deren Registrierung;
3. ärztliche Untersuchung von Arbeitnehmern, die beruflich mit Strahlen beschäftigt sind.

Für die letztere Personengruppe wurden maximal zulässige Strahlendosen gemäß dem folgenden Schema festgesetzt:

| Körperteil | Art der Strahlung | Maximaldosis in rad je Trimester |
|---|---|---|
| Hände, Unterarme, Füße, Sprunggelenke | Betastrahlen, Elektronen, Positronen, Röntgen- und Gammastrahlen | 20 |
| Andere Körperteile | dieselben, $\alpha$ | 8, davon 3 in Röntgen- und Gammastrahlen |
| Oberfläche des Auges und Umgebung | dieselben, ausgenommen Betastrahlen, Energie unter 2,5 MeV | 3 |

Unabhängig von dieser detaillierten Festsetzung gilt die Regel, daß die akkumulierte Dosis den durch die Formel $5 \cdot (N - 18)$ bestimmten Wert nicht überschreiten darf.

Für Personen, die nicht beruflich mit Strahlen beschäftigt sind, gelten in Großbritannien die folgenden Maximaldosen:

| Körperteil | Art der Strahlung | Alter | Dosis in rad/Jahr |
|---|---|---|---|
| Gesamtkörper, mit Ausnahme der Augen | Röntgen-, Beta- und Gammastrahlen, Elektronen, Positronen | über 16 J. | 3, davon $^1/_2$ in Röntgen- und Gammastrahlen |
| wie oben | wie oben | unter 16 J. | wie oben |
| Oberfläche des Auges und Umgebung | wie oben, ausgenommen Betastrahlen von weniger als 2,5 MeV | über 16 J. | $1^1/_2$ |
| wie oben | wie oben | unter 16 J. | $^1/_2$ |

Zu erwähnen ist ferner das „Radiological Protection Service" (R.P.S.), dem als gemeinsame Gründung des Gesundheitsministeriums und des „Medical Research Council" die Aufgabe zufällt, in nationalem Maßstabe Filmplaketten zu verteilen und auszuwerten. Das R.P.S. dient auch als zentrale Organisation auf dem Gebiete des Strahlenschutzes und verfügt über Ganzkörperzähler sowie über Laboratorien für die Untersuchung der Radioaktivität des menschlichen Körpers.

Die Sowjetunion zählt zu jenen Ländern, in denen sehr genaue, ins Detail gehende Strahlenschutzgesetze in Geltung sind. Nachdem in der UdSSR bereits im Jahre 1953 „Normen zur Verwendung radioaktiver Isotope" geschaffen worden waren, folgte 1957 eine Verordnung des Gesundheitsministeriums über den „*Gesundheitsschutz bei der Verwendung, Lagerung und dem Transport radioaktiver Substanzen*". Doch schon 1960 wurde diese durch eine andere Regelung ersetzt, welche vom Gesundheitsministerium in Zusammenarbeit mit der staatliche Kommission des Ministerrates der UdSSR für die Nutzung der Kernenergie erlassen wurde. Diese Regelung, die sich weitgehend an die Strahlenschutzempfehlungen der I.C.R.P. anlehnt, teilt die offenen Radionuklide nach ihrer Radiotoxizität in 4 Gruppen ein. Für jede dieser Gruppen wird eine maximale Konzentration festgelegt, die in der Luft am Arbeitsplatz nicht überschritten werden darf. Es gelten wie folgt:

| Gruppe | Radiotoxizität | Höchste zulässige Konzentration in Curie/Liter |
|---|---|---|
| A | sehr hoch | $1 \cdot 10^{-13}$ |
| B | hoch | $1 \cdot 10^{-13}$ bis $1 \cdot 10^{-11}$ |
| C | mäßig | $1 \cdot 10^{-11}$ bis $1 \cdot 10^{-9}$ |
| D | schwach | über $1 \cdot 10^{-9}$ |

Durch eine besondere Bestimmung werden Freigrenzen festgesetzt, die eine Befreiung von den für höhere Aktivitäten geltenden, sehr strengen Bestimmungen zur Folge haben. Insbesondere wurden die folgenden Grenzen festgelegt:

| Gruppe der Radiotoxizität | Spezifische Aktivität in μCi/g | Gesamte Aktivität in μCi |
|---|---|---|
| A | 0,002 | 0,1 |
| B | 0,02 | 1 |
| C | 0,2 | 10 |
| D | 2 | 100 |

Für natürliches Thorium liegt die Freigrenze bei 0,00002 μCi/g.

Das Prinzip der abgestuften Radiotoxizität wurde auch auf die Klassifikation der Operationen mit offenen Strahlenquellen angewendet. Für die Nuklide, die auf Grund ihrer Radiotoxizität der Gruppe A angehören, werden drei Klassen geschaffen. Für die Klasse 1 ergibt sich die obere Grenze 10 μCi, für Klasse 2 das Intervall 0,01 bis 10 μCi, für Klasse 3 das Intervall 0,0001 bis 0,01 μCi. Für die Radiotoxizitätsgruppen B, C und D sind diese Werte mit bzw. 10, 100 und 1000 zu multiplizieren.

Das Strahlenschutzgesetz sieht eine strenge Kontrolle der Errichtung bzw. der Abänderung von Anlagen vor, in denen mit Radionukliden oder anderen Quellen ionisierender Strahlung gearbeitet wird. Vor der Inbetriebnahme einer solchen Anlage erfolgt eine Kontrolle durch Beamte der Gesundheitsbehörde, der Miliz und der Feuerwehr. Die Bewilligung für den Betrieb der Anlage wird in der Regel für drei Jahre erteilt. Ferner ist für alle Personen, die mit Radionukliden oder mit anderen Strahlenquellen arbeiten, eine ärztliche Einstellungsuntersuchung vorgeschrieben. Als Mindestalter für die Arbeit mit Strahlen wird 18 Jahre angegeben, ferner existiert eine Liste der Erkrankungen, die als Kontraindikation für solche Arbeiten angesehen werden. Auch sind periodische ärztliche Untersuchungen vorgeschrieben, doch richtet sich die Häufigkeit derselben nach der Art der Arbeit der betreffenden Personen. Gravide dürfen nicht mit Radionukliden oder anderen Strahlenquellen arbeiten, während der Laktation ist die Arbeit mit offenen Radionukliden unzulässig.

Im zweiten Teil des Strahlenschutzgesetzes wird der Radius der „Schutzzone" festgelegt, welche jeden Strahlenbetrieb zu umgeben hat. Für Betriebe bzw. Anlagen der Kategorie I darf er nicht weniger als 500 m betragen, für die Kategorie II sind 100 m vorgeschrieben, während für die Kategorie III die Bestimmung gilt, daß sich die Ausdehnung der Schutzzone nach den allgemeinen Vorschriften für Industriebetriebe zu richten hat. Auch für die Errichtung und den Betrieb von Kernreaktoren gelten analoge Bestimmungen. Nach diesen beträgt der Radius der Schutzzone für Forschungs- und Studienreaktoren sowie für Reaktoren zur Herstellung von Radionukliden 1000 m, während für Kernkraftwerke besondere Vorschriften bestehen. Für Anlagen, in denen nur mit geschlossenen Strahlenquellen gearbeitet wird, ist keine Schutzzone vorgeschrieben. Hingegen besteht die Vorschrift, daß an der Oberfläche des Gebäudes, welches die Strahlenquelle beherbergt, die Dosisleistung den Wert von 0,3 m$R$/h nicht überschreiten darf. An den unmittelbar benachbarten Objekten darf die Dosisleistung höchstens 0,01 m$R$/h betragen. In der Schutzzone ist die Errichtung von Wohnhäusern oder Krankenanstalten verboten, ebenso die Aussaat von Getreide, die Heugewinnung und die Viehhaltung.

Die Fabrikation von Strahlenquellen aller Art ist von der Erteilung einer behördlichen Bewilligung abhängig. Jede Inbetriebnahme einer Strahlenquelle ist der lokalen Gesundheitsbehörde innerhalb von 10 Tagen zu melden. Bei geschlossenen Strahlenquellen darf an der Oberfläche des Behälters die Dosisleistung den Wert von 10 m$R$/h nicht übersteigen, in 1 m Abstand darf der Wert von 0,3 m$R$/h nicht überschritten werden. Bei tragbaren Strahlenquellen für die Zwecke der Defektoskopie (Materialprüfung) darf die Dosisleistung in 1 m Abstand höchstens 3 m$R$/h betragen. Apparaturen für die Therapie mit ultraharten Strahlen sind von dieser Regelung ausgenommen, vorausgesetzt, daß keine mit der Therapie beschäftigte Person eine größere Dosis als 0,1 $R$/Woche erhält.

Hinsichtlich der höchstzulässigen Personendosen werden 3 Kategorien von Personen unterschieden:

a) Personen, die beruflich mit ionisierenden Strahlen tätig sind.

b) Personen, die in der Nachbarschaft von Quellen ionisierender Strahlen arbeiten, aber ohne mit diesen direkt beschäftigt zu sein. Zu dieser Kategorie zählt auch das administrative Personal von Strahlenbetrieben, Personen, die in Hilfsbetrieben des Strahlenbetriebes arbeiten, sowie solche, die sich in der Schutzzone aufhalten.

c) Einzelpersonen aus der Bevölkerung, unabhängig von ihrer Altersstufe. Für die innere Bestrahlung, bezogen auf das kritische Organ, gelten die Höchstwerte wie folgt:

| | | |
|---|---|---|
| Kategorie A | 100 mrem/Woche | 5 rem/Jahr |
| Kategorie B | 10 mrem/Woche | 0,5 rem/Jahr |
| Kategorie C | 1 mrem/Woche | 0,05 rem/Jahr |

Hinsichtlich der bei äußeren Bestrahlungen zulässigen Maximaldosen werden die Organe in drei Gruppen eingeteilt. Unter Berücksichtigung derselben und der vorerwähnten Kategorien ergeben sich die folgenden Höchstwerte:

| Kategorie | Gruppe I | | Gruppe II | | Gruppe III | |
|---|---|---|---|---|---|---|
| A | 100 mrem/W | 5 rem/J | 300 mrem/W | 15 rem/J | 600 mrem/W | 30 rem/J |
| B | 10 mrem/W | 0,5 rem/J | 30 mrem/W | 1,5 rem/J | 60 mrem/W | 3 rem/J |
| C | 1 mrem/W | 0,05 rem/J | 10 mrem/W | 0,5 rem/J | 20 mrem/W | 1 rem/J |

Dabei zählen zur Gruppe I: der Gesamtkörper, die Gonaden, blutbildende Gewebe und die Augenlinse. Zur Gruppe II zählen Muskel- und Fettgewebe, Leber, Niere, Pankreas, Prostata, Gastrointestinaltrakt und Lunge. Zur Gruppe III werden Haut, Knochen und Schilddrüse gerechnet.

Im Jahre 1959 wurde ferner eine provisorische Regelung für den Transport von radioaktiven Stoffen erlassen, die 1960 durch eine definitive Regelung ersetzt wurde. Diese sehr detaillierten Vorschriften erstrecken sich auf den Transport radioaktiver Stoffe auf Schiene und Straße, auf Wasser- und Luftwegen.

Schließlich wurde im Jahre 1961 ein Gesetz über den Schutz oberflächiger Gewässer gegen radioaktive Kontaminierung in Kraft gesetzt.

# 10. Literatur

## Abschnitt 1

BEIER, W.: „*Biophysik*", Leipzig 1960.
BLOCHINZEW, D. L.: „*Grundlagen der Quantenmechanik*", 2. Aufl. Berlin 1958.
CURTIS, L. F.: „*Radiation standards*", in: O. GLASSER: „*Medical Physics*", Chikago 1944.
DIRAC, P. A. M.: „*The principles of quantum mechanics*", 4. Aufl. Oxford 1966.
FAILLA, G.: Ionization in tissues, in: O. GLASSER: „*Medical Physics*", Chikago 1944.
FRIEDRICH, W., und H. SCHREIBER: „*Probleme und Ergebnisse aus Biophysik und Strahlenbiologie*", Leipzig 1956.
FUCHS, G.: „*Physikalische Probleme der Röntgentherapie*", Rad. Austriaca **1**, 85, 1948.
FUCHS, G.: „*Die mathematisch-physikalischen Grundlagen der Röntgen- und Radiumtherapie*", Wien 1948.
FUCHS, G.: „*Physik für Krankenpflegeschulen und das medizinischtechnische Personal*", Wien 1956.
FUCHS, G.: Zur Physik und Biologie der Kleinstdosen, Vortrag auf d. 9. Tagung der österreichischen Röntgengesellschaft, Wien 1961.
FUCHS, G.: Dosisbegriff, Primärwirkung und Treffertheorie, Rad. Austr. **17**, 93, 1967.
GLASSER, O.: „*Medical Physics*", Chikago 1944.
GLOCKER, R., und E. MACHERAUCH: „*Röntgen- und Kernphysik f. Mediziner und Biophysiker*", 2. Aufl. Stuttgart 1965.
GRIMSEHL: „*Lehrbuch der Physik*", 4. Band: „*Struktur der Materie*", herausgegeben von W. SCHALLREUTER, Leipzig 1959.
HEVESY, G., und F. PANETH: „*Lehrbuch der Radioaktivität*, 2. Aufl., Leipzig 1931.
International Atomic Energy Agency: Selected topics in radiaton dosimetry, Wien 1961.
International Atomic Energy Agency: A basic toxicity classification of radionuclids, Wien 1963.
International Atomic Energy Agency: Biophysical aspects of radiation quality, Wien 1966.
KERST, D. W.: „*Betatron*", in: GLASSER: „*Medical Physics*", Chikago 1944.
KOCH, R., und H. MÖNIG: „*Zur Bedeutung der Molekülkonfiguration für die Entstehung eines Strahlenschadens*", in: „*Strahlenschutz in Forschung und Praxis*", Freiburg i. Br. 1967.
LANGENDORFF, H.: Strahlenbedingte Vorgänge im Organismus, Elektromedizin **6**, 78, 1961.
LEA, D. E.: „*Actions of radiations on living cells*", Cambridge 1956.
LIECHTI, A., und W. MINDER: „*Röntgenphysik*", 2. Aufl. Wien 1955.
MINDER, W.: „*Radiumdosimetrie*", Wien 1941.
PHILLIPS, R.: „*Super-Voltage X-ray therapy*", London 1944.
SCHALNOW, M. I.: „*Neutronengewebedosimetrie*", Berlin 1963.

SCHREIBER, H.: „*Unterlagen zur Neutronenbiologie des menschlichen Körpers*", Stuttgart 1965.

SOMMERMEYER, K.: „*Die Entwicklung der Treffertheorie seit dem Jahre 1946 unter besonderer Berücksichtigung ihrer Anwendung auf die biologische Wirkung energiereicher Strahlen*", in: „*Strahlenbiologie, Strahlentherapie, Nuklearmedizin und Krebsforschung*", Stuttgart 1959.

WIDEROE, R.: „*Physik und Technik der Megavoltbestrahlung*", in: „*Strahlenbiologie, Strahlentherapie, Nuklearmedizin und Krebsforschung*", Stuttgart 1959.

**Abschnitt 2**

BACQ, Z. M., und P. ALEXANDER: „*Grundlagen der Strahlenbiologie*", Stuttgart 1958.

BARTHELMESS, A.: „*Vererbungswissenschaft*", Freiburg i. Br. 1952.

BLUMENTHAL, H. T.: Radiation and aging, Scientist and Citizen 1967/2, 21.

BRESCH, C.: „*Klassische und molekulare Genetik*", Berlin 1964.

BÜCHNER, F.: Von den Ursachen der Mißbildungen und Mißbildungskrankheiten, Münch. Med. Wochenschr. **97**, 1673, 1955.

CARSON, R.: „*Silent Spring*", Pinguin book, 1965.

CARTER, T. C.: Radiation-induced gene mutation in adult female and foetal male mice, Brit. J. Radiol. **31**, 407, 1958.

CATSCH, A.: „*Biologie der Radionuklide*", in: „*Handbuch d. mediz. Radiologie*", Bd. II/2, Berlin 1966.

COTTIER, Z.: „*Strahlenbedingte Lebensverkürzung*", Berlin 1961.

COTTIER, H.: „*Histopathologie der Wirkung ionisierender Strahlen auf höhere Organismen (Tier und Mensch)*" in: „*Handbuch d. medizin. Radiol.*" Bd. II/2, Berlin 1966.

CRONKITE, E. P., und V. P. BOND: „*Radiation injury in man*", Springfield, Illinois 1960.

DARWIN, CH.: „*Über die Entstehung der Arten durch natürliche Zuchtwahl*" (deutsche Übersetzung von Bronn), Stuttgart 1867.

DESSAUER, F.: „*Quantenbiologie*", 2. Aufl. von K. SOMMERMEYER, Berlin 1964.

DOBZHANSKY, TH.: „*Dynamik der menschlichen Evolution*", Hamburg 1965.

DUBININ, N. P.: „*Die quantitativen Beziehungen zwischen der Dosis ionisierender Strahlen und ihrer Gefährlichkeit für die Vererbung beim Menschen*", Sowjetwissenschaft, Naturwiss. Abt. 1959/3, 246.

DURMISCHIAN, M. G.: Über die biologische Wirkung geringer Dosen bei innerer Bestrahlung, Rad. Austr. **13**, 28, 1962.

FANO, U., und M. DEMEREC: „*Genetics, physical aspects*" in: O. GLASSER: „*Mecidal Physics*", Chikago 1944.

FISCHER, H.: Röntgeninduzierte Strahlenschädigung der Retina neugeborener Mäuse, Ra. biol. ther. **6**, 439, 1965.

FLEMING, K.: „*Zum Funktionszustand der Nebennierenrinde nach Ganzkörper-Röntgenbestrahlung*", in: „*Strahlenschutz in Forschung und Praxis*", Freiburg i. Br. 1967.

FRITZ-NIGGLI, H.: „*Strahlenbiologie*", Stuttgart 1959.

FUCHS, G.: Zum Problem der kanzerogenen und leukämogenen Wirkungen ionisierender Strahlen, Radiobiol. ther. **2**, 315, 1961.

FUCHS, G.: Zum Problem der kanzerogenen Wirkungen ionisierender Strahlen, Rad. Austr. **11**, 281, 1961.

FUCHS, G.: Strahlenschäden und Vererbung, Das Deutsche Gesundheitswesen **20**, 2037, 1965.

HARM, W.: „*Strahlengenetik der Bakteriophagen*" in: „*Strahlenbiologie, Strahlentherapie, Nuklearmedizin und Krebsforschung*", Stuttgart 1959.

HERTWIG, P.: „*Mutationen bei den Säugetieren und die Frage ihrer Entstehung durch kurzwellige Strahlen und Keimgifte*" in: „*Handbuch der Erbbiologie des Menschen*", Berlin 1940.

HILLENIUS, D.: Ein zweiter Fall der „Anomalie P", Med. Klin. **54**, 99, 1959.

HORNYKIEWITSCH, TH.: „*Experimentelle Untersuchungen zu dem Problem der Strahlensensibilität*" in: „*Probleme und Ergebnisse aus Biophysik und Strahlenbiologie*", Leipzig 1956.

HUBER, R.: Über die radioprotektive Wirkung von Antioxidantien, Rad. biol. ther. **4**, 751, 1963.

HUG, O.: „*Die akuten Allgemeinreaktionen bei Ganz- und Teilkörperbestrahlung*" in: „*Strahlenbiologie, Strahlentherapie, Nuklearmedizin und Krebsforschung*", Stuttgart 1959.

International Atomic Energy Agency: Biological effects of ionizing radiation at the molecular level, Wien 1962.

International Atomic Energy Agency, Effects of ionizing radiation on the nervous system, Wien 1962.

International Atomic Energy Agency, Genetical aspects of radiosensitivity mecanisms of repair, Wien 1966.

International Atomic Energy Agency, Effects of low doses of radiation on crop plants, Wien 1966.

KAPLAN, R. W.: „*Strahlengenetik der Mikroorganismen*" in: „*Strahlenbiologie, Strahlentherapie, Nuklearmedizin und Krebsforschung*", Stuttgart 1959.

KAPLAN, S. J., R. RUGH und R. K. WHITE: The behavior of 100 day old male rats resulting from fetal X-irradiation, Atompraxis **9**, 11, 1963.

LANGENDORFF, H.: „*Die biologische Wirkung der ionisierenden Strahlen*" in: „*Probleme und Ergebnisse aus Biophysik und Strahlenbiologie*", Leipzig 1956.

LANTEUJOUL, P., E. HERVET und J. PETIT: Malformation foetale et radioactivité, Ann. med. leg. **37**, 179, 1957.

LEA, D. E.: „*Actions of radiations on living cells*", Cambridge 1956.

LORENZ, W.: „*Das akute Strahlensyndrom*", in: B. RAJEWSKY: „*Wissenschaftliche Grundlagen des Strahlenschutzes*", Karlsruhe 1957.

MAKINODAN, TH.: „*Changes in immunobiological processes caused by irradiation*" in „*Handbuch d. medizin. Radiologie*", Bd. II/2, Berlin 1966.

MAYER, *E*. G.: Grundsätzliches zum Problem der Krebserzeugung durch ionisierende Strahlen, Radiol. Austr. **11**, 265, 1961.

MAYNEORD, W. V.: Population radiation levels and their significance, Vortrag a. d. 11. Internat. Kongreß f. Radiologie, Rom 1965.

MORCZEK, A.: „*Ionisierende Strahlen und der Haushalt anorganischer Kationen*", Leipzig 1957.

MORCZEK, A.: „*Strahlenschäden und Strahlenhämatologie*", Berlin 1965.

MULLER, H. J.: Strahlenschädigung des genetischen Materials, Strahlenther. **85**, 362 und 509, 1951.

MÜLLER, G.: Das Tier im Strahlenversuch, Rad. biol. ther. **6**, 683, 1965.

NACHTSHEIM, H.: „*Strahlengenetik der Säuger*" in „*Strahlenbiologie, Strahlentherapie, Nuklearmedizin und Krebsforschung*", Stuttgart 1959.

NEEL, J. V.: Changing perspectives on the genetic effects of radiation, Springfield, Illinois, 1963.

OEHLERT, W.: „*Zur Histopathologie des Strahlenschadens*" in: „*Strahlenschutz in Forschung und Praxis*", Freiburg i. Br. 1967.

PAULING, L.: Genetic and somatic effects of carbon 14, Science **128**, 1183, 1958.
PAULY, H.: „*Pathologische Physiologie der Strahlenkrankheit*" in: B. RAJEWSKY: „*Wissenschaftliche Grundlagen des Strahlenschutzes*", Karlsruhe 1957.
POBISCH, R.: Die Einwirkung der Röntgenstrahlen auf den Kaninchenembryo mit besonderer Berücksichtigung der postnatalen Entwicklung, Rad. Austr. **11**, 19, 1961.
POLITZER, G.: Röntgenstrahlen und Regeneration, Rad. Austr. **5**, 147, 1952.
POLLARD, E. C.: „*Phenomenology of radiation effects in microorganisms*" in: „*Handbuch der med. Radiologie*", Bd. II/2, Berlin 1966.
RAJEWSKY: „*Strahlendosis und Strahlenwirkung*", Stuttgart 1964.
RAJEWSKY, B.: Begriff und Wirkungen der „kleinen Strahlendosen" in der Radiobiologie, Vortrag a. d. 11. Internat. Kongr. f. Radiol., Rom 1965.
RUGH, R.: „*Techniques in radiobiology*" in: „*Handbuch d. med. Radiologie*", Bd. II/2, Berlin 1966.
RUGH, R., L. DUHAMEL, L. SKAREDOFF und C. SOMOGYI: Gross sequelae of fetal X-irradiation of the monkey (Maccaca Mulatta) Atompraxis **12**, 468, 1966.
SCHERER, E., und H. STENDER: „*Strahlenpathologie der Zelle*, Stuttgart 1963.
SCHÖNFELD, TH., K. LIEBSCHER, F. KARL und A. SCHALLER: Messungen radioaktiver Spaltprodukte in menschlichen Lungen und Lymphknoten des Lungenhilus, Vortrag a. d. 3. intern. Kongreß für Hygiene und Präventivmedizin, Wien 1962.
SCHREIBER, H.: „*Unterlagen zur Neutronenbiologie des menschlichen Körpers*", Stuttgart 1965.
SEMAGIN, V. N.: Die Dynamik bedingter Reflexe im Stereotyp während des ganzen Lebens bei Ratten nach pränataler Bestrahlung mit kleinen Dosen, Rad. biol. ther. **7**, 55, 1966.
SOBELS: Some aspects of present day radiation genetics, Vortrag a. d. 2. intern. Kongreß für Biophysik, Wien 1966.
„*Strahlenwirkungen auf menschliche Erbanlagen*", Bericht einer von der Weltgesundheitsorganisation berufenen Studiengruppe mit den Ausarbeitungen einiger Mitarbeiter, Braunschweig 1958.
RUSSEL, W. L., L. B. RUSSEL und E. M. KELLY: Radiation dose rate and mutation frequency, Science **128**, 1546, 1958.
TIMOFÉEFF-RESSOVSKY, N. W.: „*Allgemeines über die Entstehung neuer Erbanlagen*" in: „*Handbuch der Erbbiologie des Menschen*", Berlin 1940.
VERSCHUER, O.: „*Genetik des Menschen*", München 1959.
VOGEL, F.: „*Lehrbuch der Humangenetik*", Berlin 1961.
WACHTLER, F.: Über den leukämogenen Effekt kleiner Dosen ionisierender Strahlen, Radiol. Austr. **11**, 277, 1961.
WOODWELL, G. M.: Radiation and the patterns of nature, Science **156**, 461, 1967.
ZIMMER, K. G.: „*Studien zur quantitativen Strahlenbiologie*", Mainz 1960.

**Abschnitt 3**

ALLKOFER, O. C. und M. SIMON: Strahlengefährdung im Höhenbereich des Überschallverkehrs, Atompraxis **16**, 186, 1970.
DYE, D. L., und M. WILKINSON: Radiation hazards in space, Science **147**, 19, 1965.
EUGSTER, J., und V. F. HESS: „*Die Weltraumstrahlung (Kosmische Strahlung) und ihre biologischen Wirkungen*", Zürich 1940.
FINGER, F. G. und R. M. MC INTURFF: Meteorology and the Supersonic Transport, Science **167**, 16, 1970.

FREIER, P., und W. R. WEBBER: Radiation hazard in space, Science **142**, 1587, 1963.

SALISBURY, J. W.: Die Oberfläche des Mondes, Naturwissenschaft und Medizin **2**, 16, 1965.

SCHRAUB, A.: „*Die natürliche Strahlenbelastung*“ in: B. RAJEWSKY: „*Wissenschaftliche Grundlagen des Strahlenschutzes*“, Karlsruhe 1957.

SCHRAUB, A.: „*Inkorporation natürlicher radioaktiver Substanzen*“ in: B. RAJEWSKY: „*Wissenschaftliche Grundlagen des Strahlenschutzes*, Karlsruhe 1957.

SIEVERT, R. M.: Exposure of man to ionizing radiation from natural and arteficial sources, in: Handb. der medizinischen Radiologie, Band II/2, Berlin 1966.

Sonderausschuß Radioaktivität, Bundesrepublik Deutschland, 1. Bericht, Stuttgart 1958.

„*Strahlenbelastung des Menschen*“. Bericht des Wissenschaftlichen Ausschusses der Vereinten Nationen über die Wirkungen ionisierender Strahlung, München 1960.

## Abschnitt 4

ALEKSANDROW, S. N.: Die Pathogenese der Spätfolgen der Strahlenbehandlung, Rad. biol. ther. **6**, 511, 1965.

ANGERSTEIN, W.: Über die Beeinflussung der Strahlenbelastung durch Streustrahlenraster und einige andere Faktoren, Fortschr. Röntgenstr. **87**, 780, 1957.

ARDRAN, G. M.: Die Strahlendosen bei den strahlendiagnostischen Maßnahmen, Med. Klin. **54**, 90, 1959.

ARDRAN, G. M., und H. E. CROOKS: A comparison of radiographic techniques with special reference to dosage, Brit. J. Radiol. **26**, 352, 1953.

BANASCHAK, A., F. GIETZELT und H. SCHUBERT: Osteoradionekrosen des Beckens nach biaxialer Telekobaltbestrahlung des weiblichen Genitalkarzinoms, Rad. biol. ther. **8**, 423, 1967.

BAUER, K. H.: „*Das Krebsproblem*“, 2. Aufl. Berlin 1963.

BAUMGARTEN, K., O. WICHTL und W. ZDRAHAL: Gemeinschaftsarbeit zur Betreuung Schwangerer, Wiener Med. Wochenschr. **111**, 227, 1961.

BIESE, A.: Leichenwesen und Strahlenschutz, Vortrag a. d. 3. Intern. Kongr. f. Hygiene und Präventivmedizin, Wien 1962.

BORN, W.: „*Krebs durch radioaktive Hausmittel*“ in: „*Strahlenschutz in Forschung und Praxis*“, Freiburg i. Br. 1967.

BÖSCHE, H.: „*Der Einfluß von Filterung und Spannung auf die Strahlenbelastung von Patient und Untersucher*“ in: „*Strahlenschutz in Forschung und Praxis*“, Freiburg i. Br. 1967.

BOZOKI, L.: Untersuchungen über Luftverseuchung auf nuklearmedizinischen Abteilungen, Rad. biol. ther. **3**, 316, 1962.

BREZINA, K., und G. FUCHS: Zur Strahlenbelastung des Knochenmarkes in der Röntgendiagnostik, Fortschr. Röntgenstr. **95**, 98, 1961.

CLAUS, H. D.: Zur Hartstrahltechnik bei Thoraxröntgenaufnahmen unter Verwendung des Streustrahlenrasters, Medizintechnik **9**, 15, 1969.

MCCORMACK, K., und G. E. SHELINE: Leukemia after radioactive therapy for hyperthyreoidism, Calif. Med. **38**, 207, 1963.

COURT-BROWN, W. M., und R. DOLL: Expectation of life and mortality from cancer among British radiologists, B. M. J. 1958/2, 181.

DEGNER, W., und H. HEGEWALD: Fimdosimetrie in der DDR, Rad. biol. ther. **1**, 180, 1960.

DRESSLER, S. und R. GABRIEL: „*Die Strahlenbelastung beim Radio-Jod-Test*“, in: H. L. Kölling „*Strahlungswirkung – Strahlungsbelastung – Strahlungsschutz*“ Halle (Saale) 1969.

DÖRFFEL, E. W.: Leukämie durch ionisierende Strahlung. Das Deutsche Gesundheitswesen **16**, 25, 1961.

FEINE, U.: „*Strahlenschutzgesichtspunkte bei der Indikationsstellung zur radiologischen Diagnostik mit inneren und äußeren Strahlenquellen*" in: „*Strahlenschutz in Forschung und Praxis*", Freiburg 1967.

FENDEL, H.: Probleme der Strahlenbelastung beim Fernsehen, Ärztl. Forsch. **18**, 486, 1964.

FISHER, W. D., M. L. VOORHESS und L. I. GARDNER: Cogenital hypothyreoidism in infant following maternal J 131 therapy, J. Pediatr. **62**, 132, 1963.

FLASKAMP, W.: „*Röntgenschäden*", Berlin 1930.

FOCHEM, K.: Der heutige Stand der geburtshilflichen Röntgendiagnostik, Rad. Austr. **15**, 7, 1966.

FRANZEN, J., R. WOLF und K. H. BROD: Die Strahlenexposition des Knochenmarkes bei Röntgenreihenuntersuchungen unter Berücksichtigung der Zellmarkverteilung, Radiol. Austr. **15**, 265, 1966.

FUCHS, G.: „*Röntgentherapie*", München-Berlin 1958.

FUCHS, G.: Strahlenschäden in der Röntgentherapie, Med. Klin. **55**, 1813, 1960.

FUCHS, G.: Strahlenschäden und Strahlenschutz (Paracelsusbeiheft), Wien 1959.

FUCHS, G.: Zum Problem der kanzerogenen und leukämogenen Wirkungen ionisierender Strahlen, Rad. biol. ther. **2**, 315, 1961.

FUCHS, G., und J. HOFBAUER: Die Gonadendosis in der Röntgentherapie, Strahlenther. **111**, 297, 1960.

FUCHS, G., und J. HOFBAUER: Das Spätresultat einer vor 70 Jahren durchgeführten Röntgenbestrahlung, Strahlenther. **130**, 161, 1966.

FUCHS, G.: Wirkliche und angebliche Gefahren der Strahlentherapie gutartiger Erkrankungen, Rad. biol. ther. **8**, 184, 1967.

FUCHS, G., und J. HOFBAUER: Gonadendosis und genetische Strahlenbelastung in der Telekobalttherapie, Strahlenther. **138**, 178, 1969.

GEFERTH, K.: Gezielter Strahlenschutz der Ovarien, Fortschr. Röntgenstr. **98**, 477, 1963.

GLAUNER, R.: Die Verantwortlichkeit des Arztes beim Strahlenschutz des Patienten, Vortrag a. d. 43. Tagung der Deutsch. Röntgenges., Köln 1962.

GLOCKER, R.: „*Der Strahlenschutz in der Röntgendiagnostik*" in: „*Röntgendiagnostik*", *Ergebnisse 1952—1956*", Stuttgart 1957.

GREGL, A., K. BÜCHNER, M. EYDT, H. FICHTNER und J. KIENLE: Strahleninduzierte Skelettveränderungen im Bereich des Brustkorbes nach Bestrahlung des Mammakarzinoms, Strahlenther. **135**, 269, 1968.

HACKENSELLNER, H. A., J. KUNZ und W. DEGNER: Morphologische Veränderungen am Endothel der großen arteriellen Gefäßstämme des Thorax nach lokaler Röntgenbestrahlung, Rad. biol. ther. **5**, 321, 1964.

HAGER, E. B., J. W. FERREBEE und E. D. THOMAS: Damage and repair of the gastrointestinal tract after supraletal radiation, Rad. biol. ther. **4**, 1, 1963.

HAMMER-JACOBSEN, E.: Gonad dose in diagnostic radiology, Ugeskr. Larg. **1957**, 279.

HEIM, W., W. SCHUMACHER und D. FROST: „*Radioaktive Isotope in der Chirurgie*", Berlin 1961.

HELD, F., W. PANTHER und P. SCHRÖTER: Strahlenschäden am Halsmark nach therapeutischer Malignombestrahlung, Rad. biol. ther. **5**, 419, 1964.

HELD, F., und H. PUTZKE: Einfluß verschiedener Strahlenqualität auf die Veränderung der Tibia-Epiphyse der Albinoratte, Radio. biol. ther. **3**, 205, 1962.

HELD, F., K. D. SCHWARTZ, D. KÜHNE und B. POTSCHWADEK: Untersuchungen über die Radiojodaufnahme des menschlichen Feten, Rad. biol. ther. **6**, 615, 1965.
HERRMANN, D. B.: Zur Strahlenschutzsituation in den sogenannten Radiumbädern, Zeitschr. f. d. gesamte Hygiene und ihre Grenzg. **13**, 899, 1967.
HEUCK, F.: „*Die radiologische Ausbildung als Faktor der Strahlenbelastung*“ in: „*Strahlenschutz in Forschung und Praxis*“, Freiburg i. Br. 1967.
DEN HOED, S., J. KAALEN und P. CREZEE: The Influence of the Dose per Fraction on Radiation Damage to the Myelum, Radiol. biol. clin. **40**, 89, 1971.
HOPF, K.: Thoraxdiagnostik und Strahlenbelastung, Zeitschr. f. ärztl. Fortbildung **55**, 126, 1961.
HUG, O., und U. FEINE: „*Strahlenspätschäden unter besonderer Berücksichtigung des Strahlenkrebses*“ in: B. RAJEWSKY: „*Wissenschaftliche Grundlagen des Strahlenschutzes*“, Karlsruhe 1957.
International Atomic Energy Agency, Effects of ionizing radiation on the nervous system, Wien 1962.
JACOBSON, G. A., und D. E. VAN FAROWE: Survey of X-ray protection among Michigan veterinarians, J. Amer. vet. med. Ass. **145**, 793, 1961.
JACOBSEN, L.: Diagnostic radiology as a possible teratogen, Vortrag a. d. 11. Intern. Kongreß f. Radiologie, Rom 1965.
JÜNGLING, O., R. GLAUNER und H. LANGENDORFF: „*Allgemeine Strahlentherapie*“, 2. Aufl. Stuttgart 1949.
KAISER, I. M., und J. F. MARVIN: Effects of antepartum diagnostic roentgenography on the white blood cell count of the newborn infant, Radiology **68**, 249, 1957.
KOCH, R., und H. LANGENDORFF: „*Arzneimittelwirkung und allgemeiner Strahlenschaden*“ in: „*Strahlenbiologie, Strahlentherapie, Nuklearmedizin und Krebsforschung*“, Stuttgart 1959.
KOLAR, J., R. VRABEC und Z. KRAL: Tödliche Folgen von Hautstrahlenschäden, Rad. biol. ther. **3**, 421, 1962.
KROKOWSKI, E., und U. EHLING: „*Strahlengefährdung, Strahlenschäden und Strahlenschutz des Auges*“, Rad. Austr. **14**, 57, 1963.
KUTA, A.: Chronische Röntgendermatose im Gesicht mit Kanzerisation nach sehr weicher Röntgenbestrahlung, Rad. biol. ther. **5**, 137, 1964.
LAUGHLIN, J. S., M. L. MEURK, I. PULLMANN und R. S. SHERMAN: Bone, skin and gonadal doses in routine diagnostic procedures, Amer. J. Roentgenol. **78**, 961, 1957.
LEWIS, E. B.: Leukemia and ionizing radiation, Science **125**, 965, 1957.
LIESS, G., E. DÖRFFEL und W. DEGNER: „*Strahlenbelastung, Strahlengefährdung und Strahlenschutz in der Röntgendiagnostik*“, Berlin 1959.
LOMMATZSCH, F. und P.: Über einen Fall von intrauteriner Strahlenschädigung, Das Deutsche Ges. Wesen **14**, 24, 1959.
MICHAILOV, V.: Zur Frage der Herzmuskelschädigung bei Strahlentherapie im Gebiet des Thorax, Rad. biol. ther. **4**, 423, 1963.
MICHAILOV, V.: Über die Strahlenschädigungen der Leber, der Niere und des Herzens, Rad. biol. ther. **6**, 313, 1965.
MICHALK, K. H.: Einige Strahlenschutzmaßnahmen bei Röntgenuntersuchungen, Zeitschr. f. ärztl. Fortbildung **55**, 119, 1961.
MÖHRLE, G.: „*Die gesundheitliche Überwachung strahlenexponierter Personen am Kernforschungsinstitut Karlsruhe*“, in: „*Strahlenschutz in Forschung und Praxis*“, Freiburg i. Br. 1967.

Morczek, A., und K. H. Klare: Lokal- und Fernreaktionen des Knochenmarkes unter der Einwirkung von Röntgenstrahlen, Rad. biol. ther. **4**, 377, 1963.

Moskalew, Y. I., und V. N. Strektsova: Lesions tardives dues aux irradiations à petite dose, Vortrag a. d. 11. Intern. Kongreß f. Radiologie, Rom 1965.

Müller, D., H. Fischer, W. Degner, F. Gietzelt und E. W. Dörffel: Strahlengenetische Betrachtungen in Verbindung mit einer kombinierten Schädel-Hirnmißbildung (Trigonozephalus mit Frontalhirndysplasie) beim Kind, Rad. biol. ther. **3**, 407, 1962.

Nakagawa, S., und S. Antoku: High voltage roentgenography of fetus, Hiroshima J. med. Sciences **11**, 11, 1962.

Neumeister, K.: Osterradionekrosen im Handbereich, Rad. biol. ther. **6**, 701, 1965.

Oeser, H.: Wagnis und Gewinn bei Röntgenreihen- und bei Röntgeneinzeluntersuchungen, Med. Monatsspiegel *1957*, 217.

Oelssner, W.: „*Veränderungen des Thoraxröntgenbildes bei Brustkrebspatienten*", Leipzig 1955.

Oelssner, W. : Strahlenschäden des erwachsenen Knochens, Med. Klin. **55**, 1819, 1960.

Osborn, S. B.: Variations in the radiation dose received by the patient in diagnostic radiology, Brit. J. Rad. **36**, 230, 1963.

Pape, R., und J. Zakowsky: Die Strahlenbelastung der Untersuchten bei Routinedurchleuchtungen, Fortschr. Röntgenstr. **92**, 543, 1960.

Pochin, E. E.: Untoward effects of radioactive treatment of hyperthyreoidism, Minerva nucleare 8, 106, 1964.

Pychlau, H., und W. Wachsmann: „*Patientendosimetrie*" in: „*Strahlenschutz in Forschung und Praxis*", Freiburg i. Br. 1967.

Riter, V. W., S. R. Waren und E. P. Pendergrass: Roentgen doses during diagnostic procedures, Radiology **59**, 238, 1952.

Rohrer, R. H., P. Sprawls, W. B. Miller und H. S. Weens: Radiation doses received in myelographic examinations, Radiology **82**, 106, 1964.

Rugh, R.: The impact of ionizing radiations on the embryo and fetus, Amer. J. Roentgenol. **89**, 182, 1963.

Schakes, F.: Strahlenbelastung bei der therapeutischen Anwendung von Thorium X, Strahlenther. **130**, 420, 1966.

Schlager, K.: Spätfolgen nach Thoraxtrastinjektionen, Radiol. Austr. **14**, 285, 1963.

Schoen, D.: „*Über die Abhängigkeit der Strahlenexposition von der Erfahrung des Untersuchers und von den Merkmalen des Patienten*" in: „*Strahlenschutz in Forschung und Praxis*", Freiburg i. Br. 1967.

Schoen, H.: Können Reihenuntersuchungen schaden? Medizinische Klinik **2**, 99, 1958.

Seelentag, W.: Zur Frage der genetischen Belastung der Bevölkerung durch die Anwendung ionisierender Strahlen in der Medizin, Strahlenther. **104**, 182, 1957 und **105**, 169, 1958.

Seelentag, W.: Die gegenwärtige Exposition der Bevölkerung durch die medizinische Strahlenanwendung und ihre Bedeutung, Vortrag a. d. 43. Tagung der Deutschen Röntgen-Gesellschaft, Köln 1962.

Stieve, F. E.: „*Die Bedeutung röntgenphotographischer Maßnahmen für den Strahlenschutz in der radiologischen Diagnostik*" in: „*Strahlenschutz in Forschung und Praxis*", Freiburg i. Br. 1967.

Stromberg, G.: Strahlenschutzfragen in nuklearmedizinischen Abteilungen, Rad. biol. ther. **7**, 603, 1966.

STROMBERG, G.: „*Bauliche und organisatorische Maßnahmen für den Strahlenschutz in der radiologischen Diagnostik*" in: „*Strahlenschutz in Forschung und Praxis*", Freiburg i. Br. 1967.

TAFT, R. B.: „*Radium, loss and recovery*" in: O. GLASSER: „*Medical Physics*", Chikago 1944.

TAURER, E.: Über einen Fall von ausgedehnter Thorotrastspeicherung im R. E. S. mit hochgradiger Milzfibrose nach Arteriographie, Rad. Austr. **7**, 149, 1954.

TÖRÖK, I. und L. BOROS: Strahlenschutzüberwachungsprobleme des Personals bei intrakavitären gynäkologischen Strahlenther. **138**, 677, 1969.

UNVERRICHT, A., und K. HERRMANN: Gonadenbelastung bei der Therapie von Hämangiomen mit Thorium X — Lack, Rad. biol. ther. **4**, 459, 1963.

VOLLMAR, R.: Möglichkeiten der Abdeckung empfindlicher Teile des Auges bei der Betabestrahlung, Rad. biol. ther. **3**, 133, 1962.

WOLF, F. und E. KRÖNERT: Zur szintigraphischen Diagnostik mit kurzlebigen Radionukliden, Elektromedizin **37**, 33, 1969.

WEISS, H., und A. DAGEN: Zur Frage der Beseitigung radioaktiver Abfälle in klinischen Einrichtungen, Rad. biol. ther. **5**, 507, 1964.

ZAPPERT: Die röntgenogene foetale Mikrokephalie, Archiv f. Kinderheilkunde **80**, 1, 1926/27.

ZWEIFEL, E.: Bestrahlungen der Frucht während der Schwangerschaft, Strahlenther. **16**, 5, 1921.

**Abschnitt 5**

ABELSON, P. H., und P. G. KRUGER: Cyclotron-induced radiation cataracts, Science **110**, 655, 1949.

ARNAL, M. L., und F. GAUWERKY: „*Untauglichkeitskriterien für den beruflichen Umgang mit ionisierenden Strahlungen*" in: „*Strahlenschutz in Forschung und Praxis*", Freiburg i. Br. 1967.

BERGER, A., und J. WOLF: Einfluß energiereicher Elektronen von 31 MeV auf Kartoffeln, Atompraxis **11**, 214, 1965.

BOYD, J. T.: Chromosom examination in women in the watch industry, B. M. J. **5484**, 377, 1966.

BUGYI, B.: Die Strahlenbelastung der Belegschaft eines großen Werkes, Rad. Austr. **17**, 123, 1967.

BURDICK, K. G., und F. MIRALDI: Radiodermatitis due to exposure in industry, JAMA **188**, 607, 1964.

CARSON, R.: „*Silent spring*", Pinguin Book 1965.

COTTIER, H.: „*Strahlenbedingte Lebensverkürzung*", Berlin 1961.

ENGSTRÖM, A., R. BJÖRNERSTEDT, C. J. CLEMEDSON und A. NELSON: „*Bone and radiostrontium*", Uppsala 1958.

ERICHSEN, L.: „*Friedliche Nutzung der Kernenergie*", Berlin 1962.

ERWALL, L. G., H. G. FORSBERGER und K. LJUNGGREN: „*Radioaktive Isotope in der Technik*", Braunschweig 1965.

FINKEL, P.: Vortrag auf dem „Hanford symposium on the biology of transuranic elements", Mai 1962, zit. n. Atompraxis 8, 405, 1962.

FUCHS, G.: Strahlenschäden und Strahlenschutz, Paracelsus-Beiheft 26, Wien 1959.

FUCHS, G.: Zur Frage der Strahlengefährdung durch Radiumuhren, Rad. Austr. **12**, 153, 1961.

GINSBURG, TH.: „*Die friedliche Anwendung von nuklearen Explosionen*“, (Thiemig Taschenbücher), München 1965.

GLASSER, O.: Medical Physics, Chikago 1944.

GONZALES, R., und L. BERUMEN: Etude de cinque sujets soumis à une irradiation totale subague accidentelle. Rev. franc. étud. clin. biol. **8**, 1009, 1963.

GRABIGER, R., und O. NEHRKORN: Strahlenschädigung der rechten Hand als Folge eines Betriebsunfalles, Strahlenther. **123**, 132, 1964.

HELM, W. und L. A. KÖNIG: Ein Vergleich der Ergebnisse der Personendosisüberwachung mit Taschenionisationskammern und mit dem Filmdosimeter. Atompraxis **15**, 263, 1969.

HEVESY, G., und F. PANETH: „*Lehrbuch der Radioaktivität*“, 2. Aufl., Leipzig 1931.

HORN, W.: „*Kurze Darstellung der Folgen eines Reaktorunfalles in Mol (Belgien), Dezember 1965*“ in: „*Strahlenschutz in Forschung und Praxis*“, Freiburg i. Br. 1967.

HUG, O., und U. FEINE: „*Strahlenspätschäden unter besonderer Berücksichtigung des Strahlenkrebses*“ in: B. RAJEWSKY: „*Wissenschaftliche Grundlagen des Strahlenschutzes*“, Karlsruhe 1957.

International Atomic Energy Agency: Basic standards for radiation protection, Wien 1962.

International Atomic Energy Agency: A basic toxicity classification of radionuclides, Wien 1963.

International Atomic Energy Agency: Radiological health and safety in mining and milling of nuclear materials, Bd. 1 und 2, Wien 1964.

International Atomic Energy Agency: Food irradiation (Proceedings of symposium Karlsruhe) Wien 1966.

International Atomic Energy Agency: Control of livestock insects pests by the sterile-male technique, Wien 1968.

International Atomic Energy Agency: Elimination of harmful organisms from food and feed by irradiation, Wien 1968.

KOLAR, J., Z. KRAL, H. PESKOWA, V. SVǍB und R. VRABEC: Berufsbedingte Strahlenschäden an der Haut der Hände, Rad. biol. ther. **3**, 377, 1962.

KRAUS, W., und G. BRASAK: Die berufliche Strahlenbelastung 1963 in der Deutschen Demokratischen Republik, Kernenergie **8**, 484, 1965.

LABEYRIE, J.: „*Strahlenschutz am Reaktor*“ in: B. RAJEWSKY: „*Wissenschaftliche Grundlagen des Strahlenschutzes*“, Karlsruhe 1957.

LANTUEJOUL, P., E. HERVET und J. PETIT: Malformation foetale et radioactivité, Ann. med. leg. **37**, 179, 1957.

LANYAR, F.: Einige Gesichtspunkte über die Sicherheit beim Betrieb von Forschungsreaktoren kleiner thermischer Leistung, Vortrag a. d. 3. intern. Kongreß f. Hygiene und Präventivmedizin, Wien 1962.

LANZL, L. H., J. H. PINGEL und J. H. RUST: Radiation accidents and emergencies in medicine, research and industry, Springfield, Ill. 1964.

MAASS, A. R., T. P. FLANAGAN, D. BLACKBURN und M. SMYTH: Accidental personal exposure to elemental S 35, Health Phys. **9**, 731, 1963.

MAYNEORD, W. V.: Population radiation levels and their significance, Vortrag a. d. 11. intern. Kongreß f. Radiologie, Rom 1965.

MERGLER, H.: „*Inkorporation künstlich radioaktiver Isotope*“, in: B. RAJEWSKY: *Wissenschaftliche Grundlagen des Strahlenschutzes*, Karlsruhe 1957.

MÖHRLE, G.: „*Die gesundheitliche Überwachung strahlenexponierter Personen am Kernforschungsinstitut Karlsruhe*“, in: „*Strahlenschutz in Forschung und Praxis*“, Freiburg i. Br. 1967.

MUTH, H., und A. SCHRAUB: Über einen neuen Fall von gewerblicher Radiumvergiftung mit tödlichem Ausgang, Strahlenther. **107**, 575, 1957.

MUTH, H.: „*Zusätzliche Strahlenbelastung durch zivilisatorische Einflüsse*“, in: B. RAJEWSKY: „*Wissenschaftliche Grundlagen des Strahlenschutzes*“, Karlsruhe 1957.

NOVICK, S.: Radioactive mining wastes, Scientist and Citizen 1966/8, 10.

OSTER, H.: Aufgaben und Erfahrungen des Werkarztes in der uranverarbeitenden Industrie, in: Strahlenschutz in Forschung und Praxis, Freiburg i. Br. 1967.

PARK, F.: Vortrag auf dem „Hanford symposium on the biology of transuranic elements“, Mai 1962 zit. n. Atompraxis **8**, 405, 1962.

PERRET, R. P., und W. HÄUSSERMANN: Power from radiosisotops, Atompraxis **11**, 508, 1965.

POCHIN, E.: Questions involved in defining dose limits for occupational or population exposure of the thyroid and other organs, Vortrag a. d. 11. Intern. Kongreß f. Radiologie, Rom 1965.

POHLE, E.: Die Strahlenbelastung bei der Inhalation von Radon 222, Radon 220 und deren Zerfallsprodukte, Vortrag a. d. 2. intern. Kongreß f. Biophysik, Wien 1966.

RAHM, G.: „*Die Strahlenschutzüberwachung in Nordrhein-Westfalen aus gewerbeärztlicher Sicht*“, in: „*Strahlenschutz in Forschung und Praxis*“, Freiburg i. Br. 1967

RAJEWSKY, B.: Begriff und Wirkungen der kleinen Strahlendosen in der Radiobiologie, Vortrag a. d. 11. intern. Kongreß f. Radiologie, Rom 1965.

SCHALNOW, M. I.: Neutronengewebedosimetrie, Berlin 1963.

SCHRAUB, A.: „*Inkorporation natürlich radioaktiber Substanzen*“ in: B. RAJEWSKY: „*Wissenschaftliche Grundlagen des Strahlenschutzes*“, Karlsruhe 1957.

SCHUBERT, J., und R. E. LAPP: „*Der unsichtbare Angriff (Radiation)*“, Stuttgart 1957.

SCHÜLLEN, W., und H. ZÜND: Verhütung von Kritikalitätsunfällen, Atompraxis **12**, 47, 1966.

SCHULZ, E. H.: „*Vorkommnisse und Strahlenunfälle in kerntechnischen Anlagen*“, München 1966.

TAYLOR, G. N., und W. S. JEE: Vortrag a. d. „Hanford Symposium on the biology of transuranic elements“, Mai 1962, zit. n. Atompraxis **8**, 405, 1962.

WEISS, H., und A. DAGEN: Zur Frage der Beseitigung radioaktiver Abfälle in klinischen Einrichtungen, Rad. biol. ther. **5**, 507, 1964.

World Health Organization: Medical supervision in radiation work, Genf 1960.

**Abschnitt 6**

BARTLETT, E. L.: Fallout in Alaska, Scientist and Citizen *VII*/10, 1965.

BEATON, L.: „*Must the bomb spread?*“ (Pinguin book), Middlesex 1966.

BONNER, N. A., und J. A. MISKEL: Radioactivity distribution from cratering in basalt, Science **150**, 489, 1965.

CHROMOW, B. M.: „*Kombinierte Strahlenschäden*“, Berlin 1964.

CONNARD, R. A., und A. HICKING: Medical findings in marshallese people exposed to radiation, JAMA **192**, 457, 1965.

CRONKITE, E. P., und V. P. BOND: „*Radiation injury in man*", Springfield, Illinois, 1960.
DEMMIG, F., D. M. HARMSEN und F. F. SAUER: „*Kernexplosionen und ihre Wirkungen*", Frankfurt 1961.
ENGSTRÖM, A., R. BJÖRNERSTEDT, C. J. CLEMEDSON und A. NELSON: „*Bone and radiostrontium*", Uppsala 1958.
FUCHS, G.: Zum Problem der kanzerogenen Wirkungen ionisierender Strahlen, Rad. Austr. **11**, 281, 1961.
FUCHS, G.: Strahlenschäden und Vererbung, Das Deutsche Gesundheitswesen **20**, 2037, 1965.
FUJIMOTO, S., T. KOMATSU und S. ONISKI: A study of exposure status and tuberculosis on shipyard workers, Vortrag a. d. 3. intern. Kongreß f. Hygiene und Präventivmedizin, Wien 1962.
GINSBURG, TH.: Die friedliche Anwendung von nuklearen Explosionen, München 1965.
GLUSCHKO, A. P., L. K. MARKOW, L. P. PILJUGIN und B. A. OLISOW (Übersetzung A. und K. LANGHANS): „*Kernwaffen und Kernwaffenschutz*", Berlin 1960.
HAHN, O.: „*Cobalt 60, Gefahr oder Segen für die Menschheit*", Göttingen 1955.
HARADA, T., und M. ISHIDA: Neoplasms in A-bomb survivors in Hiroshima, J. of the Nat. Cancer Inst. U.S.A. **25**, 1253, 1960.
HERBST, W.: „*Radioaktive Verseuchung von Boden, Wasser und Nahrung*" in: B. RAJEWSKY: „*Wissenschaftliche Grundlagen des Strahlenschutzes*", Karlsruhe 1957.
Hiroshima Research Group of Atomic Bomb Casuality, Physical and medical effects of the atomic bomb in Hiroshima, Tokio 1958.
KNAPP, A.: Iodine 131 in fresh milk and human thyroids following a single deposition of nuclear test fall-out, Nature **202**, 534, 1964.
LEWIS, E. B.: Leukemia and ionizing radiation, Science **125**, 965, 1957.
LOS ALAMOS: Scientific Laboratory, The effects of atomic weapons, New York 1950.
LOUTIT, J. F., R. S. RUSSEL, R. S. BRUCE und B. O. BARTLETT: Ratios of strontium 90 to calcium in milk and the bones of infants, Nature **201**, 770, 1964.
MARTELL, E. A.: Atmospheric aspects of strontium 90 fallout, Science **129**, 1197, 1959.
MARTELL, E. A,. P. A. GOLDAN, J. KRAUSHAAR, D. W. SHEA und R. WILLIAMS, Fire Damage, Environment **12**, 14, 1970.
MESSERSCHMIDT, O.: „*Auswirkungen atomarer Detonationen auf den Menschen*", München 1960.
MILLER, R. W.: Delayed effects occuring within the first decade after exposure of young individuals to the Hiroshima atomic bomb, Pediatrics **18**, 1, 1956.
MOSKALEW, Y. I., und V. N. STRELTSOVA: Lesions tardives dues aux irradiations à petite dose, Vortrag a. d. 11. intern. Konregß f. Radiologie, Rom 1965.
NEEL, J. V.: „*Changing perspectives on the genetic effects of radiation*", Springfield, Ill. 1963.
OHO, G.: Mortality rate of malignant neoplasms in Hiroshima A-bomb survivors, Atompraxis **11**, 442, 1965.
OUGHTERSON, A. W., und S. WARREN: „*Medical effects of the atomic bomb in Japan*", New York 1956.
PALMER, H. E., W. C. HANSON, B. J. GRIFFIN und L. A. BRABY: Radioactivity measured in Alaska natives, Science **147**, 620, 1965.
PAULING, L.: Genetic and somatic effects of carbon 14, Science **128**, 1183, 1958.
PFEIFFER, E. W.: Mandan milk mystery, Scientist and Citizen *VII*/10, 1, 1965.
PLUMMER, G.: Anomalies occuring in children exposed in utero to the atomic bomb in Hiroshima, Pediatrics **10**, 687, 1952.

PRIBILA, O.: Sr 90 — Gehalt menschlicher Knochen und Gewebe, Atompraxis **8**, 48, 1962.
Radioaktive Partikel. Kolloquium des „Sonderausschusses Radioaktivität", Braunschweig 1959.
RAO, M. N., K. YOSHIKAWA, D. D. SABU, R. CLARK und P. K. KURODA: Mass-yield distribution of the fission products in fallout from the 14. May 1965 explosion, Science **153**, 633, 1966.
SCHUBERT, J., und R. E. LAPP: Der unsichtbare Angriff (Radiation) Stuttgart 1957.
SMYTH, H. W.: Atomenergie und ihre Verwertung im Kriege, Basel 1947.
SNOW, J. A.: Radioactivity in the arctic, Scientist and Citizen 1966/8, 13.
STONIER, T., M. EISENBUD und F. W. FARELL: Anticipated biological and environmental effects of detonating a twenty megaton weapon on Columbus Circle in New York City, Ann. N. Y. Acad. Sciences, **105**, 287, 1963.
TABUCHI, A.: A study of the productivity and offsprings of women, Hiroshima J. Med. Sc. **5**, 309, 1957 (zit. n. Zentralblatt f. Rad. **57**, 108, 1958).
YAMAZAKI, J. N., ST. W. WRIGHT und P. M. WRIGHT: Outcom of pregnancy in women exposed to the atomic bomb in Nagasaki, Am. J. of dis. children **87**, 448, 1954.

**Abschnitt 7**

BERGER, A., und J. WOLF: Einfluß energiereicher Elektronen von 31 MeV auf Kartoffel, Atompraxis **11**, 214, 1965.
DEMMIG, F., D. M. HARMSEN und K. F. SAUR: „*Kernexplosionen und ihre Wirkung*", Frankfurt a. M. 1961.
ENGSTRÖM, A., R. Björnerstedt, C. J. CLEMEDSON und A. NELSON: „*Bone and Radiostrontium*", Uppsala 1958.
GREGORY, L. P.: Polonium 210 in leaf tobacco from four countries, Science **150**, 74, 1965.
HERBST, W.: „*Radioaktive Verseuchung von Boden, Wasser und Nahrung*" in: B. RAJEWSKY: „*Wissenschaftliche Grundlagen des Strahlenschutzes*", Karlsruhe 1957.
HILL, C. R.: Polonium 210 content of human tissies in relation to dietary habit, Science **152**, 1261, 1966.
HOLTZMANN, R. B., und F. H. ILCEWICZ: Lead 210 and polonium in tissues of cigarette smokers, Science **153**, 1259, 1966.
International Atomic Energy Agency: Food irradiation, Wien 1966.
KELLEY, T. F.: Polonium 210 content of mainstream cigarette smoke, Science **143**, 537, 1965.
KNAPP, A.: Iodine 131 in fresh milk and human thyroids following a single deposition of nuclear test fallout, Nature **202**, 534, 1964.
LUDWIEG, F.: „*Radioaktive Isotope in Futter- und Nahrungsmitteln*" (Thiemig Taschenbücher), München 1962.
MARKS, S., und L. K. BUSTAD: Thyroid neoplasms in sheep fed radioactive, J. Nat. Cancer Inst. **30**, 661, 1963.
PALMER, H. E., W. C. HANSON, B. J. GRIFFIN und L. A. BRABY: Radioactivity measured in Alaska natives, Science **147**, 620, 1965.
PFEIFFER, E. W.: Mandan milk mystery, Scientist and Citizen *VII*/10, 1, 1965.
RADFORD, E., und V. HUNT: Polonium 210: a volatile radioelement in cigarettes, Science **143**, 247, 1964.
SNOW, J. A.: Radioactivity in the arctic, Scientist and Citizen *1966*/8, 13.

Strabl, K. W., F. J. Haughey und E. Alexander: Polonium 210 in cigarette smokes, Science **146**, 86, 1964.
Tso, T. C., N. A. Hallden und L. T. Alexander: Radium 226 and polonium 210 in leaf tobakko and tobakko soil, Science **146**, 1043, 1964.

**Abschnitt 8**

Barnes, F. C., und A. McGibbon: Physical characteristics of laser induced biological damage, Vortrag a. d. 2. intern. Kongreß für Biophysik, Wien 1966.
Bauer, K. H.: „*Das Krebsproblem*", 2. Aufl. Berlin 1963.
Busch, W., und G. Fuchs: Über die Wirkung von Mikrowellen auf tierische Gewebe, Elektromedizin 1, 195, 1956.
Cappadona, C., und C. Ciulla: Indicacioni sulla radioattività emessa da orologi da pulso a quadrante fosforescenta radioattiva, Radiol. prat. **12**, 925, 1967.
Caroll, J. M.: „*Todesstrahlen? Die Geschichte des Laser*", Frankfurt-Berlin 1965.
Fuchs, G.: „*Physik für Krankenpflegeschulen und das medizinisch-technische Personal*", Wien 1956.
Fuchs, G.: Zur Frage der Strahlengefährdung durch Radiumuhren, Rad. Austr. **12**, 153, 1961.
Kopp, H.: Radiation damage caused by shoe fitting fluoroscope, BMJ *1957*/II, 1344.
Lehman, R. L. X-Ray Measurement near High-Power Klystrons, Science **169**, 52, 1970.
Peters, Th.: Strahlenmessungen an Schuhdurchleuchtungsgeräten, Der Schuhmarkt **62**, 52, 1959.
Schubert, J., und R. E. Lapp: „*Der unsichtbare Angriff (Radiation)*", Stuttgart 1957.
Seelentag, W.: Wie gefährlich sind Schuhdurchleuchtungen? Med. Klin. **54**, 93, 1959.
Thom, H.: „*Einführung in die Kurzwellentherapie*", 2. Aufl. München 1959.
Tomberg, V. T.: Biophysical threshold effects of laser radiation, Vortrag a. d. 2. intern. Kongreß f. Biophysik, Wien 1966.
Veit, W.: Untersuchungen über mit Promethium 147 aktivierte Leuchtfarben, Kerntechnik, Isotopentechnik und -chemie, **5**, 221, 1963.
Wendte, H. H.: Der Schwindel mit den Erdstrahlabschirmgeräten, Elektromedizin **2**, 140, 1957.

**Abschnitt 9**

„*Atomenergie und Strahlenschutz in der Schweiz*", herausgegeben von der Schweizerischen Vereinigung für Atomenergie in Zusammenarbeit mit den Delegierten für Fragen der Atomenergie, Bern 1963.
Beck, H. R.: „*Die Strahlenschutzverordnungen*", Berlin-Frankfurt 1961.
International Commission on Radiological Protection, Radiological Protection, Brit. J. of Radiology, Suppl. No. 6, London 1955.
International Commission on Radiological Protection, Radiation protection, Pergamon Press, London 1959.
„*International Commission on Radiological Protection*", Report of Committee III on protection against X-rays up to energies of 3 MeV and beta- and gammarays from sealed sources, Pergamon Press, New York 1960.

„*International Commission on Radiological Protection*“, Radiation protection, Pergamon Press, London 1966.

International Commission on Radiological Protection, Protection against Ionizing Radiation from External Sources, Pergamon Press, Oxford 1970.

KRUSE, „*Strahlenschutz als Rechtsproblem*“ in: B. RAJEWSKY: „*Wissenschaftliche Grundlagen des Strahlenschutzes*“, Karlsruhe 1957.

LOSSEN: „*Rechtsfragen und Versicherungsfragen*“ in: B. RAJEWSKY: „*Wissenschaftliche Grundlagen des Strahlenschutzes*“, Karlsruhe 1957.

MOSER, B.: „*Das Atomhaftpflichtgesetz*“, Wien 1964.

Organisation Mondiale de la Santé, Recueil international de legislation sanitaire, Genf 1964.

WOLFF, N.: Praktische Durchführung der Euratombestimmungen, Vortrag a. d. 3. intern. Kongreß für Hygiene und Präventivmedizin, Wien 1962.

World Health Organization, Medical supervision in radiation work, Genf 1960.

FSC
www.fsc.org
MIX
Papier | Fördert gute Waldnutzung
FSC® C083411

Kolibri 360 GmbH
Ferdinand-Jühlke-Straße 7
99095 Erfurt, Deutschland
produktsicherheit@kolibri360.de